高等医学院校非临床医学专业教材

外 科 学

Essentials of Surgery

（第 3 版）

主　　编　汤文浩
副 主 编　陈卫东　石　欣　范　新　徐兆芬
参编人员　（以拼音为序）
陈卫东　范　新　施鸿舟　石　欣
汤文浩　王宝偲　徐兆芬

东南大学出版社
·南京·

内容简介

本书是为非临床医学专业医学生编写的一本教科书。适用于预防医学、护理、检验、口腔和生物医学工程等外科学学时较短的专业。由于外科学总论部分和普通外科部分是学好外科学的基础，因此，本教材在编写中强化了外科学总论部分(外伤、感染和肿瘤等章节)的篇幅，略去了神经外科、心胸外科、泌尿外科和骨外科等章节。力求突出外科学最基本的内容，以便这些非临床医学类专业的医学生能很好地把握外科学的核心内容，为外科学的继续学习打下良好的基础。本书的正文有宋体和楷体两种字体，楷体是强调的内容，便于教师和学生掌握重点和难点。

图书在版编目(CIP)数据

外科学／汤文浩主编．—3版．—南京：东南大学出版社，2015.6(2016.7重印)

ISBN 978-7-5641-5733-3

Ⅰ.①外… Ⅱ.①汤… Ⅲ.①外科学-医学院校-教材 Ⅳ.①R6

中国版本图书馆CIP数据核字(2015)第101089号

外科学

出版发行：东南大学出版社
社　　址：南京市四牌楼2号　邮编：210096
出 版 人：江建中
责任编辑：戴坚敏
网　　址：http://www.seupress.com
电子邮箱：press@seupress.com
经　　销：全国各地新华书店
印　　刷：大丰市科星印刷有限责任公司
开　　本：787mm×1092mm　1/16
印　　张：40.5
字　　数：1033千字
版　　次：2015年6月第3版
印　　次：2016年7月第2次印刷
书　　号：ISBN 978-7-5641-5733-3
印　　数：3 001～4 500册
定　　价：86.00元

第 3 版前言

本书第 2 版于 2012 年出版，主要使用对象是东南大学远程教育学院的“专升本”学生。这些学生的特点就是远程教学和“专升本”。远程教学在很大程度上是通过视频和书本自学，缺乏师生互动和及时信息反馈，需要学生有较强的自我把握重点的能力，这就要求教师在教材编写中设法予以弥补。此外，“专升本”这一特质提醒我们这些学生已经有过“专科”阶段的外科学学习，在“专升本”阶段的教学既不应“炒冷饭”，又应该按本科生的要求进行教学。根据学生的上述两大特点以及我们长期积累的教学经验，在本书的第 3 版中我们把修改的重点放在以下两个方面：

1. 便于学生自学迎考：除了保留第 2 版中的“复习思考题”外，在每一章的标题下增加了“学习要求”，以便学生能掌握该章的学习重点。本教材分两部分：外科学总论和各论。鉴于东南大学远程学院“专升本”医学生仅要求学习外科学总论部分，我们在书末增加了总论部分模拟选择题（附录一）和答案（附录二），以便学生在做试题的同时掌握本学科的基本内容。

外科学理论考试题型和分值分布为：选择题 50 分（每题 1 分，共 50 题）、名词解释和简答题 18 分（每题 3 分，共 6 题）和问答题 32 分（每题 8 分，共 4 题），总分值为 100 分。

2. 体现教材的先进性：国际上两本著名的外科学教科书《Sabiston Textbook of Surgery》（第 19 版，2012 年）和《Bailey & Love's Short Practice of Surgery》（第 26 版，2013 年）相继出版。由于这两本书都是每 4～5 年更新再版一次，编者都是国际上相应领域的顶级专家，因此这两本书自然而然地成了全世界外科工作者公认的权威外科学教科书，是外科医生案头的必备读物。尤其是《Bailey & Love's Short Practice of Surgery》，非常适合教学之用，书中有教学目标和要点提示。因此，在本教材的第 3 版中，我们决定尽力融入这两本国际先进教材的相关内容，以体现本教材的先进性，兑现“既不炒冷饭，要求又不超过本科生”之承诺。

本教材由东南大学临床医学院外科学教研室长期从事外科教学与临床工作的专家、教授编写。我们尽心竭力确保本教材的质量水平，但由于能力和学术水平所限，书中难免存在缺点或不足，希望有关院校的师生在使用时能够多提宝贵意见。

2015 年元旦于南京丁家桥 87 号

目　录

上篇　总　论

下篇　各　论

上篇

总论

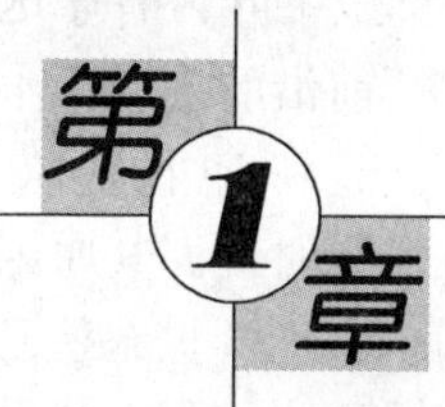

第1章 绪论

学习要求

· 了解外科学发展简史和外科学的范畴。
· 了解我国在外科方面的成就。
· 了解外科学的重要性，知道怎样学好外科学。

第一节 现代外科学简史

1. 外科发展史的重要性 对外科医生的成长和培养来讲，外科发展史的学习仅仅是锦上添花之举。否则，就几乎没有必要去仔细探究。此外，医学的学习是一种终身学习，这一点不言而喻。因此，从学习中获得愉悦和满足至关重要。追寻我们日常工作的来龙去脉，用历史的眼光审视外科学的历史沿革会使人陶醉于其中。其实，我们根本无法将今日外科与昔日外科截然分开，也不能把我们如今的日常临床实践与我们前辈的经验做切割。

不管外界的看法如何，事实是，直至19世纪末的一二十年，外科医生才真正以医学专家的身份跻身于医学大家庭，成为其中的一员。同样，直到20世纪最初的一二十年，外科医生的职业地位才真正获得认可。此前的外科学范畴极其有限，当时所谓的"外科医生"，有些人受过大学教育，有些人则是师徒传承培养出来的，只能处理一些简单的骨折、脱位和脓肿，能完成截肢术的外科医生已经是外科高手了，不但寥寥无几，而且截肢术的死亡率极高。

尽管当时人们对麻醉和抗菌术一无所知，但是，在人们的心目中，外科手术一直都是一种重要而有效的医学治疗手段。在现代外科形成之前，提到外科手术就会令人毛骨悚然，外科疾病谱不仅窄，手术效果也使人望而却步。但是，众所周知的事实是当时的外科手术一般仅用于能够获得解剖诊断的、一目了然的疾病，如脓肿、骨折、鼓起来的肿块、白内障、疝。

2. 外科与内科的历史渊源 在19世纪中叶科学和社会背景下，与内科学取得了长足发展不相称的是外科学发展滞后。在1846年麻醉问世之前，以及19世纪70年代和80年代外科抗菌术和无菌术的必要性被人们认识和接纳之前，外科技艺的实施(从整体的实践范畴来讲)受到了很大制约。也就是说，外科医生所需要的并不是类似于内科医生所需要的诊断学上和病理学上的革命。在现代外科到来的前夜，尽管外科医生还缺乏完善的科学知识，但是，他们确实能凭手中的技艺治愈一些疾病。

随着18世纪和19世纪初病理解剖学和实验生理学的突破性进展，内科医生已不再满足于解除疾病的症状，开始着手了解疾病的本质，并在相当短的时间内调整了其发展方向，使得疾病在分类、诊断和治疗方面取得了令人瞩目的成就，出现了 19 世纪中叶内科学迅速崛起的强劲势头。相比之下，尽管外科学的发展仍旧缓慢，被那些"科学"前沿的内科医生们贬成"头脑简单"之人——比低人一等的原始手艺工作者强不到哪里去。直到 19 世纪 80 年代和 19 世纪 90 年代，外科学缓慢发展的步伐才宣告结束，出现了快速发展时期。其原因是人们认识和掌握了现代外科学的四大必备前提条件(匣 1-1)。前两项前提在 16 世纪就已经基本解决了，但是，后两项直到 19 世纪最后一二十年才得到解决。继之，20 世纪科学外科的崛起使这门职业融入了医学大家庭，也使得这门一直被看成手艺活的专业成了一门富含学问的专业。

匣 1-1　奠定现代内科学与外科学的基础存在差异

- 内科学的发展基于病理解剖学和实验生理学的突破性进展
- 现代外科学形成的四大必备前提条件：
  - ☞ 人体解剖知识
  - ☞ 控制出血的方法以及保持术中不出血
  - ☞ 采用麻醉确保手术全程无痛
  - ☞ 在明了感染本质的前提下，全心营造手术室抗菌或无菌环境

3. 人体解剖学知识　很少有人能够像出生于布鲁塞尔的 Andreas Vesalius(1514—1564)那样在外科手术史中留下浓墨重彩的一笔。Vesalius 是一名供职于意大利 Padua 大学的解剖学和外科学教授，他认为学好人体解剖学的唯一方法就是观察人体解剖结构。他撰写的解剖学大作——《人体结构学》(1543)，对人体解剖做了全新而详尽的叙述，这是他之前的所有前辈们都望尘莫及的。更为难能可贵的是，Vesalius 对这些希腊和罗马解剖学大师传播了 13 个世纪之久的传统解剖学教学中存在的错误进行了驳正，因为这些解剖学大师的见解都基于动物解剖，而非人体解剖。Vesalius 甚至明确提出内科医生/外科医生必须亲自完成人体解剖操作，摒弃了长期以来人们对解剖实验的不屑看法。这种动手操作的教学原则正是 Vesalius 对解剖学教学最重要的、永垂青史的贡献。

4. 止血　Ambroise Paré(1510—1590)是一位划时代的人物，在文艺复兴时期外科学的复兴和崛起中的作用举足轻重，他把外科学推入一个新时代。从 1536 年直至去世，Paré 一直在法国军队从事随军外科医生工作，或者在巴黎从事民间外科工作。尽管同时代的其他外科医生也察觉到了用沸油来烫灼处理新鲜枪伤伤口毫无意义，反而会使情况更糟糕，但是，只有 Paré 采用了刺激性小的润滑剂(由蛋黄、玫瑰油和松节油混合而成)，这正是他能够成名和引以为荣之原因所在。Paré 在截肢手术中还有一项重要发现，那就是单独结扎血管比大块结扎组织或沸油止血效果更好。Paré 有一句名言："我只是实施了治疗，是上帝治愈了他们(Je le pansay，Dieu le guérit. 谋事在人，成事在天)"。

5. 外科疾病的病理生理基础　尽管又过了 3 个世纪，人们才盼来了第三项期待(麻醉)的问世，但是，人类对手术所致疼痛的科学控制的理论基础则大多基于 18 世纪英格兰外科先驱 John Hunter(1728—1793)的工作。Hunter 一直被认为是最有影响的外科医生之一，最为难能可贵的是，Hunter 不迷信前辈权威人士的论点，笃信个人的实验观察。他撰写了一部权威性病理研究巨著《论血液、炎症和枪击伤》(1794)，还给后人留下了大量研究和临床资料，标本数达 13 000 件之巨，成为他留给外科界最尊贵的遗产之一。这是一所举世无双的

标本库,分门别类地陈列着器官系统,通过对最简单的动植物与人类系统的比较,展示其结构与功能的联系。数十年来,Hunter 的标本陈列馆一直位于英格兰皇家外科医师学会内,是一所当之无愧的、世界级的比较解剖学和病理学博物馆。遗憾的是,在第二次世界大战纳粹轰炸伦敦时,Hunter 的馆藏品大部分毁于一旦。

6. 麻醉 长期以来,外科医生无法实施无痛手术一直是阻碍外科学发展的主要绊脚石之一。在前麻醉时代,外科医生最关心的问题是如何尽快结束手术,而不是手术的临床效果。同样,病人拒绝手术或尽量推迟手术也是出于对外科手术刀的畏惧。尽管大麻、曼陀罗花和鸦片之类的止痛剂、镇静剂和催眠剂已经被人类使用了数千年,但是,人们还无法进行体腔内手术,外科学的发展步履维艰。随着解剖知识和外科技术的进步,寻找安全的止痛方法迫在眉睫。在 19 世纪 30 年代早期,人们已经发明了氯仿、乙醚和氧化亚氮(笑气),"笑气聚会"和"乙醚狂欢会"在美国风靡一时。一些化学"教授"们在乡村、小镇和都市穿街走巷宣传、展示这些新型气体的神奇效果,使得年轻人沉溺于这些化合物带来的有趣的副作用之中。很快,内科医生和牙科医生们就发现乙醚和氧化亚氮的"疼痛缓解"作用可以用于外科手术和拔牙。1846 年 10 月 16 日,波士顿的一位名叫 William T. G. Morton(1819—1868)的牙科医生说服了麻省总医院的外科教授 John Collins Warren(1778—1856)为一位外科病人上乙醚,该病人颈部患一枚先天性小血管瘤,Warren 教授也希望在无痛的情况下将肿瘤切除。Warren 教授被这一新发现强烈震撼,手术后他说了这样一句闻名世界的话:"诸位,这可不是白日做梦哦!"

很少有医学发现能像吸入麻醉那么快被人们接受。这条重要新闻很快传遍美国和欧洲,也宣告了一个外科新时代的开始。自波士顿那个首例手术公共演示后数月内,乙醚迅速在全世界医院普及。人们寄希望于麻醉会把外科治疗带得更远,但是,人们没有认识到还有最后一项必备前提条件未能解决,即:最重要的卫生管理改革问题。

7. 抗菌术、无菌术和对感染本质的认识 从很多方面来说,对抗菌术和无菌术的认识要比吸入麻醉的问世在外科学发展史中的地位重要得多。Joseph Lister(1827—1912)的抗菌术就不同了。如果没有抗菌术和无菌术,外科大手术的结局就很可能是病人死亡,而不仅仅是疼痛。显然,外科学的发展既不能缺少麻醉,也不能没有抗菌术。但是,就单项技术在整个外科学中的重要性而言,抗菌术所起的作用更大。

在世界外科漫长的成长过程中,贡献卓著的大家屈指可数。1847 年,匈牙利医生 Semmelweis 最先提出在检查产妇前用含氯石灰(漂白粉)水将手洗净,这一举措使他经手产妇的死亡率从 10%降至 1%。1867 年,苏格兰医生 Lister 首先采用苯酚(石炭酸)液浸泡器械、湿敷伤口,还将苯酚喷洒用于手术室的空气和手术台的消毒,截肢术的死亡率自 46%降至 15%,奠定了抗菌术的基本原则。1877 年,德国医生 von Bergmann 对开放性创口进行清洁和消毒后包扎,提倡蒸汽灭菌。他认为,*不能将所有的伤口都视为感染的,而不让伤口被再沾污更为重要*,建立了无菌术原则。尽管在 Lister 的众多贡献中给人们印象最深的仍然是石炭酸喷洒法,但是,这种方法最终还是被人们放弃了,由其他杀菌剂取而代之。

人们对 Lister 石炭酸消毒法的接受经历了一个不平凡的、缓慢而曲折的历程,这其中的原因很多。首先,在方法学的发展过程中,Lister 对消毒的程式不时变更使得人们无所适从。其次,Lister 的石炭酸消毒法用法繁琐、费时。再者,早期在外科采纳抗菌术的许多尝试都遭遇了不同程度的惨败,许多外科权威人士都无法重复 Lister 那繁花似锦的结果。最后，也是最重要的，接受 Lister 石炭酸消毒法的前提是对细菌学理论真实性的全面了解和根本认同，而这一理论正是许多现实主义的外科医生难以接受的。

德语区的外科医生以专业精神著称于世，是他们最早抓住了细菌学和微生物理论的这一要点。他们最早成为 Lister 石炭酸消毒法的发扬光大者也就顺理成章了。后来，他们摒弃了 Lister 的喷雾法，采用了煮沸法和高压锅灭菌法。热力灭菌法使得手术大褂、巾单、器械和缝线的无菌成为可能。面罩、手套、帽子和手术衣的灭菌也应运而生。至 19 世纪 90 年代中期，不太完善的无菌操作雏形已经出现在欧洲绝大多数外科手术室，并且正在被美国外科医生全盘接受或近乎全盘接受。在第一次世界大战中，人们对 Lister 这一重要概念的真实性和意义的一切疑虑都得以消除。在战争情况下，即使最普通的消毒对外科医生来说也是无比珍贵的一课，同时战乱不仅使得外科和外科医生成熟，也为外科和外科医生在全世界医学界奠定了应有的地位。

8. 19 世纪与 20 世纪之交的外科　William Stewart Halsted(1852—1922)对外科学的贡献是其他外科医生望尘莫及的，他在外科学发展史的最关键时刻把这个学科带上了科学之路，使得外科从 19 世纪手术“观摩室”(theater)带有戏剧韵味的场景变成了如今手术“室”(room)的质朴无华、无菌情景，既保护了隐私，又保证了其严肃性。这位冷漠、寡言的汉子依靠个人的力量创立和传播了一种与众不同的外科学体系和外科医生培养体系，人称 Halsted 外科学派(school of surgery)。更为甚者，Halsted 采取的措施给外科界带来了革命性变化，并且为他的工作带来了“Halsted 原则”(halstedian principles)的美誉，也受到广泛的认同和接受。Halsted 将外科手术从追求技法潇洒和手术速度转向强调手术操作的精细和安全。尽管有时手术会慢一点，但他为外科学的转型做出了巨大贡献，使外科手术从一种非主流治疗手段转变成临床上不可或缺的治疗手段。

9. 外科界 4 位诺贝尔奖获得者　Theodor Kocher(1841—1917)是瑞士伯尔尼大学小岛医院外科教授，他强调手术操作的轻柔、细致，鉴于他在甲状腺外科治疗上的成就而获得 1909 年诺贝尔奖。Alexis Carrel(1873—1944)是法国的一位实验外科医生，由于他在血管吻合方面的成就而获得 1912 年诺贝尔奖。Charles B. Huggins(1901—1997)是美国芝加哥大学的肿瘤研究者、泌尿外科医生，他发现抗雄激素治疗可使晚期前列腺癌得以长时期缓解，阐明了内分泌与肿瘤的关系，获得 1966 年诺贝尔奖。Joseph E. Murray(1919—2012)是美国 Harvard 大学外科教授，由于在肾移植方面的贡献(参见第 15 章第八节)而获得 1990 年诺贝尔奖。

第二节　外科学的范畴

外科学是临床医学的重要组成部分，随着医学的发展，外科学的范畴也在不断更新变化着。古代外科仅限于治疗体表疾病和外伤，而现代外科学包括许多内部疾病。随着外科学向广度、深度发展，过去纯属外科诊治范畴的皮肤、耳鼻咽喉、眼、口腔、妇产等已分属独立学科。现代外科学按照人体系统、部位、手术方式、疾病性质进一步细分为各种专科。按照病因以及病变性质分类，外科疾病可概括成以下五类(匣 1-2)。

匣 1-2 现代外科学的范畴

- 损伤：由物理、化学、生物等致伤因素造成的人体组织的破坏（如：内脏器官破裂、骨折、烧伤等），需要外科急救处理（建立气道、止血）、修复组织和恢复功能。
- 感染：由病原微生物侵入人体，导致炎症反应、形成脓肿、组织坏死，以及与创伤、手术相关的感染，如痈、蜂窝织炎、肝脓肿、腹膜炎、破伤风等。需要手术切开引流。
- 肿瘤：包括良性和恶性实体瘤，绝大多数的实体肿瘤需要手术治疗。
- 畸形：包括先天性（如唇裂、腭裂、先天性肛门直肠闭锁、先天性心脏病）和后天性（如创伤或手术瘢痕挛缩、疝）解剖异常等，均需手术整复，以恢复功能和改善外观。
- 其他：空腔脏器梗阻（肠梗阻、尿路梗阻、胆道梗阻、喉头阻塞或脑积水）、血液循环障碍（冠状动脉狭窄、门静脉高压、下肢静脉曲张、痔等）、代谢与内分泌功能异常（病态肥胖、甲状腺功能亢进）、自身免疫性疾病（溃疡性结肠炎）以及终末期器官疾病需要做脏器移植手术。

外科学与内科学的范畴是相对的。现代外科学包括了上述疾病的诊断、治疗及预防，对于这些疾病的认识在不断深化，其治疗方法也在不断发展。例如先天性心脏病，在应用了体外循环与低温麻醉后，可用手术方法矫正，而近年来技术发展以及特殊装置的发明，一些先天性心脏病也可以采用介入放射学的手段治疗。脑部肿瘤原来认为应手术治疗，但在 CT 立体定位以及 γ 射线聚能技术出现后，可采用非手术方法治疗。介入放射学和内镜诊疗技术的迅速发展，使外科与内科以及其他专科更趋于交叉，同样使外科学不断更新。

第三节 我国外科学的发展

现代外科学随西方传教士进入我国已有 100 多年的历史，然而在旧中国一直发展缓慢。表现为外科医生少，外科的各种专科多未形成，胃大部切除、胆囊切除或肾切除仅能在几个大城市的几所大医院中进行。新中国成立后，随着经济恢复发展，文教卫生事业的发展，外科学也得到发展。全国各省、自治区、直辖市都有了高等医学院校，数量已逾百。外科队伍不断发展壮大，全国县医院均有外科设备及外科专业，不少县以下基层医院也开设了外科。此外，外科技术在普及的基础上有了显著的提高。外科各专科，如麻醉、腹部外科、胸心外科、骨外科、泌尿外科、神经外科、烧伤外科、小儿外科等均已设立。新的外科领域，如心血管外科、移植外科、微创外科等迅速发展，某些医院已经接近或超过国际先进水平（匣 1-3）。

匣 1-3 我国外科医生对外科事业的贡献

- 大面积烧伤的救治。
- 利用显微外科技术进行断肢再植。
- 血吸虫病脾功能亢进的治疗。

1958 年 5 月，以傅培彬（1912—1989）、董方中（1915—2005）和史济湘（1921—2008）为主的上海瑞金医院治疗组成功地抢救了大面积（89%）深度（Ⅲ°）烧伤工人邱财康（1928—2014），创造了历史奇迹，使我国在该领域的学术水平长期处于国际先进行列。1963 年 1 月 2 日上海第六人民医院陈中伟医生（1929—2004）首次成功地为 27 岁的冲床工人王存柏接活了已断离 6 小时的右前臂，因此，他被誉为“国际显微外科之父”，1999 年国际显微重建外科学会向他颁发了“世纪奖”（“千禧奖”）。随着显微外科技术的发展，带血管骨、关节移植、足趾移植、肌瓣移植等相继开展。移植手术，如肾移植、肝移植、心脏移植等相继开展，显示了外科技术水平的发展。在长江两岸的血吸虫病流行地区，新中国外科医生为数万名晚期血吸虫病人进行了巨脾切除术，使他们恢复了健康，重新走上生产岗位。

第四节　学好外科学的基本要求

一、寓“亲爱精诚”和“止于至善”于医疗之中

外科医生除了必须具备精湛的技术能力外，良好的人文素养也不可或缺。这是维护良好的医患关系的基石。人与人相处贵在感情的投合、相亲相爱、诚心诚意。感情融洽，不同的观点可以很容易地通过沟通而达成一致；感情疏离，即使本来意见相同也会有意唱反调设障碍。“亲爱精诚”是孙中山先生为黄埔军校确立的校训，“止于至善”是东南大学校训。医生的服务对象是病人，因此，要做好一名医生必须先学会做人。对病人的关爱，不仅是了解他们的病痛，尽力解除他们的疾苦，而且应当关注他们的情感，尊重他们的人格和权利。避免只注重疾病而不重视人的倾向，如果外科医生思想不端正，工作疏忽，就会给病人增加痛苦，甚至损害病人的健康，所以应当正确处理服务与学习的关系。做学问，做事业，贵在对人对己诚实无欺，从而达到“精诚”和“至善”的境界。也就是说，要尽可能地把事做好，直至极致。医生在医治病人时，更应该遵循这些准则。明代裴一中在《言医・序》中说：“学不贯今古，识不通天人，才不近仙，心不近佛者，宁耕田织布取衣食耳，断不可作医以误世！”

正如战术与战略的关系一样，手术技巧与并发症预防和处理之间的关系也是对立统一的、辩证的。不宜片面强调手术（战术——短兵相接），认为外科就是手术，手术能解决一切问题的观点是不正确的、有害的。刀法精准、炉火纯青、出神入化，自然是每位外科医生的不懈追求，当在情理之中，也难能可贵。手术技艺之不存，“外科学”焉附？然而，外科医生追求的最高境界应该在战略上——预防和处理并发症，要有全局观念，善于在手术风险与获益之间寻找最佳平衡点——远见卓识、运筹帷幄。外科并发症的预防或处理是外科治疗成败之关键，也就是说要具备明察秋毫、料事如神、处变不惊、妙手回春的大家风范。这都倚仗渊博的学识、敬业精神和博爱情怀。因为，手术本身是创伤，是一种有风险的操作，它有严格的适应证，需要有充分的术前准备和详尽的手术计划以应对术中和术后可能出现的不测。术中正确执行每一操作步骤，减少组织损伤，术后观察处理细致，才能保证治疗的成功。一个精湛的手术，很可能由于术前准备或术后处理的不恰当而归于失败。

二、“掏出心来”，学好医病的本领

“掏出心来”是巴金老人为南京师范大学附属中学巴金塑像揭幕的题词，他老人家告诫世人为人要“真诚”，做学问要“执著”，不要欺瞒混世。文人应该如此，作为医生又何尝不应如此呢?! 病人来医院看医生，是求助于医生，是对医生的信任，甚至把生命交给了医生。在病人及其家属的心目中，医生是他们的希望，是“救世主”，我们怎能辜负世人对我们的厚望？学好本领——看好每一个病人、开好每一个刀，是医生，更是外科医生的天职。

不要片面追求高难度的手术，而忽略了基本知识的掌握和提高。就外科专业来说，一名

好的外科医生应该具备两大特征，即技术精湛（能做高难度的手术）和知识渊博（善于诊断处理疑难杂症），要注意的是技术精湛应该建立在知识渊博的基础之上。就医学生而言，应该注重"三基"训练：① 基本知识（knowledge），是指基础医学和其他临床各学科的知识，如解剖、生理、病理、药理等基础医学知识是必不可少的。② 基本技术（skill），包括体格检查、病史记录、无菌观念、外科基本操作（切开、分离、止血、结扎、缝合、引流以及换药）、心肺复苏、血管穿刺、胃肠减压、导尿。③ 基本能力（competence），涵盖沟通能力、病情分析能力、鉴别诊断和诊断能力以及决策能力。此外，还有终身的自学能力、提出问题解决问题的能力和创新能力等。裘法祖医生（1914—2008）认为，一名好的外科医生应做到"三会"，即："会做"（会开刀、会治病）；"会说"（会讲课和作学术报告）；"会写"（会撰写论文和总结报告）。

"床边获知细微，书中求问要精"，理论一定要与实践相结合。Johns Hopkins 医院的 4 位缔造者之一 William Osler（1849—1919）教授在 100 年前就说过："不读书就学习看病就像没有海图驾船远航一样，而只读书不接触病人就等于没有出海。"在现今的信息时代，每当走进图书馆，都会接触到许多新的、我们以前不了解的信息，因此，进图书馆的人是自认为知识贫乏之人，而那些自以为是"万博全书"的人是不会进图书馆的。要成为一名合格的外科医生，应该有终身自学的能力和思想境界。这里不仅包括向书本学习，还需要不断地实践，因为临床医学需要长期的经验积累。

甘于寂寞，宁静致远。慕尼黑工业大学外科主任 Helmut Friess 教授常说"The only way to be successful is to work harder than other people"。与其他许多学科不同，临床医学是一门实践性很强的学科，需要经验积累，因此医生的成长不能一蹴而就，需要一个漫长的过程。这个过程分为两个阶段，第一个阶段是大学阶段，第二个阶段是毕业后的临床实践阶段。原南京铁道医学院附属医院院长彭长青教授（1930—2000）把第二阶段形象地比喻为"泡咸鸭蛋"过程，要求初毕业的医生在临床工作中"泡"，直到"泡出油来"，医术才够格，看病才能得心应手。这个过程至少需要 5～10 年。知识和经验的积淀就像陈年的老酒——越陈越香，也如泡的咸鸭蛋——越"油"越值钱。

复习思考题

一、医学名词

现代外科学的标志

二、问答题

1. 试述外科疾病可概括为哪五类？
2. 试述我国外科医生对外科学发展的贡献。

（汤文浩）

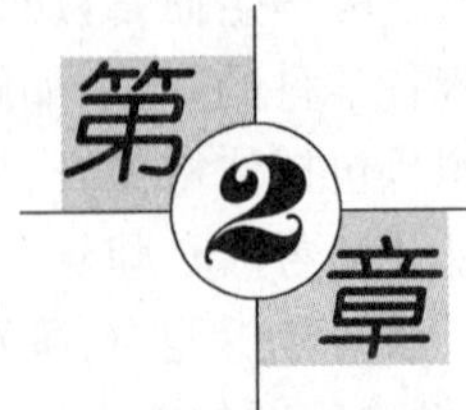

第2章 无菌术

学习要求

- 树立无菌观念，熟悉手术时的无菌操作规则。
- 熟悉手术器械、物品、敷料常用的灭菌法和消毒法。
- 学会手术人员和病人手术区域的准备。
- 掌握手术部位感染的预防。

微生物在自然界普遍存在，种类繁多，许多微生物与疾病的发生和传播有关。病原微生物感染会延长病人的住院时间，增加病人的痛苦和费用，甚至会导致终身残疾或发生死亡。

“防止无菌的物体被微生物污染，或避免已经受污染的物体污染加重或再被其他微生物污染”的观念称为无菌观念。无菌观念要求针对微生物及其感染途径采取一系列预防措施。遵循无菌观念进行的操作和管理称为无菌术(aseptic technique)，它包括灭菌、消毒法、操作规则及管理制度。无菌术是临床医学的一个基本操作规范，涉及临床医学各科。就外科而言，其意义尤为突出。

从理论上讲，杀灭或清除传播媒体上一切微生物的处理称为灭菌(sterilization)或无菌(asepsis)，包括细菌、芽孢、支原体、病毒和真菌；杀灭或清除传播媒体上病原微生物，使其达到无害化的处理称为消毒(disinfection)或抗菌(antisepsis)，消毒不要求清除或杀灭所有微生物(如芽孢等)。灭菌一般是预先用物理方法(高温等)把应用于手术区或伤口的物品上所附着的微生物彻底杀灭。但有些化学品如环氧乙烷及戊二醛等也可达到灭菌效果。消毒一般是用化学方法，用于某些特殊手术器械、手术人员手和臂、病人的皮肤以及手术室的空气消毒等。

用于灭菌的物理方法有热力、微波、紫外线和电离辐射等。在医院内以高温灭菌最常用。手术器械和手术用品如手术衣、手术巾、纱布、盆罐以及手术器械等都可用高温来灭菌。电离辐射主要用于一次性医用敷料、手术衣、手术巾、容器、注射器及缝线的灭菌。紫外线则常用于室内空气的灭菌，用于杀灭悬浮在空气中和附于物体表面的细菌、真菌、支原体和病毒等。某些药液的蒸汽(如环氧乙烷)可渗入塑料薄膜、纸张、衣料和被服等而发挥灭菌作用。大多数用于消毒的化学品虽能杀灭细菌、芽孢、真菌等一切能引起感染的微生物，但对人体正常组织常有较大刺激或损害。仅少数几种毒性很小的消毒药品才适用于手术人员及病人皮肤的消毒。

第一节 手术器械、物品、敷料的灭菌、消毒法

一、手术物品的清洁、保管和处理

一切手术器械、敷料和用具在使用后，都必须经过一定的处理，才能重新进行消毒或灭菌，供下次手术使用。其处理方法随物品种类、污染性质和程度而不同。凡金属器械、玻璃、搪瓷等物品，在使用后都需用清水洗净，要特别注意去除沟、槽、轴节等处的血迹和污迹；各种导管均需注意冲洗内腔。

凡属铜绿假单胞菌（绿脓杆菌）感染、破伤风或气性坏疽伤口，或乙型肝炎抗原阳性病人所用的布类、敷料、注射器及导管，应尽量选用一次性使用物品，用后即焚烧处理，以免交叉感染。金属物品用 1 000～2 000 mg/L 有效氯的次氯酸钠（84 消毒液）浸泡 30 分钟后冲洗干净，并加防锈剂。

二、压力蒸汽法

压力蒸汽灭菌属湿热灭菌法，应用最普遍，效果亦很可靠。影响灭菌的主要因素是温度、时间、压力，此外，消毒物体的大小、种类以及物体的包装方法也影响灭菌效果。压力蒸汽灭菌法用于能耐高温的物品，如金属器械、玻璃、搪瓷、敷料、橡胶制品等，各种物品的灭菌所需时间有些不同。物品经压力蒸汽灭菌后，可保持包内无菌 2 周。压力蒸汽灭菌器分下排气式和预真空式两类。

下排气式蒸汽灭菌器的压力达到 104.0～137.3 kPa（15～20 lbf/in^2）时，温度可达121～126℃。在此状态下维持 30 分钟，可杀灭包括具有顽强抵抗力的细菌芽孢在内的一切微生物。

预真空式蒸汽灭菌器（快速消毒器）的灭菌条件为蒸汽压力 170 kPa，消毒室内温度 133℃，4～6 分钟可达灭菌效果，整个过程仅需 20～30 分钟。

使用压力蒸汽灭菌器的注意事项：① 需灭菌的各种包裹不宜过大，下排气式体积上限为 30 cm × 30 cm × 25 cm，预真空式体积上限为 50 cm × 30 cm × 30 cm。② 包扎不宜过紧。③ 灭菌器内的包裹不宜排得过密，以免妨碍蒸汽透入，影响灭菌效果。④ 预置专用的包内及包外灭菌指示纸带，在压力及温度达到灭菌标准条件并维持 15 分钟时，指示纸带即出现黑色条纹，表示已达到灭菌的要求。⑤ 易燃和易爆物品如碘仿、苯类等，禁用压力蒸汽灭菌法。⑥ 瓶装液体灭菌时，只能用纱布包扎瓶口，如果要用橡皮塞，应插入排气针头。⑦ 已灭菌的物品应注明有效日期，并需与未灭菌的物品分开放置。⑧ 高压灭菌器应由专人负责。

三、煮沸法

有专用的煮沸灭菌器，但一般的铝锅或不锈钢锅洗去油脂后也可用作煮沸灭菌。此法适用于金属器械、玻璃制品及橡胶类物品。在水中煮沸至 100℃并持续 15～20 分钟，一般细菌即可被杀灭，但带芽孢的细菌至少需煮沸 1 小时才能被杀灭。高原地区气压低，水的沸点

亦低，煮沸灭菌的时间需相应延长。海拔高度每增高 300 m，灭菌时间应延长 2 分钟。为节省时间和保证灭菌质量，高原地区可应用压力锅做煮沸灭菌。压力锅的蒸气压力一般为 127.5 kPa，锅内最高温度可达 124℃左右，10 分钟即可达杀菌效果。

注意事项：① 为达到灭菌目的，物品必须完全浸没在沸水中。② 缝线和橡胶类的灭菌应于水煮沸后放入，持续煮沸 10 分钟即可取出，煮沸过久会影响物品质量。③ 玻璃类物品需用纱布包裹，放入冷水中逐渐煮沸，以免其遇骤热而爆裂；玻璃注射器应将内芯拔出，分别用纱布包好。④ 煮沸器的锅盖应妥为盖上，以保持沸水温度。⑤ 灭菌时间应从水煮沸后算起，若中途放入其他物品，则灭菌时间应重新计算。

四、火烧法

金属器械的灭菌可用此法。将器械置于搪瓷或金属盆中，倒入 95%酒精少许，点火直接燃烧，也可达到灭菌目的。但此法常使锐利器械变钝，又会使器械失去原有的光泽，因此仅用于急需的特殊情况。

五、环氧乙烷

环氧乙烷气体有很强的穿透力，杀菌力强，杀菌谱广，属灭菌剂。凡不宜用一般方法灭菌的物品，如手术刀、剪、缝线、仪器、内镜等，均可采用环氧乙烷灭菌。

六、药液浸泡法

锐利器械、内镜和腹腔镜等不适于热力灭菌的器械，可用化学药液浸泡消毒。常用的化学灭菌剂和消毒剂有：

1. 2%中性戊二醛水溶液，浸泡时间为 30 分钟。常用于刀片、剪刀、缝针及显微器械的消毒，还需加入 0.5%亚硝酸钠防锈。灭菌时间为 10 小时。药液宜每周更换一次。

2. 70%酒精，浸泡 30 分钟。用途与戊二醛溶液相同。目前较多用于已消毒过的物品的浸泡，以维持消毒状态。酒精应每周过滤，并核对浓度一次。

3. 1∶1 000 苯扎溴铵(新洁尔灭)溶液，浸泡时间为 30 分钟。虽亦可用于刀片、剪刀及缝针的消毒，但因其消毒效果不及戊二醛溶液，故目前常用于已消毒的持物钳的浸泡。

4. 1∶1 000 氯己定(洗必泰)溶液，浸泡时间为 30 分钟。抗菌作用较新洁尔灭强。

5. 酸性氧化电位水，浸泡时间为 15 分钟。对金属器械应慎用。要求即配即用。

注意事项：① 浸泡前，器械应去污、擦净油脂。② 拟消毒物品应全部浸入溶液内。③ 剪刀等有轴节的器械，消毒时应把轴节张开；管、瓶类物品的内面亦应浸泡在消毒液中。④ 使用前，需用灭菌盐水将消毒药液冲洗干净，因该类药液对机体组织均有损害作用。

第二节　手术人员和病人手术区域的准备

一、病人手术区的准备

目的是消灭拟作切口区域皮肤上的细菌。

1. 备皮　术前晚要求病人用抗菌去污剂淋浴或浸浴。术前不要去毛，除非切口部位或切口周围的毛发影响手术。需要去毛者，应该在手术前即刻去除，最好使用电动发剪或剪刀剪去，不宜用剃刀刮。对皮肤上的油脂、脐部或瘢痕皱折内的污垢或胶布粘贴的残迹，可先用汽油或松节油拭去。

2. 消毒　术者或助手在手臂消毒后，用消毒液由手术区中心部逐步向四周呈同心圆形涂擦进行皮肤消毒3遍。最后用无菌巾蘸干消毒区，避免消毒液在病人身体下面聚积。目前推荐的皮肤消毒液是氯己定或碘酒加酒精，0.5%碘伏溶液适用于婴儿、面部皮肤、口腔、肛门、外生殖器等部位以及供皮区的消毒。皮肤消毒后就可进行铺单。

注意事项：① 理论上手术区中心部是最清洁的区域，消毒纱球不能从消毒区的外围再返回到消毒区的中部，但是，一些“很脏”的部位（如感染伤口、肛门部或会阴部）应留在最后消毒。② 手术区皮肤消毒范围至少应包括手术切口周围15 cm的区域。如手术有延长切口的可能，事先应相应扩大皮肤消毒范围。

3. 铺单　铺单是用无菌单建立无菌手术区的过程，无菌单的材质应具有防水和抗静电性能。铺无菌单的目的是除显露手术切口所必需的最小皮肤区以外，其他部位均需予以遮盖，以避免和尽量减少手术中的污染。要求除手术野外，至少要有两层无菌单遮盖。一般先铺4块无菌小单，在操作者未穿手术衣的情况下，通常先铺操作者的对面，或铺相对不洁区（如下腹部、会阴部），最后铺靠近操作者的一侧，并用巾钳将交角处夹住，以防止移动。根据手术部位的具体情况，再铺中单或大单。上、下肢手术，在皮肤消毒后应先在肢体下铺双层无菌中单。肢体近段手术常用双层无菌单将手（足）部包裹。手（足）部手术则在其肢体近端用无菌单包绕。最后，在手术区的皮肤上粘贴一层无菌塑料薄膜，皮肤切开后薄膜仍黏附在伤口边缘，可防止皮肤上尚存的细菌在术中进入伤口。

铺单要遵守以下原则：① 保持铺单干燥。② 铺单者的手应尽可能少地接触无菌单，不要摇晃巾单，避免气流造成污染物飞扬。③ 用巾单的一角遮住手展开无菌单，避免手碰触污染区。④ 无菌单的铺展，应该以手术区域为中心，不要跨越无菌区。⑤ 无菌单铺展时的高度应适中，避免碰到污染区。⑥ 巾钳夹无菌单后，已经穿透了无菌单，已经污染，不能重夹，必要时，应重新换巾钳。⑦ 无菌单铺下后，不可随便移动，如果位置不准确，只能由手术区向外移，而不应向内移动。如果不满意，就丢弃重铺。⑧ 大单的头端应盖过麻醉架，两侧和足端部应垂下超过手术台边30 cm。⑨ 在手术人员腰以下的区域和手术台水平以下的区域应看作污染区。⑩ 铺单后发现有破洞，应加盖一层无菌单。

二、手术人员的术前准备

1. 一般准备　为避免将病原菌带入手术室，禁止将自己的衣服穿入手术室，也禁止将手术室的着装穿出手术室。所有进入手术室管制区域的人员都必须换穿手术室准备的清洁鞋和衣裤，戴好帽子和口罩。洗手衣和系带应放入裤子里。帽子应把头发全部包入，长发的人可以戴兜帽。口罩应系好，将鼻孔和口完全盖住。剪短指甲，并去除甲缘下的积垢。手或臂部皮肤有破损或有化脓性感染时，不能参加手术。护镜或面罩用于保护眼睛，防止被体液和刺激性的液体沾染。

2. 手臂消毒法　在皮肤皱纹内和皮肤深层如毛囊、皮脂腺等处都藏有细菌（图2-1）。手臂消毒法仅能清除皮肤表面的细菌，并不能消灭藏匿于皮肤深处的细菌。在手术过程中，这些深藏的细菌可逐渐移到皮肤表面。所以在手臂消毒后，还要戴上灭菌橡胶手套和穿无菌手术衣，以防止这些细菌污染手术伤口。

肥皂水洗手法已沿用多年，目前又出现了许多含碘或不含碘的新型洗手消毒剂。刷手的顺序为：指甲、每个手指的四面、手掌和手背、手腕、前臂直至肘上 10 cm。洗手之后，手以及前臂都应保持在高于肘部的位置，如此，水总是从手流向肘部，不能倒流。手和前臂还应当离开身体。然后需要揩干手臂，先用一只手拿无菌小毛巾一块，从手向上依次揩干手、手掌和前臂，揩到肘部后不再向手部揩。注意握毛巾的手不要触到已揩过的一面。同时还应注意毛巾不要触到未洗刷过的皮肤，以免污染已洗过的区域。毛巾也不允许接触任何有菌物体。先揩一只手，揩完后再取一块无菌巾揩另一只手。揩过手的毛巾丢入指定的盆中。泡手要求泡至肘上 6 cm。

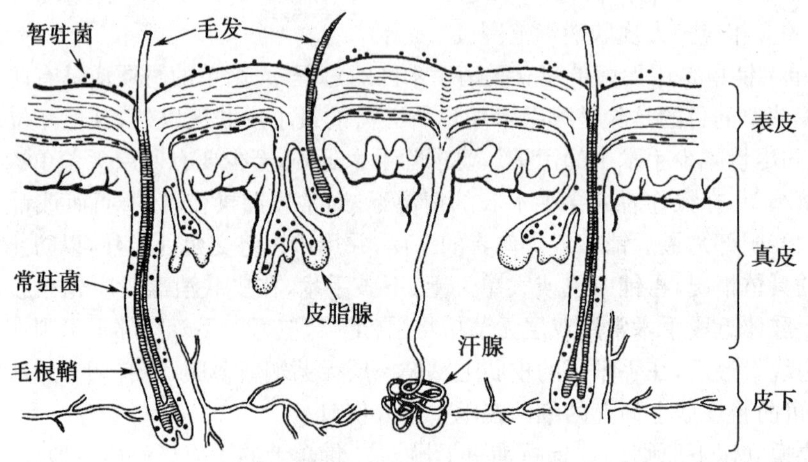

图 2－1 Lovell 皮肤暂驻菌与常驻菌概念：皮肤表面的暂驻菌容易清除，而深在的常驻菌不能为消毒剂所杀灭

3. 穿无菌手术衣和戴手套的方法 手术人员还应当穿灭菌衣和戴手套，要求采用防水布料来制作手术衣。尽管手术衣经过灭菌处理，但手术衣穿上后，背部、腰部以下和肩部以上都应看作污染区。腕袖用弹性布料制作，可确保与手腕贴紧，灭菌手套应上翻遮盖在腕袖上。

正确的脱手术衣和手套的方法是：从肩部将手术衣向下拉，使手术衣和手套的内面翻转，保持手部不接触已经污染的外面。出于无菌要求，手术衣和手套应丢弃在指定处。

如一台无菌性手术完毕，手套未破，要连续做另一台手术时，为了节省时间，可不用重新刷手，先请别人脱去手术衣后（两人面对面），然后自己脱手套，脱手套时避免手套外面碰到皮肤，再泡新洁尔灭 5 分钟，最后重新穿灭菌手术衣和戴手套。倘若前一台是有菌手术，接台手术应重新按常规方法刷手 5 分钟、泡手、穿手术衣、戴手套。

第三节 手术部位感染的预防

虽然在手术中，所有物品都已灭菌、消毒，手术人员也已洗手、消毒、穿戴无菌手术衣和手套，病人手术区也已消毒和铺了无菌单。但是，手术部位仍然会发生感染。

一、手术部位感染

手术部位感染(surgical site infection，SSI)是指手术后发生的手术入路任何部位的感染。1992年，美国外科创口感染特别委员会将SSI分为切口浅部感染(皮肤和皮下组织)、切口深部感染(筋膜和肌肉)和器官或腔隙感染(手术器官的局部)3类(表2-1)。

表2-1　手术部位感染(SSI)的诊断标准

切口浅部SSI

定义：感染发生在手术后30天以内，仅涉及切口的皮肤或皮下组织，并符合下列条件之一：

1. 切口浅层组织有脓性液体引出。
2. 从切口浅层的液体或组织中培养出病原微生物。
3. 至少有下列感染的症状或体征之一：疼痛或触痛、局部肿胀、红或热，并且外科医生认为有必要将切口浅层组织分开，除非切口细菌培养阴性。
4. 外科医生或内科主治医生诊断为切口浅部SSI。

下列情况不属于切口浅部感染：

1. 针眼脓肿(局限于缝线穿入处的轻微炎症和少许分泌物)。
2. 外阴切开术或新生儿包皮环切术手术部位的感染。
3. 烧伤创面的感染。
4. 深达筋膜或肌层的切口部位感染(见切口深部SSI)。

注：外阴切开术和包皮环切术部位感染以及烧伤伤口感染各有其专门标准。

切口深部SSI

定义：感染发生在手术后30天内(无植入物)或发生在1年内(有植入物)，且感染与手术有关，感染涉及切口的深部软组织(如筋膜和肌层)，并符合下列条件之一：

1. 脓性引流物来自切口深部，不是来自手术部位的器官/腔隙。
2. 切口深部组织自然裂开或因故由外科医生撑开，同时病人具有下列症状或体征之一：发热(＞38℃)；局部疼痛或触痛，除非切口细菌培养阴性。
3. 临床体检、再次手术中、组织病理学检查或放射学检查发现有切口深部组织脓肿或感染的其他证据。
4. 外科医生或内科主治医生诊断为切口深部SSI。

注：

1. 同时有切口浅部和切口深部感染者，按切口深部SSI上报。
2. 器官/腔隙SSI经切口引流者，按切口深部SSI上报。

器官/腔隙SSI

定义：感染发生在手术后30天内(无植入物)或发生在1年内(有植入物)，且感染与手术有关，感染涉及除切口(手术中切开的或用于操作的切口)之外的任何解剖学部位(如器官或腔隙)，此外符合下列条件之一：

1. 从戳孔置入器官/腔隙的引流管中流出脓性物。
2. 从器官/腔隙的液体或组织中培养出病原微生物。
3. 临床体检、再次手术中、组织病理学检查或放射学检查发现有器官/腔隙脓肿或感染的其他证据。
4. 外科医生或内科主治医生诊断为器官/腔隙SSI。

1. SSI的发病情况　SSI是外科病人最常见的医院内感染，占外科病人感染总数的38%。在SSI中，以切口感染最常见，约占60%～80%，预后比器官/腔隙SSI好；器官/腔隙SSI占SSI死亡率的93%。

2. SSI的细菌学　SSI的细菌学与手术部位的菌群有关，过去30年中美国疾病控制和预防中心(CDC)下属的美国医院内感染监控系统(NNIS)对这些感染菌进行了认定，SSI最常见的细菌是金黄色葡萄球菌，其次是凝固酶阴性的葡萄球菌、肠球菌和大肠埃希杆菌。但是，就清洁-污染和污染手术而言，最常见的病菌则是大肠埃希杆菌和其他肠杆菌。

3. SSI的风险因素　SSI的风险因素有三：细菌因素、创口的局部因素和病人因素(表2-2)。手术人员不遵守无菌操作规则(外源性)以及病人的皮肤或含菌的空腔脏器(内源性)是SSI的两个重要来源。清洁伤口SSI的主要来源是手术人员未恪守无菌规则。

表2-2　手术部位感染(SSI)的三主因

微生物学	创口局部情况	病人全身情况
远隔感染灶	外科技术：	年龄
长期护理设施	血肿/血清肿	免疫抑制
手术耗时	坏死组织	类固醇激素
创口分类	缝线	恶性肿瘤
ICU病人	引流管	肥胖
先前的抗生素治疗	异物	糖尿病
术前剃毛		营养不良
细菌量、侵袭力和耐药性		多种合并症
		输血
		吸烟
		氧合
		温度
		血糖控制

(1) 细菌量和侵袭力：健康个体创伤伤口内葡萄球菌数需要大于每克组织10^5才会发生感染，因此说机体的防御机制在少量细菌污染时具有重要的预防感染作用。正是基于这一研究结果，20世纪90年代人们对创口进行了分类(表2-3)。术前住院时间、手术时远隔部位感染以及手术耗时都与SSI发生率增加相关。术前剃毛与术前剪毛相比SSI增加100%，其原因可能是由于皮肤细微损伤处细菌繁殖。此外，细菌所产生的毒素以及细菌抵抗吞噬细胞破坏的能力(*Klebsiella*菌和肺炎链球菌的荚膜，凝固酶阴性葡萄球菌的粘质)也会影响到感染的发生。多数伤口感染都需要在术后5天或更长时间才有典型临床表现，但是由链球菌或梭菌造成的感染可以在术后24小时即出现临床表现。

表2-3　依据感染程度的外科创口分类

创口分类	定　义
清洁	无感染的手术创口，手术未涉及炎性组织，未进入呼吸道、消化道、生殖道或感染的泌尿道。伤口一期缝闭，必要时，有闭式引流。符合这些条件的闭合性损伤的手术创口也归入该类。
清洁-污染	在严格保护的情况下，手术进入呼吸道、消化道、生殖道或泌尿道的创口，无明显污染。
污染	新鲜的开放性创伤伤口。此外，手术中无菌操作出现明显违规、胃肠内容物明显外溢以及切口部位有急性非化脓性炎症者都归入该类。
污秽-感染	有失活组织的陈旧创伤伤口以及累及临床感染灶的切口或内脏穿孔的切口。该定义表明在手术前引起术后感染的细菌已经存在。

(2) 削弱局部防御机制的因素：异物(缝线、引流物)，组织对合不良，缝合太紧组织坏死，有血肿、浆液肿或死腔存在，这些因素都可以通过手术技巧的改进，使其降至最低限度。实验证实若皮肤完整，需接种 8×10^6 个细菌才能引起感染；若皮肤有破损，接种 1×10^6 个细菌即可引起感染；若存在异物，仅需 1×10^2 个细菌即可引起感染。

(3) 病人因素：年幼、年迈、手术部位血供差(血管闭塞、低血容量性休克、血管收缩剂、手术室温度低)、手术部位氧供差(休克、低氧血症)、血管的反应性减弱(年迈、大剂量皮质类固醇应用)、免疫抑制、糖尿病、先前存在的疾病以及营养不良、恶性肿瘤性疾病和严重创伤。

晚近的资料表明术中和术后复苏阶段保证病人体温正常和吸入氧浓度(Fio_2)在80%或以上通过改善手术部位的氧张力和白细胞功能可以减少SSI发生率。此外，也有资料表明围手术期控制血糖水平直至术后48小时无论在糖尿病病人还是在非糖尿病病人都可以降低SSI发生率。

4. SSI风险评分　SSI的风险必然与创口分类相关。创口感染率的可接受范围是：清洁创口1%～5%，清洁-污染创口3%～11%，污染创口10%～17%，脏(污秽-感染)创口高于27%。如前所述，创口分类是SSI的重要风险因子。然而，仅仅考虑细菌因素与创口感染的关系有欠周全，还应该考虑到手术种类和不同个体。

Culver等人(1991)创建了NNIS评分系统(表2-4)。NNIS评分包括了创口分类、美国麻醉学会评分(表8-3)、手术耗时与全国同类手术耗时75百分位数的比较(手术是否超时)，这比单独用创口分类系统能更好地区别SSI风险(表2-5)。

表2-4　NNIS评分与手术部位感染(SSI)风险

风险因素	阳性风险因子数	SSI风险(%)
手术耗时>75百分位数	0	1.5
污染或污秽创口	1	2.9
ASA Ⅲ，Ⅳ，Ⅴ	2	6.8
	3	13.0

SSI，手术部位感染；NNIS，美国医院内感染监控系统；ASA，美国麻醉学会评分

手术耗时超过全国同类手术耗时的第75百分位数(T)为1分。例如：阑尾切除术的T为1小时，疝修补术为2小时，冠状动脉旁路手术为5小时。

表2-5　NNIS评分和创口分类的SSI风险预测比较

创口分类	NNIS风险评分				
	0	1	2	3	综合
清洁	1.0	2.3	5.4	—	2.1
清洁-污染	2.1	4.0	9.5	—	3.3
污染	—	3.4	6.8	13.2	6.4
污秽	—	3.1	8.1	12.8	7.1
综合	1.5	2.9	6.8	13.0	—

SSI，手术部位感染；NNIS，美国医院内感染监控系统；

引自 Dellinger EP，Ehrenkranz NJ：Surgical infections. In Bennett JV，Brachman PS (eds)：Hospital Infections，4th ed. Philadelphia，Lippincott-Raven，1998

二、手术部位感染的预防

了解SSI的风险因子和预防措施有利于更好地降低SSI发生率。控制SSI发生率的三大法宝是：恪守Lister倡导的无菌术和抗菌术、恰到好处地预防用抗生素（见第10章第六节）和启动督查程序。也有人将控制SSI发生率的措施概括为“5D”原则（匣2-1）。

匣2-1 控制SSI发生率的“5D”原则

- Defense mechanisms：提高病人的防御机制
- Discipline：遵循无菌原则
- Drugs：抗生素的预防性应用，糖尿病控制
- Design：建筑设计和室内布局
- Devices：设施，如：层流等

1. 手术室的条件　除了关节置换等精细的清洁手术外，至今还没有证据表明手术室特有的环境和建筑结构可以降低SSI发生率，但是，可以减少手术室细菌量的主要因素有：手术室面积、空气处理方式（滤过、层流、外向性正压和空气循环次数/小时）、设备的处理（消毒和清洁）和人流量。也就是说，要尽可能减少进出手术室的人流。只要能遵守手术室的无菌原则，外源性细菌在SSI的作用甚微，仅当操作触犯了无菌原则、大量细菌进入手术区时才有意义。专用的空气过滤设备以及其他一些用于手术室环境控制的高科技手段仅对有假体植入的清洁创口感染的控制有意义。

2. 手术前准备　戒烟、纠正营养不良和糖尿病以及保持手术室的温度对预防感染都有重要作用。手术前晚用氯己定淋浴可以减少皮肤上的菌落数，但是，对SSI的预防效果并未得到证明。美国CDC建议手术前晚用氯己定淋浴，尤其适用于术前住院时间比较长的病人，以及一旦发生SSI，并发症发生率会明显增加的病人（心脏、血管以及假体植入等手术）。以往手术人员在一天的第一台手术前需要洗手和前臂至少5分钟，在之后的每台手术前洗手3分钟，洗手常用的消毒剂是聚维碘酮或氯己定。晚近，人们发现酒精性洗手液（alcoholic hand-rub solutions）效果相同，并且洗手需时更短、对皮肤刺激更小。

预防用抗生素（参见第10章第六节）。

3. 术中无菌规则　现代手术室空气中的菌量明显减少，但创口感染率未见明显下降。为了保持已创建的无菌环境，人们拟定了一些所有参加手术的人员都必须认真执行的规章，称为无菌操作规则。若发现有人违反，必须予以立即纠正。无菌操作规则包括：

(1) 必须避免与无菌区以外的物品、人员和地区接触。手术台头架以外、手术台边缘以下的布单和Mayo器械台外的布单下垂部分也被认为是有菌区。应注意肘部不碰及手术台旁的参观人员。足凳不宜过高，腰部不可超过手术台面。如无菌区可疑碰污，在其他人员提出时，不得强辩、解释，应按已污染处理，重新消毒或更换。消毒后的皮肤和黏膜应看作“有菌区”。

(2) 取递器械及用品时，不可在手术人员的背后传递。如器械越过无菌区至有菌区，应重新灭菌。坠落到无菌单或手术台边以外的器械物品，不准拾回再用。

(3) 在手术过程中，同侧手术人员更换位置时，必须面向无菌的手术台或器械桌，一人应先退后一步，然后背对背地交换位置，以防触及对方背部不洁区，或先离开手术台，再换位置。

(4) 切口边缘应以无菌大纱布垫或手术巾遮盖，并用巾钳或缝线固定，仅显露手术切口。手术区在消毒后粘贴无菌塑料薄膜可达到相同目的。做皮肤切口以及缝合皮肤之前，需用70%酒精再涂擦消毒皮肤一次。

(5) 无菌巾、布单等物一旦潮湿，由于毛细现象就可能有细菌污染，应加盖干的无菌布单。如前臂或肘部触碰有菌地方或被汗水浸湿，应更换无菌手术衣或加套无菌袖套。

(6) 手套破裂必须立即更换无菌手套。手虽然已经消过毒，在手套下皮肤深层的残存细菌可以移至表面，并迅速繁殖生长，针眼大的破孔，在20分钟内可有数以万计的细菌通过进入手术野。污染的手套也应立即更换。

(7) 手术开始前要清点器械、敷料，手术结束时检查胸、腹等体腔，待核对器械、敷料数无误后，才能关闭切口，以免异物遗留体腔内，产生严重后果。手术完毕缝合切口前，须用水洗去手套上的血渍，切口亦应冲洗，切口两旁皮肤用酒精涂擦一遍。

(8) 切开空腔脏器前，要先用纱布垫保护周围组织，以防止或减少污染。切开空腔脏器(如胃肠、胆道)用的器械，均不可避免地被污染，应另放在一弯盘内或一块手术巾上，不可随意乱放。该污染部分操作完毕后，这些器械就不应再用。

(9) 参观手术的人员不可太靠近手术人员或站得太高，也不可经常在室内走动，以减少扬尘和污染机会。手术中应避免强力呼气、咳嗽、喷嚏，不得已时头可转向身后。

(10) 手术进行时不应开窗通风或用电扇，室内空调机风口也不能吹向手术台，以免扬起尘埃，污染手术室内空气。

(11) 如手术需暂停(如等待病理冰冻切片报告)，切口要用无菌巾覆盖。病人躁动时须注意约束病人手臂，使之不致进入手术区内。

4. 手术技巧要求 ① 操作轻柔(handle the tissues gently)。② 去除异物、坏死组织和沉积于体腔的污染的纤维蛋白。异物使伤口感染所需要的最低细菌数下降10 000倍以上，若有丝线存在，100个细菌即可引起感染。③ 减少结扎和缝合。④ 在预防感染方面，单股线比多股线好，合成线比丝线好。血管吻合不可用丝线。⑤ 减少开放式引流，尽可能用闭式负压引流。⑥ 减少血肿和浆液肿，消灭死腔。⑦ 伤口Mϕ数在伤后5天达高峰——延期缝合的依据。

5. 督查制度 已经证明创口感染督查制度(wound infection surveillance systems)是控制SSI发生率的重要手段，它有利于外科医生及手术组成员始终保持对感染风险的意识，以及对预防并发症措施的认识(匣2-2)。

匣2-2 SSI督查制度

SSI督查要求对每一例SSI进行评判——现有公认的预防措施在该病人和该手术是否实施了？

- 如果没有实施，该例SSI就被归入“或许能预防”(potentially preventable)之列。
- 如果所有认同的预防措施都已经实施了，那么，该SSI就属于“显然无法预防”(apparently unpreventable)之列。
- 外科手术和督查的目标是消灭或许能预防SSI。随着人们对SSI预防知识的积累，或许能预防的定义也会得到充实。

附：美国手术部位感染预防指南(1999 年版)

一、证据分类的等级排序

*ⅠA*类　强烈推荐项目,得到了设计周密的实验、临床或流行病学研究支持。

*ⅠB*类　强烈推荐项目,得到了有些实验、临床或流行病学研究支持,从理论上看,有很强的合理性。

*Ⅱ*类　推荐项目,有临床或流行病学研究支持,或者有理论上的合理性。

不推荐;未定论　实施该项目的依据不足,或者其有效性未获得共识。

星号(*)表示联邦法规(federal regulation)要求的项目。

二、推荐内容

(一) 手术前

1. 病人的准备

(1) 择期手术前,查找病人有无远隔部位的感染,应尽可能在远隔感染治愈后手术。*ⅠA*类

(2) 术前不要去毛,除非切口部位或切口周围的毛发影响手术。*ⅠA*类

(3) 需要去毛者,应该在手术前即刻去毛,最好使用电动发剪。*ⅠA*类

(4) 所有糖尿病病人的血糖都应该控制在理想水平,尤其要避免围手术期高糖血症。*ⅠB*类

(5) 戒烟,择期手术前至少戒烟 30 天。*ⅠB*类

(6) 对外科病人停用必要的血制品并不能预防 SSI。*ⅠB*类

(7) 至少在手术前晚上,要求病人用消毒液淋浴或浸浴。*ⅠB*类

(8) 彻底清洗切口及附近皮肤,清除肉眼可见的污染,然后进行皮肤消毒。*ⅠB*类

(9) 用适当的消毒剂消毒皮肤,如:酒精、氯己定(洗必泰)、碘伏、三氯生。*ⅠB*类

(10) 切口皮肤的消毒要以切口为中心,按同心圆方式向周围扩大。消毒区域应足够大,以备切口延长、做新切口或戳孔引流。*Ⅱ*类

(11) 术前住院时间应尽可能短,只要能对病人进行充分的术前准备即可。*Ⅱ*类

(12) 择期手术前不建议停用或逐渐停用全身类固醇药,即使病情允许停用。**未定论**

(13) 单独通过营养支持来预防 SSI 的依据不足。**未定论**

(14) 术前鼻腔用莫匹罗星预防 SSI 的依据不足。**未定论**

(15) 增加伤口部位氧合的措施预防 SSI 的依据不足。**未定论**

2. 手术组成员手/前臂的消毒

(1) 不留长指甲,不要戴假指甲。*ⅠB*类

(2) 术前选用合适的消毒剂洗刷手和前臂达肘部,至少洗刷 2～5 分钟。*ⅠB*类

(3) 洗刷完毕后,保持肘部屈曲、两手手指朝天并离开身体,保证水从指尖流向肘部。用无菌毛巾将手擦干,穿无菌手术衣,戴无菌手套。*ⅠB*类

(4) 在当天的第一次外科洗手前,清洁每个手指的甲下污垢。*Ⅱ*类

(5) 手部和臂部不要佩戴珠宝。*Ⅱ*类

(6) 不推荐涂指甲油。**未定论**

3. 已感染的或细菌定殖的手术人员的处理

(1) 手术人员出现传染性疾病的症状和体征时,应及时向监控部门和卫生执业部门报告。*ⅠB*类

(2) 制定完善的、针对医护人员可能罹患感染性疾病情况下的职责政策法规。确保患感染性疾病的医护人员:① 能获得医疗服务,将疾病上报。② 限制其工作范围。③ 阐明重新上岗的要求。该政策法规还

应该确定人员，赋予他/她让违规者下岗的权利。ⅠB类

(3) 对皮肤上有破溃病灶的手术人员，要留取标本进行培养，暂停工作直至感染性疾病被排除或得以治愈。ⅠB类

(4) 不必常规停止已被金黄色葡萄球菌(鼻、手、或身体其他部位)或A族链球菌定殖的手术人员的工作，除非流行病学依据证实该微生物的医院内播散与这位人员的细菌定殖有关。ⅠB类

4. 预防用抗生素

(1) 仅当存在适应证时才预防性使用抗生素，要根据该手术的手术部位感染最常见的致病菌，并结合指南选择抗生素。ⅠA类

(2) 预防用抗生素应该静脉注射，首次剂量和应用时间应该根据皮肤切开时血液和组织中的抗生素杀菌浓度来决定。要求在整个手术过程中直至切口缝合后数小时，血和组织中的抗生素都能维持在治疗浓度。ⅠA类

(3) 择期结直肠手术者，除了上述的4(2)项外，还需要行灌肠加泻药的机械性肠道准备。手术前1日分次口服不吸收性抗生素。ⅠA类

(4) 对于高危剖宫产术，应该在脐带钳夹闭后立即应用预防性抗生素。ⅠA类

(5) 不要把万古霉素作为常规的预防用抗生素。ⅠB类

(二) 手术中

1. 通风

(1) 要保证手术间的风压高于手术室的走廊和邻近区域。ⅠB类

(2) 保证每小时最少15次空气交换，至少3次是新鲜空气。ⅠB类

(3) 所有空气(无论是再循环空气，还是新鲜空气)都应该经过合格的滤器(美国建筑学会推荐)过滤。ⅠB类

(4) 进气口位于天花板，排气口靠近地板。ⅠB类

(5) 不要在手术间内用紫外线照射来预防SSI。ⅠB类

(6) 保证手术间的门处于关闭状态，仪器、工作人员和病人出入除外。ⅠB类

(7) 骨科假体植入手术最好能安排在具有超净空气条件的手术间进行。Ⅱ类

(8) 限制进入手术间的工作人员数量，只有必须进入的人员才允许进入。Ⅱ类

2. 环境表面的清洁和消毒

(1) 手术间设备和器具的表面被血或其他体液污染时，应该用美国环境保护署(U.S Environmental Protection Agency，EPA)认可的医院消毒剂来对污染区域进行清洁，然后才能做下一台手术。ⅠB类*

(2) 在污染或污秽的手术后不必对手术室做特殊的清洁处理或关闭手术室。ⅠB类

(3) 在手术室入口处和手术间内不要使用黏性鞋垫来控制感染。ⅠB类

(4) 在每天最后一台手术后或晚上用EPA认可的医院消毒剂对手术间地板进行湿真空消毒。Ⅱ类

(5) 如果没有肉眼可见的污染，不主张在两台手术之间对手术间环境表面或设备进行消毒。未定论

3. 微生物学取样

不需要常规进行手术室环境取样。对手术室环境表面或空气进行微生物学取样只是作为流行病学调查的一部分。ⅠB类

4. 外科器械的灭菌

(1) 按照已经发表的指南对外科器械进行灭菌。ⅠB类

(2) 快速灭菌仅用于病人的治疗物品需立即使用时(如：术中无意跌落的器械需要再灭菌时)。不要为图方便而使用快速灭菌，如：为了避免购置另一套器械的麻烦或为了省时间。ⅠB类

5. 穿手术衣和铺单

(1) 如果手术即将开始或正在进行中，或无菌器械包已经打开，就必须戴上外科口罩将嘴和鼻完全盖住才能进入手术间。在整个手术过程中都必须戴口罩。ⅠB类*

(2) 必须戴上能够盖住头部和面部毛发的帽子或兜帽才能进入手术室。*ⅠB*类*

(3) 不要靠穿鞋套来预防SSI。*ⅠB*类*

(4) 手术组成员刷洗后，要先穿无菌手术衣，然后戴手套。*ⅠB*类

(5) 使用在潮湿时也具有屏障作用的手术衣和手术巾单(换言之，布料能防止液体渗透)。*ⅠB*类

(6) 洗手衣有肉眼可见的污迹、污染和/或被血或其他可能有感染的物质浸透后，须及时更换。*ⅠB*类*

(7) 洗手衣应该如何洗涤、到何处洗涤无推荐意见；不推荐洗手衣限定在手术室内穿着；如果要穿着手术衣出手术室时，不推荐遮盖洗手衣。**未定论**

6. 无菌术和外科技术

(1) 在放置血管内装置物(如中心静脉导管)、脊髓或硬膜外麻醉导管时，或在配制和给予静脉药物时必须恪守无菌原则。*ⅠA*类

(2) 无菌设施的安装和无菌溶液的配制须在使用前即刻进行。*Ⅱ*类

(3) 钳夹组织要轻柔，始终保存确切的止血，尽可能减少失活组织和异物(如缝线、焦痂组织、坏死碎屑)，消灭手术部位的死腔。*ⅠB*类

(4) 对严重污染的手术(如Ⅲ类和Ⅳ类切口)，应选择延期一期缝合或让切口敞开等待二期愈合。*ⅠB*类

(5) 需要引流者，用闭式负压引流。引流管在远离切口处另戳孔引出。*ⅠB*类

(三) 术后伤口护理

(1) 一期缝合的术后切口，用灭菌敷料保护24～48小时。*ⅠB*类

(2) 更换敷料前后，与手术部位接触前后，都应该洗手。*ⅠB*类

(3) 更换切口敷料时须注意无菌操作。*Ⅱ*类

(4) 教会病人和家属正确的伤口护理、SSI的症状，并报告这些症状。*Ⅱ*类

(5) 对48小时后的一期缝合切口覆盖敷料的问题无推荐意见，对无覆盖敷料的切口的淋浴或浸浴的问题也无推荐意见。**未定论**

(四) 督查

(1) 不管是外科住院病人，还是门诊病人，都套用CDC的SSI的定义(表2-1)。*ⅠB*类

(2) 住院病人(包括再入院的病人)SSI病例的识别方法是对病人住院期间采用直接观察或间接查找①，或两种方法兼用。*ⅠB*类

(3) 有些手术(如冠状动脉搭桥手术)需要在出院后继续督查SSI的发生情况，所采用的方法要与现有资源和数据要求相适应②。*Ⅱ*类

(4) 门诊病人SSI病例的识别所采用的方法要与现有资源和数据要求相适应。*ⅠB*类

(5) 手术组成员应该在手术结束时完成切口的分类。*Ⅱ*类

(6) 对每一位拟定督查的手术病人，要记录与SSI风险有关的指标数据，如手术伤口分类(表2-3)、ASA分级(表8-3)和手术耗时。*ⅠB*类

(7) 对SSI风险指标数据进行分层(如NNIS风险指数)，定期计算手术特异性SSI发生率。*ⅠB*类

(8) 将分层的、手术特异性SSI发生率通报手术团队的成员。SSI发生率和种类是否符合要求，取决于各层的病例数(分母)和当地持续质量改进倡导委员会的目标。*ⅠB*类

---

① 译者注：直接观察是指由主管医师或护士查看病人发现的SSI，或由感染管理人员下病房查看病人发现的SSI；间接查找是指感染管理人员通过检验报告、病程记录并与主管医生讨论后确定SSI。

② 译者注：包括直接观察和间接查找、对病人进行信访或电话随访、对外科医生进行信访或电话随访，以及综合联网的门诊记录、检验记录和药店记录。至于哪种方法最敏感、最特异、最实用，人们还未达成共识。然而，所选择的方法必须能反映该医院在手术、人力资源和数据要求方面的独特搭配。

(9) 感染控制委员会是否需要对每个外科医生进行编码，创建外科医生特异性数据库，无推荐意见。**未定论**

复习思考题

一、医学名词

无菌术，无菌观念，灭菌，消毒，手术部位感染

二、问答题

1. 请叙述手术部位感染预防的“5D”原则。
2. 手术部位感染可分哪3类？
3. 简述SSI的督查制度。

（徐兆芬）

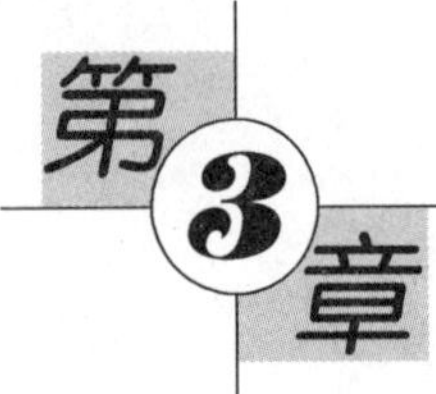

第3章 外科病人的体液失调

学习要求

- 熟悉体液容量缺失和体液浓度失衡的病理生理、临床表现、诊断治疗。
- 熟悉体内钾异常、代谢性酸中毒和碱中毒的病理生理、临床表现、诊断治疗。
- 掌握外科病人体液失调的临床处理。

第一节 概 述

1. 总体液量和体液功能室 体液的主要成分是水和电解质。对一个人来说，总体液量(total body water, TBW)在体重中所占的百分比是相对恒定的，主要取决于体内的脂肪含量，因为脂肪含水少。TBW 在体重中所占的百分比随体内的脂肪量增加而下降。氘水或氚水稀释法测得男性 TBW 平均占体重 60%，女性平均为 50%。TBW 在体重中所占的百分比还受年龄影响，新生儿达体重的 80%，1 岁时降至 65%。随着年龄的增长，成年后体内脂肪的含量逐渐增多，TBW 占体重的比例逐渐下降。临床上用体重估计 TBW 时，遇特瘦的病人应将 TBW 上调 10%，对特胖的病人应下调 10%～20%。

正常健康人体的 TBW 分布见表 3-1。TBW 分布可分为细胞内、组织间和血管内 3 个功能室。3 个功能室中的水可以相互交换，一个功能室的变化最终将导致 3 个功能室的代偿性变化。细胞内液(intracellular fluid, ICF)无法直接测定，只能通过 TBW 与测得的细胞外液(extracellular fluid, ECF)的差值算出。组织间室介于血管和细胞之间，该室内的液体称组织间液，与血管内水、淋巴管水及细胞内水可相互交换。组织间液可分为游离水和结合水，前者是保持着动态平衡的可以自由交换的水，后者是与葡糖胺聚糖、粘多糖及其他基质成分紧密结合的水分，很难自由交换。细胞外液功能室中另有一特殊功能室，称为透细胞功能室，如：脑脊液、滑液、房水以及浆膜间的润滑液，内皮细胞和上皮细胞屏障将该功能室的液体与其他功能室隔开，使得该功能室的水分很难参与自由交换，这些液体共占 TBW 的 4%。

表 3-1 人体水的分布

功 能 室	体重(%)*	全身水(%)
全 身 水	60	100
细胞内液	40	67
细胞外液	20	33
血浆	5	8
组织间液	15	25

* 百分比随体脂增加而下降

2. 体液的成分　钠和钾是人体内的主要阳离子。钠主要分布于细胞外，钾主要存在于细胞内。成人平均含钠约 60 mmol/kg，其中 25%存在于骨组织内，为不可交换钠；可交换钠 85%存在于 ECF。钠对循环血量的维持很重要。肾通过保钠和保水来维持细胞外液的容量。成人平均含钾约 42 mmol/kg，绝大部分为可交换钾。细胞内的阳离子还有少量镁和钠。各种体液中电解质的组成和含量见表 3-2。

表 3-2　体液中电解质组成

体液	电解质含量(mmol/L)							
	Na^+	K^+	H^+	Cl^-	HCO_3^-	蛋白*	PO_4^{3-}	SO_4^{2-}
血浆	142	4.5		100	25	16	2	1
胃液								
高酸	45	30	70	120	25			
低酸	100	45	0.015	115	30			
肠液	120	20		110	30			
胆汁	140	5			40			
胰液	130	15			80			
细胞内液	10	150		5	10	60	33	10

* 在胃和肠液中变异很大

TBW 的变化表现为 ECF 浓度的变化。ECF 中[Na^+]决定了 ICF 容量，高钠血症时 ICF 缩减，低钠血症时 ICF 增多。ECF 中钠含量决定了 ECF 容量。机体钠含量变化与钠浓度的变化无确定关系，因此，不能按照钠浓度来判断机体对钠的需求量。由于钠是 ECF 的主要阳离子，钾是 ICF 的主要阳离子，血钠浓度([Na^+])就约等于全身可交换钠量与可交换钾量之和除以 TBW 量，即血浆[Na^+] = ($Na_e^+ + K_e^+$)/TBW。

又由于($Na_e^+ + K_e^+$)在体内是相对恒定的，因此，TBW 的变化与血浆[Na^+]的变化相反。血浆[Na^+]异常通常提示 TBW 异常。

尽管血浆和细胞间液有相似的电解质成分，但血浆比细胞间液含有更多的蛋白质，主要是白蛋白，它决定了血浆的高胶体渗透压，对体液在血管内和细胞间的分布有重要的决定作用。

钾是细胞内的主要阳离子。细胞外液的钾仅占全身钾储备(3 000～4 000 mmol；35～55 mmol/kg)的 2%(60～80 mmol)。钾主要储存在肌肉中，因此，女性少，男性多，肌肉消耗的人(如严重营养不良或长期卧床不起的病人)也少。

低钾提高细胞膜的兴奋阈，使神经肌肉的兴奋性减弱。高钾降低细胞膜的兴奋阈，使神经肌肉的兴奋性增加。高钾血症可以引起心脏骤停。

3. 体液平衡及渗透压调节　水和电解质的内环境稳定受人的摄入和排出影响，正常健康人体通过渗透压感受器和压力感受器对水和电解质进行精确调节，从而使体液渗透压保持在 290～310 mmol/L(289 mmol/L)。这两种感受器的区别在于渗透压感受器每时每刻都在对容量进行精细调节，而压力感受器在正常情况下几乎不参与体液平衡调节。一般情况下，下丘脑室旁核和视上核的渗透压感受细胞通过渴感和分泌抗利尿激素(ADH)，使远曲小管对水的吸收增加，调节水平衡。当血容量丢失达 10%～20%时，渗透压感受器的 ADH 分泌调节作用就被压力感受器取代。主动脉弓、颈动脉窦和肾内的压力感受器、肝内和脑脊容量感受器的反应是通过神经（交感和副交感神经纤维）和体液[肾素-血管紧张素系统、醛固酮、ADH、心房利钠肽（atrial natriuretic peptide，ANP）、多巴胺以及肾性前列腺素]增加肾对钠和水的重吸收来实现的。肾利钠肽（Urodilatin）的作用同ANP，由皮质集合细胞合成。像ANP一样，在心房扩张和钠负载增加时释放，使肾对钠、氯、水的重吸收减少。此外，压力感受器的传入冲动和血管紧张素Ⅱ也影响ADH的分泌和渴感。体液平衡调节的中心环节是肾，肾通过调节水和钠的排出来维持体液容量和电解质浓度的平衡；通过排出含氮废物、酸性代谢产物和重吸收HCO_3^-来调节机体酸碱平衡。

4. 渗透压浓度（渗摩浓度）与张　渗透压浓度分为重量渗摩浓度（osmolality）和容量渗摩浓度（osmolarity）两种。重量渗摩浓度是指每千克水中溶质颗粒的渗摩（osmole）数。容量渗摩浓度是指每升水中溶质颗粒的渗摩数。在人体内，总渗摩浓度又分为有效渗摩浓度和无效渗摩浓度两部分。凡不能自由透过细胞膜而被阻隔于细胞膜内外两侧的溶质构成有效渗摩，由于有效渗摩在细胞外液（如：Na^+、葡萄糖、甘露醇和甘氨酸）和细胞内液（如：K^+、氨基酸和有机酸）的不对称分布，这就造成了水的跨细胞膜运动。由于细胞膜允许水自由透过，因此，细胞膜内外两侧的渗摩浓度相等。

有效渗摩浓度的同义词是张（tonicity）。与之相反，凡能自由透过细胞膜的溶质构成无效渗摩，因为它不能使水在细胞内外发生有效转移。无效溶质（如：尿素、乙醇和甲醇）参与总渗摩浓度的构成，但不参与张的构成。如尿毒症病人的血浆是高渗，但不是高张，因为尿素可以在细胞内外液两侧均衡分布。与人体调节有关的生理参数是张，不是渗摩浓度。由于葡萄糖在体内很快氧化或合成糖原进入细胞内，因此，临床上在计算溶液的张时，常将葡萄糖的张忽略不计。

5. 酸碱平衡的维持　人体每天由食物代谢产生的酸约为70 mmol，正是由于缓冲系统、肺的呼吸和肾的排泄对体液酸碱的调节作用，才使得体液pH变化很小，正常细胞功能的维持要求pH变化处于相当窄的范围内（动脉血浆pH为7.35～7.45）。

一种缓冲对是由一种弱酸和该弱酸的盐混合而成，当在该系统中加入强酸或强碱时，就形成了等量的弱酸或弱碱。细胞内的主要缓冲物是有机磷酸盐、碳酸氢盐和细胞内的蛋白质。ECF最重要的缓冲系统是H_2CO_3/HCO_3^-。肺对酸碱平衡的调节作用主要是通过肺调节CO_2的排出量，改变动脉血二氧化碳分压（$PaCO_2$），从而调节血H_2CO_3。呼吸功能失常的病人易发生酸碱平衡紊乱，对酸碱平衡紊乱的代偿能力也下降。肾在人体酸碱平衡调节中所起的作用最重要，肾可以根据机体的需要来改变固定酸的排出量及碱性物质的保留量来保持血浆的pH基本不变。呼吸功能异常的病人易发生酸碱平衡紊乱，对酸碱平衡的正常调节也必然受影响。

第二节　体液代谢失调

体液代谢失调包括容量失衡、浓度失衡和成分失衡三方面。体液容量失衡分为容量缺失和容量过多。容量失衡可以是等渗的，也可伴ECF外钠浓度和渗透压的变化。浓度失衡是指[Na^+]。Na^+是细胞外的主要阳离子，[Na^+]异常可分为高钠血症和低钠血症。浓度失衡可伴有容量失衡，如：容量缺失同时伴低钠血症称低钠性缺水，容量过多伴低钠血症称高容量性低钠血症(图 3-1)或水中毒。钾、钙、镁、磷和酸碱的改变则称为成分失衡。

一、水和钠代谢失调

正常人每日摄入氯化钠的量约为 3～5 g(Na^+ 130～217 mmol)。体内钠的平衡主要靠肾脏调控。正常血 Na^+ 浓度为 135～145 mmol/L(310～333 mg/dL)。Na^+ 丢失的可能途径有汗液、尿液和胃肠液(表 3-2)。血 Na^+ 浓度在很大程度上决定了血浆重量渗摩浓度(P_{osm}),也就是血浆渗透压,其正常值是 290～310 mmol/L。

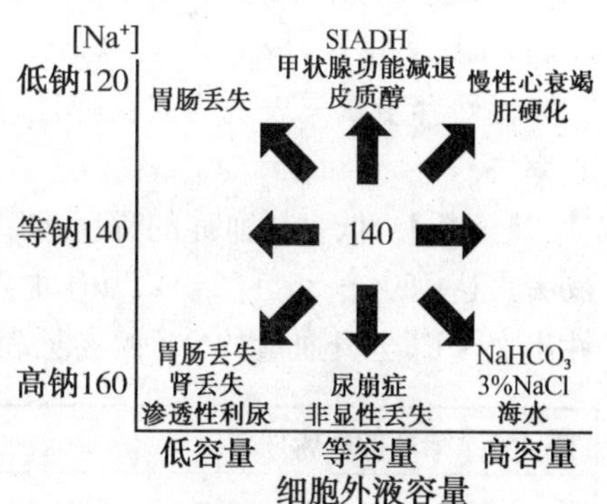

图 3-1 体液外液变化与血钠浓度的关系

一般来讲,低张和高张基本就是低钠血症和高钠血症的同义词。然而,人体对血 Na^+ 浓度和全身水量调控的机制不同。因此,低钠血症和高钠血症都可以伴有低容量血症、高容量血症或等容量血症(图 3-1)。然而,临床上最常见的失衡是这些钠代谢紊乱伴容量不足(低容量血症)(图 3-2),为了突出重点,本章仅涉及 3 种类型的缺水和低钠性高容量血症(水中毒)。

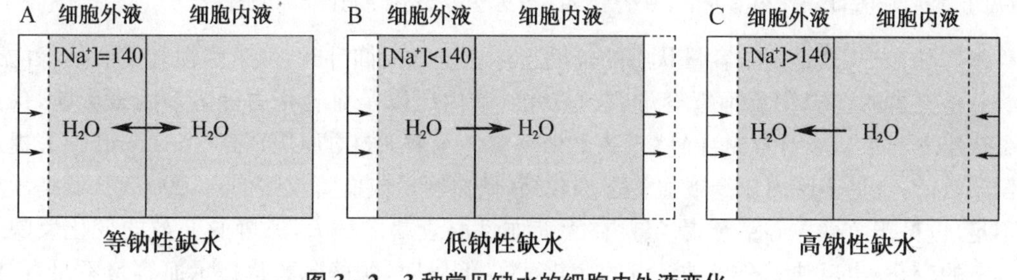

图 3-2 3 种常见缺水的细胞内外液变化

(一) 等钠性缺水

等钠性缺水又称急性缺水,即水和盐等比例急性丢失,是外科病人最常见的水和电解质紊乱。

在没有心力衰竭和动-静脉瘘的情况下,有效循环血量(effective circulating volume, ECV)通常就是平衡后细胞外液的剩余部分,即血管内液。当细胞外液的总量发生变化时,ECV 也随之发生变化。在有些外科疾病,这种变化极为剧烈,有大量血管内液体向组织间隙转移,即所谓"第三间隙"液体丢失,如肠梗阻时肠壁水肿和液体向肠腔内转移,以及急性胰腺炎时的腹膜后广泛渗出和全身炎症反应综合征所发生的毛细血管渗漏。尽管这些液体仍然存在于细胞外功能室,但在疾病时几乎不参与交换,此时体内总的细胞外液量保持不变或有增加,但组织间液量是增加的,血管内液是减少的。

【病因】 ① 失血(丢失于体外或体内)。② 胃肠液急性丢失(呕吐、胃肠减压、瘘或腹泻)。③ 急性丢失于第三间隙,如:创伤、烧伤、胰腺炎和炎症反应时体液在组织间隙积聚;腹膜炎、肠梗阻及后腹膜手术后,体液在腹腔或肠腔内积聚。丢失于第三间隙的体液暂时不能被机体所利用,病人有容量不足表现。

【临床表现】 急性容量缺失主要表现为生命体征改变(低血压、脉压差小、心动过速)、皮肤弹性差和黏膜干燥。当器官灌注减少时，尿量也减少。此外，病史可以提供容量丢失的原因，出入量记录、体重变化、尿比重测定和尿中化学成分分析均有助于诊断和治疗方案的确定。血 BUN 和肌酐可增高，BUN(mg/dL)：肌酐(mg/dL)>15：1①，血细胞比容(Hct)增高，尿比重增高，尿 Na^+<20 mmol/L。若病人为等钠性体液丢失，血钠可在正常范围。

慢性容量缺失表现为皮肤弹性降低、体重下降、眼窝凹陷、低热、少尿、直立性低血压和心率快。

【诊断】 低容量血症的程度难以估计，主要取决于容量丢失的速率。一般来讲，全身体液丢失达 15%～25%(2～4 L)时才会出现体位性血压改变和脉搏改变(匣 3-1)。然而，急性出血 1 L(全身血量的 20%，参见表 5-1)时就会出现血压和脉搏改变。

匣 3-1 缺水的临床评估

- 轻度缺水指 TBW 丢失 3%，诉口渴*。静息状态收缩压低于 100 mmHg，循环血量约减少 40%(TBW 丢失 3%)；血压正常，直立位下降 20 mmHg，循环血量约减少 20%。
- 中度缺水指 TBW 丢失 6%，特点是黏膜干燥、腹股沟或腋下无汗。
- 重度缺水指 TBW 丢失 10%，有明显心血管或 CNS 缺水体征，如直立性低血压或脉速，甚至出现精神错乱或谵妄。

*口干不同于口渴。口干是口腔黏膜干燥，是细胞外液容量不足。口渴是指病人要喝水，是缺水。血钠升高 4 mmol/L，就可以引起口渴感。体重变化在重症病人很有意义，但需要结合其他指标一并分析

颈静脉和 CVP 是判断容量状态的辅助指标。正常人仰卧时，位于胸锁乳突肌外缘的颈外静脉是充盈的。CVP 受血管容量、右心功能、胸内压以及血管张力等诸多因素影响，仅当输液试验或利尿试验前后测得的 CVP 变化才可正确解读。① CVP 高(>14 cmH_2O)提示容量超负荷，也见于胸内压高或血管强烈收缩(低血容量或血管收缩剂)。② CVP 低提示容量不足，也见于急性左心室衰竭。③ 在无充血性心衰竭的病人，颈静脉充盈的变化反映了血容量的变化，也反映了全身钠含量的变化。④ 仰卧时，颈静脉萎瘪提示血容量不足，需要输含钠溶液。

【治疗】 应立即进行容量复苏，初期目标是使心率、血压和组织灌注等血流动力学指标恢复正常。对重症病人应该留置 Foley 尿管监测尿量，要求尿量>0.5 mL/(kg·h)。然后进行病史采集和体格检查，找出容量丢失的原因。在老年病人以及伴有心脏疾病的病人，应置入 CVP 导管或 Swan-Ganz 导管测定 CVP 或 PAWP，藉此指导输液和血管活性药物的应用。

容量缺失时的液体复苏首选平衡盐液，其次选生理盐水。平衡盐液的优点是[Na^+]和[Cl^-]与血浆相似。平衡盐液有两种，一种称乳酸钠林格液，是 1.86%(1/6 M)乳酸钠溶液与复方氯化钠溶液 1：2 混合；另一种是 1.25%碳酸氢钠溶液与生理盐水 1：2 混合。生理盐水中[Na^+]和[Cl^-]均为 154mmol/L，其[Cl^-]明显高于血浆[Cl^-](103 mmol/L)，大量输入后易发生高氯性酸中毒。

(二) 低钠性缺水

血浆钠低于 135 mmol/L 称为低钠血症(hyponatremia)，此时，ECF 的水相对过多，ECF

① BUN(mg/dL) = mmol/L ÷ 0.357；肌酐(mg/dL) = μmol/L÷88.4

的钠总量可以减少(低容量性低钠血症,低钠性缺水)、正常(等容量性低钠血症)或增多(高容量性低钠血症,水过多)。以下主要介绍低钠性缺水。

【病因】 常见原因有:① 消化液持续丢失;② 创面持续渗出;③ 肾排盐增多(利尿剂或肾上腺皮质功能减低);④ 甲状腺功能减低。

外科常见的急性稀释性低钠血症是:① 体液大量丢失(出血、腹泻、胰腺炎、烧伤或出汗)后仅通过饮水或低渗液(5%葡萄糖溶液)输入过多;② 手术或创伤所致 ADH 分泌增多造成水潴留。水重吸收后所形成的容量增加促使尿排钠。低钠血症本身增加肾对钠的重吸收,容量增加和低钠血症两者都削弱 ADH 对肾集合管的作用,因此,低钠血症一般有自限性,若不输入游离水,血[Na^+]罕有低于 130 mmol/L。术后和创伤后 ADH 分泌增加是暂时的,肿瘤(肺、胰、膀胱、前列腺)、肺部疾患、脑肿瘤、脑血管意外可引起 ADH 异常分泌(SIADH)。高蛋白血症和高脂血症可影响钠的测定,称为假性低钠血症,但病人无低钠血症的临床表现。

【临床表现】 病人主要表现为容量不足(见等钠性缺水)。缺钠的表现则取决于低钠的程度和血[Na^+]下降的速度。主要是 CNS 细胞水中毒的临床表现,胃肠和骨骼肌的症状也不少见,如乏力、疲惫、肌肉痉挛、厌食、恶心呕吐、头疼、意识模糊、谵妄、嗜睡、定向力障碍和抽搐,甚至惊厥、昏迷和反射消失。低钠血症不治疗可发生中枢神经永久性损伤,但高渗盐水输注过快,同样可发生脑桥脱髓鞘、四肢瘫痪、构音障碍和言语困难。

【诊断】 先排除高渗性低钠血症和假性低钠血症,然后判断有效循环血量是低、正常还是高。低钠性缺水有肾性失钠和肾外失钠之分。肾性失钠的特点是在低钠血症的同时尿钠高于 20 mmol/L。肾外失钠的特点是在低钠血症的同时尿钠低于 20 mmol/L。等容量性和高容量性低钠血症几乎都伴有 SIADH 或肾集合管对正常量的 ADH 的敏感性增强。

低钠血症时细胞外液可以是低张、高张或等张的,因此诊断时一定要测定或计算血浆渗透压。

$$
\begin{aligned}
\text{血清渗透压(mmol/L)} &= 2\times[Na^+](mEq/L) + [\text{葡萄糖}(mg/dL)\div 18] \\
&\quad + [BUN(mg/dL)\div 2.8] \\
&= 2\times[Na^+](mmol/L) + \text{葡萄糖}(mmol/L) + BUN(mmol/L)
\end{aligned}
$$

【治疗】 低钠性缺水的临床表现主要由缺水而非缺钠引起,因此输注生理盐水或乳酸钠林格液有效,输注时必须密切监测血[Na^+]和容量情况。

大多数外科低钠血症病人为等容量性或高容量性,对这些病人主要是限制水的输入,一般不补钠。对有症状的低钠血症病人可输入 3%NaCl 或 5%NaCl,但低钠血症超过 48 小时者输入 3%NaCl 或 5%NaCl 很容易发生脑桥脱髓鞘,此时血[Na^+]的纠正速率不宜超过 0.5 mmol/(L·h)。钠的需要量可按下式计算:

$$
Na^+\text{缺失(mmol)} = \Delta[Na^+]\times TBW \qquad (1)
$$

$\Delta[Na^+]$是期望[Na^+]或正常值与测得值之差值。0.9%NaCl 的[Na^+]为 154 mmol/L。10% NaCl 的[Na^+]为 1 710 mmol/L。

例 一位体重为 70 kg 的男病人患低钠血症超过 48 小时,血[Na^+]120 mmol/L。为了防止脑桥脱髓鞘,第一个 24 小时血[Na^+]的纠正不应超过 0.5 mmol/(L·h) × 24 = 12 mmol/L,代入公式(1):

$$Na^+需要量(mmol) = 12 \times (0.6 \times 70) = 504(mmol) = 5\%NaCl\ 0.59\ L$$

急性低钠血症(<48 小时)可快速纠正，其治疗目标是使血[Na^+]达 125 mmol/L 以上或症状缓解，不必将血[Na^+]纠正至正常。对有症状的急性低钠血症病人，血[Na^+]的纠正速率可达 1～2 mmol/(L·h)。对由大量输液或透析意外所致的超急性低钠血症，血[Na^+]的纠正速率可达 5 mmol/(L·h)。

(三) 高钠性缺水

血钠高于 150 mmol/L 称为高钠血症。高钠血症一般都伴有低容量血症。系低钠液大量丢失所致，失水多于失钠。外科病人很少发生高钠血症。高容量性高钠血症罕见，系高钠液体(鲜冻血浆)输入过多所致。高钠血症时中枢神经细胞因脱水而出现神经精神症状。中度高钠血症一般可耐受，当血[Na^+]>160 mmol/L 或血浆渗透压大于 320～330 mmol/L 时才出现症状，严重时可发生蛛网膜下腔出血。症状的出现还与血[Na^+]上升的速度有关。

【病因】 常见病因有：① 非显性水丢失(如发热、烧伤、气管切开吸入未湿化空气，或高温下作业出汗)过多且未补足。② 肾丢失(颅脑外伤或脑手术后的尿崩症、渗透性利尿)或腹泻。③ 用高渗葡萄糖进行腹膜透析。④ NaCl 或 $NaHCO_3$ 输入过多。

【临床表现】 烦躁不安、易怒、无力、唾液分泌减少、黏膜干燥、皮肤干且潮红。心血管系统表现为血压下降、脉搏增快，少尿。神经系统表现为精神状态改变、共济失调、发热、强直性痉挛、抽搐、晕厥甚至昏迷。急性重度高钠血症可引起脑细胞脱水和脑血管破裂，导致脑神经病变，甚至死亡。

【治疗】 高钠血症一旦出现症状，并发症发生率和死亡率都很高，必须立即处理。慢性高钠血症病人的脑细胞逐渐适应了细胞内的高溶质状态，细胞内的容量也得以恢复，这些细胞对快速纠正高钠血症难以承受，快速补充水分弊大于利，有脑水肿和脑疝之虞。此时血[Na^+]的纠正速率不能超过 0.7 mmol/(L·h)。低容量性高钠血症病人水的需要量可按下式计算：

$$缺水量(L) = \Delta[Na^+] \times TBW(L)/142 \tag{2}$$

例 一位体重为 70 kg 的男病人，血[Na^+] 170 mmol/L。病人第一个 24 小时血[Na^+]的纠正不应超过 0.7 mmol/(L·h) × 24 = 16 mmol/L，代入公式(2)：

$$缺水量(L) = (16) \times (0.6 \times 70)/142 = 4.7(L)$$

(四) 水过多和水中毒

【病因】 容量过多(volume excess)一般是医源性的或继发于肾功能不全。① ADH 分泌增多，手术或创伤会造成机体 ADH 分泌增多。② 肾功能不良。③ 入水过多(神经官能症、医源性输液过多)、催产素或垂体后叶素的应用。

在手术、创伤和某些疾病的情况下，有大量体液在血管外间隙潴留(第三间隙丢失)。当病理过程解除后，这些潴留的体液按不同的速率开始自动转移到血管内，此时，若未适当调整输液量，加之手术或创伤造成机体的 ADH 分泌增多，肾不能正常排出水分，可发生容量过多。水过多时体液的 3 个室容量都增加，由于体内溶质没有改变，因此体液渗透压低于正常。ADH 分泌减少，远曲小管对水的重吸收减少，肾排水增加。

【临床表现】 取决于水过多的程度和速率。中度的水过多一般无症状，无凹陷性水肿，仅有血钠浓度下降，尿量和体重增加。重度水过多罕见，除非血钠下降速率太快，低于120 mmol/L。重度水过多可引起脑细胞肿胀，病人有恶心呕吐，最终发生惊厥，此称水中毒。重者有充血性心力衰竭和 S_3 奔马律、呼吸急促(发生肺水肿时)、胸腔积液、充血性肝肿大、颈静脉怒张、肺动脉压和中心静脉压增高、骶部或四肢末端的水肿。

血钠浓度不代表钠平衡情况。钠过多表现为水肿、高血压、体重增加、腹水，最终发生充血性心衰竭(CHF)。胫前轻度水肿提示体内增加了 400 mmol 钠(70 kg 的病人约增加了2.7 L盐水)；全身水肿提示细胞外液增加了 80%～100%(70 kg 的病人约增加了 15 L)。避免钠过多，不仅需要仔细关注水和电解质的治疗，而且还要了解心脏和肾脏的功能。

【治疗】 没有出现惊厥的水过多一般只需要限制水的摄入；对急性症状明显者可用襻利尿剂，若出现心力衰竭，则用洋地黄；偶尔可以静脉输注乙醇抑制 ADH 分泌，也可以用甘露醇等渗透性利尿剂。肾衰竭病人可以透析。水中毒仅当出现惊厥或中枢神经系统症状时才适合用高渗盐水，此时，可以用 5%氯化钠溶液 100～250 mL 静脉输入。

二、体内钾的异常

体内总钾量的平衡取决于钾的摄入、肾排出和肾外排出之间的平衡。ECF 中钾浓度主要受肾排出控制，食入的钾 90%从尿排出。非肾排钾的主要途径是粪便，在正常情况下为5～10 mmol/d，在肾衰竭时该途径的排钾量明显增加。

影响血清钾浓度的主要因素是 ECF 的 pH 和细胞内钾量。血钾浓度可以为机体对钾的需求量提供线索。① 酸碱度改变可以影响钾的分布。酸中毒时细胞内 K^+ 与细胞外 H^+ 发生交换，血钾浓度上升；碱中毒时细胞外 K^+ 与细胞内 H^+ 进行交换，血钾浓度下降。一般来说，动脉血 pH 每变化 0.1，血钾浓度反向变化 0.5 mmol/L。如：血钾浓度4.4 mmol/L、pH 7.0的病人，当 pH 7.4 时，血钾浓度应该是 2.4 mmol/L。因此说，血钾正常的酸中毒病人存在缺钾，血钾正常的碱中毒病人存在高钾。② 细胞大量破坏(创伤、急性血供障碍、脓毒症)后，细胞内钾释出，血钾浓度可以迅速上升。运动使血钾浓度上升，剧烈运动后立即抽静脉血可以表现为假性血钾升高。③ 垂体后叶素和甲状腺素可以升高血钾浓度，而胰岛素和皮质激素可以降低血钾浓度。胰岛素促进钾进入肌细胞和肝细胞，血钾浓度升高刺激胰岛素的释放。④ 在 ECF 高渗状态下，随着水向细胞外转移，也有 K^+ 的重分布。血浆渗摩浓度每升高 10 mOsm/kg，血钾浓度升高0.4～0.8 mmol/L。⑤ 儿茶酚胺影响钾的分布，α 受体减少细胞对钾的摄取，β 受体促进细胞对钾的摄取。用 β 受体阻断剂(propanolol)的病人容易发生高血钾，而可以促进钾进入细胞内，降低血钾浓度。

(一) 低钾血症

血清钾低于 3.5 mmol/L 称低钾血症(hypokalemia)。

【病因】 常见原因有：① 摄入不足，包括长期进食不足和长期输入无钾溶液。② 丢失过多，包括消化道丢失(呕吐或腹泻)和肾丢失(代谢性碱中毒、镁缺乏、高醛固酮血症、用利尿剂时醛固酮分泌过多)。③ 钾向细胞内转移(急性碱中毒、高糖血症时用胰岛素和儿茶酚胺类药的应用)。

【临床表现】 病人最早表现为肌无力，一般先出现四肢软弱无力，肠麻痹、腹胀、多尿。出现症状的原因是膜电位改变。严重低钾血症者有软瘫、呼吸肌麻痹、肠蠕动减弱或麻痹性肠梗阻。心肌异常表现在心律失常(包括室颤)，易发生肾上腺素诱发的心律失常，易发生洋地黄中毒。肾脏的变化包括轻微的肾血流减少和肾小球滤过减少，病人可有多尿、烦渴、代谢性碱中毒和钠潴留。由于血管对血管紧张素Ⅱ的敏感性下降，因而周围血管阻力下降，血压下降。

口服强心苷药物的病人发生低钾血症时，容易发生室上性心律不齐，甚至危及生命。低钾血症时肾对 ADH 的反应减弱，浓缩功能下降，因此，慢性低钾血症病人常有多尿。肝病病人在低钾时容易发生肝昏迷。

【诊断】 诊断主要依靠病史、肌无力及化验。血 pH 值每下降 0.1，血浆钾浓度应上升 0.6 mmol/L。反之亦然。典型心电图改变是早期出现 T 波低平、变宽、双相或倒置，随后出现 ST 段下移、QT 间期延长和 U 波。反常性酸性尿。低钾血症的病因鉴别如下：

1. 尿钾低于 25 mmol/L 提示摄入不足或消化道丢失　① 尿钾低于 25 mmol/L 伴酸血症时提示腹泻。② 尿钾低于 25 mmol/L 而血 pH 正常，提示摄入不足。

2. 尿钾高于 25 mmol/L，提示肾丢失或酸性胃液丢失　① 尿钾高于 25 mmol/L 伴酸血症时提示肾小管性酸中毒、糖尿病酮症酸中毒或两性霉素、庆大霉素的作用。② 尿钾高于 25 mmol/L 而血 pH 正常时提示低镁血症和渗透性利尿。③ 尿钾高于 25 mmol/L 伴碱血症见于酸性胃液丢失、排钾利尿剂和醛固酮增多。高尿钾加高血压提示醛固酮增多。

根据血钾浓度、pH 和体内钾的含量可以对机体缺钾情况进行估计(图 3－3)。

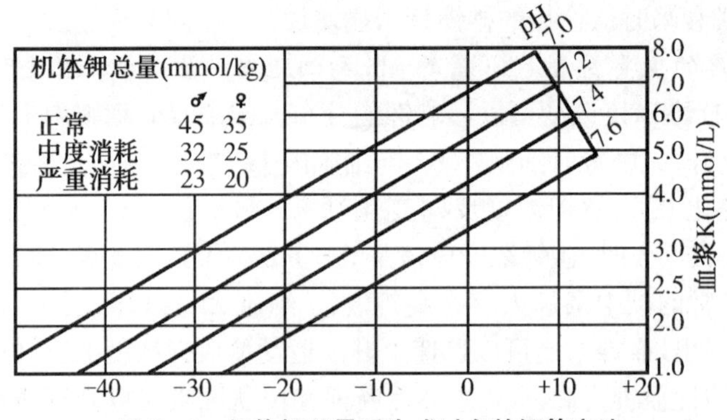

图 3－3　机体钾总量丢失或过多的概算方法

【治疗】 在治疗开始前应对病人的酸碱状态有所了解，但低钾血症的主要治疗是补钾，补钾的途径和速度取决于症状的严重程度(匣 3-2)。低钾血症经治疗后，病情难以缓解的病人，要注意是否有镁缺乏。因为缺钾的许多原因也是镁丢失的原因。

匣 3-2　低钾血症病人的补钾原则

- 尽量口服：即使在严重低钾的肠梗阻病人，也可以从胃管内一次灌入 10%氯化钾 20～30 mL 后夹闭 1 小时。
- 见尿补钾：要求尿量＞40 mL/h。
- 稀释后滴：要求＜40 mmol/L。
- 滴速勿快：要求＜20 mmol/h，即使在严重低钾(血钾＜2 mmol/L)和低钾伴洋地黄中毒时要快速补钾时也不要超过 40 mmol/h。

对于钾离子缺乏或过多的评估必须参考图 3－3 与血液的 pH 值。如果 pH 为 7.40，血清[K^+]为 2.5 mmol/L，提示缺钾量为机体总钾量的 20%。正常人体内含钾总量为 45 mmol/kg 体重，一个中度消耗的病人为 32 mmol/kg。若体重为 70 kg，总的钾量为 32 ×

70 mmol = 2 240 mmol，缺乏量为其中的 20%，即 448 mmol。

（二）高钾血症

血清钾高于 5.5 mmol/L 称高钾血症（hyperkalemia）。血钾达 5.0 mmol/L 时，就促进醛固酮分泌增加肾排钾；血钾超过 7.0 mmol/L 时，心内传导减缓，会出现心律失常、心动过缓和低血压，最终发生心脏骤停。因此，高钾血症可以致命，合并低钠或低钙时情况更糟。

【病因】 常见原因有：① 肾排钾障碍[急性肾衰竭少尿期、慢性肾衰竭肾小球滤过率（GFR）<10 mL/min]，同时摄入钾过多或应用保钾利尿剂（螺旋内酯、氨苯喋啶和氨氯吡咪）。② 静脉输入过多、太快。③ 钾从细胞内移出，见于休克、酸中毒、糖尿病（胰岛素介导的钾内流发生障碍）、组织细胞破坏（严重挤压伤、肿瘤溶解综合征、溶血），大量钾释入循环，在肾功能和肝功能衰竭的病人，用盐酸精氨酸可使血钾升高。

肾排钾的潜力很大，肾功能正常的人一般不会因摄入钾过多而发生高钾血症。外科病人高钾血症的最常见原因是肾功能受损，尤其要重视非少尿型肾衰，这种肾衰带有一定的隐蔽性，在重危病人不少见。精氨酸和赖氨酸等阳离子氨基酸输入后被细胞摄取，并换出钾，易发生高钾血症。此外，有报道 β 阻滞剂可引起高钾血症。

【临床表现】 病人有恶心、呕吐、肠绞痛、腹泻。高钾病人神经肌肉表现为肌无力，甚至软瘫。高钾血症最主要的症状是膜去极化后的心脏毒性，表现为心脏传导功能改变和心律失常。低钠、低钙、酸中毒和高镁则加重心律失常，进一步可发生心室纤维颤动和心脏骤停。

【诊断】 诊断主要依靠病史、肌无力、心电图及化验。ECG 是了解高钾血症心脏风险的敏感检测手段，应该尽早做 ECG 监测。典型 ECG 表现为 T 波高耸、QRS 波增宽和深 S 波。此外，病人有感觉异常和乏力。高钾血症的病因鉴别如下：

1. 尿钾大于 40 mmol/L，提示钾的输入过多、组织细胞坏死、胰岛素不足、高渗状态或酸中毒。

2. 尿钾小于 25 mmol/L，提示肾排钾障碍。① 尿钾小于 25 mmol/L 且肾小球滤过率（GFR）小于 10 mL/min 提示急性肾衰竭少尿期或慢性肾衰竭。② 尿钾小于 25 mmol/L 且 GFR 大于 20 mL/min 有两种情况：其一是血醛固酮低，见于低肾素低醛固酮血症和 Addison 病；其二是血醛固酮正常，见于肾小管疾病或药物（如螺旋内酯）。

【治疗】 高钾血症的目标治疗是增加排钾量（匣 3-3）。

匣 3-3 成年高钾血症病人的治疗指南

- 首先：停用一切含钾输液
- 随时可能发生心脏骤停的心电图证据（P 波消失伴 QRS 波增宽变钝）：立即进行有效治疗的适应证
  1. 钙盐静脉推注：
     10%氯化钙 10 mL 缓慢推注 10 分钟以上
     或
     10%葡萄糖酸钙 10 mL 缓慢推注 3～5 分钟以上
  2. 碳酸氢钠 50～100 mmol 静脉缓慢推注 10～20 分钟以上，其效果与治疗前的酸血症程度呈正相关
- 高血钾效应的心电图证据（T 波高尖）：立即如下处理手段
  1. 50%葡萄糖水溶液（$D_{50}W$）50 mL 加正规胰岛素 10 单位静脉推注，监测血糖水平
  2. 立即行血液透析
- 有高钾血症的血生化证据，但心电图无变化：在数小时内实施如下有效治疗
  1. 胃肠道用钾结合性树脂和 20%山梨醇
  2. 用襻利尿剂，促使肾脏排钾

三、体内钙的异常

人体钙主要存在于骨骼中，唯 ECF 中的钙才具生理活性。ECF 中的钙有三种形式：离子钙、非离子钙和蛋白结合钙。离子钙占总血钙的 45%，钙的生理功能(凝血因子、神经信息的传递、肌肉收缩、酶活性的调节)主要靠离子钙完成。非离子钙占总血钙的 15%，以磷酸钙或枸橼酸钙形式存在。蛋白结合钙占总血钙的 40%，大多与白蛋白结合，少部分与球蛋白结合，蛋白结合钙的特点是不能被超滤。Ca^{2+} 与 H^{+} 竞争性地与蛋白上的位点结合，因此，Ca^{2+} 与蛋白的结合具有 pH 依赖性。酸中毒时蛋白结合钙减少，离子钙升高。短期的水和电解质治疗方案中不需要补充钙。

80%以上的蛋白–结合钙是与白蛋白结合的，因此低白蛋白血症病人的总血清钙浓度会降低。从生理学角度来看，有必要用白蛋白浓度对总血清钙浓度进行校正。血钙浓度的正常值为 2.25～2.75 mmol/L，假定白蛋白浓度是 4.5 g/dL。血钙浓度变化的一般规律是血白蛋白浓度每改变 10.0 g/L，血钙浓度变化 0.2 mmol/L。这个公式可以用来估计实际总血清钙浓度：

校正 iCa^{2+} = 总$[Ca^{2+}]$ + [0.8 ×(4.5 − 白蛋白浓度)]

(一)低钙血症

【病因】 低钙血症的病因可以是循环中的钙丢失，也可以是进入循环的钙不足。有症状的低钙血症(hypocalcemia)见于急性碱中毒(如：过度通气综合征)和甲状旁腺功能减退(手术误切甲状旁腺或损伤了甲状旁腺的血供)。急性胰腺炎、软组织创伤、胰瘘、小肠瘘、炎性肠病吸收不良或胰腺外分泌功能障碍。严重长期的甲状旁腺功能亢进病人(如：肾衰竭的继发性或三发性甲状旁腺功能亢进病人)在手术后会发生一种称之为骨饥饿综合征的低钙血症，原因是血钙迅速沉积于骨骼。在长期的代谢性酸中毒得到纠正后或在甲状腺功能亢进甲状腺切除术后很少会遇到该综合征。广泛的成骨性骨转移癌(如：前列腺癌和乳腺癌)也会引起低钙血症。化疗(如：顺铂、5-氟尿嘧啶和亚叶酸钙)也会通过低镁血症介导引起低钙血症。手术后的低钙血症可以由输血中所含的柠檬酸盐所致，也可以由大量输液和低白蛋白血症所致。快速输入含有柠檬酸盐的血制品(尤其是浓缩血小板和鲜冻血浆)会引起急性重症低钙血症($[iCa^{2+}]$<0.62 mmol/L)和低血压。脓毒症病人的低钙血症通常与低白蛋白血症有关。

【临床表现】 主要取决于低钙血症的持续时间、严重程度和形成速度。当总血钙浓度低于 2 mmol/L，病人可出现神经肌肉系统的异常表现。有口周麻刺感、指尖麻木和针刺感、喉喘鸣、肌肉痉挛、手足搐搦、抽搐和精神行为异常。低钙血症的典型体征是腱反射亢进、Chvostek 征阳性和 Trousseau 征阳性。低钙血症病人的 ECG 表现是 QT 间期延长，进一步发展就会形成完全性心脏阻滞或心室纤维颤动。

【治疗】 首先应了解血液的 pH。如存在碱中毒，则应纠正之。无症状低钙血症不必治疗，因为此时血中离子钙一般正常。有症状的急性低钙血症(血钙<1.75 mmol/L，$[iCa^{2+}]$<0.8 mmol/L)应该立即静脉补钙。葡萄糖酸钙的优势是溢出血管后不容易造成组织坏死；氯化钙的优势是容易离解出离子钙，疗效好，最好经中心静脉输入。钙的输入速率应该是在 10～20 分钟输入 100～200 mg(葡萄糖酸钙 1～2 g)。输入过快会导致心功能障碍，甚至心脏骤停。首次剂量输入钙剂 100～200 mg(2.5～5 mmol)，然后，缓慢输注，速率维持在 0.5～1.5 mg/(kg · h)[0.0125～0.037 5 mmol/(kg · h)]。在病人能口服足量钙剂和维生

素 D 之前，不要停止钙剂的输入。钙剂应该用盐水或葡萄糖溶液稀释后输注，以降低钙剂对静脉的刺激。钙剂不能与碳酸氢盐或磷酸盐混合输入，以免形成不溶性钙盐。在必须输入碳酸氢盐或磷酸盐时，应该另辟一条静脉通道。

与低钙血症合并存在的低镁血症也应该一并纠正。此时要注意病人是否有肾功能障碍，因为肾功能不佳的病人不能排出超量的镁。补镁剂的途径是静脉输注，初始剂量是硫酸镁 2 g 静脉输入，维持 10～15 分钟；然后按 1 g/h 输注。如果病人伴有严重高磷血症（如：肿瘤溶解综合征病人、横纹肌溶解症病人或慢性肾衰竭病人），治疗重点就是纠正高磷血症。

如果病人的肾功能完好，急性高磷血症一般会自行缓解。输入盐水有助于磷的排出，但是，请千万谨慎，因为这会导致低钙血症进一步恶化。此外，可以按每 3～4 小时给予乙酰唑胺（一种碳酸酐酶抑制剂）10～15 mg/kg。有症状的低钙血症和高磷血症在必要时可以采取血液透析治疗，尤其当肾功能有损害时。慢性高磷血症的处理方法是低磷饮食和在食物中加入磷结合剂。

慢性低钙血症（甲状旁腺功能减退）的治疗方法是口服钙剂，如果口服钙剂不能满足需求，可以加服维生素 D。要求将血清钙维持在 2 mmol/L 上下。血清钙达到这一水平时，大多数病人的症状会完全消失。由于没有 PTH 对肾小管的作用，进一步提高血钙水平会导致高钙尿。慢性高钙尿者发生肾钙沉着症、肾结石和肾损害的风险增加。

市场上有多种口服钙制剂，最便宜的是碳酸钙，其缺点是难以吸收，尤其在老年病人和胃酸缺乏的病人。同样，市场上可供选择的维生素 D 也有多种。如果口服钙制剂的补钙效果不理想，就应该增加维生素 D。起初，每日常用剂量是 25-羟维生素 D 50,000 IU（或 1,25-羟维生素 D 0.25～0.5 mg）。以后逐渐增加钙剂和维生素 D 的剂量。当血钙达到满意的水平时，应该测定尿钙的排出量。一旦发现高钙尿，就应该考虑加用噻嗪类利尿剂，目的是减少钙的排出，进一步提升血钙水平，并监测血钙水平。如果血钙水平满意，血磷值超过 1.94 mmol/L，就应该在食物中加入不能吸收的磷结合剂。一旦血钙和血磷水平得到控制，就应该每 3～6 个月复查一次血钙和血磷，以及尿钙排出情况。

对处于怀孕期或哺乳期的甲状旁腺功能减退妇女还有一些特殊考量。怀孕妇女对维生素 D 的需求量与日俱增，可以达到孕前的三倍。因此，怀孕妇女应该逐渐增加维生素 D 的补给量，反复监测血钙水平。在分娩后，如果婴儿是人工喂养，产妇的维生素 D 补给量就应该减至孕前剂量；如果婴儿是母乳喂养的，产妇的骨化三醇（1,25-羟维生素 D）补给量就应该减至孕前剂量的 50%，因为泌乳素和 PTH－相关肽（PTHrP）的增加会刺激内源性骨化三醇的产生，其实 PTHrP 产生增加也是泌乳素刺激所致。

用人工合成的 PTH（1,34-PTH，特立帕肽）每日两次皮下注射，已经有数篇成功控制低钙血症的报道，且高钙尿的风险低。

（二）高钙血症（hypercalcemia）

【病因】 高钙血症见于甲状旁腺功能亢进（占高钙血症病人的 90%）、肉状瘤病（sarcoidosis）、维生素 D 中毒、转移骨肿瘤（多发性骨髓瘤、淋巴瘤、乳癌骨转移、肺癌、结肠癌、前列腺癌）造成的广泛溶骨。嗪利尿剂和锂治疗也可导致高钙血症。

恶性肿瘤性体液性高钙血症（humoral hypercalcemia of malignancy，HHM）是一种临床综合征，这种病人引起高钙血症的原因是恶性肿瘤合成了内分泌物质。通常情况下，HHM 是指病人体内的肿瘤产生了过多的 PTHrP，不过，偶尔也用于那些以 PTH 和骨化三醇产生过多为特征的病人。HHM 病人约占全部恶性肿瘤相关性高钙血症病人的 80%。PTHrP 与 PTH 分享同一受体,但临床表现不同。HHM 病人的肾钙排出量远比 PTH 病人大,PTH 能强烈刺激肾小管对钙的吸收,因此高钙尿不会太严重。HHM 病人一般都伴有血骨化三醇水平低下;PTH 能刺激骨化三醇的产生,因此,其血骨化三醇水平通常是升高的。PTHrP 只能刺激骨的吸收,成骨活性极其微弱,因此,血碱性磷酸酶一般在正常范围;PTH 既刺激骨吸收,又刺激骨形成。HHM 最常见的肿瘤是鳞状细胞癌(如:肺部、食管、宫颈和头颈部),其次是肾癌、膀胱癌和卵巢癌。HHM 病人的治疗目标是减小肿瘤负荷、降低破骨性骨吸收以及增加钙从尿中排出。

高钙血症的另一种病因是乳-碱综合征,这是一种罕见病,其病因是在应用碳酸氢钠的同时食入大量钙剂。该综合征的特点是高钙血症、肾衰竭和代谢性碱中毒。本病的确切病理生理机制还不清楚。

【临床表现】 当总血清钙值为 22.6～3 mmol/L 时就应该考虑轻度高钙血症之诊断。血清钙浓度在 3～3.6 mmol/L 之间为中度高钙血症。血清钙浓度超过 3.75 mmol/L 时称重症高钙血症,这种病人的症状是虚弱、呆滞和中枢神经系统功能障碍。高钙血症病人会出现肾浓缩能力缺陷,表现为多尿和水钠丢失,因此,许多高钙血症病人都有脱水、多尿、烦渴。当总血钙超过 4.25 mmol/L 时,就会出现高钙危象。高钙危象是一种综合征,这些病人会发生致命性快速心律失常、昏迷、急性肾衰竭、麻痹性肠梗阻和腹胀。高钙血症最初表现在神经肌肉系统,表现为疲乏、无力、性格改变、心理异常、错乱。慢性高钙血症可造成肾钙盐沉积,最终发生肾衰。

【治疗】 高钙血症的病因治疗就是原发病的治疗(如:切除病变的甲状旁腺组织)。对症治疗包括输生理盐水、利尿、呋塞米、噻嗪类、降钙素、光辉霉素和皮质激素,以及针对甲状旁腺激素的产生所采取的措施。血钙>3.5 mmol/L 时要立即治疗。急救措施是限制入钙量、增加肾对钙的排出和纠正脱水。高钙血症病人往往伴有血容量不足,可用 0.9%或 0.45%盐水加钾 20～30 mmol/L,按 200～300 mL/h 的速度静脉滴入,促进尿液形成。在液体补足后开始用速尿等利尿剂(不用噻嗪类),促使钙排出。

对分泌激素样介导物质的肿瘤应手术切除。对转移性骨肿瘤用光辉霉素(每天 25 μg/kg,用 3～4 天)或降钙素抑制骨破坏。乳癌骨转移或血液系统的骨肿瘤用皮质激素(泼尼松 40～80 mg/天)抑制骨钙释出。对那些因肿瘤所致的骨钙释放引起的严重高钙血症,可以采用双膦酸盐治疗。这类药物对破骨细胞介导的骨钙释放有强烈的抑制作用。高钙血症病人外源性应用降钙素起初往往是有效的,可以在肾功能、心血管功能受损的病人中应用。但是,长期使用降钙素者往往会迅速产生耐药,这可能与机体对外源性降钙素的抗体产生有关。当存在肾衰竭时,应行血液透析。螯合剂(如:乙二胺四乙酸、磷酸盐)可以与 iCa^{2+} 结合,使之失活,但一般罕有必要使用。螯合剂的缺点是会造成转移性钙化和急性肾衰竭等并发症,还有降低[iCa^{2+}]导致低钙血症的风险。

四、体内镁的异常

镁是细胞内的基本阳离子,是细胞内的第二大阳离子。镁是一切有 ATP 参与反应的重要辅助因子,因此,镁缺乏就会影响机体的代谢。镁还是钙通道的拮抗剂,在钙参与的一切动作的调节中,镁所起的作用都很关键,如肌肉收缩和胰岛素释放。正常血镁浓度是

0.75～1 mmol/L。像钙一样，镁在体内也有三种状态：与蛋白结合（30%，大多与白蛋白结合）、与阴离子结合（10%）和离子型（60%）。

细胞外液中的镁在全身镁总量中不足1%，因此，测定血浆镁水平往往不能反映全身镁含量的变化。镁含量变化的临床结局主要取决于组织中镁水平的变化，而不是血镁浓度。因此，在临床症状与血镁水平之间往往很难找到特定的相关关系。评估组织中镁水平的方法之一就是做一个生理试验，了解肾脏对镁负荷的反应。静脉注入镁剂 800 mg(32.9 mmol)，如果30%以上的镁被保留在病人体内，提示病人存在镁缺乏；反之，如果留滞在体内的镁量低于20%，提示病人不存在镁缺乏。

肾脏的作用是将从胃肠吸收入体内的镁排出体外来维持人体的镁平衡。离子镁和结合镁在肾小球都可以自由滤出。滤出的镁10%在远曲小管再吸收，因此，远曲小管在钙－非依赖性镁平衡(calcium-independent magnesium homeostasis)中起重要作用。镁平衡的体液调节还不十分清楚。PTH、胰高血糖素和 ADH 都能增加 Henle 襻对镁的重吸收。ADH 和胰高血糖素会增加远曲小管对镁的重吸收。肾脏对镁的重吸收量不是恒定的，变化范围很大，目的是维持镁平衡。在高镁血症或肾小球滤过率降低的情况下，肾脏对滤出镁的重吸收比例会降至零。反之，在镁缺乏或摄入不足的情况下，肾脏对滤出镁的重吸收比例会高达99.5%，从而减少了镁从尿中的排出。

（一）低镁血症(hypomagnesemia)

【病因】 正常肾脏有很强的保镁能力，即使在镁摄入不足的情况下，低镁血症也罕见。主要原因是镁食入不足同时伴胃肠丢失过多。低镁血症的其他原因是长期静脉输液未注意补镁和长期用襻利尿剂。环孢素、氨基糖苷类抗生素、顺铂和胰岛素等药物都可导致镁消耗。烧伤、急性胰腺炎、糖尿病酮症酸中毒的治疗和急性肾衰竭的多尿期都可发生低镁血症。

【临床表现】 低镁血症几乎没有特异性症状。另研究显示低镁血症与死亡率有一定关系。显然，与死亡率有关并不一定是因果关系，仅仅反映病人的健康状态不佳。据报道，在轻度低镁血症时病人就会有症状，但是，总的来讲，随着血镁降至 0.49 mmol/L 以下，病人的症状会更多。

低钾血症与低镁血症常常有一定关联性，据报道，约40%的低镁血症病人有低钾血症；反之亦然，约60%的低钾血症病人伴有低镁血症。低镁血症的病因有多种，包括肾、胃肠道和皮肤丢失，还有骨饥饿综合征。烧伤或表皮坏死松解症可以引起皮肤镁丢失。许多药物都会引起肾丢失，但是，最常见的还是利尿剂。

低镁血症还会引起一种特殊的疾病，称为肾钾丢失症，这种病人补钾不会奏效，除非将镁补足。晚近，这种低镁血症引起肾钾丢失的机制得到了阐明。细胞内镁的减少使 ATP 的产生减慢。全身 ATP 的产生减缓对钠钾- ATP 酶的活性不利。结果细胞内的钾丢失，细胞外液的钾顺浓度梯度流入肾小管，随尿排出。

低钙血症、低钠血症和低磷血症在低镁血症病人也很常见。慢性腹泻综合征病人或长期积极使用利尿剂的病人，会出现细胞内低镁。镁缺乏在严重酗酒病人也很常见。糖尿病伴慢性糖尿渗透性利尿的病人也容易发生低镁血症。

【治疗】 有症状的低镁血症应该静脉用镁剂治疗。最常用的制剂是硫酸镁；硫酸镁 1 g 含镁 0.1 g。补镁的理想方案是什么，迄今尚无临床研究报道，但是，专家共识建议在第一个24小时用硫酸镁 8～12 g；此后用 4～6 g/d，维持 3～4 天，补足体内的储备。对某些没有镁缺乏证据的急性病人也建议静脉补镁。美国心脏病学会(The American College of Cardiology, ACC)和美国心脏协会(American Heart Association, AHA)推荐对尖端扭转型室速用硫酸镁 1～2 g 静脉推注,维持 5 分钟以上。新近的数据表明镁还有减轻再灌注损伤和减少心肌梗死病人的梗死范围的作用。目前,AHA 对疑有心肌梗死的低镁血症病人推荐用硫酸镁 2 g,维持 15 分钟以上,然后用 18 g 维持 24 小时。

肾功能障碍病人的补镁要谨慎,推荐将剂量减 50%～75%。在输注过程中,要密切监测深腱反射是否有减弱。定时复查血镁水平。有证据表明口服补镁能有效提供体内镁的贮存量。慢性肾镁丢失病人可以用保钾利尿剂。阿米洛利、氨苯蝶啶等利尿剂能阻断远曲小管的钠通道,从而减少某些病人的镁丢失。严重低镁血症(<1.0 mEq/L,0.5 mmol/L)需要治疗一段时间,因为细胞外的镁进入细胞内比较缓慢。低镁血症纠正后病人的心律失常风险也相应减小。低镁血症的程度与低钙血症的程度往往是平行关系。低镁血症病人的低钙血症很难通过单纯补钙来纠正,这类病人要同时补镁。

(二) 高镁血症(hypermagnesemia)

【病因】 高镁血症常见于肾衰竭病人,其他情况下很少见。既往茶碱中毒是高镁血症的病因,如今茶碱已经罕用。摄入含镁的药物(特别是止酸剂)会加重高镁血症;硫酸镁中也含镁,柠檬酸镁也同样,这些都是外科常用药物。

【临床表现】 人体对高镁血症有良好的耐受性,一般不会有不良后果。有这样一篇报道,一位糖尿病酮症酸中毒病人伴有低镁血症,在 6 个小时中输了硫酸镁 50 g,而不是计划中的 2 g,尽管有资料证实病人的血镁达到了 9.86 mmol/L,且有短时间的显著临床表现,最后,病人还是完全康复了。镁能阻断神经冲动在突触的传递,先出现深腱反射消失,然后出现弛缓性麻痹和呼吸暂停。神经肌肉毒性还会影响平滑肌,导致肠麻痹和尿潴留。在口服镁剂中毒的病例,肠麻痹会使肠道通过时间减缓,造成镁吸收进一步增加。还有报道发现高镁血症可以引起副交感神经阻滞,结果出现瞳孔固定和散大,与脑干疝极为相似。其他神经系统体征还有嗜睡、意识错乱和昏迷。

镁可以阻断钙进入心肌细胞,起到钙通道阻断剂的作用。在心肌组织内,镁还能阻断钾通道,细胞复极化需要该通道。严重高镁血症会出现心衰竭。高镁血症的其他心脏表现(至少在早期)还有心动过缓和低血压。高镁血症的心电图表现是 PR 间期延长、QRS 波增宽和 QT 间期延长。极重病人会出现心脏完全阻滞,甚至心跳骤停。

在高镁血症情况下,病人可以出现低钙血症,不过这种低钙血症一般比较轻微,也无症状。有临床报道表明,即使病人的肾功能正常,在镁剂静脉输注后也会出现有症状的高镁血症,主要见于那些需要用镁剂治疗的早产孕妇、先兆子痫和子痫病人。虽然镁剂的静脉输注方案(负荷剂量 4～6 g,随后是 1～2 g/h)会使血镁升至 1.6～3.3 mmol/L,但是人们一般不常规做血镁水平测定。产科病人偶尔使用过量的镁剂,血镁可以高达 7.8 mmol/L,但是病人一般都恢复良好。

【治疗】 在肾功能完好的高镁血症病人,停止镁剂的输入或镁剂的提供有助于病人的康复。钙盐可以逆转高镁血症所致的低血压和呼吸抑制。一般静脉用钙剂 100～200 mg (2.5～5 mmol),维持 5～10 分钟。为了加速肾脏对镁的排出,从直观上来看,我们可以选择襻利尿剂和输盐水利尿,但是,这种用法至今未得到文献支持。

在重危病人,镁平衡失调会使病人的生理情况急转直下。不过,镁平衡失调往往被人们忽视。在ICU的病人中,低镁血症并不少见,并且预后差,因此,对这些病人应该常规监测血镁水平。与低镁血症不同,高镁血症则比较少见,但是往往是医源性的并且是致命性的。

在肾功能障碍病人,透析可以迅速纠正高镁血症,也是迅速降低血镁水平的唯一手段。积极采取透析手段可以改善病人的生存率。在严重肾功能障碍病人,透析为快速清除血镁提供了一种手段。无论是腹膜透析还是血液透析都可以有效降低血镁水平。与腹膜透析或连续肾脏替代治疗相比,间断血液透析纠正高镁血症的速度更快。

第三节 酸碱代谢失调

在物质代谢过程中,机体不断摄入及产生酸性或碱性物质。正是由于体内缓冲系统、肺及肾的调节,才使体液的酸碱度始终维持在 pH 为 7.35～7.45 的狭小范围内,从而保障酶促反应以及人体组织、细胞的正常生命活动。如体内酸碱物质过多或调节功能发生障碍,则酸碱平衡将被破坏,形成酸碱失调。

发生酸碱失调后,机体会通过代偿机制减轻酸碱紊乱,使体液的 pH 恢复至正常范围。人体的缓冲系统主要分 3 类:碳酸氢盐、血红蛋白以及组织和骨。在体内加入 100 mmol H^+,则碳酸氢盐和血红蛋白各缓冲 25%,组织和骨缓冲 50%。慢性贫血、肾衰竭和骨质疏松的病人缓冲能力减小。人体的总缓冲能力约为 15 mmol/kg。碳酸-碳酸氢盐(H_2CO_3/HCO_3^-)是本节讨论的重点,因为它是人体细胞外的主要缓冲系统,且检测简便。人体内各种缓冲系统是相互平衡的,H_2CO_3/HCO_3^- 的状态也代表了其他缓冲系统的状态。H_2CO_3/HCO_3^- 缓冲系统的 pK 仅为 6.1,但在体内该缓冲系统极为有效,原因是 HCO_3^- 含量大,H_2CO_3 可很快转换成 CO_2 经肺呼出,同时尽管 CO_2 的浓度很低,但 CO_2 取之不尽用之不竭。

从 Henderson-Hasselbalch 方程可得出:

$$pH = pK + \log[HCO_3^-]/[H_2CO_3]$$

由于体液中$[H_2CO_3]$的测定困难,$[H_2CO_3]$与$[CO_2]$有固定比值,因此临床上常用$[CO_2]$来代替$[H_2CO_3]$。正常情况下该缓冲系统的 pK 为 6.1,$[HCO_3^-]$为 24 mmol/L,$[CO_2]$为 1.2 mmol/L。

$$pH = 6.1 + \log 24/1.2 = 6.1 + \log 20 = 7.4$$

可见只要当$[HCO_3^-]$与$[CO_2]$的比值为 20∶1,pH 值就是 7.4。$[CO_2]$由 $PaCO_2$ 及 CO_2 在血浆中的溶解系数(0.03)算得。

$$pH = pK + \log[HCO_3^-]/[PaCO_2 \times 0.03]$$

从该方程可以看出,pH、$[HCO_3^-]$和 $PaCO_2$ 是反映机体酸碱平衡最重要的 3 个变量。这 3 个变量中只要知道了任意两项,第三项就可以通过该公式计算出来。

阴离子隙(anion gap, AG)代表了血中蛋白、硫酸盐阴离子、无机磷酸盐和有机酸等低浓度阴离子物质。正常情况下 AG 是血$[Na^+]$与血$[Cl^-]$加血$[HCO_3^-]$之和的差值,即:

$$AG = [Na^+] - [Cl^-] + [HCO_3^-]$$

AG 的正常值为(12 ± 2)mmol/L。计算 AG 有助于鉴别单纯性酸碱紊乱和混合性酸碱紊乱。

原发性的酸碱失衡分为代谢性酸中毒、代谢性碱中毒、呼吸性酸中毒和呼吸性碱中毒 4 种。有时 2 种或 3 种原发性酸碱失调可同时并存,此称混合型酸碱平衡失调。急性变化时机体代偿机制没有足够的时间发生反应,此时 pH 的异常通常较为明显,而且多为单纯性酸碱失衡;相反,慢性紊乱时代偿机制有足够时间发挥作用,血浆[H_2CO_3]或 $PaCO_2$ 变化明显,而血液 pH 可能仍保持在接近于正常的水平。

(一) 代谢性酸中毒

临床最常见的酸碱失衡是代谢性酸中毒(metabolic acidosis)。临床上根据阴离子隙(AG)的变化将代谢性酸中毒分成两类。一类是 AG 正常的酸中毒,又称为失碱性或高氯性酸中毒,见于 HCO_3^- 丢失或 Cl^- 增多。HCO_3^- 可自肠道丢失,也可经肾丢失(肾小管性酸中毒)。Cl^- 增多的原因有盐酸精氨酸、盐酸赖氨酸或氯化铵应用过量。另一类是 AG 增高的酸中毒,见于非挥发酸的摄入增多(阿司匹林应用过量)、产酸增加(糖尿病酮症酸中毒、乳酸酸中毒、饥饿)以及肾排酸障碍(肾衰竭)。

人体每天排出 50～100 mmol H^+,肾衰竭机体常处于慢性酸中毒状态,此时的肾脏会尽可能地排酸。完全纠正并没有好处,因为这种状态已经由呼吸代偿。呼吸代偿排 CO_2 的机制是:$HCO_3^- + H^+ = H_2O + CO_2$。

【病因】 在外科病人 ECF 中[HCO_3^-]下降的主要机理是体内 HCO_3^- 的丢失超过 HCO_3^- 的产生。它又可分为产酸增多和肾排酸障碍两类,前者称肾外性酸中毒,后者称肾性酸中毒。肾外性酸中毒的代偿机理是肾脏通过排氨的形式排酸,同时产生 HCO_3^-;肾性酸中毒不易代偿。一般来说,肾外性酸中毒发展迅速,大多有自限性;而肾性酸中毒发展缓慢,呈进行性加重。

1. HCO_3^- 肾外性丢失　常见于腹泻、肠瘘、胰瘘(胰腺移植胰膀胱吻合)和烧伤。此外,输尿管乙状结肠吻合和输尿管回肠吻合后由于尿中的 NH_4Cl 被回吸收,可造成 HCO_3^- 丢失。胆汁中的[HCO_3^-]为 50～60 mmol/L,因此胆瘘一般不会发生代谢性酸中毒。胰液的[HCO_3^-]为 150 mmol/L,胰瘘容易发生代谢性酸中毒。

2. 有机酸酸中毒　常见的是酮症酸中毒和乳酸酸中毒。酮症酸中毒的主要问题是胰岛素缺乏,胰岛素缺乏可以原发于糖尿病酮症酸中毒,也可继发于低糖血症(长期饥饿)。糖尿病酮症酸中毒造成渗透性糖利尿,使肾钠和水的排出增多。酮酸阴离子的排出也使钠和钾丢失。结果通过远曲小管的钠增多,醛固酮分泌增多,钾排出增多。因此,在糖尿病酮症酸中毒时,由于代谢性酸中毒、肾功能不全、胰岛素缺乏和高渗状态并存,尽管全身有钾缺乏,但血钾浓度常常反而增加。上述病理生理改变也决定了临床表现的特异性,病人有缺水、多尿、烦渴、高糖血症、高通气和高 AG 性代谢性酸中毒。

乳酸酸中毒可分为组织低氧性和中毒性两种。组织低氧性乳酸酸中毒在临床上很常见,其机理是葡萄糖经无氧酵解途径生成终产物乳酸。正常情况下,由肌肉、血细胞、肠和皮肤产生的乳酸可在肝和肾进一步代谢,但在低氧性乳酸酸中毒时,乳酸的产生不仅增多,而且对乳酸的代谢能力也下降,血乳酸可从正常值 2 mmol/L 升至 6 mmol/L 或更高。中毒性乳酸酸中毒主要见于乙醇中毒,其机理是干扰肝脏葡萄糖异生和对乳酸的利用。

水杨酸、副醛、甲醇、乙烯乙二醇中毒、氯化铵和肠外高营养都可能引起有机酸产生过多。

3. 外源酸应用　如氯化铵、氯化钙、硝酸、硫酸和盐酸。

4. 肾性酸中毒　远曲小管性酸中毒系泌 H^+ 功能障碍所致,近曲小管性酸中毒则是

HCO_3^- 再吸收功能障碍所致。

肾代偿：肾对血[HCO_3^-]变化极敏感，主要通过排氨的形式排酸。酸中毒时肾排氨能力取决于谷氨酰胺量、肾小球滤过率以及阴离子的种类。肾达到最大代偿状态一般需要 2～4 天。肾的代偿主要限于肾外性代谢性酸中毒。

肺代偿：由于肾代偿需要时间，血 pH 下降就刺激呼吸，使血 pH 上升。通气增加，CO_2 呼出增多。对一定程度的代谢性酸中毒来说，呼吸代偿有一定的范围，超出该范围就提示病人合并有呼吸性碱中毒或呼吸性酸中毒(表 3-3)。呼吸不能代偿(脑外伤、连枷胸、COPD)的病人，酸中毒会很严重。代谢性酸中毒合并呼吸性酸中毒时，血 HCO_3^- 可以正常，但 pH 下降。

表 3-3 酸碱紊乱代偿预计值及所需时间和限度*

原 发	继发	代偿预计值	所需时间	代偿限度
代谢性酸中毒	$PaCO_2$ ↓	$PaCO_2 = HCO_3^- \times 1.5 + 8 \pm 2$	12～24 小时	10 mmHg 或 1.3 kPa
代谢性碱中毒	$PaCO_2$ ↑	$PaCO_2 = HCO_3^- \times 0.9 + 16 \pm 5$	12～24 小时	55 mmHg 或 7.3 kPa
急性呼吸性酸中毒	HCO_3^- ↑	$\Delta HCO_3^- = \Delta PaCO_2 \times 0.07 \pm 1.5$	数分钟	30 mmol/L
慢性呼吸性酸中毒	HCO_3^- ↑	$\Delta HCO_3^- = \Delta PaCO_2 \times 0.4 \pm 3$	3～5 天	45 mmol/L
急性呼吸性碱中毒	HCO_3^- ↓	$\Delta HCO_3^- = \Delta PaCO_2 \times 0.2 \pm 2.5$	数分钟	17～18 mmol/L
慢性呼吸性碱中毒	HCO_3^- ↓	$\Delta HCO_3^- = \Delta PaCO_2 \times 0.5 \pm 2.5$	2～3 天	12～15 mmol/L

* 分压单位用 mmHg，HCO_3^- 用 mmol/L；$\Delta PaCO_2$ 和 ΔHCO_3^- 是正常值与测得值之差值

例如：测得血[HCO_3^-]为 18 mmol/L，预计 $PaCO_2$ 等于 $18 \times 1.5 + 8 \pm 2$，即 $PaCO_2$ 应该等于 35 ± 2 mmHg。若实测 $PaCO_2$ 大于 37 或小于 33，则提示合并呼吸性酸中毒或呼吸性碱中毒。该公式适用于轻、中度代谢性酸中毒病人，重度代谢性酸中毒合并有肺水肿会影响呼吸代偿。

【临床表现】 突出的临床表现是呼吸深快(Kussmaul 呼吸)，其次为心肌收缩力抑制和周围血管扩张，后者可危及生命。

急性代谢性酸中毒对心血管系统的作用是周围小动脉扩张、心肌收缩力减弱和中心静脉收缩，最后出现心血管衰竭和肺水肿。代谢性酸中毒时体内儿茶酚胺分泌增多，因此，pH>7.1 的轻度代谢性酸中毒心率加快；pH<7.1 的重度代谢性酸中毒心率减缓，心肌收缩力减弱。代谢性酸中毒还使血红蛋白氧离曲线右移，但随着时间的延长，糖酵解速率减缓，2,3-二磷酸甘油酸产生减少，氧离曲线右移的效应被部分抵消。代谢性酸中毒时还可有胃扩张、腹痛、恶心和呕吐。

糖尿病酮症酸中毒病人因乙酰乙酸自发脱羧生成丙酮经肺呼出，因而呼出气中有特殊的酮味，病人神志一般清醒，严重者可出现反应迟钝，甚至昏迷。

【诊断】 根据病人的病史(休克、肠瘘或糖尿病)和体征(Kussmaul 呼吸)，应立即考虑代谢性酸中毒之诊断。血气分析和同步血电解质有助于明确诊断，并可进一步了解代偿情况和酸中毒严重程度。血电解质示 HCO_3^- 降低，在代偿期血气分析 pH 可在正常范围，失代偿时 pH 降低。AG 大于 16 时即可诊断为 AG 性代谢性酸中毒，提示有机酸积聚。应注意了解 BUN、肌酐、血糖、血乳酸盐、血酮体和血渗透压。

【治疗】 原则随病因和病情的轻重而异(匣 3-4)。对于轻、中度代谢性酸中毒来说，治疗的要点是处理原发病。外科病人代谢性酸中毒的常见原因是组织灌注不足、乳酸积聚，因

此，主要是扩容和输血。仅输碳酸氢钠不扩容的治疗方案是不会生效的。

匣 3-4 代谢性酸中毒治疗原则

- 病因治疗：如扩容、抗休克、治疗糖尿病、透析处理肾衰竭
- AG 正常的酸中毒输液和补充 HCO_3^- 有效
- AG 增高的酸中毒的治疗重点是原发病
  - ☞ pH<7.2 时，机体对儿茶酚胺的反应消失，会发生恶性心律失常，因此，要用碱剂纠正，常用药是碳酸氢钠
  - ☞ 补碱的原则是“宁少勿多，宁酸勿碱”。补碱要在血气监测下分次补入，一般在 12 h 先补入计算量的 1/2。剩余量在此后 24 h 视病情补入。对急性代谢性酸中毒，补碱后使 pH 升至 7.2～7.3 即可。补入 $NaHCO_3$ 过多或过快可出现低钾、高钠、低钙、代谢性碱中毒等并发症。对慢性代谢性酸中毒，可口服口感好的枸橼酸钠

HCO_3^- 缺失量的计算公式如下：

$$HCO_3^- \text{缺失(mmol)} = \Delta[HCO_3^-] \times \text{体重(kg)} \times 0.5 \tag{3}$$

其中，$\Delta[HCO_3^-]$是正常值与测得值之差值。

就低血容量性休克而言，其治疗的近期目标是在扩容的同时纠正酸中毒，远期目标是处理原发病。仅用血管加压药只会加重组织缺氧和酸中毒。

乳酸酸中毒时是否用碳酸氢盐存在争议，许多研究表明用碳酸氢盐并不能改变病人的临床指标和结果。此外，碳酸氢盐也不能改变糖尿病酮症酸中毒病人的临床过程和结果。碳酸氢盐主要用于 pH<7.2 的重度代谢性酸中毒，目的是防止心血管衰竭。碳酸氢盐的用量不能完全依靠计算，目标是使 pH 升至 7.2～7.3，一般先用 5%$NaHCO_3$ 80～150 mL，然后根据动脉血气结果重新判断。切忌快速将血$[HCO_3^-]$纠正至正常，因为输碳酸氢盐的同时机体有代谢代偿和呼吸代偿，结果会造成代谢性碱中毒和呼吸性碱中毒，血红蛋白氧离曲线左移，导致组织缺氧。

糖尿病酮症酸中毒的治疗要点是用胰岛素、扩容和补钾。胰岛素的作用是抑制酮体生成和糖异生，加速酮酸阴离子的代谢利用。一般先静脉推正规胰岛素 20 IU，然后，按 5～10 IU/h 静脉滴注。纠正血糖过快，可能会诱发脑水肿。第一个 24 小时的输液平均需要4～5 L，可用 0.9%NaCl 或 0.45%NaCl 提高 ECF 渗透压，降低脑水肿的风险。低钾血症是糖尿病酮症酸中毒的主要死亡原因，因此，补钾很重要，即使血钾正常或稍高也应补钾，因为随着酸中毒和高糖血症的纠正，低钾血症将接踵而至。

高渗性非酮症酸中毒的治疗关键是找出高渗性非酮症高糖血症的原因，如 Gram 阴性菌重症感染，治疗措施同糖尿病酮症酸中毒，但病人的缺水往往更严重。

慢性酸中毒可以用乳酸钠林格液，但是，在有低氧血症或休克(低血容量性休克除外)时，不要用乳酸钠林格液。肝衰竭病人酸中毒时也不要用乳酸钠林格液。严重酸中毒静脉快速推注碳酸氢钠可以因为脑脊液 PCO_2 急剧升高出现短暂的中枢酸中毒而发生抽搐，应该予以注意。

（二）代谢性碱中毒

引起血$[HCO_3^-]$过高的原因很多，仅当血$[HCO_3^-]$过高且同时肾排出碳酸氢盐有困难时才会发生代谢性碱中毒(metabolic alkalosis)。

【病因】 ① 外科病人最常见的原因是 HCl 丢失，典型的例子是幽门梗阻时大量纯胃酸

丢失，胃酸丢失即 HCl 和容量丢失，导致钾从尿液丢失和低氯低钾性代谢性碱中毒。罕见的有先天性氯泻(congenital chloridiarrhea)。② 碳酸氢盐滞留，见于应用碳酸氢盐和碳酸氢盐的前体物(如乳酸盐、枸橼酸盐或碳酸钙)、大量输血和乳碱综合征。③ 低钾血症时细胞 K^+- H^+ 交换增加，低钾血症还增进肾近曲小管对碳酸氢盐的回吸收和远曲小管对酸的排泌，结果血[HCO_3^-]增高。缺钾时，K^+ 出细胞，H^+ 入细胞，细胞外液碱中毒，肾只能进行 Na^+- H^+ 交换，因而酸从尿中丢失，称反常性酸性尿，此时尿[Cl^-]＞20 mmol/L。④ 肾排酸过多，内源性酸产生少，以及肾产碳酸氢盐增多。见于盐皮质激素过多、甲状旁腺功能减退、呕吐引起的容量不足。⑤ 用利尿剂可同时造成容量丢失、氯丢失和低钾，造成低氯性代谢性碱中毒。⑥ 长期肺部疾病、高 PCO_2、高血 HCO_3^- 的病人，在通气迅速改善后，很易发生代谢性碱中毒。⑦ 盐皮质激素分泌增多使得排 H^+ 保 HCO_3^-，而产生代谢性碱中毒。Cushing 综合征时盐皮质激素分泌增多，可引起代谢性碱中毒，但不伴有容量及 Cl^- 丢失，NaCl 治疗无效。异位 ACTH 或原发性醛固酮增多症病情则更重。

呼吸代偿：通气降低使 CO_2潴留，同时肾 HCO_3^- 排出增多。但代谢性碱中毒的发生本身就提示肾不能排出 HCO_3^-，主要靠呼吸代偿，因此效果很差。呼吸代偿也是有限的，低通气受低氧血症的限制，因为低氧血症刺激通气，$PaCO_2$不会超过 60 mmHg。

【临床表现】 代谢性碱中毒一般发展慢，因此临床体征不明显。临床表现大多与低钾、低氯和容量不足有关。急性发病者突出的临床表现是呼吸减慢减弱，其次为神经肌肉的兴奋性增加，出现周身肌张力增高、腱反射亢进和手足搐搦。CNS 表现有意识错乱、反应迟钝和昏迷。

【诊断】 血气分析和血电解质检查示血 pH 和 HCO_3^- 增加，血清 K^+ 降低。还应当测定尿电解质和尿 pH 值。在代谢性碱中毒早期，HCO_3^- 的排泄会带动 Na^+ 和 K^+ 排出。因此，对伴有容量丢失的病人来说，尿中的[Na^+]相对较多，而 pH 呈碱性。此时的尿[Cl^-]可提示容量不足的程度。如尿[Cl^-]＜10 mmol/L 即可诊断为容量不足和低氯血症。胃酸丢失的代谢性碱中毒病人，其尿[Cl^-]＜10 mmol/L。在未用利尿剂的情况下，尿 Cl^- 的测定对指导治疗有重要的参考价值(表 3-4)。

表 3-4 代谢性碱中毒

NaCl 治疗有效(尿 Cl^-＜10 mmol/L)	NaCl 治疗无效(尿 Cl^-＞20 mmol/L)
呕吐	原发性醛固酮增多症
鼻胃管引流	Cushing 综合征
利尿剂	严重低钾
慢性高碳酸血症纠正后	Bartter 综合征

【治疗】 代谢性碱中毒的治疗重点是处理原发病。一般情况下在低钾或体液丢失纠正后，代谢性碱中毒自然得以纠正。在容量不足的情况下，肾脏需要通过加强钠的重吸收来保水，不可能增加碳酸氢盐的排出。低氯是代谢性碱中毒的一种常见原因，对这种病人输含氯溶液有效。代谢性碱中毒可分为氯反应性和氯阻抗性两类(表 3-4)。

反常性酸性尿提示机体缺钾 20%，需要补钾。

若血 Cl^-和尿 Cl^-均低，容量的补充可用含氯溶液。酸丢失(呕吐、胃肠减压)需补液、补钾，偶尔需补 H^+。低钾性代谢性碱中毒补 KCl。无容量不足者可用碳酸酐酶抑制剂乙酰唑胺，增加肾碳酸氢盐的排出。对肾功能不全不能增加肾碳酸氢盐排出者或代谢性碱中毒严重者，可用氯化铵、盐酸精氨酸、盐酸赖氨酸或 0.05～0.15 N 稀盐酸。一般来说，按 2.2 mmol/kg 可使血[HCO_3^-]下降 5 mmol/L。肝功能受损的病人不要用氯化铵，以免触发肝昏迷。稀盐酸要求从中心静脉输入。对肾衰竭者，必要时可用透析排碳酸氢盐。盐皮质激素分泌增多性代谢性碱中毒是治疗原发病。

$$H^+ 缺失(mmol) = \Delta[HCO_3^-] \times 体重(kg) \times 0.5 \quad (4)$$

代谢性碱中毒发生抽搐时，可以用葡萄糖酸钙静脉缓慢推注。

（三）呼吸性酸中毒

呼吸性酸中毒(respiratory acidosis)形成的机理是通气不足或 CO_2 潴留。呼吸性酸中毒必然伴有低氧血症，这两者并存往往是致命的，因为 CO_2 潴留最终会抑制呼吸(CO_2 麻醉)。通气不足的主要原因是呼吸中枢抑制(镇静剂、中风)、胸部呼吸运动受限(胸腹部手术、神经肌肉疾病)、气道阻塞、慢性阻塞性肺病和特发性肺纤维化(Hamman-Rich 综合征)。此外，不恰当的机械通气方式也可引起呼吸性酸中毒。

[代偿]$PaCO_2$ 急性升高，产生的碳酸 80% 以上通过细胞内机制缓冲，其中 50% 是通过细胞内的蛋白质，30% 是通过血红蛋白缓冲。升高的 H_2CO_3 解离成 HCO_3^- 和 H^+，使细胞的 $Na^+ - H^+$ 和 $K^+ - H^+$ 交换增加，从而解离的过程得以继续，细胞外 HCO_3^- 得以提高。组织的这种缓冲作用只需数分钟。肾保留 HCO_3^-，但需要数日。长期的高 $PaCO_2$ 促使肾以氯化铵的形式排酸，增加 HCO_3^- 的生成。

【临床表现和诊断】 临床表现取决于呼吸性酸中毒的发展速度，病人一般有发绀。$PaCO_2$ 急性升高可引起急性脑酸中毒，表现为倦怠、不安、反应迟钝、意识模糊和扑翼样震颤，严重者可出现木僵和昏迷。酸中毒时脑血管的反应是扩张，脑血流增加导致颅内压增高、头痛和视乳头水肿。酸中毒的全身效应是周围血管扩张，心肌收缩力下降，对儿茶酚胺不敏感。动脉血气变化是 $PaCO_2$ 升高，pH 减低。

【治疗】 治疗原则是改善通气，如：吸痰、化痰、解除支气管痉挛。严重的急性病例需要气管插管。高碳酸血症所致的酸中毒一般不严重。首先要找出通气不足的原因，治疗原发病，改善肺泡通气，减少 CO_2 潴留，必要时用机械通气支持。急性呼吸性酸中毒治疗中最重要的一点是气管插管机械通气。慢性呼吸性酸中毒都合并有低氧血症，此时，中枢化学感受器对高 $PaCO_2$ 已不敏感，呼吸驱动主要靠低氧血症对周围化学感受器的刺激，若完全纠正低氧血症可进一步抑制呼吸，加重呼吸性酸中毒。此外，$PaCO_2$ 也不宜迅速纠正至正常，因为脑[HCO_3^-]的变化迟于血浆[HCO_3^-]变化，当 $PaCO_2$ 迅速纠正至正常时，细胞和脑可能出现代谢性碱中毒。

（四）呼吸性碱中毒

呼吸性碱中毒(respiratory alkalosis)是肺泡通气过度致 CO_2 大量丢失的结果，原因有低氧血症、高热、辅助通气过度、脑炎、中枢神经损伤、严重疼痛、癔病性过度通气或高氨血症。由低氧血症导致呼吸性碱中毒最常见的两个原因是肺部疾患(肺炎、肺水肿、肺间质疾病、哮喘)和高海拔环境作业。

神经外科常用过度通气造成低碳酸血症，达到降低脑血流之目的。当 $PaCO_2$ 降低至 25～28 mmHg 时，脑血流可以减少约 20%。当 $PaCO_2$ 降低至 23 mmHg 以下时，氧合血红蛋白的解离失常，心脏输出量也减少。

［代偿］低 $PaCO_2$ 的早期代偿是组织缓冲，红细胞占组织缓冲能力的1/3。组织缓冲可通过表3－3计算。呼吸性碱中毒时，肾的代偿是通过减少氨排出和增加有机阴离子的钠盐和钾盐排出，从而减少酸的排出，并非增加碳酸氢盐排出。

【临床表现和诊断】 慢性呼吸性碱中毒一般无症状，因为人体的代偿能力完全可以维持pH接近正常。急性呼吸性碱中毒病人表现为憋气感、头晕和精神紧张，还可出现口周和四肢感觉异常，严重者可出现四肢抽搐、心律失常或意识丧失。这些表现与 $PaCO_2$ 降低后脑血流减少以及pH升高后离子钙浓度降低有关。动脉血气变化是 $PaCO_2$ 减低、pH升高。

【治疗】 首先要寻找过度通气的原因，找低氧血症的原因，治疗重点是处理原发病。对有症状的急性呼吸性碱中毒，用纸袋罩住口鼻吸入呼出气或吸入5%CO_2 可提高血 $PaCO_2$，暂时控制症状。如呼吸性碱中毒由机械通气所致，调节潮气量和呼吸频率应该有效。精神性过度通气可用镇静剂，或用“再吸气袋”将呼出气再吸入，以减少 CO_2 丢失。

第四节 体液失调的临床处理

一、优先治疗顺序

1．优先处理“致命”失衡 如：低血容量性休克、高钾血症、严重代谢性酸中毒和严重低红细胞状态。

2．纠正以往丧失量（失衡量） 以往丧失量包括容量失衡、浓度失衡和成分失衡。以往丧失量的补充是将计算出的毫摩尔数转换成表3－5中所需溶液的浓度和量，先快速（在12～24小时内）补入计算丧失量的1/2。无论是哪一种缺水，起初的补液都应当用等渗盐水（乳酸钠林格液），然后再根据体检和化验重新估算，进一步纠正。

表3－5 常用注射液的种类

溶 液	电解质含量（mmol/L）					主要用途
	Na^+	K^+	Cl^-	HCO_3^-	Ca^{2+}	
0.9%NaCl*	154		154			补充ECF，纠正低钠血症。
0.45%NaCl*	77		77			补充胃液丢失；维持日常用钠。
0.33%NaCl*	56		56			维持液的补充。
0.2%NaCl*	34		34			与D5W相同，应用过量可引起低钠血症。
LR*	130	4	109	28**	4	补充ECF的最佳溶液，纠正等渗性失水。
D5W						纠正或补充非显性失水；纠正高渗性失水；应用过量可引起低钠血症。
3%NaCl	513		513			纠正有症状的 Na^+ 缺乏。
5%NaCl	855		855			纠正有症状的 Na^+ 缺乏。
M/6乳酸钠	670			670**		
5%$NaHCO_3$	600			600		用于胃肠液丢失，纠正代酸。
10%KCl		13 40	134 0			K^+ 日常需要，纠正低钾及酸碱紊乱，每升溶液中 K^+ 不得大于40mmol。

ECF＝细胞外液；LR＝乳酸钠林格液；D5W＝5%葡萄糖液。*含或不含5%葡萄糖。**含乳酸根毫摩尔数

3. 确定前一日额外丧失量　补入前一日额外丧失量是指前一日异常丢失于体内外的水和电解质。前一日额外丧失包括胃肠液丢失和丢失于第三间隙中的液体。前一日额外丧失液的补充原则是失多少补多少，加到当日维持量中去。① 纯胃液丢失用 0.45%NaCl 加 20～30 mmol KCl/L 补入。② 如丢失的胃液中含肠液，用乳酸钠林格液加 20 mmol KCl/L 补入。③ 丢失于第三间隙中的液体其丢失量随受伤程度而异（见本章下文），用乳酸钠林格液或生理盐水加白蛋白补充。④ 汗液用 0.225% NaCl 加 5 mmol KCl/L 补入。⑤ 如果胃液或肠液丢失量大，则必须定期测定丢失液中的电解质浓度，据此，对等地补充丢失液体量和电解质量。

4. 确定水和电解质的当日维持（生理）需要量　每日维持治疗是维持人体水电平衡所必需的治疗，是指在不考虑以往丧失量和前一日额外丧失量的情况下，每日维持输液所需水和电解质量。

正常人每日维持液中钠的需要量是 1～2 mmol/(kg・d)，钾的需要量是 0.5～1 mmol/(kg・d)，氯的需要量是 1.5 mmol/(kg・d)。对短期输液病人，一般不需要考虑钙、磷、镁的补充，但对重症病人和长期(>1 周)输液的病人，应考虑这些物质、微量元素以及能量的补充。热卡补充不足而体重增加示体液过多。

水和电解质的基础需要量包括显性和非显性丢失两部分。水的非显性丢失约为 8～12 mL/(kg・d)，在 37.2℃以上体温每增加 1℃，丢失量增加 10%。70 kg 男性病人在无发热的情况下，每天水的非显性丢失约为 840 mL。维持液中水的需要量一般按匣 3-5 计算或按 35 mL/kg 计算。在体重大于 40 kg 的成年病人，维持液输入速率的简单估算方法是 40 加病人的体重千克，也就是说，一位体重 73 kg 的病人的维持液输入速率就是 113 kg/hr(73+40)。注意：这种计算方法仅供参考，输液时必须密切观察病人的体征，及时发现容量缺失和过多。

匣 3-5　维持液需求量的计算和输入速率

静脉输液的计算
- 第一个 10 kg，100 mL/(kg・d) = 4 mL/(kg・hr)
- 第二个 10 kg，50 mL/(kg・d) = 2 mL/(kg・hr)
- 20 kg 以上每增加 1 kg，20 mL/(kg・d) = 1 mL/(kg・hr)*

举例 1：如果病人的体重为 45 kg：
- 4 mL/(kg・hr) × 10 kg = 40 mL/hr
- 2 mL/(kg・hr) × 10 kg = 20 mL/hr
- 1 mL/(kg・hr) × 25 kg = 25 mL/hr
- 维持液输入速率 = 85 mL/hr

举例 2：如果病人的体重为 73 kg：
- 4 mL/(kg・hr) × 10 kg = 40 mL/hr
- 2 mL/(kg・hr) × 10 kg = 20 mL/hr
- 1 mL/(kg・hr) × 53 kg = 53 mL/hr
- 维持液输入速率 = 113 mL/hr

注：* 对老年病人和伴有心脏病的病人，这一部分液体按 15 mL/(kg・d)计算

体重 70 kg 男性需液体 2 500 mL/d，其中应含钠 140 mmol(56 mmol/L)，含钾 70 mmol(28 mmol/L)，从表 3-5 可以发现 0.33% NaCl 为最佳选择，并在每升液体中加入 10%KCl 20 mL，但输氯化钾前必须了解病人的血电解质、酸-碱以及肾功能情况。

5. 避免纠正过快或矫枉过正所致的并发症，如：治疗酸中毒过度发生抽搐，生理盐水用量过大发生充血性心衰竭。

二、术中输液

术前纠正容量缺失非常重要，因为麻醉对正常的压力感受器反射有干扰作用。术前处于容量缺失代偿阶段（血管阻力增加，心率加快）的病人可在麻醉开始后出现血压陡然下降。手术中的失血、体液在创伤组织的第三间隙中潴留以及创面蒸发均可造成体液丢失。核素标记研究表明外科医生对失血量的估计往往偏少。大多数病人能耐受至少 500 mL 的失血，失血量高于此值时则需要补充。第三间隙和创面蒸发丢失的液体量无法估算，术中一般用乳酸钠林格液按 500～1 000 mL/h 的速度输入，同时密切监测尿量和血压，有助于及时发现和纠正低容量状态。复杂手术、重症病人以及易发生心脏并发症的病人应监测中心静脉压、心排出量和肺动脉嵌压。

三、术后输液

术后输液量取决于术毕时病人的容量状态以及有无额外丧失。术后输液量应等于维持液量、第三间隙额外丧失量及各种管道的引流量之和。术后早期输液一般用等渗液，不补钾，除非血电解质检查提示需要补钾。要求尿量大于 0.5 mL/(kg・h)。尿比重大于 1.012 提示尿有浓缩，小于 1.010 提示尿有稀释。尿浓缩且尿量少提示容量不足或心衰。等比重(1.010～1.012)尿提示容量恰当、肾不能浓缩或稀释尿液。

需要重点强调的是，年迈病人或夹杂有心肺疾病的病人，这些病人的术中和术后输液切忌完全参照上述方案执行，应该尽量鼓励口服（结直肠手术后 6 小时即可饮水或进食；胃手术后可经鼻-空肠管输液）；对需要输液者，一定要将输液量限制在 1 000～1 500 mL/d，目的是减少术后心肺并发症，减少死亡率。

复习思考题

一、医学名词

透细胞功能室，有效渗摩，等钠性缺水，急性缺水，慢性缺水，水中毒，低钾血症和高钾血症

二、问答题

1. 等钠性缺水和低钠性缺水的常见病因各有哪些？
2. 试述体液丢失的临床评估。
3. 试述低钾血症的常见病因和主要临床表现。
4. 试述补钾原则。
5. 试述成人高钾血症的治疗原则。
6. 试述代谢性酸的病因和主要临床表现。
7. 根据阴离子隙(AG)的变化将代谢性酸中毒分成哪两类？各常见于哪些疾病？
8. 试述代谢性酸中毒的治疗。

（汤文浩）

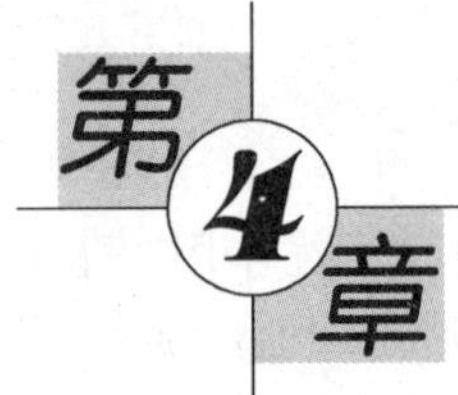

第4章 外科止血和输血

学习要求

- 熟悉止血功能的术前估计方法。
- 了解出血不止疾病的诊断与处理。
- 熟悉输血的适应证和并发症的防治。
- 了解自身输血的作用。
- 了解血液成分和血浆增量剂的用途。

第一节 止血过程

止血是指出血(血液从受损血管中流出)得到控制,是一种生理过程,共有 4 个步骤参与:血管反应、血小板激活、凝血机制和纤溶系统。

一、血管反应

血管反应又称血管收缩,是血管受伤后止血过程的第一步反应,血管收缩的主要因素是平滑肌收缩。

二、血小板激活

血管收缩后,紧接着是血小板在破损的血管内皮下露出的胶原组织表面黏附、聚集,形成血小板血栓。从损伤开始到血小板血栓(白色血栓)形成可不依赖于凝血系统,血友病病人可产生正常的白色血栓。

1. 黏附

(1) 血小板主要黏附于暴露出来的内皮下胶原,这一过程需要 von Willebrand 因子参与。这是一种血小板因子,由内皮细胞产生,与凝血过程中的Ⅷ因子有关。

(2) 同时,血小板脱颗粒,释出二磷酸腺苷(ADP),后者使血小板疏松聚集。

2. 聚集

(1) 血小板磷脂释出花生四烯酸,后者经环氧酶作用变成不稳定的环内过氧前列腺素 G_2(PGG_2)和前列腺素 H_2(PGH_2)。

(2) 血栓素合成酶使 PGH_2 变成血栓素 A_2,后者使 ADP 进一步释放,增加血小板聚集。

(3) 阿司匹林抑制环氧酶,使 PGG_2 和 PGH_2 形成减少,阻碍血小板聚集及血小板止血栓的形成,这种作用在血小板终生持续存在(血小板寿命 7～10 天)。

3. 血小板止血栓 聚集的血小板与凝血酶和纤维蛋白相互作用,融合形成止血栓。

三、凝血机制

凝血机制是指凝血酶原变成凝血酶最终形成纤维蛋白凝块的过程,其中包括内源性和外源性两个凝血系统。

1. 内源性凝血系统 只有正常血液成分参与。

(1) 因子Ⅻ(Hagemen 因子)与受损血管接触后,被激活形成Ⅻa。

(2) 因子Ⅻa(经血管舒缓肽原和高分子激肽原的放大作用)使因子Ⅺ激活形成Ⅺa。

(3) 因子Ⅺa 在钙的参与下使因子Ⅸ激活,Ⅸa 与钙和因子Ⅷ、血小板因子 3 共同激活因子Ⅹ形成Ⅹa。

(4) 因子Ⅹa 与因子Ⅴ一起使凝血酶原(因子Ⅱ)变成凝血酶。

(5) 凝血酶去除纤维蛋白原上的一段短肽后形成纤维蛋白单体,纤维蛋白单体经因子Ⅷa(由凝血酶激活)作用交联形成稳定的血块。

2. 外源性凝血系统 需要组织磷脂(即组织凝血致活酶)参与。

(1) 因子Ⅶ与钙和凝血致活酶(又称因子Ⅲ)形成复合物激活因子Ⅹ。在血小板黏附早期释出的血小板因子 3 与Ⅸa-Ⅷa-钙复合物共同作用激活因子Ⅹ。

(2) 其后步骤如上所述(4)和(5)。因子Ⅻ、Ⅺ、Ⅸ和Ⅷ未参与外源性凝血过程。

3. 除因子Ⅷ(由内皮细胞合成)、钙、凝血致活酶和血小板因子外,其余凝血因子均由肝脏合成。

四、纤溶系统

血管有一种机制使凝血过程处于平衡状态,防止血栓无限扩展,保持循环血处于液态。

1. 纤溶酶原是一种无活性的蛋白,在纤溶酶原激活物的作用下变成有活性的纤溶酶。

2. 血管内皮的破损启动血小板黏附和凝血级联,同时血管内皮也是纤溶酶激活物的主要来源。

3. 纤溶酶使纤维蛋白、纤维蛋白原、因子Ⅴ和Ⅷ降解。

4. 内环境稳定功能 纤溶酶原进入增长的血栓中,血栓的功能一旦完成即被清除。

第二节 止血功能的术前估计

在估计出血风险方面,体格检查不如病史重要(匣 4-1),因为大多数轻中度出血性疾病的病人无阳性体征。

匣 4-1 止血功能的临床评估要点

- 最重要的是病史询问
  - ☞ 个人史外伤或手术后的出血,女性月经和分娩出血
  - ☞ 家族史:家族性出血倾向
  - ☞ 用药史:抗凝剂和抗血小板聚集药
  - ☞ 慢性肝病或肾病
- 体格检查注意:皮肤和黏膜的瘀斑(尤其是静脉注射或抽血部位),肝硬化迹象

一、询问病史

尤其是就医史、家族史和用药史对于了解有无潜在出血风险极为重要。问诊要直截了当,以便获取所需之信息。

1. 个人就医史　询问以往外伤或手术后有无出血史,如:包皮环切、扁桃体切除和拔牙等,对妇女应询问有无月经过多和分娩出血情况。血小板病病人的特点是皮肤黏膜出血,表现为皮肤淤斑、青紫、鼻衄或月经过多以及轻微外伤后出血不止。缓慢增大的软组织血肿或关节腔积血是一种或多种凝血因子异常的典型表现。

2. 家族史　许多凝血障碍都有遗传性,对亲属中有自发出血或术后出血史者应详查。

3. 用药史　阿司匹林、非甾体类抗炎药、奎尼丁、西咪替丁、镇静剂以及某些抗生素均可影响血小板的产生并影响其功能。还应询问病人是否服了非处方药物,因为许多药物制剂中都含阿司匹林。

4. 有无肝脏疾病或肾脏疾病,有无恶性疾病或营养不良。静脉血栓的个人史或家族史,尤其是年龄小于 50 岁的静脉血栓史,预示围手术期血栓栓塞的风险增加。

二、全面体格检查

1. 皮肤、口腔黏膜和关节有无隐匿出血体征:淤点、淤斑、紫癜。

2. 巨脾内可聚集血小板,使血小板减少。

3. 黄疸、腹水、蜘蛛痣、肝肿大或肝缩小均提示肝功能不佳,因为大多数凝血因子都由肝脏制造,肝脏疾病可导致凝血缺陷(即凝血障碍)。

三、实验室检查

1. 外周血涂片　观察红细胞和白细胞形态,大致了解血小板数。每个油镜视野下正常血小板数为 15～30 个,低于 5 个为异常。

2. 血小板计数　正常值为$(100～400) \times 10^9/L$。低于 $100 \times 10^9/L$ 为血小板减少,但血小板在 $50 \times 10^9/L$ 时一般仍能满足外科止血。当血小板低于 $20 \times 10^9/L$ 时可发生自发性出血。注意:当血小板数量低于 $40 \times 10^9/L$ 时,自动分析法所测得的血小板数量常不够精确,此时最好采用人工计数法。

3. 出血时间(BT)　正常值上限为 5 分钟。标准试验方法有多种,如:Duke 法和 Ivy 法*。各种方法都要求操作熟练,结果可重复,才有参考意义。出血时间正常提示血小板数正常、功能正常、血管壁对损伤的反应正常。出血时间延长的原因有血小板数少、血小板功能差(可以是内源性的,也可以由阿司匹林等药物引起)以及血管壁异常。

4. 凝血试验　① 凝血酶原时间(PT)综合反映外源性凝血系统,包括因子Ⅶ、Ⅹ和Ⅴ,凝血酶原和纤维蛋白原,常用于监测口服华法令的抗凝作用。各实验室 PT 的正常对照值

---

* 注:Duke 法是先用酒精擦耳垂或指尖,然后用针或刀尖刺入 3～4 mm 深。每 30 秒用滤纸擦血一次,直至止血。正常值是 2～5 分钟。Ivy 法的创伤更大,要求用血压计袖套绑在上臂,充气值 40 mmHg。然后在前臂掌侧做一个长10 mm、深 1 mm 的标准切口,每 30 秒用滤纸擦血一次,直至止血。正常值是 3～10 分钟。

不一,因此出现了国际标准化率(international normalized ratio, INR)。INR 可统一多个实验室的数据用于一个病人的抗凝治疗,不同的研究结果也可相互比较。大多数病人 INR 在 2.0～2.5 之间已充分抗凝。② 部分凝血激酶时间(PTT)反映内源性凝血系统,即除了因子Ⅶ外的所有凝血因子,正常值小于 45 秒。常用于监测肝素的治疗效果。③ 逐个检测凝血因子。

5. 凝血酶时间(TT) 是在外源性凝血酶参与下测定纤维蛋白原向纤维蛋白的转化率,常用于评估 DIC 及慢性肝脏疾病。TT 延长的原因:① 低纤维蛋白原血症(<1 g/L 血浆)。② 纤维蛋白异常。③ 纤维蛋白降解产物存在。④ 肝素存在。

6. 纤维蛋白溶解试验 纤维蛋白降解产物(FDP)是纤维蛋白或纤维蛋白原经纤溶酶作用后释出的蛋白碎片,可用免疫法测定。正常值为 0～100 mg/L 血浆。DIC 和其他纤溶状态时纤维蛋白降解产物增多。在肝脏疾病、肾脏疾患、血栓栓塞性疾患及妊娠时可见假阳性结果(>10 g/L)。

7. 肝功能试验 重点了解 AST、ALT、总胆红素以及碱性磷酸酶水平。肝脏合成凝血因子(Ⅱ、Ⅶ、Ⅸ和Ⅺ)的功能异常可以引起出血不止。肝炎、肝淤血、肝硬化和肝缺血都可以引起肝功能障碍、蛋白合成能力减弱和凝血功能异常。医生对肝功能异常的病人应提高警惕,注意询问有无出血倾向。碱性磷酸酶高提示胆道梗阻,常伴有维生素 K 依赖性凝血因子缺乏。

8. 肾功能试验 重点了解血尿素氮(BUN)和肌酐水平。尿毒症病人往往有血小板功能异常,容易发生出血。这些病人血小板功能异常的机理很复杂,常常为多项缺陷,包括黏附缺陷、聚集缺陷以及血小板收缩功能缺陷。

9. 血栓弹力图(thrombelastography, TEG) 是一种用于判断凝血状态的床旁检测仪器,它通过图像的方法观察血液凝固的动态过程和纤维蛋白形成过程的动力学变化。由于 TEG 在凝血功能监测方面的价值,目前已被广泛地应用于肝移植以及体外循环中对凝血状态的监测中,并取得了肯定的效果。

四、实验室检查的术前选用

1. 病史中有无出血对诊断很有帮助。

2. 对以往手术无出血史的病人,可检查血小板数、PT、PTT。

3. 根据病史和前述 3 项检查进一步考虑是否做其他检查:出血时间(延长提示血小板凝集障碍,血小板计数不能反映血小板功能),TT(用于诊断 DIC 和慢性肝病)。

五、手术病人出血风险评估

Rapaport 根据病人的病史和拟行的手术将病人出血风险分为 4 级。其术前试验如下:

第 1 级:病史阴性,手术比较小(如乳腺活检或疝修补术),不建议做筛选试验。

第 2 级:病史阴性,计划为大手术,但估计不会有大出血,建议查血小板计数、血涂片和 PTT,了解有无血小板减少症、循环抗凝物或血管内凝血。

第 3 级:病史提示有止血功能缺陷,或对止血功能有损害的手术(如体外循环手术)。术后细小出血也有严重后果的手术(如颅内手术)也归为第 3 级。建议查血小板计数和出血时间,以估计血小板功能;查 PT 和 PTT 以了解凝血功能;孵育纤维蛋白凝块以了解有无异常纤维蛋白溶解。

第 4 级：病史强烈提示止血功能缺陷。应请血液科医师会诊，建议检查项目同第 3 级。对急诊手术病人，要用 ADP、胶原、肾上腺素和瑞斯托菌素（ristocetin）查血小板聚集功能，并检查 TT，了解有无纤维蛋白功能异常（dysfibrinogenemia）或循环中有弱肝素样抗凝物。对肝脏疾病、肾衰竭、梗阻性黄疸以及有播散性恶性肿瘤可能的病人，术前应检查血小板数、PT 和 PTT。尿毒症病人最常见的缺陷是血小板的质异常，需要检查出血时间。

第三节　出血不止的疾病

一、血小板病

（一）血小板减少

血小板减少（$<100\times10^9/L$）是外科病人最常见的出血病因。外科止血要求血小板大于 $70\times10^9/L$。血小板减少的原因有：

1. 血小板产生减少　见于骨髓衰竭，可以是先天性的，如 Fanconi 综合征；也可以由放射或药物（尤其是化疗药）对骨髓的毒性作用所致。骨髓也可因白血病细胞或其他新生物的细胞占据或因纤维化（骨髓纤维化）而丧失功能。最好的处理方法是消除药物作用或病变。需要手术时，可在术前输 6～8 单位血小板，将血小板提升至 $(50\sim100)\times10^9/L$，术后务必将血小板数维持在 $50\times10^9/L$ 以上。

2. 血小板成熟不良　见于巨幼红细胞性贫血，应补充缺乏之维生素（叶酸或/和 B_{12}）。

3. 血小板分布异常　见于巨脾，此时循环血中的血小板 30%以上在脾内。

4. 血小板破坏增多或丢失　见于下列原因：

（1）自身免疫病：特发性血小板减少性紫癜（ITP）。

（2）药物过敏：① 有些药（奎尼丁、磺胺药）可作为半抗原，形成的抗原-抗体复合物与血小板膜结合。治疗方法是停药。② 人们已发现肝素可使血小板严重减少，这与抗体有关，与肝素应用的时间长短、剂量、途径或频度无关。停药后血小板可恢复正常。对用肝素的病人至少应隔日查血小板数 1 次。

（3）DIC：具体见本章第三节。

（4）出血：出血的结果是血小板与其他血液成分一起丢失。

（5）稀释性血小板减少：见于大量库血输入，因为库血中有功能的血小板几乎为零。

（二）血小板功能异常

此时虽然血小板数正常，但仍会出现出血不止。

1. 血小板功能异常的原因

（1）von Willebrand 病：详见本章第三节。

（2）尿毒症：急慢性肾衰均可影响血小板功能，使出血时间延长。

（3）遗传因素：如血小板无力症、巨血小板病和原发性血小板病。

（4）药物：① 阿司匹林及其他非甾体类抗炎药通过阻断内过氧化物 PGG_2 和 PGH_2 的合成妨碍血小板聚集。术前 1 周应停用阿司匹林等抗血小板药物。② 青霉素 G、羧苄青霉素和羧噻吩青霉素也可影响血小板功能。

2. 血小板功能障碍的治疗 术前输入正常血小板；如手术能推迟，则停用有关药物。

二、血管壁异常

严重者出血时间可延长，但血小板数和功能可正常。

1. 维生素C缺乏病和Cushing综合征都可影响血管壁结缔组织使血管壁变弱。

2. Henoch-Schönlein紫癜是一种过敏反应，引起毛细血管炎症，使毛细血管通透性增加。

3. 控制这些疾病，手术中注意仔细止血可使这部分病人的并发症减少。

三、血液凝固异常

(一) 先天性血液凝固异常性疾病

先天性血液凝固异常性疾病的特点是都有特异性遗传缺陷。下列疾病中，前3种病少见，后8种病罕见。必须注意的是哪项实验室指标异常。

(1) 血友病甲是因子Ⅷ的促凝作用缺陷，其抗原性正常，病人PT正常，但PTT延长。这是一种性连锁隐性遗传病，人口中发病率1/10 000。仅男性患病，血小板功能正常。严重程度取决于因子Ⅷ缺陷的程度，血浆活性在5%以下时才会发生自发出血；在5%～25%之间时，轻微损伤可引起出血；当其水平在25%～30%以上时，需要手术或大创伤才造成出血。要求维持因子Ⅷ在适当水平。去氨加压素(desmopressin，1-去氨-8-D精氨酸加压素，dDAVP)是一种合成的ADH同系物，在因子Ⅷ活性高于1%的病人应用可使因子Ⅷ水平提高3倍。也可用重组的人凝血因子Ⅷ替代。血友病病人可产生因子Ⅷ抑制物，术前要对这部分病人进行筛选。

(2) von Willebrand病(vWD，假血友病，血管性血友病)以常染色体显性或隐性方式遗传，发病率与血友病甲相仿。两性的发病率无明显差异，且常伴有血小板功能异常。① 内皮细胞不能释出足量因子Ⅷ，从而影响血小板黏附，表现为出血时间异常，因子Ⅷ的抗原活性和促凝活性均减弱。② 血友病时因子Ⅷ水平衡定，而von Willebrand病时因子Ⅷ水平变化不一。③ 经典血友病所用的纯化因子Ⅷ中不含von Willebrand因子(因子Ⅷ R：WF)，因此对该病无治疗作用。冷沉淀物中有因子Ⅷ复合物中的两种成分，可治疗出血异常，要求在手术前一日开始用。

(3) 血友病乙(Christmas病)是因子Ⅸ的性连锁缺陷，仅见于男性。发病率约为血友病甲的1/10，其表现、严重程度及治疗均与血友病甲相仿。PTT一般均延长。

(4) 因子Ⅺ缺陷(Rosenthal综合征)是一种罕见的常染色体显性遗传病。PTT异常，PT正常。男女均可患病，常见于犹太人。

(5) 因子Ⅻ缺陷，一般无症状。

(6) 因子ⅩⅢ缺陷是常染色体显性或性连锁隐性遗传病。纤维蛋白单体不能交联，形成的血栓不牢固，血栓在5M尿素溶液中会溶解。PT、PTT和TT均正常。

(7) 因子Ⅴ缺陷是一种常染色体隐性遗传病。PT和PTT均延长。

(8) 因子Ⅹ缺陷是一种常染色体隐性遗传病。PT和PTT均延长。

(9) 因子Ⅶ缺陷是一种常染色体隐性遗传病。PT延长，PTT正常。

(10) 低凝血酶症(因子Ⅱ缺陷)是一种罕见的常染色体隐性遗传病。PT和PTT均延长。

(11) 纤维蛋白原缺陷(无纤维蛋白原血症)是一种常染色体隐性遗传病;而纤维蛋白原的质异常(纤维蛋白原功能不良血症)是常染色体显性遗传病。这两种病 PT、PTT 和 TT 均延长。纤维蛋白原在 1 g/L 以上时才能止血。

(二) 先天性凝血障碍病人的围手术期处理

1. 必备条件　择期手术前取得血液科医师的支持,与检验科取得联系做凝血因子快速测定,准备足量的所需的凝血因子。

(1) 联系鲜冻血浆、冷沉淀物以及浓缩的凝血因子,以便随时取到。

(2) 凝血因子的水平用正常活性的百分比表示。30%以上才能止血,凝血试验要求正常。浓缩凝血因子用单位度量,1 单位相当于 100%活性的血浆 1 mL 所含因子量。

2. 手术计划　小创伤或术后恢复期,Ⅷ因子的活性应维持在 15%～20%直至拆线、拔管。大创伤、大手术或关键部位出血(如颅内出血),Ⅷ因子的活性应维持在 50%～60%。要对因子进行监测,根据因子的半衰期及时补充。

(三) 获得性凝血障碍

1. 弥漫性血管内凝血(DIC)　是凝血和纤溶系统同时激活,是一些严重疾病,如脓毒症、恶性肿瘤、创伤、休克或严重产科并发症的结局。

表现:凝血和纤溶系统一经激活,血小板和凝血因子即开始消耗,释出纤维蛋白降解产物。临床上表现为广泛出血,PT 和 PTT 延长,由于微血管病性溶血,外周血涂片见红细胞变形(裂红细胞)。血小板减少、纤维蛋白原减少和纤维蛋白裂解产物增多均有助于诊断。

治疗:主要治疗原发病,其他治疗方法均存在争论。有人主张用肝素阻止凝血,认为补充血小板和凝血因子是“火上浇油”。但是,对广泛出血,在积极处理原发病的同时,补充一些血小板、鲜冻血浆和冷沉淀物是明智之举。

2. 维生素 K 缺乏　肝合成因子Ⅱ、Ⅶ、Ⅸ和Ⅹ时需要维生素 K。维生素 K 主要由肠道菌群制造产生。

(1) 外科病人维生素 K 缺乏很常见,其原因有营养不良、应用抗生素使正常肠道菌群改变、梗阻性黄疸及肠外营养未补给维生素 K。

(2) 维生素 K 缺乏时,开始 8～12 小时可给予维生素 K 10～20 mg,视病情每 12 小时重复一次,直至 PT 正常。急诊时,先用维生素 K 10～20 mg,并输鲜冻血浆。

3. 肝脏疾病　除因子Ⅷ外,所有因子都减少。PT 延长,出血时间延长。如肝细胞功能受损严重,应用维生素 K 无效。

4. 外源性抗凝剂　大多数获得性凝血障碍与用药有关。① 肝素抗凝可引起 PTT 和 TT 延长。肝素(高分子量肝素,天然肝素)可通过加速与抗凝血酶Ⅲ的结合,中和Ⅸa、Ⅹa、Ⅺa、Ⅻa 因子及凝血酶而发挥作用。少于 18 个残基的低分子量肝素能与抗凝血酶Ⅲ结合,并中和Ⅹa 因子(不中和凝血酶);而 18 个残基以上的低分子量肝素仍保留抗凝血酶活性。临床用药时,应考虑到不同分子量肝素的生物特性。② 华法令抑制肝凝血因子Ⅱ、Ⅶ、Ⅸ和Ⅹ的合成,使 PT 延长、PTT 稍延长、INR 延长。③ 阿司匹林和其他非甾体抗炎药干扰血小板功能。

5. 获得性血小板减少　有 4 种机制:① 骨髓中血小板生成减少(如恶性贫血)。② 外周血中血小板破坏增加,如特发性血小板减少性紫癜(ITP)或 DIC。③ 脾肿大后脾淤血(如肝硬变)。④ 以上疾病中任意两种并存时(如酒精性肝衰竭)。此外,药物(肝素)可能增加脾对血小板的破坏。

6. 后天性血小板功能异常　有2种因素: ① 使用药物(阿司匹林或其他NSAIDs)。阿司匹林与其他NSAIDs不同,它导致不可逆性血小板功能异常,因此择期手术前应停用阿司匹林至少1周。② 尿毒症常伴血尿和出血征象,手术前需要进行透析来纠正血小板功能异常。

第四节　术 中 出 血

术中和术后大出血的常见原因是局部止血不彻底、输血并发症和不明原因的止血缺陷。

一、局部因素

创面某一部位出血,原因可能是局部止血不当(如血管未结扎),应及时查明并处理。

1. 直接压迫　用手指或纱布压迫常可控制出血,从而找到出血点。然后根据血管的大小进行结扎、缝扎或钛夹钳夹。

2. 电凝　比结扎迅速,但应用不当可造成较多组织坏死。

3. 化学止血剂

(1) 肾上腺素: 可使局部血管收缩,但不宜多用,以免吸收后起全身效应。

(2) 凝血酶: 可促使纤维蛋白形成,因而局部应用有效。常与明胶海绵(Gelfoam)合用。

(3) 氧化纤维材料(Oxycel, Surgicel)和微纤维胶原(Avitene): 可为血块形成提供支架。

二、全身性疾病

1. 潜在性疾病　术中出血可由下列原因所致,如: 前文提及的先天性或获得性血小板病以及凝血系统疾病(如: 血友病甲、低凝血酶原血症或DIC)。手术开始后最初30分钟内出现的止血异常往往提示病人原来就存在出血性疾病。

(1) 纤维蛋白溶解: 系指外科病人的获得性低纤维蛋白原血症状态,有些疾病也可引起纤维蛋白溶解,如前列腺癌广泛转移、休克、全身性感染、缺氧、肿瘤、肝硬化和门静脉高压症等病人。纤维蛋白原和第Ⅴ、Ⅷ因子减少亦可见到,因为这些都是纤维蛋白溶酶的作用底物。纯纤维蛋白溶解状态不伴有血小板减少。如能诊断出此潜在性疾病,其治疗可保证。6-氨基己酸(EACA)是一种纤维蛋白溶解的抑制剂,可能有效。

(2) 骨髓增生性疾病(myeloproliferative diseases): 可采用对骨髓增生性疾病的标准疗法处理血小板减少。最好将血细胞比容维持在<48%,血小板计数<400×10^9/L。46%的红细胞增多症病人在手术中或术后会发生并发症,包括16%的死亡率(这些病人中80%疾病未得到控制)。本病最常见的并发症是出血,其次是血栓形成和感染。对这些病人,建议术前应用抗血小板制剂(阿司匹林、双嘧啶氨醇(Dipyrsdamole))和抗凝物质。

(3) 肝脏疾病: 长期肝病者凝血因子Ⅱ、Ⅴ、Ⅶ、Ⅹ和ⅩⅢ的合成减少。由于肝脏不能清除纤维蛋白溶解酶原激活物,亦可有纤维蛋白溶解增加。

2. 4~6小时内输入库血4 000 mL以上可引起异常出血,因为库血含血小板少、凝血因子少、钙少并且温度低。

3. 休克和严重创伤可引起DIC、毛细血管渗出，血液大量丢失。继发性纤溶可能是DIC后异常出血的原因，休克、全身感染、过敏时更易发生。DIC的诊断是血小板减少、凝血因子减少、纤维蛋白降解产物存在。

(1) 凝血障碍的原因：① 血液稀释。② 凝血因子消耗。③ 低体温。④ 代谢性酸中毒。低体温、凝血障碍和酸中毒合称死亡三联征(见第12章第四节)。

(2) 血液稀释是创伤病人凝血障碍的主要原因，主要见于输血量达病人全身血量1.5倍以上时。当输血量为病人自身血量的1倍时，仅有35%～40%的血小板，此时，血小板还有创面消耗。凝血障碍的主要表现是创面广泛渗血。由于PT和PTT的监测是在37℃条件下进行的，因此并不能反映凝血障碍。治疗是输血小板和鲜冻血浆。不要等化验结果。

第五节　输血的适应证、输血技术和注意事项

输血(blood transfusion)是外科领域中广泛应用的重要治疗措施之一。输血可补充血容量，增加血液携氧能力，提高血浆蛋白，改善凝血功能，增强机体免疫力。不合理的用血有危害，临床医生要严格掌握输血的适应证，正确选择血液制品。输血包括输注全血、血液成分和血浆增量剂。

一、适应证

原则是尽量少输血，尽可能用成分血。

1. 大出血　是输血最广泛的适应证。一次出血不足500 mL，机体可自我代偿。若失血500～800 mL，可输注晶体或血浆增量剂。一般认为仅当严重失血超过全身血量的20%(1 000～1 500 mL)时才是输血的适应证。需要提请注意的是，血或血浆不宜用作扩容剂，晶体结合胶体液扩容是治疗失血性休克的主要方案。血容量补足之后，输血的目的是提高血液的携氧能力，首选红细胞制品。急性失血所造成的血容量不足是输全血的唯一指征。新鲜全血(24小时以内)是治疗这种失血的理想用品，因为新鲜血中的血小板和凝血因子仍有活性，不像库血那样有许多生化改变。Hct＞35%时，血液黏度骤然增加。应将出血性休克病人的Hct维持在25%，这对冠脉循环的氧输送很合适。若有高代谢因素存在，则Hct应维持在30%。

2. 贫血或低蛋白血症。

3. 严重感染。

4. 凝血机制障碍。

二、输血技术

1. 输血途径　静脉输血是常规输血途径。

2. 输注速度　成人以5～10 mL/min、儿童以10滴/min为宜。老年人或心脏功能不全者应放慢速度，限制在1 mL/min。抢救急性大出血时，应加压快速输入所需血量。

三、注意事项

1. 输血前须严格核对供血者和病人的姓名、性别、血型、交叉试验结果、瓶号等，严防错输血型不合的血，核查工作尽量由两人完成。

2. 应对输血瓶、袋和血液的外观进行观察，库血如有以下异常不应使用：① 血浆呈淡红色，示有溶血。② 血浆有絮状物或混浊表示有污染。③ 库血保存已超过 21 天。④ 瓶口、袋口有破损，标签模糊不清。

3. 输血前后用生理盐水冲洗输血管道，血液中不加任何药物，以防溶血或凝血。

4. 输血过程中严密观察体温、脉搏、血压等生命体征。

血制品可分为全血和各种血液成分。

第六节　输血反应和并发症

一、发热反应

发热反应是输血早期最常见的并发症，发生率约 2%。主要原因是输血器具带有的致热原所致。一般在输入 100 mL 血后出现寒战、发热，体温可达 39～40℃。皮肤潮红，脉速、无血压下降，无荨麻疹及呼吸道症状，约 1 小时后好转。

处理：轻者减慢输血，重者应停止输血。寒战时保温，高热时物理降温。药物治疗可用异丙嗪 25 mg，肌内注射；或哌替啶 50 mg，肌内注射。

预防：采血器和输血器严密消毒、一次性使用，输血过程无菌操作。

二、过敏反应

过敏反应为血液内含致敏物质所致。发热、畏寒、荨麻疹和瘙痒常在输血或输浓缩红细胞开始后 1～1.5 小时发生。严重者可发生喘鸣等呼吸道症状，甚至过敏性休克。

处理：轻者减慢输血速度，口服抗组胺药物，可使用异丙嗪 25 mg，肌内注射；地塞米松 5 mg，静脉滴注。如过敏反应典型，并且治疗有效，则不必停止输血。疑有溶血反应时，应立即停止输血。严重过敏反应者应立即停止输血，皮下注射 1∶1 000 肾上腺素 0.3～0.5 mL，或氢化可的松 100 mg 加入 5%葡萄糖氯化钠溶液 500 mL 中静脉滴注。出现呼吸困难者应做气管切开，防止窒息。

预防：采血前 4 小时禁食，以免食物中含可使受血者过敏的致敏原；有过敏史者输血前口服苯海拉明 25 mg，或静脉滴注地塞米松 5 mg。

三、白细胞和血小板致敏反应

这种情况主要见于既往有多次输血经历的病人，如：地中海贫血、顽固性贫血或再生障碍性贫血。受血者体内出现了针对供体白细胞或血小板的抗体，从而在每次输血后出现反应。

预防：多次输血的病人应该输不含白细胞或血小板的成分血。必要时在输血前即刻给予阿司匹林、抗组织胺制剂或甾体激素类药物。

四、溶血反应

这是最严重的输血并发症，后果严重。常见原因是输入血型不合的血液，或输入已溶血的库血所致。典型早期反应是在输入 50～100 mL 血时出现发热、畏寒、感胸背及腰部疼痛、呼吸困难，还可出现低血压及休克。全麻手术中溶血反应的首发表现是无法解释的弥漫性渗血和低血压，随之出现血红蛋白尿，严重者出现急性肾衰竭。迟发溶血反应是对既往输血或妊娠的回忆反应，可在 1～2 周后发生。

处理：溶血反应是一种紧急情况，常引发 DIC、急性肾衰竭（血红蛋白尿所致）和休克，因此死亡率很高。处理要点是抗休克和保护肾脏（匣 4-2）。

匣 4-2　溶血反应的诊断和处理要点

- 典型早期反应是在输入 50～100 mL 血时出现发热、胸部和腰部疼痛、呼吸困难，还可出现低血压及休克
- 全麻手术中溶血反应的表现是无法解释的创面弥漫性出血和休克
- 凡怀疑溶血反应时，立即停止输血
- 将剩余的血和重抽的病人血样一并送实验室重新进行定型和交叉配血，并检查血中有无游离血红蛋白。抽血送细菌培养，并检查有无 DIC
- 留置 Foley 尿管
  - ☞ 抗休克：输入乳酸钠林格液，使尿量保持在每小时 100 mL 以上
  - ☞ 保护肾功能：输入碳酸氢钠，碱化尿液，有助于预防肾小管损害。血压稳定后快速输入甘露醇 25 g 或呋塞米利尿

预防：输血前严格执行操作规程，仔细核查，严防鉴定和配血试验出错。

五、细菌污染

细菌污染系由采血、储存血液过程中存在无菌操作不严所致。轻者表现为发热反应；严重者可发生感染性休克（见第 5 章第三节），甚至肾衰竭。

处理：停止输血，血袋内剩余血液立即做血液培养和血涂片 Gram 染色细菌学检查。早期、大量和联合使用广谱抗生素，针对休克进行补液、纠正酸中毒等。

预防：采血、储存和输血过程严格执行无菌操作规则，输血前如发现血袋破损、血色混浊、有絮状物等异常现象不得使用。

六、循环超负荷

循环超负荷是由于快速、大量输血所致，常见于心功能低下、老年、儿童等病人，表现为心率加快、心前区压迫感、不安、呼吸困难、颈静脉怒张、咯血性泡沫痰、两肺充满啰音。

处理：停止输血，吸氧，使用强心和利尿药物。

预防：对心功能低下者应控制输血速度和输血量。

七、呼吸功能不全

库血中变性的血小板和白细胞可形成微栓子。当大量输入库血时，可引起肺损伤和呼

吸功能不全。输血时应用微孔滤网可使此类并发症减少。

八、输血传播的疾病

1. 肝炎　发生率约2%，但多数无症状。混合血制品（如：浓缩凝血因子）会增加肝炎发生率。固定献血者中有肝炎时，其发生率也会增加。测定乙型肝炎表面抗原可筛出乙型肝炎携带者，但目前的输血后肝炎多为非甲非乙型肝炎。70%～80%的输血后肝炎可以通过检查丙型肝炎抗体检出。输血后肝炎应控制在0.5%以下。

2. 获得性免疫缺陷综合征（AIDS）　是一种严重的免疫系统缺陷。病人易发生感染，易患Kaposi肉瘤等少见肿瘤。本病通过被感染者的血液进行传播。筛选试验是测该病毒的抗体，但在感染AIDS病的早期，血中测不出这种抗体。

3. 其他疾病　梅毒、布鲁菌病、疟疾和巨细胞病毒感染均可通过输血传播。

九、大量输入库血的并发症

一次输血2 500 mL以上或24小时输血超过5 000 mL称为大量输血。由于血液在储存中的变化，当快速输入（12小时内）的库血量等于或超过病人的血量时，可发生下列并发症：

1. 携氧能力下降　血液储存中2,3－DPG减少，血红蛋白对氧的亲和力增加，氧离曲线左移，在组织中氧不易释出。

2. 凝血缺陷　全血储存超过24小时，血小板及因子Ⅴ、Ⅷ的活性全部消失。因此除库血外，还应输入血小板和鲜冻血浆。

3. 体温过低　血液未经预温，大量输入后会很快发生体温过低。体温在30℃时易出现心律失常。输血时可将输血管道浸入接近体温的水浴中预温，但不要对储血容器直接加温。

4. 代谢疾病

（1）高钾血症：由于库血中红细胞外钾增多，大量库血快速输入后可引起短暂的危及生命的高钾血症。因此，在需要大量输血时，最好输用2～3天内的鲜血，或者鲜血与陈旧库血交替输用。

（2）酸中毒和枸橼酸中毒：正常情况下，枸橼酸（输血所致）和乳酸（来自灌注不良之组织）可很快被代谢掉。当病人有血容量不足或休克时，由于肝血流减少，这些物质的代谢减慢，会发生严重酸中毒。有人主张在大量输血时常规应用$NaHCO_3$，以减少pH变化。但必须谨慎。因为碱中毒与体温过低及2,3－DPG降低有协同作用，从而使氧离曲线左移，结果使组织的氧递减少。碱中毒还使钙离子水平降低，导致严重的心律紊乱。因此，血液碱化不宜常规进行，应用时要以血气分析为依据。

（3）低钙血症：血液中过量的枸橼酸与钙离子结合，使血中钙离子水平下降，从而影响心肌功能。因此，有人主张在输血时，与输血成比例地常规应用钙剂。注意，低体温时病人的心肌对钙离子极为敏感。按每升血用葡萄糖酸钙1.0 g比较安全，但最理想的方法是根据钙离子的实测值指导补钙。

第七节 自身输血

一、术中自体血回输

本法最为常用，主要收集胸腹腔大血管、脾脏或异位妊娠破裂出血或术中失血，确定不含肿瘤细胞，未被细菌、粪便、羊水或消化液污染，无溶血，方可经抗凝、过滤后再进行回输。

二、自体预存献血

择期大手术病人，术前3周每周采血400 mL，低温保存，留待术中或需要时回输，此法对肿瘤病人以及术前有脓毒症、心肺功能低下者或有凝血机制障碍者不适用。

三、等容量血液稀释

麻醉前采自身血，同时输入等量的血浆增量剂，以保证血容量不变，取血量一般不超过总血容量的20%～30%，根据手术需要，术中按后采先输原则回输入体内。

第八节 全血、血液成分和血浆增量剂

将血液中的各种有效成分分离出来，做成制剂，对某些血液成分缺乏的病人进行选择性输入，能有效的利用血源。血液成分制剂有：

一、全血

加抗凝保存液后在4℃可储存21天。常用的两种保存液是枸橼酸磷酸盐葡萄糖液(CPD)和腺苷葡萄糖盐水(AS-1)。血液储存后有下列改变：

1. 红细胞渐渐失去活力。例如：储存28天的血输入人体后，仅有25%的红细胞能保持60天活力。正常红细胞的半衰期为120天，由于细胞中2,3-二磷酸甘油酸(2,3-DPG)减少，红细胞携氧能力下降，氧合血红蛋白的解离曲线左移。

2. 凝血因子Ⅴ和Ⅷ迅速破坏，血小板在24小时后失去活性。

3. pH渐下降，在4周后为6.7。此时钾浓度达25～30 mmol/L，氨也渐渐增多。

二、浓缩红细胞

浓缩红细胞是全血去除血浆后，剩下的红细胞比容是70%。输入前要查ABO血型和Rh因子。应用浓缩红细胞的主要目的是增加病人血液的携氧能力。与全血相比，浓缩红细胞体积少，所含电解质少。感染传染病的危险性随输血量增大而上升。

1. 浓缩红细胞输入量的估计

(1) 计算全血量(TBV)：TBV(mL) = 病人体重(kg) × 7% × 1 000

(2) 计算输1单位浓缩红细胞后血细胞比容(Hct)的增加量(INC)：INC = 1单位浓缩

红细胞的体积 × 浓缩红细胞的比容 ÷ TBV

(3) 根据病人的 Hct 计算浓缩红细胞的需要量：需要量 = 拟增加的血细胞比容/INC

2. 举例 一个病人体重 70 kg，血细胞比容为 15%，则

(1) 全血量 = 70 × 0.07 × 1 000 = 4 900 mL(4.9 L)。

(2) 1 单位浓缩红细胞液约 200 mL，输入体内后血细胞比容可提高：200 mL×70%÷4 900 mL=0.029(≈3%)。也就是说，每单位浓缩红细胞液可以提升血细胞比容 3%。

(3) 若希望将血细胞比容由 15%提高至 40%(即提高 25%)，此病人必须输入浓缩红细胞(单位)：25 ÷ 3 ≈8 个单位。

(4) 用血红蛋白计算：Hct 正常值约为 45%，血红蛋白的正常值约为 15%，即：3%的 Hct≈1%血红蛋白。也就是说，每单位浓缩红细胞液可以提升血红蛋白 1%。

三、鲜冻血浆

鲜冻血浆(FFP)含全部凝血因子，是库血所不及的，其中包括因子Ⅴ和Ⅷ，可很快纠正华法令所引起的凝血障碍。主要用于浓缩红细胞大量输入后凝血因子的补充，还可用于肝病和 DIC 时凝血因子异常。输鲜冻血浆不需交叉配血，但和输红细胞一样有传染疾病的风险。FFP 保存一年后即为普通冰冻血浆(FP)，此时，其Ⅴ因子、Ⅷ因子与部分纤维蛋白原较 FFP 稍低。

四、冷沉淀

冷沉淀(Cryo)是 FFP 在 4℃下融解时的沉淀物，每袋由 200 mL 血浆制成，含Ⅷ因子 80～100 U 和纤维蛋白原及少量其他因子。主要用于血友病甲和 von Willebrand 病(vWD)等因子Ⅷ缺乏症，以及 DIC 等无法控制的出血。冷沉淀是由许多血浆混合后浓缩制得，因此传染疾病的风险更大。

1. Ⅷ因子输入量的估计

(1) 计算血浆总体积(TPV)：TPV(mL)= 病人体重(kg) × 4% × 1 000

(2) 计算Ⅷ因子需要量 Y：Y =(0.50 − Ⅷ因子浓度) × TPV

浓缩凝血因子用单位度量，1 单位相当于正常血浆 1 mL 中所含该凝血因子的量。一般只要将凝血因子水平提高到正常血浆量的 50%，即可控制大多数出血。因此，只需用 50%减去病人的基础凝血因子水平，再将结果乘以病人的血浆体积即可。

(3) 计算所需冷沉淀物的袋数(每袋含Ⅷ因子 80 U)：需要量 = Y ÷ 80

每袋冷沉淀物中含有的 von Willebrand 因子与活性Ⅷ因子量相似。

2. 举例 一个体重 70 kg 的病人，Ⅷ因子水平是 3%(APTT 法测得)。

(1) 计算血浆总体积(TPV)：TPV(mL) = 70 × 0.04 = 2 800 mL(2.8 L)

(2) 计算Ⅷ因子需要量 Y：Y =(0.50 − 0.03)× 2 800 mL = 1 316 单位

(3) 计算所需冷沉淀物的袋数：需要量(袋) = 1 316 ÷ 80 = 16.45 袋 ≈ 17 袋

五、特种浓缩凝血因子

用于遗传性凝血因子缺乏症的补充。纤维蛋白原约 250 mg，规格为每袋 20 mL，适用于血友病甲、血管性血友病(vWD)和纤维蛋白原缺乏症。浓缩血小板悬液用于再生障碍性贫

血和各种血小板低下的出血性疾病。

六、白蛋白

有 5%和 25%两种浓度，主要用于扩容。与上述几种血制品不同，白蛋白经 60℃特殊处理，因此无传染肝炎之虞。

七、血浆增量剂

经过加工处理或采用人工合成技术制成的血浆代用品，分子质量、胶体渗透压与血浆相近，能够在循环中维持一定浓度并在体内保留一定时间。不导致凝血机制改变，对人体无危害。临床常用右旋糖酐、羟乙基淀粉和明胶类代血浆。

1. 右旋糖酐　临床上常用的有 6%的右旋糖酐，相对分子质量为 75 000 左右，能降低血液黏稠度，改善微循环，减少红细胞凝集，用于低血容量休克。因其不含凝血因子，故 24 小时内用量不应超过 1 500 mL。

2. 羟乙基淀粉　由玉米粉制成，无过敏性，用于扩充血容量，治疗休克。

3. 明胶类代血浆　常用的有琥珀明胶代血浆和多聚明胶，优点为不影响凝血机制，不干扰交叉配血，使用量不受限制，可有效提高胶体渗透压。适用于术中扩容、自体输血、血液稀释等。

复习思考题

一、医学名词

大量输血，浓缩红细胞，鲜冻血浆，自体血回收，预存自身库血，血液稀释回输

二、问答题

1. 试述止血功能的临床评估要点。
2. 试述输血的发热反应和过敏反应发病原因。
3. 试述溶血反应的临床表现和治疗要点。
4. 试述术中出血的全身因素。

（汤文浩）

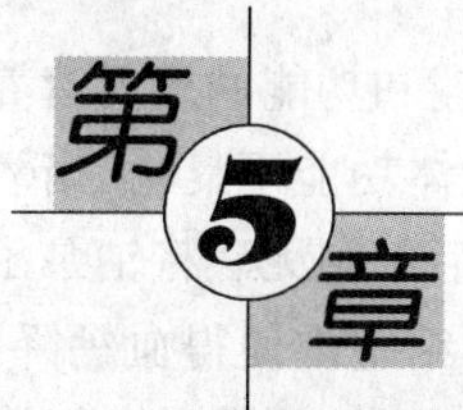

外科休克

学习要求

- 熟悉外科休克的分类和病理生理变化。
- 掌握休克的临床表现。
- 学会外科休克的诊断、监测和治疗。
- 熟悉低血容量性休克、创伤性休克和感染性休克临床特点和治疗特点。
- 了解损害控制性复苏的基本理念。

第一节 概 论

休克是以有效循环血容量锐减，组织器官微循环灌注急剧下降为基本特征的急性循环功能衰竭，使组织和细胞水平的氧耗和二氧化碳排出减少，它是一个由多种病因引起的综合征。其结果是组织的代谢需要得不到满足、炎性介质释放、细胞损伤、细胞功能障碍。目前，人们认为休克是从亚临床阶段的组织灌注不足到多器官功能不全综合征(MODS)发展的连续过程。若组织的灌注能得到及时恢复，则细胞损伤可逆；否则，为不可逆。因此恢复对组织细胞的供氧，促进其有效利用，重新建立氧的供需平衡和保持正常的细胞功能是治疗休克的关键环节。

组织器官灌注不足不是同时发生的，最早是肠系膜血管，之后是骨骼肌，最后才是肾和肝。

【分类】 常见分类是按病因和发生的起始环节来分的。

1. 按病因分类 分为：① 失血性低血容量性休克。② 烧伤性休克。③ 创伤性休克。④ 感染性休克。⑤ 过敏性休克。⑥ 心源性休克。⑦ 神经源性休克。

2. 按发生休克的起始环节分类 休克的共同特点是有效循环血容量急剧减少。有效循环血量是指单位时间内通过心血管系统进行循环的血量，不包括储藏于肝、脾或滞留于毛细血管内的血量。有效循环血量的维持主要依赖充足的血容量、有效的心排出量和良好的周围血管张力。各种病因一般通过以上3种环节而影响组织有效

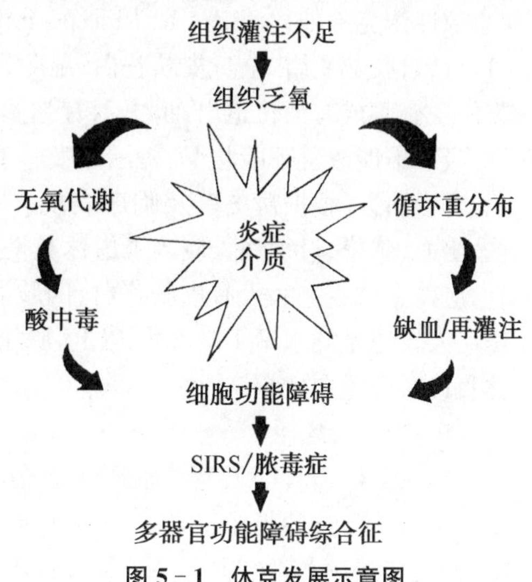

图5-1 休克发展示意图

灌流量,因而可分为:① 低血容量性休克。② 管源性休克,又称分布性休克。③ 心源性休克。

【病理生理】 图 5-1 和匣 5-1。

休克的本质是组织灌注不足导致的组织缺氧。氧是维持细胞代谢和功能的重要营养底物。组织缺氧的主要环节是 DO_2 不足、VO_2 增加或氧利用障碍(线粒体功能不良)。当氧需超过 DO_2 时,即形成氧债。细胞乏氧和无氧代谢导致乳酸酸中毒,最后细胞无法将钠泵出细胞外,钠进入细胞内,钾溢至细胞外。因此,血钾上升。此外,钙进入细胞内使得血钙降低。更严重的情况是细胞内的溶酶体破裂释出作用强烈的酶造成组织损伤,此称"病细胞综合征"。

匣 5-1 低血容量休克时器官的效应

- 心:心率加速以弥补每搏排出量的下降
- 肺:通气量增至 1.5~2 倍,呼吸频率增至 2~3 倍,以维持氧合
- 肾:肾血流减少导致肾小球滤过率减少和尿量减少,从而活化了肾素—血管紧张素—醛固酮系统,导致血管收缩和钠水潴留
- 肝:血流量减少,解毒和代谢功能减弱
- 肠道:黏膜缺血、细胞乏氧、再灌注损伤接踵而至,其结局是黏膜通透性增加,肠内细菌或细菌毒素易位进入循环,出现 SIRS,触发 MODS
- 凝血:血液在毛细血管内淤滞激活血小板,凝血因子消耗

【临床表现】 可以分为 3 个阶段(表 5-1):

1. 隐性代偿性低容量血症　健康人血容量丢失<15%,BP、P 和 CO 变化不大,表现口渴、倦怠、恶心和呃逆等中枢神经系统症状,以及尿渗透压增加、尿钠降低,正常人口服饮料即可改善。但是,病人的代偿受限,液体的入量又受医生控制,就容易发生低容量血症。

2. 显性代偿性低容量血症　休克的"代偿"是以内脏血流减少为代价,表现为精神紧张、交感兴奋(面色苍白、手足湿冷),心血管系统兴奋(P 增快、SBP 增高、PP 增加)、R 增快、UO 正常或减少。补液试验或头低足高卧位后 P 和 R 减慢。血气分析提示有低氧血症和代谢性酸中毒。

3. 失代偿性低容量血症　表情淡漠、精神错乱、黑蒙(视网膜血供不足)、颈外静脉萎瘪(心源性休克除外)、SBP<12 kPa(90 mmHg)、脉细速 100~120 次/min、口渴。重度休克时,口唇、肢端发绀,全身皮肤苍白、湿冷,脉搏扪不清,血压测不到,少尿甚至无尿。皮肤、黏膜出现瘀斑或有消化道出血,提示有弥散性血管内凝血。出现进行性呼吸困难或叹气样吸气、吸氧不能改善呼吸状况,提示呼吸窘迫综合征。

【诊断】 根据病史以及临床表现,休克的诊断并不困难,关键在于早期发现。对有创伤、出血、感染、过敏病人应当考虑休克发生的可能。临床有出汗、兴奋、心率增快、尿少等症状,应疑有休克。病人有皮肤苍白、四肢湿冷,收缩压降至 12 kPa(90 mmHg)以下,或高血压病人较原基础水平下降 20%以上,脉压低于 2.67 kPa(20 mmHg),尿量少于 25 mL/h,是休克诊断的重要依据。

(一) 一般监测

BP、HR、Hct、UO、毛细血管再充盈时间和皮肤温度等指标异常(匣 5-2),已非休克早期表现;反之,这些指标正常,也不能反映休克逆转情况,因为它不能反映氧债和组织灌注情况,即使尿量满意、MAP>10.7 kPa 也不能说明组织没有隐性乏氧。由于机体的代偿机理

极为复杂,加上复苏用药的效应交互作用,有时 PCWP 也不能完全反映血容量情况。

匣 5-2 休克病人的监测

一般监测

- 心电图变化反映心肌有无缺血
- 脉氧:如果没有指脉氧监测条件,可以通过四肢末端温度、色泽和精神状态来评估。伤员肤色灰白伴甲床苍白→血容量严重不足
- 血压:维持稳定的血压在休克治疗中十分重要。血压并非反映休克程度的最敏感指标,观察血压情况时,还要强调动态比较。通常认为收缩压<90 mmHg、脉压<20 mmHg 是休克存在的表现;血压回升、脉压增大是休克好转的征象。
  ☞ 简单血压评估法:① 扪及桡动脉搏动→收缩压≥80 mmHg;② 扪及股动脉搏动→收缩压≥70 mmHg;③ 未及颈动脉搏动→收缩压<60 mmHg。在战火纷飞的战场环境,动脉搏动比测血压更具优势
- 尿量:反映肾灌流状况,<20 mL/h 表示休克严重;>30 mL/h,反映肾脏血流灌注良好

特殊监测

- 中心静脉压
- 有创血压
- 心排量
- 碱缺失和血乳酸值

1. 精神状态　反映脑组织灌流。例如病人神志清楚,对外界的刺激能正常反应,说明病人循环血量已基本足够;相反,若病人表情淡漠、不安、谵妄或嗜睡、昏迷,反映脑因血循环不良而发生障碍。

2. 肢体温度、色泽和指脉氧　反映体表灌流。如病人的四肢温暖(𧿹趾温暖提示血流动力学稳定)、皮肤干燥,轻压指甲,局部暂时缺血呈苍白,松压后色泽迅速转为正常,表明末梢循环已恢复,休克好转;反之则说明休克情况仍存在。但影响因素很多,客观性差。

3. BP　SBP 反映 SVR,DBP 反映血容量,PP 反映 CO 和血容量。PP 的大小往往表示休克的存在与否。PP<40 mmHg 提示 CO 降低。PP<20 mmHg,SBP 正常,提示组织灌注不足。PP 正常,SBP 80～90 mmHg,提示组织灌注尚可。维持稳定的血压在休克治疗中十分重要。血压并不是反映休克程度最敏感的指标,观察血压情况时,还要强调测量、比较,通常认为收缩压<90 mmHg、脉压<20 mmHg 是休克存在的表现;血压回升、脉压增大则是休克好转的征象。

4. 脉率　脉率和脉搏强度往往比血压更灵敏。休克早期脉搏增快,通常发生在血压下降之前。当血压还较低,但脉率已恢复且肢体温暖者,常表示休克趋向好转。常用脉率/收缩压(mmHg)计算休克指数,帮助判定休克的有无及轻重。指数为 0.5 多提示无休克;1.0～1.5 提示有休克;>2.0 为严重休克。

5. Hct　<35%需输血,>35%通过输液扩容或输血浆。

6. ECG 和 UO。

(二) 血流动力学监测

1. CVP　正常人的 CVP 在－2～5 cmH_2O,休克时要求 CVP 维持在 5～8 cmH_2O 的理想水平。CVP 受血管容量、右心功能、胸内压以及血管张力等诸多因素影响,仅当输液试验前后或利尿试验前后测得的 CVP 才可正确解读。① CVP 高(>14 cmH_2O)提示容量超负荷或右心功能不全,也见于胸内压高或血管强烈收缩(人体对低血容量的反应或应用血管收

缩药物)，应结合血压和尿量分析鉴别。② CVP 低提示容量不足，也见于急性左室衰竭。③ 在无充血性心衰竭的病人，颈静脉充盈的变化反映了血容量的变化，也间接反映了全身钠含量的变化。④ 仰卧时，颈静脉萎瘪提示血容量不足，需要输含钠溶液。

低血容量情况下一般主张从右颈内静脉途径测 CVP，锁骨下静脉穿刺不容易成功，并且出血和气胸等并发症的发生率陡然增多。若病人在头低足高卧位无不适，颈静脉依然萎瘪，明智而安全的方法是在 30～60 分钟内先从外周静脉输入 500 mL 胶体液，然后再穿刺。很少病人会在输入胶体液后病情恶化，应立即停止输液，病人取坐位。

2. PCWP　Swan-Ganz 管头部的气囊充盈后在呼气末测得的压力称为 PCWP，正常值 2.0～2.4 kPa(15～18 mmHg)，该压力反映的是左心室前负荷和左心室功能，严重二尖瓣狭窄除外。肺动脉导管技术是一项有创检查，可发生严重并发症(发生率约 3%～5%)，如：气胸、血胸、动脉损伤、气栓、静脉血栓形成、肺动脉破裂、导管打结、瓣膜损伤、导管脓毒症和心律紊乱，故应当严格掌握适应证。PCWP 比 CVP 能更准确地反映血容量，尤其在重症病人。充血性心力衰竭前，PCWP 就明显升高。

要注意的是 PCWP 和右房压不仅受循环血量影响，而且受血管收缩程度、左右心的顺应性以及疼痛和激动等交感张力影响。PCWP 低提示低血容量，PCWP 高并不代表容量充足。

3. CO　通过热稀释法可测得 CO，该数值应在呼吸周期的同一时相反复测定，取其均值。正常值为 4～6 L/min。

4. CI　CI = CO/体表面积(m^2)。正常值为 2.5～3.5 L/(min・m^2)。

(三) 血电解质监测

(四) 氧代谢监测

脉搏血氧饱和度仪(脉氧仪)或肺动脉插管(Swan-Ganz 管)可提供许多血流动力学参数和 DO_2 资料，对指导治疗和心功能的维持很有帮助。

1. DO_2 与 VO_2　间断动态监测 DO_2、VO_2 和 O_2ext 可早期发现休克，了解组织灌注的纠正情况。单位时间内由左心室送往全身组织的氧的总量称 DO_2，$DO_2 = CaO_2 \times CO \times 10$，正常值约为 700 mL/min。$CaO_2$ 主要取决于动脉 SaO_2 和 Hgb 含量。

$$CaO_2(Vol\%) = SaO_2 \times 1.34 \times Hgb(g/dL) + 0.023 \times PaO_2(kPa)$$

$$CaO_2(Vol\%) = SaO_2 \times 1.34 \times Hgb(g/dL) + 0.003 \times PaO_2(mmHg)$$

式中，$SaO_2 \times 1.34 \times Hgb$ 为结合氧，而 $0.023 \times PaO_2$ 为物理溶解氧。据此，可以认为，DO_2 主要受循环系统(CO)、呼吸系统(SaO_2)和血液系统(Hgb)的影响。正常 Hgb 为 15，SaO_2 为 97%，PaO_2 为 10.7 kPa(80 mmHg)，$CaO_2 = 20\ mLO_2/dL$。

单位时间内组织从循环中摄取的氧量称 VO_2，$VO_2 = (CaO_2 - CvO_2) \times CO \times 10$，也可通过代谢仪直接测定。当 VO_2 随 DO_2 的增加而增加时，称为氧输送依赖性氧耗(图 5 - 2)。此时的 VO_2 小于机体的氧需，存在氧债。

O_2ext 指全身组织对动脉氧的摄取率，$O_2ext = VO_2/DO_2 = (CaO_2 - CvO_2)/CaO_2$，正常值为 0.25。$O_2ext > 0.35$ 提示组织摄取氧增多，DO_2 不足。低血容量或心源性休克时，DO_2 降低明显，而反映 O_2ext 的动静脉氧差增大。

2. SvO_2 和 MvO_2　抽取肺动脉血检测，正常 SvO_2 为 75%，MvO_2 为 5.3 kPa。SvO_2 由 DO_2 与 VO_2 决定。SvO_2 低提示 DO_2 不足(CO 低、Hgb 低或 SaO_2 低)或 VO_2 增加，混合静脉

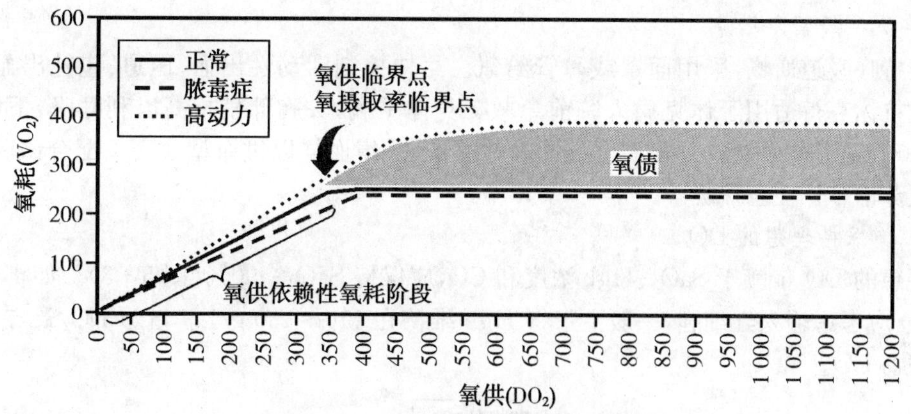

图 5-2 氧输送与氧耗的关系

当氧输送减少时,在一定范围内,氧耗依然稳定,此称氧输送非依赖性氧耗;当氧输送继续减少至临界点以下时,氧耗开始随之下降,此称氧输送依赖性氧耗

血氧监测可早期发现 DO_2 不足或血流动力学紊乱。感染性休克的早期即可出现氧供依赖性氧耗,表现为 SvO_2 不降低或上升、动静脉氧差缩小。这种氧代谢的障碍可能与细胞水平上氧利用障碍,或是微循环中动静脉短路开放、血流分布不当有关。

MvO_2 增高提示 VO_2 减少、A-V 短路、PaO_2 增高或 Hgb 氧离曲线左移。MvO_2 降低提示 VO_2 增加,MvO_2<3.6 kPa 为细胞代谢已不能维持,MvO_2<2.7 kPa 为不可逆性休克。部分组织高灌注,另一部分组织低灌注,MvO_2 可表现为正常。

3. 动脉血乳酸盐和 L/P 之比值　血乳酸盐正常值 0～2 mmol/L。血乳酸水平升高能反映低灌注及休克的严重程度,与休克病人的存活率呈负相关。当血乳酸大于 12 mmol/L,死亡率高于 90%。正常 L/P 之比值小于 10,15～20 提示细胞乏氧。

4. 动脉血气　PaO_2 正常值为 10.7～13 kPa(80～100 mmHg),$PaCO_2$ 正常值为 4.8～5.8 kPa(36～44 mmHg),休克时可因肺换气不足,出现体内二氧化碳聚积、$PaCO_2$ 升高;相反,如病人原来并无肺部疾病,因过度换气可致 $PaCO_2$ 降低;$PaCO_2$ 超过 5.9～6.6 kPa(45～50 mmHg),常提示肺泡通气功能障碍;PaO_2 低于 8.0 kPa(60 mmHg),吸入纯氧仍无改善者则可能是 ARDS 的先兆。动脉血 pH 正常为 7.35～7.45。碱缺失(BD)可反映全身组织的酸中毒情况,反映休克的严重程度和复苏状况。

5. 胃肠黏膜内 pH 值(pHi)　在休克组织灌流中胃黏膜首先受影响,而复苏后恢复最迟,pHi 可反映局部缺氧情况。

(五) DIC 监测

对疑有 DIC 病人,应测定其血小板的数量和质量、凝血因子的消耗程度及反映纤溶活性的多项指标。当下列 5 项检查中出现 3 项以上异常,结合临床上有休克及微血管栓塞症状和出血倾向,便可诊断 DIC。包括:① 血小板计数低于 80×10^9/L。② 凝血酶原时间比对照组延长 3 秒以上。③ 血浆纤维蛋白原低于 1.5 g/L 或呈进行性降低。④ 3P 试验阳性。⑤ 血涂片中破碎红细胞超过 2%等。

【治疗】 原则是迅速恢复组织灌注,输送足量的氧到组织,积极治疗原发病。近年强调氧输送和氧耗超常值的复苏概念,应达到以下标准:DO_2>600 mL/(min·m^2),VO_2>170 mL/(min·m^2),CI>4.5 L/(min·m^2);最终目的是防止多器官功能障碍综合征(MODS)。

（一）一般紧急措施

维持呼吸道通畅，采用面罩或鼻管给氧。尽快控制活动性出血，压迫、包扎出血创口。充气式抗休克裤适用于休克病人院前急救。身体平躺，头胸部稍抬高以利呼吸，下肢抬高20°～30°以利静脉回流。尽早建立外周静脉通道，采集血样以供血型及交叉配合试验，开始液体复苏治疗。注意保暖。

（二）保持理想的 DO_2

理想的 DO_2 依赖于 SaO_2、Hgb 浓度和 CO，应保持 SaO_2＞90%（图 5－3）。如扩容效果不理想，应考虑输入红细胞，一般主张将 Hgb 维持在 110～130 g/L。增加 DO_2 最有效的环节是提高 CO。

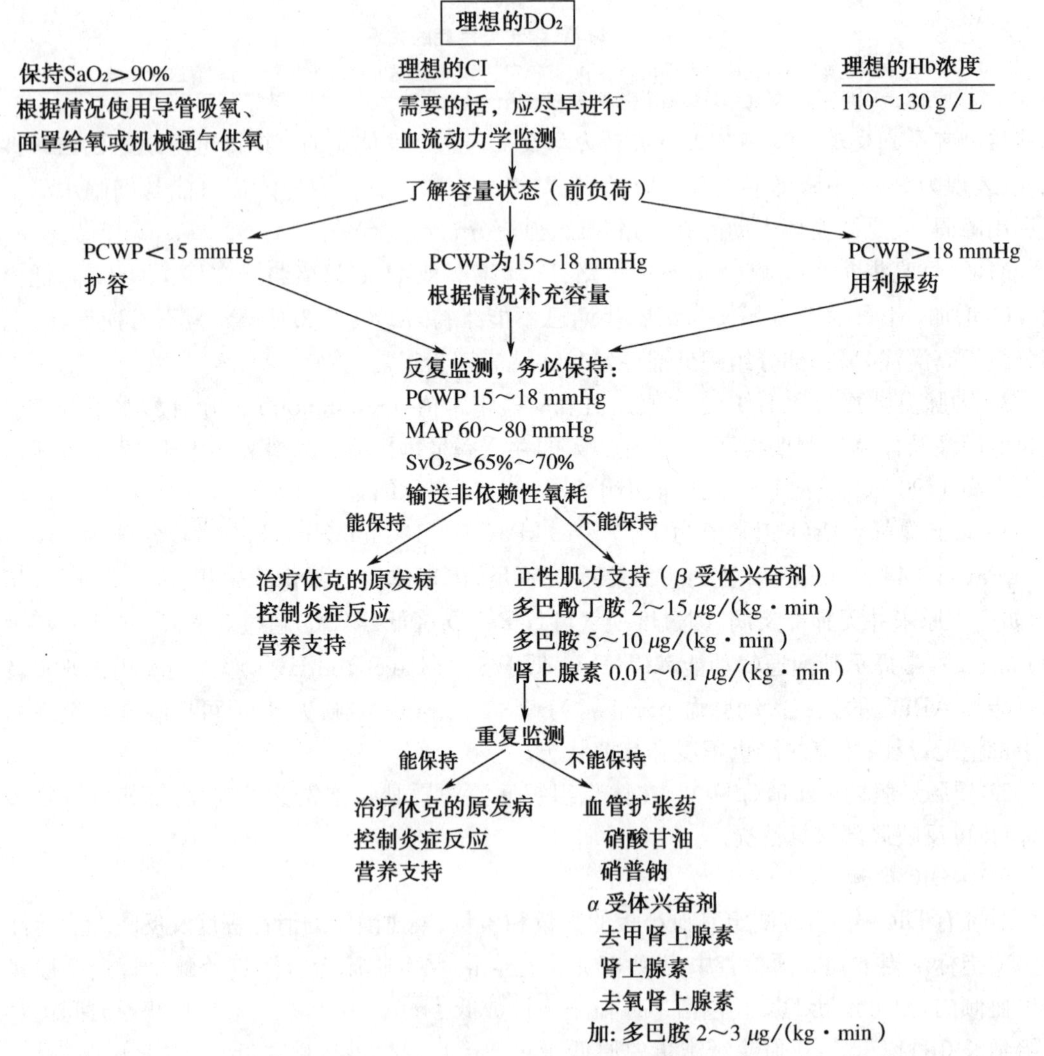

图 5－3 理想 DO_2 的维持方法

轻度休克，单用输液即可纠正，不必监测血液动力学。

中、重度休克应该用 Swan-Ganz 管来指导治疗，以获得最佳 CO（＞4.5 L/min）和 DO_2［＞600 mL/(min・m^2)或输送非依赖性氧耗］。扩容至 PCWP 在 15～18 mmHg、SvO_2＞

65%～70%、MAP8～10.7 kPa(60～80 mmHg)、输送非依赖性氧耗最理想。无条件用Swan-Ganz管来指导治疗时，复苏的目标为：血压恢复[SBP＞16 kPa(120 mmHg)或MAP8～10.7 kPa]，HR下降(＜90 bpm)，UO增多[＞60 mL/h或0.5～1 mL/(kg・h)]，酸中毒纠正。

休克时输液的速度、用量及种类取决于体液丢失的程度。开始时可按10～25 mL/(kg・h)快速输入乳酸钠林格液，严重容量不足可以在开始10～15分钟快速输入1 000～1 500 mL。若晶体液扩容效果不理想，应考虑输入红细胞(保证理想的Hgb)或胶体液，因为晶体液扩容有时效短、效力低之缺点，1小时后，仅25%存在于血管内。胶体液可根据情况选用中分子羟乙基淀粉、右旋糖酐或白蛋白。需注意的是大量输注胶体液对肺和肾功能不利。

主张胶体液复苏者认为大分子物质在血管内滞留时间长，有利于血压的维持。但是，主张晶体液复苏者认为白蛋白会漏至血管外，休克时更容易漏出，因此，用晶体液复苏更安全，且晶体液价格低廉、来源丰富。作者认为，如果目的是增加前负荷、增加心输出量和血液，用晶体液即可；若目的是提高氧输送，则应该补充红细胞。

补液试验：在10分钟内输入100～200 mL等渗晶体液，若PCWP(CVP)升高不到3 mmHg(2 cmH_2O)，提示容量不足，应扩容；若PCWP(CVP)升高超过7 mmHg(5 cm H_2O)，提示容量补足或心功能不全，应停止输液。此称3－7或称2－5规则。

(三) 心血管药物

在休克治疗中使用血管活性药物的主要目的是提高组织灌注。血管收缩药可增加血压，但有可能减少组织灌注，作为应急措施可暂时升高血压，保证重要生命器官灌注。血管扩张药降低血管阻抗，增加微循环灌注与回心血量。必须注意应在恢复血容量的情况下使用，否则可引起血压骤降，导致不良后果。药物输注最好采用输液泵，以确保精确调控。并监测血压、心率、中心静脉压等，通常动脉收缩压应维持在14.7～17.3 kPa(110～130 mmHg)以上，舒张压8.0～10.6 kPa(60～80 mmHg)较为理想。

前负荷补足后，若病情无好转，应该考虑用正性肌力药物。常用于休克治疗的正性肌力药物有多巴酚丁胺、肾上腺素以及去甲肾上腺素。应用哪种药物最佳无定论，随医生而异。

1. 常用血管活性药物　常用于休克治疗的心血管药物有多巴胺、多巴酚丁胺、去甲肾上腺素以及异丙肾上腺素等交感胺类药物。注意：在严重酸中毒情况下，这些药物的升压效果不佳。

(1) 去甲肾上腺素：血管收缩剂，兴奋α受体，收缩外周血管，升高血压，扩张冠状动脉，可激活β_1受体而增加心肌收缩力与心排血。半衰期为2～3分钟，可以0.5～2 mg加入5%葡萄糖100 mL中静脉滴注，通过调节滴速以达到预期作用。

(2) 多巴胺：最常用的血管活性药物，作用与浓度有关。低浓度1～2 μg/(kg・min)时，激活多巴胺受体，扩张肾、肠系膜及内脏血管，拮抗休克时的肾血管收缩，此剂量无正性肌力作用。浓度为3～10 μg/(kg・min)时，激活β_2受体，增加心率、心肌收缩性与心排血量。剂量大于15 μg/(kg・min)时，主要兴奋α受体，起血管收缩作用。

(3) 多巴酚丁胺：有很强的α_1兴奋作用，增加心肌收缩性、心率与心排血量，降低肺动脉楔压，很少诱发心律失常。多巴酚丁胺静脉滴注的起始浓度通常为2～5 μg/(kg・min)，然后逐渐增加至出现心毒性(异位节律)。

(4) 异丙肾上腺素：纯α受体兴奋剂，增加心肌收缩性、心率与心排血量，扩张肠系膜与骨骼肌血管床。对心源性休克，异丙肾上腺素可增加异位心律的出现，应慎用。

2. 血管扩张剂 可降低心脏后负荷，扩张微循环血管，改善心脏功能。常用药物有硝普钠、酚妥拉明等。

(1) 硝普钠：作用开始迅速，持续时间为 1～3 分钟，同时扩张小动脉与静脉，降低前后负荷及心室充盈压，增加每搏容量。持续静脉点滴，速度控制在 20～100 μg/min。初起量宜小，每 5～10 分钟增加 10 μg/min，以达到预期效果。使用时注意避光，长时间大剂量使用可致硫氰酸中毒。

(2) 酚妥拉明：α 受体阻断剂，扩张动脉与静脉，降低外周血管阻抗，可使血压下降。主要降低后负荷，可用于低排高阻型心源性休克和肺水肿等情况。使用时以 20～40 mg 加入葡萄糖液中缓慢滴注，作用时间长，应注意补充血容量，以免引起血压骤降的不良反应。

(3) 山莨菪碱(654－2)：是抗胆碱能药物，可解除平滑肌痉挛，使血管舒张，改善微循环。还可通过花生四烯酸代谢，降低白三烯、前列腺素的释放而保护细胞，是良好的细胞膜稳定剂。用于休克治疗时，静注每次 10 mg，每 15 分钟 1 次，或 40～80 mg/h 持续静脉点滴，直到症状改善。

3. 其他 心脏作用药物洋地黄类药可用于治疗对扩容反应差，或伴有心力衰竭的休克病人。常用毛花苷 C 注射液 0.2～0.4 mg 静注；或以地高辛 0.5 mg 首剂静注，并以 0.25 mg/d 维持。

(四) 治疗原发病

外科疾病引起的休克不少需要手术处理。创伤性休克应及时给予止痛和骨折固定；失血性休克应及时控制出血；感染性休克需积极控制感染。手术引流和病灶清除是外科感染性休克治疗中最主要的，而不是使用抗菌药物。

(五) 纠正酸碱失衡

休克的根本治疗措施是改善组织灌注，并适时和适量地给予碱性药物。目前对酸碱平衡的处理多主张"宁酸勿碱"，酸性环境能增加氧与血红蛋白的解离从而增加向组织释氧，对复苏有利。另外，使用碱性药物须首先保证呼吸功能完整，否则会导致 CO_2 潴留和继发呼吸性酸中毒。

(六) 治疗 DIC 改善微循环

对诊断明确的 DIC，可用肝素抗凝，一般 1.0 mg/kg，6 小时 1 次，成人首次可用10 000 U (1 mg 相当于 125 U 左右)。有时还使用抗纤溶药，如胺甲苯酸、氨基己酸，抗血小板黏附和聚集的阿司匹林、潘生丁和小分子右旋糖酐。

(七) 皮质激素以及其他药物的应用

皮质类固醇可用于感染性休克和其他较严重的休克。一般主张应用大剂量，静脉滴注，一次滴完。为了防止多用皮质类固醇后可能产生副作用，一般只用 1～2 次。

加强营养代谢支持和免疫调节治疗，适当的肠内和肠外营养可减少组织的分解代谢。联合应用生长激素，谷氨酰胺具有协同作用。

其他类药物包括：① 钙通道阻断剂，如维拉帕米、硝本地平和地尔硫卓等。② 吗啡类拮抗剂纳洛酮。③ 氧自由基清除剂如超氧化物歧化酶(SOD)。④ 调节体内前列腺素(PGS)如输注前列环素(PGI_2)。⑤ 应用三磷酸腺苷-氯化镁($ATP\text{-}MgCl_2$)疗法。

(八) 防治器官功能障碍

具体参见第 6 章。

第二节 低血容量性休克

低血容量性休克(hypovolemic shock)是外科临床上最常见的一种休克,特点是循环容量丢失,结果CO减少,DO_2减少。体液的丢失因病因而不同,失血多见于创伤、肝脾破裂、上消化道出血等;血浆及细胞外液丢失可见于创伤、烧伤、急性胰腺炎或肠梗阻等。

【临床表现】 低血容量休克的症状与体征取决于血管内容量丢失的严重程度。面色苍白、皮肤厥冷、毛细血管再充盈缓慢,病人多有恐惧和不安。循环血量丢失少于15%时,一般无休克体征。低血容量性休克最早的体征是P加快、PP缩小、毛细血管再充盈减缓和皮肤湿冷。循环血量丢失达30%时,P增快、SBP下降,同时尿量(UO)减少(表5-1)。如果血容量丢失超过40%,将会严重威胁生命。严重低血压,持续时间过长(超过2小时),病人则很难从低血容量休克中成功复苏。这说明复苏治疗的紧迫性。

表5-1 不同严重程度出血性休克的临床表现

血容量丢失百分比(体重70 kg男性丢失量)	脉率(次/分)	SBP	脉压	呼吸	CNS	尿量
<15%(<750 mL)	正常	正常	稍降	正常	正常	正常
15%~30%(750~1 500 mL)	>100	直立性低血压	下降	微快	不安	20~30 mL/h
30%~40%(1 500~2 000 mL)	>120,弱	下降	下降	显快	表情淡漠	20 mL/h
>40%(>2 000 mL)	>140,扪不清	明显下降	明显下降	显快	昏迷	极少

【诊断】 低血容量休克的诊断应依据病史、体检等判断有无急性血管内容量丢失的情况以及机体相应的代偿反应。实验室检查可以发现Hgb、Hct改变。失血可导致Hgb降低;在肠梗阻情况下,体液的移动可引起Hgb与Hct升高。

低血容量休克复苏后临床征象改善不明显者,应置入中心静脉导管或肺动脉导管行血流动力学测定。典型的低血容量休克表现为左、右充盈压均下降(CVP下降、PCWP下降),CO减少或正常,外周阻力增加以及混合静脉血氧饱和度降低。

【治疗】

1. 一般治疗 A(保持呼吸道通畅);B(保证良好的通气,必要时行气管插管或气管切开机械通气);C(维持良好循环)。病因治疗。

2. 补充丢失之血液或体液 低血容量性休克的主要治疗措施是尽快补足容量。先开通两条大口径输液通道(至少16号针头)。这些静脉通路可经皮穿刺技术在非受伤肢体建立,然而,血容量严重丢失的伤员外周静脉塌陷,建立静脉通路的唯一方法是静脉切开,踝部的大隐静脉适合此操作,也可经皮穿刺股静脉或行股静脉切开。此时,锁骨下静脉和颈内静脉不适合立即建立静脉通路,因为在这些静脉处于塌陷的状态下穿刺,容易损伤动脉造成血胸。在血容量得到纠正后,再行静脉穿刺插管就相对安全,还可置入Swan-Ganz管或中心静脉导管指导输液。无条件时,应输液至尿量达0.5~1.0 mL/(kg·h)、MAP 65~70 mmHg、代谢性酸中毒改善、HR正常。

(1) 快速扩容:无论是哪一种失液,在初期复苏时都输乳酸钠林格液,但是一般不要超过50 mL/kg。休克严重时,可在15分钟内快速输入2 L(小儿20 mL/kg),此称为快速容量复苏

(fluid bolus，fluid challenge)。同时，密切观察，随时调整输液速度，直至尿量满意。病人对补液的反应是指导下一步补液治疗的最佳指标。若2次快速大量输液后，病人血液动力学仍无变化或有大出血临床表现时，应同时输用全血或红细胞。必要时应手术紧急止血。

失血性休克在出血控制前应该实行允许性低血压策略(参见第12章)，目的是将无细胞液的用量降至最低，避免把血凝块冲脱。在出血控制后立即积极着手损害控制性复苏(damage control resuscitation)，又称止血性复苏(hemostatic resuscitation)(匣5-3)。要特别关注病人对输液的反应和体液复苏的终点，确保病人的体液完全复苏，减少器官衰竭的发生率和严重程度。

匣5-3 出血性休克的损害控制性复苏

- 出血性休克的重点是外科止血。在外科出血得到确切控制前，采用允许性低血压策略
- 尽量减少晶体液(如：乳酸钠林格液和生理盐水)的应用，它们是创伤病人全身炎症反应和多脏器损害(ARDS，腹腔室综合征)的元凶
- 首选5%HTS(高张盐水)复苏
- 早期应用血制品：尽可能使用新鲜全血复苏。如果没有全血，就只能选择成分血输入，将压积红细胞(尽可能新鲜)、鲜冻血浆和血小板按1∶1∶1输入
- 考虑用rFⅦa或因子Ⅸ
- 注意保温，避免发生低体温

(2) 休克裤：充气后压迫腹部和两下肢，增加回心血量。不良反应是进一步加重了下肢灌注不足和缺氧。主要适用于紧急时或现场急救时，尤其适用于骨盆骨折。心源性休克、胸外伤、膈外伤和妊娠是用休克裤的禁忌证。

(3) 胶体液和高渗盐水：在低血容量性休克时，胶体液(鲜冻血浆、右旋糖酐、羟乙基淀粉)和高渗(3%～7.5%)盐水的应用仍然有分歧。理论上，这些液体的扩容作用比等渗液好，还可减轻肺间质水肿，因为等渗液在进入血管的同时也进入组织间隙。但是，在创伤性休克的复苏中，多中心前瞻性研究未显示其优越性。如休克系失血所致，并对晶体液复苏反应短暂，应尽快交叉配血后输血。失血量大、有贫血的休克病人应输血，紧急情况下可先用1单位"O"型压缩红细胞。如因条件所限不能输血时，可适当给予血浆增量剂(如中分子右旋糖酐、羟乙基淀粉等)。注意维持Hct在30%～35%左右，在此范围内血液流体特性维持最好，并且有足够的携氧能力。

(4) 对因治疗：立即找出失液或失血的原因，并进行止血处理，必要时手术。严重心肺衰竭的出血性休克病人有时可以在急诊室剖胸夹闭降主动脉。低血容量性休克病人用正性肌力药物治疗很少有益。

[**举例**] 某男，72岁，行腹主动脉瘤修补术后18小时，气管插管机械通气，呼之能睁眼，四肢能自主活动，T 38.2℃(肛)，P 120 bpm，RR 28 bpm，BP 10/6.7 kPa，前3小时UO 10 mL。平卧位检查全身皮肤湿冷，甲床苍白有斑纹，颈静脉萎瘪，心音正常，无奔马律，两肺呼吸音粗，腹胀。

从临床表现看病人有休克。根据BP = CO × SVR，该病人BP低、SVR高(全身皮肤湿冷，甲床苍白)，CO必然低。CO = 每搏输出量 × HR。该病人HR快，每搏输出量必然低。每搏输出量又与心脏前负荷、心肌收缩力及后负荷有关，该病人SVR高即后负荷增加，由于交感张力高，心肌收缩力可能增强，前负荷很可能低，即很可能有血容量不足。但还不能完全排除心功能不全，要测心功能指标。经检测初始CVP为0～2 cmH$_2$O。快速输入LR

液1 L后，CVP为2 cmH_2O，提示输液有效。再快速输入LR液1 L后，CVP为6 cm H_2O，HR降至95 bpm，BP升至14.7 kPa，UO升至55 mL/h。说明休克已基本纠正。

3. 纠正酸中毒　随着血容量补充与静脉回流恢复，乳酸大量进入血循环，适当补充5%碳酸氢钠，有助于维持心肌收缩性及对血管活性药物的反应。

4. 复苏目标　应能保证 SaO_2＞90%，Hb＞10g 或 Hct＞30%，CVP1.18～1.37 kPa（12～14 cmH_2O），左心充盈压PCWP在2.0～2.4 kPa（15～18 mmHg），平均动脉压在8.0～10.7 kPa（60～80 mmHg），SvO_2 在65%～70%，DO_2 与 VO_2 处于非依赖相作为复苏目标。在没有CVP或PCWP监测的情况下，复苏应达到使尿量维持在0.5～1 mL/(kg·h)，HR与BP正常，神志清醒，毛细血管充盈良好的目标状态。

第三节　感染性休克

感染性休克（septic shock）是由脓毒症引起的低血压状态，又称为脓毒性休克。病菌及其产物进入血流和组织，刺激单核、巨噬细胞以及内皮细胞等，生成炎性因子（如IL-6、IL-8等），诱生或释出大量的内源性介质（如血小板激活因子、前列腺素、补体、一氧化氮（NO）等）。内源性介质使：① 心脏做功进行性减弱。② 血管张力降低，外周血管扩张。③ 中性粒细胞与红细胞在毛细血管内的黏附、集聚，凝血系统的激活，使得微循环中微栓塞形成。④ 血管内皮损伤及通透性的增加，使得血浆外渗、组织水肿，加剧容量减少且使氧弥散距离增加。⑤ 毒素、介质对线粒体的直接、间接作用影响到氧代谢，尽管 DO_2 并不下降甚至增高，但氧利用的障碍导致组织缺氧与无氧代谢增加，混合静脉血氧饱和度较高。

感染性休克时动-静脉氧含量差减小，原因有：动-静脉短路开放；内毒素抑制细胞功能，线粒体对氧的利用受损；氧代谢下调；分布异常（微血栓、水肿、局部血管强烈收缩等原因所致的毛细血管梗阻）导致 VO_2 和 O_2ext减少。全身性感染病人的解剖分流还未被证实，但可能存在生理性分流。许多全身性感染病人血L/P比值并不升高，不支持微循环灌注不足的理论。

【病因和分类】　大多数感染性休克是Gram阴性菌暴发性脓毒症，也可能是Gram阳性菌或真菌。常见病因有胆道系统感染、泌尿生殖系感染、肺部感染、伤口软组织感染、脓肿和静脉导管感染。

按照感染性休克的临床表现与血流动力学的某些特点，可以分为高动力型、低动力型两种。前者表现为外周血管扩张、皮肤比较温暖、尿量与脉压基本正常、全身血管阻抗降低、心排血量正常或增高，又称为高排低阻型；低动力型表现为脉搏细速、皮肤湿冷、外周血管收缩、全身血管阻抗增加、心排血量减少，又称为低排高阻型。实际上这些不同类型可能只是感染性休克演变过程中不同阶段的表现。

【临床表现】　早期为高动力状态（暖休克），病人面部潮红，四肢暖，精神错乱，BP下降，SVR明显降低，RR加快。CO明显增加，可达每分钟10 L。除高动力外，还有高代谢，表现为静息能耗增加、糖异生增加、分解代谢增加、VO_2 增加，因此高血糖、糖尿和呼吸性碱中毒的出现往往提示感染性休克早期。休克进一步发展，由于心肌功能减弱，后期为低动力状态（冷休克），低动力性休克是一种失代偿状态，特点是T升高或降低、CO减少、少尿、白细胞升高或减少、精神状态不佳。最终周围血管收缩，出现四肢厥冷，病人出现低血容量性休克的一些特征。低动力性休克的死亡率比高动力性休克高。

血流动力学早期为 CI 升高、SVR 降低、周围动脉扩张，但内脏血流灌注不足、CVP 一般降低。后期为低动力性。特点是 CI 减少、HR 加速、BP 下降、少尿、外周阻力增加或降低。感染性休克时，尿量往往不能完全代表肾灌注的真实情况，此时肾保钠减少，排水增多，若不注意输液可很快出现氮质血症。

血培养或感染部位病原菌的检出有助于脓毒症的确诊。感染性休克血培养的阳性率为 40%～60%，可能与菌血症间隙性出现以及早期使用抗生素有关。

【治疗】 感染性休克的病理生理变化比较复杂，治疗也比较困难。治疗目标是控制原发感染灶(抗生素，引流，清除坏死组织)，建立理想的 DO_2 和 VO_2，防止发生 MODS。首先是病因治疗，原则是：在休克未纠正以前，应着重治疗休克，同时治疗感染；在休克纠正后，则应着重治疗感染。

1. 血流动力学支持和辅助治疗 在国际专家组成的专家讨论会上，专家们按照证据的质性对重症脓毒症的治疗进行了分级，A 代表证据高(充分)，D 证据很低(缺乏，差)。强烈推荐(评级为 1)表示干预措施的“利”显然大于“弊”(如：风险、对机体的负担、费用)或显然无优势。弱度推荐(评级为 2)表示处于“利”与“弊”之间的折中状态，效果不太明确。专家们认为强弱推荐评级(用数字表示)比证据质性分级(用字母表示)的临床意义更大。在那些意见未取得完全一致的领域，就采用一项已有的合理的解决问题办法。匣 5-4 按类罗列了推荐意见的要点。

匣 5-4 重症脓毒症和脓毒性休克处理的国际指南——血流动力学支持和辅助治疗

在每条指南末，括号内表示的是依据 GRADE 标准评估的推荐强度和证据性质：

✓ 表示强烈推荐或“我们推荐”。

○ 表示弱度推荐或“我们建议”。

体液治疗

✓ 用晶体液或胶体液进行体液复苏(1B)。

✓ 目标是 CVP≥8 mm Hg(机械通气病人要求 CVP≥12 mm Hg)(1C)。

✓ 如果血流动力学有改善，采用冲击疗法输入液体(1D)。

✓ 冲击疗法输液是指在 30 分钟输入晶体液 1000 mL 或胶体液 300～500 mL。对脓毒症所致的组织低灌注，液体的输入速度甚至需要更快，输入量也更大(1D)。

✓ 对心脏充盈压增加，但血流动力学无改善者，应该减慢液体的输入速率(1D)。

血管加压药

✓ 推荐维持 MAP≥65 mm Hg(1C)。

✓ 首选血管加压药是去甲肾上腺素和多巴胺，应该从中心静脉导管输入(1C)。

○ 不建议将肾上腺素、去氧肾上腺素或抗利尿激素用作脓毒性休克病人的首选用药(2C)。先用去甲肾上腺素，再加抗利尿激素 0.03 单位/min，与单独用去甲肾上腺素等效。

○ 在应用去甲肾上腺素或多巴胺后血压反应很差时，首先考虑的替代药是肾上腺素(2B)。

✓ 不要用小剂量多巴胺来进行肾保护(1A)。

✓ 对需要用血管加压药的病人，有条件的话应该插入动脉导管监测动脉压(1D)。

正性肌力疗法

✓ 心脏充盈压升高和心排血量下降时，提示心肌功能障碍，应该用多巴酚丁胺为病人提供支持(1C)。

✓ 反对将心脏指数提高至高于正常的水平(1B)。

类固醇激素

○ 成人感染性休克在适量的体液复苏和血管加压药应用后效果不明显时，可以考虑静脉用氢化可的松(1C)。

○ 对需要用氢化可的松的感染性休克成年病人，不推荐用 ACTH 刺激试验来识别其亚群病人(2B)。
○ 与地塞米松相比，优先氢化可的松(2B)。
○ 如果希望减少氢化可的松的盐皮质激素活性，可以选择氟氢可的松(50 μg 口服，每日 1 次)。对需要用氢化可的松的病人来讲，也可以选择氟氢可的松(2C)。
○ 当病人不再需要用血管加压药时，推荐停用类固醇激素(2D)。
✓ 氢化可的松的剂量应该是≤300 mg/d(1A)。
✓ 如果没有休克，不推荐用皮质激素来治疗脓毒症，除非病人的内分泌或皮质激素病史要求我们用皮质激素(1D)。

重组人活化蛋白 C(rhAPC)

○ 对脓毒症所致脏器功能障碍的成年病人且临床评估死亡风险高者(如 APACHEⅡ评分≥25，或多器官衰竭)，只要没有禁忌证，建议用 rhAPC(2B，术后 30 天内的病人 2C)。
✓ 对重症脓毒症和死亡风险低(如 APACHEⅡ评分<20 或单个脏器衰竭)的成年病人，不建议用 rhAPC(1A)。

ACTH = 促肾上腺皮质激素；*APACHE* = 急性生理和慢性健康估测评分；*CVP* = 中心静脉压；*GRADE* = ***g***rades of ***r***ecommendation(推荐强度分级)，***a***ssessment(判断分级)，***d***evelopment(发展分级)，and ***e***valuation(和评估分级)；*MAP* = 平均动脉压；*rhAPC* = 重组人活化蛋白 C。

引自 *Dellinger RP*，*Levy MM*，*Carlet JM*，*et al*：*Surviving Sepsis Campaign*：*International guidelines for management of severe sepsis and septic shock*：2008. *Crit Care Med* 36:296-327，2008.

2. 重症脓毒症的其他支持治疗方法

(1) 血制品的应用

✓ 当血红蛋白<7.0 g/dL(<70 g/L)时，输入红细胞，目标是将成人的血红蛋白维持在 7.0~9.0 g/dL(1B)。在某些特殊情况下(如：心肌缺血、严重低氧血症、急性出血、紫绀性心脏病、乳酸酸中毒)，可能需要将血红蛋白值提得更高。

○ 不要用红细胞生成素来治疗脓毒症相关性贫血。在其他情况的贫血可以考虑用红细胞生成素(1B)。

○ 不要用鲜冻血浆纠正实验室报告的凝血功能异常，除非病人有出血，或计划做有创手术(2D)。

✓ 不推荐用抗凝血酶治疗(1B)。

○ 在下列情况下，输血小板(2D)：

血小板数低于 5 000 mm^3 (5×10^9/L)，不管病人是否有出血

血小板数在 5 000~30 000 mm^3 ($5 \sim 30 \times 10^9$/L)，病人有明显出血风险

血小板数≥50 000 mm^3 (50×10^9/L)是外科手术或有创手术的必备条件

(2) 脓毒症性急性肺损伤(acute lung injury，ALI)或急性呼吸窘迫综合征(acute respiratory distress syndrome，ARDS)的机械通气

✓ 在 ALI 或 ARDS 病人，目标潮气量是 6 mL/kg(按预测体重计算)(1B)。

✓ 目标是初始平台压上限≤30 m H_2O。在评估平台压时，要考虑到胸壁顺应性(1C)。

✓ 必要时，尽量降低平台压和潮气量，允许 $Paco_2$ 升至正常值以上(“允许性高碳酸血症”)(1C)。

✓ 设定呼气末正压通气以免肺在呼气末广泛塌陷(1C)。

○ 当病人对 Fio_2 或平台压的需求可能造成肺伤害时，应考虑对 ARDS 病人采用俯卧位，只要这种体位变换没有风险(2C)。

✓ 除非有禁忌证，一般要求将机械通气病人维持在半卧位(床头抬高 45 度)(1B)，或处

于 30～45 度(2C)。

○ 对少数轻中度低氧血症性呼吸衰竭的 ALI 或 ARDS 病人,可以考虑用非侵入性通气。但要求这些病人血流动力学稳定、放心、容易唤醒、能自主咳痰和保护气道、估计能很快康复(2B)。

√ 按脱机方案做自主呼吸测试(SBT),定期评估机械通气脱机的可能性(1A)。

√ 自主呼吸测试的选择包括用持续气道正压或用三通接头进行低压支持(5 cmH_2O)。

√ 在自主呼吸测试前,病人应该:

可唤醒。

血流动力学稳定,没有用血管升压药。

没有发生新的严重病情之可能。

对通气压和呼气末压的要求低。

面罩或鼻导管给氧完全能满足病人对 Fio_2 的需求。

√ 不要对 ALI 病人或 ARDS 病人常规采用肺动脉导管监测(1A)。

√ 对诊断明确的 ALI,但无组织低灌注证据的病人,推荐采用保守的体液治疗策略,以减少机械通气和住 ICU 天数(1C)。

(3) 镇静剂、止痛剂和神经肌肉阻滞

√ 对危重的机械通气病人,可以考虑采用镇静方案(1B)。

√ 镇静剂间歇性推注或镇静剂连续静脉注射直至达到预定终点(镇静评分),每天中断或减量让病人清醒。根据需要再逐步提高剂量(1B)。

√ 尽量避免用神经肌肉阻断剂(肌松剂)。在连续输注肌松剂时,推荐用四联串试验法监测阻断深度(1B)。

(4) 血糖控制

√ 对入住 ICU 的重症脓毒症病人,在病情稳定后,应该静脉用胰岛素控制高糖血症(1B)。

√ 目标是将血糖控制在$<$150 mg/dL(8.3 mmol/L),建议采用有效方案调整胰岛素的剂量(2C)。

√ 在静脉用胰岛素的病人,推荐用葡萄糖作为热源,每 1～2 小时监测一次血糖水平,稳定后改为 4 小时一次(1C)。

√ 如果你采用的是微量血检测法,且测得的血糖值低,在解读该结果时要倍加小心,因为此时动脉或血浆中的糖水平可能更低(1B)。

(5) 肾替代

○ 间歇性血液透析与连续静脉-静脉血滤(CVVH)等效(2B)。

○ 对血流动力学不稳定的病人来讲,用 CVVH 比较简单(2D)。

(6) 碳酸氢盐疗法

√ 在治疗 pH$\geqslant$7.15 的低灌注所致的乳酸酸中毒病人时,不要为了改善血流动力学或减少血管收缩剂用量,而采用碳酸氢盐疗法(1B)。

(7) 预防深静脉血栓形成

√ 推荐用小剂量普通肝素(UFH)或低分子肝素(LMWH),除非病人有禁忌证(1A)。

√ 若病人有肝素应用的禁忌证,推荐采用机械装置预防深静脉血栓(如长筒弹力袜或间歇性气压装置)(1A)。

○ 对深静脉血栓形成的高危病人,应联合采用药物和机械疗法(2C)。

○ 对非常高危的病人应该用 LMWH,而不是 UFH(2C)。

(8) 预防应激性溃疡

✓ 用 H_2阻滞剂(1A)或质子泵抑制剂(1B)预防应激性溃疡。预防上消化道出血的“利”必须与呼吸机相关性肺炎的“弊”相权衡。

(9) 认识到支持治疗效果的局限性

○ 与病人及其家属讨论下一步医疗计划。说明可能的后果和使他们对支持治疗抱有理性期望(1D)。

几项最重要的推荐如下:脓毒症病人在脓毒症诊断明确后 6 小时内要早期进行目标指向性体液复苏(1C);在抗生素治疗前留取血培养(1C);及时做影像检查了解是否存在潜在的感染源(1C);在感染性休克(1B)和未发生感染性休克的重症脓毒症(1D)诊断明确后 1 小时内启用广谱抗生素;根据微生物学和临床资料对抗生素治疗方案进行调整,只要合适,尽可能用窄谱抗生素(1C);根据临床效果确定抗生素的使用时间,通常为 7~10 天(1D);在感染源控制方面要注意对所选择的方法的利弊进行权衡(1C);体液复苏可以用晶体液,也可以用胶体液(1B);先用冲击疗法输液,目标是恢复平均循环充盈压(1C);如果充盈压上升,但组织灌注未见改善,应减慢输液的速率(1D);在早期,为了将平均动脉压维持在不低于 65 mm Hg的水平,血管加压药首选去甲肾上腺素或多巴胺(1C);如果在体液复苏后以及联合用正性肌力-血管加压药后,病人的心排出量依旧低,可以用多巴酚丁胺正性肌力疗法(1C);仅当感染性休克病人应用体液复苏和血管加压药治疗无效时才选择应激剂量激素治疗(2C);在重症脓毒症病人,临床死亡可能性很大者,可以用重组活化蛋白 C(2B,术后病人为 2C)。

对无组织低灌注,没有冠状动脉疾病,也没有急性出血的病人,主要的推荐项目如下:将血红蛋白维持在 7~9 g/dL 的目标水平(1B);在 ALI 或 ARDS 病人,采用低潮气量(1B)和吸气平台压限制策略(1C),在 ALI 病人至少应采用最低量的呼气末正压(1C);机械通气病人的床头应抬高,除非有禁忌证(1B);在 ALI 或 ARDS 病人,应该避免常规插肺动脉导管(1A);为了缩短机械通气的天数以及在 ICU 的天数,对 ALI 和/或 ARDS 诊断明确、没有休克的病人,采用保守的液体治疗策略(1C);推荐使用撤机方案以及镇静剂或镇痛剂使用方案(1B);镇静剂推注或连续注入者每天应暂停或减量,以唤醒病人(1B);尽可能避免使用神经肌肉阻断剂(肌松剂)(1B);控制血糖(1B);目标是病情初步稳定后将血糖维持在 150 mg/dL (8.3 mmol/L)以下(2C);CVVH 与间歇性血液透析等效(2B);预防深静脉血栓形成(1A);用组织胺(H_2阻断剂)(1A)或质子泵抑制剂(1B)预防应激性溃疡,避免上消化道出血;在适当的时候,应向家属告知支持治疗效果的局限性(1D)。

对儿科重症脓毒症病人的推荐意见:治疗终点评判的依据主要是体格检查(2C),低血压时首选的药物是多巴胺(2C),只有在疑有或确诊为肾上腺功能障碍的患儿才使用类固醇激素(2C),建议中反对用重组人活化蛋白 C(1B)。

附： **本章医学名词缩写一览表**

ARDS	急性呼吸窘迫综合征	IL	白介素	PP	脉压
ALI	急性肺损伤	LR	乳酸钠林格液	RAP	右房压力
BP	血压	LT	白三烯	RR	呼吸频率
CaO_2	动脉血氧含量	LVSWI	左室每搏做功指数	SaO_2	动脉血氧饱和度
CI	心脏指数	Mf	巨噬细胞	SBP	收缩压
CNS	中枢神经系统	MAP	平均动脉压	SIRS	全身性炎性反应综合征
CO	心输出量	MODS	多器官功能障碍综合征	SvO_2	混合静脉血氧饱和度
CvO_2	混合静脉血氧含量	MvO_2	混合静脉血氧分压	SVR	体循环血管阻力
CVP	中心静脉压	O_2 ext	氧摄取率	T	体温
DBP	舒张压	P	脉率	TNF	肿瘤坏死因子
DO_2	氧输送	$PaCO_2$	动脉血二氧化碳分压	TX	血栓素
FiO_2	吸入氧浓度	PAF	血小板活化因子	UO	尿量
Hgb	血红蛋白	PaO_2	动脉血氧分压	VO_2	氧耗
Hct	血细胞比容	PCWP	肺毛细血管楔入压		
HR	心率	PEEP	呼气末正压通气		

复习思考题

一、医学名词

休克，氧债

二、问答题

1. 试述低血容量性休克时器官的效应。
2. 试述休克临床表现的三阶段。
3. 试述休克的一般监测内容。
4. 试述休克的治疗。
5. 试述出血性休克的损害控制性复苏要点。

（汤文浩）

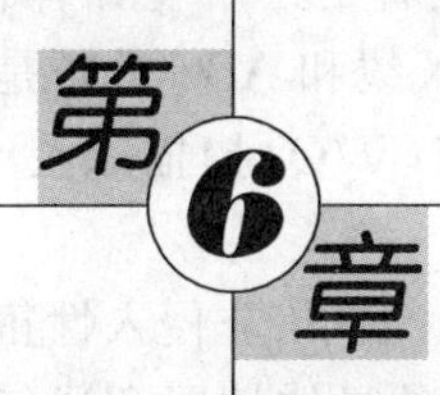

外科重症医疗

学习要求

- 掌握急性呼吸窘迫综合征临床表现。
- 了解肠功能衰竭的临床表现和处理。
- 熟悉急性肾功能衰竭的病因和分类。
- 了解急性肾功能衰竭的病理生理、临床表现和诊断方法。
- 了解急性肾功能衰竭的主要防治方法。
- 熟悉多器官功能障碍综合征的病因、分类、诊断指标、预防和处理。

第一节 呼吸系统

一、呼吸衰竭

【定义】 呼吸衰竭是指 Pao_2<60 mmHg 或 $Paco_2$>45 mmHg，代谢性碱中毒时 $Paco_2$ 代偿性升高除外。

【分类】 一般将呼吸衰竭分为两种类型：

1. 非高碳酸血症型低氧血症 又称低氧血症性呼吸衰竭、Ⅰ型呼吸衰竭或肺病性呼吸衰竭(包括呼吸道、肺泡、肺间质和肺循环)。这种呼吸衰竭都有低氧血症，不一定有高碳酸血症(主要取决于疾病的类型和严重程度)。

2. 高碳酸血症型低氧血症 又称高碳酸血症性呼吸衰竭、Ⅱ型呼吸衰竭或非肺病性呼吸衰竭(包括胸壁、呼吸肌以及中枢神经系统疾病)。这种呼吸衰竭既有高碳酸血症，又有低氧血症，因为 $Paco_2$ 增高，肺泡内 CO_2 就升高、O_2 减少，Pao_2 必然降低。若 Pao_2 降低远超过 $Paco_2$ 增高提示合并有肺病。

【病因】 急性呼吸衰竭是外科 ICU 的常见病。呼吸衰竭的病因众多，原先存在的心肺疾病或神经肌肉疾病可以因为影响了呼吸力学、气体交换或呼吸驱动力而引起呼吸衰竭。术后病人或重症病人发生呼吸衰竭的病因还有：急性疾病、手术干预和疼痛会影响呼吸力学；体液转移、肺损伤和全身炎症反应导致的急性肺损伤都会对换气带来不良影响；止痛剂或镇静剂可能对呼吸驱动力或气道维护有抑制作用。为了尽可能地降低呼吸衰竭相关并发症发生率和死亡率，关键在于能识别呼吸衰竭，确定其病因并予以处理。

【临床表现】 急性呼吸衰竭的症状和体征是气短、焦虑、精神状态改变、紫绀、呼吸辅助肌参与呼吸、喘鸣、呼吸急促、心率速和低氧血症。首先应该对气道是否通畅、有无空气进出迅速做出判断。喘鸣提示气道梗阻迫在眉睫，是一种紧急情况。紧接着是了解生命体征，包括脉氧，然后在寻找呼吸衰竭病因的同时立即为病人供氧。胸部X线和ABG分析是必查项目，其他检查项目应酌情选择，如：ECG、支气管镜、换气-灌流(V/Q)扫描以及CT扫描。

【治疗】 给病人供氧的方法有多种，如：鼻导管、面帐(face tent)、面罩、非侵入性正压通气和气管插管机械通气。到底选择哪一种供氧方式则取决于病人的具体情况和通气需求。气管插管机械通气的适应证是SOAP：分泌物(**s**ecretions)过多需要肺部吸痰；氧合(**o**xygenation)障碍需要正压通气；气道(**a**irway)梗阻或病人不能维护气道；肺功能(**p**ulmonary function)受损(即：吸气乏力或不能满足每分钟通气需求)。

氧疗的最低要求是血Cao_2满意。如第5章所述，Cao_2受Hb浓度和Sao_2制约。因此，在休克情况下，对急性呼吸衰竭的病人应该考虑把Hb纠正至接近正常水平。脉氧和ABG分析可以分别提供Sao_2和Pao_2信息。急性呼吸衰竭的治疗目标是使Pao_2达到氧-血红蛋白S形解离曲线上部的平台。

引起低氧血症的原因有吸入O_2浓度、通气情况以及V/Q的匹配情况。V/Q的匹配情况是指通气与血流在肺泡水平的平衡。V/Q是一个连续数据，范围从完全分流(腔内有血流、无通气)到死腔通气(腔内有通气、无血流)。肺泡萎陷(如：肺不张、肺泡充满了液体或蛋白性碎屑)就产生分流，当灌注该肺泡的血液回流入左心房时血液内的Cao_2就处于低水平——相当于混合静脉血。死腔通气见于大气道，这些部位的血流量有限，基本没有气体交换。最后，Pao_2代表气体交换总量。P_{AO_2}与Pao_2之间的差值称为肺泡-动脉O_2梯度($AaDo_2$)：

$$AaDo_2 = P_{AO_2} - Pao_2$$

式中

$$P_{AO_2} = [F_{iO_2} \times (Pb - P_{H_2O})] - P_{ACO_2}$$

Pb = 大气压(在海平面是760 mmHg，在海拔5 280英尺是627 mmHg)；P_{H_2O} = 蒸发气压(47 mmHg)；P_{ACO_2} = 肺泡CO_2压，可以由$Paco_2$除呼吸商(正常值是0.8)算得。如果一个人在海平面呼吸，$Paco_2$就等于40 mmHg，则

$$P_{AO_2} = [0.21 \times (760 - 47)] - (40/0.8) = (0.21 \times 713) - 50$$
$$= 150 - 50 = 100 \text{ mmHg}$$

在海拔5 280英尺，P_{AO_2} = 72 mmHg；在海平面吸入100% O_2时，P_{AO_2} = 663 mmHg。P_{AO_2}减Pao_2等于$AaDo_2$。健康人的换气-灌流匹配满意，$AaDo_2$很低(10～25 mmHg)，此时的$AaDo_2$仅反映气道死腔通气和少量的解剖血液分流[通过支气管血管和thebesian静脉(心最小静脉)进行]。$AaDo_2$升高提示气体交换受损。右-左分流的非肺性原因有房间隔缺损、肺动静脉畸形、重症脓毒症和肝硬化。肺功能衰竭的肺性原因很多，如：误吸、肺不张、肺炎、肺挫伤、肺栓塞、肺水肿和急性肺损伤/急性呼吸窘迫综合征(ARDS)。

1. 误吸 误吸在ICU是一种常见情况，可以导致化学性肺炎、呼吸机相关性肺炎，甚至ARDS。误吸的原因是喉功能和声门闭合功能受损，也可以是由于肠麻痹或幽门梗阻造成胃反流。在有内置管的情况下更容易发生误吸，因为内置管破坏了正常的保护机制。感觉中枢抑制的病人特别容易发生误吸，这种病人多没有能力将吸入物咳出，因此反应往往很

重。如果误吸的量大，病人的最初表现是机械性气道梗阻。从病理上看，最早出现的是化学性肺损伤，支气管收缩，液体在肺泡内积聚。随后出现炎症反应，释出白细胞源性或血小板源性炎性介质，血管内富含蛋白的液体漏入肺泡。肺功能在这几个阶段中进行性恶化。由于免疫抑制和气道的防御机制受损，细菌性肺炎成为临床上的主要威胁。误吸的治疗是用机械手段去除气道的残存物、胃减压防止再次误吸、根据需要进行呼吸支持治疗（如：支气管扩张剂、支气管镜和机械通气）。不提倡预防性使用抗生素，因为预防用抗生素只能助长耐药菌株的生长。但是，临床医生应该时刻警惕是否发生了真正的肺炎。

2. 肺不张　肺不张最常见于手术后病人或卧床制动的病人。肺泡的萎陷导致分流和低氧血症。其他表现则与肺不张的程度有关，包括呼吸音减弱和肺容积减少、一侧膈肌抬高或胸部X线示肺实变。很多病人都有发热，一般随着肺复张发热会自行消退。但是，萎陷的肺泡容易出现细菌定殖而发生肺炎。治疗的目标是让萎陷的肺复张，因此，最重要的治疗就是保证气道通畅和肺部吸痰。疼痛的处理不可小觑，关键是在疼痛性肌肉僵直的情况下如何权衡镇静剂使用与通气不足之间的关系。

3. 肺炎　肺炎在ICU是常见情况，尤其多见于机械通气病人和直接肺外伤病人。肺炎的临床表现是发热、白细胞增高、低氧血症、X线示明显的肺部浸润灶、脓痰中含大量细菌和白细胞。治疗原则是呼吸支持、肺部吸痰和抗生素。不过，更重要的是千万勿忽视将靠背抬高、良好的口腔清洁、每日停用镇静剂和避免误吸等预防措施。肺挫伤一般都有胸壁损伤，除了呼吸力学受损和疼痛引起的通气不足，这种病人肺功能障碍的主要原因还有肺组织破坏伴肺泡出血和体液积聚（远远超过了肺泡自身的保护机制）。肺挫伤的最初表现差异甚大，典型的肺挫伤会在伤后24～48小时因炎症反应和体液转移出现病情恶化，进入病情的“极期”。处理原则是支持，包括呼吸支持和肺部吸痰。不过，肺挫伤的部位很容易形成肺炎。

4. 肺水肿　肺水肿是一种具有潜在威胁的情况，最初表现是低氧血症。临床体征有呼吸困难、呼吸急促、低氧血症和两肺干/湿啰音。病人可以有高容量血症的体征，如：充血性心衰竭、颈静脉怒张和周围水肿。胸部X线示血流重分布（头向性）、血管周套袖、心影增大和胸膜腔积液。肺水肿的病因无非是容量过多或左心衰竭。在心肺功能障碍或肾功能障碍的病人，应该行侵入性血流动力学监测，目的是明确诊断，实施最佳治疗。低氧血症和高碳酸血症的治疗是支持疗法，必要时加正性肌力药物。利尿剂和硝酸盐类制剂可以用来降低前负荷，而硝普钠或血管紧张素转化酶抑制剂可以用来减轻后负荷。

二、急性肺损伤/急性呼吸窘迫综合征

【定义】“急性肺损伤”(acute lung injury, ALI)一词用于表述肺对广义伤害的一种反应，这些伤害可以直接作用于肺，也可以是机体其他部位的损伤或炎症作用于肺部的结果。急性呼吸窘迫综合征(acute respiratory distress syndrome, ARDS)则代表了一种比ALI更严重的情况，是以肺泡和肺内皮屏障损伤、两肺满布急性炎症反应和高蛋白液性肺水肿，伴加速纤维化(aggressive fibrosis)为特点的急性呼吸衰竭。

【原发病与诱因】 ALI和ARDS都属肺功能障碍临床综合征，可以由多种感染、炎症、组织损伤或细胞休克状态引起。容易导致ALI/ARDS的疾病可以分为直接原因和间接原因（表6-1）。

表 6-1 ARDS 常见原因

直接原因	间接原因
常见原因	常见原因
·吸入性肺炎	·脓毒症
·肺炎	·严重创伤长时间低血压和/或多发性骨折
	·大量输入血制品
少见原因	少见原因
·吸入性烧伤	·急性胰腺炎
·肺挫伤	·体外循环
·脂肪栓塞	·药物过量
·淹溺	·弥漫性血管内凝血
·再灌注损伤	·烧伤
	·头颅外伤

【病理】 ARDS 病理生理的驱动因素是强烈的炎症反应。全身炎症反应综合征(systemic inflammatory response syndrome, SIRS)可以间接地引起 ARDS,引起 SIRS 的原因可以是感染性的,也可以是非感染性的(如:胰腺炎或创伤)。

肺损伤是 ARDS 进展过程中的一个阶段,也是 ARDS 的病理特点,典型的 ARDS 分为相互重叠的 3 个期:渗出期、增生期和纤维化期。

1. 渗出期 在典型病例,该期在起病后持续一周,由于肺泡上皮破坏,富含蛋白的水肿液和白细胞溢入肺泡。肺Ⅱ型细胞破坏使得肺泡液的正常转运和表面活性物质的产生发生障碍,结果肺泡内充满液体、肺泡萎陷。组织学上表现为弥漫性肺泡损害(肺间质水肿和小片肺不张)。尸检可见两肺变重、变硬,由于含大量蛋白,切面观并无渗液。起初,毛细血管内中性粒细胞增多,之后中性粒细胞逐渐出现于间质内和肺泡。一部分病人在该期后病变消退,另一部分病人则进入纤维增生期。肺间质水肿和小片肺不张导致肺顺应性降低。肺血管有收缩反应,血管内出现微栓,动静脉交通支分流增加,通气/血流比例失调和肺内分流量增加,引起顽固性低氧血症。

2. 增生期 在典型病例,该期在肺衰竭起病后第 2～3 周,持续两周,特点是渗出液机化(纤维化)。肉眼观间质增宽,肺Ⅰ型细胞坏死露出上皮基底膜,肺泡腔内充满白细胞、红细胞、纤维蛋白以及细胞碎片。为了覆盖裸露的上皮面,肺泡Ⅱ型细胞开始增生并分化为Ⅰ型细胞。纤维母细胞出现于间质内,之后又出现于肺泡腔内。纤维化主要见于肺泡腔,间质也有纤维化。

3. 纤维期 该期从起病后 10 天开始。肉眼观,两肺因纤维化呈鹅卵石样,脉管系统排列紊乱,肌内膜增厚和管壁纤维化使得血管狭窄。支气管肺泡灌洗可以发现中性粒细胞明显减少,淋巴细胞和巨噬细胞相对增多。在 ARDS 的早期,高水平的原胶原肽(procollagen peptides)和纤维化程度预示后果凶险。与以往的观点不同,近年的证据表明炎症期与纤维增生期有很多的重叠。

由各种损害造成的肺损伤,还会因不恰当的机械通气而加重。简而言之,肺泡过度扩张可以引起促炎反应,而不恰当地运用低水平的呼气末正压(PEEP)所造成的肺泡反复开放和闭合会加重促炎反应。

【诊断】 ARDS 的诊断标准是急性起病、胸部 X 线示双肺浸润、没有心源性肺水肿(PAWP<18 mmHg)证据以及低氧血症(Pao_2/Fio_2 比值<200)。急性肺损伤则是一种比较

轻的临床综合征，Pao_2/Fio_2比值为 201～300。

【治疗】 ARDS 的相关死亡率高达 50%，绝大多数是死于 MOF。ARDS 的主要治疗措施是支持，设法找到 ARDS 的病因并予以治疗。给予营养支持，同时针对静脉血栓栓塞和应激性溃疡采取预防对策。一般需要气管插管机械通气来保证满意的氧合和通气。关于新型辅助疗法在 ARDS 治疗中的效果已经有许多研究报道。初步临床研究表明以降低心室充盈压为目标的输液处理可以减轻肺水肿，但能否改变结果还有待观察。表面活性物质替代治疗在新生儿已经取得了成功，但是，在成人 ARDS 的效果并未得到证实。尽管实验观察发现一氧化氮和血管扩张药治疗 ARDS 的效果令人鼓舞，但是临床上未证实 ARDS 病人能获益。在 ARDS 早期应用皮质类固醇激素也未见到疗效，但是，随着人们对本病病理生理的了解深入，或许这种治疗可以用于 ARDS 纤维增生期后半阶段。尽管早年的实验观察和小规模前瞻随机临床研究(PRCT)的结果令人鼓舞，但是，晚近的临床研究表明应用皮质激素甚至会增加死亡率。因此说皮质激素在 ARDS 治疗中的作用还不清楚，要慎用，因为皮质激素会增加病人的感染风险。

以往，ARDS 病人的通气方法有很多，包括体外膜式氧合(ECMO)、体外二氧化碳去除、高频喷射或振荡通气、液体和部分液体通气以及反比通气(inverse ratio ventilation)。之后，人们渐渐发现用 6 mL/kg 潮气量(Vt)的保护肺的通气策略可以降低死亡率。其实，美国国立卫生研究院的 ARDS 网络研究小组就做过一项多中心 PRCT，该研究将病人分为 12 mL/kg和 6 mL/kg 两种潮气量，共 861 个病人入组，中期分析表明住院期间的病死率分别为 40%和 31%，因此研究叫停。在该研究的传统组和肺保护组，平台压分别维持在低于 50 cmH_2O 和低于 30 cmH_2O，呼吸性酸中毒的病人通过增加每分通气量和输碳酸氢钠来处理。尽管该研究的结果与早年的结果相悖，规模也小，但是，该研究的结果已经带动了后继研究，并且，ARDS 的这种通气策略已经得到了广泛认可。

俯卧位改善氧合的机理是增加呼气末肺容量、改善 V. /Q. 匹配性以及改变胸壁机械力学。一项多中心 PRCT 发现俯卧位可以改善氧合，但不增加生存率。尽管俯卧位法可以短时间地用于治疗重症低氧血症，但是，在应用中要注意防止并发症，如压疮、导管意外拔出、血管导管脱出和胃肠营养管或引流管脱出。晚近的研究表明长时间(平均每天 17 小时)俯卧对病人有益，需要注意的是，由翻身带来的并发症发生率很高。

呼气末正压(PEEP)使塌陷的肺泡复张和增加功能残气量来改善氧合，一般要求用最低的 PEEP，达到合适的氧合即可。然而，在 ARDS 情况下，增加 PEEP 对改善氧合或许有好处，还可以减少机械通气时肺泡因反复复张/去复张所造成的损害。理想的 PEEP 是逐渐增大 PEEP 使 Pao_2/Fio_2比值最大化。但是，也有人认为这种做法没有兼顾肺的机械力学。就某个病人来说，可以从他的肺压力-容量曲线上找到一个下拐点(lower inflection point, P_{FLEX})，P_{FLEX}是斜率开始急剧上升点，就是大多数肺泡开放所需的压力。逐渐提高 PEEP 也可以找到最大顺应性，并且可以很容易地在床边做到。临床证据表明，在 ARDS 病人用稍高的 PEEP 不会增加肺的牵拉损伤，还可能有益于病人。

三、通气支持

1. 无创通气支持 许多病人增加吸入氧的浓度不满意，需要加压给氧。氧合和通气的无创支持方式有多种，或许能免除部分病人的气管插管和机械通气。间断正压呼吸(inter-

mittent positive pressure breathing, IPPB)有利于分泌物的清除,但耗费人力;由于不是连续正压,因此不能保持气腔处于扩张状态。用紧扣式面罩做持续气道正压(continuous positive airway pressure, CPAP)可以保持和恢复功能残气量,主要优势是在低氧血症病人的原发病治疗期间提供短期的有益于健康的氧合。CPAP 对通气没有影响,但是,会有气体进入胃内,因此病人需要插鼻胃管。此外,意识不甚清楚的病人不能用紧扣式面罩,因为这种病人在呕吐时无能力移去面罩,会出现误吸。双水平气道正压(bilevel positive airway pressure, BiPAP)也需要用紧扣式面罩,而且需要呼吸机在病人自主呼吸启动时提供高气道压,在病人呼气时维持低水平正压(似 PEEP),这可以为病人提供足够的辅助,防止病人疲劳,避免了气管插管。就像 CPAP 一样,BiPAP 疗法不能持续太长时间,目的是为呼吸衰竭的病因诊断和治疗提供时间。对 CPAP 和 BiPAP 维持的病人必须进行连续密切监测,因为这些病人的病情可能会急转直下陡然恶化。拔管后呼吸衰竭可以采用非侵入性通气治疗,但是有关这种非侵入性通气治疗的注意事项必须十分醒目,因为它的死亡率比标准治疗高。

2. 机械通气支持　如上文所述,气管插管机械通气的四大适应证是 SOAP(参见第 80 页和第 85 页)。启用机械通气后,就应该按病人的需求设置呼吸机。首先是设定触发器参数,也就是启动吸气参数,可以按时间间隔触发,也可以按气流速率阈值触发。第二是设定吸气限(inspiratory limit)参数,可以是容积、压力或最大气流速率。第三是设定周期参数,可以是容积、压力或时间。上述 3 个参数设定后,呼吸机就按强制、辅助或自主 3 种通气方式之一进行通气。强制通气的触发、吸气量和周期均由呼吸机控制;辅助通气由病人触发,但是吸气量和周期由呼吸机控制;自主通气的触发、吸气量和周期均由病人控制。

(1) 容积-转换型通气:这种通气类型是按预设定的潮气量(Vt)进行每次通气。其优点是每分钟进气量可靠,使用简便;缺点是可能会因高气道压导致肺损伤。容积-转换型通气的模式有控制性强制通气(controlled mandatory ventilation, CMV)、辅助/控制通气(assist/control ventilation, AC)和间断强制通气(intermittent mandatory ventilation, IMV)。CMV 仅用于全身麻醉状态,此时病人的呼吸次数和每次吸气容积都是预先设定的,病人的呼吸不能触发或改变每分通气量。AC 不同于 CMV,病人可以触发额外的呼吸,并形成一个完整的机械呼吸周期。AC 适用于需要全面通气支持的病人,但不适用于呼吸急促的躁动病人,因为这种病人使用 AC 容易发生呼吸性碱中毒。IMV 是间断地提供固定容量的通气,允许病人在机械通气间隙自主呼吸。同步 IMV(SIMV)允许病人的自主呼吸动作触发机械通气,避免了呼吸重叠(stacking of breaths),并且可以在病人自主呼吸的基础上加上设定各种程度的压力支持辅助病人的呼吸。SIMV 模式主要用于尝试撤机的病人或病人-呼吸机不同步的病人。总之,容积-转换型通气对病人来说很不舒服,如果有明显的人-机不同步就需要用大量镇静剂。

(2) 压力-转换型通气:设计压力控制型通气的目的是防止肺泡过度扩张和上皮损伤。每次呼吸,呼吸机都按预定的压力将气体送入通气管道,使肺泡在胸廓顺应性的基础上扩张。压力-转换型通气的最大优点是气道平均压和峰值压低,气流速率按指数方式衰减,病人比较舒服;最大的缺点是每分通气随着肺顺应性的改变而发生波动。压力-转换型通气可以像容积-转换型通气一样进行 AC 或 SIMV 模式通气。压力支持通气(pressure support ventilation, PSV)是一种自主通气模式,病人吸气动作造成负压触发呼吸机按预定的压力将气体送入通气管道,病人能够控制吸气和呼气,因此 PSV 是最舒服的通气模式,可以用于准备撤机的病人。PSV 的最大缺点是不能保证每分通气量，通气不足和呼吸暂停时有发生，只能用于呼吸驱动完好的病人，并且要仔细监测。

(3) 通气困难病人的处理：重症肺部疾病病人的氧合和通气维持很困难。在容积-转换型通气模式，气道压是逐渐上升的；在压力-转换型通气模式，Vt 的传送是逐渐减少的。目标是维持气道压低于 35～40 cmH_2O，Sao_2大于 90%。当今世界上还没有关于最佳通气策略的公认推荐意见，但是，人们已经尝试过许多方法，如上文讨论过的俯卧位通气、氧化亚氮吸入以及允许性高碳酸血症。反比通气与 PEEP 相似，是通过自动- PEEP 将吸气时间延长至超过呼吸周期的 50%，使平均气道压增加、气腔扩张。在重症慢性阻塞性肺病和哮喘病人，应用反比通气要特别小心，要根据他们的特点设定吸气触发参数。用药麻痹松弛胸壁肌肉，有利于呼吸机与病人同步，也降低了 Vo_2 和 CO_2 的产生。气管插管通气可以按 2～10 L/min 的速率将 100%的 O_2传送至隆突上 1 cm 处。这种方法消除了近侧解剖死腔，可以降低 $Paco_2$。允许性高碳酸血症病人用气管插管通气可以逐渐解除呼吸性酸中毒。有些病人在撤机和停用呼吸机前可能需要行气管切开术，因为气管切开可以减少呼吸功。尽管还有争议存在，但是，早期气管切开显然可以缩短机械通气的时间，缩短 ICU 的住院时间。

高频通气的特点是可以将 1～3 mL/kg 的 Vt 传送入肺内，频率可达 100～3 000 次/min，有利于平均气道压的调整，维持氧合。体外膜式氧合或体外 CO_2去除可以为肺脏提供足够的保护来挽救重危病人，但是，专家和设备各地差异甚大。部分液体通气是在肺内灌入全氟碳溶液，然后给病人做标准机械通气，这种通气具有保护肺组织、维持肺的顺应性和全身氧合的效果。这几种新技术都已经有非对照研究的成功报道，但是，上述任何一种新技术都不可能在重症呼吸衰竭治疗方面有一丁点作为，只不过是人们的兴趣而已。

(4) 呼吸机的撤离：肺衰竭病人气管插管后一般都需要一段时间的逐步脱机以便重新恢复呼吸强度，同时证实病人有维持自身氧合的能力。在考虑病人脱机时，首先要确认导致病人插管的病因已经得到纠正，病人的其他情况平稳。然后，还要做 SOAP 评估，就像判断是否需要插管一样(匣 6-1)。

匣 6-1　呼吸机使用和撤离的 SOAP 评估

- **S**ecretions 呼吸道分泌物是否太多，病人难以自行咳出？
- **O**xygenating 病人的氧合是否满意(要求在 Fio_2＜0.40～0.50，且 PEEP＜5～8 cmH_2O 的情况下，Pao_2/Fio_2 比值＞200)？
- **A**irway 病人能否维持呼吸道通畅？
- **P**ulmonary function 肺功能是否正常？

最好能在病人自主呼吸的情况下进行评估，评估肺功能需要许多参数。吸气负压(negative inspiratory force)(＞－20～30 cmH_2O)、每分通气量(＜10～15 L/min)、Vt(＞5 mL/kg)和呼吸频率(＜30/min)都是有用的参数。最可靠的单一试验可能是 f/Vt 比值，又称快速浅呼吸指数。数值高于 105 预示拔管失败的可能性为 95%，数值低于 80 预示拔管成功的可能性在 95%。逐步脱机的主要方法有 4 种。每天做多次 T 管(T-piece trial，T-组合复苏器)试验，如果病人能耐受数小时，就可以拔管。这种方法非常耗费人力，病人也会很紧张，尤其当插入气管内的管子的管腔细小时。每天做一次 T 管试验，如果成功就拔管；如果试验不成功，就让病人休息 24 小时，翌日再试。IMV 和 PSV 逐步脱机法比较常用，尚无证据表明哪种方法更优越。不过，有一点是可以肯定的，那就是自主呼吸试验可以缩短脱机的时间。

在拔管前，床边医生要全面复习病人的全身情况，除了病人既往的“SOAP”评估外，重点并不在呼吸力学。先通过套囊周围溢气检查排除上呼吸道水肿和梗阻，该检查的正确客观做法是在套囊放瘪情况下用一个手指堵住气管导管口，嘱病人咳嗽，了解是否有气流沿气管导管周围外溢，无气流外溢提示上气道梗阻。然后，复习麻醉记录了解初次插管是否顺利，为该病人的再次插管做好心理准备。如果病人的初次插管尝试了多次才成功，或需要支气管镜辅助或借助了逆行插管，那么要在这些器材准备充分的情况下才能拔管，绝对不能在半夜三更拔管。最后，了解病人是否存在可以通过增加通气来改善的病情，如：酸-碱失衡、肝衰竭或肾衰竭、高热、脓毒症以及严重焦虑或情绪激动。对镇静剂效果不好的病人，以及对不是情绪激动就是镇静过度的病人，可以用 α_2-激动剂（右美托咪定），这种药对血流动力学或呼吸驱动力的影响甚微。

第二节　消 化 系 统

一、应激性溃疡

应激性溃疡（stress ulcer）是继发于创伤（包括手术）、烧伤、休克等的一种病变，以胃为主的上消化道黏膜发生急性炎症、糜烂或溃疡，严重时可发生大出血或穿孔。此病可用于MODS，也可单独发生。

【发病基础】 应激性溃疡是胃酸导致胃黏膜损伤的结果，也就是说胃黏膜存在灌注不足或免疫功能损害，或两者兼而有之。应激性溃疡发生在烧伤时称 Curling 溃疡，发生在脑外伤时称 Cushing 溃疡。

【病理和临床表现】 本病的病变主要见于胃底和胃体部，有时也可以发生于胃窦部、十二指肠或食管下段，少数甚至可累及整个消化道。

根据出血量和出血速度，应激性溃疡引起的急性上消化道出血可分为隐性和显性两种类型，大多数病人表现为隐性出血，以进行性加重的贫血为主要特征，腹胀、腹痛和其他胃部症状轻，易被忽视，但用胃镜检查可证明病变。显性出血表现为呕血、血便和黑粪，严重者出现低血容量性休克。若病人有前述的创伤、烧伤、休克和脓毒症等过程，应考虑为应激性溃疡。胃、十二指肠发生穿孔时，即可有腹部疼痛、压痛、肌紧张等腹膜炎表现。

【预防和治疗】 据报道在 ICU 入科 24～48 小时的病人中，这种胃黏膜病变占 25%～100%，仅 5%～10%的应激性溃疡病人在临床上表现为大出血。基于这些数据，大多数 ICU 都常规对病人进行预防性抗应激性溃疡治疗。但是，对每位 ICU 病人都进行预防似乎并无必要。随着 ICU 医疗水平的提高——更早的、更满意的复苏和营养支持，胃黏膜的灌注会改善，胃黏膜的完整性也会得到保护。应激性溃疡的风险因素：机械通气长于 48 小时、凝血功能障碍、严重烧伤（Curling 溃疡）和颅脑外伤（Cushing 溃疡）。对具有这些危险因素的病人应该进行预防性抗应激性溃疡治疗，直至病人能经胃或经肠摄食，且进食量能达到目标热卡的 50%以上，经胃摄食是预防应激性溃疡最有效的方法之一。预防应激性溃疡的药物有抗酸剂、硫糖铝、组织胺-2(H_2)受体拮抗剂以及质子泵抑制剂,其中质子泵抑制剂已经成了应激性溃疡预防的主要药物,其作用时间长且有效。抗酸剂在ICU危重病人中未能证实有效,因此不作为一线药物选用。硫糖铝是一种基于蔗糖的多聚物,在酸性环境下被激活;它能与裸露的胃黏膜和溃疡面结合形成一层保护屏障。硫糖铝还刺激局部合成前列腺素,因此,常作为万灵之药口服或经鼻胃管注入(1 g每6小时1次)。早年的临床研究表明,应用硫糖铝与用H_2受体拮抗剂相比医院内肺炎的发生率低,因为酸性胃环境不利于细菌增殖。硫糖铝的最大缺点是干扰其他药物的吸收,如:抗生素、华法林(香豆素)和苯妥英(大仑丁)。H_2受体拮抗剂具有很强的抑酸作用。人们对H_2受体拮抗剂的顾虑是快速耐受和胃内细菌定殖增多导致肺炎的发生。一篇大宗多中心PRCT比较了硫糖铝和雷尼替丁在ICU高危病人中的应用,结果表明H_2受体拮抗剂在预防临床意义的出血方面优于硫糖铝,而呼吸机相关性肺炎的发生率在这两组中相仿。尽管质子泵抑制剂在溃疡病治疗上优于H_2受体拮抗剂,但是临床研究表明质子泵抑制剂在预防应激性溃疡方面不具优势。此外,质子泵抑制剂还可能导致社区获得性难辨梭菌性结肠炎。

二、急性肝衰竭

急性肝衰竭(acute liver failure)可在急性或慢性肝病、中毒、其他系统器官衰竭等的过程中发生,肝有弥漫性病变,其合成、转输、贮存、解毒等功能降低,严重影响全身状况。临床表现为意识障碍、黄疸、呼气有"肝臭"、出血倾向等。

【发病基础】

1. 原发性　见于病毒性肝炎(急性肝衰竭的常见病因)和化学物中毒(甲基多巴、丙硫异烟胺、吡嗪酰胺、氟烷等药物及四氯化碳、黄磷等肝毒性物质)。

2. 继发性　见于外科病症(手术、创伤、休克、MODS)和妊娠期(多在后3个月)、Wilson病等。

【临床表现和诊断】　对酗酒、静脉毒品成瘾、输血和文身史的病人应该警惕肝功能障碍。肝脏疾病在体格检查时可以发现黄疸、腹水、营养不良、脑病、男性乳房发育、睾丸萎缩、肌肉萎缩、蜘蛛痣、肝掌、肝臭(呼出气有烂水果味)和脐周静脉曲张。实验室检查示胆红素增高、凝血酶原时间延长、低白蛋白血症、转氨酶增高或正常(取决于肝衰竭的分期)。重症病人可以发生继发性肝衰竭,其表现是胆汁郁积性黄疸、合成功能受损以及神志改变。

【治疗】　治疗的重点是原发病,原发病若不能控制往往会发生MOF,甚至死亡。在急性肝衰竭病人,病因和肝外并发症(水、电解质和凝血功能异常;肾、肺和免疫功能障碍)都需要用药物治疗。死于暴发性肝衰竭的病人中80%有脑水肿,因此,积极处理(包括早期颅内压监测)至关重要。原位肝移植是救命之举,但是,一定要在不可逆性脑损害或MOF形成前进行。

慢性肝病恶化病人一般都有并发症,一定要针对这些并发症进行治疗。曲张静脉出血是一种会瞬间表现出来的并发症,死亡率也很高。腹水病人发生急性生理失代偿时应该取腹腔穿刺液行细胞计数排除细菌性腹膜炎。白细胞计数大于$0.5 \times 10^9/L$就提示细菌性腹膜炎。20%以上的肝硬化腹水病人会发生原发性细菌性腹膜炎。典型的是单一细菌(肺炎球菌)感染,单用抗生素治疗即可,但是,这种病人的1年死亡率为50%。多种细菌的腹膜炎提示存在腹内脓肿或内脏穿孔。如果病人因张力性腹水出现腹内高压迹象就应该行腹腔穿刺大量放腹水，以缓解症状。腹水的内科治疗包括限制钠（1～2 g/日）和水的入量，加利尿剂。利尿剂首选螺内酯，螺内酯的作用是抑制钠的重吸收，必要时可以加用呋塞米。病人一般都能耐受大量放腹水，放腹水后补入白蛋白（7～9 g/L）可以降低肾功能不全和脑病的发生率。肝性脑病的最初处理要点是去除那些促发脑病的因素，如：停用对中枢神经系统有作用的药物、治疗感染和纠正水/电解质失衡。服用新霉素和乳果糖分别可以减少氨的形成和促进氨的排出。

肝肾综合征是一种见于终末期肝病病人的功能性肾脏紊乱，是全身血管扩张、相对低血容量和肾素-血管紧张素-醛固酮系统的活性增加几种因素综合作用所致。肝肾综合征的特点是氮质血症、少尿、尿钠浓度极低（<10 mmol/L）以及尿的重量渗摩浓度增高。肝硬化失代偿期的病人应用非甾体类抗炎药（抑制了入球动脉扩张）或缺水可以诱发肝肾综合征。本病的预后不乐观，据报道用特利加压素或鸟氨加压素使全身血管收缩或许有一定效果，大量研究表明奥曲肽无效。治疗的主要措施是支持，原位肝移植或许能治愈本病。营养支持是将蛋白控制在 1～1.2 g/(kg・d)，总热卡维持在 25～35 kcal/(kg・d)，30％～40％的非蛋白热卡用脂肪提供。治疗的成败在于能否控制肝衰竭。

三、肠功能障碍

严重烧伤、创伤和 ICU 的重症病人中，脓毒症是一种常见的并发症和致死原因，其中有些病例找不到原发感染灶。20 世纪 80 年代以来，人们注意到肠道细菌易位（bacterial translocation）问题，认为肠道往往是这种原因不明感染的潜在来源。寄生于肠道内的微生物及其毒素越过肠黏膜屏障进入正常而无菌的肠壁组织、肠系膜淋巴结、门静脉及远隔脏器或系统的过程称为细菌（毒素）易位，又称为移位、迁移或越位。

长期以来，人们对肠道功能的认识偏重于营养物的消化、吸收。目前认为肠功能除了输送和吸收外，还有隔离、内分泌和免疫功能。通常所称“肠衰竭”（intestinal failure）是指肠消化吸收功能因各种原因产生了障碍，包括短肠综合征（short bowel syndrome）、肠吸收不良综合征（malabsorption syndrome）、肠蠕动过快而致的腹泻、假性肠梗阻（pseudo-obstruction of intestine）或神经性肠麻痹引起的肠蠕动缓慢或消失、慢性炎性肠病（inflammatory bowel disease）等。在危重病人，人们常认为此时胃肠处于休眠状态，忽略了它在病人整体病理生理过程中的作用。经过动物实验发现肠道屏障功能损害，肠内细菌/内毒素易位是导致 MOF/MSOF 的一个重要因素。肠道被称为应激反应的中心器官。肠衰竭是 MOF 中的一个器官，最初包含了肠麻痹、肠吸收不良以及胃肠出血等。其后，在 MOF 的诊断标准中仅指胃肠道大出血，有的更具体地定为失血量在 2 000 mL 以上、24 小时内输血 1 000 mL 血压不能稳定者，但无肠功能障碍的评分标准。因为肠道有多种多样的功能，既有吸收、肠蠕动问题，又有肠黏膜糜烂出血、肠黏膜屏障的问题，难以综合归纳。故至今对肠功能障碍的诊断标准尚无共识。

近年来，肠功能已是判断危重病人预后的一项重要条件。在日常临床实践中，病人能否耐受肠道饮食，进食后有无腹胀、腹泻，是判断肠功能障碍的实用标准。急性胃黏膜病变（acute gastric mucosa lesion，AGML）或称应激性溃疡（stress ulcer）也是公认的胃肠功能障碍表现之一。当前，临床更多注意的是肠道特定功能——屏障功能，它是由上皮、细菌、化学与免疫等组成的复杂功能，能防止肠道内细菌、细菌产物逸至肠道外。本节主要谈肠细菌易位问题。

【解剖生理概要】 生理条件下，肠黏膜是一道有效的防御屏障，阻止肠腔内细菌和毒素进入体内。广义的黏膜屏障包括生物、免疫、化学和机械4种。

1. 生物屏障 肠道是人体最大的菌库。健康人体携带微生物约1 271 g，其中1 000 g在肠道，种类达400～500种之多。肠菌群在肠腔内形成一个多层次的生物层。肠道正常固有菌群(normal indigenous intestinal flora)可分为原籍菌群(autochthonous flora)、外籍菌群(Allochthonous flora)和环境菌群(environmental flora)。原籍菌群又称膜菌群，紧贴在肠黏膜表面，比较稳定，密度高，主要是专性厌氧菌，如双歧杆菌(bifidobacterium)、乳酸杆菌(lactobacillus)。外籍菌群密度较低，主要有类杆菌、消化链球菌、韦荣球菌和优杆菌。表层是环境菌群，又称腔菌群或陌生菌群(xeuochthonous flora)，主要有大肠杆菌和肠球菌等。外籍群菌和腔菌群都有潜在致病性。

正常肠黏膜必须处于"生理炎症"中，完全无菌时动物肠黏膜变薄、绒毛变细、集合淋巴结缩小。肠菌还参与维生素K的合成，胆盐、蛋白质和尿素的代谢。

膜菌群是机体十分重要的防御屏障，它不仅能定殖(colonization)于肠黏膜上，还能防止致病性需氧菌或外来菌在黏膜上定殖，此称定殖抗力(colonization resistance)。定殖抗力受机体解剖、生理、微生物因素调节。

2. 免疫屏障 肠含有大量淋巴细胞，能分泌许多细胞因子及炎症介质以刺激与调控肠的免疫功能。炎症介质导致的免疫细胞反应失控时，将损伤肠道屏障功能。免疫屏障依赖合适的营养摄入和健全的免疫系统。SIg A可与细菌或毒素结合，防止细菌易位。上皮间的Mϕ具吞噬解毒功能。肠道黏液和其中的溶菌酶、肠黏膜细胞的脱落更新都是免疫屏障的一部分。

3. 化学屏障 胃酸可杀菌。胆汁不仅可杀菌，还可与内毒素结合，使之不易吸收。胆汁中SIg A含量很高。

4. 机械屏障 包括肠黏膜机械屏障和肠蠕动。机械屏障包括黏膜上皮、细胞间紧密连接和菌膜。菌膜是指在上皮细胞的肠道特异性受体作用下、定殖于肠道并有序地嵌入上皮细胞间，形成层次的常驻厌氧菌。该屏障可有效防止致病菌透过黏膜进入体内。

上皮细胞部分由细胞与非细胞组分构成，细胞含肠细胞(enterocyte)、杯状细胞(goblet cell)、上皮细胞内淋巴细胞(intraepithelial lymphocyte)、巨噬细胞(macrophages，Mϕ)与肠内分泌细胞(enteroendocrine cell)，非细胞组分为上皮黏液(epithelial mucus)与多糖蛋白质复合膜(glycocalyx membrane)。

肠细胞是肠上皮屏障中最重要的部分，它具有吸收及屏障功能，组织灌注不良或较长时间肠腔内无营养底物，肠黏膜细胞萎缩，肠细胞间紧密连接部分分离、增宽与损害，有利于细菌与其产物从细胞间通过，进入肠系膜淋巴结与门静脉循环。细胞间的连接有紧密连接和漏式两种，代表了上皮间不同的通透性。结肠远端的连接以紧密连接为主，有极性的非脂溶性分子不易透过；小肠上皮以漏式连接主，乳果糖和棉子糖可经这种细胞旁途径通过。

肠含有大量淋巴细胞，能分泌许多细胞因子及炎症介质以刺激与调控肠的免疫功能。炎症介质导致免疫细胞反应失控时，会损伤肠道屏障功能。生物分子学与免疫学的调控有防止细菌直接通过肠黏膜细胞至肠外的作用。

【发病机制】 营养不良、菌群失调、废用和缺血栓塞均可造成肠功能障碍，也是肠道细菌易位的促发因素。这些因素多为综合作用,很少单独作用。肠功能障碍的致病因素有饥饿、感染、损伤和缺血。

1. 肠黏膜的机械屏障破坏　各种危重病症都可合并肠黏膜屏障功能不全,使肠内细菌或毒素易于越过屏障进入血循。一些全身病理因素(饥饿、创伤、烧伤、休克和感染)或局部病理因素(炎症、化疗、放疗、肠梗阻、应激性溃疡)均可导致肠黏膜通透性增加,抗感染屏障功能衰竭。

(1) 黏膜缺血:休克时内脏血流骤减,肠黏膜因急性缺血缺氧发生损伤。电离辐射、营养不良可造成肠黏膜萎缩、破损、脱落。

(2) TPN:TPN 时肠黏膜屏障功能的受损不仅在机械系统,还包括生物、化学和免疫。

2. 机体免疫防御功能下降　许多因素都可造成全身免疫机能受损或肠免疫屏障破坏,如:饥饿、创伤、烧伤、休克、感染、应用免疫抑制剂(器官移植后)或皮质激素。

重症病人发生免疫抑制的可能诱因:

(1) 内毒素:不仅对免疫细胞产生广泛抑制,还激活 Mϕ,使之产生过量的 PGE_2、TNF-α、IL-1、IL-6、PAF 等细胞因子,这些因子的过度释放可导致 MODS 和免疫负效应。PGE_2 可抑制淋巴细胞 IL-2 的产生。

(2) 应激激素:皮质类固醇和儿茶酚胺的过度产生,均可造成免疫抑制。

(3) 氧自由基:休克时体内有大量氧自由基产生并积聚,中性粒细胞可产生大量自由基,从而使淋巴细胞的功能受损。

3. 肠道微生态学紊乱致使部分菌群优势繁殖　常驻菌群有定殖性和排他性。一旦微生态平衡发生紊乱,优势繁殖的细菌便可突破黏膜屏障易位。优势繁殖的细菌按强弱依次为 G^- 菌、G^+ 菌和厌氧菌。

二重感染(superinfection):起初的感染在应用抗生素后被控制,但抗生素的不合理使用削弱了定殖抗力,结果潜在致病菌定殖易位,称为二重感染。二重感染常由内源性外籍菌群(如:肠杆菌科、假单胞菌及真菌)引起。

【病理生理】　易位后的细菌激活 Mϕ,使之释放多种具有生物活性的细胞因子,这些因子的过度释放可使免疫功能受损。

近年,人们发现了一组重要的蛋白质分子,它们分别为血清脂多糖结合蛋白(LBP)、血清可溶性 CD_{14}(SCD_{14})和细胞膜表面膜结合 CD_{14}(mCD_{14}),总称为 LBP/CD_{14} 系统。当 G^- 菌侵入机体释放内毒素(endotoxin,ET)后,LBP/CD_{14} 与 LPS 的类脂 A 结合,这种结合增加了细胞对 ET 的敏感性,使 ET 活性提高数百至数千倍。结果 Mϕ 产生大量 TNF-α、IL-1、IL-6、IL-8、血小板活化因子(PAF)。

TNF-α 可进一步促进 Mϕ 产生上述细胞因子,因此 TNF-α 的产生被认为是造成免疫负效应的核心环节。

PAF 不仅可改变血液动力学,还可损害胃肠黏膜。血管通透性增高是 PAF 减少胃肠黏膜血流的主要机制。PAF 不仅是中性粒细胞(PMN)释放的产物,还是 PMN 的激活物。PAF 通过特异性受体作用于 PMN,导致 PMN 黏附、游出、活化,通过"呼吸爆发"产生毒性氧自由基等炎性介质和脱颗粒释放消化酶造成肠黏膜损害。NO 具有直接杀菌作用,也可间接通过血管扩张、增加局部血流促进杀菌。但持久的 NO 释放可导致细胞损害、肠黏膜屏障损坏和细菌易位。

细菌易位主要有3条途径：细菌破坏肠黏膜直接进入腹腔；经门静脉到肝和其他器官；经淋巴至肠系膜淋巴结(MLN)到全身。

危重病人发生肠功能障碍由多种因素造成，其病理改变与后果也不相同。当今，从临床观察与动物实验所获得资料，可以认为：① 住院病人的感染并发症主要由肠内细菌引起。② 肠上皮通透性的增加可能是导致危重病人肠细菌易位的常见因素。③ 肠壁某些部分可能有血液灌注不足，有的将不能满足组织代谢的需要，导致组织损害，如细胞缺氧损伤或缺血-再灌注损伤，ATP的利用受损；细胞功能特别是黏膜细胞功能的被抑制等。高分解代谢状态时，局部产生的细胞因子与氧自由基能导致肠黏膜损伤。肠黏膜急性损伤后，将有更多的细胞因子产生，甚至在短期缺血再灌注后，也能较长时间的产生细胞因子。细胞因子的产生可能导致全身炎症反应综合征(SIRS)或多器官功能障碍，但并不肯定。

细菌易位是肠内细菌或细菌产物内毒素出现在非正常的部位，如：肠系膜淋巴结或门静脉系统，进一步进入远离肠管的其他器官组织。细菌易位是肠黏膜屏障损伤，肠道通透性(permeability)增加所致。在动物实验中，已获得肠细菌易位的证据，并证明可由此而引起多器官损害。然而，却难以有确切的临床证据，仅能根据动物实验的结果与临床表现从理论上加以推断。同时，也难以肯定细菌易位是危重病病人发生多器官功能障碍的原因，还是严重多器官功能障碍的后果。

虽然临床未能获得细菌易位的证据，但肠黏膜通透性增加已可用乳糖、甘露醇试验或同位素示踪法(^{99m}Tc DTPA)证实，不能否定有细菌易位的可能性。为此，在临床治疗中，仍很重视维护和改善肠黏膜通透性和肠屏障功能，预防细菌易位的可能发生。主要措施有：① 改善组织的灌注使组织的氧供与血流能保证代谢的需要。② 应用选择性消化道去污(selective digestive decontamination, SDD)，防止肠细菌过度生长，但要保护原籍菌群。③ 给予肠内营养以维护肠组织与功能的完整性。

【诊断】 虽然临床未能获得细菌易位的证据，但肠黏膜通透性增加已可用荧光标记的乳果糖、棉子糖等双糖、甘露醇试验或核素示踪法(^{99m}TcDTPA)证实。

细菌易位常见的外科疾病：

1. 烧伤　烧伤后肠黏膜通透性增高，全身免疫功能减退，可发生细菌易位。40%烧伤的动物在烧伤后4小时和24小时MLN培养阳性率分别为42%和74%。

2. 创伤　创伤早期菌血症合并休克的病人的死亡率高达100%。

3. 肠梗阻　肠梗阻后肠蠕动对肠道的“冲刷”作用消失、肠分泌功能障碍、G^-菌优势繁殖、肠黏膜上皮损伤均有利于致病菌黏附、定殖、易位。

4. 胆道梗阻　阻塞性黄疸时动物肠黏膜下水肿、刷状缘破坏、肠黏膜对细菌通透性增加。肠道缺乏胆盐时肠内G^-菌增殖。阻塞性黄疸本身可造成机体特异性和非特异性免疫功能失调。

【防治】

1. 迅速纠正休克、缩短肠黏膜缺血时间　肠黏膜具有高代谢与绒毛微血管结构的特性，使得阻塞性黄疸它对灌注不足特别敏感。低血容量纠正后，胃肠道血流量减少与内脏血管收缩仍将持续一段时间，因此预防与积极治疗低血容量是保护肠组织灌注的基础。肾上腺能或其他血管活性药物对肠灌注的作用不明确，内脏血管的反应在个体间亦有显著差异。在脓毒症与SIRS病人，心排出量与内脏血流量并不相关。血管活性药物可使内脏组织的灌注重新分布。整体血流有改善时，可能仍有局部灌注不足。一般而言，在血管调节机制无损伤的病人，增加心排出量，也能增加内脏的血流量。小剂量多巴胺常用以改善内脏血流。改善肠黏膜的灌注量还可改善代谢，进一步减轻肠黏膜的损伤，是保护肠屏障功能的基础措施。休克时监测黏膜 pH，可尽早发现黏膜缺氧。改善组织的灌注使组织的氧供与血流能保证代谢的需要。

2. 尽早发现和控制感染灶

(1) 要重视清创、切开引流和解除梗阻。

(2) 合理使用抗生素、防止继发感染抗生素的应用模式有：① 预防性应用。② 经验性应用。③ 病因性治疗。

经验治疗的指征：① 危及生命的疾病(感染性休克 72 小时内)。② 不能及时取得细菌学依据。

经验治疗的原则：① 流行病学依据(病区内的流行菌种及其耐药性或敏感性)。② 尽早进行细菌学调查。③ 尽早开始经验性抗生素治疗。④ 尽早转向病因性抗生素治疗。

(3) 预防：① 在危重病人，肠功能障碍的另一特征是肠内细菌繁殖失控，采用胃肠道给予肠道抗菌药物如新霉素、庆大霉素、甲硝唑等，可控制细菌的生长。② 亦可采用机械清洗(缓泻、口服甘露醇、灌洗)的方法，可能降低肠细菌易位的发生率。虽然文献中尚无严格对照的临床报道，应用的效果也不一致，但这一方法仍被推荐应用于临床。

SDD——选用窄谱、敏感的、不干扰定殖抗力的抗生素。防止肠细菌过度生长，但保护原籍菌群。

SDD——ICU 中常见的病菌有肠杆菌、假单胞菌、沙雷杆菌、念珠菌等形成交叉感染(医院内感染)，常用 PTA 方案[Polymyxin(多粘菌素 B)，Tobramycin(妥布霉素)，Amphotericin(二性霉素 B)]，将上述药制成糊剂涂于口咽部并口服 4 次/日，极有效。多粘菌素 B 可覆盖许多 G^- 菌，至今无耐药菌；妥布霉素针对绿脓杆菌；二性霉素 B 针对霉菌，尤其是深部霉菌(毛霉菌、曲霉素)。头孢噻肟对厌氧菌影响也极小。对肠球菌可用氨苄青霉素或青霉素或万古霉素加庆大霉素治疗极有效。

3. 给予肠内营养以维护肠组织与功能的完整性　当病人处于饥饿状态，或是营养的需要量大于供给量，或是病程长、属消耗性疾病，体重丧失 10%以上时，整体组织包括肠管在内均将处于营养不足的状态，组织形态与功能均将有所改变。肠腔内的营养物质对肠上皮细胞的生长与功能有重要作用。它可起局部营养作用，刺激肠黏膜细胞的生长，还可促进胃肠道激素的分泌，其中含有促肠黏膜细胞生长的激素，因此当病人的胃肠尚有功能又能安全应用时，应在术后或危重病人复苏后尽早给予肠内营养。肠内营养的优点是：动力恢复、门脉压升高、肠激素释放、营养入肝、肠内积物排出、营养状态改善、维护肠黏膜的生长与修复。不能口服时，可采用鼻胃管、鼻十二指肠管、胃造口管或空肠造口管喂食。为促进肠黏膜细胞生长与调控免疫功能，营养物内可添加谷氨酰胺、精氨酸、鱼油(PUFA)、膳食纤维、核糖核酸、乳酸杆菌和双歧杆菌等。动物实验提示，生长激素(growth hormone)可促进蛋白质合成、肠细胞增殖，已有人试用于临床。

(1) 早期肠道喂养(EEN, EEF)：尽管喂养始于胃肠道近段，但在喂养开始后数分钟整个肠道血流量均增加，血流的增加对于黏膜的重量维持、胃肠道的分泌都极为重要。EEF 可降低高代谢反应(皮质醇↑、胰高糖素↑)。糖皮质激素可使胆汁中 SIgA 减少。对保护胃肠黏膜免遭应激损害起重要作用的是一定强度的机械或化学刺激，而非某种具体的营养物质。有人研究了 75 例腹外伤，29 例行 EEF，30 例行 TPN，严重感染发生率在 EEF 组为 3%、TPN 组为 20%。EEF 组肠内细菌数明显低于 TPN 组，血中皮质醇也低。

研究表明，胃、胰肿瘤病人对术后 6 小时 EEF 有较好耐受性。烧伤后 6～10 小时 EEF 可避免因迟喂养而引起肠麻痹。事实上危重病人的消化道麻痹性“梗阻”仅限于胃，幽门以远的肠道仍然能发挥吸收功能，即使听不到肠音也可行 EEF。

EEF 是通过生理和免疫机理维持黏膜的完整性，增加局部血流，增加蠕动和 IgA、黏液、消化酶、胆汁分泌，减少细菌在肠黏膜上皮细胞上黏附定殖，促进其排出。

(2) 器官特异性或组织特异性营养底物支持：如谷氨酰胺(Gln)、精氨酸(Arg)、支链氨基酸(BCAA)、脂肪酸、膳食纤维、RNA、上皮生长因子(参见第 9 章第三节第四条)。

第三节　急性肾衰竭

急性肾衰竭(acute renal failure, ARF)是指由各种原因引起的急性肾损害，肾排泄功能在数小时至数周内迅速减退，含氮废物在体内积聚，肌酐清除率降低达正常的 50%以下，并引起水、电解质、酸碱平衡失调及急性尿毒症症状，属临床重症，还可能与其他器官的功能障碍并存而构成 MODS。尿总量突然减少是肾功能受损最突出的表现。成人 24 小时尿总量少于 400 mL [<0.5 mL/(kg·h)]称为少尿，不足 100 mL 为无尿。但尿量不是判断有无急性肾衰竭的唯一指标，亦有 24 小时尿总量超过 2 000 mL，而血尿素氮、肌酐呈进行性增高，称为非少尿型急性肾衰竭，多见于手术后和创伤后，易于忽略。

【病因与分类】 ARF 的病因复杂，临床上分为流入性、肾实质性和流出性 3 类(表 6-2)，相当于既往的肾前性、肾性和肾后性。在正常肾脏，肾小球的有效滤过率是通过入球动脉和出球动脉的自身调节来维持的。任何破坏自身调节机制的因素都会引起 ARF。入球动脉的收缩和出球动脉的扩张都可以降低肾小球滤过率。

表 6-2 术后急性肾衰竭的常见病因

流入性或肾前性	肾实质性或肾性	流出性或肾后性
脓毒症	肾缺血	细胞碎片(急性肾小管坏死)
药物	药物	结晶
非甾体抗炎药	氨基糖苷类	尿酸
血管紧张素-转换酶抑制剂	两性霉素	草酸盐
血管内容量不足	含碘造影剂	色素
低血容量	间质性肾炎	肌红蛋白
出血		血红蛋白
脱水		输尿管阻塞
动脉粥样硬化栓子		膀胱流出道梗阻
第三间隙		
心衰竭		

1. 流入性急性肾衰竭　是血容量不足和心脏泵功能明显降低，导致入球动脉的收缩和出球动脉的扩张，在急性肾衰竭中最常见，占 30%～60%。肾脏灌注减少导致肾小球滤过率降低，流经肾小管的原尿减少，速度减慢，因此尿素氮、水及钠的重吸收相对增加，钠排泄比例明显降低，肾衰竭指数降低，从而引起血尿素氮升高、尿量减少及尿比重增高的现象，称为肾前性氮质血症。其特点是血尿素氮和血肌酐浓度不成比例增高(即小球-小管间不平衡现象)，血尿素氮可高达 37.5 mmol/L(100 mL/dL)以上，而血肌酐则仅仅稍高于正常，尿与血的肌酐比值明显升高(参见第 3 章第二节等钠性缺水)。早期阶段属于功能性改变，肾本身尚无结构损害，若不及时处理，可发展为肾实质性损害而成为肾实质性急性肾衰竭。

肝肾综合征(见第 88 页)是一种发生于肝病(黄疸)病人的严重的肾前性氮质血症。

非甾体类抗炎药可以抑制入球动脉扩张；Gram 阴性菌脓毒症可以降低周围血管阻力，引起肾血管收缩，都可以成为流入性 ARF 的原因。肾血管狭窄和血栓形成也是流入性因素，但是不常见。

2. 流出性急性肾衰竭　是指肾小管被细胞碎片、结晶或色素阻塞，双侧输尿管或孤立肾输尿管完全性梗阻所致的肾功能急剧下降，如双侧输尿管结石、盆腔晚期肿瘤压迫输尿管等。在肾未发生严重实质性损害前，解除梗阻后肾功能可恢复。若梗阻时间过久，亦会引起肾实质性损害而导致肾性 ARF。溶血或严重挤压伤(挤压综合征)后产生的血红蛋白、肌红蛋白形成色素管型，损害肾小管引起 ARF。ARF 是急性腹腔室综合征的特点，对这种病人应该早期手术干预，保护肾功能。

3. 肾实质性急性肾衰竭　是由各种原因引起的肾实质性病变，急性肾小管坏死是其主要形式，约占 3/4。肾缺血和中毒是其主要病变。临床上引起肾缺血的病症：大出血、感染性休克、血清过敏反应等；造成肾中毒的物质有：氨基糖苷类抗菌药物(如庆大霉素、卡那霉素、链霉素)、重金属(如铋、汞、铅、砷等)、有机溶剂(如四氯化碳、乙二醇、苯、酚等)、生物性毒素(蛇毒、鱼胆、蕈毒等)、其他药物(如 X 线造影剂过敏反应、阿昔洛韦、顺铂、两性霉素 B 等)。肾缺血和肾中毒可以交叉同时存在，例如广泛烧伤、挤压伤、感染性休克等，既有肾缺血的因素，也常伴随毒性代谢物质损害肾小管的因素。造影剂引起的 ARF 有增高趋势①。

4. 腹腔室综合征②　腹腔内组织(肠管)严重水肿和腹膜后出血均可以引起腹腔室综合征，常常是严重创伤的并发症。腹腔高压可以减少肾灌注，阻止肾静脉回流和尿

① 注：静脉用造影剂引起中毒性肾损害的机制是造影剂对肾小管上皮细胞的直接毒性效应和引起肾血流动力学变化。临界肾功能不全、多发性骨髓瘤、心衰竭、容量不足、缺水和低血压等病人更容易发生造影剂性肾病。这些病人在静脉注射造影剂后，要每天查一次肾功能(血尿素氮、肌酐)。如果在注射造影剂后 24～48 小时血肌酐浓度开始上升(病人不一定有少尿)，可能就是造影剂性肾病。血肌酐浓度一般在 3～5 天后达到顶峰，然后在 1～3 周的时间恢复至基线水平。造影剂性肾病的治疗主要是支持治疗；罕有需要透析。肌酐清除率＜50 mL/min 的糖尿病血管疾病病人用 100 mL 造影剂即可发生严重肾小管损害，需要透析。

② 注：腹腔室综合征(abdominal compartment syndrome, ACS)，也有翻译成腹腔间室综合征、腹腔室隔综合征或腹腔间隙综合征。这是最近 20 年才在我国出现的新名词。我们之所以把它翻译成腹腔室综合征，是因为在汉语里骨筋膜室综合征(osteofascial compartment syndrome)的“年龄”已逾半百。

液外流，因此ACS的肾功能损害是肾前性、肾性和肾后性三者的结合(详见第12章附录)。

临床上，约60%的急性肾衰竭病人的发病与创伤和外科手术有关，40%由内科疾病引起，1%～2%发生于产妇。肾前或肾后性因素所致者，早期阶段仅仅是功能障碍而无明显器质性损害，只有在原发病变未纠正而继续进展时，才会引起严重的肾实质性损害，造成肾衰竭。

急性肾衰竭是一种致死性疾病，病死率超过50%，需透析病人则高达60%～90%。

【临床表现】 急性肾衰竭在病理上有肾小管坏死和修复两个阶段，临床上表现为少尿或无尿和多尿两个不同时期。

1. 少尿或无尿期 少尿或无尿为整个病程的主要阶段，一般为7～14天，平均5～6天，最长可达1个月以上。少尿期愈长，病情愈重。由少尿转为无尿，提示病情有恶化。少尿期的尿量虽少，但比重相对低而固定，一般在1.010～1.014，尿中常含有蛋白、红细胞和管型。

非少尿型急性肾衰竭是由于肾单位损伤的量和程度以及液体动力学变化的不一致所致。当仅有部分肾小管细胞变性坏死和肾小管堵塞，肾小管与肾小球损害程度不一致时，以及有些肾单位血流灌注量并不减少，血管并无明显收缩和血管阻力不高时，就会出现非少尿型急性肾衰竭。

(1) 水、电解质和酸碱平衡的失调

① 水中毒：体内水分大量积蓄，导致高血压、心衰竭、肺水肿及脑水肿，出现恶心、呕吐、头晕、心悸、呼吸困难、浮肿、嗜睡以至昏迷等症状。必须严格限制水分和钠的摄入。

② 高钾血症：可在起病后1～2天内出现，是少尿或无尿期最重要的电解质失调，是急性肾衰竭死亡的常见原因之一。正常人90%的K^+是经肾从尿液排出，少尿或无尿后，K^+排出受限，若同时有严重挤压伤、烧伤或感染时，分解代谢增加，更有大量钾释出，血钾迅速高达危险水平。

血钾升高时，往往并无明显的临床症状。当到达一定程度，影响心脏功能时，可出现心律失常，甚至心跳骤停而突然死亡。因此必须提高警惕，定时做血钾及心电图检查(见匣3-3)。

③ 高镁血症：在正常情况下，镁60%由粪便排泄，40%由尿液排泄。在急性肾衰竭时，血钾与血镁呈平行改变，高血镁引起神经肌肉传导障碍，可出现低血压、呼吸抑制、麻木、肌力减弱、昏迷，甚至心脏停搏。与高钾血症症状颇相似，心电图表现为P-R间期延长、QRS增宽、T波高尖。

④ 高磷血症和低钙血症：60%～80%的磷转向肠道排泄时，与钙结成不溶解的磷酸钙，影响钙的吸收，而出现低钙血症。血钙过低会引起肌肉抽搐，并加重高钾血症对心肌的毒性。

⑤ 低钠血症：急性肾衰竭在下列情况下可出现低钠血症：a. 呕吐、腹泻、出汗等使钠丢失；b. 输入无钠或少钠液体，造成水潴留或内生水增多稀释血钠；c. 因代谢障碍使"钠泵"效应下降，细胞内钠不能泵出，细胞外液钠含量下降；d. 肾小管功能障碍，钠再吸收减少。

⑥ 低氯血症：低钠血症常伴低氯血症，因为氯和钠是在相同的比例下丢失，在频繁呕

吐、大量胃液丧失时，氯化钠丢失更多。

⑦ 酸中毒：代谢性酸中毒是急性肾衰竭少尿期的主要病理生理改变之一。病人常因氧输送减少而出现乏氧代谢；酸性代谢产物（如硫酸盐、磷酸盐等）不能排出；肾小管功能损害，丢失碱基和钠盐等，造成代谢性酸中毒，并加重高钾血症，引起胸闷、气急、恶心、呕吐、软弱、嗜睡及昏迷，并使血压下降，心律失常，甚至发生心跳停搏。高分解代谢状态时，高血钾及代谢性酸中毒程度也增加，预后不佳，应予高度重视。

(2) 代谢产物积聚：蛋白质的代谢产物不能经肾排泄，含氮物质积聚于血中，称氮质血症。如同时伴有发热、感染、损伤，则蛋白质分解代谢急剧增加，血中尿素氮、肌酐升高较快，表示病情严重，预后也较差。在氮质血症发展的同时，血内酚、胍等毒性物质亦增加，形成尿毒症。临床表现为恶心、呕吐、头痛、烦躁、倦怠无力、意识模糊，甚至昏迷。

(3) 出血倾向：由于血小板质量下降，多种凝血因子减少，毛细血管脆性增加，有出血倾向，常有皮下、口腔黏膜、齿龈及胃肠道出血。消化道出血更加速血钾和尿素氮的升高。有时可发生弥散性血管内凝血。

2. 多尿期　当 24 小时尿量增加至 400 mL 以上时提示多尿期开始。一般尿量每日可达3 000 mL 以上。多尿现象是由于肾小管再生上皮的再吸收和浓缩功能尚未健全；少尿或无尿阶段积聚体内的大量尿素起渗透利尿作用；另外，电解质和水潴留过多也加重利尿现象。多尿期历时约 14 天。在开始的 1 周内，由于新生的肾小管上皮功能尚未完全恢复，尿量虽有所增加，但血尿素氮、肌酐和血钾可继续上升，故属少尿期的继续，尿毒症症状并未改善，甚至有进一步恶化的可能性；当肾功能逐渐恢复，尿量大幅度增加后，可出现低血钾、低血钠、低血钙、低血镁和脱水现象。此时，机体仍处于氮质血症及水、电解质失衡状态，且全身虚弱，容易并发感染，仍有一定的危险性，不容疏忽。临床上约有 25%的病例死于多尿期处理不当，主要的并发症是低血钾和感染。多尿期尿量增加有 3 种形式：① 突然增加，常在少尿或无尿 4～7 天后，尿量突然增加到 1 500 mL，开始进入多尿期。② 逐步增加，多于 7～14 天开始多尿，尿量每日可增加 200～300 mL。③ 缓慢增加，尿量逐步增加至 500～700 mL 时又停滞不增，如过一段时期尿量仍不增加，则表示肾有难以恢复的损害，预后不良。

多尿期后，病人体质虚弱，营养失调，四肢肌萎缩，全身无力，贫血，明显消瘦，稍动即有气急，需待数月才能恢复正常。

非少尿型急性肾衰竭：无少尿或无尿，每日尿量常超过 800 mL。但血肌酐和血尿素氮呈进行性升高，与少尿型相比，其升高幅度低。严重的水、电解质和酸碱失衡，消化道出血和神经系统症状均较少尿型少见，感染发生率也较低。临床表现轻，进程缓慢，需要透析治疗者少，预后相对较好。

【诊断】

1. 体格检查　判断有无低血容量、心衰竭、休克、梗阻、腹腔室综合征和皮疹。外科病人少尿最常见的原因是低血容量。要对所有可能导致该病人肾毒性的药物逐一分析，用肾超声诊断肾后性病因。

2. 尿检查　插入 Foley 尿管既可以排除膀胱流出道梗阻，也可以监测尿量。

(1) 要准确记录每小时尿量：危重病人尤其是昏迷病人，应当留置导尿管，以观察尿物理性状和收集尿液。如：酱油色尿液通常提示存在溶血，在创伤病人酱油色尿液提示肌红蛋白尿，需要快速补液、利尿和碱化尿液。

(2) 尿常规检查：尿液分析还可以为 ARF 的病因诊断提供线索：尿比重高、尿 pH 低提示肾前性 ARF；管型提示肾实质性 ARF；血红蛋白尿提示溶血反应、血管炎病；肌红蛋白尿提示横纹肌溶解或破坏；嗜酸性粒细胞增多提示间质性肾炎。这些实验室检查在年长病人、慢性肾衰竭病人、过去 24 小时用过利尿剂或渗透性利尿药物的病人无意义。尿比重反映了尿液的渗摩浓度，但是，当尿中存在大量异常溶质(蛋白、糖、造影剂、甘露醇)时，尿比重则不能反映肾脏的生理状态。

等渗摩尿(尿比重为 1.010)伴少尿提示肾损害(急性肾小管坏死或肾衰竭)。此时，应该借助 CVP 或 Swan-Ganz 管将血流动力学调至理想状态。

尿 pH 反映了血 pH，有助于酸中毒或碱中毒的诊断。下列情况例外：① 低钾性碱中毒时的反常酸性尿。② 由于裂解尿素的细菌造成的感染引起的碱性尿。

醛固酮作用于肾小管，使之保钠。醛固酮需要持续作用 3～5 天，肾的保钠作用才能达到最大值，此时肾的排钠为零。在不利尿的情况下，尿钠浓度低于 20 mmol/L 提示保钠增强，原因有血容量或细胞外液容量不足或醛固酮异常分泌。除全身钾含量外，许多因素都有保钾作用，如血 pH、肾小管溶质负荷以及钠平衡状态。尽管低钾血症时肾可以保钾，但是，即使在机体严重缺钾时，肾仍然会排钾 5～20 mmol/天。

3. 补液试验　困难的往往是 ARF 诊断明确，但不能明确肾脏低灌注的原因是血容量不足抑或心衰竭。因为心衰竭病人补液会使病情恶化，而低血容量病人用利尿剂又可能导致肾衰竭，所以这两者的鉴别至关重要。对没有心脏病史的年轻病人，可以在 20～30 分钟内静脉快速输入生理盐水或乳酸钠林格液(出血病人可以输血)500～1 000 mL(相当于循环血量的 10%)，要求 Foley 尿管的尿量≥30～40 mL/h。如果输液后少尿情况无改善，可以插中心静脉压管或 Swan-Ganz 管测定右心或左心的充盈压，评估心功能。如果体检时发现颈静脉怒张、两肺啰音、心脏奔马律，则少尿的原因可能是心衰竭导致肾灌注不足。慢性充血性心力衰竭需要用控制输液加"强心、利尿、扩血管"。超声检查肾萎缩提示慢性代谢病。

4. 尿钠测定　尿钠(U_{Na})值有助于肾前性与肾实质性 ARF 的鉴别诊断，U_{Na} 值低于 20 mmol/L提示肾前性因素，U_{Na} 值高于 40 mmol/L 提示肾实质性因素。还应该同时测定尿钠和尿肌酐(U_{Cr})以及血钠(P_{Na})和血肌酐(P_{Cr})，据此算出排钠分数(FE_{Na})：

$$FE_{Na} = [(U_{Na} \times P_{Cr})/(P_{Na} \times U_{Cr})] \times 100$$

FE_{Na} 值低于 1%提示肾前性 ARF，FE_{Na} 值高于 3%提示肾实质性或肾后性原因所致。鉴别肾前性与肾性氮质血症的最佳实验室指标就是 FE_{Na}。

5. 肾功能测定　低容量时血尿素氮通常比血肌酐升高明显(BUN 重吸收，肌酐未重吸收)，BUN∶肌酐＞20∶1(见第 3 章)。

6. 肾性与肾后性 ARF 的鉴别　肾后性 ARF 常表现为突然无尿。B 超检查可显示肾输尿管积水，摄腹部平片可发现阳性结石影，必要时可行逆行性尿路造影，了解肾阴影是否增大，有无钙化、结石或梗阻性病变，借以鉴别少尿原因是否为肾后性梗阻。磁共振成像可不应用造影剂而显示尿路梗阻部位及程度，有条件者可采用。

【预防】 急性肾衰竭一旦发生，并发症发生率和死亡率都很高。因此，理想的对策是尽早采取预防措施，如：注意体液平衡和灌注，适当应用药物，避免用肾毒性药物。造影剂引起的肾衰竭占医院内获得性肾衰竭的10%～15%，预防的方法是保证病人不缺水（"水化"），尽可能用非离子型造影剂。在注入造影剂前先输碳酸氢钠溶液（"碱化"）可以预防肾功能障碍的病人发生急性肾衰竭。

预防肾脏低灌注的要诀是扩容以获得理想的心输出量。对有心衰竭病史的病人，输液要特别谨慎。凡是外科病人都应该监测肾功能，包括肌酐清除率。肾后性梗阻和腹腔室综合征应该尽早手术干预，预防肾衰竭的发生。

【治疗】 既往健康、没有肾脏疾病的病人手术后突然无尿，应该考虑做进一步检查，排除肾后性肾衰竭（Foley 尿管扭曲、输尿管梗阻）。盆腔手术的病人应怀疑双侧输尿管被误扎的可能性。如果肾超声和 CT 检查显示肾盂积水，就应该果断手术解除梗阻。

1. 少尿期治疗 少尿期的治疗原则是维持内环境的稳定。

(1) 控制水分和电解质入量：严格记录 24 小时出入水量，包括尿液、粪便、引流液、呕吐物、出汗等。每日做血液电解质测定，计算补液量，原则是"量出为入，宁少勿多"，以防入水量过多而引起肺水肿、脑水肿、血压升高和心功能不全。如体重 70 kg 的病人，每日基础补液量为 400～600 mL，加上丧失体液量。当日补液量大致可按下列公式补给：

$$每日补液量 = 显性失水 + 非显性失水 - 内生水$$

如能测量病人体重，要求每日体重减轻 0.5 kg 为宜。

(2) 维持营养供给：采用低蛋白、高热量、高维生素饮食。如肠道功能障碍，可采用肠外营养供给能量，对于肠道功能部分受限者，可采用肠外营养为主，辅以少量的肠内营养。每日至少供给热量 5 020～6 280 kJ（1 200～1 500 kcal）。可用具有蛋白合成的激素——生长激素、苯丙酸诺龙或丙酸睾酮，这些制剂有减少蛋白分解、促进蛋白合成的作用。

(3) 严格控制感染：ARF 病人除了可能原有感染，又可能继发肺炎及尿路感染等。在应用抗生素控制感染时，由肾排泄的抗生素在体内的半衰期将延长数倍到十余倍，极易对肾引起毒性反应，故应避免有肾毒性及含钾的制剂，并根据其半衰期调整用量和治疗次数。

(4) 电解质紊乱及酸中毒的处理

① 高钾血症：高血钾是少尿期主要死亡原因，体表如有创面，应彻底清创，减少创面坏死组织和感染造成的高血钾。供给足够热量以减少蛋白质分解，禁摄含钾食物，忌用含钾药物，不输库血。结合化验和心电图检查，密切注意血钾升降情况（详见第 3 章）。

② 血钠降低：ARF 时可有稀释性低血钠，非真性缺钠。但为纠正酸中毒和高钾血症，可给予碳酸氢钠或乳酸钠溶液。

③ 低血钙症：10%葡萄糖酸钙溶液 10～20 mL，每日 2～3 次，缓慢静脉注射。

④ 酸中毒：主要由于肾丧失调节体液离子的功能和酸性代谢物质不能排出所致。但大量补给钠盐，很容易造成盐类过多及水过负荷。一般根据动脉血气结果，给 11.2%乳酸钠、5%碳酸氢钠或 7.2%三羟甲基氨基甲烷溶液。肾替代（CAVH 或 CVVH）是治疗严重酸中毒的最佳方法。

(5) 药物治疗

① 利尿药：仅当因充血性心力衰竭引起肾前性氮质血症时，利尿剂有可能奏效。

② 甘露醇：不常规应用。在肾移植中，甘露醇可作为移植肾的保护剂。在横纹肌溶解和输血溶血反应，要大量输液，用渗透性利尿剂，力求使尿量＞100 mL/h，清除循环中的肌红蛋白或血红蛋白。

③ 多巴胺及多巴酚丁胺：过去主张用小剂量多巴胺［0.3～3 μg/(kg·min)］扩张肾血管，增加尿量，但是至今无证据支持这种治疗。

④ 经肾排出的药物可以通过肌酐清除率(C_{Cr})来计算：

$$C_{Cr} = (U_{Cr} \times V)/P_{Cr}$$

式中，C_{Cr}用 mL/min 表示；U_{Cr}为尿肌酐浓度；V 为尿量，用 mL/min 表示；P_{Cr}为血肌酐浓度。一般用 4 小时尿计算，当然，24 小时尿更准确。即刻计算方法可用 Cockcroft-Gault 概测法：

$$C_{Cr}(\mathrm{mL/min}) = (140 - \text{年龄}) \times \text{体重} \times 1.2 \div P_{Cr}$$

式中，体重用千克；P_{Cr}为血肌酐浓度，用 μmol/L 表示。在女性，数值要乘 0.85。女性 C_{Cr}正常值是 95 mL/min，男性是 120 mL/min。

(6) 肾替代治疗(renal replacement therapy, RRT)：RRT 可以去除血液中的细胞因子和炎症介质，但不能提高存活率。血液透析的缺点是血流动力学不稳和资源耗费。连续肾替代的优点是血流动力学平稳，资源耗费少，但是需要抗凝，还没有依据表明它优于血液透析。RRT 可以分为间断 RRT(腹膜透析或血液透析)和连续 RRT。

① RRT 的适应证(匣 6-2)

匣 6-2 RRT 的适应证

- 血钾＞6.5 mmol/L
- BUN＞28.56～32.13 mmol/L(80～90 mg/dL)或血肌酐高于 442 μmol/L
- 顽固性代谢性酸中毒
- 急性体液超载(充血性心力衰竭、急性肺水肿)
- 尿毒症症状(心包炎、脑病、厌食)
- 清除毒物
- 血小板功能障碍引起的出血
- 高磷酸血症伴高钙血症

② 血液透析(hemodialysis)：通过血泵将血液输送至透析器，在透析器内透析膜(半透膜)的一侧流动，透析液在膜的另一侧反方向流动。根据溶质通过膜的扩散渗透原理，利用透析液和血液内溶质的浓度差，使病人血液中能通过透析膜筛孔的低分子质量物质，如电解质、尿素、水等进入透析液；分子较大的血细胞、蛋白质则不能通过透析膜的筛孔，从而达到去除水分和某些代谢产物的目的。经透析的血液回输入病人体内。目前常用的透析器是中空纤维型。

血液透析的优点是能快速清除水分、电解质和代谢产物；缺点是需要建立血管通路，抗凝治疗会加重出血倾向，透析对血液动力学有影响，需特殊设备。手术后的病人可采用无肝素血液透析。

③ 腹膜透析：腹膜透析就是利用腹膜的生理特性，达到消除体内有毒物质，调节水、电解质的平衡。腹膜不仅有弥散和渗透作用，而且还有吸收和分泌功能。血液内的水分、K^+、

Na^+及尿素等代谢产物可通过腹膜进入腹腔，腹腔的水分、电解质、代谢产物也可经腹膜进入血液，直至双方的离子浓度趋于平衡为止。一般用 8 000～10 000 mL 透析液做一个透析疗程，可使尿素氮每日平均下降 3.3～7.8 mmol/L，并可带出水分 500～2 000 mL。应用无钾透析液，每日可清除 K^+ 7.8～9.5 mmol/L。通过透析液中透析物质浓度的调整，即渗透压梯度的改变，达到超滤水分的目的，如可适当增加葡萄糖含量（3%～7%）超滤水分；如遇高钾血症时，透析液中可不加氯化钾，使 K^+ 能透析出来。1 000 mL 透析液中，应加肝素 2 mg，以防导管堵塞。腹膜透析主要使用于慢性肾衰竭病人，要求病人无腹膜炎、近期未做过腹部手术，在 ICU 的应用有限。在较长期透析后往往会丢失较多蛋白质，可输入新鲜血、血浆或清蛋白以补充蛋白质的损耗。腹膜透析具有安全、简单易行、不影响血流动力学稳定、不用抗凝剂、不需血管通路的优点，但透析效果较血液透析差，会发生腹腔感染和漏液。

④ 连续性肾替代治疗（CRRT）：有连续性动静脉血液滤过（CAVH）、连续性动静脉血液滤过和透析（CAVHD）、连续性静脉静脉血液滤过（CVVH）和连续性静脉静脉血液滤过和透析（CVVHD）等，是利用病人自身血压（动脉或静脉）将血液送入血液滤过器，通过超滤，清除水分和溶质。若动脉血压不足以维持血液流动，可应用血泵提供动力，进行由静脉到静脉的滤过。CRRT 具有血液动力学稳定性好、不需要昂贵设备、能较快清除水分、可在危重病人床边进行等优点，适用于 ARF 伴血流动力学不稳定和多器官功能衰竭者；缺点是需动脉通道以持续应用抗凝剂，且 K^+、Cr、BUN 的透析效果欠佳。

2. 多尿期的治疗　治疗原则主要是保持水、电解质平衡；增进营养，增加蛋白质；增强体质，预防治疗感染；注意合并症的发生。当出现大量尿液时，既要防止水分和电解质的过度丢失，还要注意由于补液量过多导致多尿期的延长。一般补充前一天尿量的 2/3 或 1/2，使机体呈轻度负平衡又不出现脱水状态。电解质补充则根据血中水平及体征衡量。当尿量超过 1 500 mL 时，可酌情口服钾盐；当尿量超过 3 000 mL 时，应补充钾盐 3～5 g。此时，应适当补充胶体，以提高胶体渗透压，并严密监测病情。

第四节　内分泌系统

一、肾上腺功能不全

生理应激使下丘脑-垂体-肾上腺轴激活，促肾上腺皮质激素释放激素、促肾上腺皮质激素和皮质醇的分泌也相应增加。应激可以揭开肾上腺功能不全的面纱，具有潜在的破坏性。下列病人应考虑有潜在肾上腺功能不全之可能，病史中有长期或近期使用类固醇激素，或临床所见符合皮质醇增多症/Cushing 综合征（高血压、糖尿病、躯干性肥胖、多毛症、水牛背）或符合原发性肾上腺功能不全/Addison 病（病人纤瘦、色素沉着过度、体力不济）。对这些病人应该根据预期的应激水平给予类固醇激素。如果手术小，可以每天给病人相当于 25 mg 氢化可的松量的类固醇激素（表 6－3）；对中等程度的应激，可以按 50～75 mg/d 给予；把 ICU 病人看成高水平应激，按 100～150 mg/d 给予。

表 6-3 皮质类甾醇制剂的相对作用强度

药名	等价剂量(mg)	糖皮质类甾醇强度	盐皮质类甾醇强度	半衰期(小时)
可的松	25	0.8	0.8	8～12
氢化可的松	20	1	1	8～12
泼尼松	5	4	0.8	12～36
泼尼松龙	5	4	0.8	12～36
甲泼尼松	4	54	0	12～36
曲安西龙	4	5	0	12～36
倍他米松	0.80	25	0	36～54
地塞米松	0.67	30	0	36～54

ICU 病人的急性肾上腺(addisonian)危象很难得到诊断,这些病人表现为无法解释的低血压、发热、腹痛或虚弱。只要怀疑肾上腺危象,就可以给予氢化可的松或地塞米松,同时等待实验室报告证实(低钠血症、高钾血症、低糖血症、氮质血症、皮质醇＜20 mg/dL)。地塞米松不会干扰血皮质醇的测定,氢化可的松则会影响其检测结果。如果肾上腺功能不全已经确定,可以按氢化可的松 200～300 mg/d,分次输入。相对肾上腺功能不全是见于 ICU 的一种情况,表现为顽固性低血压,输液或升压药(或两者兼用)治疗无效。如果考虑有肾上腺功能不全之可能,应该测定随机(基础)血皮质醇水平(因为皮质醇的昼夜变化规律在重症病人会消失),然后用 α1-24 促肾上腺皮质激素(cosyntropin)250 mg 做刺激试验。血皮质醇的基础值高于 34 mg/dL 提示肾上腺功能正常,不必做进一步检查;血皮质醇的基础值低于 15 mg/dL 提示肾上腺功能低下,需要用皮质类固醇激素;血皮质醇的基础值在 15～34 mg/dL 者,α1-24 促肾上腺皮质激素刺激试验可以反映是否存在肾上腺功能不全。如果在刺激试验后,血皮质醇值的升高未能在基础值的水平上增加至少 9 mg/dL,就可以诊断为肾上腺功能不全,应立即给予皮质类固醇激素治疗。在感染性休克病人,一篇随机对照临床研究表明氢化可的松替代治疗有助于升压药的撤除,还可以降低相对肾上腺功能不全病人的死亡率。

二、糖代谢紊乱

糖尿病酮症酸中毒(diabetic ketoacidosis, DKA)主要见于 1 型糖尿病病人(病人未按要求使用胰岛素)、急性病病人或急性外伤病人。病人的典型症状是恶心、腹痛、极度口渴、乏力;也可以有血流动力学不稳以及意识改变。典型体征是 Kussmaul 呼吸(快而深的呼吸)、酮臭(烂苹果味)。实验室检查示高糖血症(400～800 mg/dL,22.2～44.4 mmol/L)、高阴离子隙性代谢性酸中毒和酮症。尽管全身钾不足,但是,高钾血症常见。DKA 的死亡率高达 10%～15%,因此积极治疗至关重要。输入生理盐水补充血容量,同时用正规胰岛素[0.1～0.2 U/kg 静脉推注,然后按 0.1 U/(kg·h)持续泵入],反复监测血糖。当血糖降至 250 mg/dL (13.9 mmol/L)时,液体复苏中可以用葡萄糖溶液。胰岛素应该持续输入,并根据血糖进行调整,直至糖尿病酮症酸中毒纠正。在治疗过程中往往会发生低钾血症和低磷血症,要积极地予以纠正。

高渗性非酮症性缺水(hyperosmolar nonketotic dehydration, HONK)综合征最多见于

这样的病人:他们用了足量的胰岛素防止了酮症酸中毒,但是未能防止高糖血症。这些病人的促发因素和临床表现与DKA相似,所不同的是意识改变更常见,也更严重。HONK综合征的血糖值往往极高,一般都超过800 mg/dL(44.4 mmol/L),但没有酮症酸中毒。渗透性利尿导致缺水和高钠血症,但是,由于高糖血症性假性低钠血症的存在,血钠的值会误导医生的判断。此时,医生可以根据校正血钠值来计算游离水缺失[血糖每升高100 mg/dL(5.6 mmol/L),血钠应该增加1.6 mmol/L]:

$$游离水缺失 = 0.6 \times 体重 \times [1 - (140/Na)]$$

式中:体重用“千克”表示,游离水缺失用“升”表示。

HONK的治疗与DKA相同,不同的是液体复苏应该更积极。

在重症病人,即使以前没有糖尿病的诊断,高糖血症也很常见。应激相关性高糖血症这种现象显然与胰岛素抵抗有关,是反向调节激素(如:胰高糖素、肾上腺素、去甲肾上腺素、糖皮质激素、生长激素)和细胞因子(如:肿瘤坏死因子、白介素-1、白介素-6)释放的结果。病人可能在入ICU时就存在高糖血症,它的特点是随着分解代谢的消退而消退。但是,有些病人的代谢失调和高糖血症会持续,尤其当病人的感染未得到控制或炎症持续时。持续高糖血症的结局是术后感染性并发症增加,心肌梗死、卒中和颅脑损伤病人的病情更为恶化。PRCT[分别将血糖维持在80～110 mg/dL(4.4～6.1 mmol/L)或180～200 mg/dL(10～11.1 mmol/L)]表明强化胰岛素治疗可以增加重症病人的存活率,目前,人们已经把胰岛素看成是重症病人的治疗药物。严格血糖控制的合理性显然是基于将血糖维持在正常水平,而不是胰岛素的输入剂量。

第五节 多器官功能障碍

多器官障碍综合征(multiple organ dysfunction syndrome, MODS)是指急性疾病过程中同时或序贯继发两个或两个以上的重要器官的功能障碍。MODS是随着人们治疗休克、肾衰竭和肺功能障碍的发展而出现的,因此,一度被称为外科进展综合征(syndrome of surgical progress)。在第二次世界大战中人们开始广泛使用血液和血浆,因而发现了一种新情况——“不可逆性休克”。低血容量状态一般都可以通过输血或输血浆来纠正异常的生命体征,但是,许多病人在初次伤害(打击)后数日发生了“二次损害”,无论用什么治疗方法都无济于事。60年来,这一领域所发生的变化似乎仅限于术语。起初,“不可逆性休克”和器官衰竭被称为多器官衰竭综合征(multiple organ failure syndrome, MOFS),近来这一术语被MODS取代。MODS就像大象一样很难描述,不过,当我们见到它时,就会立即能认出来。

【病因】 在早年的MODS报道中,初次伤害的主要病因是感染。但是,之后的研究发现MODS的病因并不一定是严重感染(非感染性)。其实,死于MODS的病人中有1/3血培养阳性,且找不到感染源。目前认为MODS常继发于休克、感染、严重创伤和炎症(表6-4);病人如果原有某种疾病(心、肺、肝、肾或免疫抑制),遭受上述急性伤害后更易发生MODS。此外,输血、输液、用药或呼吸机应用等的失误或失宜,也可成为MODS的诱因。

表 6-4 初次伤害和二次伤害(组合伤害)的常见原因

初次伤害	组合伤害
·感染 ·休克 ·创伤(如:手术) ·胰腺炎 ·烧伤	·乏氧 ·低容量血症 ·医院内感染 ·胃肠道细菌和内毒素易位 ·营养不良 ·高热 ·高糖血症

【发病机理】 设想一下在拳击台上刚刚被击倒一次,并且勉强支撑着站起来的拳击手,第二次不太重的一拳就足以再次将他打入地狱——致命一击,此称二次打击现象。SIRS 病人也同样容易被第二次打击击倒,初次伤害所启动的炎症反应很容易被二次伤害(即使很轻微)放大。请把你的病人看成是一名上了年纪的拳击手。

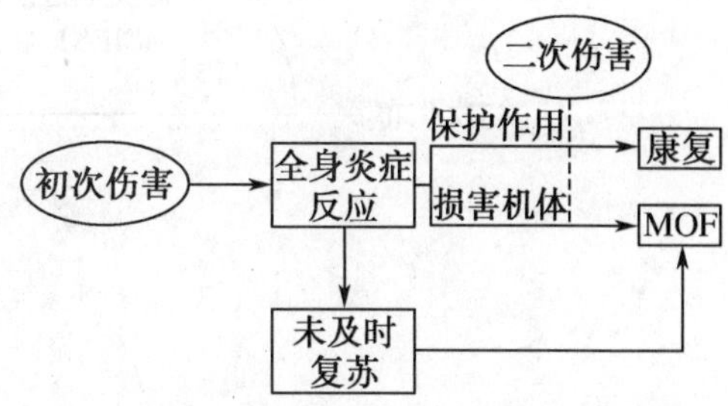

图 6-1 造成 MODS 伤害的两事件模型

初次伤害导致全身炎症过度(hyperinflammation),如果初次伤害或炎症反应持续加重,则发生 MODS。多数情况是机体能耐受多次的序贯伤害。遭受初次伤害后虚弱的机体,因二次伤害(急剧的全身炎症反应)导致 MODS

1. 总的来看,MODS 的发生是机体遭受了序贯伤害(图 6-1),感染或休克加上你的手术所致的失控的“炎症/免疫反应”构成了初次伤害。就这一点来看,再次手术(或并发症)就构成了二次伤害。二次伤害大大地放大了炎症反应。只要其中一次伤害引起的全身炎症反应超常就可能导致 MODS。

如今,我们对全身炎症反应综合征(SIRS)和 MODS 的含义已经十分清楚(表 6-5)。

表 6-5 全身炎症反应综合征(SIRS)和 MODS 的区别

全身炎症反应综合征	多器官障碍综合征
·细胞因子的产生增多 ·细胞因子未能在局部局限 ·一氧化氮的合成异常 ·接触、凝血和补体激活 ·花生四烯酸代谢异常 ·中性粒细胞聚集和脱颗粒 ·自由基产生	·细胞氧合障碍(dysoxia)(如:线粒体功能障碍) ·微血管闭塞或分流 ·组织乏氧(淤滞和/或细胞中毒) ·细胞功能障碍、休眠(hibernation)和/或死亡

人们推测,在遭受伤害后,炎症通路激活失控会引起组织破坏,并继发器官衰竭。炎症是组织愈合过程中的重要环节。许多刺激(如:创伤、烧伤、感染)的最后共同通路都会导致血管扩张、内皮细胞通透性增加、血栓形成以及白细胞游出和激活。SIRS 是指炎症未能局限。MODS 是由于 SIRS 造成了远隔脏器的组织损害而出现的临床表现。无论最初的刺激是什么(手术、细菌感染抑或胰腺炎),MODS 的标本在形态学上都是坏死这一点不变,无论

在实验动物还是在人类都一样。此外，还有微血管闭塞、内皮细胞破坏、间质水肿、白细胞聚集和血栓形成。凡事都应一分为二。炎症是感染或损伤成功康复过程中不可或缺的一环，然而，过度的和失控的炎症反应会导致器官功能障碍或衰竭。

2. 二次伤害体内免疫反应的 MOF 呈两峰模式(bimodal pattern)　早期 MOF 发生于初次伤害的 72 小时内，可能与细胞休克有关；后期 MODS 发生于初次伤害后 6～8 天，与感染有关。在 MODS 形成过程中，核心环节是炎症/免疫反应功能障碍(图 6－2)。

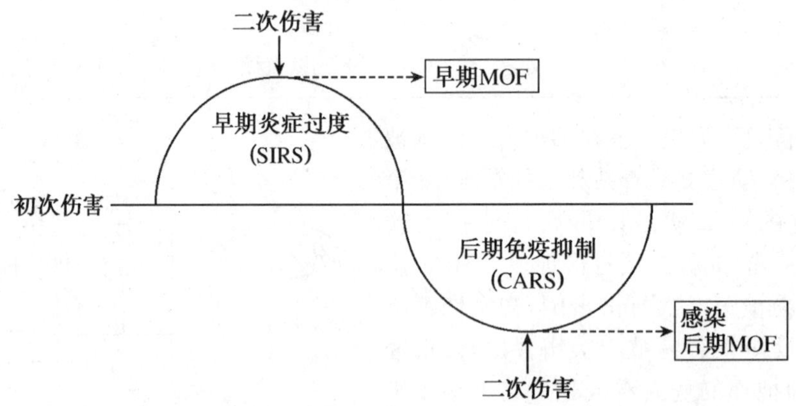

图 6－2　炎症反应/免疫反应功能障碍导致多器官衰竭(两峰模式)

早期全身炎症反应综合征(SIRS)的剧烈程度与初次伤害有关，负反馈机制使这一反应下调可以限制炎症、减轻自身伤害。代偿性抗炎反应(CARS)导致后期的免疫抑制，使机体容易发生感染。在炎症反应过度和免疫抑制的情况下遭受序贯伤害都可以导致 MODS。总之，无论是早期的炎症过度抑或后期的免疫抑制都构成二次伤害，使病情恶化，导致 MODS

【预防和处理】　诊断明确的多器官衰竭基本就是死亡判决书。对 MODS 发病机制的深入了解可以熟悉当今临床上或实验中预防器官损害的手段，为治疗方案的拟定打下基础。MODS 的形成可以分为不同的期，各期的治疗靶点有别：

(一) 二次伤害(组合伤害)

1. 避免低体温、高糖血症、高氯血症和酸血症　随机对照临床研究(RCT)表明，正常的体温、pH 和电解质平衡的维持和严格的血糖控制会改善大手术病人的结局。避免因 0.9% 氯化钠溶液输入所致的医源性高氯血症有利于血 pH 的稳定和电解质平衡、围手术期凝血和肾功能的维持。在大多数研究中，大手术容量复苏只用乳酸钠林格液，不用生理盐水。术中体表保温和维持中心体温可以减少术后伤口感染率以及其他并发症的发生率。一项 1 548例外科重症病人的研究表明强化胰岛素治疗将血糖控制在 6.1 mmol/L 以下，可以减少死亡率和并发症发生率。有些学者则未能重复出这一结果，认为这一效果应该通过大宗 RCT 来证实！

2. 静脉输液容量复苏避免组织乏氧　组织乏氧可能是最常见的组合伤害，其原因是容量复苏不满意。容量复苏不满意情况下针对初次伤害的任何努力都是徒劳的。大多数病人静脉输液加面罩给氧有效。如果你的治疗目标是恢复血容量，最有效的方法就是输入胶体液，这一点是毫无疑问的。由于 SIRS 的主要病理生理改变之一是内皮细胞渗漏，因此，人们设想输入比白蛋白分子大的胶体或许可以有效地将液体维持在血管内，保证微血管血流和器官的灌注。但是,至今还没有任何人体数据表明哪种液体(胶体或晶体液)比另一种液体更优越,而最贵的液体与最便宜的液体之间的价格差距达 100 倍。不过,有充分的证据表明,为了避免组织低灌注,应该给予病人足够的液体,哪种液体并不重要,重要的是及时给予,保证你的监测项目处于满意的水平。就快速纠正血流动力学来讲,胶体液比晶体液更有效。就胶体液来讲,白蛋白并不比便宜的明胶更优越。

3. 组织乏氧的全身处理 无论病人的心血管参数(如:血压和尿量)是否有明显改变,人们推测 SIRS 病人都存在隐匿性组织氧债,增加氧输送(常用正性肌力药物)可以使氧债得到补偿,避免乏氧性组织损伤。大手术的高危病人和 ICU 内的重症病人资料证实高氧输送与生存率成正比。在大手术的高危病人,预防性地把心排出量和氧输送提高到高于正常值的水平,可以降低器官功能障碍和死亡的发生率。但是,将同样的原则用于 ICU 的、病情已经很重的重症病人,则效果极为有限。也就是说,一旦组织低灌注已经达到严重程度,病情就不可逆。

如今的血管活性药物日新月异(如:多巴酚丁胺、多培沙明、依诺昔酮、匹罗昔酮米力农、氨力农),都可以用于调节脓毒症病人的血流动力学。这些药物对全身氧输送的效果令人鼓舞,并且得到了动物实验和人体的证实。但是,就临床结局来讲,还没有依据表明这些药比那些价廉的肾上腺素和去甲肾上腺素更有效。

4. 组织乏氧的区域处理 鉴于许多研究着眼于 SIRS 和 MODS 病人的全身氧输送,人们发现全身氧输送和氧耗很满意的病人也会存在区域灌注不良。ICU 最常监测的终末脏器是肾脏,因为尿量的监测很简单,并能大致反映肾功能。尿量达 0.5 mL/(kg・h)是肾灌注满意的指标之一,无尿提示预后不良,但是,逆定理并不成立。许多肾保护药物并不能改变病人的结局。动物实验提示甘露醇、呋塞米和小剂量肾性多巴胺输注都有肾保护作用,然而,这种保护效应在临床上从未见到。就拿肾脏剂量的多巴胺输注来讲,输注后可能会产生满意的尿量,但是,对合并有乏氧和低血容量的肾脏不具有保护作用,除非它作为全身综合治疗措施之一使用。许多人甚至认为这些药物单独应用弊大于利,因为这是在组织低灌注情况下的尿量维持,而且增加了心肌负担。

晚近人们更关注内脏灌注,用胃黏膜氧张力仪或乙状结肠黏膜氧张力仪来监测胃肠腔的 PCO_2 来计算胃肠黏膜 pH,作为内脏灌注的指标极为盛行。肠黏膜的灌注在休克早期就会受损,也容易受损。有假说认为肠黏膜低灌注会导致肠腔内容物易位入血,从而作为促炎因子打破平衡导致 SIRS 和 MODS。为了证实肠黏膜低灌注假说,人们通过氧张力计测定证实了肠壁酸中毒的存在。研究表明,肠壁酸中毒是预测大手术病人和 ICU 病人 MODS 和死亡率最敏感的指标。目前改善肠黏膜灌注的方法主要是静脉输液、多巴酚丁胺、多培沙明和输血。

5. 避免医院内感染 ICU 内的病人存在一定程度的器官功能障碍时很容易发生医院内感染。预防继发性感染最重要的环节或许在医护人员,它要求医护人员勤洗手,避免交叉感染。在避免交叉感染的前提下,病人感染的头号敌人来自自身,此时,病人胃肠道内的细菌就是继发感染的最主要来源。对源于胃肠道的继发性感染的处理手段是选择性消化道除菌(selective decontamination of the digestive tract, SDD),目标是降低继发感染的发生率,也就是减少上消化道的细菌溢入肺内以及肠道的细菌易位。SDD 是局部和静脉用抗生素,目标是去除肠道的病原菌,保留益生菌。许多研究表明 SDD 和/或改变胃腔 pH 可以减少医院内肺炎的发生率。但是，尽管人们假定医院内肺炎与MODS存在真正的因果关系，其实医院内肺炎发生率的下降对结局的影响微乎其微。如今，人们并不主张广泛应用SDD。

6. 内毒素血症的处理　内毒素是一种涉及全身炎症反应的举世公认的多种细胞和体液激活途径的强激活物。内毒素的主要成分是脂多糖，其主要生物活性也存在于脂多糖区域。就大多数Gram阴性细菌的内毒素来讲，其脂多糖的核心区域基本相似。在高危手术病人和ICU病人中，体内天然内毒素核心抗体超常者器官衰竭的发生率低。但是，两项大宗多中心临床研究对疑有Gram阴性菌感染病人进行了分析，给予病人抗内毒素核心区的抗体并未得出明确结论。对择期行大手术的病人采取主动免疫是一项颇具吸引力的措施，动物实验结果也令人鼓舞。但是，目前市场上还没有抗内毒素疫苗。其他正处于实验阶段的抗内毒素方案有杀菌/渗透增强蛋白(BPI)、内毒素中和蛋白以及葡聚糖-多粘菌素B结合物，这些物质都具有保护动物免遭内毒素介导的毒性作用。尽管目前已经有多项大宗病例研究完成，但是，至今还没有一篇权威性的人类RCT研究结果能证实抗内毒素干预治疗对脓毒症或严重脓毒症成年病人有效。

(二) 全身炎症反应

如果能预防性地应用上述器官保护治疗策略，似乎能收到一定效果，如大手术就是如此。但是，如果将这些措施用于诊断明确的MODS，其结果会令人大跌眼镜。也就是说，一旦心血管药物和抗生素对全身炎症反应无效，如果你还希望能避免MODS的发生，就必须另辟蹊径进行器官保护。如今人们发现在MODS所见到的组织破坏是机体产生的介质所致，随着对这些介质的研究深入，开启了一个全新的针对这些介质的治疗药物领域。人们寄希望于通过对一些关键介质的特异性调控最终能阻止这些介质对组织的损害，并能治愈这类病。

1. 细胞因子　蛋白性细胞因子在炎症反应中的白细胞的动员、局限化以及后继的活性方面具有重要作用。在实验治疗中，肿瘤坏死因子-α(TNF-α)和白细胞介素(IL)是作为主要治疗靶点来研究的。脓毒性休克动物模型在用针对TNF-α和IL(如IL-1)的单克隆抗体治疗后，生存率有改善。但是，已经完成的抗TNF或抗IL-1的大宗人体RCT都是阴性结果，或在中期分析时就告中止。

2. 减少细胞因子的合成和分泌　皮质类固醇激素能减少刺激所引起的TNF-α mRNA的翻译，从而减少TNF-α mRNA的分泌。许多脓毒性休克和出血性休克动物模型研究显示了皮质类固醇激素的保护作用。小剂量地塞米松可以改善脑膜炎患儿的后果。从理论上讲，皮质类固醇激素治疗SIRS应该有效。但是，两篇meta分析文献的结论不推荐大剂量皮质类固醇激素用于脓毒症病人。晚近，小剂量皮质类固醇激素的研究结果令人鼓舞。法国一篇300病例的多中心RCT显示用氢化可的松50 mg维持5小时可以改善病人的存活率。

3. 一氧化氮　1987年，人们提出内皮源性舒张因子就是自由基一氧化氮(NO)。NO是由存在于内皮的组成酶从L-精氨酸合成的，具有控制血压的生理作用。在内毒素或细胞因子存在的情况下，通过诱导型一氧化氮合酶的作用，血管壁和巨噬细胞就会表达NO。NO的作用繁多，主要作用是血管扩张，还改变中性白细胞-血小板的交互作用导致MODS时见到的微血管闭塞。NO的这些效应导致了治疗矛盾。面对脓毒性休克，你会给予NO改善微血管血流还是阻断NO的效应恢复血压？有依据表明，重症急性呼吸窘迫综合征病人吸入NO会降低肺动脉压，改善肺氧合，不影响全身血管阻力。还有研究表明，用精氨酸类似物

NG-甲基-L-精氨酸(L-NMMA)可以阻断NO的前体物L-精氨酸产生NO。动物实验发现,用NO拮抗物可以恢复血管对儿茶酚胺的反应,改善存活率。迄今,无论是阻断还是给予NO人类脓毒症的RCT不是无法得出结论,就是阴性结果。要特别注意的是,在有些病人阻断NO肯定有害。

4. 花生四烯酸产物 大量动物和人体研究证据表明花生四烯酸的代谢产物在MODS的形成中有重要作用,可能有保护作用(如:前列腺素E_2),也可能有害(如:白三烯和血栓素)。布洛芬和吲哚美辛等环氧酶抑制剂都是非甾体类抗炎药,在脓毒症动物模型都可以减轻组织损伤,改善存活率。遗憾的是,迄今来自欧洲和北美的针对花生四烯酸及其代谢产物的药物的大宗多中心临床研究都是阴性结果。

5. 接触、凝血和补体激活 SIRS的一个常见临床特点是凝血障碍。从组织学上看,在MODS病人所见到的微血管异常与血凝块没有两样。因此,人们推测在SIRS情况下出现了促凝与抗凝的失衡,因为其临床表现与脑膜炎球菌性脑膜炎的DIC极为相似。迄今,抗凝血酶(AT)、组织因子途径抑制物(TFPI)和缓激肽拮抗剂(Bradycor, Cortech)的人体RCT结果都是阴性。小型临床研究显示了抗凝物蛋白C在脑膜炎球菌脓毒症中有疗效。活化蛋白C的人体临床研究为我们展示了良好的前景,活化蛋白C既有抗凝作用,又有抗炎作用。晚近,涵盖1 690例重症脓毒症病人的RCT表明活化蛋白C可以使死亡的相对风险降低19%。如今,活化蛋白C已经获得欧洲和美国的管理机构批准,允许用于临床。

6. 免疫刺激 已发表的人体RCT已经显示免疫营养(肠内或肠外的免疫刺激膳)、干扰素γ和粒细胞集落刺激因子(G-CSF)在人体脓毒症中的作用。总的来说,免疫刺激治疗的目标都是提升免疫系统的功能。其中肠内免疫营养研究的结果最为令人鼓舞,许多研究表明感染的发生率减少了,尤其是围手术期感染。但是,迄今还没有哪一种免疫干预真正能给病人带来生存获益。

(三) 多器官功能障碍综合征

至今尚无动物或人体资料表明确诊的MODS能够治疗,这并不是说MODS病人都必死无疑。急性器官功能障碍(低氧血症、低血压、少尿、黄疸)显然是可以治疗的,日益增多的依据表明急性器官功能障碍可能是人体的一种保护反应。但是,诊断明确数日的严重多器官衰竭就不同了,基本是必死无疑。有少数明确诊断的MODS病人之所以能活下来或许应归功于支持治疗。这种支持治疗的效果极为细微,但是又极为重要,当我们设计治疗方案来判断新疗法的有效性时应特别注意。

【结语】 MODS的预防是对首次伤害进行及时的诊断和处理,同时进行心血管复苏和支持治疗。对有可能长期存活的病人来讲,MODS预防有极高的成功率。围手术期的许多细节(如:保持满意的血容量、正常的体温和血糖控制)都与病人的存活存在联系。活化蛋白C的应用可以增加重症脓毒症和急性器官功能障碍病人的存活率。目前人们正在探索廉价替代方案,如小剂量皮质类固醇激素。但是,一旦器官功能障碍的诊断明确,存活的可能性就极为渺茫。动物实验提示可以用于治疗SIRS的药物不计其数,这些药物都可以预防MODS的形成。但是,就像其他许多动物实验一样,人体研究未能重现动物实验结果。迄今,大约有25项大宗前瞻随机多中心临床研究对这些药物治疗人类脓毒症的效果进行了观察,都未能发现这些药物可以改善生存率。到底是什么原因呢,可能的原因有多种。首先,动物模型通常对损害有严格控制,一般都是年轻动物、既往健康,药物是在伤害建立后数小时内给予,甚至在伤害建立前给予。此外,动物实验很少将远期生存作为研究终点。这些与临床情况都相距甚远。

还有许多昂贵的新型药物仍然处于人体脓毒症的多中心临床观察阶段。SIRS 的有效治疗窗口可能很窄,如果临床研究病例中包含了已经有器官功能障碍的病人,那么,这种新药的有益效应就会被掩盖。

成功的关键在于预防。一旦器官衰竭的诊断成立,随着器官衰竭的逐渐加重,治疗的效果就会越来越差。早期成功干预控制初始病因,随后注重每项细节的处理,想方设法避免感染的发生,才能使病人康复的希望最大化。成功需要治疗组成员的共同努力。

复习思考题

一、医学名词

Ⅰ型呼吸衰竭,急性呼吸窘迫综合征,应激性溃疡,简述肠道的屏障系统组成,简述肠细菌移位的途径,急性肾衰竭(ARF),非少尿型急性肾衰竭,少尿和无尿,肾前性氮质血症,氮质血症,多器官功能障碍综合征(MODS)

二、问答题

1. 试述气管插管机械通气的适应证(SOAP)。
2. 试述急性肾衰竭(ARF)的病因与分类。
3. 试述急性肾衰竭(ARF)少尿或无尿期的临床表现。
4. 试述肾替代治疗(RRT)救治 ARF 的适应证。

(汤文浩)

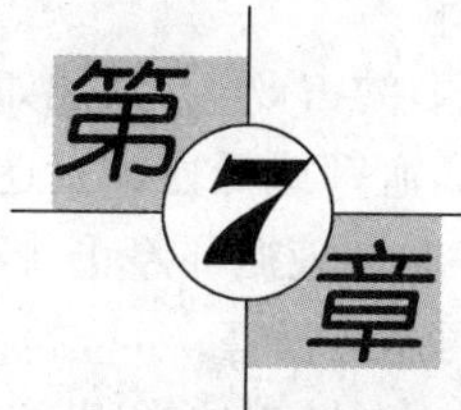

心肺脑复苏

学习要求

- 了解复苏的概念、心搏骤停的诊断。
- 了解意识状态的判断，人工呼吸的原理和心脏按压的原理。
- 掌握口对口人工呼吸法和胸外心脏按压法。
- 了解脑复苏的意义和处理原则。
- 了解心肺复苏的给药种类、途径和剂量，了解心肺复苏的处理原则。

心肺复苏(cardiopulmonary resuscitation, CPR)是针对心脏、呼吸骤停所采取的抢救措施：用胸外按压形成暂时的人工循环；用快速电除颤转复心室颤动，促使心脏恢复自主搏动；用人工呼吸以纠正缺氧，并努力恢复自主呼吸。早年所谓的“复苏”仅指针对呼吸循环骤停所采取的抢救措施，即心肺复苏。现代医学将一切为了挽救生命而采取的医疗措施都广义地称为复苏。在古代，人们发现生命结束时所表现的现象是体温降低，如同睡眠状态，因而产生了加温法、刺激法和唤醒法。18 世纪初，由于航海的发展，溺水死亡的人增多，人们认为溺水死亡主要是由于吸入的水太多所致，因而产生了震荡法和倒灌法。1958 年，美国人 Peter Safer 发明了口对口呼吸法，此法简单易行，可产生较大的潮气量，被确定为呼吸复苏的首选方法。1960 年，William Kouwenhoven 等发表了胸外心脏按压的文章，此为心肺复苏的里程碑。口对口呼吸法、胸外心脏按压法及体外电击除颤法构成了现代心肺复苏的三大法宝。

1966 年，美国国家科学院对 CPR 技术加以标准化。之后，人们对 CPR 标准多次进行了修订，并强调心搏呼吸骤停病人复苏的成功并非仅指心搏和呼吸的恢复，而必须达到恢复智能和工作能力，故其效果在更大程度上取决于脑和神经系统功能的恢复，因而将 CPR 的全过程称为心肺脑复苏(cardiopulmonary cerebral resuscitation, CPCR)。由于脑细胞对缺氧非常敏感，一般在循环停止 4～6 分钟后大脑即发生严重损害，甚至不能恢复，因此必须争分夺秒，积极抢救。

第一节　成人基本生命支持

基本生命支持(basic life support, BLS)又称徒手心肺复苏或初期复苏，是呼吸、循环骤停的现场复苏，是 CPR 最重要、最基本、最核心的内容。其主要任务是迅速有效地恢复生命器官的血液灌注和供氧。病人能否存活的最关键时间是最初的 4～10 分钟(生命掌握在目击者手中)，这是 BLS 的“黄金时段”。这里的“成人”是指大于 8 岁的人。

【病因】 导致心搏呼吸骤停的原因很多，但以心血管疾病引起者最多。

1. 心脏骤停 心血管疾病中，可能发生心搏骤停最常见的是冠心病，约占 80%，其他如主动脉疾病、休克、药物过量或毒物中毒、电击伤、严重的电解质紊乱(如高血钾或低血钾)、迷走神经反射性。原发性呼吸停止后 1 分钟，心脏也将停止跳动。心脏骤停时血液循环停止，各重要脏器失去氧供，如不能在数分钟恢复血供，大脑等生命器官将发生不可逆的损害。

2. 呼吸骤停 很多原因可造成呼吸骤停，包括麻醉意外、溺水、卒中、气道异物阻塞、吸入烟雾、会厌炎、药物过量、电击伤、窒息、创伤。当呼吸骤停或自主呼吸不足时，保证气道通畅，进行紧急人工通气非常重要，可防止心脏发生停搏。心脏骤停早期，可出现无效的“叹息样”呼吸动作，切勿与有效的呼吸动作相混淆。

【诊断】 着手 CPR 前，应该对病人有判断。不过，判断的时间要非常短暂，反应要迅速。

(一) 意识和循环状态判断

非专业急救人员 CPR 前不要求检查颈动脉搏动，但是要注意下面两点：① 判断病人有无意识的方法是轻轻摇动病人肩部，高声呼喊：“喂！你怎么啦？”(图 7-1)，不可摇动头部和颈部。若无反应就可认为病人意识丧失。② 判断呼吸：通过“一看、二听、三感觉”来判断病人有无正常的呼吸或咳嗽以及任何的运动。看病人胸部及上腹部有无呼吸起伏，听病人口鼻有无出气声和感觉面颊部有无病人呼出气体的吹拂感。确定病者无意识、无正常的呼吸或咳嗽、无运动，即应该开始 CPR，以免耽误急救。

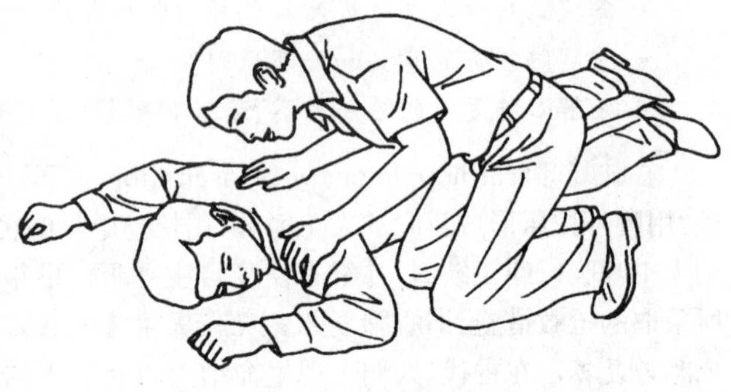

图 7-1 判断意识

专业人员则要求对病人的意识状态和颈动脉搏动作出判断，判断及评价时间不得超过 10 秒钟。

意识状态(level of consciousness, LOC)的改变是判断头部外伤病人脑功能状态的重要指标。意识状态判断的常用方法是“AVPU”评分，该评分系统把意识状态分为 4 级：反应灵敏(alert)、对语言(verbal)刺激有反应、对疼痛(pain)刺激有反应和无反应(unresponsive)。

1. 机敏性和定向力(Alert and Oriented, A and O)判断

(1) 大声、反复呼喊伤员，观察该伤员对喊声有无反应。

(2) 问伤员：“您叫什么名字？”

(3) 问伤员：“您知道现在在什么地方吗？”

(4) 问伤员：“您知道今天是几号？现在几点钟？”

(5) 问伤员：“您知道刚才发生什么事情了吗？”

记录伤员回答上述 4 个问题的时间和能回答的个数。只要伤员正确地回答了上述问题中的一个，AVPU 评分就记作“A”。

注意：① 正确回答问题的个数反映了定向力的程度，如果该伤员回答出了 4 个问题中的 3 个，记作“LOC = A and O × 3”。② 反复询问伤员上述 4 个问题，观察病人意识的动态变化。如果伤员不能回答上述 4 个问题中的任何一个，则进一步做下列检查。

2. 对语言刺激的反应　大声呼喊伤员，观察该伤员对喊声有无睁眼、动作、喃喃作语或呻吟反应。

记录伤员出现上述反应的时间。只要有这些反应，AVPU 评分就记作“V”。

注意：反复检查伤员对语言刺激的反应，动态注意其变化。如果伤员对语言刺激无反应，则进一步做疼痛刺激检查。

3. 对疼痛刺激的反应　医生手指屈曲呈半握拳状，用食指近侧指间关节背部的突起处摩擦伤员的胸骨处，观察该伤员面部有无表情变化。也可以抓捏伤员观察对疼痛的反应。

注意反应的水平，只要有运动或发声反应，AVPU 评分就记作“P”。

如果伤员对疼痛刺激也无反应，则可以认为该伤员无意识，AVPU 评分就记作“U”。

颈动脉搏动检查方法：一手按病人前额，使头部保持后仰，另一手食指及中指指尖先触及正中的气管，然后向旁(2～3 cm)滑到气管与胸锁乳突肌之间的沟内即可触及颈动脉。如果不能确定颈动脉搏动，应立即进行人工通气。

(二) 心电图诊断

心电图可以作出明确诊断。心搏呼吸骤停在心电图可有 3 种表现形式。① 心室纤颤：心室呈不规则的蠕动但无排血功能。② 心电静止：心电图呈一直线，或仅有 P 波而无 QRS 波群。③ 电-机械分离(electro-mechanical dissociation)：心电图呈现缓慢、低幅、宽的不典型心室波，但无有效心室收缩活动。

【处理】

(一) BLS——第一个 ABCD

室颤最初几分钟血中氧浓度仍高，而心排出量与心脑血流量则急剧减少，因此人工呼吸不如胸外按压重要。但是，创伤、药物过量、溺水及儿童等心脏骤停的发病机制主要由窒息引起，此时，胸外按压与人工呼吸同等重要。心搏呼吸骤停一经确定，应及时实施 CPR。

1. 启动专业急救医疗体系(emergency medical service system, EMSS)　拨打急救电话后立即开始实施 CPR。对溺水、严重创伤、中毒应先实施 CPR，然后电话呼救，从电话里获取医生的救治指导。如果有多人在场，启动 EMSS 与 CPR 应同时进行。

病人能否获救在很大程度上取决于下列生命链(chain of survival)中 4 个环节(“4E”)的衔接情况：① 紧急呼救(early access EMSS)。② 及时实施 CPR(early CPR——All that is needed are two hands)。③ 早期电击除颤(early defibrillation)。④ 尽快过渡到高级心脏生命支持或后期复苏(early ACLS)。

2. 病人的体位　病人应仰卧在坚固的平(地)面上，如要将病人翻转，颈部应与躯干始终保持在同一个轴面上。如果病人有头颈部创伤或怀疑有颈部损伤，只有在绝对必要时才能移动病人。对有脊髓损伤的病人，不适当的搬动可能会加重损伤。将双上肢放置在身体两侧，这种体位更适于 CPR。

3. 启动 BLS

(1) A(airway)开放气道：心搏呼吸骤停病人通常存在一定程度的气道阻塞。引起气道阻塞最常见的原因是舌根后坠(当头部处于屈曲位时，松弛的下颌骨和颈部的肌肉失去张力，后坠的舌根和松弛的会厌会阻塞气道)；其次是呼吸道分泌物、口腔异物、血块等堵塞气道。先用食指套或指缠纱布清除口腔中的异物和呕吐物。如无颈部创伤，可先用手法开放气道，常用的是三步气道开放法(图 7-2)。三步法气道开放是指抬首(头后仰)、托颌、张口三步。具体操作如下：病人仰卧位，用一手四指放于病人下颌角处，使头后仰并抬起下颌，拇指放于口角处使口轻度张开。

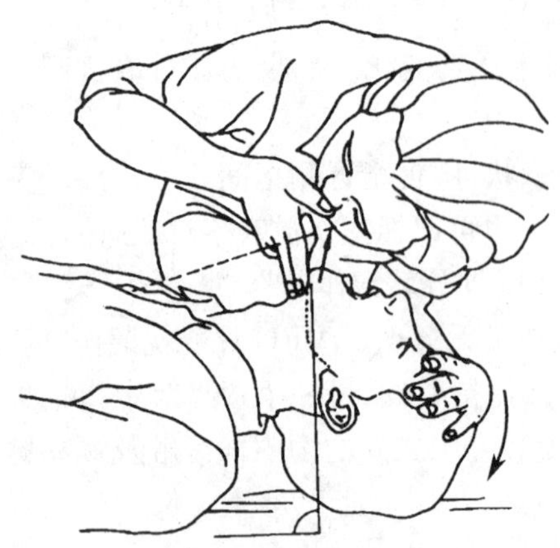
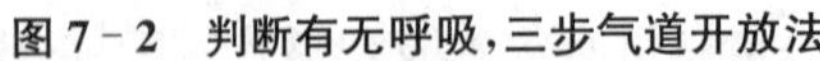

图 7-2 判断有无呼吸，三步气道开放法

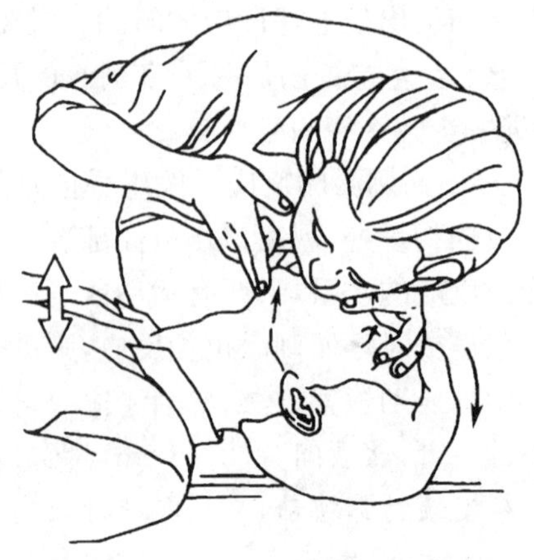

图 7-3 口对口人工呼吸法

(2) B(breathing)正压通气：开放气道后，检查病人有无自主呼吸。若无自主呼吸，应立即进行口对口人工呼吸(图 7-3，匣 7-1)，使肺吹张。施行口对口人工呼吸的要领是每次吹气时必须用力，这样可使吹出的气体中氧浓度达 17%左右。若操作有效，可使病人的 PaO_2 达到 10 kPa (75 mmHg)，满足病人需求。通气频率应为 10～12 次/min。口对口人工呼吸和气囊式人工呼吸的缺点是气体进入胃内造成胃扩张和膈肌抬高，胃内容物反流，导致误吸。

匣 7-1 口对口人工呼吸操作要点

- 准备：置病人平卧位，先将病人的头后仰
- 一手将病人的下颌向上、后方勾起以保持呼吸道通畅；另一手压迫于病人前额保持病人头部后仰位置，同时以拇指和食指将病人的鼻孔捏闭
- 术者深吸一口气，用自己的嘴将病人的口封闭，用力将气体吹入
- 对呼吸骤停的病人，首次操作时，可连续吹入 3～4 次，每次吹气时间 1～2 秒，停 2 秒。以每 5 秒钟一次的频率进行
- 每次吹毕即将嘴移开并做深吸气，感觉病人有气流呼出
- 确保吹气时胸廓隆起，以免气体进入胃内。如果病人的胸廓无起伏或吹气时感觉阻力过大，就应重新开放气道、清除呼吸道异物或分泌物

病人牙关紧闭不能开口以及口唇创伤时可用口对鼻呼吸。使用呼吸囊-活瓣-面罩装置可提供正压通气，一般呼吸囊充气容量约 1 000 mL，足以使肺充分膨胀，但需要双人操作。

便携式呼吸囊-活瓣-面罩装置为最简单且有效的简易人工呼吸器(图 7-4)，在临床气管内插管及其他抢救中广泛采用。在应用时只需将面罩紧扣于口鼻部，另一手将呼吸囊握于手掌中挤压，将囊内气体吹入病人肺内。当松开呼吸囊时，胸廓和肺被动弹性回缩而将肺内气体排出。由于单

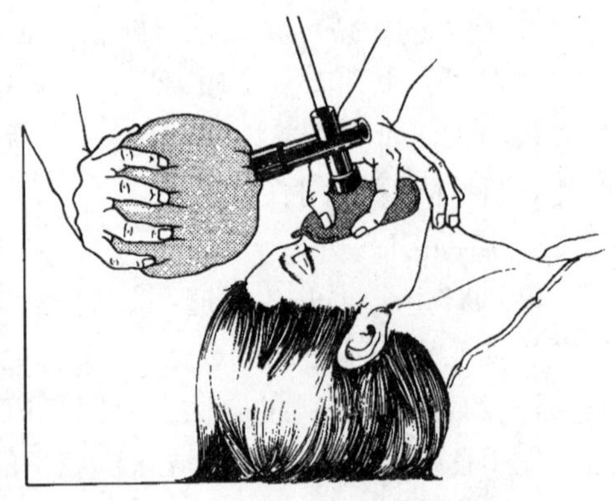

图 7-4 便携式简易人工呼吸器

向活瓣作用,呼出的气体只能经活瓣排出。呼吸囊在未加压时能自动膨起,并从另一活瓣吸入新鲜空气,便于下次呼吸时使用。由于呼吸囊需要人工操作且性能不够完善,故病房内更多地采用性能更完善、结构更精细并配有监测和报警系统的多功能呼吸器,但需要气管内插管。

对心脏骤停的急救来讲,呼吸急救在最初几分钟虽不及循环复苏重要,但4～5分钟后情况就不同了。较长时间的室颤或窒息性心脏停搏,人工呼吸与胸外按压是同等重要的,不容忽视。CPR时进入肺内的血量仅相当于正常肺血流量的25%～33%,用低于正常的潮气量和呼吸频率可保持通气/血流比值正常。过度通气不必要,且有害(胸内压升高,胃扩张)。

气道梗阻(foreign body airway obstruct, FBAO)的急救:临床上不少见,救治原则是尽快将异物解除。怀疑或证实可能有气道异物者,可先试行CPR,然后解除气道异物。不要求"第一救护者"处理不清醒成人的气道异物。专业救护人员对不清醒病人则应做解除气道异物的抢救。常用腹部冲击法(Heimlich法,Heimlich first-aid)解除气道异物。腹部冲击法用于立位或坐位有意识的病人时,急救者站在病人身后,双臂环绕着病人腰部,一只手握拳,握拳的拇指侧紧抵病人腹部,位置处于剑突下脐上腹中线部位,用另一只手抓紧拳头,用力快速向内、向上冲击腹部,重复6～10次,直到把异物从气道内排出来(图7-5)。腹部冲击法可使膈肌抬高,气道压力骤然升高,促使气体从肺内排出,这种压力足以产生人为咳嗽,使异物从气管内冲出来。实施腹部冲击,定位要准,不要把手放在胸骨的剑突下或肋缘下;腹部冲击要注意胃反流导致误吸。如病人出现意识丧失,也不应停下来,每次冲击要干脆、明确,争取将异物排出来。当病人意识失去,应立即启动EMSS并开始CPR。

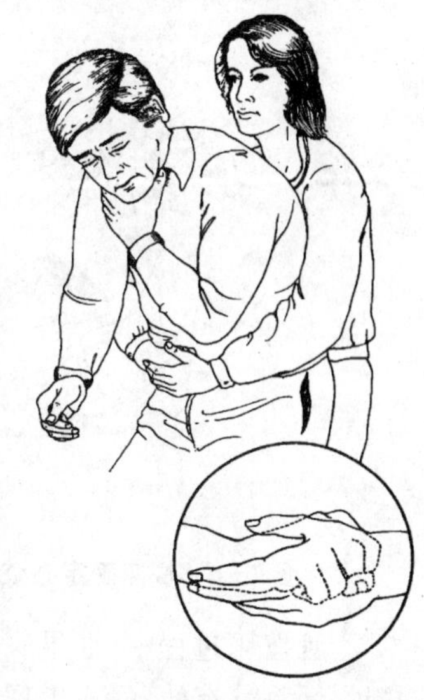

图7-5 Heimlich法解除气道异物

(3) C(circulation)胸外心脏按压(匣7-2):呼吸循环骤停诊断成立后,应尽早建立有效的人工循环。心脏骤停病人初期的主要问题是心排出量和心脑血流量急剧减少,而血中氧浓度降低相对较慢,及时而正确的胸外按压和除颤对心脏复苏起到至关重要的作用。

匣7-2 胸外心脏按压操作要点

- 准备:置病人平卧位,术者位于病人一侧
- 心脏按压部位:沿季肋摸到剑突,选择剑突以上4～5 cm处(或剑突上2横指)(图7-6),或
  ☞ 胸骨上2/3与下1/3的交界点,或
  ☞ 两乳头连线与胸骨正中线交叉点
- 术者将一手掌根部置于按压点,另一手掌根部重叠于前者之上,两手掌根重叠,十指相扣,手心翘起,手指离开胸壁;双臂伸直并处于垂直位(图7-7)
- 术者凭自身重力通过双臂和双手掌,垂直向胸骨加压,使胸骨下陷4～5 cm,然后立即放松,使胸廓自行回复,但手掌根部不离开按压部位
- 如此反复进行,按压时心脏排血,松开时心脏再充盈,形成人工循环
- 理想的按压效果可触及颈或股动脉搏动

进行胸外心脏按压时,由于心脏在胸骨和脊柱之间直接受压,使心室内压升高而推动血液循环,此即心泵机制。另一种观点认为,压迫胸壁所致的胸膜腔内压改变起主要作用。在

胸外心脏按压时，胸膜腔内压明显升高并传递到胸内的心脏和血管，再传递到胸外的大血管，如此使血液循环得以进行；当按压解除时，胸廓弹性回复，胸膜腔内压下降并低于大气压，静脉血从外周又回流到胸腔，此即胸泵机制。

有效胸外按压的5点要求：① 有力按压(push hard)，要使胸骨下陷4～5 cm。② 快速按压(push fast)，要达到100次/min。③ 每次按压后让胸壁完全复位，按压和松开的时间之比为1∶1。④ 尽量减少按压的中断，胸外心脏按压与人工呼吸的比例原来为15∶2，2005年美国心脏病学会(AHA)建议改为30∶2。⑤ 双人按压时，每2分钟换人一次，以避免劳累，保证按压质量。

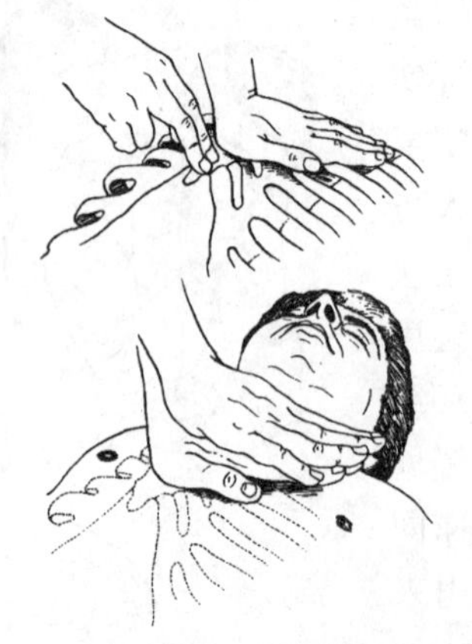

图7-6　快速确定心脏按压位置

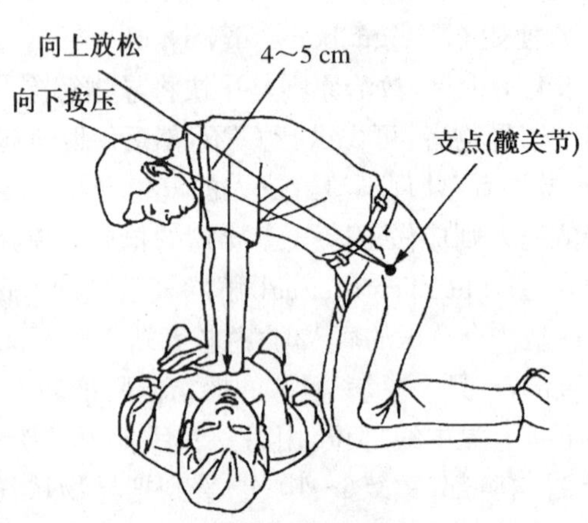

图7-7　抢救者双臂垂直向下按压

心脏按压过程中，如果病人瞳孔缩小并有对光反应，说明按压有效，预后也较好。室颤增粗提示复苏有效，病人出现喘息(gasping)提示脑灌注改善。心肺复苏中若潮气末二氧化碳($ET\text{-}CO_2$)>15 mmHg提示自主循环恢复；$ET\text{-}CO_2$降低提示急救者疲劳。

胸外心脏按压最常见的并发症是肋骨骨折，发生率约80%，尤其多见于老年人。肋骨骨折可损伤内脏，引起气胸、血胸、肺挫伤、肝脾撕裂伤和脂肪栓塞等，但不多见。正确的CPR技术可减少并发症，但不能完全避免并发症的发生。

(4) D(defibrillation)电除颤(匣7-3)：早期除颤在心搏呼吸骤停病人的复苏中占有重要地位，因为：① 心跳骤停的病人中约80%为室颤。② 室颤最有效的治疗是电除颤。③ 除颤成功的可能性随着时间的流逝而下降或消失，除颤每延迟1分钟成功率将下降7%～10%，10分钟后存活率仅2%～5%。④ 室颤可能在数分钟内转为心脏停止。因此，

匣7-3　电除颤的操作要点

- 准备：置病人平卧位，手控电极涂专用导电胶
- 开启除颤器
- 选择能量，首次除颤为3 J/kg(约200 J)，第二次为4 J/kg(约300 J)，第三次及以后各次为5 J/kg(约360 J)
- 除颤器充电
- 两电极正确放置并紧压于胸部(一般按图7-8采用前侧位，即前电极放在胸骨与右侧锁骨交界的三角内，而侧电极放在左乳头的左下方)
- 确定无周围人员直接或间接与病人接触时，同时按压两个放电按钮进行电击
- 3次电击后无复律，重新进行CPR 1分钟，并评估循环体征

尽早快速除颤是生命链中最关键的一环。早期电除颤的原则是要求第一个到达现场的急救人员携带除颤器，接受过正规培训，争取在心跳骤停发生后5分钟内完成电除颤。早期除颤对复苏成功具有决定性意义。不推荐8岁以下的人应用AED。

除颤器释放的能量应是能够终止室颤的最低能量。能量和电流过低则无法终止心律失常，能量和电流过高则会导致心肌损害。自动体外除颤仪（automated external defibrillators, AEDs）有两种：① 单相波电除颤：首次电击能量200 J，第2次200～300 J，第3次360 J。② 双相波电除颤：150 J可有效终止院前发生的室颤。低能量的双相波电除颤的效果与高能量单相波除颤相似或更有效。电击后5秒钟心电显示心搏停止或非室颤无电活动均可视为电除颤成功。

与QRS波群相同步的电复律可减少诱发室颤的可能性，如果电复律时正好处在心动周期的相对不应期，则可能形成室颤。室颤则应该用非同步模式，室速时病人如出现无脉搏、意识丧失、低血压或严重肺水肿，则应立即行非同步电复律，在数秒钟内给予电除颤。为了应付随时可能发生的室颤，除颤器应随时处于备用状态。

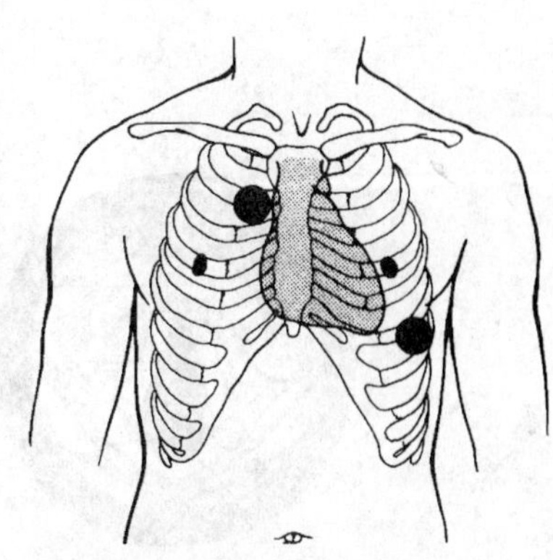

图7-8 除颤电极放置位置

凡对院外心搏骤停者，最初目击者应先施行CPR 90秒，有条件时再除颤。电极位置对除颤和心脏复律极为重要。电极的安放应能使电流最大限度地通过心肌。

BLS注意事项：① 尽可能避免中断CPR，中断时间应尽可能短(如将病人从不安全场所转移到安全区域)。② 不能因为害怕出现并发症而不尽最大努力去进行CPR。③ 如果出现胃内容物反流，应将病人侧位安置，清除口内反流物后再使病人平卧，继续CPR。

（二）高级心脏生命支持(advanced cardiac life support, ACLS)——第二个ABCD

1. A(airway)气管内插管　如果有条件应尽早进行气管内插管(图7-9)。气管插管后可以确保气道通畅及进行有效的通气，保证氧气供给；可减少误吸的机会；可以进行气管内吸引及气管内给药。气管插管的指征：① 复苏人员用非侵入性措施无法保证昏迷病人足够通气。② 病人缺少保护性反射(如昏迷、心脏骤停等)。气管导管的直径应该相当于病人小指的宽度，不宜太粗。对不适于行气管内插管者，可行气管切开术。当使用了高级气道(喉罩、气管插管和气管切开导管)后，可以不再以30∶2进行复苏，而是按压100次/min，通气每分钟8～10次。每5个轮回后要重新判断有无呼吸与心跳恢复迹象。推荐吸入100%浓度的纯氧。

2. B(breathing)保证有效正压通气，评估其效果　通过体格检查和潮气末二氧化碳(ET-CO_2)测定确认气管导管在位。固定气管导管，以免滑出。转运病人需要注意是否用颈托和硬板床。

通过ET-CO_2监测和氧饱和度监测确保氧合和通气有效。尽可能早期使用机械通气的手段进行正压通气，一方面可以提高通气效果，另一方面可以节省人力采取其他抢救措施。

3. C(circulation)保证有效循环和组织灌注　通过肘前静脉或股静脉建立静脉通道，首选生理盐水输入，监测心率、心律和血压。

胸外心脏按压可使主动脉压升高，但冠脉的灌注压和血流量并无明显改善，脑血流量改

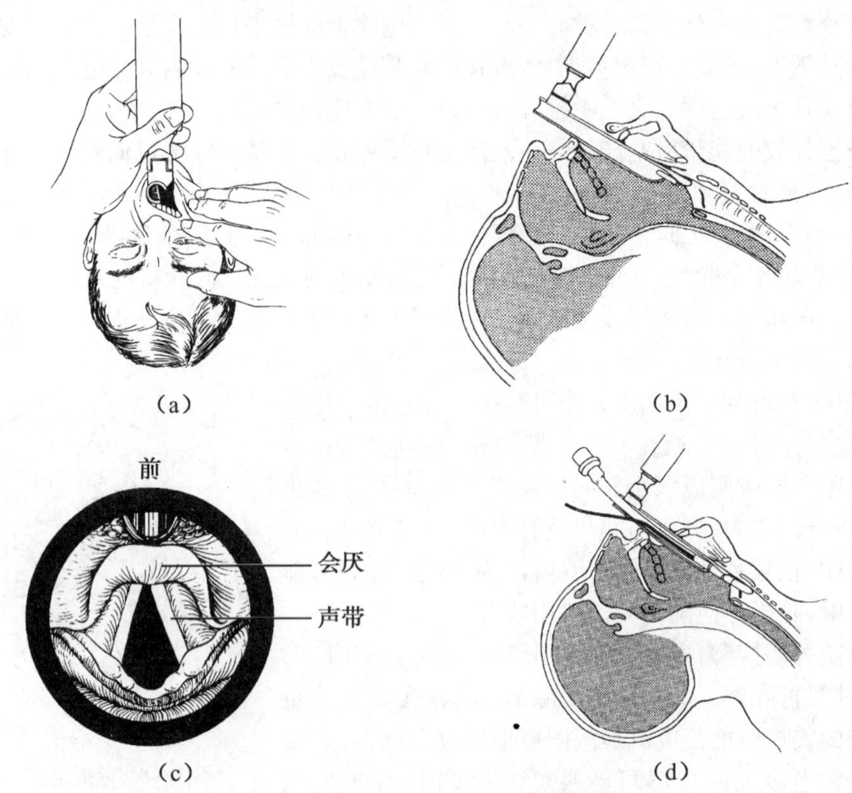

图 7－9 直接喉镜下气管内插管

善有限。开胸心脏按压则容易刺激自主心跳的恢复，而且可增加心肌和脑组织的灌注压和血流量，有助于自主循环的恢复和脑细胞的保护。但开胸心脏按压在条件和技术上要求都较高，且难以很快开始，可能延误复苏时间。因此，开胸心肺复苏多用于已行开胸手术、胸腹腔大血管破裂、心包压塞、低温等所致的心跳呼吸骤停，以及心跳呼吸骤停时并发多发性肋骨骨折及胸廓严重畸形时。开胸心脏按压必须由受过专业训练的人员进行。首先必须气管插管并正压通气，术者位于病人左侧，迅速消毒，开胸的切口位于左侧第 4 肋间，起于距离胸骨左缘 2～2.5 cm 处，止于左腋前线。开胸后，立即用胸腔撑开器撑开切口，切开心包，以便直接按压心脏。术者手掌伸进胸腔并将心脏托于掌心，拇指在前(右室部)，其余四指在后(左室部)，主要是按压心室；或一手将心脏压向前面的胸骨。按压时不应用手指尖，避免指尖戳破心室壁。按压频率以 80～100 次/min 为宜，同时还应随时观察和体会心肌的色泽和张力。按压有效时，心肌色泽转红，张力增加。

起搏器是以电刺激波激发心肌收缩的装置。心脏起搏不仅是症状性缓慢性心律失常的有效治疗方法，同时也是治疗药物难以控制的顽固性快速性心律失常的有效技术。紧急心脏起搏常采用无创体外心脏起搏或经静脉心内膜起搏。经过较长时间心肺复苏未能恢复自主心跳者，人工起搏几乎无作用，因此不作为心肺复苏的常规治疗措施。

使用药物是心搏呼吸骤停期间的主要治疗手段之一。其目的是激发心脏复跳并增强心肌收缩力，防止心律失常，调整酸碱失衡，补充液体和电解质。临床用药种类较多，下面就几种常用药物作一简要介绍。

(1) 肾上腺素：是心搏骤停救治的首选药物。它适用于各种类型的心搏骤停，也适用于病态窦房结综合征、高度或完全性房室传导阻滞因心率缓慢而引起的脑或冠状动脉供血不足。其具有 α 肾上腺素能受体激动剂的特性，在心肺复苏时可增加心肌和脑的供血。但该药的 β 肾上腺素能样作用是否有利于复苏仍有争议，因其可能增加心肌氧耗和减少心内膜下心肌灌注。心搏骤停复苏时，肾上腺素首剂以 1 mg 静脉推注(不主张心内注射)，无效时，3～5 分钟后可重复给药。儿童用量宜为 0.02 mg/kg 体重。肾上腺素气管内给药效果良好，为静脉通路尚未建立时的首选给药途径，但剂量为外周静脉用药的 2～2.5 倍，通常首剂为 2～2.5 mg，以生理盐水 10 mL 稀释后经气管导管迅速注入。症状性心动过缓伴低血压者也可持续滴注肾上腺素。常用量为 2～10 μg/min。肾上腺素注射剂型：1 mg/mL，0.5 mg/mL。

肾上腺素也可用于有症状的心动过缓病人。当阿托品治疗和经皮起搏失败后，可用肾上腺素 1 mg 加入 500 mL 生理盐水或 5%葡萄糖液中，成人的给药速度从 1 μg/min 开始，逐渐调节至所希望的血液动力学效果(2～10 μg/min)。肾上腺素不能与碱性药物合用，否则灭活。

(2) 去甲肾上腺素：是一种血管收缩药和正性肌力药。药物作用后心排血量可以增高，也可以降低，其结果取决于血管阻力大小、左心功能状况和各种反射的强弱。严重的低血压(收缩压<70 mmHg)和周围血管阻力低是其应用的适应证。将去甲肾上腺素 4 mg 加入 250 mL 含盐或不含盐液体中，起始剂量为 0.5～1.0 μg/min，逐渐调节至有效剂量。顽固性休克需要去甲肾上腺素量为 8～30 μg/min。需要注意的是，给药时不能在同一输液管道内给予碱性液体。

(3) 阿托品(atropine)：为选择性毒蕈碱型胆碱受体阻断药，能竞争性地阻断乙酰胆碱与胆碱受体的结合，从而拮抗乙酰胆碱对胆碱受体的激动作用。阿托品对心血管系统的影响是对副交感神经的直接阻断作用，解除迷走神经对心脏的抑制，从而提高窦房结的自律性，促进心房和房室结的传导，主要用于心肌因副交感神经张力过高而引起的有症状性的心动过缓、Ⅰ度或Ⅱ度Ⅰ型房室传导阻滞等，对心搏骤停及Ⅲ度房室传导阻滞效果差。但怀疑为结下部位阻滞时(Mobitz Ⅱ型)，不用阿托品。静脉注射后作用迅速，持续时间可达 2 小时。首剂以 0.5～1 mg 静脉注射，5 分钟后可重复 1 次，无静脉通路者可用 2 mg 稀释于生理盐水 10 mL 中经气管导管注入。注射剂型：1 mg/mL，0.5 mg/mL。

(4) 利多卡因(lidocaine)：利多卡因是治疗室性心律失常的药物，对急性心肌梗死病人可能更为有效。利多卡因在心脏骤停时可用于：① 电除颤和给予肾上腺素后，仍表现为心室纤颤或无脉性室性心动过速。② 控制已引起血流动力学改变的室性期前收缩。③ 血流动力学稳定的室性心动过速。利多卡因静脉注射后 20 秒起效，持续 10～20 分钟。给药方法：首剂按 1～1.5 mg/kg 体重，静脉注射，3～5 分钟后可重复 1 次，总量不超过 3 mg/kg。利多卡因也可经气管导管注入，剂量为静脉用量的 2～2.5 倍。对利多卡因过敏、严重心脏传导阻滞、双支阻滞或严重窦房结功能不全者禁用。注射剂型：50 mg/5 mL，100 mg/5 mL。

(5) 胺碘酮：可用于房性和室性心律失常。临床应用于：① 对快速房性心律失常伴严重左心功能不全病人，在使用洋地黄无效时，胺碘酮对控制心室率可能有效。② 对心脏停搏病人在电除颤和使用肾上腺素后，建议使用胺碘酮。③ 对不明起源的多种复杂心动过速有效。④ 可作为顽固的阵发性室上性心动过速、房性心动过速电转复的辅助措施，以及心房纤颤的药物转复。⑤ 可控制预激房性心律失常伴旁路传导的快速心室率。给药方法为先静推 150 mg/10 min，后按 1 mg/min 持续静滴 6 小时，再减量至 0.5 mg/min。

(6) 碳酸氢钠($NaHCO_3$)：对病人而言，尤其是儿科病人，碱血症、高渗透压、高钠血症，以及可能的中枢神经系统出血是 $NaHCO_3$ 潜在的、有害的不良作用。$NaHCO_3$ 也可致氧离曲线左移，氧从血红蛋白的释放减少。CPR 期间，$NaHCO_3$ 最主要的缺点是在短暂的心搏骤停后，使用 $NaHCO_3$ 不能明显改善除颤成功率或者提高存活率。

一般来说，如果心搏骤停 2～5 分钟内（未行 CPR）或开始 CPR 未超过 10 分钟，中度过度通气就可纠正酸中毒。只有在原来即有代谢性酸中毒、高钾血症、三环类或苯巴比妥类药物过量的情况下，应用碳酸氢钠才会有效。另外，对于心脏骤停时间较长的病人，应用碳酸氢钠治疗可能有益。但只有在除颤、胸外心脏按压、气管插管、机械通气和血管收缩药治疗无效时，方可考虑应用该药。CPR 期间，若盲目给予碳酸氢盐，首剂应予以 1 mmol/kg 静脉输注，然后每 10 分钟给予此剂量的一半。随时监测动脉血气，碳酸氢盐的用量更易于掌握。一般当碱剩余（SBE）低于－10 mmol/L 时，才用碳酸氢钠来纠正。为减少出现医源性碱中毒，应注意控制碳酸氢盐用量，避免完全纠正酸中毒。

成人静脉滴注 5%碳酸氢盐溶液（297.5 mmol/500 mL）250 mL，一般可使 BE 值升高 4 mmol/L。但应注意，每静脉滴注 250 mL 后，应复查动脉血气，以估计下次用量。静脉注射碳酸氢钠的速度不宜过快或过慢。一般主张静脉匀速输注，成人注射 5%碳酸氢钠以 15 mL/min 左右的速度为宜。治疗各类酸中毒的总治疗原则为：宁稍偏酸，不宜过碱。注射剂型：5 g/100 mL，12.5 g/25 mL。

（7）多巴胺（dopamine）：为体内去甲肾上腺素合成的前体，能激动 3 类肾上腺素能受体，还可促进去甲肾上腺素的释放。多巴胺的作用随剂量而异，并有显著的个体差异。以 2～4 μg/(kg・min) 静脉滴注时，激动多巴胺受体，使心、脑和内脏血管扩张，但无血压和心率的明显变化。以 5～10 μg/(kg・min) 静滴时，主要激动 β_1 受体，可致心肌收缩力增强，心排血量增加，心率轻度增快，收缩压增高。剂量大于 10 μg/(kg・min) 时，α 受体作用占优势，可致内脏及外周血管收缩，全身血管阻力明显增高，心率增快，收缩压及舒张压增高。

（8）异丙肾上腺素（isoprenaline）：是人工合成的拟交感胺，对 β_1 和 β_2 受体均有很强的激动作用，可产生显著的正性肌力和正性变时作用，使心肌收缩力增强、心率增快，同时也致心肌耗氧量增大，增加异位起搏点兴奋性，诱发或加剧心律失常。对缺血性心脏病、心衰和左室功能受损病人会加重缺血和心律失常。异丙肾上腺素静脉注射后立即起效，主要用于症状性心动过缓，在阿托品及肾上腺素无效后可选用异丙肾上腺素，也用于难复性尖端扭转型室性心动过速。异丙肾上腺素的变时作用剂量通常很小，最好以输液泵精确泵入，一般 2～10 μg/min 即起效。本品不适用于心脏骤停或低血压病人；不宜与肾上腺素合用，以免引起致命性心律失常。注射剂型：1 mg/mL。

（9）多巴酚丁胺（dobutamine）：为相对选择性心脏 β_1 肾上腺素能受体激动剂，具有很强的正性肌力作用。主要特点是在增加心肌收缩力的同时伴有左室充盈压的下降，并具有剂量依赖性。静脉滴注 1～2 分钟即起作用，主要用于严重左心衰竭、肺充血和低心排血量病人，以及肺充血和左心功能不全伴低血压不能耐受血管扩张剂治疗者。一般以 1～10 μg/(kg・min) 静滴，依临床反应调整。禁用于肥厚型梗阻性心肌病。注射剂型：20 mg/2 mL。

（10）氨力农（amrinone）和米力农（milrinone）：是磷酸二酯酶Ⅲ抑制剂，具有正性肌力和扩血管的特性。氨力农改善前负荷的效应较儿茶酚胺类药更加明显，对血流动力学的改善与多巴酚丁胺相似。常与儿茶酚胺类合用，用于严重心力衰竭、心源性休克及单用儿茶酚胺类疗效不好的休克病例。对儿茶酚胺反应差及快速心律失常病人都是使用该药的适应证。瓣膜阻塞性疾病是使用该药的禁忌证。氨力农可在最初2～3分钟内给予0.75 mg/kg，随后予5～15 μg/(kg·min)静滴，30分钟内可以再次给予冲击量。米力农治疗效果与氨力农相似，但有较长的血浆半衰期，不易调节滴速。一次静脉负荷量为50 μg/kg(缓慢推注10分钟以上)，然后375～750 ng/(kg·min)维持静滴。

4. D(differential diagnoses)鉴别诊断　找出心跳呼吸骤停的原因，区分低血容量性休克、心源性休克抑或分布性休克。

(三) 复苏后治疗

1. 复苏后综合征　心脏骤停病人自主循环恢复后，经常出现心血管和血流动力学紊乱：低血容量性休克、心源性休克以及与全身炎性反应综合征相关的血管舒张性休克。可能的因素是：再灌注失败，再灌注损伤，缺血后代谢产物引起的脑中毒，全身炎症因子、细胞因子和凝血-纤溶等系统的激活，复苏时应用血管活性药物的不良反应。

(1) 50%的复苏后综合征病人死于发病后24小时内，因为在自主循环恢复后，心血管功能处于不稳定状态，12～24小时后才可逐渐趋向稳定。大脑和微循环功能异常持续存在。

(2) 1～3天后，心功能和全身情况有所改善，但出现肠道细菌移位，出现脓毒血症和多器官功能障碍综合征(MODS)，导致死亡。

复苏后期的主要治疗目标是完全恢复局部器官和组织的微循环灌注，单纯恢复正常血压和改善组织的气体交换并不能提高生存率。值得注意的是，周围器官系统特别是内脏和肾脏微循环的恢复，对防止心跳骤停后缺氧缺血致MODS的发生起重要作用。

2. 复苏的最佳反应　复苏后最好的情况是病人处于清醒状态，有意识和自主呼吸，有多导联心电监护和足够氧的供给。如果复苏时还没能完成这些治疗，可根据实际情况做不同处理。临床医生应该仔细寻找心跳骤停的原因，特别需要注意是否有急性心肌梗死、电解质紊乱或原发性心律失常。

3. 单器官或多器官系统衰竭　自主循环恢复后，病人可能在相当长的一段时间内始终处于昏迷状态。此时自主呼吸可能消失，需要呼吸机辅助呼吸。血流动力学也可能处于不稳定状态。低氧血症和低血压可加速脑损伤，要注意避免发生。在转送病人去ICU的过程中，必须持续给予机械通气、氧气供应和心电监护。

(1) 呼吸系统：自主循环恢复后，病人可有不同程度的呼吸系统功能障碍。一些病人可能仍然需要机械通气和吸氧治疗。完成一次详细的临床检查并再次阅读胸部X片都很有必要。此时，需要特别注意复苏后潜在的并发症，例如气胸和气管插管移位。无论是心跳骤停还是脑外伤后，昏迷病人都需要机械通气治疗以达到正常的血碳酸氢盐浓度。应注意避免使用常规的高通气治疗方法，以免加重脑损伤。

(2) 心血管系统：心血管系统的评估必须包括全面的血管检查、生命体征和尿量的观察。如有可能，行ECG与原来的ECG对比；评估胸部X线；检查血清电解质，包括钙离子和镁离子及血清心肌酶水平。因为低血容量可以进一步损害脑功能，所以需要极力避免低血压的发生。

(3) 肾脏系统：留置导尿管以计算每小时尿量和精确计算出量(出量包括胃液引流量、腹泻量、呕吐量和尿量)。对于急性肾衰竭少尿期已不再推荐使用小剂量多巴胺，它并不增加内脏血流或给予肾脏特别的保护。谨慎应用肾毒性药物和经肾脏排泄的药物。

(4) 中枢神经系统：使病人能恢复正常的脑功能和其他功能是心肺脑复苏的基本目标。血液循环停止10秒钟可因大脑严重缺氧而出现神志不清，2～4分钟后大脑储备的葡萄糖和糖原将被耗尽，4～5分钟后ATP耗竭，10～15分钟脑组织乳酸含量持续升高。此时，脑血流的多少由脑灌注压决定。脑灌注压等于平均动脉压与颅内压之差(CPP = MAP − ICP)。随着自主循环的恢复，由于微血管功能不良，在开始充血期结束后将出现脑血流的减少，即无复流现象(no-reflow)。任何导致颅内压升高或体循环平均动脉压减少的因素均可以减少脑灌注压，从而进一步减少脑血流。对于无意识的病人应维持正常或轻度增高的平均动脉压，减轻颅内压增高，以保证最好的脑灌注压。

(5) 消化系统：对肠鸣音消失和行机械通气并伴有意识障碍病人，应该留置胃管，并尽早地应用胃肠道营养。如果不能耐受，要及时给予多巴胺、H_2受体阻滞剂或硫糖铝以减少发生应激性溃疡和胃肠道出血的危险。注意减少胃肠细菌移位。

(四) 终止心肺复苏的指征

凡来诊病人心脏骤停、呼吸停止行心肺复苏已历时30分钟者，出现下列情形是终止心肺复苏的指征：① 瞳孔散大或固定。② 对光反射消失。③ 呼吸仍未恢复。④ 深反射活动消失。⑤ 心电图成直线。

第二节　小儿基本生命支持

(一) 小儿心跳呼吸骤停的原因

很多因素可引起儿童呼吸心跳骤停，包括：① 神经中枢病变、脊髓及神经肌肉病变、气道阻塞、肺炎等病变所引起的通气氧合障碍。② 感染、失血、心功能不全等所引起的休克。③ 严重的电解质紊乱和酸碱平衡失调。④ 药物或食物中毒及过敏反应。⑤ 先天性心脏畸形、心肌病变、原发性心电紊乱等心脏本身病变。⑥ 手术、治疗操作和麻醉意外。⑦ 电击、雷击。⑧ 婴儿猝死综合征。

(二) 复苏程序

1. 检查反应　应迅速判定患儿有无意识和有无创伤存在及其范围。用轻拍和大声呼唤患儿看其反应水平。对有头颈部创伤的小儿不要移动和搬动，以免加重脊髓损伤。若患儿无反应且无呼吸，应立即开始CPR，并电话启动EMSS。

2. 气道管理　儿童由于呼吸停止和低氧血症可使病情急剧恶化导致心跳骤停，气道通畅是有效心肺复苏的第一要素，只有气道通畅才能保证有效地吸入氧气和排出二氧化碳。因此保证患儿气道通畅至关重要。

小儿在丧失意识后，舌根后坠是导致气道阻塞的最常见原因。因此，一旦发现意识丧失的患儿，应立即将患儿仰卧于坚硬平面上，如桌面、楼板、地面，采取适当方法使舌根离开咽后壁，保持气道通畅。

对于意识丧失但无外伤者，可采用仰头提颏法开放气道。具体操作方法见本章第一节。对怀疑有气管异物者，可将舌及下颌提起，检查咽部有无异物，以便在直视下将异物去除。

3. 呼吸支持

(1) 判定有无呼吸：气道开放后，要求在10秒内判定患儿有无呼吸，可通过观察患儿胸腹的起伏、听口鼻呼吸声音及用颊部感觉口内有无气流确定。应注意识别无效呼吸、喘息及气道阻塞后呼吸。如不能确定呼吸是否有效，应立即施行人工呼吸。如果患儿自主呼吸有效,应将患儿侧卧(复苏体位),有助于保持气道通畅。

(2) 口对口或口对口鼻人工呼吸法：若患儿无自主呼吸,应立即进行人工呼吸。对1岁以下婴儿可采用口对口鼻方法(图7-10),通过婴儿口鼻吹气使胸廓抬起。如果施救者口较小,施行口对口鼻方法有困难,可采用口对鼻方法。经鼻吹气的同时,应抬起下颌使口闭合及保持气道通畅。对1～8岁小儿采用口对口方法,经口吹气的同时,应保持气道通畅并用拇指与食指捏住鼻子。

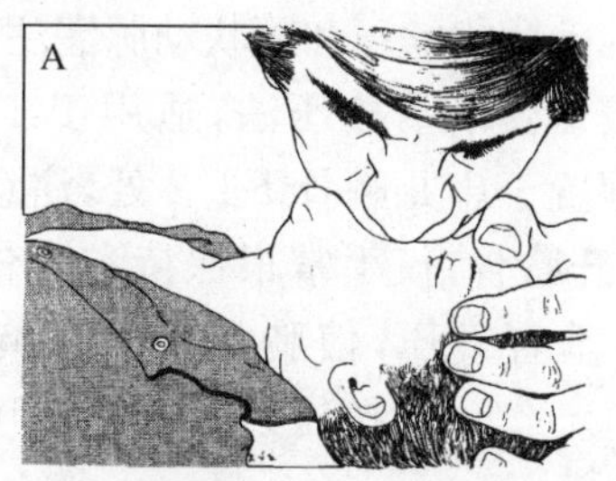

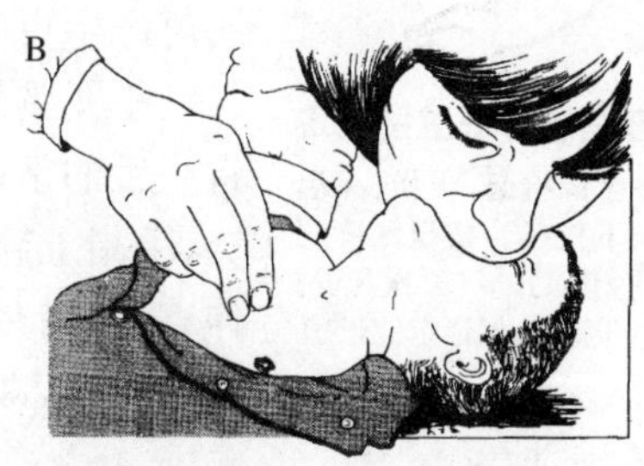

图7-10　适用于1岁以下婴儿的口对口鼻方法人工呼吸

开始人工呼吸时施救者应连续吹气2～5次,每次持续1～1.5秒,至少保证2次有效通气。吹气前应深呼吸,使呼出气中有最大的氧含量和最小的二氧化碳含量。由于患儿大小不同,肺顺应性不一样,因此难以规定统一的吹气压力及吹气量。最基本的原则是吹气可使胸廓抬起但又不引起胃膨胀。若吹气进入自由并且胸廓抬起,说明气道通畅;若吹气不能自由进入或胸廓不能抬起,可能原因是气道有阻塞,或吹气的容量或压力不够。阻塞最普遍的原因是未正确开放气道,需要进行调整,保证头后仰、下颌抬高,并使患儿嘴张开,以获得最佳的气道通畅和有效的人工呼吸。若怀疑颈椎或脊柱有损伤,则禁忌这种操作。若头的位置正确并用力吹气仍不能使患儿胸廓抬起,则应怀疑气道有异物阻塞,应排除异物。

人工呼吸频率是依据不同年龄的正常呼吸频率,同时考虑与胸外按压相配合而确定的,根据年龄大小,一般为每分钟12～20次。潮气量一般以胸部抬起为度。吹气应缓慢均匀,不可用力过猛,以防肺泡破裂;若吹气过快,会使气体进入胃内,造成胃膨胀,横膈上升,反而减少肺的容积,影响人工呼吸效果。外压环状软骨可减少进入胃内的气体量。

4. 循环支持　一旦气道通畅并提供2次有效人工呼吸,施救者要决定是否实行胸外按压以提供循环支持。

(1) 摸脉搏：1岁以上小儿,颈动脉搏动很容易触及。1岁以下小儿,由于颈部短而圆胖,颈动脉很难迅速摸找,且有可能压迫气道,可摸肱动脉或股动脉搏动(图7-11)。应当注意,无反应、无呼吸的患儿常常心率减慢或无心率,因此不要把时间浪费在反复摸找脉搏上而延误抢救时机。

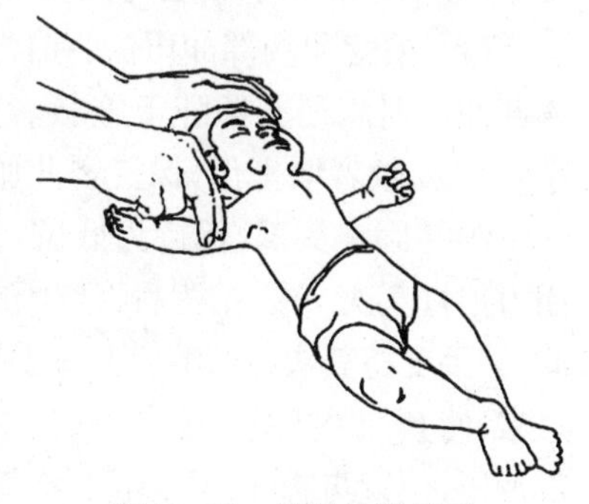

图7-11　扪肱动脉搏动

(2) 胸外按压：小儿应放在坚硬的平面上。对没有头颈外伤的婴儿,施救者可用前臂支持婴儿的躯干,用手托住婴儿的头和颈,注意婴儿的头不要高于身体的位置,这样有利于保持气道通畅。施救者的另一只手施行胸外按压,按压后前臂托起婴儿行口对口鼻人工呼吸。

婴儿胸外按压：① 双指按压法(图7-12),适合于1位施救者操作,一只手施行胸外按

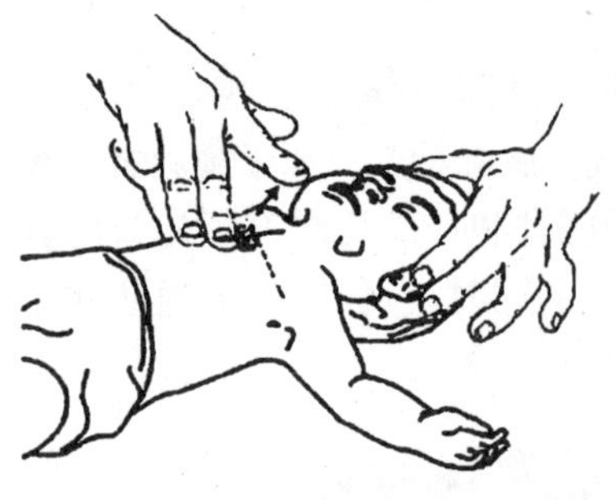

图 7-12 婴儿双指胸外心脏按压法

救护者将一手食指抬起，中指、无名指并拢用力垂直向下按压。按压深度为1.5～2.5 cm。按压速度110～120次/min。放松时，手掌不要离开胸壁，保证定位正确

压的同时，另一只手可用于固定头部，或放在胸后轻轻抬起胸廓，使头部处于自然位置。这样在按压5次后能及时给予人工呼吸，而不需要重新安置头部位置。② 双手环抱按压法，是两拇指重叠或并列压迫胸骨下1/2处，双手围绕患儿胸部。适合于2位施救者同时操作，一位胸外按压，另一位人工呼吸。与双指按压法相比，双手环抱按压法可产生更高的动脉收缩压和冠状动脉灌注压。

小儿胸外按压：单掌按压法，适用于1～8岁小儿。将一手的掌根部置于患儿胸骨下1/2处，注意不要压迫剑突，手指上翘离开肋骨，仅手掌根保持和胸骨接触。手臂伸直，凭借体重垂直下压，使胸骨下陷至胸廓前后径的1/3～1/2，即2.5～4 cm。按压频率每分钟100次，每按压5次给予1次有效通气。

胸外按压与人工呼吸次数的比例为在新生儿为3∶1，在年长儿为5∶1。对气道通畅未得到保障的患儿，进行人工呼吸时需停止胸外按压；如果气道通畅有保障，进行人工呼吸时就没有必要停止胸外按压。施行心肺复苏后约1分钟及每隔1分钟，应重新评价患儿的自主呼吸及循环状态有无改善，观察颈动脉搏动（对于1～8岁儿童）、股动脉搏动、瞳孔大小及皮肤颜色。触及大动脉搏动和经皮血氧饱和度监测的数值上升都提示复苏有效。

5. 解除气道异物　上呼吸道阻塞在儿童心跳呼吸骤停中占有很大比例。在儿科年龄组因异物吸入而死亡者90%以上发生在5岁以下儿童，65%为1岁以下婴儿。吸入物常有小玩具、小物件或食品。小儿突然出现呼吸困难并伴有咳嗽，张口说不出话或喘鸣应怀疑有异物吸入气道。气道梗阻的体征和症状同样可由感染引起，如会厌炎等都可引起气道水肿。但异物性气道梗阻常突然出现，没有感染或其他疾病表现。而感染性气道梗阻常有发热及其他体征如咽部充血、声音嘶哑，此时不能通过手法解除气道梗阻，应立即将患儿送医院。

当气道异物引起气道梗阻时，应设法尽快解除梗阻。若咳嗽有力应鼓励患儿咳嗽，以咳出异物。若咳嗽无力（声音变小或无声音）或呼吸困难明显，尤其是神志不清的患儿，应及时采取措施解除气道梗阻。对婴儿推荐使用拍背和胸部冲压法以排出异物，1岁以上小儿建议采用Heimlich手法及卧位腹部冲压法。

(1) 拍背和胸部冲压法：拍背时将婴儿置于俯卧位，骑跨于施救者前臂上，头低于躯干；胸部冲压时将婴儿仰卧于施救者前臂上，头低位。对神志清楚的婴儿，施救者实施以下程序：① 施救者取坐位，保持婴儿俯卧于施救者前臂上，前臂可放于大腿上，手指张开托住患儿下颌并固定头部，保持头低位，注意不要压迫喉部软组织。② 用手掌根部在婴儿肩胛之间用力拍打5次。③ 拍背后将空闲的手放于婴儿背部，手掌托住其头颈部，此时患儿处于两手之间，一手支持其头、颈、嘴、胸，一手支持其背部。④ 当头、颈很好地托住后，小心地将婴儿翻转过来，使其仰卧于另一手的前臂上，手臂置于大腿上，继续维持头低位。⑤ 施行5次快速的胸部冲压，位置与胸外按压相同（胸骨中、下1/3处），在乳头连线下一指宽处（图7-12）。冲压与按压不同之处在于持续时间较短促，利用肺内压力突然增高企图将异物冲出（如同咳嗽一样）。若施救者手较小或婴儿较大，施行上述程序有困难时，可将婴儿置于施救者大腿上，头枕于膝部，用手可靠地固定住头部并保持头低位。在行5次拍背后，翻转过来进行5次胸部

冲压。⑥ 如果气道仍梗阻,可以重复上述操作,直到异物解除或患儿神志转清。

对神志不清无呼吸的患儿施行拍背及胸部冲压前,应使患儿嘴张开,用拇指和食指捏住其舌和下颌并将其提起,一方面可以使后坠的舌离开咽后壁,部分缓解阻塞,另一方面使异物容易排出。当看见异物时,在直视下小心地用手取出。对婴儿和儿童不要盲目地用手指去清除异物,避免将异物推向气道深部,造成进一步阻塞。随后采用仰头提颏手法开放气道,进行人工呼吸。如果呼吸无效,重新放置头部位置后人工呼吸。如呼吸仍然无效,施行拍背及胸部冲压,直到异物清除、气道通畅。如人工呼吸有效,应检查循环情况,必要时继续心肺复苏;如果患儿自主呼吸循环情况良好,放置于复苏体位。

(2) Heimlich 手法:适合于神志清楚的小儿。参见图 7-5。

(3) 卧位腹部冲压法:适合于神志不清的小儿。① 将患儿置于仰卧位,用拇指与食指提起下颌及舌,使患儿口张开,检查咽部有无异物。如有异物,在直视下用手指将其去除。② 采用仰头提颏手法开放气道,进行人工呼吸。如果呼吸无效,重新放置头部位置后进行人工呼吸。③ 如人工呼吸仍然无效,考虑气道异物。施救者取跪姿,双膝位于患儿一侧或跨骑于髋部,按下述方法进行腹部冲压。④ 将一手的掌根放于小儿腹部正中线脐稍上方剑突下,另一手压在这只手上。⑤ 两手同时用力在腹部快速冲压 5 次,冲压方向向头侧而不要向腹部两侧,每次冲压为确切、间断的动作。⑥ 重复步骤①～⑤,直到异物清除或人工呼吸有效。⑦ 如人工呼吸有效,应检查循环情况,必要时继续心肺复苏。

第三节 特殊情况下的基本生命支持

在处理中风及急性冠脉综合征中,救护人员对不清醒的成人应“先打电话”,救护人员尽快救护转送,提前通知接收医院,以增加快速静脉溶栓成功率。对于溺水、创伤、药物过敏等病人,应先提供 CPR,再“快打电话”。

1. 卒中 是脑血管梗塞和出血引起的疾病,近 75%的病人是缺血(血栓形成或栓塞)。出血性卒中是脑血管破裂进入脑室膜系统(蛛网膜下腔出血)或进入脑实质(脑内出血)。

对于任何一个突发的有局灶性神经功能损伤或意识变化者都要怀疑卒中之可能。如果出现昏迷状态,气道梗阻是急性卒中的最大问题,因为低氧和高碳酸血症可以加重卒中,因此开放气道是最为关键的措施,必要时行气管内插管。同时,要注意通气不当或误吸。

2. 低温 严重低温(T<30℃)有明显的脑血流和氧需下降,心排量下降,动脉压下降,病人由于脑和血管功能抑制,表现为临床死亡,但完整的神经功能恢复是可能的。

如果病人无呼吸,应先开始通气,如果有心室颤动,急救人员要给予电除颤。除颤后,如果心室颤动依然,就不要再除颤了,除非体温达到 30℃以上。要立即 CPR 和复温。因为中心体温低于 30℃,电除颤难以成功。

由低温引起的心跳停止的治疗与常温下心脏骤停迥然不同。低温心脏对药物、起搏刺激、除颤无反应,药物代谢减少。肾上腺素、利多卡因、普鲁卡因酰胺可以积蓄中毒。无心跳或无意识而心率较慢病人的首要医疗措施是实施主动中心复温。

3. 溺水 最严重的后果是低氧血症,缺氧时间的长短是预后的关键,因此恢复通气和灌注要尽可能快地同时完成。

溺水早期治疗包括：口对口呼吸，使用潜水面罩，口对面罩呼吸或浮力帮助(可由特殊训练的复苏者在水中完成通气)。水中不要进行胸外按压，除非受过特殊训练。出水后无脉搏者，应立即行胸外按压。对冷水中溺水者同时要做好保温措施。

4. 创伤　受伤后病人发展到心跳呼吸停止的治疗与原发心脏和/或呼吸骤停的治疗不同。

在现场对明显严重致死性创伤，无生命体征、无光反射或不能除颤者，不要进行复苏抢救。

对需要复苏的创伤病人，应有准备地快速运送到有条件的地方进行了断性创伤救治。创伤后无脉搏病人要立即使用简易导联的心电监测，并完成通气和呼吸评价。

对心跳停止的创伤病人，胸外按压的价值仍不确定。对无脉搏的创伤病人，胸外按压只有在除颤和气道控制之后才可进行。

在开放的胸部损伤，如果呼吸音不对称或出现任何气道阻力增加时，要仔细检查和封闭任何形式的开放气胸，要监测和治疗张力性气胸。

如上述原因的创伤病人发展到心跳停止时，要立即开始了断性治疗。有心室颤动的病人需要及时除颤，必要时行气管插管或切开。

外伤病人的神经系统检查很重要，检查时间不应超过 1 分钟。包括 3 个重要部分：① 意识状态。② 瞳孔对光反应。③ 对刺激的运动反应。若其中有一项不满意，必须在 5～10 分钟内重复检查一次，以便及时发现病情恶化，及时恰当地治疗，否则可能发生不可逆性脑损伤。这 3 项神经系统检查并不等于 Glasgow 昏迷评分(GCS)。GCS 是一种对神经系统功能的定量评估(表 12 - 6)。

当多人受伤时，急救人员要优先治疗危重创伤病人。当数量超过急救系统人员力量时，无脉搏者一般被放弃，允许在院前宣布死亡(批量伤员的筛查见表 12 - 1)。

5. 电击　心跳停止是电击伤致死的首要原因，室颤和室性停搏可由电击直接造成。

呼吸停止可继发于：① 电流经过头部引起延髓呼吸中枢抑制。② 触电时膈肌和胸壁肌肉呈破伤风样强直抽搐。③ 长时间的呼吸肌瘫痪。

触电后呼吸/循环立即衰竭。在电源被移去后，复苏者立即确定病人状态。如果无自主循环及呼吸，应该立即开始实施 CPR。如果专业急救人员不能立即到达，应尽快把触电者放到地面，心跳停止时要立即通气和胸外按压。燃烧的衣服、鞋、皮带要去除，避免进一步烧伤。如果存在头颈部损伤，应及时运送至医院并进行 ACLS。

6. 雷击　雷击致死的基本原因是心脏停跳。雷电的作用是瞬时产生强大的直流电击，当即心肌全部去极化，并引起心脏停跳。在许多情况下，心脏的自律性可恢复，同时窦性心律恢复。但是，胸部肌肉痉挛和呼吸中枢抑制在自主循环恢复后可以持续存在，如果不给予辅助通气支持，低氧可以再度引起心脏停跳。

心跳停止的病人，要立即建立 BLS 和 ACLS，直到心脏恢复跳动。呼吸停止的病人要保证通气。

7. 怀孕　正常妊娠时心排量、血容量增加 50%，心率、每分钟通气量和氧耗增加；肺功能残气量、全身和肺血管阻力、胶体渗透压、胶渗压/肺毛压均下降。这些紊乱使孕妇对损伤易感、耐受力下降。当她们仰卧时，子宫可压迫内脏血管、腔静脉、腹主动脉，引起低血压和心排量下降 25%。因此，孕妇的 CPR 有其特殊性。

孕妇心跳停止的原因有：肺栓塞、创伤、临产、出血导致的低血容量状态、羊水栓塞、先天性或获得性心脏病、产科治疗并发症(包括心律失常、充血性心衰竭和心肌梗死等)。

孕妇发生心脏停跳进行胸外按压时，为了减少妊娠子宫对下腔静脉和心排量的影响，可以将一个垫子(如枕头)放在右侧臀部下面，使子宫向左侧腹部移动，然后实施 CPR。肾上腺素、去甲肾上腺素、多巴胺在临床有指征时应及时使用。

若胎儿有成活可能，应迅速完成产前专科手续。如果首先要 CPR，向左移动子宫恢复血容量，进入 ACLS 程序。不能恢复有效循环时，应在 4～5 分钟之内紧急行剖宫产术，尽最大可能保证母亲和婴儿存活。婴儿娩出后，动脉和静脉的压迫得以解除，有利于 CPR 的成功。

第四节 脑死亡临床诊断

脑死亡的确定在我国还未立法。准确而及时地判断脑死亡并将其作为人类死亡的判定标准，是现代医学进一步向传统医学实践和观念提出的挑战。可以认为，对脑死亡病人进行的“抢救”是毫无意义的、安慰性的、仪式性的医疗活动，严重地讲是一种愚昧的医疗行为。这些行为还给国民经济及医药资源造成巨大浪费。

【诊断】 脑死亡的诊断步骤如下，在进入第三个步骤之前，需要一定的时间来判断是否满足前提条件和排除诊断。

(一) 必备的前提条件

1. 病人无自主呼吸，靠呼吸机维持，并且没有任何反射(脑干反射)。
2. 病人昏迷的原因明确，如由于不可治疗的、结构上的脑损害所致。

(二) 必要的排除诊断

排除潜在的可恢复的窒息性昏迷，如：

1. 肌松剂或中枢神经系统抑制药物干扰。
2. 近期循环停止，持续性休克和低血压。
3. 代谢和内分泌异常。
4. 原发性低体温(T<32.2℃)。

(三) 脑死亡的诊断标准

1. 脑功能停止　同时具备大脑功能丧失和脑干功能丧失即可确认。

(1) 大脑功能丧失：大脑无反应，也不接受信息。

(2) 脑干功能丧失：脑干功能检查可以判断脑干有无损害，并估计病人的预后。要注意有无下运动神经元性脑神经麻痹征象。下面是几种脑干反射的检查法。

① 瞳孔对光反射、角膜反射、睫毛反射：瞳孔对光反射由第Ⅱ(视)和第Ⅲ(动眼)颅神经控制。脑死亡者这些反射消失。注意：这些反射可以受一些药物、眼外伤或疾病影响，因此其结果需综合分析。

② 睫脊反射：对颈部皮肤给予疼痛刺激后，正常反应为同侧瞳孔散大。

③ 眼头反射(oculocephalic reflex)和眼前庭反射(oculovestibular reflex)：通过观察眼球运动判断第Ⅲ(动眼)、第Ⅳ(滑车)和第Ⅷ(vestibulocochlear)颅神经功能。

眼头反射又称玩偶眼现象(doll's eye phenomenon),因为该反射像洋娃娃的头眼运动。检查眼头反射是先使病人睁眼,检查者将病人头部快速向一侧旋转,或将头部前屈后仰,观察其眼球运动。正常时,眼球向头部转动的相反方向移动,然后逐渐回到中线位(图 7－13)。此反射涉及颈肌深感觉、迷路、前庭核、脑桥侧视中枢、内侧纵束、眼球运动神经。在婴儿,此为正常反射,以后受发育的大脑所抑制。当大脑有弥漫性病变或功能抑制而脑干功能正常时,此反射出现并加强。如昏迷是由于脑干弥漫性病变所引起,则此反射消失。如脑干病变限于一侧,则头向同侧转动时无眼球运动反射,向对侧仍正常。如限于某一眼球的内收或外展障碍,提示该侧动眼神经或展神经有瘫痪。

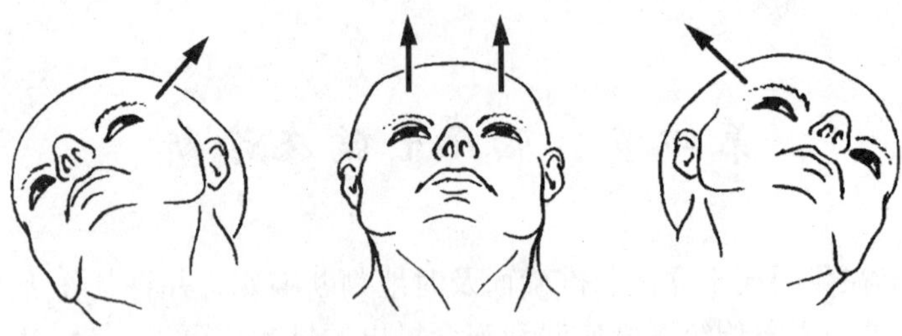

图 7－13　眼头反射(玩偶眼现象)

眼前庭反射比以上试验更强烈而可靠。用注射器吸取 1 mL 冰水,滴入无病的耳道,正常反应为快相向对侧的两眼震颤。如大脑半球有弥漫性病变或功能抑制而脑干功能正常时,则出现两眼强直地向刺激侧同向偏斜。如昏迷是由脑干弥漫性病变引起,则刺激后无反应。

④ 紧张性颈反射(tonic neck reflex):又称颈伸展反射。向一侧旋转病人头部,面部所向一侧上下肢出现强直性伸展,枕部所向一侧上下肢屈曲。在婴儿此为正常反射,以后被发育的大脑所抑制,在去大脑或去皮质病变、中脑病变累及两侧锥体束时重新出现,故见于脑干上部肿瘤等病变及基底部脑膜炎。

⑤ 用鼻导管供氧,若 $PaCO_2$上升大于 60 mmHg,提示无呼吸。死亡后脊髓反射可以存在。真正的去大脑体位或去皮质体位或癫痫都符合脑死亡之诊断。

(3) 进一步证实:① 停止人工呼吸时无自主呼吸。② 脑电图。③ 放射性核素脑扫描。④ 脑血管造影。⑤ 上述几种进一步的检查并不强制进行,但可为脑死亡的诊断提供进一步依据。

2. 不可逆　同时满足下列 3 点可确认:

(1) 昏迷的原因已明确,并且足以解释脑功能丧失。

(2) 脑功能的恢复已完全不可能。

(3) 脑功能的丧失经一定时间的观察和治疗无效。EEG 可以为临床诊断提供客观证据。成人脑在常温下循环完全终止 10 分钟以上,脑组织已不可能存活。脑血流终止加上全脑功能丧失的诊断已 6 小时,即可诊断脑死亡。

注意:以上状态存在并持续 4 小时以上,即构成脑死亡诊断。

英国指南明确指出这些检查应该由在该领域具有丰富经验的两位临床医生分别在不同的场合进行,其中至少有一位是主任医师。两位医生都不应该与器官移植团队有任何瓜葛。指南上没有表明两位医生进行脑干检查的时间间隔,可以根据临床判断来决定。有的国家认为两次诊断间隔至少 4 小时,死亡时间以第2次确认诊断为准。

诊断脑干死亡，不要求常规进行脑电生理(EEG)或脑血流灌注检查。脑血流停止的诊断方法有血管造影(需去放射科进行)、核素脑血流扫描(可在床边进行)和TCD血流测定。

复习思考题

一、医学名词

现代心肺复苏的三大法宝，三步法气道开放

二、问答题

1. 除颤有哪几个步骤？
2. 试述口对口人工呼吸要领。
3. 试述胸外心脏按压操作要领。

（范 新）

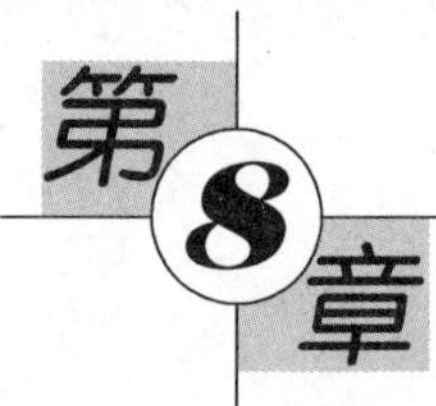

第8章 围手术期处理

学 习 要 求

- 熟悉病人的术前准备和优化。
- 了解手术知情同意书的签署要点。
- 熟悉手术后的一般处理和各种不适的处理。
- 熟悉手术后常见并发症的识别和处理。

手术是治疗外科疾病的重要手段。然而，手术和麻醉都有损伤，往往有很大的风险性。手术风险不仅取决于手术本身的复杂程度、外科病的病情以及麻醉，还取决于病人的基础状况，如：年龄、发育、营养以及是否合并内科夹杂症。一名优秀的外科医生不仅要具备良好的手术操作技能——技术精湛，更重要的是要有扎实的基础理论和相关学科功底——知识渊博，善于在手术风险与获益之间寻找最佳平衡点。外科并发症的预防或处理是外科治疗成败之关键，它倚仗外科医生的预见能力和决策能力(参见第1章第三节)。手术前准确评估疾病程度和病人功能状态并将其调整至理想状态(最优化)，选择合适的麻醉和手术方式，操作精细，减少和降低并发症发生率和死亡率，使病人早日康复。

围手术期处理(perioperative management)是指"从确定手术治疗时起，至与这次手术有关的治疗基本结束为止的一段时间"。围手术期处理以手术为中心，包含着手术前、中、后3个阶段的处理，目的是将这3个阶段的处理贯穿起来作为一个整体，使病人能获得最佳的手术治疗效果。本章主要从术前准备和术后处理两个方面来讲述围手术期处理。

第一节 术 前 准 备

病人的术前准备与疾病的轻重缓急、手术创伤的大小密切相关。按手术的时限性，临床上将手术期限大致分为急症手术、限期手术和择期手术3类。① 急症手术：是以抢救病人生命为主要目的，要求在最短时间内完成必要的术前准备，迅速实施手术。如腹主动脉瘤破裂大出血、绞窄性肠梗阻等疾病，往往需要紧急手术，刻不容缓。② 限期手术：手术时机虽有一定的选择余地，但有一定的限度，不宜推迟过久，否则将延误治疗，要求在尽可能短的时间内做好术前准备。如恶性肿瘤的根治性切除术。③ 择期手术：可以在充分的术前准备下选择合适的手术时机，如慢性胆囊炎的胆囊切除术和腹股沟疝修补术。

手术前，外科医生除了要尽量明确疾病的诊断、严格把握手术指征和选择手术时机、制定合理的手术方案外，还要对病人的全身情况有足够的了解，检查重要器官如心、肺、肝、肾等的功能状态并作出评价，从而估计病人对手术的耐受力，尽可能纠正术前存在的病理生理紊乱，提高手术安全性。

一、一般准备

主要包括心理和生理两方面的准备。

1. 心理准备　手术本身能解除病人的痛苦，同时也会给病人带来身体痛苦和心理刺激。手术前的病人难免有紧张、焦虑、恐惧等情绪，对手术及预后亦存在诸多顾虑，患恶性肿瘤的病人甚至有绝望情绪。此种心理状态显然不利于术前准备、手术配合及术后恢复。此时，医务人员应做好病人的心理疏导工作，在一定范围内以恰当的语言和语气就病情、施行手术的必要性、手术方式、手术可能取得的效果等向病人作适度的解释，取得病人的信任和配合，使病人能以积极的心态配合手术和术后治疗。此外，医务人员还应就手术可能出现的不良反应、术中术后可能出现的并发症及意外、术后治疗、预后估计以及预计医疗费用等，向病人或其委托代理人作详细介绍、解释，以取得病人及其家属的信任、同意和帮助，并与病人本人或其委托代理人履行书面《知情同意书》的签署，包括《手术同意书》(表 8-1，匣 8-1～匣 8-2)、《麻醉同意书》、《输血同意书》、《授权委托书》等。

表 8-1　手术知情同意书的签署流程

准备	
地点	选择安静的场所，保护隐私。语气恰当，要“热情”，又不“太热情”
向病人介绍	你的姓名 核实病人的姓名。解释你准备做什么，受何人的委托
了解背景	了解他/她已经知道了哪些情况 了解他/她想知道些什么
解释	
病在何处	用简短的语言解释诊断
你采取的措施	打算采取什么措施(画图解释你的手术方案)？你采取的措施与国家或相关的指南有无出入？如有出入，说明理由
后果	解释近期和远期可能发生的后果。有些病人认为“手术后一切都会好了”，其实能达到这种理想的病例很少。病人的期望值越高，术后失望的可能性就越大
术中可能发生的变数	解释术中所有可能发生的变化及术式选择，包括“什么都干不成”
并发症	用清晰的语言说明所有严重并发症(危及生命的，危及肢体或器官的)以及发生概率＞1%的小并发症 叙述你对每种并发症拟采取的预防应对措施 叙述一旦发生这些并发症，你拟采取的处理对策
拒绝权	明确告知最终的决定权在病人本人 给病人做决定的思考时间
能力核实	
签署知情同意书的能力	了解病人对你所述内容的接受能力、记忆能力和思考能力以及决策能力，并把病人对你的提问(“我刚才讲的您能听懂吗?”)的回答记录下来，以体现他/她在这方面的能力
结束	
随意提问	让病人随意提问，如：“您还有其他问题吗?”
记录	记录讨论的问题和达成的共识

匣 8-1 风险评估和告知

- 风险:涉及夹杂症、麻醉和手术
- 解释:优点、缺点和预后
- 语言:简明易懂,用日常生活中的事件做比喻来解释风险
- 告知:除紧急救命情况外,必须做到有效告知和签署

匣 8-2 有效知情同意书的签署步骤

- 能力保证(确保病人在面谈时具备接受、分析和表达意见的能力)
- 核实细节(病人没有误解)
- 确保病人知道你是谁以及你的职位
- 采用病人听得懂的语言
- 与病人讨论选项,而不是仅告诉病人如何做,把所有必要的信息告诉病人,让病人在知情的情况下做出决定
  - ☞ 讨论治疗方案和合理的替代方案
  - ☞ 讨论可能的风险和并发症(尤其是那些对该病人来讲容易发生的并发症)
  - ☞ 讨论建议的麻醉方式
- 给病人留出时间和余地做最后决策
- 核实病人是否理解了一切,并且没有其他疑问
- 鼓励病人与信赖的朋友或合伙人讨论问题
- 建议病人把拟讨论的要点一一写下来
- 清晰、全面地将双方达成的一致意见记录在案

2. 生理准备　旨在将病人机体调整至生理状态,同时为手术和术后恢复创造良好的条件。

(1) 对手术或手术后变化的适应性训练:甲状腺手术病人术前要练习头颈部后仰。术后短期内不能下床活动的病人,术前应练习在床上大小便。术前2周应停止吸烟,近年主张戒烟8周。

(2) 纠正体液失衡和备血:急性肠梗阻者常伴有等渗性脱水和代谢性酸中毒,瘢痕性幽门梗阻者伴有低氯低钾代谢性碱中毒。术前纠正这些异常可降低手术风险。施行较大手术者,术前应常规做好血型和血交叉配合试验,并备好一定数量的血。

(3) 皮肤准备:详见第2章第二节。

(4) 胃肠道准备:成人一般术前禁食12小时、禁饮4小时(目前的观点是术前禁食6小时、禁饮2小时),以防麻醉或术中呕吐引起窒息或吸入性肺炎。胃肠道手术者术前1～2日开始改流质饮食,术前置胃管。幽门梗阻病人术前需温水洗胃3天,以减轻胃壁水肿。一般手术,手术前夜用肥皂水灌肠,以减轻病人对术后排便的焦虑。结直肠手术,术前1天无渣饮食,手术前1天下午口服肠道清洁剂,直至解出水样无渣大便即可视为肠道准备良好,不必灌肠。

(5) 预防感染:详见第2章第三节。预防性应用抗生素的指征参见第10章第六节。

(6) 其他:手术前1天,应认真检查确定的各项准备工作是否完善(见表8-2)。手术前夜若病人不能安睡,可给予镇静剂。妇女月经来潮,手术应延期。进手术室前,应排尽尿液;估计手术时间长,或施行的是盆腔手术,或术中有可能大出血者,应留置导尿管。如果病人有可活动义齿,应予取下,以免麻醉或手术过程中脱落或造成误咽或误吸。

表 8-2 普外科术前准备清单

目次	项 目
1	手术审批单——各级签字，甚至公证
2	饮食
	·腹部手术——流质加泻剂、清洁肠道、排空肠道
	·术前6小时禁食、2小时禁饮
3	重要器官功能复核
	·生命体征的记录是否在正常范围
	·肺部——胸片，必要时加其他检查
	。术前2日戒烟恢复气管纤毛运动；术前1～2周戒烟可减少咳痰量；戒烟4～6周才能改善症状及呼吸功能；希望术前8周开始戒烟。
	·心脏——心电图，必要时加其他检查
	。缺血性心脏病病人，PTCA后1个月内手术，CABG后间隔6周以上手术
	。降压药原则上应用至手术当日，尤其β阻滞剂，术后恢复使用
	·肾脏——尿常规、BUN、Cr
	。肾功能不良的病人宜检测肌酐清除率
	·其他
	。糖尿病病人术前应控制空腹血糖4.4～8.3 mmol/L(80～150 mg/dL)，餐后2小时血糖8.3～14 mmol/L(150～250 mg/dL)，每日尿糖<10 g，尿酮体阴性
	。需要继续抗凝的病例，依据PT、INR及APTT值调节肝素用量
	。三环类抗抑郁药易产生心律不齐及血压波动，需要停药1周以上
	。内镜检查时应留置标记夹并取分段活检，以决定病变范围或切除部位
4	在手术前适当输液，补充因导泻和禁食所致的体液不足
5	手术区用杀菌去污剂清洗、剃毛、剪短毛发或用去毛剂去毛
6	备血
7	术前排空膀胱
8	术前用药——抗胆碱药和镇静药
9	术前特殊用药——洋地黄、胰岛素等

术前病人出现发热，应该分析发热原因，若发热是由于拟行手术的外科疾病造成，手术应该照常进行，如发现病人体温升高与疾病无关，手术应该酌情推迟。例如，胃癌手术前病人发热，若其原因是肿瘤引起的癌性发热，则手术照常进行；如果是由于上呼吸道感染引起，手术应当推迟。

青光眼病人、高热病人以及心动过速病人(如甲亢)，术前都不能用阿托品。

二、特殊准备

对手术耐受力不良的病人，除了要做好术前一般准备外，还需根据病人的具体情况做特殊准备。

1. 营养不良　营养不良病人常与低蛋白血症、贫血和低血容量并存，低蛋白血症病人对酸碱紊乱、失血、休克的耐受能力降低，手术风险大，术后并发症和死亡率高。低蛋白血症不仅引起组织水肿、影响组织愈合，而且免疫功能和抗感染能力也低下，容易并发感染。因此，术前应尽可能予以纠正营养不良。对病人营养状况的评估、营养支持的适应证及其途径请参阅第9章。

2. 高血压　血压在160/100 mmHg(21.3/13.3 kPa)以下，病人一般情况好、病情稳定、无冠心病或心力衰竭、肾功能正常，并不增加手术风险，可不必做特殊准备。25%的病人在围手术期会出现低血压或血压进一步升高。术中任何时候血压下跌50%或下跌33%持续10分钟以上，心肌梗死发生率上升。舒张压在14.7 kPa以上者，围手术期易发生心脏并发症，术前应该用合适的降血压药物，使血压稳定在一定水平，但并不要求降至正常后才做手术。对原有高血压病史，进入手术室血压急骤升高者，应与麻醉师共同处理，根据病情和手术性质决定是否实施或延期手术。

3. 心脏病　心血管疾病是引起术后严重并发症或死亡的最主要原因。对一个既往健康的病人来说，术前手术风险评估最重要的是病史采集和体格检查。首先要询问病人的功能状态①。若在平坦的路面上行走不超过4个街区，或上不了2个楼段，提示术后心脏病的风险增加2倍。还要询问活动后有无胸痛和气喘，以及咳嗽史。

最早应用于临床的是美国麻醉学会(ASA)分级(表8-3)，该分级系统看似主观，然而，长期应用证实了其独立的死亡预测性。在多因素统计被用来筛选风险因子后，先驱为Goldman心脏危险指数(cardiac risk index system, CRIS)，并通过合计总分估计死亡率(表8-4，表8-5)。Goldman系统的特点是包含了心功能状态、临床症状和体征以及手术风险评估。晚近，Goldman的理念又被进一步修正为6个心脏风险因子(表8-6，表8-7)。

表8-3　ASA分级及其麻醉相关死亡率

分级	描　述	麻醉相关死亡率(%)
Ⅰ类	重要脏器功能正常，能耐受麻醉与手术	0
Ⅱ类	重要脏器虽有轻度病变，但功能代偿健全，对麻醉和手术的耐受无大碍	0.17
Ⅲ类	重要脏器病变严重，功能减退，虽在代偿范围，但手术与麻醉有顾虑	0.6
Ⅳ类	重要脏器病变严重，功能代偿不全，手术与麻醉均有危险	4.3
Ⅴ类	生命垂危，随时有死亡的可能，麻醉与手术异常危险，无论是否做手术，估计存活不超过24小时	10.0

注：急诊病人注明"E"或"急"，风险比择期手术增大

表8-4　Goldman心脏危险指数

因　素	评　分
病史	
年龄>70岁	5
近6个月内有心肌梗死病史	10
体检	
第三心音奔马律或颈静脉怒张或充血性心衰竭(CXR示心脏增大或肺水肿)	11
严重主动脉瓣狭窄	3

① 功能状态的评定用代谢当量(metabolic equivalents, METs)：1—生活自理，如吃、穿等；4—能做轻家务；5—能爬楼或走上小坡；10—剧烈的活动。

续表 8-4

因素	评分
心电图(ECG)	
术前 ECG 提示有窦性或房性期前收缩以外的异常节律	7
术前有过室性期前收缩＞5 次/min	7
全身情况差	3
PaO_2＜8 kPa(60 mmHg)或 $PaCO_2$＞6.7 kPa(50 mmHg)	
K^+＜3.0 mmol/L 或 HCO_3^-＜20 mmol/L	
BUN＞18.85 mmol/L(50 mg/dL)或肌酐＞265.2 μmol/L(3.0 mg/dL)	
AST 异常,慢性肝病体征或非心脏原因性卧床不起	
手术	
剖腹、剖胸或主动脉的手术	3
急诊手术	4
合计	53

*引自：Goldman L，Caldera D. L，Nussbaum S，etal. *N Engl J Med* 1977；297：845

表 8-5 Goldman 分级与围手术期心脏并发症及死亡率

分级	评分	心脏并发症(%)	心脏病死亡率(%)
Ⅰ	0～5	0.9	0.2
Ⅱ	6～12	7.1	2.0
Ⅲ	13～25	16.0	2.0
Ⅳ	≥26	63.6	26

引自：ZeldinRA. *Can J Surg* 1984;27：402～404

表 8-6 修正心脏风险指数(revised cardiac risk index，RCRI)

预测因子	风险指数
高风险手术(腹内手术、胸内手术和腹股沟以上的大血管手术等)	2.8
缺血性心脏病史(心肌梗死、运动试验阳性、心绞痛、硝酸盐治疗、ECG 异常Q 波)	2.4
充血性心力衰竭史(充血性心力衰竭、肺水肿、阵发性夜间呼吸困难、双肺啰音、S3 奔马律、CXR 示肺血液重分布)	1.9
脑血管病史(短暂性缺血发作或卒中)	3.2
用胰岛素的糖尿病史	3.0
术前血肌酐＞177 mmol/L(2.0 mg/dL)	3.0

表 8-7 RCRI 分级与围手术期心脏并发症

级别	因子数量	心脏并发症发生率(%)	
		推导队列	验证队列
Ⅰ	0	0.5	0.4
Ⅱ	1	1.3	0.9
Ⅲ	2	3.6	6.6
Ⅳ	3～6	9.1	11.0

引自：Lee TH，Marcantonio ER，Mangione CM，et al. Derivation and prospective validation of a simple index for prediction of cardiac risk of major noncardiac surgery. *Circulation* 1999;100：1 043

使围手术期心脏并发症发生率增高的其他因素还有3级和4级心绞痛、不稳定性心绞痛以及肺水肿病史。吸入麻醉剂均有一定的心脏抑制作用。脊髓麻醉时由于血管扩张，血压会下降，若心脏不能相应增加心排出量(如：主动脉瓣狭窄或左心衰竭)则死亡率会增加。大宗临床随机对照的meta分析提示硬膜外麻醉的静脉血栓栓塞、肺炎、呼吸抑制、心肌梗死和死亡率比全身麻醉低30%～55%。因此，对术后并发症发生率大的病人来说，应该尽可能选用硬膜外麻醉或脊柱麻醉。

急性心肌梗死6个月内的病人不宜施行择期手术，6个月以上且无心绞痛发作者，可考虑在良好的监护条件下施行手术。心力衰竭病人最好在控制3～4周后施行手术。

评估心肺功能最简单有效的指标是登楼试验和屏气试验。爬2个楼段至少需要4个代谢当量。普外科手术一般要求病人能屏气30秒，至少20秒。最常用的仪器检查是左室射血分数(LVEF)，静态LVEF>50%为正常范围。

由于对大血管手术的病人不加选择地做检查，其预测值很低，因此临床医生设想出多种方法，将小风险病人和高风险病人剔除，将中风险病人找出来，使之从非侵入性检查中获得预测。目前最常用的是Eagle标准，该标准含ECG出现Q波、年龄70岁以上、心绞痛病史、需要处理的室性异位以及需要处理的糖尿病共5项因子，0项的病人为小风险病人，1～2项的病人做非侵入性检查，3项及3项以上的病人为高风险病人需要做血管造影。

有依据表明，冠心病病人围手术期用β受体阻断剂可以使心肌梗死和心性死亡发生率减少55%～93%。非心脏手术病人术前做冠脉血运重建的效果还缺乏前瞻研究证据。冠心病合并充血性心衰的病人在非心脏手术前经皮支架植入与内科治疗相比，心肌梗死和心性死亡发生率相似。冠脉支架放置后应用抗血小板制剂的病人做非心脏手术，在支架植入的1个月之内心脏并发症的发生率和出血发生率增加。综上所述，冠脉血运重建对降低非心脏手术的并发症效果不如β受体阻断剂，因此，冠脉血运重建仅用于有明确指征的病人。

4. 肺疾病　术后肺部并发症和相关的死亡率仅次于心血管系统，居第二位。肺功能的评估同样应该以病史和体格检查为主。功能状态差不仅增加心脏并发症风险，也增加术后肺部并发症风险。吸烟者肺部并发症相对危险性为1.5～4。若病人术前每日吸烟超过10支，停止吸烟极重要。戒烟1～2周，黏膜纤毛功能可恢复，痰量减少；戒烟6周，可改善肺活量。但是，也有研究发现，在手术前2个月减少吸烟或完全戒烟的病人，其肺部并发症的风险比现行吸烟者更高，可能的原因是戒烟后起初数周至数月咳嗽和排痰增多。体格检查方面，呼吸音降低、呼气延长、湿啰音、喘鸣音和干啰音，每项都使术后肺部并发症的发生率增加6倍。

切口离膈肌越近，风险越大。影响术后肺部并发症的因素依次为：切口位置(上腹部纵切口最容易发生肺部并发症，其次是胸部切口、下腹部切口和胸骨正中切口，发生率为20%～40%)、腹腔镜(约1%)、吸烟、慢性呼吸系统疾病。四肢、下腹部和神经科手术对呼吸几乎没有影响。

增加术后肺部并发症的全身因素是年迈、低白蛋白血症、功能依赖状态(dependent functional status)和体重下降，肥胖也是可能因素(表8-8，表8-9)。增加术后肺部并发症的是感觉中枢受损、既往卒中史、充血性心衰病史、急性肾衰竭、长期用类固醇和输血。肺部因素有慢性阻塞性肺病、吸烟、术前多痰、肺炎、呼吸困难以及阻塞性睡眠呼吸暂停。

表 8-8 术后肺炎和呼吸衰竭的风险因子

病人方面的风险因子	术后发生肺炎的分值	术后发生呼吸衰竭的分值	手术方面的风险因子	术后发生肺炎的分值	术后发生呼吸衰竭的分值
年龄			手术种类		
>80 岁	17		腹主动脉瘤手术	15	27
70～79 岁	13		胸腔手术	14	21
60～69 岁	9		上腹部手术	10	14
50～59 岁	4		颈部手术	8	11
<50 岁			神经科手术	8	14
≥70 岁		6	周围血管手术	3	14
60～69 岁		4	急诊手术	3	11
<60 岁			全身麻醉	4	
功能状态			术前输血>4 单位	3	
完全依赖	10	7			
部分依赖	6	7			
自主					
白蛋白					
<30 g/L		9			
>30 g/L					
血尿素氮					
<8 mg/dL	4				
8～21 mg/dL					
22～30 mg/dL	2				
>30 mg/dL	3	8			
体重下降>10%（6 个月内）	7				
长期用类固醇	3				
COPD 病史	5	6			
中枢感觉受损	4				
脑血管意外病史	4				

表 8-9 肺部并发症风险分级

风险分级	术后肺炎风险指数（总分）	预测肺炎发生概率（%）	术后呼吸衰竭风险指数（总分）	预测呼吸衰竭发生概率（%）
1	0～15	0.2	0～10	0.5
2	16～25	1.2	11～19	2.2
3	26～40	4.0	20～27	5.0
4	41～55	9.4	28～40	11.6
5	>55	15.3	>40	30.5

引自：Arozullah AM，Khuri SF，Henderson WG，et al：Development and validation of a multifactorial risk index for predicting postoperative pneumonia after major noncardiac surgery. Ann Intern Med 135：847—857，2001；Arozullah AM，Daley J，Henderson WG，Khuri SF：Multifactorial risk index for predicting postoperative respiratory failure in men after major noncardiac surgery. *Ann Surg* 232：242～253

术前肺功能检查的意义存在争论。提倡者认为这些试验可以为临床医生的决策和术式选择提供依据。但是，多数学者认为临床指标对高危病人的识别比这些数据更有帮助。动脉血气分析也一样。下列情况应做肺功能或血气分析检查：咳嗽和呼吸困难、年龄 60 岁以上、吸烟史 20 年以上、病史或体检提示有肺部疾病、病态肥胖、择期胸科手术（无论是否行肺切除）、择期上腹部手术，尤其是腹主动脉瘤切除术。

比较重要的指标是 1 秒钟用力呼气量（FEV1）和用力肺活量（FVC）。成人 $FEV_1>2$ L，腹部手术后肺部并发症的风险很小；$FEV_1<0.8$ L 或 FEV_1/FVC 小于预计值的 30%，则术后很容易发生肺功能不全，应该选择非手术治疗。最大自主通气量（MVV）小于预计值的 50%者也提示手术风险大。

择期手术前戒烟至少 8 周，戒烟时间短反而增加肺部并发症的发生率。治疗 COPD 和哮喘，围手术期应用支气管扩张药，以最大限度地改善气流阻塞。仅下呼吸道细菌性感染才主张用抗生素，择期手术应推迟至治愈后 1～2 周；急症手术应尽量避免吸入麻醉。高危病人应尽可能选择硬膜外麻醉，避免使用泮库溴铵（pancuronium），缩短手术时间或用腹腔镜手术。

术后处理包括肺复张（lung expansion maneuvers）和止痛。肺复张的目的是保证肺的容积，从而降低肺部并发症，方法有深呼吸、自诱式呼吸训练器（incentive spirometry）和连续正压通气（CPAP），深呼吸和自诱式呼吸训练器都可以使并发症减少一半。止痛有利于病人做深呼吸锻炼，方法有硬膜外止痛和肋间神经阻滞。

5. 肝疾病　肝功能不全者术后并发症发生率和死亡率均增加，若能在术前发现并处理这些肝脏疾病，术后并发症发生率及死亡率均可下降。对患急性肝炎的病人来说，一般的通则是将手术推迟至肝炎好转后进行。

肝硬化慢性肝功能障碍病人可伴有凝血功能障碍、营养不良和黄疸。术前肝功能处于相对代偿期的病人，对大多数腹部手术都具有良好的耐受性。若病人需要行肝切除或门脉分流手术，则需要对肝功能和手术危险性进行评价。常用方法有 Child-Pugh 评分法（表 8－10）和肝功能定量检查（有机阴离子染料清除试验或 MEGX 试验）判断肝储备功能。

表 8－10　Child-Pugh 肝功能分级

	1	2	3
血清胆红素（μmol/L）	＜34	34～51	＞51
血清白蛋白（g/L）	＞35	28～35	＜28
腹水	无	利尿剂易控	不易控
脑病	无	轻（Ⅰ、Ⅱ级）	重（Ⅲ、Ⅳ级）
凝血酶原时间延长（秒）	＜4	4～6	＞6
（INR）	（＜1.7）	（1.7～2.3）	（＞2.3）
手术死亡率（%）	2	10	50

分级：A 级，5～6 分；B 级，7～9 分；C 级，10～15 分

胆道疾病手术前可用 Pitt 危险因子估计手术风险。Pitt 危险因子由 8 项组成：恶性肿瘤、年龄 60 岁以上、白蛋白＜30 g/L、红细胞比容＜30%、白细胞＞10×10^9/L、总胆红素＞171 mmol/L、肌酐＞115 mmol/L、血碱性磷酸酶＞100 国际单位。上述 8 项因子中达 5 项者死亡率为 44%，达 7 项者死亡率为 100%。

6. 肾疾病　肾疾病本身并不构成手术禁忌证，但慢性肾衰竭病人常有糖尿病和高血压

等原发病,多合并有心血管疾病、水和电解质紊乱、营养不良、某些药物的代谢和排泄障碍(抗生素、肌松剂)、免疫功能减弱和凝血功能异常。慢性肾疾病所致的肾功能改变在肾小球滤过率(GRF)、浓缩尿液的能力、内环境稳定自身调节的能力3个方面与外科手术关系密切。此外,术中、术后用的药,主要通过肾脏排泄。慢性肾脏疾病时的肾功能取决于残存肾小球的滤过率,GFR必须在正常值的25%以上才能维持内环境的稳定。尿比重如固定于1.010~1.014,提示肾浓缩功能障碍;注意是否含有蛋白、葡萄糖、酮体、隐血。检查尿素氮、肌酐,了解肾小球的滤过功能;检查血钙、磷、尿酸的含量,了解肾小管功能。在估计手术危险时,重要的是考虑肾功能减退程度,而不是肾脏病的类型。根据肌酐清除率和血尿素氮测定值判断,肾功能的损害程度可分为轻、中、重3类(表8-11)。

表8-11 肾功能损害程度

指 标	肾功能损害		
	轻 度	中 度	重 度
24小时肌酐清除率(mL/min)	51~80	21~50	<20
血尿素氮(mmol/L)	7.5~14.3	14.6~25.0	25.3~35.7

血肌酐清除率概测:

$$\text{血肌酐清除率(mL/min)} = \frac{(140 - \text{年龄}) \times \text{体重(kg)} \times 1.2}{\text{血肌酐}(\mu\text{mol/L})}$$

贫血可以在围手术期用红细胞生成素加铁剂口服;尿毒症时血小板数可以正常,但功能差,可以事先与麻醉医师联系,以便术中有备。此外,还有高钾、低钙和高磷的处理。血碳酸氢盐低于15 mmol/L,排除低灌注状态后,应该静脉补碳酸氢钠。低钠血症的治疗是限制输液量或透析。

术前最后一次的透析时机、液体清除量和术前体重是评估病人容量状态的重要指标。体格检查中,颈静脉搏动和肺部啰音都提示容量超负荷。最后一次透析最好安排在术前24小时之内。慢性肾衰竭病人对高容量和低容量的耐受性都很差,最常见的死亡原因是合并冠心病。容量不足和造影都容易导致急性肾衰竭,因此,保证容量和用低渗造影剂是预防肾衰竭的方法(见第94页)。

7. 糖尿病 人群中糖尿病发病率为2%~5%,半数病人平素无症状,为隐性糖尿病,仅当手术、全身性感染等应激状态时才出现高糖血症。饮食控制的糖尿病,可因手术应激、分解代谢亢进,加上葡萄糖输入,使原来的平衡状态破坏,需要用胰岛素。原来就用胰岛素的病人往往需要加大剂量。

糖尿病本身不是手术禁忌证,但这种病人对手术的耐受力差,术后并发症发生率和死亡率较无糖尿病者高50%(匣8-3)。与糖尿病有关的最重要的围手术期风险是心脏并发症,因此,糖尿病病人术前评估的重点应该是心脏和肾脏风险。糖尿病病人的切口感染率也高;创口愈合可能延迟;易出现水、电解质紊乱。此外,由于糖尿病神经损害,胃瘫发病率高,麻醉中误吸的风险也大;由于自主神经损害,血压不稳定;麻醉和手术应激会使血糖急剧攀升。糖尿病病人对镇痛剂和麻醉剂的敏感性增加,易发生高碳酸血症和低氧血症,老人尤其如此,因而术前用药要减量。除手术因素外,硬膜外麻醉基本不刺激血糖升高,氧化亚氮、三氯乙烯很少对糖类的代谢起作用。

匣 8-3　糖尿病病人的手术风险

- 局部和全身脓毒症风险增加
- 神经疾病性并发症——压疮护理
- 血管性并发症——心血管、脑血管、周围血管
- 肾脏并发症
- 水和电解质失衡

糖尿病病人术前血糖控制的策略是防止手术麻醉应激造成的高糖血症，又要避免禁食带来的低糖血症。诀窍之一就是反复监测血糖和用短效胰岛素，最好将血糖控制在轻度升高状态（6.7～11.1 mmol/L）、尿糖以＋～＋＋为度。此外，还要监测血丙酮、电解质、HCO_3^-、阴离子隙以及血 pH。手术应该安排在当日的第一台，术中也应该监测血糖，避免血糖过高或过低。

（1）仅以饮食控制病情者，术前不需特殊处理。

（2）口服降糖药控制病情者，继续服用至术晨，但二甲双胍应在术前 1 日停用，目的是减少乳酸酸中毒的风险，根据血糖监测情况计算短效胰岛素用量。氯磺丙脲和格列本脲等长效口服降糖药则应在术前 2 日停用。禁食期间要注意输入葡萄糖或胰岛素，保证术前血糖不低于11.1 mmol/L。

（3）平时用胰岛素者，为了减少脂解和酮的产生，术前应该用葡萄糖和胰岛素维持正常糖代谢。若病人长期应用长效胰岛素或口服降糖药，围手术期的胰岛素用法有两种：① 连续输注。② 在术晨用平素半量的短效胰岛素加 D5W，按 100～125 mL/h 的速度输入，然后根据血糖监测计算胰岛素用量。要恪守的一点是，严格的持续控制血糖，才能降低并发症。

（4）急诊手术的血糖控制：① 血糖＞14 mmol/L：用生理盐水 500 mL ＋ RI 20 U ＋ 10％氯化钾 10 mL，按 5 U/h 滴入，2 小时后复查血糖调整之。② 血糖＜14 mmol/L：用 5％葡萄糖 500 mL ＋ RI 8～12 U，2 小时后复查血糖调整之。

表 8-12　van den Berghe 的胰岛素强化治疗方案

监　测	血糖(BG)浓度	胰岛素剂量调整
进入 ICU 测定 BG	＞11.1 mmol/L	以 2～4 U/h 开始输注
	11.1～6.1 mmol/L	以 1～2 U/h 开始输注
	＜6.1 mmol/L	每 4 h 测定一次 BG
每 1～2 小时测定一次直到正常范围	＞7.8 mmol/L	增加 1～2 U/h
	6.1～7.8 mmol/L	增加 0.5～1 U/h
	接近正常范围	调整到 0.1～0.5 U/h
每 4 小时测定一次 BG	接近正常范围	调整到 0.1～0.5 U/h
	正常	不改变
	快速降低	剂量减少一半和增加监测
	3.3～4.4 mmol/L	减少剂量和每小时测定一次 BG
	2.2～3.3 mmol/L	停止输注，检查基础糖摄取和每小时测定一次 BG
	＜2.2 mmol/L	停止输注，检查基础糖摄取和静脉注射葡萄糖 10 g 并每小时测定一次 BG

8. 凝血功能障碍　临床常规的凝血试验包括凝血酶原时间(PT)、活化部分凝血酶原时间(APTT)及血小板计数,但其对严重凝血异常的识别率较低。病史和体检对发现凝血异常有重要作用。病史询问应包括病人及家庭成员有无出血和血栓栓塞史,是否曾输血,有无出血倾向的表现,如皮下淤斑、鼻出血、牙龈出血或月经过多,是否有肝、肾疾病,有无影响凝血功能的药物如阿司匹林、非甾体抗炎药、降血脂药或接受抗凝治疗等。若临床确定存在凝血功能障碍,择期手术前需做相应的处理。急症手术时,术前无充足时间纠正凝血功能障碍,必须输血浆制品。术前接受抗凝治疗的病人,需与相应专科医生共同决定抗凝药物如何使用或更改,权衡出血与血栓形成的利弊。

第二节　术后处理

外科病人的术后处理与术前处理同样重要。无论手术多么精湛,都可能因术后某一环节的疏忽而归于失败——一失足成千古恨。术后处理的目标是保证病人术后在无痛的情况下尽快地顺利康复至生活自理状态,这就需要给病人以支持治疗和止痛。

一、一般支持治疗

在术后即刻,病人自我料理能力有限,此时的支持治疗不仅是吃、喝等体力上的支持,还应该包括生理自稳,以及保证组织的灌注和氧合满意。此外,既往常规口服药物的病人在术后可能无法服药;那些常年酗酒对酒精产生依赖的病人会在戒酒后出现意识错乱症状。临床上最常遇到的问题见表8-13。

表8-13　需要即刻术后支持的常见问题

常见问题	干预措施
呼吸困难	通气、供氧
没有能力咳痰或清洁气道	物理治疗、止痛剂
肺泡水平氧弥散差	供氧、物理治疗
喝水	静脉输液
没有能力维持生理室的水盐平衡	尿量、中心静脉压、肺动脉嵌压监测
不能口服日常的用药	采用静脉或肌肉注射途径替代
酒精戒断症状	镇静(无效的话,给予酒精!)
体温调节	温度补偿
容易感染	注意无菌原则,预防用抗生素

随着病人的生理逐渐恢复,就应该把注意力转到下床活动和并发症预防上来。这是一项多学科合作问题,涉及医疗、护理、理疗和职业治疗。

二、止痛

选择止痛剂的原则是起效快、不良作用最小。不管是哪种给药方式(如:长效局部阻滞),只要能降低疼痛峰就可以减少对止痛剂的总需求量,从而降低不良反应。同样,不管是哪种给药方式(如：病人自控镇痛法)，只要病人感觉自如，摆脱了疼痛束缚，效果都相同。有适应证时可以用阿片制剂。没有依据表明将阿片制剂用于术后止痛会引起阿片依赖。因此，不要在病人需要止痛剂时停用阿片制剂。

三、减少并发症

并发症的最佳处理是预见，并在第一时间采取预防措施。同样，一旦出现并发症，由于之前就采取过预防措施，并发症处理起来也比较容易。无论如何，治疗的力度应该与病人的需求相适应，高危病人应该在并发症出现之前就入ICU，以便获得满意的监测，及时发现并处理并发症。

成功治疗计划的拟定原则：

(1) 定时复核治疗计划：在术后即刻阶段病人的病情变化可以很快，因此，要定时对治疗计划进行复核以适应新的情况。

(2) 个体化：规约式治疗计划①有其优势，但是它仅能起到指南作用，对每一个病人来讲，你都需要对规约进行调整以符合这个病人的需求。病人不是机器，他们是不同的个体，每个人的病情混杂情况都不同。

(3) 沟通：保证治疗团队的每位成员都熟知该计划，如果合适的话，让病人也知道该计划。沟通不足是造成治疗失败最常见的原因。

四、手术记录

手术医生术后的第一项任务就是记录术中所见、手术操作过程和术后初步处理计划。将手术记录保存在应该放置的卷宗内(一般都与病人的病程记录放在一起)，以便其他医生(值班医生)能看到这份记录。手术特异性监测和非常规的监测项目应该在术后诊疗计划中一一列出。

五、查看病人

手术结束后，应该在病人苏醒后尽早去看病人一次；在下班前请一定再去看病人一眼。如此，你可以判断出该病人是否一切顺利。短暂的一瞥可以了解疼痛是否得到控制、有无大出血、能否排尿以及神经系统情况。

六、术后初步检查

如果术中失血量大，术后应该测定血红蛋白，有时还需要测定凝血功能。解读这些检查结果时应注意，如：病人可以因为缺水而出现血液浓缩，表现为血红蛋白升高。有些病人术后应该监测肌酐和电解质，因为手术应激会造成抗利尿激素(ADH)异常释放。

胸腔手术、胸腔留置引流管以及置入中心静脉导管的病人术后都应该摄胸部X线片(CXR)。骨科手术病人应该在手术台上或术后即刻对内固定或人工关节进行放射学检查，之后才能考虑患肢活动锻炼的问题。

---

① 注：规约式治疗计划是由科室或某个地域的该专业专家们协商后制定的供大家执行的治疗计划，其优点是具有很强的原则性，不容易遗漏重要内容，有很好的代表性。但是，它不可能适合每个病人。

七、外科病人的日常观察项目

外科术后病人的日常观察项目可以概括为表 8－14，以免在工作中遗漏重要项目。

表 8－14 术后一般日常观察项目

观察项目	了解什么
打招呼（向病人问候）	判断意识水平和精神面貌
一般打量（观察）	判断有无发绀、疼痛、休克、呼吸困难
嘱病人咳痰	了解有无疼痛、痰液积聚、肺部感染
体温记录单	了解有无发热
脉搏和血液记录单	了解有无休克
皮肤弹性和尿量	了解血容量状态
足跟部和尾骶部	了解有无压疮
切口	了解有无感染和分泌物

（一）主观感觉

热情地打招呼，同时问些一般问题，不仅是寒暄，还可以对病人的意识水平做快速评估。病人感觉“不行”、恶心感或疼痛感提示这个病人意识正常，能告诉你实情。当然，你还需要将他/她的主诉与护士、病程录和医嘱单进行核实确认。如果病人主诉疼痛，但是夜间未要求用镇痛剂，这就提示某个环节出了岔子。术后病人诉饥饿一般都是好兆头。绝对不要忽视术后病人关于神经血管状态异常的主诉。

（二）客观所见

1. 一般观察项目　与病人打招呼就是一般观察的开始，从病人的精神面貌很快可以判断出病人的疼痛程度、容量情况以及是否有脸色发绀或苍白。与病人握手可以了解病人的周围灌注情况。还应该明确病人是否存在呼吸困难；既往健康的人出现呼吸急促应引起注意。此时，可以要求病人咳痰，以判断呼吸道是否有痰液潴留；如果病人有痰咳出，你可以观察痰液是否为脓性。

2. 发热　看体温记录单的目的是警惕感染，不过，大手术都会有几天的低热。持续发热则需要进一步检查以排除重症感染。如果体温持续超过 38.5℃，一般需要行尿液和痰液镜检、检查伤口，必要时伤口渗液拭子涂片、胸部体格检查和 CXR 以及血培养。术后感染最常见的来源依次分别为肺部、尿路、切口。

3. 心肺状态　护士一般会报告脉率、血压、呼吸频率和脉氧饱和度，但是，你应该自己检查这些指标；还应该记录尿量，根据尿量可以估计病人的容量情况以及肾功能情况，目标是将尿量维持在 0.5 mL/(kg・h)以上。但是，如果病人存在肾功能或心功能障碍，就不能用尿量来指导补液。一般的原则是不要对尿量少的病人用呋塞米等利尿剂，除非你能肯定病人的容量已经补足。少尿病人可以请麻醉科或内科会诊，也可以监测中心静脉压。硬膜外麻醉的低血压病人就可以出现少尿。这些病人表现为“紫衣，热裤（上身紫，两腿热）”：即使在中心容量不足的情况下，硬膜外阻滞也会使血管扩张（原因是暂时性交感神经阻滞）。这种病人需要大量补液才能维持血压和肾功能。在尿量少的情况下，请一定不要忘记检查导尿管是否有堵塞，特别在血尿病人或尿中有大量碎屑的病人，在这种情况下增加输液量不会有任何好处！

4. 压疮部位　不管是什么原因，如果病人不能动弹(特别是那些大小便失禁病人)，就容易发生压疮。足跟和尾骶部是压疮的好发部位。压疮的最早征象是皮肤发红。此时，应立即采取措施防止皮肤破溃。病房里出现1例压疮是晦气；如果出现2例，就是责任性不强。

5. 伤口　检查伤口要严格遵循无菌原则。请准备一辆小推车，并请护士帮忙。一般情况下不要打开伤口，仅当需要了解伤口情况或需要更换敷料时才打开伤口。如果病人有发热、敷料被伤口渗液浸透或敷料有异味，才需要更换敷料，顺便检查伤口深面的情况。

(三) 手术特异性观察

1. 腹部外科

(1) 疼痛：腹部疼痛，尤其是上腹部疼痛，由于膈肌的运动受限制，会严重影响呼吸功能。咳嗽会加重腹部切口疼痛，但是，良好的深呼吸不会加重腹部切口疼痛。

(2) 进食和引流：大多数腹部手术后的病人需要禁食，但是，如果病人能耐受流质或半流质饮食就应该尽早恢复进食；日间外科①病人的进食时间以病人的恶心感消退为准。肠鸣音存在是进食的指标之一，即使没有肠鸣音，在严密的观察下也可以考虑尝试进食或肠内营养。胃排空功能正常的病人可以因鼻胃管的虹吸作用给人以大量引流液的假象。为了避免这种假象，可以将鼻胃管塞住，定时开放抽吸，一旦胃排空功能存在或恢复正常，就可以及时做出准确判断。一般来讲，病人有饥饿感就可以恢复进食，不管是否存在肠鸣音。如果有腹腔引流管，应每天观察，尽早拔除，因为引流管是细菌进入机体的重要门户。要记录引流液的色泽：腹腔手术后浆液血性引流液是常见情况，腹腔脓肿引流后会有脓液引出，明显的粪水样液(镜下证实有食物特性)提示肠漏，引流液中淀粉酶含量高提示胰瘘。

2. 骨外科　要定时检查神经血管状态。在髋关节置换后，要定时检查是否有脱位；后脱位的表现是下肢缩短和内旋。同样，内固定手术后要定时了解螺钉位置和钢板的松紧程度。

3. 血管外科　定期了解远端肢体的灌注；观察的项目可以缩写成"TPN"，代表了temperature(温度)、pulse(动脉搏动)(可以是手摸，也可以用Doppler测)和neurovascular status(神经血管状态)。在交叉式股-股旁路移植术的病人，健肢的灌注会受影响，因此，术后第一个24～48小时应该注意观察健肢的血流灌注。同样，主动脉瘤手术后小腿冰凉提示远端动脉栓塞，需要急诊取栓。此外，应该有术前双下肢情况的记录。因为，在主动脉分叉周围进行分离时会切断一侧交感神经，其实是皮温高的那侧下肢"不正常"。两侧动脉搏动的差异可以通过Doppler检查来判断。

4. 胸外科　肺叶切除或肺切除的病人在术后第一个24～48小时很容易发生容量过多。因此，科室的规范就应该要求在术后的这个阶段保持病人处于相对容量不足状态。要定时检查胸腔引流管，记录水封瓶的液面波动、气泡和引流液量。胸腔引流管也会发生堵塞或脱出等问题，如果你不清楚，应该向上级医师汇报，看是否需要更换引流管。

5. 泌尿外科　很显然，泌尿外科应该比外科其他专科更注重水、电解质平衡和肾功能

① 注：日间外科(day surgery)，又称为一日外科，是指病人在当天入院手术，并当天出院的情况。不同国家对日间外科的定义也不尽相同，大多是指病人不在医院过夜；但是，美国的定义是在医院最多可以住23小时。一般适用于无合并症的疝修补术、甲状腺切除术或乳房良性肿瘤切除术。

的监测。尿量减少可以归纳为三大原因(匣 8-4)。

匣 8-4 肾功能障碍

- 肾前性:病人为低血容量,肾脏表现为保水反应
- 肾性:肾脏不能正常工作
  - ☞ 急性——容量不足、血小板功能、免疫抑制
  - ☞ 慢性——体液平衡、是否需要透析、是否需要做肾移植
- 肾后性:梗阻——结石、前列腺、导尿管阻塞(导尿管可以被血凝块堵塞,导尿管在位并不能排除肾后性无尿)

6. 整形外科 最重要的是皮瓣的活力。肢体的位置和伤口包扎都可能对皮瓣的活力造成影响,因此,要对皮瓣的血供定时监测。皮瓣和皮片下积液或积血也会影响皮瓣或皮片的存活。

7. 神经外科 要求能及时发现颅内压升高。颅内压升高的征象是与术前相比意识状态恶化和瞳孔对光反射消失。但是,手术本身也会造成一定程度的意识或瞳孔反射变化,属允许范围。

八、缝线拆除

按切口部位、局部血液供应情况、病人年龄、营养状态不同,缝线拆除时间不一。头、面、颈部拆线时间为术后 4～5 日,下腹部、会阴部为术后 6～7 日,胸部、上腹部、背部、臀部为 7～9 日,四肢为 10～12 日(近关节处拆线时间可适当延长),减张缝线 14 日后才能拆除。青少年病人拆线时间可适当缩短,而年老、营养不良病人拆线时间应推迟,也可根据病人实际情况采用间断拆线。

国内教科书中一般按感染风险大小将切口分为 3 类:① 清洁切口(Ⅰ类切口),指缝合的无菌切口,如甲状腺手术切口、疝修补手术切口。② 可能污染切口(Ⅱ类切口),指手术时可能有污染的缝合切口,如胃切除手术。皮肤表面的细菌不容易被彻底消毒的部位、6 小时内经过清创术缝合的伤口、新缝合的切口再度切开者,都归此类。③ 污染切口(Ⅲ类切口),指直接暴露于感染区或组织的切口,如阑尾穿孔的切除术、肠梗阻坏死的手术。

国际上目前趋向于按感染风险将切口分为 4 类(表 2 - 3)。

切口愈合也分 3 级:① 甲级愈合,用“甲”字代表,指伤口愈合优良,无不良反应。② 乙级愈合,用“乙”字代表,指伤口愈合处有炎症反应,如红肿、硬结、血肿、积液,但未化脓。③ 丙级愈合,用“丙”字代表,指切口化脓,需要做切开引流处理。

根据上述切口分型和切口愈合分级法,拆线时要求记录切口类型和切口愈合情况。如甲状腺大部切除术后愈合优良则记作“Ⅰ/甲”,胃切除术后切口出现血肿则记作“Ⅱ/乙”,其余类推。

九、术后病程记录

术后病程记录至少应该每天记录一次,要求注明记录的日期、时间,并签名。记录术后的监测值、恢复情况以及并发症。对病程中出现的异常,一定要在病程记录中恰如其分地体现,并注明因此采取的措施。对正常的结果可以将报告单归档,不在病程记录中记载。但是,经管医生应该在报告上标明,并注明日期。术后记录的基本要素如表 8 - 15。

表 8-15　术后病程记录的基本要素

- 日期和时间
- 下病房的种类
  - 常规查病房(由高年资医生实施)。
  - 常规视诊(经管医生)。
  - 靶向/紧急约见(被护士或低年制医生叫去看病人)。
- 主观情况(**s**ubjective)：病人的主观感受("感觉如何?")
  - 最好请病人自己叙述感觉如何，尽可能用病人自己的语言记录其感觉。
- 客观情况(**o**bjective)：医生观察所见。应该包括的内容是：
  - 术后一般(**g**eneral)观察内容：意识状态、心血管和呼吸功能、体液平衡、疼痛情况、感染迹象、创口愈合情况以及活动情况。
  - 手术特异性(**o**peration-specific)观察内容：如甲状腺腺叶切除后的呼吸困难、发音嘶哑、饮水呛咳和手足搐搦；腹部手术后的引流、肠鸣音等；皮瓣活力、肢体远端的神经血管状态、放射学检查结果等。
  - 病人特异性(**p**atient-specific)观察内容：术前合并存在的夹杂症的控制情况，如心绞痛、高血压、糖尿病等。
  - 检查结果(如果能用上)：血常规、CXR、微生物检查。
- 现在的问题(**a**ctive problems)：根据上述主观和客观情况分析眼下有哪些问题需要处理。
- 计划(**p**lan)：针对分析结果，拟定处理决策或下一步检查方案。
- 签名和你的工号[如果你的签字辨认困难(大多数医生的签字都难以辨认)]。

为了便于记忆，Epstein 创造了上述"SOAP"结构化术后病程记录，即：subjective(主观)、objective(客观)、active problems(现在的问题)和 plan(处理计划)。我们并不要求每次下病房都需要按上述 4 项进行记录，不过，养成对术后病人进行"SOAP"记录的习惯有助于多学科团队了解病人今后的治疗方向。在转诊或急诊情况下，也有助于其他团队的成员快速了解病情。

第三节　术后并发症的防治

术后并发症可分为三大类：一般(general)并发症(麻醉并发症、切口并发症)；手术专有(operation-specific)并发症(甲状腺手术的喉返神经损伤；胃切除术后吻合口出血、吻合口漏)；病人个体(patient-specific)并发症(多与术前内科夹杂症有关，如：糖尿病、心衰竭)。本节讨论前两类并发症。

一、急性意识改变

千万不能轻视病人术后的意识变化。意识障碍分兴奋型(兴奋、幻觉、妄想、不睡觉)和抑制型(无表情、无力、嗜睡、答非所问、便失禁)，也有混合型，抑制型容易被疏忽、漏诊。术后急性意识变化常见于术后 2 天，多在 1 周内好转，常见原因是脑灌注不足和低氧血症，除此之外还有许多其他原因(表 8-16)。这种病人的主要问题在于明确诊断，而不是盲目使用镇静剂，虽然偶尔需要给予镇静剂以便进行诊断。可以在给病人吸氧的同时对病人进行检查，对可能的原因逐一排除。不要随意地把术后意识错乱归咎于某种药物或酒精，也不要盲目地否认。如果怀疑麻醉所致，你可以选择合适的拮抗药，给病人用小的"试验剂量"，这有助于你即刻做出判断。因手术或出血造成的低血容量状态可以造成脑灌注不足，脓毒症也可以因为周围血管扩张而表现为有效循环血量不足。切记：输液不足可以造成容量不足，输液过多也容易引起容量过多，导致心衰竭和水中毒。还有一小部分术后短暂意识错乱的病人根本找不到原因。

表 8－16　急性意识变化(acute confusional state)的常见原因

有即刻致命可能的病因
·疼痛——寻找导致疼痛的原因，予以处理 ·灌注不足 　◦出血/贫血 　◦低容量血症 　◦循环衰竭(心肌梗死、慢性心衰竭) 　◦感染性休克(包括胰腺炎) 　◦脑血管事件 ·低氧血症 　◦肺不张 　◦肺栓塞 　◦呼吸抑制(阿片制剂) ·低糖血症
有潜在致命可能的病因
·尿潴留 ·肾衰竭/尿毒症 ·癫痫 ·脑病/酒精戒断
其他值得注意的病因
·所用药物的毒副作用 ·电解质紊乱 ·定向障碍(常见于老年人)

二、术后发热

术后发热常见于“5Ws”：wind(呼吸道)、water(尿路)、wound(伤口)、walk(下肢静脉)和 wonder drug(药物热)。

1．肺部并发症　术后 2 天内的发热多为肺不张，2 天后的发热多为肺炎。肺脓肿、脓胸和肺栓塞也可发热。

2．伤口深部血肿或脓肿　伤口深部血肿或脓肿的发热一般都在术后第 3～7 天。

3．腹腔脓肿　盆腔或膈下脓肿的发热多发生于术后第 5 天。

4．泌尿系感染　如：肾盂炎、肾盂积脓、肾周脓肿、膀胱炎，都发生在术后 1 周。*尿潴留是引起尿路感染的主要原因*。留置 Foley 尿管者常发生膀胱或尿道感染，尤其是 Gram 阴性菌感染(如大肠杆菌)。常见原因是留置尿管或既往有膀胱流出道梗阻。术后疼痛使膀胱不易排空，有残余尿，易继发感染。*典型临床表现是在术后 3～6 天开始发热，尿道口疼痛，血尿*。拔去尿管行细菌培养可明确诊断，但需要全身用抗生素。尿路感染的最佳治疗：适量抗生素;解除梗阻;尽可能拔除导尿管。若小便仍不能自解,可予耻骨上膀胱穿刺造瘘。

5. 血栓性静脉炎或 DVT　一般都发生在术后 2 周(见本章后文)。

6. 药物热　青霉素、磺胺药、砷剂、碘剂、巴比妥制剂、硫氧嘧啶制剂,一般都发生在术后 1 周以后。

7. 恶性高热　原因是吸入麻醉剂或肌松剂导致骨骼肌的钙代谢失常所致,是一种罕见的、危及生命的危象。表现为中心体温>40℃、酸中毒、低钾血症、肌肉僵直、凝血障碍和循环衰竭。治疗要点:① 停用麻醉剂。② 碳酸氢钠 2 mmol/kg,静脉滴注。③ Dantrolene(钙通道阻断剂)2.5 mg/kg 静脉滴注,以后 1 mg/kg 静脉滴注,每 6 小时 1 次,直至 48 小时。④ 物理降温。

8. 其他感染　如:心内膜炎、心包炎、结核。

发热病人的检查:① 血培养,尿和痰的 Gram 染色及培养。② 检查伤口。③ 检查静脉穿刺部位(新、旧)有无化脓性血栓性静脉炎。④ 听诊肺部,或摄胸部 X 线片。

9. 低体温(hypothermia)　轻度低体温在术后也常见,多因麻醉药阻断了机体的体温调节过程,开腹或开胸手术热量丢失,术中以大量低温的液体冲洗体腔,输注冷的液体或库存血。轻度低体温一般对机体无大妨碍,然而明显的低体温会引起周围血管阻力明显增加,心脏收缩力减弱,心排出量减少,神经系统受抑制,凝血系统酶功能失常可致凝血障碍。深度低体温通常与大手术,特别是多处创伤的手术、输注大量冷的液体或库存血有关。

术中应监测体温,输注大量冷的液体或库存血时应通过加温装置,冲洗体腔的液体亦应预温,必要时以温盐水反复冲洗体腔。术后需注意保暖。

三、术后心血管表现

(一) 术后心动过速

术后心动过速常伴有低血压,原因有下列多种,应注意鉴别。

1. 缺水　缺水是术后常见情况,原因是液体聚积于手术区域的第三间隙内。表现为少尿、心动过速和直立性低血压(参见第 3 章)。治疗方法是补等渗晶体液和胶体液。

2. 水过多　水过多见于输液过多,同时病人伴心、肾功能不良时。表现为充血性心衰竭、肺充血或氧合障碍。术后 3～4 天机体第三间隙的液体开始回吸收,此时血容量增加,要预先估计到这一点。若注意每日液体平衡(进出量)、每日称体重,可防止这种并发症。

3. 潜在出血　病人有休克体征(脉速、出冷汗、烦躁不安、吸气困难、皮肤苍白或呈蜡黄色),或有黑便、呕血、腹腔或胸腔出血体征。

术后出血包括切口、空腔脏器和体腔内出血。手术时止血不完善,组织创面广泛渗血并未得到完全控制,术中小动脉断端处于痉挛状态、术后血管舒张,结扎线脱落,凝血障碍等均是术后出血的原因。因此,术中要求严格止血,术后病人应该常规监测生命体征和引流管的引流情况,了解有无低血容量性休克的迹象。经快速补液、输血后,若休克的各种临床表现不见好转或一度好转后又有恶化者,应果断再次手术止血。

4. 腹膜炎　术后数小时内的腹膜炎,其体征多不明显,多数是技术原因所致的胆汁漏或肠漏,剖腹探查可诊断也可治疗。

5. Gram 阴性菌脓毒症　除原发病外,病人可有严重休克体征,诊断靠血培养,要尽早对外科感染进行手术处理,辅以抗生素。

6. 暴发性伤口感染 如：链球菌性蜂窝织炎、气性坏疽、协同性皮肤坏疽(参见第 10 章第二节)。

7. 急性胃扩张 见于无胃肠减压的病人,可无呕吐,治疗方法是胃肠减压。

8. 急性心肌梗死 心肌梗死呈持续低血压,可无症状。合并其他并发症(如胃肠出血)时,更易漏诊。诊断靠心电图。

9. 肺不张和肺水肿 参见本章本节前文。

(二) 术后高血压

硝酸甘油注射液 10～20 mg 加入 10%葡萄糖注射液 250 mL～500 mL 中,静脉点滴速度从 5 μg/min 开始,视病情及血压变化而调整。总之,硝酸甘油注射液小剂量静脉点滴治疗各种原因引起的急慢性心衰疗效满意。严重高血压可以用硝酸甘油注射液 20 mg 加入 5%葡萄糖注射液或生理盐水中,2 小时静脉泵入,观察血压变化情况随时调整。

四、术后呼吸急促

呼吸急促是一种重要症状,往往暗示着许多严重情况的存在。气短的表现形式有多种:

(1) 病人主诉感到气短,或在深呼吸时感觉疼痛。

(2) 护士可能告诉你病人的呼吸频率增加或减弱,或呼吸费力。

(3) 指脉氧饱和度下降。

氧饱和度下降或心率速最常见的原因是肺底肺不张,系全身麻醉和术后镇静所致。当然,也可以是比较严重的并发症。在诊断肺不张前,应该对肺栓塞、心脏问题、支气管痉挛以及严重肺部感染做一一排除。每个急诊病人都需要吸氧。抽血查白细胞计数、血小板计数、血尿素氮、血电解质和心肌酶谱,动脉血气可以为病因诊断提供额外线索。

对怀疑肺部感染者,应将痰液送细菌学检查,急查 Gram 染色和镜检。这有助于经验性抗生素选择,因为药物敏感试验一般需要耽搁 24～48 小时。在发热病人,还需要抽血做血培养。如果病人对起初的处理没有反应,应该考虑麻醉剂或药物所致。

肺部并发症是术后最初几天发热的主要原因。多数是因机械通气时间太长或通气不当、咳嗽无力所致。镇静剂过量、以往有慢性肺病史以及腹胀均可使病情恶化。

1. 肺不张 这是一种常见的术后并发症,多在全麻术后 48 小时内突然发病,伴呼吸困难、发热和心动过速,严重者有发绀,心脏向病侧移位,叩诊病侧肺呈浊音或实音,CXR 有助于诊断。用气管吸引或气管镜除去气管内分泌物使不张肺充气,可解除肺不张。应鼓励病人做深呼吸、咳痰。帮助病人咳痰的方法是：双手按住病人季肋部或切口两侧,限制腹部或胸部活动的幅度,在深吸气后用力咳痰,并间断深呼吸。痰液黏稠不易咳出时,可予超声雾化、静脉或口服痰液稀释剂;若痰液持续较多而不易咳出时,可经支气管镜吸痰,必要时做气管切开。

2. 肺炎 多发生于术后 4～5 天,此前可能有支气管炎或肺不张。主要见于重症病人,与应用呼吸机有关,常见菌是 Gram 阴性菌(假单胞菌和沙雷菌)。有感染证据时用抗生素。术后肺炎的处理方法是吸痰、清洁呼吸道、大剂量抗生素和全身营养支持。

3. 吸入性肺炎肺水肿 吸入性肺炎肺水肿又称 Mendelsons 综合征,是呕吐物被吸入肺内,肺对胃酸发生反应所致。表现为呼吸困难、心动过速,X 线平片示全肺模糊不清,无肺不张。在手术后这是一种很危险的情况,胃液可造成肺的化学性损害并带入细菌,应加强预防，如：胃肠减压、及时做呼吸道冲洗。

为预防术后肺部并发症的发生，保持顺畅的呼吸活动是关键：① 术前锻炼深呼吸。② 减少肺泡和支气管内的分泌液。病人若有吸烟史，术前 6 周应停止吸烟。③ 术后避免限制呼吸的固定或绑扎。④ 鼓励病人咳痰，利用体位或药物帮助排出支气管内的分泌液。⑤ 防止术后呕吐物或口腔分泌物误吸。

五、术后急性腹痛

医生有义务告诉每位刚刚做过腹部手术的病人，尽管用了止痛剂，但在挪动身体、咳嗽时，仍然会有一定程度的切口疼痛。但是，腹部手术后腹痛突然加剧或外科其他专科的病人突然发生腹痛往往提示腹腔内有紧急情况，千万不能怠慢，如：吻合口破裂、穿孔或出血。术后溃疡病穿孔或憩室穿孔都可以发生，取坐位片刻后摄直立位 CXR 可以显示膈下游离气体。切记，膈下游离气体在剖腹术后的病人没有意义，这种病人可以在术后数周膈下仍然存在游离气体，腹腔镜手术后膈下游离气体可以持续数日，因为 CO_2 的吸收比较快。此外，内脏或脾脏的延迟破裂虽然少见，但是，在创伤病人也是严重的并发症。最后，腹主动脉瘤可以在任何时候破裂，甚至在病人因其他原因住院期间发生。这就是为什么对每一位住院病人都应该做全面体格检查的缘由，凡事预则立。

在将病人抬回手术室再次手术前，必须排除硬膜外导管脱落、导尿管堵塞、出血体质以及胰腺炎的生化异常等原因所致腹痛；切记，再剖腹术显然会增加病人的死亡率。

最后，如果病人的腹痛程度或体格检查所见与该手术应该发生程度不符，请摄一张腹部 X 线片（AXR）。

六、切口并发症

1. 出血　伤口浅层出血诊断容易。深层出血所形成之血肿需要数天后才表现出来，病人可有低热和疼痛，很难与切口深部感染区别，并且容易继发感染，超声和穿刺有助于诊治。腹内出血或胸内出血则需要与其他原因所致的术后休克相区别。

2. 切口感染　除了细菌侵入外，还受血肿、异物、局部组织血供不良、全身抵抗力削弱等因素的影响。典型表现是术后 3～4 日切口疼痛加重，或减轻后又加重，可伴有体温升高，脉率加速，白细胞计数增高。体格检查时，可见切口局部红、肿、热和压痛，或有捻发音及波动感。局部穿刺，或拆除部分缝线后用血管钳撑开切口有助于诊断。分泌液应做 Gram 染色排除梭状芽孢菌感染加细菌培养。累及筋膜和体腔的感染需尽早切开引流。

3. 腹部切口裂开　指腹部切口的任何一层或全层裂开，也可指切口一段或全段裂开。发生率占腹部手术的 1%，切口裂开病人的死亡率为 10%～20%。病因分为局部因素和全身因素，主要有：切口下血肿和切口感染、腹内压增加、高龄、缝合技术不当（对合不良、血供差、张力大、缝线位置不好）、营养不良、尿毒症、糖尿病、用糖皮质激素和黄疸等。上腹切口比下腹切口易裂开，直切口比横切口容易裂开。

典型表现是在术后 1 周左右切口中有较多浆液血性液外溢或内脏脱出。病人在切口裂开前常有咳嗽或呕吐等增加腹压动作并有切口崩开之感觉。当切口深层裂开而皮肤切口未裂开时，触诊可发现切口下缺乏张力，呈“空虚感”。切口全层裂开伴内脏脱出者应立即用无菌湿纱布遮盖内脏，在全麻下用盐水清洗污染之肠襻和伤口，拆除缝线，重新用单股 PDS 缝线或10号粗丝线对伤口做全层减张缝合。切口减张缝线于14天后拆除。对切口裂开无内脏脱出者也应尽早将切口重新缝合;若病人全身情况差或腹内压高,全层缝合风险大,可暂不缝或仅缝合皮肤,腹部用腹带包扎,切口疝乃意料中的事。

对腹部切口裂开可能性很大的病人,可用以下方法预防:① 在依层缝合腹壁切口的基础上,加用全层腹壁减张缝线。② 在麻醉良好、肌肉松弛条件下缝合切口,避免因强行缝合所造成腹膜等组织撕裂。③ 尽可能用单股PDS缝线连续缝合切口,针距严格控制在1 cm左右。④ 病人咳嗽时,最好平卧,以减轻咳嗽时横膈突然大幅度下降,骤然增加腹内压力。⑤ 适当的腹部加压包扎。

七、术后少尿或无尿

当护士告诉你有位病人术后少尿或无尿时,一定要保持高瞻远瞩的心态。外科病人少尿的最常见原因是液体量输入不足。但是,在你进行"补液试验"确诊前,请一定先排除导尿管堵塞、缺水(病人多有尿比重高、渴感、腋下和腹股沟干燥)和心衰竭(病人有颈静脉怒张、肺底啰音、端坐呼吸)。如果导尿管无堵塞,可以在30～60分钟内输入少量液体(既往健康的成人可以输入500 mL,老年人和既往有心脏疾病的病人可以输入250 mL)。如果输液后病人的尿量增加,颈静脉压(JVP)或中心静脉压(CVP)上升(如果有的话),说明血容量不足的诊断成立,应该继续输液。如果输液后病人的尿量没有增加,JVP/CVP也没有升高,提示血容量不足很严重,需要加快输液直至出现临床反应。如果输液后病人的尿量没有增加,JVP/CVP有升高,提示肾脏疾病,需要请肾内科医生会诊。注意:对术后少尿病人盲目用呋塞米等强利尿剂利尿一般都不是明智之举,除非肯定病人是心衰竭和肺水肿。盲目用利尿剂很容易把术后单纯性的肾前性少尿变成急性肾衰竭(表8-17)。

表8-17 术后病人尿量减少

- 最常见的原因是容量不足
- 检查导尿管是否通畅、测尿比重、视诊颈静脉、听诊肺底
- 输液试验
- 不要随意用呋塞米利尿,除非肯定病人是心衰竭和肺水肿

八、血栓性并发症

1. 深静脉血栓形成 深静脉血栓形成(DVT)主要见于下肢,尤其是左下肢。大多发生于手术后(尤其是腹部、盆部和髋部手术)、分娩后或创伤后,也可自发形成(匣8-5)。与手术有关的因素有肌松剂、静脉插管输液、正压通气、截石位、小腿后部受压、制动、休克、脱水、髋部和盆部手术时静脉直接受损以及由静脉泵作用受损和血流减慢所致的静脉回流减少。严重者可导致肢体残废,并发肺动脉栓塞者(PE)死亡率极高。肿瘤病人术后DVT发生率高于相同手术的人群,特别在胰腺癌、肝癌和脑肿瘤病人。

匣8-5 DVT风险分层

低危
- 颌面外科手术
- 神经外科手术

- 心胸外科手术

中危
- 腹股沟疝修补术
- 腹部外科手术
- 妇科手术
- 泌尿外科手术

高危
- 盆腔择期外科手术和创伤外科手术
- 全膝关节和全髋关节置换术

大多数 DVT 从小腿腓肠静脉开始，逐渐向腘静脉、股静脉和髂静脉发展。血栓与血管壁轻度粘连，容易脱落引起肺栓塞。80％～90％的肺栓塞的栓子来源于此。

DVT 多见于 30 岁以上的病人，一般发生于术后或产后第 2 周。主要表现为小腿疼痛、肿胀、活动受限，足背屈时牵拉腓肠肌引起疼痛（Homan 征阳性）及腓肠肌压痛（Neubof 征阳性）；血栓扩展造成髂股静脉（深静脉系统）急性完全闭塞，仅靠浅静脉系统回流时，表现为整个下肢疼痛、压痛、肿胀、浅静脉曲张，此称股白肿。当深静脉系统和浅静脉系统均完全闭塞时，表现为肿胀、发绀和疼痛三联征，动脉搏动减弱或消失，称股青肿，此时全身反应重，易出现休克和湿性坏疽。许多病人有肺栓塞的临床表现。静脉造影和 Doppler 超声有助于确诊。

主要治疗方法有 3 种：溶栓、抗凝和手术取栓。愈早溶栓，疗效愈好。手术取栓要求发病不超过 72 小时，股青肿和股白肿是手术取栓的绝对适应证。其他疗法有置入 Greenfeild 下腔静脉滤网加患肢区域溶栓；静脉搭桥转流术。

术前要对病人进行宣教，讲述术后早期下床活动（immediate postoperative ambulation）的重要性。在麻醉诱导前即开始穿超膝弹力防栓长袜和小腿间歇气压预防 DVT（匣 8-6）。据统计，围手术期没有做防栓治疗的病人中，总 DVT 发生率和致死性 PE 死亡率分别为 20％～40％和 1％。而围手术期常规用低分子肝素（5 000 U，每 8～12 小时 1 次，皮下注射）防栓的病人中，DVT 发生率和致死性 PE 死亡率分别为 8％和 0.01％。肝素防栓者术后容易发生出血和血肿。

匣 8-6 DVT 的预防

- 早期下床活动
- 水化（输液）
- 穿戴弹力长袜
- 预防用低分子肝素
- 小腿气压泵
- 尽量少用止血带

2. 肺栓塞　肺栓塞是血流在肺动脉机械性受阻，是住院病人突然死亡的最常见原因之一。下肢静脉血栓脱落是肺栓塞栓子的主要来源，因此肺栓塞是 DVT 的严重并发症。10％～40％的DVT 病人会发生肺栓塞。要注意的是，约 33％的肺栓塞病人先前无 DVT 临床症状。11％的人在发病后 1 小时内死亡，若不治疗，死亡率达 30％。

肺栓塞在临床上一般是突然发生的，2/3 的病人可以无 DVT 的典型表现，很难预见，但在此前大多有不易为人们所察觉的小的栓子形成。90％的肺栓塞死亡病人在肺栓塞的最初症状出现后 2 小时内死亡。许多病人的肺栓塞可反复发生，或在一次小栓子脱落后一周内接踵发生大栓子脱落。肺栓塞的临床表现轻重与栓子大小有关。

(1) 小栓子(周围型)肺栓塞：主要表现为呼吸改变，心血管变化不明显，除非既往有心血管病。表现有胸痛、咯血、干咳、发热、心动过速和呼吸加快。胸部检查示干性胸膜炎、少量渗液或肺实变体征，也可无症状体征。

(2) 大栓子(中央型)肺栓塞：主要表现为右心室流出道急性梗阻所致的心排出量减少、右心衰竭和肺灌注减少而引起的心血管紊乱。重者表现为急性全身衰竭状态，在数分钟内死亡。一般表现为严重呼吸困难、心动过速、低血压和奔马律。病人通常取仰卧位，这与左心衰病人通常所取的端坐呼吸不同。

血生化表现为LDH和胆红素升高，AST(SGOT)正常。动脉血气表现为低氧血症和动脉-肺泡$PaCO_2$差增加。X线轻者表现正常，重者肺周边血管阴影减低，此后可有肺部楔状浸润阴影，可伴有肋膈角模糊和胸膜少量渗出。肺动脉造影是确诊的主要手段，若在发病后24小时内检查，更可靠。

临床上主要以肺动脉闭塞的面积、由此产生的血行障碍、低灌流所致的低氧血症来判定病情程度和选择治疗的方法。非手术治疗方法同DVT，适用于梗死面积小(＜50%)、无明显循环障碍和低氧血症的急性期病人。手术取栓适用于肺动脉梗死面积50%以上、有低血压和持续低氧血症或病情危重须行心脏按压的急性期病人，手术死亡率高达15%～25%。

3. 血栓性静脉炎　分血栓性浅静脉炎和化脓性血栓性浅静脉炎两种。

(1) 血栓性浅静脉炎：系静脉输入刺激性溶液或留置输液导管而致血管内皮损伤。沿受累静脉表现为红、疼痛、扪及索条状物、静脉硬结、有触痛、血管扩张。治疗：卧床休息；抬高患肢；局部热敷，以减轻疼痛。

并发症是慢性复发性血栓性浅静脉炎。除上述治疗措施外，要加用抗生素，因为本病多伴链球菌性淋巴管炎，如不用抗生素治疗，可发生淋巴管阻塞，结果水肿持续不退，使炎症进一步加重，形成恶性循环。

(2) 化脓性血栓性浅静脉炎：系静脉内皮受损合并细菌感染，这是术后晚期发热的主要原因，常见于术后2周。本病好发于大面积烧伤和危重病人免疫功能受抑制者，输液导管留置时间超过3天者。表现为原因不明的脓毒症或脓毒性栓塞、急性细菌性心内膜炎，血栓性浅静脉炎的局部症状和体征多不典型。治疗：大剂量抗生素；切除受累静脉，切口开放，待二期缝合。

复习思考题

一、医学名词

急症手术，择期手术，限期手术，一期愈合，二期愈合，延期愈合，股青肿三联征

二、问答题

1. 哪些病人应做肺功能或血气分析检查？
2. 试述我国按感染风险大小对切口的分类和切口愈合分级。
3. 术后常见的发热原因有哪些？各自的特点是什么？
4. 术后常见的肺部并发症有哪些？各自的特点是什么？
5. 试述术后病人尿量减少的诊治要点。
6. 试述术后病程记录的“SOAP”结构要点。

(徐兆芬)

第9章 外科病人的营养支持

学习要求

- 了解人体在饥饿时的代谢变化和应激时的代谢变化。
- 了解营养状态评定的常用指标、肠内营养的适应证和肠外营养的适应证、优缺点。
- 了解外科病人的营养需求和补充营养的方法、常见并发症和监测要点。

机体良好的营养状态和正常的物质代谢，是维护生命活动的重要保证，代谢紊乱或营养不良可影响组织、器官功能。机体的营养状况与疾病的预后密切相关。30%～50%的普外科住院病人存在营养不良，营养不良导致器官功能减退、手术耐受力下降、创伤和手术后组织愈合不良、感染和并发症的发生率增加。大多数健康人能承受7天的饥饿，只要能适量补充葡萄糖和液体即可；但是，那些严重创伤、手术时间长、脓毒症、肿瘤性恶液质以及其他处于生理应激状态的病人都需要得到及时的营养支持。然而，营养支持并非多多益善，应该三思而行。因为，滥用营养支持不仅会增加费用，而且会对病人的康复不利。唯一被证实能从围手术期营养支持中获益的人群是重度营养不良病人。

第一节　营养物质及其代谢

人体的营养物质有氧、水、蛋白、脂肪、糖、电解质、维生素、微量元素等。能量则来自三大营养物质①。

一、蛋白质、碳水化物和脂肪的代谢

1. 蛋白质　蛋白质是构成生物体的重要成分，是生命的存在方式。一般情况下，多数蛋白不能作为能源，除非是长期分解代谢或饥饿状态。体内无储备蛋白质，体内的蛋白质均是各器官、组织或酶的组成成分，如作为能源而消耗，势必影响器官功能。因此，蛋白合成与降解之间的平衡至关重要。体内蛋白以下列形式存在：① 肌肉（骨骼肌、平滑肌和心肌）。② 其他细胞内分子，如酶、受体和激素。③ 循环蛋白，如白蛋白和抗体。④ 结构蛋白，如胶原和弹性蛋白。

(1) 蛋白消化：蛋白消化后产生二肽和氨基酸，被机体主动吸收。食物中蛋白的消化从

① 脂肪为9 kcal/g；糖类（静脉提供）为3.4 kcal/g；蛋白为4 kcal/g。1.0 g氮 = 6.25 g蛋白，16.0 g氮 = 100 g蛋白。1 kcal = 1 Cal = 1 000 cal，1 kcal = 4.18 kJ。

胃蛋白酶开始；胰蛋白酶在与肠肽酶(十二指肠黏膜都有肠肽酶)接触后被活化，活化的胰蛋白酶是消化蛋白质的主要酶。约50%的蛋白是在十二指肠被消化吸收的，至空肠中部蛋白的吸收就全部完成。小肠的各部都有很强的蛋白吸收功能，因此，临床上(即使在大段小肠切除后)很难见到蛋白吸收严重障碍的病人。只有L-型氨基酸才能为人体所用。根据机体是否能从头合成，可以将20种氨基酸分为必需氨基酸和非必需氨基酸两大类。

(2) 氨基酸的主要作用：

① 蛋白的合成和再循环。

② 蛋白分解代谢产生能量和二氧化碳。

③ 利用氮合成非必需氨基酸和核苷酸。

④ 转运和储存一些小分子和离子。

(3) 吸收入体内的氨基酸的代谢：体内氨基酸的代谢场所主要在肝脏，它对血浆氨基酸浓度有调节作用。肠外营养是将氨基酸直接输入体循环，未能首次通过肝脏。每天从尿中排出的基本氮量为10～15 g。

(4) 蛋白储存与交换：70 kg体重的成人全身蛋白含量约为10～11 kg，主要集中在骨骼肌。每天的蛋白交换率是250～300 g(约占全身蛋白含量的3%)。蛋白交换的主要场所在胃肠道——恒定的肠上皮细胞脱落和消化酶丢失。瘘、回肠造口和胃造口增加了胃肠道丢失，二度或三度烧伤创面以及流量大的创面都是外科病人蛋白大量丢失的例子。蛋白的交换率随着年龄增大而下降，新生儿的交换率是25 g/(kg·d)，成人为3 g/(kg·d)。

(5) 蛋白的需求量：健康成人在没有大量丢失的情况下，蛋白的需求约为0.8 g/(kg·d)。日常的蛋白摄入量约两倍于此值。急性疾病情况下，病人的蛋白需求会增至1.2 g/(kg·d)，ICU内的严重生理应激状态病人甚至会达到2.5 g/(kg·d)。氨基酸仅占正常人能耗的15%，其余能量则依靠碳水化物和脂肪。

2. 碳水化物　是机体的主要能量来源，约占食物中能量的30%～40%。

(1) 碳水化物的消化：碳水化物的消化从唾液淀粉酶开始，一般在小肠起始段1.0～1.5 m处碳水化物的吸收已经全部完成。唾液淀粉酶和胰淀粉酶把淀粉分解成寡糖。黏膜面的寡糖酶进一步水解寡糖，并将水解产物经胃肠黏膜转运入体内。在外科病人，碳水化物的消化和吸收障碍很少见，因为胰淀粉酶的量很丰富，即使在胰功能受限的病人也不会发生淀粉消化障碍。凡能引起广泛肠黏膜变平的疾病(如：成人乳糜泻、肠脂肪代谢障碍和低丙种球蛋白血症)都会最终因寡糖酶缺陷而影响碳水化物消化产物的吸收。

(2) 葡萄糖的储存：摄入的碳水化物75%以上被降解为葡萄糖被吸收。高糖血症会引起胰岛素分泌，从而影响蛋白的合成。每日至少应该摄入400 kcal的碳水化物就可以使得蛋白的分解降至最低，尤其在饥饿适应的病人。胰岛素刺激细胞摄取葡萄糖、合成糖原，抑制脂解。反之，饥饿时糖原释出；应激时出现蛋白水解、脂解和血糖升高。葡萄糖是创口修复的重要物质，但是，过量的葡萄糖则有害，包括肝脂肪变和中性粒细胞功能障碍。从肠道提供的碳水化物每克供能4 kcal，与蛋白相同。但是，肠外提供的碳水化物(如：葡萄糖)每克供能是3.4 kcal，原因是含结晶水。

3. 脂肪　人体能量的主要储存形式。一般占体重的25%。70 kg男性约有脂肪17.5 kg，全部氧化可供能160 000 kcal。饥饿时，储存的脂肪可持续供能40天。

(1) 脂肪约占食物剩余能量的25%～45%。饥饿期间，肝脏将长链脂肪酸转变成酮体，脂肪以酮体的形式成为机体的主要能量来源。

(2) 脂肪的消化和吸收比较复杂，需要胆汁与胰液的相互合作，以及空肠和回肠的功能良好。脂肪进入十二指肠后促使十二指肠分泌胆囊收缩素和促胰液素，分别造成胆囊收缩和胰酶释放。胰液中含胰脂肪酶、胆固醇酯酶和磷脂酶 A2。在十二指肠碱性环境下，胰脂肪酶使三酰甘油水解成一个单酰甘油和两条脂肪酸。胆盐有乳化作用。微胶粒(micelle)的形成是脂肪吸收最重要的一步，它有利于甘油和脂肪酸透过黏膜屏障。胆盐的重吸收有助于胆盐池的维持(即：肠肝循环)。肝脏通过胆固醇来合成胆盐，从而弥补肠道丢失的胆盐。大段回肠切除会导致胆盐池耗竭，最后发生脂肪吸收障碍。类固醇激素、儿茶酚胺和胰高血糖素会刺激脂解，而胰岛素会抑制脂解。应激会明显增加脂解。每克脂肪供能 9 kcal。

(3) 必需脂肪酸(亚油酸和亚麻酸)是维持细胞膜完整性必不可少的。类花生酸类产物的唯一前体来源就是膳食脂肪，这是一类具有很强免疫调节功能的物质。花生四烯酸是前列腺素的前体物质，可以由机体从亚麻酸合成。必需脂肪酸缺乏的临床表现是皮肤弥漫性鱼鳞样变、肝脂肪变和骨改变。这种情况一般见于长期使用不含脂肪的肠外营养病人，此时，高糖血症的刺激造成了高胰岛素血症，使得脂解受抑制，外周必需脂肪酸减少。肠外营养中 3%的能量用脂肪提供就可以避免这些问题。

二、应激代谢

1. 饥饿

(1) 短期禁食(1～3 天)：禁食一夜，随着血胰岛素水平下降和胰高血糖素升高，肝糖原很快耗竭。禁食 24 小时后体内碳水化物储存(肌糖原)耗竭，机体主要靠分解骨骼肌和内脏肌肉来提供能量。蛋白通过肝糖异生作用转变成葡萄糖。通常脑组织是这种内源性葡萄糖能源的主要用户，其次是红细胞和白细胞。若每天能给予 100 g 葡萄糖，可使蛋白糖异生明显减少。

(2) 长期饥饿(＞7 天)：脂肪糖异生渐增加，蛋白糖异生渐减少，脑开始适应利用脂肪供能。脑组织不能像机体其他组织那样利用游离脂肪酸，只能依靠肝脏产生的酮酸供能。脑组织对酮供能的适应节省了蛋白。总之，机体对饥饿的适应性变化是基础能耗降低(可达 30%)、供能底物种类改变(能量的提供达到最大化)和蛋白消耗相对减少。

2. 生理应激　大手术、创伤或脓毒症所引起的代谢与内分泌交互作用可以分为 3 期。

(1) 分解代谢期：大手术后，代谢需求迅速增加，表现为尿氮排出明显增加(超过单纯饥饿状态)。大手术后的病人除了基础代谢率增加外，往往需要禁食，因此，必然有蛋白消耗。生理应激的内分泌反应包括血胰高血糖素、糖皮质激素和儿茶酚胺增高，以及胰岛素降低。应激状态下的高代谢特点：① BMR 增高。② 脂肪作为能源增多。③ 蛋白的糖异生增加。体蛋白丢失 20%即可使人体功能发生明显损害，体重下降 15%约等于体蛋白丢失 20%。

(2) 合成代谢早期：又称肾上腺皮质激素撤退期，此时，机体从分解代谢向合成代谢过渡。合成代谢出现的时机不一，大概在数日至数周，主要取决于应激的严重程度。合成代谢可以持续数周至数月，影响因素很多，包括病人获取和利用营养物的能力和体内蛋白的消耗程度。该期的特点是正氮平衡，病人的体重和肌肉强度迅速增加。此时氮的增加量相当于分解代谢期的丢失量，不过，增加的速率远比初次伤害后蛋白消耗速率缓慢。

(3) 合成代谢晚期：是康复的最后阶段，可能持续数周至数月。此时氮平衡已经维持，只有脂质缓慢储存。与合成代谢早期相比，这个时期体重增长缓慢，因为脂肪含能量高，而在合成代谢早期机体能量的主要储存形式是蛋白。

第二节 营养状态的评估

营养状态评估的目的是将容易发生严重营养不良相关并发症的病人找出来。对严重营养不良的病人来讲，术前营养支持可以明显减少围手术期并发症的发生率和死亡率。此外，营养不良病人的术前肠内或肠外营养可以减少术后并发症（如：腹内脓肿、吻合口漏和肠麻痹）的发生率。轻、中度营养不良病人不是常规术前营养支持的适应证。表 9－1 列出了几种常用的营养学和生物学指标，用于预测围手术期并发症和死亡风险。

表 9－1 营养指标

体重指数（body mass index，BMI）
BMI ＝ 体重(kg)/[身高(m)]^2
BMI：正常值 ＝ 18.5～24.9；25～29.9 ＝ 超重；30～40 ＝ 肥胖；＞40 ＝ 病态肥胖
亚洲人正常值 ＝ 18.5～23，＜18.5 ＝ 偏瘦，23.1～25 ＝ 超重，＞25 ＝ 肥胖
预计营养指数（prognostic nutritional index，PNI）
PNI ＝ 158 － 16.6(Alb) － 0.78(TSF) － 0.2(TFN) － 5.8(DH)
DH：硬结＞5 mm ＝ 2；硬结 1～5 mm ＝ 1；无反应 ＝ 0
PNI：＞50％ ＝ 并发症高危；40％～49％ ＝ 中危；＜40％ ＝ 低危
营养风险指数（nutrition risk index，NRI）
NRI ＝ 15.19(Alb) ＋ 41.7[体重(kg)/理想体重(kg)]
NRI：＜100 ＝ 营养不良
分解代谢指数（catabolic index，CI）
CI ＝ UUN －[0.5(膳食氮摄入量(g))]
CI：0 ＝ 无明显应激；0～5 ＝ 轻度应激；＞5 ＝ 中至重度应激

Alb ＝ 白蛋白(g/dL)；DH ＝ 迟发性皮肤超敏反应；TFN ＝ 转铁蛋白(mg/dL)；TSF ＝ 三头肌皮褶厚度(mm)；UUN ＝ 24 小时尿尿素氮排出(g)

（一）营养不良的分型

营养不良最早见于小儿，有两种类型，目前也广泛地用于成人。

1. 干瘦型营养不良(marasmus)　特点是蛋白和能量都摄入不足，典型情况见于疾病所致的食欲减退。这是一种慢性营养不良，特点是体重下降，人体测量表明体脂和骨骼肌都减少。大多数实验室营养指标正常，提示内脏蛋白储存依旧正常。Marasmus 病人有体重下降，但是，病人对感染尚有抵抗力，对轻、中程度的应激能发生反应。

2. 蛋白型营养不良(kwashiorkor)　特点是分解代谢导致蛋白丢失，出现低白蛋白血症和全身水肿。这种类型的营养不良见于严重应激病人以及长期饥饿病人。即使在营养状况良好的病人，严重应激（如：大面积烧伤、长时间脓毒症）也会导致内脏蛋白迅速消耗和免疫功能损害。普通人体测量指标对这些病人的诊断没有帮助，即使病人有严重营养不良。蛋白消耗造成的严重营养不良，表现为心搏无力、肝蛋白合成能力下降、呼吸功能障碍及肾小球滤过功能改变。

(二) 术前营养不良的评估

进食史、体格检查(包括人体测量值)和有关实验室指标都可以用来正确评估病人术前是否存在营养不良。

1. 病史　体重波动史或进食习惯改变史都与营养有关。对大多数病人来讲,疾病或近期体重下降史就提示病人存在营养不良。食欲减退、恶心、呕吐、吞咽困难、吞咽痛、胃食管反流或弥漫性肌萎缩史都提示医生应该做进一步检查。近期体重下降(近1个月下降5%或近6个月下降10%)或当前的体重为理想体重的80%～85%(或更低)提示严重营养不良。此时,医生应该全面询问当前的用药情况,是否存在隐匿的营养缺乏或药物-营养素交互作用。

2. 体格检查　可以发现肌肉萎缩(尤其是鱼际肌和颞肌)、皮肤松弛和外周水肿(低蛋白血症所致)。营养不良的另一些比较微妙的征象是皮疹、苍白、舌炎、牙龈炎、毛发改变、肝肿大、神经病变和痴呆。

3. 人体测量值　三头肌皮皱厚度(TSF)和上臂中部周径(MAC)分别反映了体脂储存量和骨骼肌量。这些指标的正常值因性别和身高而异,正确的报告方式是预计值的百分比。这些指标加上体重指数(BMI)有助于医生评估内脏蛋白和体蛋白量以及脂肪储存量。

4. 实验室检查　用于诊断营养不良的实验室指标的变化与围手术期的并发症发生率和死亡率有关。

(1) 血清白蛋白:在病情稳定、容量正常的病人正常值是35 g/L,半衰期是14～20天。

(2) 血清前白蛋白:更能反映营养状态的急性变化:100～170 mg/L为轻度消耗;50～100 mg/L为中度消耗;低于50 mg/L为重度消耗。血清前白蛋白的半衰期为2～3天。

(3) 血清转铁蛋白:正常值为2 000 mg/L;半衰期为8～10天。

(4) 尿三甲肌组氨酸测定:三甲肌组氨酸是肌纤蛋白和肌球蛋白的最终分解产物,测定24小时尿中尿三甲肌组氨酸可反映骨骼肌分解情况。

5. 免疫功能　营养不良的病人往往有免疫功能改变,其严重程度的评估方法有:

(1) 迟发性超敏反应:对通常的皮内注射抗原无反应。

(2) 总淋巴细胞数(TLC)计算:TLC = 淋巴细胞百分率 × WBC ÷ 100

这里,$(1.5\sim1.8)\times10^9$/L为轻度减少;$(0.900\sim1.5)\times10^9$/L为中度减少;少于0.9×10^9/L为严重减少。

(三) 能量需求评估

能量需求估计的重要性在于为愈合和组织修复提供适当的底物。如果能量和蛋白的供给不足就会导致瘦肉量(lean body mass, LBM)进一步消耗。LBM指全身富含蛋白的组织,不包括脂肪以及在应激状态时不能被消耗的人体支持组织(结缔组织、骨组织、肌腱和韧带)。LBM丢失超过40%(完全绝食70天)即告死亡。

1. 基础能耗(BEE)　可以用Harris-Benedict方程计算:

- 男性:BEE(kcal/d) = 66.4 + [13.7 × 体重(kg)] + [5.0 × 身高(cm)] − [6.8 × 年龄(周岁)]
- 女性:BEE(kcal/d) = 655 + [9.6 × 体重(kg)] + [1.7 × 身高(cm)] − [4.7 × 年龄(周岁)]

2. 总能耗　前面两个方程可以为80%的住院病人提供可靠的营养评估。病人实际能量需求的计算是 BEE 乘以特殊应激因子(表 9-2)。大多数应激病人需要 25～35 kcal/(kg·d)。

3. 允许性低摄入 目前的研究认为,择期手术病人不存在能量代谢显著增高,脓毒症病人的能量代谢仅轻度增加,只有严重创伤或重度脓毒症病人的能量消耗在一段时间会增加 20%～40%。成人即使在肠瘘、烧伤等病人,每天能量摄入量通常不超过 2 000 kcal (1 kcal = 4.184 kJ)。对于接受营养支持的病人来说,能量的补充目的是维持机体器官和组织结构功能,供应量过高可能会因过度喂养增加脏器负荷。因此,出现了允许性低摄入概念:在创伤和感染的早期(分解代谢期)维持非蛋白热卡 15～20 kcal/(kg·d)(1 200 kcal/d)有利于减少感染并发症和费用支出,缩短住院时间。但这种允许性低摄入只能短期使用(10 天以内),不适合需要长期营养支持的病人,之后需要增加至 25 kcal/(kg·d)。

表 9-2 用于计算总能耗的疾病应激因子

临床情况	应激因子
饥饿	0.80～1.00
择期手术	1.00～1.10
腹膜炎或其他感染	1.05～1.25
急性呼吸窘迫综合征或脓毒症	1.30～1.35
骨髓移植	1.20～1.30
心肺疾病(无并发症)	0.80～1.00
心肺疾病(有透析或脓毒症)	1.20～1.30
心肺疾病(大手术)	1.30～1.55
急性肾衰竭	1.30
肝衰竭	1.30～1.55
肝移植	1.20～1.50
胰腺炎	1.30～1.80

引自 Shoppell JM, Hopkins B, Shronts EP. Nutrition screening and assessment. In: Gottschlich M, ed. The science and practice of nutrition support: a case based core curriculum. Dubuque, IA: Kendall/Hunt Publishing, 2001: 107-140

(四) 蛋白需求评估

恰当的热:氮比约为 150:1(热:蛋白 = 24:1)。在尿毒症病人,该比值应为(300～400):1。如果病人不存在严重肾或肝功能障碍,每日至少应该提供蛋白 1.5 g/kg(表 9-3)。

表 9-3 不同疾病情况下蛋白需求量的估计

临床情况	蛋白需求量[g/(kg 理想体重·d)]
健康,无应激	0.80
骨髓移植	1.40～1.50
肝病(无脑病)	1.00～1.50
肝病(有脑病)	0.50～0.75(只要能耐受,就可以增加)
肾衰竭(不需透析)	0.60～1.00
肾衰竭(需要透析)	1.00～1.30
妊娠	1.30～1.50
轻度代谢应激(择期住院)	1.00～1.10
中度代谢应激(术后应激、感染)	1.20～1.40
重度代谢应激(严重创伤、胰腺炎、脓毒症)	1.50～2.50

引自 Nagel M. Nutrition screening: identifying patients at risk for malnutrition. *Nutr Clin Pract* 1998;8: 171-175

1. 24 小时氮平衡　计算方法是氮的摄入量减去丢失量。氮的摄入量是指肠内和肠外营养的总氮量。氮的排出途径有尿、瘘、腹泻等。一般是收集 24 小时尿液测定尿尿素氮(urine urea nitrogen,UUN)浓度,用测得的 UUN 浓度乘以 24 小时尿量就得出 24 小时尿氮丢失量。

$$氮丢失量 = 1.2 \times [24小时\,UUN(g/d)] + 2(g/d)$$

上式中,2(g/d)是校正因子,是指粪便和皮肤中氮的丢失。

2. 肌酐-身高指数(CHI)　用于判断营养不良的程度,是将测得的 24 小时尿肌酐排出量与正常值进行比较。肌酐-身高指数的计算方法如下:

$$CHI = 实际24小时肌酐排出量 \div 预计肌酐排出量$$

这里,大于 80%等于无蛋白消耗或仅有轻度蛋白消耗;60%～80%为中度蛋白消耗;小于 60%为重度蛋白消耗。

第三节　营养支持治疗

一、营养支持的适应证

所有术前和术后病人都应该反复进行营养需求评估。大多数外科病人不需要补充营养,围手术期膳食补充(如安素)并未证实临床获益。大多数病人体内有足够的能量储存来应付常见分解代谢应激并饥饿 1 周以上。对于这些病人,应该每日经静脉输入电解质和至少 100 g 葡萄糖(目的是将蛋白质的分解代谢降至最低)。但是,即使是营养状态良好的病人在大手术后或创伤后也会因为长时间的高代谢(严重分解代谢)需要营养支持。不进行营养支持,这些病人就会出现并发症,原因是内脏蛋白储存消耗导致免疫功能受损和伤口愈合缺陷(参见第 11 章)。术前就存在严重营养不良的病人,体内的能量储存就少,对分解代谢应激和饥饿的耐受能力就差,也就容易发生术后并发症。

1. 营养支持的适应证　以前有营养不良、过度代谢需求、长时间不能进食。

- 营养情况差(目前的饮食量<50%能量需求总量)。
- 分解代谢性疾病(烧伤、脓毒症、胰腺炎)。
- 明显消瘦(入院体重比平素下降了 10%或以上,或住院期间比入院时下降了 10%以上)。
- 估计人工营养的使用时间[尤其是全肠外营养(TPN)]超过 7 天。
- 禁食时间>7 天。
- 胃肠道无功能。
- 在不存在炎症反应的情况下,血浆白蛋白值低于 30 g/L。
- 转铁蛋白值低于 2 000 mg/L。
- 注射抗原后无反应。

注意:不管病人患病前的营养状态如何,早期启动肠内营养对重症病人来讲都是好事,这一点与肠外营养不同。

2. 营养支持的目的　既往认为营养支持的目的是减少体内蛋白的分解,获得氮平衡,保存瘦肉量，减少自体相食（autocannibalism）。但临床上很难达到这一要求。现今认为营养支持的目的是维护细胞代谢、保存细胞的结构和功能、保存免疫功能、促进组织修复。在选择营养支持方案时，必须牢记的两大原则：① 只要肠道有功能，且能安全使用，就应该尽早使用之。② 如果不能将所需营养物的全量经肠内给予，最好能将所需能量和蛋白的 20% 肠内给予，剩余物质经肠外补充，直至肠功能恢复。

3. 营养支持治疗的模式　目前的研究认为：① 理想模式是全肠内营养（TEN）。这是最佳模式，重症病人的完全肠内营养常常受到限制。② 不得已模式是全肠外营养（TPN），该模式永远占 ICU 病人的 10%。③ 妥协模式是肠内营养加肠外营养（EN + PN）。

二、肠内营养

总的来讲，与肠外营养相比，人们宁愿选择肠内营养，肠内营养应该作为营养支持的优先选择措施。肠内营养的优点是简便、符合生理、相对价廉，并且大多数病人有良好的耐受性。肠内营养还能维持胃肠道细胞结构和黏膜的完整性、吸收功能和正常菌群，因而，肠腔内的细菌和内毒素就不容易发生易位。肠内营养的适应证是病人的肠道有功能，但口服饮食不能满足需求。肠内营养的禁忌证是病人有机械性肠梗阻、麻痹性肠梗阻、消化道出血、严重腹泻、呕吐、小肠结肠炎或流量大的肠-皮瘘。对大多数病人来讲，这些禁忌证是暂时的。只要选择的营养输入部位、输入技术和配方合适，设备合适，或许就能绕开某些禁忌证。

1. 肠内营养管　鼻胃管、鼻空肠管（如：Dobhoff 管）、胃造瘘管和空肠管都可以用来实施肠内营养。经皮胃造瘘管可以在内镜下放置，也可以在荧光屏监视下放置。长期肠内营养者可以用空肠管。

2. 肠内营养产品　市场上有各种不同的肠内营养产品。标准溶液是 1 kcal/mL；高能量溶液（>1 kcal/mL）主要适用于容量限制的病人。目前市场上肠内营养的配方可以分为 3 类：整蛋白配方（匀浆膳和完全商品化营养配方）、化学确定配方（要素膳）和模块配方。

(1) 匀浆膳管饲：任何食品，只要能匀浆化，都行。要求这些配方的能量分布达到正常膳食要求。

(2) 完全商品化营养配方（标准肠内营养膳）：蛋白、碳水化物和脂肪含量不一。有些配方的碳水化物是蔗糖或葡萄糖提供，以适用于乳糖缺陷病人。商品配方简便、无菌、价廉。肠功能正常、代谢应激极其微弱的病人推荐用完全商品化营养配方。

膳食纤维是一类来源于植物细胞壁的糖类的总称。它包括三大类：可溶性纤维（如果胶和树胶）、不溶性纤维（如纤维素）、混合性纤维（如麸皮）。其特点是不能被消化酶消化，只能被肠道细菌发酵水解。某些纤维性食物在肠内细菌的作用下可分解成丁酸盐、丙酸盐、乙酸盐，从而刺激肠黏膜生长，增加肠黏膜血流。

(3) 化学确定配方：又称要素膳。所提供的营养物经过预消化，容易被吸收。化学确定配方中的蛋白形式是游离氨基酸或多肽。在肠功能受损的情况下，必需氨基酸和多肽膳也可以有效地被吸收。显然，化学确定配方比完全商品化营养配方更贵、渗透压更高，高渗液容易引起肠痉挛和腹泻。

(4) 模块配方：是一些特殊的配方，主要针对一些特殊临床情况，如：肺衰竭、肾衰竭、肝衰竭或免疫功能障碍病人。

3. 肠内营养投给方式　过去，管饲营养的启用有周密的规程。如今，人们建议开始管饲营养时就可以用原始浓度(full-strength)配方液缓慢滴入,逐步加快滴速。这有助于降低细菌污染风险,也有助于早期达到全营养摄入目标。这个规程也适用于高渗产品(要素膳)。在重症病人已经一段时间未进食者以及那些需要用高渗或能量-密集型配方者,建议开始保守,逐步加快滴速。

(1) 间隙重力滴入:适用于鼻胃管或胃造瘘管饲的病人。间隙重力喂饲是依靠重力滴入,从每 4 小时 50～100 mL 开始,之后每 4 小时增加 50 mL,直至达标(一般是每 4 小时 240～360 mL)。气管支气管误吸是一种潜在的严重并发症,尤其当喂养管位于幽门前(胃内)时。为了减少误吸的风险,应该在每次喂饲过程中及喂饲后 1～2 小时将病人头部抬高 30～45°。喂饲前要测定胃内容的残留量。如果残留量大于前次喂饲量的 50%,应暂停下一次喂饲。每次喂饲后应该用 30 mL 水冲洗喂饲管。如果病人有低钠血症或等容量性高钠血症,可以根据情况从喂饲管滴入 5%葡萄糖注射液(D5W)。

(2) 持续滴入喂饲:适用于鼻空肠管、胃空肠管或空肠管病人。持续滴入一般需要借助泵。开始的滴速是每小时 20 mL,以后每 4～6 小时调整 1 次滴速,每次调整按每小时增加 10～20 mL 为宜,直至达标。每 4 小时用 30 mL 水冲洗喂饲管 1 次。喂饲滴速的加快应该循序渐进,一旦病人出现腹胀或腹痛,应暂停。有些病人全天的营养液可以在夜间 8～12 小时内输完,白天就可以摆脱输液泵。

(3) 转为口服营养:只要合适,就可以逐渐转为经口营养。为了刺激病人的食欲,可以通过以下方法对肠内营养进行变更:① 减少管饲的次数;② 白天停止管饲;③ 减少管饲的量。如果口服量已经达到能量需求的 75%,就可以停止管饲。

(4) 经喂饲管给药:许多药物可以通过喂饲管给药,但下列药物不适合喂饲管给药:肠溶药物、胶囊药物、需要舌下含服的药物、大多数缓释剂型药物。

4. 并发症(匪 9-1)

匪 9-1　肠内营养的并发症

管道相关性并发症:
- 置管错误
- 移位
- 堵塞
- 破损/漏
- 局部并发症(如:皮肤/黏膜侵蚀)

胃肠道并发症
- 腹泻
- 胀气、恶心、呕吐
- 腹部绞痛
- 误吸
- 便秘

代谢生化并发症
- 电解质紊乱
- 维生素、矿物质、微量元素缺乏
- 药物交互作用

感染性并发症
- 外源性(操作污染)
- 内源性(病人)

(1) 代谢并发症：只要医生的警惕性高，血电解质、钙、镁和磷的异常很少发生。高渗状态(高钠血症)会引起嗜睡或模糊等意识改变，处理方法是静脉输入 D5W 或经喂饲管输入水分。过量钠的输入会引起容量超负荷，甚至充血性心衰竭，特别容易发生于心室功能受损或心瓣膜疾病的病人。任何病人都可以发生高糖血症，但是，已有糖尿病或脓毒症的病人更为常见。要反复监测血糖，据此决定正规胰岛素的应用。

(2) 导管堵塞：只要按常规对喂饲管进行冲洗，导管堵塞一般是可以预防的。喂饲管堵塞后不要用导丝疏通，以免戳破导管，甚至造成食管或胃损伤。滴入碳酸苏打水(雪碧)、胰酶溶液或嫩肉剂(在 30 mL 水中加一茶匙木瓜蛋白酶)有时能有效地将喂饲管疏通。如果上述尝试都失败，或者喂饲管出现了破裂、漏或接头失灵，都应该更换。

(3) 气管支气管误吸：管饲的溶液误吸入气管支气管主要见于胃内或近段小肠管饲的病人。误吸会引起肺炎，中枢神经系统疾病的病人和用镇静剂的病人尤其容易发生误吸。葡萄糖试纸有助于气管误吸的判断，也可以在管饲营养液中加入亚甲蓝(1 mL/L)来帮助判断。长久以来，对误吸风险大的病人，人们趋向于采用空肠喂饲。但是，一项对照研究比较了空肠管饲与胃管饲，发现两组吸入性肺炎的发生率以及其他并发症发生率均无差异。

(4) 大量胃潴留：管饲后大量胃潴留的原因有胃流出道不畅、胃动力障碍(胃轻瘫)、麻痹性肠梗阻或机械性肠梗阻，这些都限制了鼻胃管或胃造瘘管营养的应用。要解决这个问题就需要对胃潴留的病因进行处理。胃轻瘫常见于糖尿病病人或颅脑外伤病人。胃肠动力药(甲氧氯普胺、红霉素)有助于胃排空。如果胃潴留妨碍了足量能量输入，并且能排除麻痹性肠梗阻或机械性肠梗阻，就应该采用鼻空肠管或空肠造瘘管饲营养。

(5) 腹泻：是肠内营养的一种潜在并发症，10%～20%的病人会发生。但是，请不要忽视腹泻的其他病因(如：难辨梭菌性结肠炎)。引起腹泻的原因很多：高渗管饲营养液的容量增加过快，某些药物(如甲氧氯普胺)、营养液中脂肪含量过高或营养液中含有病人不能耐受的成分(如乳糖)。如果能排除腹泻的其他原因，就应该降低管饲营养液的容量和张(浓度)。如果依旧无改善，就应该更换配方。洛哌丁胺(易蒙停)等止泻剂仅适用于严重腹泻。在外科病人，由于围手术期抗生素的广泛使用，难辨梭菌性结肠炎也是腹泻的常见原因。难辨梭菌毒素测定或结肠镜检查有助于确诊。治疗方法是停用那些不必要的抗生素，加用甲硝唑(口服或静脉滴注)或万古霉素(口服或保留灌肠)。

三、肠外营养

肠外营养的适应证是需要营养支持但口服膳食不能满足营养需求、肠内营养有禁忌证或不能耐受的病人。

(一) 周围肠外营养(PPN)

周围肠外营养是通过外周静脉导管输入营养液。PPN 营养液的渗透压通常不宜高于 1 000mmol(相当于 12%葡萄糖注射液)，以免发生静脉炎。但是，为了达到病人的全营养需求量，所需的溶液量往往过多(>2 500 mL)，因此，大多数病人都不合适 PPN，仅少数经过选择的病人可以考虑临时 PPN 营养支持。

(二) 全肠外营养(TPN)

TPN 提供的是全营养支持。以病人的病情和营养需求评估为依据，决定采用哪些溶液、总容量以及添加物。

1. TPN的适应证　主要适用于胃肠功能不佳者，如胃肠道梗阻、消化道瘘、短肠综合征、广泛的肠道炎性疾病以及处于分解状态的病人。

2. 肠外营养(PN)的优点　病人无需任何胃肠道功能，输入的营养液中几乎含有病人所需要的全部营养物质。

3. 肠外营养(PN)的缺点　① 未首次通过肝脏，致使血葡萄糖和胰岛素水平高。② 不符合胃肠道生理，长期使用TPN不仅可使肠黏膜萎缩，而且可损害肠黏膜屏障功能，甚至发生肠源性感染。③ 不如肠内营养所含的营养物质全面、丰富，费用高，并发症多。④ 对技术和设备的要求高，需细致的护理和监测。

4. 输入途径　TPN溶液必须经中心静脉导管输入。可以用专用的单腔导管或多腔导管。如果病人出现无法解释的发热或菌血症，就应该更换导管。

5. TPN溶液　TPN溶液一般都是“3合1”混合液，即蛋白(用10%氨基酸，4 kcal/g)、碳水化物(用70%葡萄糖，3.4 kcal/g)和脂肪(用20%大豆油或红花油脂肪乳剂，9 kcal/g)。也可以将脂肪乳剂单独静脉滴注，此称“背驼式”(piggyback)输注。TPN标准溶液(表9－4)适用于大多数病人。市场上还有一些含低氮、中氮或高氮的特殊TPN溶液，以及含有不同量脂肪和碳水化物的TPN溶液，以满足糖尿病、肾衰竭、肺衰竭或肝功能障碍病人的需求。

必需脂肪酸是指ω－3族和ω－6族多聚不饱和脂肪酸(polyunsaturated fatty acid，PUFA)。

(1) 传统长链(14～24个碳)三酰甘油(LCT)从大豆中提取，市面上有10%、20%和30%三种浓度。优点是主要供能和供应必需脂肪酸；缺点是亚油酸中ω－6含量高(ω－6∶ω－3 = 6.5∶1)。ω－6脂肪酸的代谢产物具有强烈的促炎作用和免疫抑制作用，仅适用于肝、肾功能正常的病人。

(2) 鱼油脂肪乳(富含ω－3)是从深海鱼中提取的。ω－3脂肪酸在调节脂肪代谢、降低炎症反应及改善组织器官功能方面均有作用。其中添加α－维生素E(生育酚)，有抗脂质过氧化作用。

(3) 中链(6～12个碳)脂肪酸是从椰子油中提取，优点是分子量小、水溶性高、直接进入线粒体氧化无需肉毒碱作为载体；缺点是不含必需脂肪酸，所以必须加入LCT。

表9－4　TPN的常用商品配方*[*]

	液体量(mL)	总热卡(kcal)	非蛋白热卡(kcal)
20%英脱利匹特(Intralipid)	500	1 000	1 000
8.5%乐凡命	1 000	350	
25%葡萄糖	1 000	1 000	1 000
维他利匹特(Vitalipid)	1支		
水乐维他(Soluvit)	1瓶		
安达美(Addamel)	1支		
格里福斯(Glycophos)	1支		
谷氨酰胺双肽	100		
合计	2 500	2 350	2 000

* 该配方可供70 kg体重成人生理需要。该配方的电解质含量不能满足成人24小时生理需要

6. 添加物　其他重要物质也可以与TPN溶液一并输入。

(1) 电解质：TPN 溶液中添加的电解质(钠、钾、氯、醋酸盐、钙、镁和磷酸盐)应该每日调整。电解质的配方可以参考协定医嘱单，要注意的是协定医嘱单中电解质的浓度是假定病人当前的血电解质和肾功能正常。你可以通过改变溶液中氯化物与醋酸盐的浓度来平衡阳离子和阴离子数。如果病人的血碳酸氢盐值低，溶液中就应该多加醋酸盐。一定要监测钙：磷比，以防盐沉积。

(2) 药物：白蛋白、H_2-受体拮抗剂、肝素、铁、右旋糖酐、胰岛素和甲氧氯普胺可以加入 TPN 溶液。不过，并非所有药物都与"3 合 1"混合液具有相容性。要根据血糖水平通过计算尺计算出当日正规胰岛素的用量，先在皮下注射 2/3 的胰岛素。在获得稳定的胰岛素需求后，再将剩余胰岛素加入 TPN 溶液中滴注。

(3) 其他添加物：每日在 TPN 溶液中加 1 支商品化的微量元素混合制剂(1 mL 微量元素-5 含 1 mg 铜、12 μg 铬、0.3 μg 锰、60 μg 硒和 5 mg 锌)。一般每日在 TPN 溶液中加 1 支商品化的多种维生素混合制剂(10 mL 多种维生素-12)。大多数多种维生素混合制剂中不含维生素 K，因此，维生素 K 必须另外加入(10 mg，每周 1 次)。维生素 A 和维生素 C 以及锌对正常伤口的愈合极为重要。

7. 日常生理监测和实验室监测　应该按照日程表进行。如果病人的术后经过平稳，并且接受的是同一配方，监测的频度就可以相应减少。起初的监测频度是每 6 小时监测生命体征和血糖 1 次；每日监测体重、血电解质和血尿素氮 1 次；每周监测甘油三酯、全血细胞计数、凝血酶原时间、肝酶和胆红素 1 次。

8. TPN 的输注　每日所开列的医嘱要能反映病人的动态营养状态和生化监测情况。

(1) TPN 的起始：应该循序渐进，如：第 1 日提供 1 000 kcal；如果病人的代谢平稳(血糖正常)，第 2 日增加至 1 500 kcal；每日增加 500 kcal 直至达到能量目标。

(2) TPN 溶液连续输注：这种方法最常用，即：每日用一袋新的"3 合 1"TPN 混合液连续输注 24 小时。不必另加维持液，在增加营养量的同时，总输液量应保持稳定。

(3) TPN 溶液循环输注：有些病人循环输注 TPN 溶液有好处，如：① 即将出院接受家庭 TPN 的病人。② 静脉穿刺有困难，又需要静脉输注其他药物(如化疗药)的病人。③ 代谢平稳的病人希望白天能摆脱输液泵获得自由。循环输注 TPN 溶液是输注 8～16 小时(最常在夜间输注)。在病人应用标准、连续 TPN 输注的情况下，代谢还没有平稳时，请不要采用循环输注。

(4) TPN 的停用：当病人的口服摄入量或肠内营养量已经达到其能量和蛋白需求量的 75%时，就可以停用 TPN。TPN 提供的能量可以随着病人肠内营养的增加而相应减少。在停用 TPN 时，输注的速率应先减半维持 1 小时，再次减半再维持 1 小时，然后完全停止。如此逐步减少输入量可以防止高胰岛素血症所致的反跳性低糖血症。如果病人每日的 TPN 输注量低于 1 000 kcal，就不必逐步停用。

9. TPN 相关并发症(匣 9-2)

匣 9-2　肠外营养的并发症

与营养素缺乏相关的并发症
- 低糖血症/低钙血症/低磷血症/低镁血症(再灌饲综合征)
- 慢性缺乏综合征(必需脂肪酸、锌、矿物质和微量元素)

与喂饲过度相关的并发症
- 葡萄糖过多：高糖血症、高渗性缺水、肝脂肪变、高碳酸血症、交感神经兴奋性增加、体液潴留、电解质紊乱
- 脂肪过多：高胆固醇血症和脂蛋白 X 形成、高三酸甘油脂血症、过敏反应
- 氨基酸过多：高氯性代谢性酸中毒、高钙血症、高氨基酸血症、尿毒症

与脓毒症相关的并发症
- 导管相关性脓毒症
- 可能对全身性脓毒症的易感性增加

与导管相关的并发症
- 插管：气胸、损伤毗邻动脉、气栓、胸导管损伤、穿入心脏或心包压塞、胸腔积液、纵隔积液
- 长期留置：堵塞、静脉血栓形成

(1) 导管相关并发症：严格的无菌操作和规范的导管护理可以避免导管并发症的发生。

(2) 代谢并发症：严重营养不良病人经静脉大量输入钠后会触发充血性心衰竭。如果不每日监测电解质并予以纠正，病人会很快发生电解质异常；各种电解质失衡的结局参见第3章。高糖血症和高渗会导致昏迷和死亡。此外，高糖血症可能是隐性感染的最早迹象。因此，要反复监测血糖值，严格将血糖值维持在 6.1 mmol/L(110 mg/dL)以下，减少死亡率和感染性并发症的发生率。

(3) 再灌饲综合征：见于严重营养不良病人输注 TPN 的情况，此时，病人出现了合成代谢、细胞外离子迅速进入细胞内以及 ATP 储存迅速消耗。再灌饲综合征表现为呼吸衰竭(极为隐袭)。因此，严重营养不良病人进行 TPN 时，要勤监测并额外补充 K^+、Mg^{2+} 和 PO_4^{3-}。

(4) 肝功能障碍：肝功能障碍是长期 TPN 支持后的一种常见情况。肝脂肪变会伴有转氨酶、碱性磷酸酶和胆红素轻度升高。

(5) 胆囊炎：长期接受 TPN 的病人容易发生胆囊炎，尤其是非结石性胆囊炎。如果病人有胆囊炎症状就应该行胆囊造瘘术或胆囊切除术。为了避免胆汁郁积和预防这种并发症，可以用胆囊收缩素的 C-端八肽(每日静脉用 0.02 μg/kg)刺激胆囊收缩。

四、特殊营养物质

“营养药理学”已经为人们展示了诱人的前景，用细胞因子、激素和底物干预可以加速基本营养补充。

1. 细胞因子(如：IL-1、IL-6 和 TNF-α)　不仅参与炎症的急性时相反应和骨骼肌蛋白的丢失，还参与外源性营养素的利用。针对这些因子进行药理调控可以逆转这些细胞因子的不良作用。

2. 外源性生长激素　可以增加氨基酸的摄入、减少氮丢失、加快机械通气的脱机过程，都已经得到证实。重症病人应用外源性生长激素的适应证的临床研究尚在进行中。

3. 免疫营养　是用营养底物调控病人的免疫反应。精氨酸和谷氨酰胺具有刺激免疫反应的作用，可以改善肠道的完整性，因此可以预防细菌易位。人工合成的核苷酸还能增强机体的防御能力。ω-3 脂肪酸的免疫效应还不十分明了。晚近的 meta 分析表明营养支持会减少感染性并发症的发生率，缩短病人的住院时间。但是，未能显示复杂手术和 ICU 病人死亡率的改善。

(1) 谷氨酰胺(Gln)：是肠黏膜细胞、淋巴细胞、巨噬细胞(Mϕ)等快速生长分化细胞的主要能源，还为这些细胞的增殖提供核酸合成的前体，并为蛋白质和多种生物大分子的合成提供氮源。即使在静息状态下，淋巴细胞和 Mϕ 对 Gln 的利用率也等于或大于对葡萄糖的利用率。Gln 可用于维持肠道结构和功能，促进全身和肠道免疫功能。Gln 是一种非必需氨基酸，在应激状态下是一种必需氨基酸，又称为条件必需氨基酸。

(2) 精氨酸(Arg)、核苷酸及 ω-3 族多聚不饱和脂肪酸(PUFA)：这些都是非特异性免疫调节剂。精氨酸(Arg)可刺激胰岛素和生长激素分泌，促进蛋白质合成；还是淋巴细胞、巨噬细胞及参与伤口愈合细胞的能源。

五、疾病特异性营养

1. 热力伤　在热力伤后机体的代谢需求增加与体表未被移植物覆盖的面积呈正相关。热力伤因持续神经内分泌刺激对代谢的影响很大，镇痛和温度适中的环境会降低神经内分泌的刺激强度，从而降低许多病人的加速代谢率(accelerated metabolic rate)，减少分解代谢所致的蛋白丢失直至烧伤创面被移植物覆盖。

2. 糖尿病　往往会增加营养支持的难度。在长期高糖血症情况下，TPN 相关并发症(如导管相关脓毒症)更常见。无法控制的糖尿会造成渗透性利尿，电解质从尿中丢失，发生非酮症性昏迷。糖耐量差的病人的治疗目标是将血糖水平控制在正常范围，即使微高的血糖也会引起不良效应。高糖血症会引起休克、抽搐和血管不稳定。调整胰岛素的剂量可以避免高糖血症的发生，随着病人从起初的疾病应激中康复，对胰岛素的需求也会减少。

3. 机械通气病人脱机困难　原因可以是碳水化物应用过量。肺储备功能处于临界状态的病人在启用了呼吸机后特别容易发生依赖，造成脱机困难。呼吸商(respiratory quotient，RQ)的计算公式如下：

$$RQ = V_{CO_2} \div V_{O_2}$$

RQ 是指 CO_2 产生与 O_2 消耗之间的平衡情况，是反映代谢情况的一般指标。RQ 可以通过间接测热法(indirect calorimetry)测得。单用脂肪的病人的 RQ 为 0.67，单用碳水化物的病人的 RQ 为 1.0。重要的是，病人在过量能量摄入(过度喂养)后会开始产生脂肪，RQ 大于 1.0。高 RQ 提示 CO_2 产生过多，CO_2 产生过多会影响呼吸机脱机。

4. 肾衰竭　容易伴有葡萄糖耐量差、负氮平衡(因透析使得丢失增加)、蛋白丢失伴蛋白合成减少、高钾血症和磷排出减少。要根据具体情况对透析进行调整，并根据营养需求计算来补充营养。接受腹膜透析的病人会吸收透析液中 80%左右的葡萄糖(透析液的糖为正常人血糖水平)。在设计营养支持策略时，这些因素都应该考虑在内。

5. 肝衰竭　会导致 LBM 消耗、体液潴留、维生素和微量元素缺乏、贫血和脑病。这种病人每天仍然需要提供一定量的营养支持，因此，要限制氮的入量很困难，甚至不可能。支链氨基酸(BCAA)包括亮氨酸、异亮氨酸、缬氨酸。BCAA 可与芳香族氨基酸竞争通过血脑屏障，在肝性脑病时有利于脑内氨基酸失衡的纠正。机体在应激状态下，BCAA 成为肌肉的能源物质，最容易被骨骼肌氧化，在应激时可以作为能源。目前市场上既有 BCAA 的肠内营养制剂，也有 BCAA 的肠外营养制剂，有助于降低芳香族氨基酸水平，从而减轻脑病的严重程度。但是，BCAA 的这种效能还未得到证实。

6. 肿瘤性恶液质　是一种以 LBM 消耗、外周胰岛素抵抗和脂解增强为特点的综合征。2/3 以上癌症病人在患病期间会有明显消瘦，肿瘤病程的任何阶段都会发生肿瘤性恶液质。抗癌治疗（如化疗、放疗或手术切除）会进一步加重先前的营养不良。尽管临床研究表明在这几种癌症治疗的同时加入 TPN，病人的体重、氮平衡和生化指标有改善，但是，几乎没有依据表明病人对这些治疗的反应率更好或生存率更高。醋酸甲地孕酮（梅格施）可以增进食欲、增加体脂量和改善心情，但不能改变结局。

7. 短肠综合征　病人的功能小肠短于 180 cm 就可能发生短肠综合征，常见原因是肠系膜缺血、Crohn 病或坏死性小肠结肠炎。据估计，为了能摆脱 TPN，成人对小肠长度的要求应该大于 120 cm（如果没有结肠）或大于 60 cm（如果有一段与之相连的结肠）。保留回盲瓣对病人的生存有利。短肠综合征病人的饮食要求是少量多餐，避免高渗食物，限制脂肪摄入和限制高草酸盐食物的摄入（沉积性肾石病）。有些病人会出现肠道适应、代偿。添加谷氨酰胺和生长激素的特殊营养膳似乎能加快肠道的适应性。

8. 艾滋病病人　会发生蛋白-热卡型营养不良和消瘦。营养不良的艾滋病病人需要热量 35～40 kcal/(kg·d)和蛋白 2.0～2.5 g/(kg·d)。除了需要电解质、维生素和矿物质外，还应补入谷氨酰胺、精氨酸、核苷酸、ω-3 多不饱和脂肪酸、支链氨基酸和微量元素。肠功能正常的艾滋病病人应该给予高蛋白、高能量、低脂肪、不含乳糖的口服膳。肠功能有损害的艾滋病病人需要肠内（富含氨基酸型、富含多肽型或免疫增强型）膳或 TPN。

复习思考题

一、医学名词

基础能耗（BEE），静息能耗（REE），允许性低摄入，再灌饲综合征

二、问答题

1. 试述全肠外营养支持的适应证及其缺点。
2. 试述肠外营养的并发症。

（徐兆芬）

外科感染

学习要求

- 熟悉外科感染的发生、发展、诊断和防治原则。
- 学会诊断疖、痈、蜂窝织炎、丹毒、急性淋巴结炎、甲沟炎和化脓性指头炎，以及治疗方法。
- 熟悉全身性外科感染的诊断和治疗原则。
- 了解破伤风和气性坏疽的临床表现、预防和治疗。
- 熟悉外科抗菌药物的应用。

第一节 概 论

外科感染(surgical infection)是指需要外科治疗的感染，包括创伤、手术、烧伤等并发的感染。感染是由病原体的入侵、滞留和繁殖而引起，外科感染的病原体主要是细菌和霉菌，并且多数是多种细菌混合感染。

在外科感染治疗中，要求外科医师对侵入机体病原体的病因学、宿主的生理反应以及治疗机理有所了解。目前，即使在一些先进的外科中心，控制感染的措施也有一定的局限性。随着外科治疗的发展，大规模抗生素使用已造成能对标准治疗具有抵抗力的高毒力细菌、真菌及病毒出现。同样，衰老、移植、肿瘤治疗、假体植入及长期处在重症监护中心等因素会削弱病人的免疫力和机体反应性，使外科病人变得愈加脆弱。因此，外科医师必须熟悉各种简单及复杂的外科感染。

【分类】

(一) 按病变性质分类

1. 非特异性感染(nonspecific infection) 又称化脓性或一般感染。非特异性感染占外科感染的多数，其特点是：① 一种菌可引起多种病，如链球菌可引起疖、痈或急性淋巴结炎。② 不同菌可引起一种病，如链球菌和葡萄球菌都可引起疖。③ 局部症状相似(红、肿、热、痛、功能障碍，继而进展为局限化脓)。④ 防治上的共性，由于感染灶内压力高，因此切开引流是最重要的治疗手段。如急性阑尾炎。手术后感染也多为非特异性感染。常见致病菌有葡萄球菌、链球菌、大肠杆菌、变形杆菌、铜绿假单胞菌等。

2. 特异性感染(specific infection) 如结核、破伤风、气性坏疽等。其特点是：① 不同的致病菌各引起不同疾病。② 病理变化各有其特点。③ 临床表现各异。④ 防治上也各具特点。

(二) 按病程区分

1. 急性感染　病变以急性炎症为主,进展快,一般指发病3周以内的感染。

2. 慢性感染　病变持续达2个月或更久者称之。一部分为急性感染的迁延,转为慢性感染,但在一定条件下又可急性发作。

3. 亚急性感染　病程介于急性与慢性感染之间。一部分由急性感染迁延形成;另一部分系具耐药性的弱毒力病菌所致,或宿主的抵抗力较差所致。

(三) 其他

病原体由体表或外环境侵入造成的感染为外源性感染;病原体经空腔脏器,如肠道、胆道、肺或阑尾侵入体内造成的感染为内源性感染。感染亦可按发生条件归类,如条件性(机会性)感染、二重感染(菌群交替症)、医院内感染(nosocomial infection, hospital acquired infection, HAIs)、社区获得性感染(community acquired infection, CAIs)等。最常见的医院内感染是尿路感染。

1. 条件性或机会性感染　在人体局部或(和)全身的抗感染能力降低的条件下,本来栖居于人体但未致病的菌群可以成为致病微生物,所引起的感染称为条件性或机会性感染。

2. 二重感染或菌群交替症　这也是一种条件性感染。在应用广谱或联合的抗菌药物治疗感染过程中,敏感的菌群被制止,但金黄葡萄球菌或白念珠菌等耐药的细菌大量繁殖,引发新的感染,使病情加重。

【发生机制】　外科感染的发生取决于病原微生物的致病能力与机体的免疫力的相互作用。一旦有大量毒性较强的病菌侵入组织内繁殖,或者机体屏障功能受到破坏、抗感染能力低下,就会发生感染。

(一) 病原微生物的致病能力

病原微生物的致病能力指病原菌的数量(正常人创口内葡萄球菌数需超过每克组织10^5,才发生感染)和毒力。所谓毒力,是指病原菌侵入机体、繁殖和形成毒素或胞外酶的能力。它与细菌的种类、毒素(外毒素、内毒素)、抗吞噬能力(克雷伯菌和肺炎链球菌的荚膜)和抗细胞内破坏能力有关。

(二) 机体抗感染能力下降

1. 局部情况　① 皮肤或黏膜的损伤。② 管道阻塞加之细菌侵入,如急性乳腺炎和急性阑尾炎。③ 局部组织血流障碍或血供差。④ 手术部位存在异物(缝线、引流)、组织对合不良、缝合太紧组织坏死、有血肿、浆液肿或死腔。⑤ 皮肤或黏膜的其他病变,如癣或溃疡。

2. 全身情况　① 年幼或年迈。② 手术部位血供差(血管闭塞、低血容量性休克、血管收缩剂),手术部位氧供差(休克、低氧血症)。③ 严重营养不良、低蛋白血症、白血病、白细胞过少、糖尿病、尿毒症、肝功能不良等。④ 使用多量肾上腺皮质激素、抗癌化学治疗、放射治疗和艾滋病病人。⑤ 严重创伤。

【细菌学】　与外科感染有关的常见细菌可分为需氧菌、兼性菌、厌氧菌,也可分为Gram阳性菌和Gram阴性菌,还有杆菌和球菌之分(匣10-1)。

匣 10-1 证实某一生物是否为某种疾病病因的 Koch 假说

- 这种生物必须能见于每个病例
- 这种生物应该能从其宿主体内分离出来并能培养生长
- 在将这种生物注入另一健康个体后能复制出这种疾病
- 这种生物应该能从实验感染的宿主体内发现

1. Gram 阳性球菌　外科常见的 Gram 阳性球菌是葡萄球菌和链球菌。葡萄球菌分为凝固酶阳性和凝固酶阴性两类。金黄色葡萄球菌是凝固酶阳性葡萄球菌，是外科伤口感染最常见的细菌，为非内源性污染菌。在今天，一切凝固酶阳性球菌都是耐青霉素菌，此外，还有许多是耐甲氧西林葡萄球菌(MRS)。MRS 最常见于静脉用药后所发生的心内膜炎，其治疗选择是用万古霉素或吗啉噁酮(linezolid)。现已经出现对万古霉素低敏感的金黄色葡萄球菌。

凝固酶阴性葡萄球菌主要在机体抵抗力下降时或内置物存在时致病。凝固酶阴性葡萄球菌是医院内感染的常见细菌。大多数凝固酶阴性葡萄球菌是 MRS，经验用药选择万古霉素。表皮葡萄球菌易黏附在静脉导管等医用塑料制品表面，细菌被制品表面的纤维蛋白包裹，可逃避机体的防御和抗生素的作用。

链球菌主要有 β-溶血性链球菌(尤其是 A 组链球菌，即化脓性链球菌)、肺炎链球菌和 α-溶血性链球菌。这些细菌几乎都对青霉素 G 及其他 β-内酰胺抗生素敏感。肺炎链球菌很少成为外科住院病人的病原菌。

肠球菌是腹腔混合感染的常见菌种，但很少单独形成外科感染。动物研究表明，肠球菌可增加其他细菌的毒性。血液中出现肠球菌预示病情预后恶劣。至今还没有哪种抗生素单独使用能可靠地治疗深部肠球菌或血液中的肠球菌感染。最有效的方法是联合应用抗生素，如庆大霉素加万古霉素，或庆大霉素加氨苄西林或其他新型青霉素。耐万古霉素的肠球菌(VRE)对所有抗生素都耐药，包括庆大霉素。吗啉噁酮可能有效。

2. 需氧和兼性需氧 Gram 阴性杆菌　许多 Gram 阴性杆菌与外科感染有关，绝大多数属肠杆菌科。这些细菌都是兼性厌氧菌，常见的有大肠埃希菌属、变形杆菌属和克雷伯菌属，一般将这 3 个菌属放在一起讨论，因为它们在外科混合感染中常同时存在，并且对许多抗生素都敏感，尤其对二代头孢菌素。外科感染中常见肠杆菌科的其他菌属是肠杆菌属、摩根菌属、普罗威登斯菌属和沙雷菌属，这些菌属的细菌多有比较强的天然耐药性，针对这些菌属的经验用药是三代头孢菌素、广谱青霉素、氨曲南、碳氢霉烯、喹诺酮类或氨基糖苷类。这些菌属的细菌在获得超广谱 β-内酰胺酶后对三代头孢菌素不再敏感。这些细菌主要见于医院内感染和手术后感染。从社区获得性感染灶(如阑尾炎)中分离到的 Gram 阴性杆菌一般不会是耐药菌株。

外科感染常见的专性需氧 Gram 阴性杆菌是假单孢菌属和不动杆菌。这类细菌主要见于外科病人的医院内肺炎，但也可见于腹腔感染和严重的软组织感染。这类细菌有很强的耐药性，常需要用特殊的抗假单孢菌抗生素，如头孢他定、氨曲南、亚胺培南、环丙沙星或氨基糖甙类。不动杆菌对氨曲南耐药。该类细菌中相当一部分对一些很有效的抗生素也表现为耐药性，因此，经验治疗最好用两种抗生素，等待药敏报告。对重症病人，即使药敏报告已经取得，也最好用两种抗生素，因为这类细菌在治疗过程中会发生耐药。

3. 厌氧菌　厌氧杆菌是正常人消化道和口腔中最具优势的细菌。外科感染中最常分离出的厌氧菌是脆弱拟杆菌属。脆弱拟杆菌是最常见的厌氧菌，对许多β-内酰胺抗生素都有很强的耐药性。对这类细菌最有效的抗生素是甲硝唑、克林霉素、氯霉素、亚胺培南以及青霉素加β-内酰胺酶抑制剂的复方抗生素。

在外科感染中比较重要的另一类厌氧杆菌是梭状芽孢杆菌属，这类细菌都是能形成芽孢的 Gram 阳性杆菌。

厌氧杆菌在外科感染中有其特殊意义，这些细菌仅在低氧化-还原电位条件下生长，而哺乳类的活组织缺乏这种条件。因此，若在感染的软组织中或血液中发现厌氧杆菌，提示人体有坏死组织存在或消化道屏障功能受损。

【病理】　手指被割破后迟早会出现典型炎症征象（红、肿、热、痛、功能受限），这是由于损伤和微生物侵入组织并增殖，产生多种酶与毒素，激活了凝血、补体、激肽系统以及血小板，导致炎症介质释放，引起病变区域血管扩张、血流增加、通透性增加，以便白细胞和吞噬细胞进入感染部位对细菌发挥吞噬杀灭作用。局部炎性介质所致的局部炎症征象称为局部炎症反应综合征（LIRS）。如果感染部位比较深、细菌污染重，局部产生的炎性介质就会进入体循环，对全身造成影响。病人还会有全身炎症征象：发热、心率快，甚至白细胞数增加。这就是全身炎症反应综合征（SIRS）。

LIRS 或 SIRS 可以由无菌性因素（非感染因素）引起，也可以由感染因素（如：急性阑尾炎）引起，前者包括组织损伤、坏死和烧伤。但是，很难从临床表现对这两大原因进行鉴别。

感染的演变取决于病原菌的毒性、机体的抵抗力以及治疗措施是否恰当及时，可能结果如下：

1. 炎症好转　病原菌少或毒性弱，治疗措施及时有效，机体的免疫机制能较快地制止病菌、清除组织细胞崩解产物，炎症消退，感染就可以治愈。

2. 局部化脓　局部炎症反应较重，组织细胞崩解产物和渗液不能被及时清除，在创面或组织间积聚，形成脓肿。在有效的治疗下，脓液引流后炎症可能趋向好转。

3. 炎症扩展　病菌数量多、毒性大或/和宿主抵抗力差，治疗不够恰当及时，感染迅速扩展。病菌可侵入血液成为菌血症或脓毒症，对宿主有很大的危害性。

4. 迁延为慢性炎症　耐药性的弱毒力病菌或组织内有异物存在，容易迁延为慢性炎症。提示感染与抗感染力量处于对峙状态。在一定条件下病菌可再次繁殖，重新变为急性炎症。

【诊断】

（一）临床表现

1. 全身情况　轻度感染可无全身症状。较重感染可有发热、心率快和食欲减退等 SIRS 表现（表 10－1）。严重感染还可出现休克和多器官功能障碍。因此，要注意体温、意识、呼吸、脉搏、血压、营养状态的改变，特别要注意有无休克和肺、肾、脑、心等重要器官的功能障碍。

2. 局部表现　非特异性感染的典型局部表现是红、肿、热、痛和功能受限，这在邻近体表的感染更为显著，并且在形成脓液后可扪及波动感。脓肿应注意与嵌顿疝、血肿、动脉瘤或动静脉瘘区别。

表 10-1 4 种 SIRS 和脓毒症相关临床综合征的定义

全身炎症反应综合征(SIRS):下列指标达到 2 项或 2 项以上
· 体温(中心体温)>38℃或<36℃ · 心率 90 次/min · 呼吸>20 次/min(自主呼吸病人)或 Pa_{CO_2}<32 mmHg(4.3 kPa) · 白细胞数>12×10^9/L 或<4×10^9/L 或外周血涂片未成熟(杆状核)粒细胞>10%
脓毒症=SIRS 的诊断标准+诊断明确的感染灶
重症脓毒症=脓毒症的诊断标准+器官功能障碍或低灌注 低灌注的指标 · 收缩压<90 mmHg · 在正常收缩压的基础上下降>40 mmHg · 乳酸酸中毒 · 少尿 · 急性神志改变
脓毒性休克(感染性休克):符合重症脓毒症诊断,同时病人伴有下列情况 · 静脉输液复苏无效 · 需要用正性肌力药物或升压药维持收缩压

3. 特异性表现 破伤风表现横纹肌的强直痉挛,气性坏疽和其他产气菌蜂窝织炎可出现皮下捻发音(气泡)。

(二) 辅助检查

根据病史和体检有选择地进行,目的是进一步明确诊断,包括病变的部位、进展情况、对全身的影响和病菌种类等。

1. 实验室检查 检测白细胞数及分类,并动态监测。总数大于 12×10^9/L,或小于 4×10^9/L,或发现未成熟的白细胞,或出现中毒颗粒,常示病情较重。其他化验项目如血常规、血浆白蛋白、肝肾功能等,可根据初诊结果选择;泌尿系感染者需检查尿常规、肌酐、尿素氮等;疑有免疫功能缺陷者需检查淋巴细胞、免疫球蛋白等。

病菌的鉴定:① 脓液或病灶渗液涂片染色后,在显微镜下观察,可以分辨病菌的染色性(如 Gram 染色阳性或阴性)和菌体形态(如球菌、杆菌、真菌)。② 脓液、血、尿或痰做细菌培养、生化鉴定和药物敏感试验,必要时重复培养。

2. 影像学检查 根据感染部位不同,可选择超声波、X 线透视、X 线造影或 X 线摄片检查;必要时行超声、CT、MRI 或放射性核素检查。

【预防】

(一) 防止病原微生物入侵和藏匿

1. 加强卫生宣教,注意个人清洁和公共卫生,手术人员应恪守无菌规则。

2. 及时正确地处理各种新鲜创面,清除污染的细菌、异物和失活组织。

手术中操作要轻柔,减少异物存留(减少结扎和缝合),减少开放式引流,减少血肿和浆液肿形成,消灭死腔。单股线比多股线发生感染的机会少,合成线比丝线发生感染的机会少。

(二) 增强机体抗感染能力

1. 改善病人的营养状态,纠正低蛋白血症和贫血。

2. 积极治疗糖尿病、尿毒症等降低抗感染能力的病症。皮质激素的使用应有明确指征，尽量缩短疗程，必要时加用抗生素或改用其他西药或中药。在恶性肿瘤的化疗、放疗期间，辅用免疫增强剂，并注意在白细胞数过低时及时暂停化疗、放疗，加用集落刺激因子。

3. 及时使用有效的特异性免疫疗法，如：防破伤风可用类毒素或抗毒素(TAT)。

（三）切断病原菌传播环节

切断病原菌传播环节对预防医院内感染尤为重要，它要求所有与感染病人接触的医护人员应恪守无菌规则、消毒制度以及对用品和污物的处理管理制度。医院内感染包括医院内病人之间的交叉感染，以及诊疗工作不当所造成的医源性感染，其病菌一般比医院外的同类菌有较强的毒性和耐药性。

【治疗】

总的治疗目标是制止病菌生长，促使机体组织的修复；局部治疗与全身性治疗兼顾。外科感染的处理应立足于“5D”原则：① Drainage(引流)。② Débridement(清创术)。③ Diversion(转流)，如 Dixon 手术后吻合口瘘的横结肠造瘘处理。④ Diet(饮食和营养)。⑤ Drugs(药物治疗)。

（一）局部处理

1. 未成脓阶段　① 保护感染部位，适当制动或固定，避免再损伤或感染扩展。② 浅部的急性病变，未成脓阶段可选用湿热敷、药物贴敷(玉露散或鱼石脂软膏)、透热、超短波或红外线辐射、封闭疗法等，促使病变消退或局限化。

2. 成脓阶段　① 感染成脓后应及时手术引流。外科感染的特点之一是感染灶内存在压力，致使细菌或毒素向全身扩散，因此，设法降低感染灶内的压力是治疗外科感染的重要手段(图 10－1)。对深在的病变，是否已成脓有时很难判断，应视其所在的组织器官以及进展程度，参考全身情况，决定是否手术处理。对有感染扩展临床表现的外科感染，应尽早手术处理。② 手术处理包括切除或切开病灶(图 10－2)、留置引流物，或在超声、X 线等引导下穿刺置管引流或小切口加拔火罐。

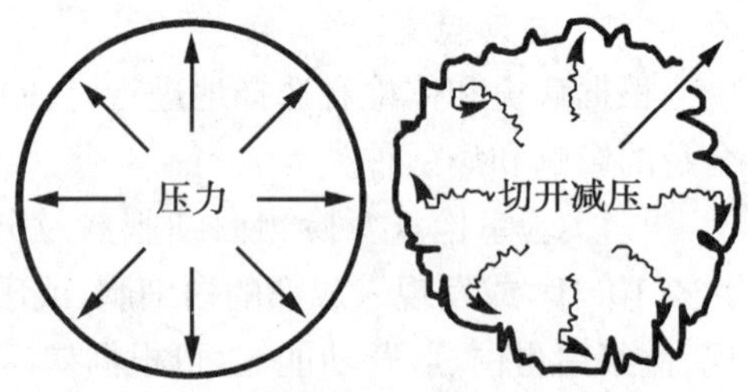

图 10－1　外科感染灶内压力与引流

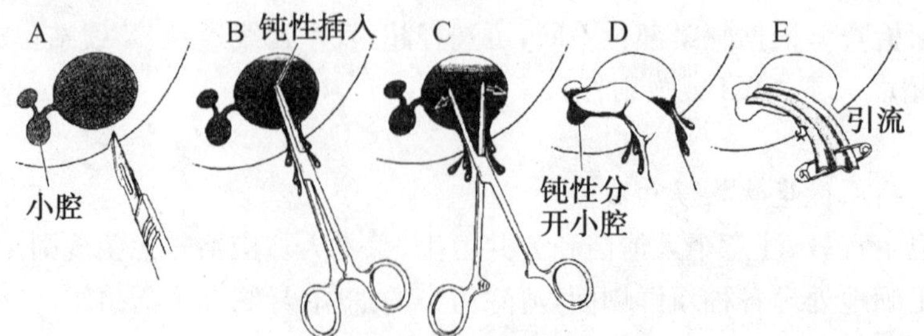

图 10－2　Hilton 法脓肿切开术

A—在低位处切开皮肤；B—用血管钳或剪刀钝性戳入脓腔；C—撑开血管钳；D—用手指钝性分开脓肿间隔；E—引流脓腔

（二）全身治疗

1. 抗菌药物　一般来讲，如有全身症状就应该全身使用抗生素。开始是经验性用药，可根据感染的部位、可能的致病菌及本病区流行的致病菌与耐药的流行情况来选择；以后，根据细菌培养和药敏结果调整抗生素使用。

必须清楚的是，对于外科感染，抗生素仅仅是手术、经皮穿刺引流等的辅助措施。对于有明确感染灶的重症外科感染，治疗的成功与否主要取决于外科感染灶引流是否理想。

2. 对症和支持治疗　目的是改善病人的全身状况。① 严重的贫血、低蛋白血症或白细胞减少者，需适当输血或补充血液成分。② 体温过高时可用物理降温或适当使用解热药，体温过低时需保暖。③ 纠正脱水、电解质、酸碱平衡紊乱，补充体内消耗过多的蛋白质与能量。④ 对糖尿病病人的血糖和酮症进行纠正。⑤ 并发休克或多器官功能障碍综合征时，应加强监护和支持治疗。

第二节　浅部组织的化脓性感染

一、疖

【病因和病理】　疖(furuncle)是单个毛囊及其周围组织的急性化脓性感染。常与痤疮等其他皮肤病伴发。致病菌多为凝固酶阳性金黄色葡萄球菌，脓栓形成是疖的一个特征。

【临床表现】　局部皮肤红、肿、痛，中央隆起呈“小丘”状。化脓后其中心顶部为白色脓栓，触之稍有波动。脓栓脱落、脓液流尽后即可愈合。有的疖无脓栓(所谓无疖头)，自溃迟，需手术促使其脓液排出。

面疖常较严重，特别是鼻、上唇及周围(称“危险三角区”)的疖，病变加重或被挤碰时，病灶内的高压可使病菌经内眦静脉、眼静脉进入颅内，引起颅内化脓性感染。

不同部位同时发生几处疖，或者在一段时间内反复发生疖，称为疖病。可能与病人的抗感染能力较低(如有糖尿病)或皮肤不洁相关。

【诊断】　本病的表现明显，易于诊断。注意与痤疮伴有轻度感染、皮脂囊肿(俗称粉瘤)并发感染、痈等相鉴别。

【治疗】　参见本章概论。

二、痈

【病因和病理】　痈(carbuncle)是多个相邻毛囊及其周围组织的急性化脓性感染，或由多个疖融合而成。其病因与疖相似。大多是由一个疖在皮下组织中蔓延形成的皮肤脓肿，范围可以很大。

感染常起始于毛囊底部，感染灶内的高压使脓液沿阻力小的皮下疏松组织蔓延累及毗邻毛囊，形成多个脓头。炎症浸润范围大，其表面皮肤容易发生血运障碍甚至坏死；自行破溃常较慢，致炎症沿皮下组织向外周扩展(不容易局限)，全身反应较重，甚至发展为脓毒症。糖尿病病人易患痈。

【临床表现和诊断】 病人年龄一般在中年以上，老年者居多；一部分病人原有糖尿病。好发于皮肤较厚的部位，如项部和背部(俗称“对口疗”和“搭背”)。起初为一片紫红色隆起浸润区、质韧、界不清、中央多个脓栓、溃破后呈蜂窝多孔状，中央坏死后溶解、塌陷。除红、肿、痛外，局部淋巴结常肿大，多伴有SIRS症状。

本病诊断一般不难。须注意病人有无糖尿病、心脑血管病、低蛋白血症等全身性病症。

【治疗】 痈的治疗原则是在全身用抗生素的基础上切开引流。有糖尿病者，可给予胰岛素及控制饮食。有脓液后应尽早在麻醉下行切开引流。一般用“+”“++”或“|||”形切口，切口要够长，达病变边缘皮肤，剪去坏死组织后填塞止血(图10-3)。以后每日更换敷料，促进创面收缩、瘢痕愈合。较大的创面需行植皮术修复。

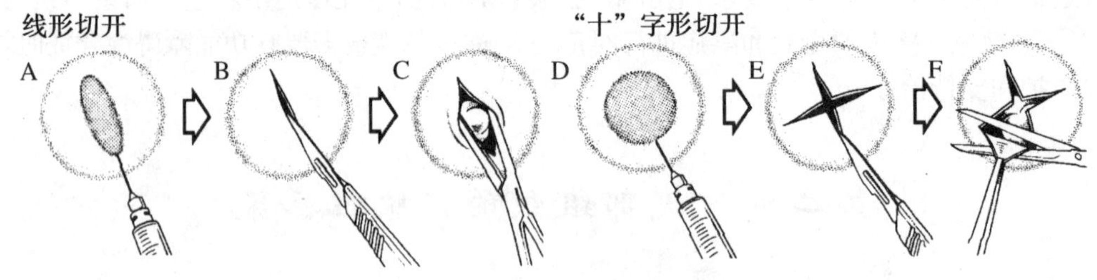

图10-3 痈的切开引流

三、急性蜂窝织炎

【病因和病理】 急性蜂窝织炎(acute cellulitis)是疏松结缔组织的急性感染。蜂窝织炎这一名词常常被误用。镜下表现呈皮肤和皮下组织的一种严重炎症，主要是多形核粒细胞。细菌从刺伤处或其他皮肤破口侵入。蜂窝织炎水肿明显，脓液极少，除病变中央有缺血坏死外没有大量脓液。一般系链球菌感染，对青霉素敏感。由于病菌释放毒性强的溶血素、透明质酸酶、链激酶等，加之受侵组织质地较疏松，故病变扩展较快。细菌可侵入区域淋巴管和淋巴结，可有明显的毒血症(SIRS)。

【临床表现】 由于病人机体条件、感染原因和病菌毒性的差异，临床上有以下几类：

1. 一般性皮下蜂窝织炎 病人可先有皮肤损伤。开始时患处肿胀、疼痛、表皮发红，指压后可稍褪色，红肿边缘界限不清楚。病变部位近侧的淋巴结常有肿痛。进一步加重时，皮肤可起水疱，一部分变成褐色，或破溃出脓。常有SIRS和全身不适，严重时可有意识改变。

2. 新生儿皮下坏疽 病变多在背、臀部等经常受压处。初起时皮肤发红、质地稍变硬。继而，病变范围扩大，中心部分变暗变软，触之有浮动感，有的可起水疱；皮肤坏死时呈灰褐色或黑色，并可破溃。患儿发热、不哺乳、不安或昏睡，全身情况不良。

3. 颌下急性蜂窝织炎 口腔起病者多为小儿，因迅速波及咽喉而阻碍通气(类似Ludwig咽峡炎)，甚为危急。全身表现同新生儿皮下坏疽。

4. 老年人皮下坏疽 男性多见。长时间热水浸浴擦身后易发。背部或侧卧时肢体着床部分有大片皮肤红、肿、疼痛。继而，皮肤变为暗灰色，知觉迟钝，触之有波动感，穿刺可吸出脓性物。病人有SIRS、全身乏力不适。严重者可有气急、心悸、头痛、烦躁、谵妄、昏睡等。

5. 梭状芽孢菌性蜂窝织炎 以阑尾切除术后或大肠癌术后常见。本病是皮下组织的侵袭性感染，损伤或缺血的组织容易发生本病，尤其多见于老年人和术中低血压时间长的病人。感染在深筋膜表面迅速扩散，有皮肤水肿和捻发音。全身症状及体征并不显著。

【诊断】 根据病史、体征，诊断多不困难。血常规检查白细胞计数增多。有脓性物时，涂片检查细菌种类。病情较重时，应取血和脓做细菌培养和药物敏感试验。

鉴别诊断：① 新生儿皮下坏疽应与硬皮病区别。后者皮肤不发红，体温不增高。② 小儿颌下蜂窝织炎引起呼吸急促、不能进食时，应与 Ludwig 咽峡炎区别。后者的颌下肿胀稍轻，而口咽内红肿明显。③ 梭状芽孢菌性蜂窝织炎应与气性坏疽区别，参见本章第五节。

【治疗】 抗菌药物一般首选青霉素或苯唑西林(新青霉素Ⅱ)，疑有肠道菌类感染时加甲硝唑，然后根据临床疗效或化验报告菌种调整药品。

一般性蜂窝织炎的治疗参见本章概论。呼吸急促时给氧或辅助通气等。

梭状芽孢菌性蜂窝织炎可选用克林霉素加高压氧治疗，并对病人进行隔离。对这种感染必须进行积极地进行广泛清创(切除坏死皮肤和皮下组织)，广泛切开引流，但不需要截肢。此时，要仔细检查肌肉有无感染，因为肌炎和蜂窝织炎可同时存在。必要时可每日在麻醉下进行清创。

对结肠或直肠穿入伤后的梭状芽孢杆菌感染，要行近端结肠造瘘术转流粪便，并在侧腹壁、臀部及会阴部广泛切开引流。若梭状芽孢杆菌感染涉及脊髓、脑或腹膜后组织，无法进行广泛清创，此时的治疗措施只能靠外科引流、抗生素和高压氧。

四、丹毒

【病因和病理】 丹毒(erysipelas)是皮内淋巴管网受β-溶血性链球菌侵袭引起的急性炎症。病人常先有皮肤或黏膜的某种病损，如足癣、口腔溃疡、鼻窦炎等。其特点是蔓延快，很少坏死、化脓。淋巴引流区的淋巴结也常受累，同时有 SIRS。

【临床表现】 病变多见于下肢、面部。起病急，开始即可有头痛、畏寒、发热。病变区片状鲜红，中央处红色稍淡，境界清，压之褪色，病变范围扩展较快，时有水疱。此外，局部还有灼热、疼痛、微隆起。近侧的淋巴结常肿大、有触痛，但皮肤和淋巴结的病变罕有化脓破溃。丹毒经治疗好转后，可因病变反复发作，导致淋巴管阻塞、淋巴淤滞，在含高蛋白淋巴液刺激下局部皮肤粗厚，肢体肿胀，形成下肢淋巴水肿(“象皮肿”)。

【治疗】 休息，抬高患肢，50%硫酸镁湿热敷，抗生素首选青霉素。与丹毒相关的足癣、口腔溃疡或鼻窦炎等均应积极治疗，以免丹毒复发。

五、浅部急性淋巴结炎和淋巴管炎

【病因和病理】 急性淋巴管炎(acute lymphangitis)是管状淋巴管及其周围组织的急性炎症，系细菌从皮肤或黏膜的破口侵入，或从局部的感染灶侵入，经组织间隙进入淋巴管引起。急性淋巴结炎(acute lymphadenitis)系淋巴管炎扩散至淋巴结，或局部的感染灶蔓延至淋巴结。常见致病菌是溶血性链球菌和金黄色葡萄球菌。

【临床表现和诊断】 浅层管状淋巴管炎表现为伤口近心侧 1 条或多条“红线”(红丝疔)，触诊有索条状硬结、触痛。深层管状淋巴管炎表现为患肢肿、痛，可扪及条形触痛区。

两种淋巴管炎均有不同程度的SIRS。

急性淋巴结炎，轻者表现为有触痛的肿大淋巴结；重者局部有红、肿、热、痛，甚至可形成脓肿，可有SIRS。

【治疗】 休息，抬高患肢，使用抗生素。局部湿热敷，每日3～4次，每次20分钟。脓肿形成后应切开引流。

六、坏死性筋膜炎

坏死性筋膜炎(necrotizing fasciitis)又称协同性坏疽，是一种由多种病菌侵入筋膜间隙的发展迅速的细菌感染。感染沿筋膜面迅速蔓延，造成血管栓塞和组织坏死，但其表面皮肤外观正常，致使医生常常对病情的严重程度估计不足。小的戳伤、外科手术或开放性损伤均可引起坏死性筋膜炎。

【诊断】

(1) 除伤口局部疼痛和红肿外，本病的特征是皮下脂肪与其下方的坏死筋膜被一层“洗碗水样”液体隔开，肌肉不受累。外观也可正常，也可以有血性大水疱或捻发音。有SIRS表现，发展快。坏死的伤口及组织常有浆液性渗液、恶臭。

(2) 坏死性筋膜炎的创口感染可以一开始就呈暴发性，也可以在静止6天或更长时间后才迅速发展。该病以迅速扩散和破坏为特点，Gram染色示多种细菌同步感染。常见细菌有：① 微厌氧链球菌；② 葡萄球菌；③ Gram阴性需氧菌和厌氧菌。

(3) 坏死性筋膜炎确诊的主要手段：① 活检送冰冻切片。② 细针穿刺检查。③ CT和MRI有助于明确病变范围。

(4) Fournier坏疽是指男性会阴部的坏死性筋膜炎，其首发感染体征是阴囊黑色坏死痂。

(5) Meleney坏疽又称Meleney溃疡，是腹部切口感染后的一种慢性进行性浅表坏死，起初是局部的红、肿、痛，之后出现溃疡，周围有皮肤坏疽。与坏死性筋膜炎最大区别在于进展缓慢。

【治疗】 这种感染可危及生命，唯手术能治愈。早期诊断、尽早手术清创至关重要。此外，可用大剂量克林霉素及氨基糖苷类抗生素。手术要点：① 首次清创时必须切除所有感染的和失活的组织，坏死组织的残留会不断地使周围正常组织发生迅速的进行性坏死。② 由于毒素导致血栓形成使得筋膜上组织的血供中断，皮下和筋膜坏死，皮肤呈广泛的潜掘状，最终皮肤坏疽。切除大片皮肤及其周围组织，必要时可行截肢术。③ 必要时每日行清创。

七、放线菌病

放线菌是Gram阳性、非抗酸的丝状微生物，通常有分支且可分解为短小菌形式。放线菌绝对厌氧，是人口咽部及扁桃腺部正常菌群的一部分。

【临床表现和诊断】 放线菌的炎性结节、脓肿及窦道以头颈部最为多见。1/5病例的原发病灶在胸部；1/5病例的原发病灶在腹部，最常受累的是阑尾和盲肠。常形成多个窦道，其排出的脓液中有“硫磺颗粒”(缠绕的丝状黄色颗粒)。炎症处硬，无疼痛，无触痛。全身症状(包括发热)变化较大。窦道及瘘管常继发其他细菌感染。

腹部放线菌病可以以阑尾炎表现出来，早期行阑尾切除可治愈该病。若阑尾穿孔，则形成多个病灶和腹壁窦道。胸部放线菌病可引起咳嗽、胸痛、发热及消瘦，酷似分枝杆菌感染或真菌感染。本病的后期，窦道可穿透胸腔和胸壁，并累及肋骨或椎体。

【治疗】 放线菌对青霉素敏感。各种放线菌病（Actinomycosis）均可用青霉素（500 万～2 000 万 U/d）治疗数周。此外，为了达到治愈目的，也可通过手术的方法清除病灶、引流病变或修补缺损。

八、诺卡菌病

诺卡菌是 Gram 阳性、分枝的丝状微生物，可能抗酸，其菌丝常分裂为杆菌形式。诺卡菌是需氧菌，在呼吸道的正常菌群中罕见诺卡菌。

【临床表现和诊断】 诺卡菌病（Nocardiosis）有两种。一种是局限的、慢性肉芽肿，可以像放线菌病那样化脓，形成脓肿和窦道，外观如同 Madura 足（足分枝菌病）。该型很特殊，仅见于四肢，有广泛的骨破坏，身体其他部位几乎不受累。另一种类型是全身性感染，起初是化脓性肺炎，感染经血行扩散至脑膜等其他器官。全身性诺卡菌病有发热、咳嗽、消瘦，酷似分枝杆菌感染或真菌感染。淋巴瘤病人的免疫缺陷或药物诱导的免疫抑制病人尤其容易并发本病。

【治疗】 诺卡菌对青霉素不敏感。诺卡菌病首选磺胺类药口服（磺胺甲基异噁唑 6～8 g/d），治疗数周。同时加用米诺四环素口服（200～400 mg/d）效果更好。

九、蜜蜂和黄蜂蜇伤

当蜜蜂蜇人后，螯刺即被两根逆刺固定，无法退出，而蜜蜂在挣扎中因蜇器撕脱而死亡。被蜜蜂蜇后，应该用尖利的刀剔出毒囊，企图挤出毒囊的任何尝试都会将更多的毒液挤入组织中。蜂刺一旦刺入人体将滞留在体内。眼睑被蜜蜂蜇伤后，对眼球的刺激作用可长达数月。

黄蜂的螯刺不带逆刺，因此黄蜂在刺人后很容易退出螯刺逃脱，并再次蜇人。因而，在黄蜂蜇过的地方不会发现螯刺残留。有一种变种雌黄蜂，称为黄夹克黄蜂，具有很强的侵袭力。

蜜蜂和黄蜂的毒素均含有组织胺、高分子的基本蛋白成分、游离氨基酸、透明质酸酶和乙酰胆碱。抗原蛋白具有种族特异性，不同种族蜂之间的抗原蛋白有交叉反应。节肢动物蜇后的症状轻重不一，轻者为轻微红斑，重者有明显局部反应，多处蜇伤后甚至发生严重全身中毒，也可发生感染。全身的过敏反应类似于血清过敏。

早期可用冰袋外敷以减轻水肿，抬高患肢体，口服抗组织胺药可减少荨麻疹，静脉用皮质类固醇可减轻迟发性炎症。若有感染出现，应进行清创并应用抗生素。稍重的反应表现为晕厥或全身荨麻疹。若过敏反应严重，可用 1∶1 000 肾上腺素水溶液 0.5～1 mL 肌内注射，5～10 分钟后可重复给药一次，随后静脉缓推苯海拉明 5～20 mg。在休克时，需用皮质类固醇和全面支持措施，包括吸氧、扩容、升压药等。

第三节 手部急性化脓性感染

手部急性化脓性感染包括甲沟炎(paronychia)、脓性指头炎(felon)、手掌侧化脓性腱鞘炎(tenovaginitis)、滑囊炎(bursitis)和掌深间隙感染。这类感染临床上较常见,病菌主要是常存于皮肤表面的金黄色葡萄球菌。感染多在手部受伤后发生,如刺伤、擦伤、小切割伤、剪指甲过深、逆剥新皮倒刺等。

手部感染的病理过程和临床表现与其解剖生理特点密切相关。

1. 掌面皮肤的表皮层较厚且角化明显,故皮下感染化脓后可穿透真皮,在表皮角质层下形成"哑铃状脓肿",治疗时仅切开表皮难以达到充分引流。

2. 手掌面真皮与深层的骨膜(末节指骨)、腱鞘(中、近指节处)、掌深筋膜之间有垂直的纤维索连接(图 10-4),将皮下组织分隔成若干相对封闭的腔隙,感染时不易向周围扩散,故皮下组织内压升高而致剧烈疼痛和明显 SIRS,并在局部化脓前就可以侵及深层组织,如末节指骨、屈指肌腱鞘或掌部的滑液囊乃至掌深间隙,引起骨髓炎、腱鞘、滑液囊及掌深间隙感染。

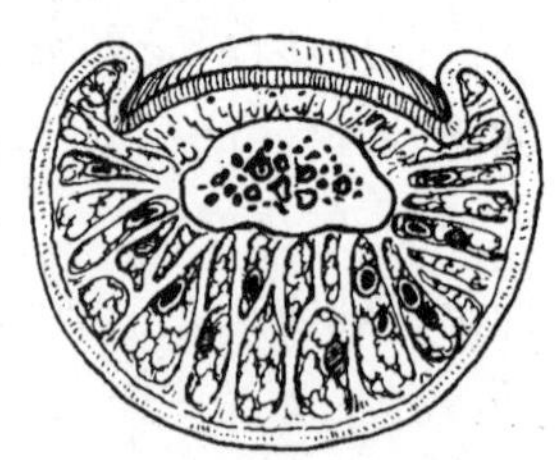

图 10-4 手掌面真皮与深层骨膜垂直的纤维索连接(末节指骨横断面)

3. 因掌面皮肤致密,手背皮肤松弛,且手部淋巴均经手背淋巴管回流,故手掌面感染时手背肿胀可能更为明显。

4. 手掌面腱鞘、滑液囊、掌深间隙等解剖结构之间,以及与前臂肌间隙之间相互联系,掌面感染可循一定的规律向深部、向前臂蔓延。

一、甲沟炎

【临床表现】 甲沟炎是甲沟及其周围组织的感染。起初是指甲一侧红、肿、热、痛,继之蔓延至指甲对侧(半环形脓肿)和甲床下(甲下脓肿)。红肿区内有波动感,出现白色脓点,但不易破溃出脓。治疗延误或不当可形成慢性甲沟炎或骨髓炎。

【治疗】 参见本章第一节。局部变软或有波动感是切开引流的指征,甲下脓肿应拔甲。

二、脓性指头炎

【临床表现】 脓性指头炎是手指爪节掌侧皮下组织的化脓性感染。甲沟炎加重后,以及指尖或指末节皮肤受伤后均可致病。起初为针刺样疼痛、肿胀。继之发展为剧烈的跳痛,患肢下垂时加重,夜不能眠,局部红肿不明显,并有 SIRS、全身不适等症状。感染进一步加重时,指头疼痛反而减轻,皮色由红转白,反映局部组织趋于坏死。治疗延误或不当可形成慢性骨髓炎,迁延不愈。

【治疗】 参见本章第一节。跳痛提示局部张力高,是切开引流的指征。过去主张做侧方切口或鱼口状切口,但容易伤及指血管和神经,引起指端坏疽或感觉丧失。目前,主张切口做在波动最明显处,深在的脓肿必须从正中切开(图 10-5)。

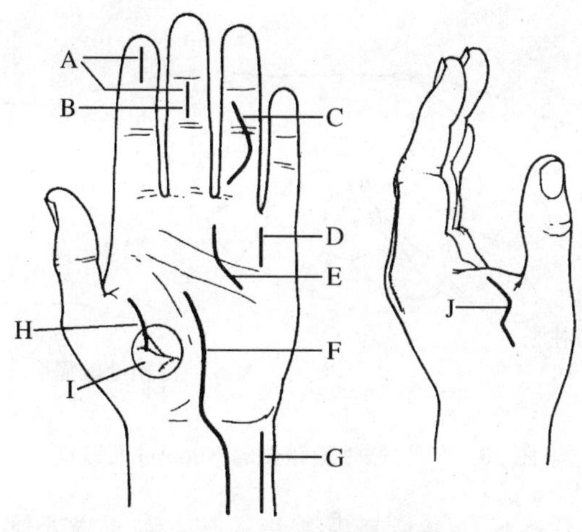

图 10-5　手部感染的切口

A—脓性指头炎和指腹脓肿的切口；B—远侧腱鞘感染的切口；C—腱鞘感染范围较大时的切口，注意避免切口的拐角跨越指横纹；D—指蹼部脓肿的切口，背部可能需另加切口；E—近侧腱鞘感染的切口；F—桡侧和尺侧滑液囊的显露；G—Parona 间隙(位于屈肌腱鞘深面)感染的切口；H—鱼际间隙感染的切口，注意正中神经鱼际支；I—正中神经鱼际支和拇指的掌侧固有指神经跨越屈拇长腱；J—"虎口"部感染时背侧的切口。手背感染时，一般以感染区为中心，用纵形切口

三、掌侧化脓性腱鞘炎、滑囊炎和深间隙感染

拇指和小指的屈指肌腱腱鞘炎，可分别蔓延到桡侧和尺侧的滑液囊；两侧滑液囊在腕部相通，感染可互相传播。食指、中指和无名指的屈指肌腱腱鞘炎则可分别向鱼际间隙和掌中间隙蔓延(图 10-6)。滑囊炎或深间隙感染也可能在掌部受伤后直接发生。

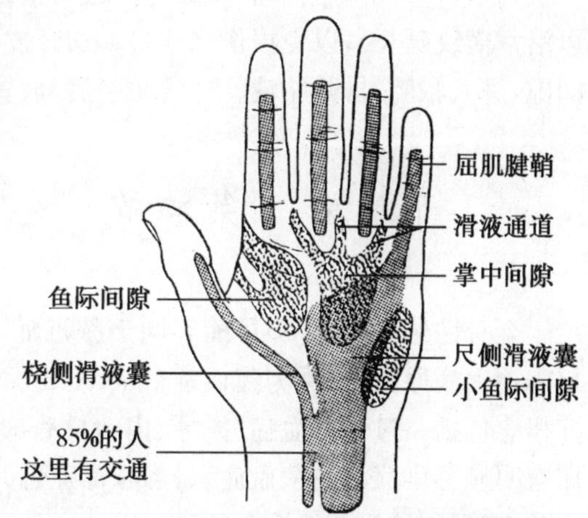

图 10-6　手掌侧的腱鞘、滑液囊和深间隙

下列 3 种感染的病灶内压均较高，常有恶寒发热、全身不适等症状，还可能继发肘窝或腋窝的淋巴结肿大、触痛。

1. 化脓性腱鞘炎　化脓性腱鞘炎的临床特点是 Kanavel 四联征(图 10-7)。若不及时治疗，病变可向掌深部蔓延，肌腱也可能因坏死导致手指功能丧失。

化脓性腱鞘炎是在中节指骨掌面中线做切口(图 10-5)，不跨越指横纹。感染范围广时，可做">"形切口。分离皮下时认清腱鞘，避免伤及肌腱；不做侧方切口，以免伤及神经和血管。切口内置入乳胶片引流。

2. 化脓性滑囊炎　桡侧滑囊炎都伴拇指腱鞘炎，拇指肿胀、微屈，不能伸直和外展，触痛主要位于拇指基节和大鱼际处。尺侧滑囊炎多伴小指腱鞘炎，小指肿胀，连同无名指呈半屈状，触痛位于小指中基节和小鱼际处，炎症加剧时肿胀向腕部扩展。

桡侧滑囊炎在拇指基节掌面以及大鱼际掌面各做约 1 cm 的切口，分离皮下后插入细塑料管并做对口引流。尺侧滑囊炎切口在小鱼际掌面和小指掌面。

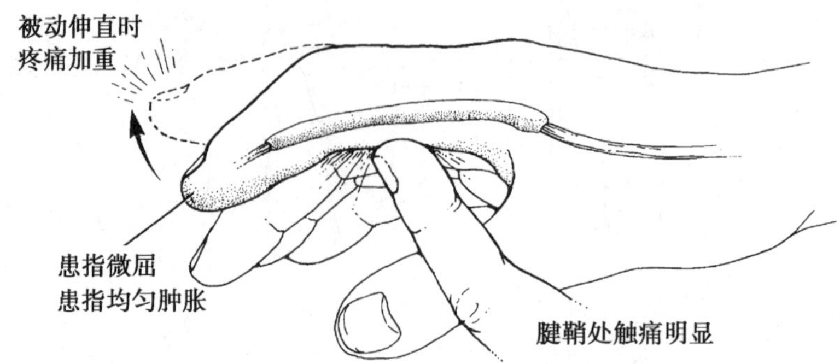

图 10－7　化脓性腱鞘炎的 Kanavel 四联征

3. 掌深间隙感染　鱼际间隙感染可因食指腱鞘炎加重或局部掌面受伤后感染所致。大鱼际和“虎口”(拇指与食指间指蹼)有肿胀、疼痛和触痛，食指与拇指微屈、伸直时剧痛。掌中间隙感染可因中指、无名指腱鞘炎加重或局部掌面受伤后感染所致。掌心肿胀使原有的凹陷变平，并有皮色发白、疼痛和触痛，掌背和指蹼的肿胀较掌心更为明显。中指、无名指和小指屈曲、伸直时均剧痛。

掌中间隙感染常用的引流切口有两种：① 在第 4 掌骨头部附近沿远侧掌横纹中 1/3 做一横切口。② 在掌侧中指和无名指之间指蹼处作纵切口，近端不超过远侧掌横纹(必要时可沿掌横纹延长)，以免损伤掌浅弓。切开皮肤和皮下组织后，用止血钳钝性分离，扩大组织间隙，进入脓腔，排除脓液。冲洗脓腔后，放置胶皮片或凡士林纱布条引流。

第四节　全身性外科感染

全身性感染(sepsis)目前等同于脓毒症。SIRS 加血微生物培养阳性，即称脓毒症。血培养检出病原菌者，称为菌血症(bacteremia)，因此菌血症包含在脓毒症之内。目前的菌血症概念包括一过性菌血症(拔牙、内镜检查时，血液短时间内出现细菌)和持续性菌血症(临床有明显感染症状的菌血症)。当脓毒症合并有器官损害表现，如乳酸酸中毒、少尿、急性神志改变等，则称为脓毒综合征(sepsis syndrome)。

许多外科脓毒症病人的死亡率呈现两个高峰的双时相，间隔 1 周。在早期的 Gram 阳性需氧菌和梭状芽孢杆菌控制后，随后出现的两个死亡率高峰分别反映 Gram 阴性需氧菌感染和 Gram 阴性厌氧菌感染。

【病因】　导致全身性外科感染的原因是致病菌数量多、毒力强和(或)机体抗感染能力低下，以及治疗不及时或不恰当。结果，大量毒力强的病原菌侵入血循环，或局部感染产生的炎症介质大量入血。它常继发于严重创伤后的感染和各种化脓性感染，如大面积烧伤创面感染、开放性骨折合并感染、急性弥漫性腹膜炎、急性梗阻性化脓性胆管炎等。

容易引发脓毒症的因素有：① 人体抵抗力削弱。② 长期使用免疫抑制剂或使用广谱抗生素改变了原有共生菌状态，非致病菌或条件致病菌得以大量繁殖，转为致病菌引发全身性感染。③ 局部感染病灶处理不当。④ 静脉导管感染(catheter-related infection)。⑤ 肠源性感染(gut derived infection),危重病人的肠黏膜屏障功能受损或衰竭,可发生肠道菌群或毒素移位导致全身性感染。

【病理生理】 全身性感染不仅在于病原菌,还在于病原菌产生的内毒素、外毒素和它们介导的多种炎症介质,以及生成的氧自由基对机体的损害。适量的炎症介质和氧自由基生成对机体的防御作用是有利的,过量时就可造成细胞和组织损害,甚至造成远隔的重要器官功能障碍。

【临床表现】 脓毒症的共同表现是SIRS加细菌感染证据:① 骤起寒战,继之高热可达40～41℃,或低体温。起病急,病情重,发展迅速。② 头痛、头晕、恶心、呕吐、腹胀、面色苍白或潮红、出冷汗、神志淡漠或烦躁、谵妄和昏迷。③ 心率加快、脉搏细速、呼吸急促或困难。④ 肝脾可肿大,严重者出现黄疸或皮下出血淤斑等。⑤ 如病情发展,感染未能控制,可出现感染性休克,发展为多器官功能障碍。

实验室检查:① 白细胞计数明显增高,可高达(20～30) $\times 10^9$/L以上,或降低。中性粒细胞比例增高,核左移、幼稚型增多,出现毒性颗粒。② 可有不同程度的酸中毒、氮质血症、溶血、蛋白尿、血尿、酮尿等代谢失衡和肝、肾受损征象。③ 寒战、发热时抽血进行细菌培养,较易发现细菌。

不同致病菌引起的脓毒症,其原发感染灶的性质、脓液性状、临床表现特点和实验室检查结果都各有其特点,可资鉴别。

1. 革兰阳性菌脓毒症 多为金黄色葡萄球菌所致,常继发于严重的痈、蜂窝织炎、骨关节化脓性感染。发热呈稽留热或弛张热,寒战少见。常有皮疹及转移性脓肿,易并发心肌炎。休克出现晚,以高血流动力学类型的暖休克为多见。

2. 革兰阴性菌脓毒症 此类细菌常驻于肠道内,是腹腔、胆道、泌尿生殖系统与会阴等部位感染的常见细菌,其所致的脓毒症多比较严重。一般以突发寒战起病,继之高热,可出现三低现象(低体温、低白细胞、低血压)。容易发生感染性休克,休克的特点是出现早,持续时间长,表现为四肢厥冷、发绀、少尿或无尿,以外周血管阻力显著增加的冷休克多见。转移性脓肿少见。革兰染色阴性杆菌的主要毒素为内毒素,抗生素对内毒素及其介导的多种炎症介质无能为力。

3. 真菌性脓毒症 常见致病菌是白色念珠菌、曲霉菌、毛霉菌和新型隐球菌,均属条件性感染。往往在使用广谱抗生素治疗原有细菌感染基础上或免疫功能低下的病人发生,表现为骤起寒战高热(39.5～40℃),一般情况迅速恶化,出现神志淡漠、嗜睡、休克。少数病人尚有消化道出血。周围血象可呈白血病样反应,白细胞计数可达 25×10^9/L,出现晚幼粒细胞和中幼粒细胞。导管相关的真菌播散性感染,可以出现视网膜灶性棉絮样斑、结膜淤斑等栓塞表现,有诊断价值。

一般血液培养不易发现,但在多个内脏可形成肉芽肿或坏死灶,尤其是曲霉菌和毛霉菌,易导致血管栓塞,组织进行性坏死。深部血行播散性真菌病常继发于细菌感染之后,或与细菌感染混合存在,临床不易区别,容易漏诊、误诊。

4. 厌氧菌脓毒症 因普通细菌培养无法检出,常被忽略。致病菌以脆弱类杆菌为主,此外还有厌氧葡萄球菌、厌氧链球菌等,常与需氧菌掺杂形成混合感染,多见于腹腔、盆腔的严重感染。有寒战高热、大汗;休克发生率较高;可以出现黄疸及高胆红素血症;局部感染灶组织坏死明显,有特殊腐臭味;可引起血栓性静脉炎及转移性脓肿。

【诊断】 脓毒症是在原发感染基础上出现 SIRS，诊断并不困难。尽管感染在引起脓毒症上起重要作用，然而病程的演变及严重程度与宿主对感染的反应程度密切相关。

原发感染病灶比较隐蔽或临床表现不典型的病人，诊断有时很困难。要注意临床表现中的蛛丝马迹，如寒战发热、脉搏细速、低血压、腹胀、黏膜皮肤淤斑或神志改变。

血标本行厌氧、需氧、真菌培养，对确诊与治疗有很大帮助。血培养应在使用抗生素前，在有寒战高热时采血送检，成人的理想采血是单次单部位 20～30 mL(至少 10 mL)。以脓液、穿刺液、淤点标本做培养或涂片，行革兰染色也有检出病原菌的机会。分离出的病原菌应做抗生素药敏试验，供选用抗菌药物时参考。

【治疗】 重点是处理原发感染灶、抑制和杀灭致病菌和全身支持疗法。

1. 感染灶的处理 及早彻底处理原发感染病灶及迁徙病灶，包括清除坏死组织和异物、消灭死腔、脓肿引流等，还要解除相关的病因，如血流障碍、梗阻等因素。静脉导管感染时，拔除导管是首要措施。肠源性感染时，应及时纠正休克，尽快恢复肠黏膜的血流灌注，早期肠道营养促使肠黏膜尽快修复、恢复肠道正常菌群。

2. 抗菌药物的应用 可先根据原发感染灶的性质，及早、足量、联合应用估计有效的两种抗生素，再根据治疗效果、病情演变、细菌药物敏感试验结果调整抗菌药物的应用。通常在体温下降、白细胞计数正常、病情好转、局部病灶控制后停药。对真菌性脓毒症，应停用广谱抗生素，改用有效的窄谱抗生素，全身应用抗真菌药物。

3. 支持疗法 补充血容量，纠正水、电解质及酸碱代谢失衡；输注新鲜血，纠正贫血、低蛋白血症等；对原有疾病，如糖尿病、肝硬化等给予相应处理。

4. 加强监护 注意生命体征、神志、尿量、动脉血气等；控制高热；有血容量不足的表现时应扩充血容量，必要时给予多巴胺、多巴酚丁胺以维持组织灌流；还应对心、肺、肝、肾等重要脏器功能进行监测和保护。

第五节 有芽孢厌氧菌感染

一、破伤风

破伤风(tetanus)是破伤风杆菌经由伤口侵入人体，在局部缺氧环境下生长繁殖，产生毒素而引起阵发性肌肉痉挛的一种特异性感染。破伤风是一种特殊的毒血症。

【病因与发病机制】 破伤风杆菌是革兰染色阳性的厌氧性梭状芽孢杆菌，广泛存在于土壤及粪便中。泥土中含氯化钙，易引起组织坏死，有利于厌氧菌繁殖。菌体易于杀灭，但其芽孢需经煮沸 30 分钟、高压蒸汽 10 分钟或浸泡苯酚10～12 小时方可杀灭。破伤风杆菌无法侵入正常的皮肤与黏膜，其滋生、繁殖需要无氧环境。因此，破伤风都发生在伤后、创伤组织缺血坏死、合并其他细菌感染使得组织缺氧的情况下。未按常规处理的污染严重的伤口、有撕碎组织血运差的伤口、盲管外伤、深部刺伤等引流不畅、合并有一般化脓菌感染的伤口，均为破伤风易感伤口。破伤风也见于新生儿脐端处理消毒不严和产后感染。少数破伤风可在无明显伤口存在的情况下发生。

破伤风杆菌仅停留在伤口局部繁殖，生成的外毒素有痉挛毒素及溶血毒素两种。痉挛毒素通过血运到达脊髓、脑干等处，与中间联络神经细胞的突触相结合，抑制突触释放抑制性递质。运动神经元因失去中枢抑制而兴奋性增强，致使随意肌紧张与痉挛。破伤风毒素还可阻断脊髓对交感神经的抑制，致使交感神经过度兴奋，引起血压升高、心率增快、体温升高、自汗等。溶血毒素可引起心肌损害与局部组织坏死。

【临床表现】

1. 潜伏期2～56天(平均10天) 又称“七日风”。潜伏期越短，症状越重，预后越差，死亡率越高。偶见病人在伤后数年因清除病灶或异物而发病。

2. 前驱期(持续24～72小时) 表现为乏力，咀嚼肌、腹肌或背部肌肉酸胀、紧张，张口不便，吞咽困难。

3. 痉挛期(持续10天) 典型症状是在肌紧张性收缩的基础上发生阵发性强烈痉挛。通常最先受影响的肌群是咀嚼肌(张口困难、牙关紧闭)，随后顺序为面肌(苦笑)、项肌(强直、后仰、不能点头)、背腹肌(角弓反张)、四肢肌(屈膝、肘、半握拳)、膈肌和肋间肌、膀胱肌。神志始终清醒警觉、体温正常或低热、流涎、大汗和心动过速为本病重要体征。发作间歇期肌肉不完全松弛。每次发作时间由数秒至数分钟不等，发作频繁者，常示病情严重。痉挛期在3～5天内逐渐加重，10天后开始缓解。

少数病人可仅表现为受伤部位肌持续性强直的局部破伤风，可持续数周或数月，预后较好。新生儿患此病时，因肌肉纤弱而症状不典型，表现为不能啼哭和吸乳、少活动、呼吸弱或困难。

体格检查可诱发肌痉挛，检查可了解伤口情况，发现腱反射亢进、牙关紧闭程度和呼吸障碍程度。

4. 缓解期(持续20天) 肌肉仍紧张，反射亢进。恢复期间还可出现一些精神症状，如幻觉，言语、行动错乱等，多能自行恢复。

5. 并发症 缺氧、误吸、静脉血栓形成、高血压、心动过速、心律失常、呼吸骤停、肺部感染、脊柱骨折、急性消化性溃疡、麻痹性肠梗阻、便秘、尿潴留。病人死亡原因多为窒息、心力衰竭或肺部并发症。

【诊断和鉴别诊断】 根据典型临床表现，结合外伤史，以及无破伤风预防免疫注射史，一般均可及时做出诊断。应排除其他原因引起的牙关紧闭和肌痉挛：① 化脓性脑膜炎：有“角弓反张”和颈项强直，但无阵挛；有剧烈头痛、高热、喷射性呕吐、神志不清；脑脊液检查压力增高、白细胞计数增多。② 狂犬病：有犬、猫咬伤史，以吞咽肌抽搐为主。病人听见水声或看见水，咽肌立即发生痉挛，饮水无法下咽，大量流涎。③ 士的宁中毒：症状与破伤风相似，但抽搐间歇期肌肉松弛。

【预防】 破伤风是可以预防的，措施包括伤口的正确处理，注射破伤风类毒素主动免疫，以及在伤后采用被动免疫。破伤风杆菌侵入人体是在局部缺氧环境下生长繁殖，因此伤口的正确处理是预防破伤风最重要的环节。对有主动免疫注射者，在伤后注射破伤风类毒素0.5 mL即可。否则应行被动免疫，用TIG 250 U肌注或TAT 1 500 U肌注。

1. 主动免疫法 儿童应在出生后2、4、6、18个月注射白百破三联疫苗。成人应肌内注射破伤风类毒素，方法是：先注射0.5 mL，4～6个月后再注射0.5 mL，隔6～12个月后再注射0.5 mL，这3次注射称为基础注射。免疫力在首次注射后10天内产生，30天后能达到有效保护的抗体浓度。往后，每隔5～7年注射0.5 mL强化。强化注射3～7天内形成有效的免疫抗体，不需注射破伤风抗毒素。患过破伤风的人不具有永久免疫力。

2. 被动免疫法　对伤前未接受自动免疫的伤员，尽早皮下注射破伤风抗毒素(TAT) 1 500～3 000 U。破伤风的发病有潜伏期，尽早注射有预防作用，但其作用有效期仅为 10 天左右。因此，对深部创伤，有厌氧菌感染可能的病人，可在 1 周后追加注射一次量。抗毒素易发生过敏反应，注射前必须进行皮内敏感试验。如过敏，应按脱敏法注射。人体破伤风免疫球蛋白(TIG, Hyper-Tet)是从人体血浆免疫球蛋白中提纯制备，一次注射后在人体内可存留 4～5 周，免疫效能 10 倍于 TAT。预防剂量为 250～500 U，肌内注射。

【治疗】 破伤风是一种极为严重的疾病，死亡率高，尤其在新生儿和吸毒者。为此要采取积极的综合治疗措施，包括清除毒素来源、中和游离毒素、控制和解除痉挛、保持呼吸道通畅和防治并发症等。

1. 清除毒素来源　即清创和应用大剂量青霉素 G。在麻醉下对可疑伤口进行妥善、彻底、从容的清创，用 3%过氧化氢液冲洗伤口，清除坏死组织及异物，敞开伤口以利引流。有的伤口看上去已愈合，应仔细检查痂下有无窦道或死腔。青霉素 G 1 000 万～4 000 万 U/d，分次静脉推注。

2. 中和游离的毒素　原则是尽早使用。人体破伤风免疫球蛋白(TIG)3000～6 000 U，肌内注射 1 次。无 TIG 时，可在皮试后用 TAT 2 万～5 万 U 加入 5%的葡萄糖液 500～1 000 mL 中静脉缓慢滴入。

3. 控制与解除痉挛　有效控制痉挛发作，可明显减少并发症。病人入院后，应住隔离病室，避免光、声等刺激，避免骚扰。轻症痉挛可用地西泮(安定)40～80 mg，每日 1 次；中度痉挛可用冬眠 1 号(氯丙嗪 50 mg，异丙嗪 50 mg，哌替啶 100 mg)；重度痉挛可用 2.5%硫喷妥钠或肌松剂(箭毒)加气管插管机械通气。新生儿破伤风要慎用镇静解痉药物。

4. 注意防治并发症　保持呼吸道通畅，病情严重者应予气管插管或行气管切开术，以清除呼吸道分泌物，吸氧、施行辅助呼吸。要加强护理，防止发作时掉下床、骨折、舌咬伤等。定时翻身、拍背，以利排痰，并预防压疮。严格无菌技术，创伤部位应予隔离，换药用具、用过敷料应严格消毒或焚毁，防止交叉感染。

5. 支持治疗　由于病人不断阵发痉挛、出大汗等，故每日消耗热量，水分丢失也多，要十分注意营养(高热量、高蛋白、高维生素)补充，调整水与电解质平衡。必要时可采用中心静脉肠外营养。

6. 抗生素治疗　青霉素 80 万～100 万 U，肌内注射，每 4～6 小时 1 次，或大剂量静脉滴注，可抑制破伤风梭菌。也可给甲硝唑，分次口服或静脉滴注，持续 7～10 天。如伤口有混合感染或并发肺部感染，则选用相应抗菌药物。

二、气性坏疽

【病因】 气性坏疽(gas gangrane)又称梭状芽孢杆菌性肌炎，属非破伤风梭状芽孢杆菌感染，多见于严重污染的战伤。然而，在和平时期，创伤和择期手术(尤其是胆道和结肠手术)后梭状芽孢杆菌感染并不少见。梭状芽孢杆菌感染主要有两种类型，一种是梭状芽孢杆菌性蜂窝织炎(参见本章第二节)，另一种是以大量肌肉坏死和严重毒血症为特征的梭状芽孢杆菌性肌炎。梭状芽孢杆菌是革兰阳性厌氧菌，广泛存在于土壤及粪便中。缺血、无灌注、乏氧(肌肉毁损、石膏压迫、异物、严重组织水肿)的组织很容易发生梭状芽孢杆菌感染。

在 Gram 阴性需氧菌存在的情况下，梭状芽孢杆菌感染更易发生。癌症病人也容易发生梭状芽孢杆菌感染。气性坏疽病例中，80%有产气荚膜（魏氏）梭状芽孢杆菌，40%有诺维（水肿）梭状芽孢杆菌，20%为腐败梭状芽孢杆菌。

【病理生理】 产气荚膜杆菌可分泌多种毒素，其中 α 毒素能分解卵磷脂，溶血毒素能破坏红细胞。细菌分泌胶原酶、透明质酸酶、蛋白酶、纤溶酶等，使细菌能得以迅速扩散。有些酶能降解糖、蛋白和明胶，产生不溶性气体，弥散在组织间，引起局部气肿、水肿，使局部张力迅速增加，硬如板状，压迫血管造成组织缺血、缺氧、坏死，结果更有利于细菌繁殖，形成恶性循环。大量毒素进入循环，引起严重的毒血症状。细胞外液的丢失以及毒素对心血管系统的作用，可引起休克、肾功能不全等。

【临床表现】 潜伏期一般 1～4 天，常在伤后 3 日发病，亦可短至 6～8 小时。临床特点是伤口"胀裂样"剧痛，进行性加重。伤口有棕色浆液血性渗出物，可带腐肉样恶臭；伤口周围皮肤水肿、紧张，不一定有捻发音，局部肿胀与创伤所能引起的程度不成比例，并迅速向上下蔓延。皮肤颜色改变轻，而深部的肌肉坏死严重。伤口暴露的肌肉失去弹性与收缩力，肌肉切面不出血。由于血管血栓形成及淋巴回流障碍，有时整个肢体水肿、变色、厥冷，直至坏死。气性坏疽常见于伤口石膏内，若在伤后 3～4 天内病人的病情突然恶化，出现疼痛、腐肉臭味和棕色浆液性分泌物，应立即拆除石膏或在石膏上开窗检查。诺维（水肿性）梭状芽孢杆菌引起气性坏疽很特殊，创口无气体产生，肌肉水肿显著。

早期即有严重毒血症，皮肤、口唇变白，大量出汗，脉搏快速，体温表现不一。随着病情的发展，可发生溶血性贫血、黄疸、血红蛋白尿、酸中毒，全身情况可在 12～24 小时内全面迅速恶化。

【诊断】 本病贵在早期诊断、及时治疗，这对挽救生命、保存伤肢有重要意义（匣 10-2）。诊断的主要依据是伤口的临床表现及分泌物或组织涂片染色中有大量粗大的 Gram 阳性杆菌，X 线检查肌群内有气体。组织中的产气荚膜杆菌没有孢子，但其他梭状芽孢杆菌大多有孢子。分泌物染色中白细胞很少是诊断气性坏疽的重要依据（图 10-8）。实验室检查血红蛋白下降显著，白细胞计数减少。血中磷酸肌酸激酶（CPK）水平升高，部分病人可出现肌红蛋白尿。如 CPK 测定正常，可以排除肌坏死。

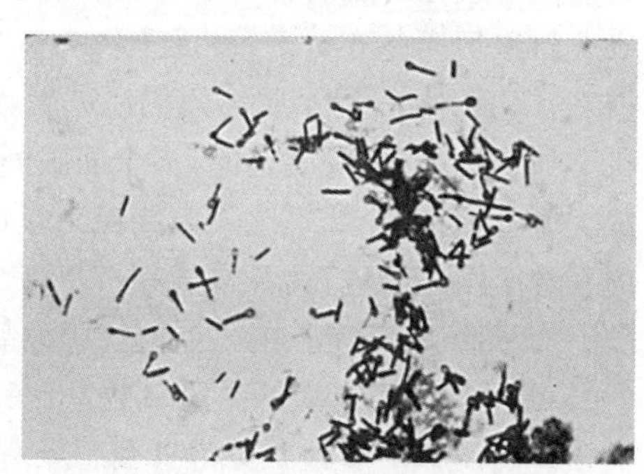

图 10-8 分泌物涂片染色见大量粗大的 Gram 阳性杆菌，白细胞很少

匣 10-2 气性坏疽

- 致病菌是产气荚膜杆菌
- 有特征性的气体和气味
- 免疫受损病人的风险最大
- 在采用截肢术去除坏死组织时必须预防用抗生素

【鉴别诊断】 应予鉴别者：① 梭状芽孢杆菌性蜂窝织炎：由于蜂窝织炎与肌炎的治疗措施力度不同，因此两者的鉴别极为重要。组织中积气并不是可靠的鉴别点，因为有些梭状

芽孢杆菌(如诺维梭状芽孢杆菌)不产生气体,而非梭状芽孢杆菌的微生物(如大肠杆菌、厌氧性链球菌)也产生气体。此外,穿入性损伤或胸部损伤也可有气体进入组织。芽孢菌性蜂窝织炎的特点是全身表现轻,局部疼痛轻,水肿也轻,皮肤很少变色。根据气体的范围也可以鉴别蜂窝织炎抑或肌炎。② Gram 阴性杆菌(大肠杆菌)及 Gram 阳性球菌(厌氧性链球菌)等产气菌的混合感染所引起的蜂窝织炎常常容易与弥漫性梭状芽孢菌性肌炎(气性坏疽)混淆。这些混合感染的表现一般不像气性坏疽那样严重,渗出液为浆液性,渗液涂片检查为 Gram 阴性杆菌或 Gram 阳性球菌,切开引流效果好。

【预防】 几乎所有的梭状芽孢杆菌的感染都是可以预防的,关键是早期清除坏死组织,保障血液灌注。在户外受伤并被异物、土壤、粪便污染的伤口以及组织(尤其是肌肉组织)广泛毁损的伤口均应视为梭状芽孢杆菌污染伤口,要求在良好的麻醉下,对伤口进行仔细检查和清创。污染严重的创口清创后应敞开引流,必要时可用氧化剂冲洗、湿敷。青霉素和甲硝唑大剂量使用可抑制梭状杆菌繁殖,但不能替代清创术。为防止气性坏疽播散,病人应当隔离。使用过的敷料、器械应单独收集、消毒,病人用过的衣物亦应消毒。梭状杆菌带有芽孢,最好采用高压蒸汽灭菌,煮沸消毒时间应在 1 小时以上。

【治疗】 治疗中必须强调外科清创的重要性。抗生素和高压氧的作用固然重要,但是若有无血供的感染组织存在,任何非手术手段都无济于事。治疗越早效果越好,可以挽救病人的生命,减少组织坏死或截肢率。

1. 外科治疗 术前准备应包括静脉滴注大剂量青霉素、输血等,准备时间应尽量缩短。敞开伤口,切除坏死的及严重毁损的组织,切开高张力的筋膜室减压。当弥漫性肌炎完全丧失血供时或在清创后将留下一个无用的残肢时,应立即行截肢术。判断组织存活的最低标准是组织切开时有出血,用镊子轻夹肌肉时有收缩。清创后应监测血 CPK 水平,若感染未控制,CPK 增高,提示肌坏死仍在进展,应在 24 小时内再次清创。

如感染严重、发展迅速,多个筋膜间隙或整个肢体受累,伤肢毁损严重,合并粉碎性骨折或大血管损伤,经处理感染未能控制且毒血症状严重者,截肢可能是挽救生命的措施。截肢应在健康组织中进行,开放残端,以氧化剂冲洗或湿敷。

2. 高压氧治疗 在 3 个大气压纯氧下,每次 1～2 小时,每 6～12 小时重复,通常需要 3～5 次治疗。若有大的高压氧舱,可在高压氧舱内进行手术清创。早用高压氧可减少组织失活。高压氧治疗梭状芽孢杆菌感染有效,但它不能代替外科治疗,因为含高浓度氧的动脉无法将氧带入坏死组织,也不能去除感染灶。

3. 抗生素 动物实验证明许多抗生素都可以预防气性坏疽,但最常用的是青霉素。要注意的是如果没有彻底的手术清创,任何抗生素都不可能预防气性坏疽。青霉素 500 万～1 000 万 U,静脉推注,每日 4 次。对青霉素过敏的病人,可选用克林霉素或甲硝唑。氨苄青霉素-克拉维酸或的卡西林-克拉维酸等加 β-内酰胺酶抑制剂的抗生素以及亚胺培南也可选用。

4. 支持治疗 对血容量不足的病人要积极补充血容量,否则,高浓度氧和抗生素无法抵达组织。许多气性坏疽和严重创伤病人需要多次输血。对这些病人早期就应该输鲜血,并保证血磷水平在正常范围。因为库血的携氧能力低,低血磷可使红细胞变硬,从而降低组织的氧合。

三、狂犬病

狂犬病(rabies)是由感染动物唾液传播的一种病毒性脑炎。约30%的病人无记忆或咬痕。人通常被狂暴的蝙蝠、狗、猫或其他动物咬伤后而感染。确诊为本病的病人几乎无一例外地死亡,因此本病的关键在于早期预防。

【诊断】 在人类潜伏期从10天到数月不等。起初的症状是伤口疼痛和伤口周围麻木,紧接着是发热、激动、不适、咽下困难、恐水及喉痉挛,最终出现麻痹和抽搐。20%的病例表现为进行性麻痹和感觉障碍,无肌痉挛期。

狂犬病与破伤风有许多共同特点,病史是最重要的鉴别点。麻痹要与脊髓灰质炎和疫苗后脑脊髓炎相鉴别。

诊断必须考虑以下因素:当时的环境,伤口的程度及位置,狂犬病在该地区的流行情况,咬人动物的类型等等。

【治疗】 治疗包括被动抗体及疫苗。被动免疫的最佳形式是人狂犬病免疫球蛋白(RIG)(20 IU/kg)。50%的RIG用于伤口局部浸润,剩下的50%肌内注射。若没有RIG,在做过敏试验后,可用马狂犬病抗血清(ARS)(40 IU/kg)。主动免疫是用人二倍体细胞狂犬病疫苗(HDCV)来完成,其用法是在受伤后的0、3、7、14天及28天,分5次肌注。该疫苗可有效地产生抗体反应,很少出现副作用。

【预防】 伤口应立即冲洗并用肥皂和水反复清洗,预防破伤风。对狂犬病可能性大的伤口,可将半量抗狂犬病血清在伤口周围浸润注射。

若咬人的动物已逃跑,应确定动物是否被激惹而伤人,如是,则不急于注射疫苗和血清,可与当地的防疫站联系,了解狂犬病的流行情况,然后决定是否用血清或疫苗。若被蝙蝠咬伤,则必须用抗血清。若动物是狗或猫,逮住后不要处死,在兽医观察下限制其活动10天。若该动物患了狂犬病,则应处死,用免疫荧光法检测其脑组织中有无狂犬病抗原。若动物死因不明或不足10天被处死,应将其大脑送至就近的防疫站或具备条件的实验室进行检查。野生的动物必须立即处死,不必观察10天以确定狂犬病,并与当地防疫站联系了解在该地区最近有无动物狂犬病的报告。

第六节 外科应用抗菌药的原则

无菌术的提出,使得预防感染成为可能。抗生素和磺胺药的发现和大规模生产,使得治疗感染成为可能。遗憾的是,抗生素未能消灭外科重症感染,医院内感染依旧继续,耐药菌株的出现反而使得感染的治疗更为复杂。究其根源,外科感染不同于内科感染,其主要治疗手段应该是外科干预,抗生素不能取代外科处理,更不可依赖抗生素而忽视无菌操作,这是必须重视的一条外科原则。外科抗菌药物的应用同样可分为预防性应用和治疗性应用两类。

一、预防用抗生素

预防用抗生素的理论优势在于酝酿期(decisive period,又称谋划期)概念的提出。酝酿期是指在皮肤黏膜屏障破损(手术或外伤)至机体通过体液和细胞动员达到有效抵御侵入之微生物之间机体存在一段"不设防"的间隔时间。预防用抗生素的目标是在此期间防止侵入的细菌在组织中定殖。人们对预防用抗生素长期存在着争论:细菌的敏感性、不良反应、耐药菌株的产生、费用。绝大多数清洁手术病人都不需要预防用抗生素。绝对不能用预防性应用抗生素来取代精细的手术操作、无菌操作等手术基本原则。

1. 预防用抗生素的适应证　预防用抗生素主要适用于潜在继发感染率高者或一旦继发感染后果严重者,如:① 高危胃十二指肠手术:胃癌、梗阻、出血等胃酸分泌抑制情况;肥胖病人的胃手术。② 高危胆道手术:60 岁以上、伴急性炎症、有胆总管结石或阻塞性黄疸、胆道再次手术、内镜检查或治疗后的胆道手术。③ 结肠手术。④ 心脏手术和大动脉手术。⑤ 肢体血供障碍(尤其是缺血性溃疡)的截肢术。⑥ 子宫切除术或剖宫产。⑦ 累及口或咽的颈部手术。⑧ 开颅术。⑨ 永久人工假体植入手术。⑩ 有严重污染的伤口或创伤大的手术。

下列持续污染的伤口不主张预防用抗生素:① 气管切开,气管插管。② 导尿管保留。③ 静脉置管保留。任何药物都不可能无害,也不可能免费,更不能证实其有效(经常)。

2. 预防用抗生素的用法　① 结肠手术在术前 1 日开始口服新霉素和红霉素;也可用新霉素和甲硝唑。② 全身用抗生素应在麻醉开始时经静脉注入。细菌污染 1～2 小时后才预防用抗生素,效果明显差。伤口缝合后才开始预防用抗生素,几乎无效。③ 注意抗菌谱和半衰期。④ 一般在手术后 24 小时内停药。

二、治疗用抗生素

必须清楚的是,对于外科感染,抗生素仅仅是手术、经皮穿刺引流等的辅助措施,不要对抗生素抱太多奢望。外科感染治疗的成功与否主要取决于外科处理是否理想。使用抗生素的目的是限制引流后残余的感染,降低感染对宿主的损害。多数外科病人并不需要抗生素,也就是说,对大多数外科病人而言,应用抗生素毫无意义,仅少数病人(通常是内科病人)能从抗生素治疗中获益。外科感染处理的重点是"5D"原则(参见本章第一节)。

Wangensteen 概括地总结了外科感染的控制:"抗生素可能会把一位三流外科医生提升至二流,但永远不会使他达到一流外科医师的水平。"

1. 治疗用抗生素的适应证　主要用于有 SIRS 症状的急性感染,如急性蜂窝织炎、丹毒、手部感染、急性骨髓炎、急性胆道感染等。对破伤风和气性坏疽等特异性感染,也应选用有效抗菌药。

2. 治疗用抗生素的选择　由于微生物检验需要一定的设备和时间,而药物的最佳疗效在感染的早期。因此,抗生素治疗分经验性(empirial)治疗和病因性(definitive)治疗两类。

(1) 经验性治疗:几乎所有感染的治疗都是先从经验性抗生素治疗开始的。经验性选择抗生素的依据是:感染部位的常驻菌、局部炎症表现、脓液性状和气味、全身表现,以及本病区常驻菌与耐药的流行情况。此外,还应考虑药物在有关组织的分布、排泄、抗菌谱、价格和不良反应。一般情况下,可单用者不联合,可用窄谱者不用广谱。

无论用哪种抗生素,都是要求感染部位的抗生素浓度超过对该致病菌的最低抑菌浓度。对轻症感染,应尽可能选择口服抗生素;由于严重外科感染造成的全身反应使得胃肠道对抗生素的吸收能力难以估计,此外,腹内感染的病人往往有胃肠道功能的直接损害,口服抗生素就不可靠。因此，外科感染的初始抗生素治疗最常用的途径是静脉用药。

经验选择抗生素应遵循下列原则：

① 能覆盖假定的致病菌。一般起初选用广谱抗生素，待细菌分离结果出来后再改用窄谱抗生素。尽可能不用覆盖厌氧菌的抗生素，因为厌氧菌对维护人体胃肠道微环境起重要作用(见第6章第三节三)。

② 所选择的抗生素应能抵达感染部位。对泌尿道感染和胆管炎来讲，应特别注意选择经肾脏排泄或经胆道排出的抗生素。皮肤、肺和中枢神经系统感染时应选择在这些组织中浓度高的抗生素。

③ 兼顾抗生素的毒性。尤其对重症病人，因为在这些病人，抗生素生物利用度以及治疗剂量和中毒剂量很难确定。如果需要启用毒性不良反应比较大的抗生素，就应该密切监测其血浓度和器官功能。

④ 只要明确了感染灶，并且需要用抗生素，就应该将剂量用足。因为出于支持和复苏的需要，这些病人往往需要大量输液，因此，抗生素在这类病人体内的分布很难预料。

⑤ 抗生素治疗方案启动时，应确定抗生素的使用时限。

(2) 病因性治疗：外科医生应重视细菌培养标本的取样与传送，进行微生物检查和药物敏感试验，据此选择或调整抗菌药品种。在使用敏感的抗生素后，若病人体温迅速得到控制，一般应继续使用2～3天。出现下列情况时，常需要调整抗生素，但要具体分析后再做决定。① 使用抗生素后，体温短时间没有下降或更高。可能与细菌死亡前释放大量内毒素有关。一般三代头孢菌素类抗生素均有此特点。如病情危重，病人不能耐受长时间的高热，可考虑更换亚胺培南/西斯他丁钠盐，它不会在出现药效时引起持续发热。② 导管脓毒症病人，如果不拔除导管，无论使用何种抗生素都无法使体温恢复正常。这是导管脓毒症的最大特点之一。③ 使用抗生素后，体温正常一段时间后再次升高，提示可能存在隐蔽感染灶，或抗生素筛选，新的耐药菌或真菌担任再次感染的角色。

要求每天对每位重症感染病人至少做一次评估，判断抗生素治疗的效果。如果在2～3天内病情无明显改善，就应该考虑“为什么这个病人的病情未能改善”以及“是否应该加一种抗生素”两个问题。前一个问题的答案有下面几个：

· 起初的手术方式不恰当。

· 起初的手术方式恰当，但是，出现了并发症。

· 在另一部位出现了二重感染。

· 抗生素的选择正确，但是剂量不足。

· 需要换一种抗生素或另加一种抗生素。

治疗失败的最常见原因不是抗生素的选择，除非起初的选择根本就不对，例如：对腹腔内感染病人，你选择的抗生素未能覆盖厌氧菌。

随着病人病情的好转，医生必须考虑何时停用抗生素的问题。对大多数外科感染来讲，我们很难明确告诉你理想的抗生素使用期限是多长。一般要求抗生素用至机体局部的防御功能足以限制感染的进一步发展。在脓肿引流后，抗生素可以防止侵入的细菌在新切开的引流通道内形成感染。3～5天后，局部新生的毛细血管和浸润的炎细胞就提供了强有力的防御能力。深部感染或局限差的感染可能需要延长抗生素的使用期限。一项行之有效的经验是将抗生素用至病人的临床情况明显改善，并且体温正常后48小时。临床情况明显改善的迹象包括精神状态改善、肠功能恢复、心率速恢复和自主性多尿。抗生素的使用期限是否能再短一些呢，或许也是可以的，但缺乏资料证实多长的期限合适。

近来市场上出现了许多可以口服的强效抗生素，并且有些研究证实可以在起初阶段对腹腔内感染或其他重症感染的病人使用静脉用抗生素，然后过渡至口服抗生素完成全疗程。这不仅可以节省抗生素治疗的总费用，还可以降低不必要的抗生素延长使用带来的风险。有些医生喜欢将口服抗生素的病人放回家，因为这对病人更方便，以往这种一点抗生素都不用的病人早就放回家了。但是，这种风气不容助长。

停用抗生素时，白细胞计数可能还未恢复正常。如果白细胞计数已经恢复正常，感染进一步发展的可能性则很小。如果白细胞计数依旧高于正常值，就可能会找到感染灶。但是，在大多数病人这些感染灶不可能通过继续用抗生素来防止。其实，新形成的感染灶往往需要引流或对新形成感染灶中的耐药菌株使用其他抗生素。在这种病人，最佳的处理方法是停用抗生素，密切观察疾病的发展情况。

复习思考题

一、医学名词

一般性感染，急性感染，亚急性感染，慢性感染，疖，疖病，痈，丹毒，坏死性筋膜炎，破伤风，酝酿期

二、问答题

1. 试述不同致病菌引起的脓毒症临床表现各自特点。
2. 试述外科感染处理的“5D”原则。
3. 试述预防性用抗菌药的适应证和用法。

（汤文浩）

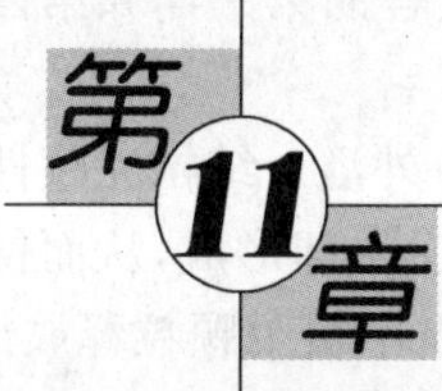

第11章 创口和创口愈合

学习要求

- 熟悉创口正常愈合的分期和影响创口愈合的因素
- 了解创口闭合和愈合的分类
- 熟悉慢性创面的处理

创口是由于损伤和疾病导致的正常解剖结构的破坏，创口愈合是正常人体对损伤、各种疾病状态或细胞衰老的反应。现代创口处理的目标是及时恢复机体伤前的结构和功能。创口愈合分为"正常愈合"和"异常愈合"两类。"正常愈合"又称急性创口愈合(acute wound healing)，"异常愈合"又称慢性创口愈合(chronic wound healing)。急性创口愈合是外伤后的一种按序的正常愈合过程，一般不需要采取任何干预措施。慢性创口愈合则要求医生采取措施来纠正异常愈合，使创口回归正常愈合轨道。虽然近年来人们比较强调对慢性创口的处理，改善慢性创口的愈合条件，但是临床上急性创口比慢性创口更常见。急性创口一旦出现并发症，治疗费用就会增加，如腹部切口裂开、切口疝、胃肠吻合口瘘、胰瘘假性动脉瘤、植皮失败、截肢残端不愈以及骨不连接。1997年，美国国家统计中心年度报告10万例复发疝、11万例切口疝以及10%～30%胰腺和结直肠手术后漏。11%的腹部切口不能及时愈合，切口疝修补的失败率在24%～58%。这些都属于急性创口愈合失败。

急性创口可能的结果有6种，其中5种不是我们所期望的，如切口裂开、切口疝、切口感染、切口愈合延迟以及过度瘢痕形成，我们唯一期望的结果是及时的、无并发症的创口愈合。然而，这一小小的奢望并不总能得到，这就要求外科医生熟悉急性创口愈合的基本病理生理过程。

第一节 创口愈合

急性创口愈合是一个复杂而有序的动态过程，犹如一场经过精心编排的美妙管弦乐，这场管弦乐的指挥家是巨噬细胞。创口愈合有多个过程参与：凝血、炎症、基质合成和基质沉积、血管生成、纤维组织增生(fibroplasia)、上皮化、创面收缩以及创面重塑。手术创口和外伤创口(包括锐器伤、钝器伤、咬伤和烧伤)若能够按一定次序和时间完成上述愈合程序，从而达到解剖和功能的要求，就称为急性创口愈合。若不能够按一定次序和时间完成上述愈合程序则称为慢性创口愈合。此外，动脉缺血性溃疡、静脉淤滞性溃疡、淋巴水肿性溃疡、压疮以及神经病变性溃疡(糖尿病)等创口在起病原因上就存在难愈合因素，都属于慢性创口。

1. 急性创口愈合的分期　了解急性创口愈合的分期很重要，它有助于处理影响创口愈合各期的情况和疾病(如：糖尿病、营养不良、免疫缺陷)。创口愈合可以分为 4 个相互交错的阶段：止血、炎症、增生和成熟。不管创口愈合的类型如何,创口愈合的第三期和第四期是相当恒定的。它们只在创口被上皮覆盖时开始。

(1) 止血期：伤后第 1 天。组织损伤的特点是微血管损伤和血液外溢。结构完整性的破坏启动了血管壁收缩和凝血级联反应,数分钟内血小板开始积聚,血块即形成,从而使出血停止。血块中的血小板在止血和正常炎症反应中具有主要作用。血小板脱颗粒释放出 α 颗粒,α 颗粒分泌多种生长因子,通过趋化和激活纤维母细胞、内皮细胞和巨噬细胞,从而启动创口愈合级联。

(2) 炎症期：又称底物期、滞后期或渗出期,发生在伤后最初 1～4 天。此期内创口强度不增加。补体的经典途径和替代途径激活标志着炎症期的开始,特点是细胞进入创口,发生急性炎症反应。由于微循环的变化,局部有红、肿、热、痛表现。起初 24～48 小时以多形核白细胞为主,其主要功能是吞噬细菌、异物和受损组织,并产生多种炎性介质(补体、血管舒缓素)。第 3 天起单核细胞开始进入创口,转化为巨噬细胞,除了清除失活组织和吞噬杀灭细菌,为成纤维细胞的迁移增殖和毛细血管长入做准备外,巨噬细胞还能分泌 100 多种不同的分子物质,是产生酶和生长因子的重要细胞,很可能是创口修复的关键调节细胞。异物或细菌可以影响炎症期,使得原来能正常愈合的创口变成慢性创口。

(3) 增生期：特征是成纤维细胞和毛细血管长入创口,形成肉芽组织,创口内出现胶原物质。增生期从炎症期末(48～72 小时)直至完全上皮化(被上皮覆盖),持续 4～5 周。该期的特点是创口周围的肌原纤维使创口收缩。从第 4 天起成纤维细胞出现于创口中,并产生胶原,创口中仍有大量中性粒细胞和巨噬细胞。创口边缘的小静脉开始长出毛细血管芽,并向创口内长入,为创口内的细胞(尤其是成纤维细胞)提供氧和营养物。由于此时的毛细血管芽生长迅速、未成熟,因此其通透性很高,且容易受损。从此期开始创口强度才逐渐增加(图 11-1,匣 11-1)。

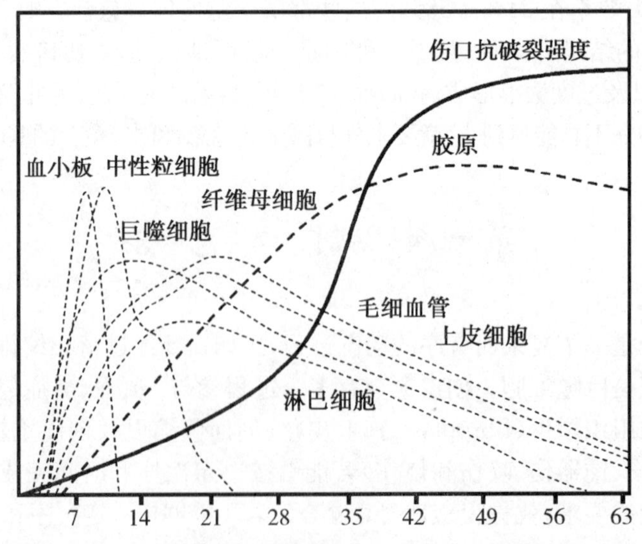

图 11-1　伤口愈合过程中各种因素的变化与抗破裂强度的关系

匣 11-1　急性创口愈合

- 48 小时创口上皮化(缝闭的创口)
- 7 天是胶原形成的高峰时间
- 3 周时创口张力强度达到正常张力强度的 20%
- 4 个月时张力强度达到正常张力强度的 60%
- 张力强度永远不会超过正常张力强度的 80%
- 成熟瘢痕的形成时间是 6～12 个月

胶原的合成中需要特异酶的羟基化。羟基化过程中重要的辅助因子是铁离子、α-酮戊二酸和维生素 C。创口收缩从伤后 4～5 天开始持续 12～15 天,如果创口仍然未闭合,还会继续收缩。

(4) 成熟期:又称塑形期。从第 5～7 天创口上皮化开始至 40～45 天,创口内的胶原纤维网要进行重新调整,使其纤维方向与皮肤张力方向一致,保证创口强度。此期创口内细胞的活跃程度降低。在 42 天以后,不再产生胶原。瘢痕的成熟则还需 9～12 个月,最终使瘢痕平整、色白、柔软。此期创口内胶原含量几乎不变,但由于胶原的交联、创口塑形以及收缩,创口强度不断增加,但创口强度几乎不可能达到伤前水平。有些创口强度可达到原强度的 80%,但往往需要数年时间。

2. 慢性创口愈合　不能按时按序愈合的创口称为慢性创口或不愈合创口,即:一定的损伤原因和受伤部位,在一般的愈合时间内未能愈合。绝大多数慢性创口迟滞于炎症期或增生期,渗液中基质金属蛋白酶明显增高。基质金属蛋白酶可以破坏各种细胞因子和生长因子。好在大多数慢性创口都可以找到原因,只要去除了这些病因,创口愈合就可以回归正常。因此,慢性创口的处理要求医生研究其病因,改善病人的不利于创口愈合的全身或局部因素。

此外,若愈合过程中的某些步骤发生偏差可以造成过度愈合(excessive wound healing)。

(1) 慢性创口:是正常创口愈合过程(止血、炎症、增生或塑形)中的某一环节或多个环节出现问题,创口超过了愈合的预期时间,导致愈合延迟。

原因:生长因子、细胞因子、蛋白酶以及细胞和细胞外成分在愈合的不同阶段都起着重要作用,这些因子的变化可以影响创口愈合。此外,一些特殊原因也可以引起创口不愈合,如糖尿病神经病变和动脉缺血性溃疡。

蛋白酶的产生和活性在急性创口愈合中有严格调节,但在慢性创口愈合中这种调节就失灵。已经发现慢性创口愈合的渗液中出现了几种急性创口愈合中不出现的金属蛋白酶(2 型和 9 型),中性粒细胞弹性蛋白酶也很高。

急性创口愈合中的炎症反应也不同于慢性创口愈合。慢性静脉性溃疡创口渗液所含的促炎因子与创口不愈合有相关关系,如:肿瘤坏死因子-α、白介素-1β 和转化生长因子-β_1。

(2) 过度愈合:包括增生性瘢痕(hypertrophic scars)和瘢痕疙瘩(keloids),系愈合过程中各种成分(成纤维细胞、胶原、弹力蛋白和蛋白聚糖)过度生成所致。过度愈合仅见于人类,创口的发生率为 5%～15%,白种人发生率最低。

增生性瘢痕多见于下列几种创口:① 与张力线垂直的创口。② 有张力的部位和皮肤活动的部位。③ 深达真皮层的烧伤。④ 二期愈合的创口(>3 周)。此外,加重局部炎症的因素(慢性刺激、血肿、感染、创口裂开和异物)也容易造成增生性瘢痕。

瘢痕疙瘩的原因还不清楚，可能与遗传易感有关。瘢痕疙瘩的损伤往往很轻微，损伤的严重程度与瘢痕疙瘩的大小没有明确相关性。研究发现，瘢痕疙瘩的胶原合成比增生性瘢痕高 3 倍，比正常皮肤高 20 倍。瘢痕疙瘩与成熟瘢痕相比，胶原量多，但交联少。瘢痕疙瘩胶原酶的活性比正常瘢痕高 14 倍，比增生性瘢痕高 4 倍。

3. 不利于创口愈合的因素　凡是抑制创伤性炎症、破坏或抑制细胞增生、干扰胶原纤维形成或抑制创口收缩的因素，都会影响创伤的修复过程(匣 11-2)。临床上处理创伤时，必须重视上述各项不利因素，采取相应积极的有效措施，促进创口早日修复。

匣 11-2　影响创口愈合的因素

- 创口的部位
- 累及的结构
- 受伤机制
  - 切割
  - 挤压
  - 撕裂
- 污染(异物/细菌)[a]
- 组织缺损
- 其他局部因素
  - 血供差(动脉或静脉)
  - 既往辐射史
  - 压迫
- 全身因素
  - 营养不良或维生素和矿物质缺乏
  - 疾病(如:糖尿病)
  - 药物(如:类固醇激素)
  - 免疫缺陷(如:化疗、获得性免疫缺陷综合征)
  - 吸烟

[a]在爆炸伤，污染可能来自另一位伤者的组织，如:碎骨片

(1) 内因和局部因素：① 组织缺血和缺氧，创口局部组织中充足的氧含量对于创口的顺利愈合必不可少。成纤维细胞合成胶原需要氧，巨噬细胞吞噬和杀灭细菌需要氧。一切阻碍氧和营养物进入的状况都会影响创口愈合，如低氧血症、低血压、动脉性缺血、血管功能不佳或缝合太紧所致的局部缺血。放疗可造成真皮内小血管闭塞，使局部缺血、创口愈合延迟。② 切口下血肿和切口感染，结果使切口愈合障碍。血块的存在不利于创口内坏死组织的清除及胶原的重建。此外，血肿还有利于细菌增殖。③ 异物或失活组织过多不但容易继发感染，而且使炎症期延长。④ 静脉性淤滞导致静脉压增高和慢性水肿。⑤ 电离辐射的远期效应是微血管闭塞、萎缩和纤维化。⑥ 水肿的组织容易感染，愈合能力差。⑦ 慢性创口的微环境不同于急性创口，伤口内某些生长因子减少，细胞外基质蛋白的合成不足，降解酶增多。

(2) 外因和全身因素：① 年龄，年轻者比年长者愈合快。② 严重营养不良阻碍创口愈合，但一般来说，创口可以比其他器官优先获取营养。③ 糖尿病可以影响创口愈合的各期，还可以通过神经病变和血管病变影响创口愈合。④ 抗炎药(如糖皮质激素)和抗肿瘤药都可以妨碍创口愈合。糖皮质激素妨碍创口愈合的机制还不清楚，化疗药是通过减少间质细胞增生和降低白细胞。⑤ 吸烟可以减少血红蛋白的携氧能力，导致皮肤血管收缩和动脉粥样硬化。⑥ 胶原血管病常伴有血管炎，其治疗药物又可以妨碍细胞游出。⑦ 创口清洗液(0.5%氯己定、聚维酮

碘和3%过氧化氢)妨碍细胞游出。⑧ 反复损伤会影响创口愈合,应该适当固定。⑨ 肾病和肝病。⑩ 造血系统疾病,镰刀细胞病常有踝部溃疡和肉芽肿病,愈合缓慢。

第二节 创口愈合的分类

1. 一期愈合(primary healing, healing by first intention) 创口经过清创缝合后本身裂隙很小,其边缘对合良好,上皮迅速再生连接,愈合时间在1周左右,组织修复以本来的细胞为主,修复处仅含少量纤维组织,愈后功能良好。缺陷较大的创口,通过带蒂皮瓣或皮肤移植来封闭达到的愈合也属一期愈合(匣11-3)。

匣11-3 创口闭合和愈合的分类

- 一期愈合
  - 创缘对合
  - 正常愈合
  - 瘢痕纤细
- 二期愈合
  - 让创口敞开
  - 通过肉芽生长、创口收缩和上皮化完成愈合
  - 炎症和增殖比较明显
  - 瘢痕严重
- 三期愈合(又称延期一期愈合)
  - 起初让创口敞开
  - 后期将创缘对合,这种愈合比较满意

一期愈合见于受伤后12~24小时内缝合的创口(如:清洁手术切口和清洁的撕裂伤)。手术创口仅造成局部上皮基底膜的连续性中断,几乎没有上皮及其下结缔组织细胞的坏死。因此,上皮的再生超过了纤维化过程。此外,由于愈合过程的各期维持良好的平衡状态(包括细胞增生、胶原代谢、基质金属蛋白酶的活性以及细胞外基质的降解),因此创口愈合良好,很快达到完全愈合。

如果细菌含量超过每克组织10^5个细菌,闭合这种创口将会导致临床创口感染。唯一例外是链球菌,在创口内存在任何数量的链球菌,都不宜闭合创口。

2. 二期愈合(secondary healing, healing by second intention) 又称瘢痕愈合。创口较大或并发感染时,创口只能敞开,待其自行愈合。其组织修复主要通过肉芽组织增生、纤维组织形成、创口收缩和上皮化达到愈合。二期愈合时间较长,因缺少皮肤,加之瘢痕收缩,外观及功能(出汗、感觉、弹性等)均不及一期愈合,而且可能因瘢痕挛缩或增生引起畸形(尤其在关节区域)、管腔狭窄或骨不连等。*创口收缩和上皮化是二期愈合的两个重点。*正常创口收缩是来自创口边缘向心力的作用,这种收缩动力来自肌成纤维细胞,6周的创口收缩可以使创口缩至原大小的5%~10%。创口在无感染的情况下,上皮可以以每天1 mm的速度从创缘向中心生长。肉芽组织生长的创口有3种处理办法:① 直接缝合(三期愈合);② 切除部分肉芽组织后缝合;③ 皮肤移植闭合创口。

3. 延迟一期愈合(delayed primary healing) 又称三期愈合(tertiary healing)。见于污

染的创口，如：咬伤、腹腔严重污染后的腹壁创口。此时，为了避免切口感染，有意将皮肤和皮下组织敞开不缝(可以预置缝线但不打结)，当局部肉芽的防御能力足以清除创口内细菌时(创口内细菌量少于 10^5)再缝闭创口。一般在伤后 3～4 天，巨噬细胞就进入创口并开始杀灭污染的细菌，此时就可以将创口缝合。只要及时缝合，胶原的代谢和创口的抗断裂强度一般不会受到影响。这样处理常可达到近似一期愈合的效果，称为“三期”愈合。虽然瘢痕组织稍多些，但比二期愈合时间短些，功能亦好些。

4. 其他　在浅二度烧伤、断层皮片的供皮区创面以及累及表皮和真皮乳头层的擦伤，由于基底层细胞和真皮附件(毛囊和皮脂腺)未受损，表皮可以增生覆盖裸露的真皮创面，通过上皮化达到愈合，使解剖和生理功能得以完全恢复。

第三节　创口的处理

创口处理的目标是营造一个理想的创口愈合环境(良好的血供，稳定的创面，渗液少)。

应意识到梭状芽孢杆菌属在许多创口内存在的可能。破伤风预防在所有的创伤病人中应是一个重要考虑，最佳处理方法是类毒素自动免疫加创口清洗和清创。

(一) 常见清洁创口的处理

清洁创口是相对新的创口(小于 12 小时)，污染轻。清洁创口依据表现和损伤类型有下列几种：

1. 清洁创口的分类

(1) 擦伤(abrasion)：指表皮结构丧失，真皮层大部及深部结构完整。创口经过清洗后，残余上皮细胞再生和迁移可封闭创口。这种创口的清洗非常重要，否则黏附于真皮层的尘粒会遗留在创口内，发生创口性文身。可以在创面外敷一层抗菌软膏避免干燥，在湿润环境中上皮生长得很快。

(2) 挫伤：指皮肤浅层结构未破裂，但皮下软组织肿胀、出血(参见第 12 章第五节)。

(3) 撕裂伤(laceration)：指钝器打击后造成的软组织破裂。要对参差不齐的创缘做修剪，去除失活组织和异物，然后用缝线闭合创口。

(4) 撕脱伤(avulsion)：指钝性损伤造成的皮下广泛损伤而形成皮瓣，典型的撕脱伤又称为脱套伤或套状撕脱伤(degloving injury)，比撕裂伤更难处理。部分撕脱伤可在清创后缝回原处。脱套伤如能够找到直径大于 0.5mm 的动脉和静脉，在条件允许的情况下，可以用显微外科技术重新回植，否则只能剔除皮下脂肪后做皮肤移植。

(5) 刺伤(puncture)：应先判断伤口内有无主要结构损伤、有无异物存在。预防感染，包括破伤风和气性坏疽。

(6) 撞击伤(impact injury)：常伴有大量组织失活。判断组织活力是处理这种损伤的难点之一，荧光素法有助于组织活力的判断(将荧光素注入血管后，在紫外灯下，有荧光提示该区域有血供，组织能存活)。

2. 创口的清创和闭合　详见第 12 章第一节。

(二) 污染创口、感染创口和慢性创口的处理

根据细菌是否有复制、细菌载量、细菌的毒力以及宿主的反应，分为污染、定殖和感染。

定殖是三维的;感染常累及深部间隙,有细菌复制。

1. 污染创口 外伤创口或多或少都有污染,即便是清洁创口也有不少细菌接种。合理的创口处理包括充分的冲洗和彻底清创,从而大幅度地减少创口内细菌量,使每克组织中细菌数低于 10^5 个,保证创口一期愈合。污染创口的缝合应该尽量用单股缝线,减少创口感染率。对污染严重的创口,延迟缝合是明智之举,除非有骨、肌腱、血管、神经外露。

2. 感染创口 有脓液流出的创口显然是感染创口,但是判断创口是否真正有感染有时并不容易,如在区分慢性肉芽增生创口的细菌污染水平方面,就宛如掷硬币一样似是而非。创口感染加重主要表现为局部红、肿、渗液多、疼痛、异味、出血或组织脆弱,以及 SIRS(匣 11-4)。

匣 11-4 坏死性感染的症状和体征

- 异常疼痛
- 水肿范围大于红斑范围
- 捻发音
- 皮肤水疱
- 发热(往往无发热)
- 灰白色引流液("洗碗水脓液")
- 皮肤呈粉红色/橙色
- 局灶性皮肤坏疽(后期迹象)
- 休克、凝血功能障碍和多器官衰竭

感染创口的正确处理是清创、抗菌敷料、增加敷料更换的频度和全身用抗生素。清创是减少创口内细菌最重要的措施。有全身感染症状的病人,应该全身用抗生素。但是,全身用抗生素对控制局部感染无效,因为抗菌药物难以穿透有肉芽组织存在的创口底层。醋酸磺胺脒隆和磺胺嘧啶银局部应用可有效降低局部细菌量,但是这两种药不能用于面部周围,以免伤害角膜。

感染的创面多用湿-干敷料方式(详见本章第四节),待健康肉芽长出后用凡士林纱布保持创面湿润,有利于创口愈合。

3. 慢性创口 慢性创口的处理包括全身处理和局部处理。

(1) 全身治疗:主要包括营养支持(热卡、蛋白、维生素、矿物质和水)和改善不利于创口愈合的因素(化疗、类固醇药物、饮酒、吸烟和血糖水平)。

(2) 局部处理:降低细菌载量、清除坏死组织和渗液处理是局部处理的三大要点。

慢性创口的重要标志是存在坏死组织,坏死组织是细菌的滋生地,是创口愈合的障碍。清创的方法分为人为干预和自然清创,研究表明清创过程越快,创口愈合就越迅速。Falanga 强调初期清创与维持性清创结合的重要性,因为:① 除了用手术方式将慢性创口整块切除外,清创一般不可能一次完成。② 有些创口在初期清创后创面仍然不愈合,又有坏死出现,只有当新形成的脓痂去除后,愈合才会开始。

慢性创口的渗液可能妨碍伤口愈合,也反映了伤口细菌载量的变化。渗液的处理方法是用吸湿敷料和使用负压吸引装置(见本章第四节)。

下肢创口有静脉淤滞时常需要控制水肿,方法有抬高患肢和弹力绑带包扎,以减轻水肿和降低静脉压,也可以用弹性长袜或气压装置(pneumatic compression devices)。

除了清创外,外科治疗手段还有植皮和血运重建手术,可以根据情况选用。

第四节　常用敷料及其选择

（一）常用敷料的种类和特性

理想敷料在现实世界并不存在，目前市场上有防黏、防水、吸湿、保湿、供湿等不同特性的敷料，外科医生应该依据创面情况选择敷料。

1. 凡士林纱布(tulle dressings)　其特点是防黏，但是凡士林的疏水性阻碍了渗液的吸收，敷料需要勤更换。主要用作清洁浅表创面的内层，外面通常需要加盖纱布作为外层敷料。

2. 纱布和纱条　主要用于伤口和伤口的引流，且有清创作用。无渗液的伤口直接用干纱布覆盖，这时内外层敷料都是干的，称之为干-干敷料方式(dry-to-dry dressing)。在干-干敷料方式，内层纱布吸收了创面的水分并蒸发，纱布就与干的创面紧密黏着，揭纱布会同时扯下创面表层坏死组织(清创)。干-干敷料方式不但疼痛，而且有违创面湿润原则，故很少用。较大的清创一般都用锐性。在湿-干敷料方式(wet-to-dry dressing or moist-to-dry dressing)，内层敷料通常浸灭菌生理盐水，这种敷料方式在揭敷料时提供的清创比较温和，也不太痛。在感染伤口，内层敷料可以浸 Dakin 溶液[整张(0.5%次氯酸钠)、半张或 1/4 张]或醋酸溶液，有抗菌作用。

3. 低黏敷料　由针织的黏胶或聚酯纤维制成。这种敷料不容易黏住创口，很易揭除，不损伤创面，但不吸湿，主要用于渗液少的浅表创口。

4. 水胶体敷料(hydrocolloids)　由明胶、果胶和纤维素混合交织而成，周边是防水的自黏性敷料。该敷料吸收创面渗液后形成凝胶，其保湿作用有利于坏死组织和脓苔自溶，促进肉芽组织形成。水胶体敷料可用于少至中等渗液的创面，其外不必加盖敷料，且防水。

5. 水纤维敷料(hydrofibres)　其材质同水胶体敷料，与创口接触后也能形成凝胶，不同的是外观更软、更具纤维状、吸湿能力更强。凝胶提供的湿润环境也有利于坏死组织自溶，揭敷料也不损伤创口。

6. 水凝胶敷料(hydrogels)　由含大量内水的淀粉聚合体构成。凝胶特性使得该种敷料能很好地贴附在各种创口表面。与水纤维敷料不同，水凝胶敷料具有供湿作用，能为干结的坏死组织创面和脓苔创面提供水分，但吸湿能力差，一般都需要加盖外层敷料。

7. 膜状敷料(films)　由聚氨基甲酸酯薄膜涂以自粘材料制成。该敷料具有舒适、防水和透明等优点，不揭敷料就可以观察创面，透气薄膜具有透气和透水汽的作用，缺点是无吸湿作用。因此主要适用于浅表的渗液少的创面或长上皮的创面。若用于渗液多的创面，则渗液会在薄膜下聚积浸渍创面和创周组织。

8. 泡沫敷料(foam dressings)　由聚氨基甲酸酯制成，该敷料不黏创口，可吸收少至中量的渗液。该敷料为半透性，水分可以蒸发。泡沫敷料外不需要加盖敷料，也可用作水凝胶敷料的外层敷料。

9. 藻酸盐敷料(alginates)　由藻酸钙制成，吸湿性强，适用于渗液多的创面。有些藻酸盐还具有止血作用。藻酸盐敷料吸湿后柔软的纤维就变成凝胶，很容易揭下，不会在创口中残留纤维。藻酸盐敷料一般制成片状或绳索状，可用于填塞创腔。

10. 去臭敷料(odour-reducing dressings)　主要用于真菌感染和坏疽等恶臭的创面。这种敷料一般含有活性炭，敷料剪裁后活性炭纤维会撒落在创口内，因此切勿剪裁。

11. 含碘敷料(dressings containing iodine) 有两种,一种是浸有聚维酮碘的低黏敷料,另一种是含浓缩卡地姆(cadexomer)碘糊的敷料。这些敷料具有广谱抗菌活性,适用于感染创口或大量细菌定殖的创口,含碘敷料由棕色变为白色时提示应该更换敷料。大创面长期用含碘敷料,会有大量碘吸收,在甲状腺疾病者应该注意。

12. 含银敷料(dressings containing silver) 有许多种,都有广谱抗菌活性,适用于烧伤创面、感染创口或大量细菌定殖的创口。偶尔会出现过敏者,要注意。

13. 负压吸引(vacuum-assisted closure)装置 能明显加速愈合速度。这种装置使局部产生 50 mmHg 的负压,能非常有效地吸除渗液和减轻创口周围水肿、保持创口湿润、改善局部血供、促使肉芽组织形成。由于创口与外环境完全隔开,细菌随渗液被吸除,也减少了创口感染的风险。负压吸引主要适用于渗液多、大而深、普通敷料很容易湿透的伤口。有干脓痂或坏死组织的创口则需要先清创。下列情况禁用负压吸引:① 有血管或内脏外露的创口;② 原因不明的瘘口(unexplored fistulas);③ 未处理的骨髓炎;④ 恶性病灶。

14. "皮肤-替代"敷料("skin-substitute" dressings) 其应用目前还限于某些专科医院,但是它在临床上的应用正在日益受到重视。

15. 蛆 最常用的是绿蝇在无菌条件下孵化出的蛆。这种蛆仅食坏死的腐物,不食健康组织,处理创面的脓苔或坏死组织效率很高。蛆通过体外消化来获取营养,它先把各种消化酶分泌出来分解无活力的组织。蛆也有直接的抗菌功能,但确切机制还不清楚。蛆的用量取决于创面的大小,一般放在创面上 3 天。除了有些不舒服、短暂的发热和出血外,蛆疗几乎没有不良作用。与体腔相通的创口和面部是蛆疗的禁忌证。

(二) 敷料的选择和应用

创口的敷料选择应该考虑 3 个因素:① 病人的全身情况;② 创口的局部情况;③ 敷料的特性。

1. 病人的全身情况 必须了解病人是否存在创口愈合延迟的因素,保证:① 摄入充足的营养;② 纠正贫血和电解质紊乱;③ 将糖尿病控制在理想状态;④ 提供解压装置;⑤ 治疗全身感染;⑥ 取出异物;⑦ 缓解周围性水肿;⑧ 戒烟。有些因素是难以去除的,如恶性肿瘤和放疗史。

2. 创口的局部情况 根据创口的外观(红、黄、黑)和愈合情况可以将创口分为 4 类,每一类都有各自的特点,二期愈合的创口在愈合过程中都会经历这 4 期。由于不存在"万能敷料",因此医生应该经常观察创口,根据创口的情况选择最合适的敷料。

(1) 黑色坏死创面(black necrotic wound):坏死创面通常为黑色或深绿色,伴有失活组织。坏死创面伴感染时,为了防止全身性脓毒症,应该用锐性的方法清创直至有活力的组织。如果坏死组织没有感染,坏死组织会通过自溶与创底分离。坏死创面很容易脱水,妨碍自溶,此时就应该选择湿敷料。

目标:清除坏死痂皮。方法:① 锐性清创,如剪刀剪、刀刮。② 湿敷,等待自溶(这种创口的渗出一般不多)。

(2) 黄色脓苔创面(yellow sloughy wound):脓苔是覆盖在创面表面的一层由白细胞、创面渗液、死菌和纤维蛋白构成的混合物,外观是创口表面的一层黄色糊状物。这层物质中含有丰富的细菌生长所需要的营养,因此容易发生感染,其愈合比清洁创口缓慢。理想的敷料要能清除这层脓苔,保持创口清洁。

目标：① 清除脓苔。② 促进肉芽形成。③ 吸去过多的渗出。

(3) 红色肉芽生长的创面(red granulating wound)：肉芽创面血管丰富，外观呈深粉红色或红色。渗液多，因此要选择能够吸收渗液的敷料。创面大时，热量丢失多，又要求敷料的热传导差。

肉芽过度生长的创面有下列特征：① 肉芽组织太脆弱。② 易出血。③ 上皮生长缓慢。此时，可以局部用硝酸银烧灼或局部用皮质类固醇控制肉芽生长。

目标：① 保护肉芽组织。② 促进上皮形成。③ 吸去过多的渗出。

(4) 粉色上皮生长的创面(pink epithelialising wound)：上皮生长创面由于有新生的上皮组织(由创缘的角质化细胞迁移形成)或岛状组织(由创面的皮肤残留附件形成)，此时要求敷料能保暖、湿润和低黏性，以免敷料更换时造成损伤。除了创口的类型外，创口的部位、大小和深度也影响敷料的选择。

目标：保护和促进上皮生长。正常情况下，上皮生长创面比较表浅，渗出少。

表 11-1 根据创口的颜色和渗液量选择敷料

创口类型(颜色/渗出量)	目 标	创口	
		浅	深
黑色/渗出少	脱水，清创	水凝胶敷料 水胶体敷料 纱布 酶	水凝胶敷料 水胶体敷料 纱布 酶
黄色/渗出多	清除脓苔，控制渗液	水胶体敷料 吸湿敷料 酶 纱布	水胶体敷料(糊、颗粒、粉) 吸湿敷料 酶 泡沫深腔敷料
黄色/渗出少	清除脓苔，控制渗液	水凝胶敷料 水胶体敷料 酶 薄膜 纱布	水胶体敷料(糊、颗粒、粉) 吸湿敷料 泡沫深腔敷料
红色/渗出多	吸去渗液，保持湿润环境，促进肉芽和上皮生长	泡沫敷料 水胶体敷料 吸湿敷料	水胶体敷料(糊、颗粒、粉) 吸湿敷料 泡沫深腔敷料
红色/渗出少	保持湿润环境，促进肉芽和上皮生长	水凝胶敷料 水胶体敷料(薄) 酶 薄膜 不黏敷料	水胶体敷料(糊、颗粒、粉) 水凝胶敷料 泡沫深腔敷料
粉色/渗出多	吸去渗液，保持湿润环境，促进肉芽和上皮生长	泡沫敷料 水胶体敷料 吸湿敷料	
粉色/渗出少	保持湿润环境，促进肉芽和上皮生长	水凝胶敷料 水胶体敷料(薄) 薄膜 不黏敷料	
Ⅰ期溃疡	保护皮肤	薄膜 水胶体敷料(薄)	

复习思考题

一、医学名词

急性创口愈合,慢性创口愈合,挫伤,撕裂伤

二、问答题

1. 试述不利于创口愈合的因素。

2. 试述创口的外观(红、黄、黑)分类。

(徐兆芬)

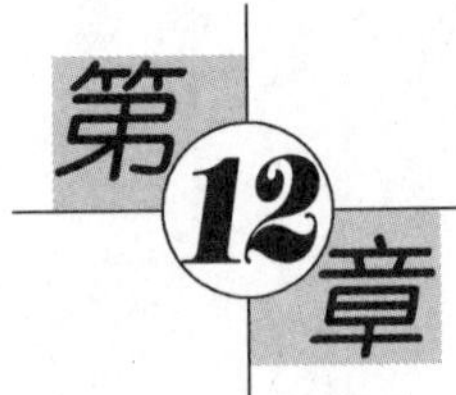

第12章 创 伤

学 习 要 求

- 熟悉创伤早期评估(ATLS流程的初期筛查)和处理。
- 掌握创伤病人的现场分拣原则。
- 了解创伤的机制和能量,据此对创伤严重程度进行预测。
- 熟悉创伤初期和二期筛查和救治的原则。
- 了解创伤初期复苏和了断性处理。
- 了解损害控制外科和腹腔室综合征的基本概念,适用于哪些病人。
- 熟悉不同部位外伤的诊断和处理要点。

第一节 概 论

本章的重点是为创伤诊断要点和处理提供决策指导。有效的创伤处理包括4个主要方面:① 全程治疗,从现场评估到康复训练。② 多学科协作。③ 整体观念,能及时正确识别各种损伤以及合并病。④ 及时,不仅要迅速对损伤做出诊断,还应该按轻重缓急及时做出处理。

1～44岁人群的首位死因是创伤,它夺去的是社会上最年富力强的人的生命。就整体人群的死因而言,创伤死亡约占10%,仅位于心脏疾病和癌症之后,居第三位。

创伤死亡呈三峰分布。在创伤后数秒至数分钟为第1死亡峰,占创伤死亡数的1/2,主要死因是原发性神经系统损伤(大脑、脑干、高位脊髓)、致命性大出血(心脏损伤、大血管撕裂伤)或窒息,这种病人罕有获救。创伤后数分钟至数小时为第2死亡峰,占创伤死亡数的1/3,其中半数死因是中枢神经系统损伤(多为继发性损伤),另半数是胸内或腹内大出血,或多发伤引起大量失血。人们把创伤后的第一个小时称为创伤救治的“黄金时段”(golden hour)。若能迅速得到伤情评估和在“黄金时段”做出复苏处理,第2死亡峰的大多数伤员可获救。创伤后24小时至数周为第3死亡峰,占创伤死亡数的10%～20%,主要死因是脓毒症和多脏器功能障碍综合征,该组伤员的预后与创伤早期救治是否积极有效有关。

【病因】 在日常工作和生活中,损害人体的致伤因子很多,主要分为物理性、化学性和生物性。物理性损伤又分为机械伤、热伤(烧伤、冻伤)、辐射伤以及高压高速气流所致的冲击伤等;化学性损伤包括强酸、强碱、毒气等;生物性损伤包括兽咬、蛇咬、虫螯和细菌及毒素等。

平素最常见的损伤是机械性损伤。机械性损伤分为钝器伤(闭合性损伤)和穿入伤(开放性损伤)。钝器伤的主要致伤因素是挤压、加速或减速(造成固定结构与游离结构之间的差异运动,如肝脏从其悬吊的韧带上撕裂)和爆炸。钝器伤的伤情轻重主要取决于致伤物的质量和速度、受力部位、器官的固定程度以及器官或组织的弹性变形能力。如交通事故所致的损伤大多很严重,原因是车辆的质量大、速度快。脾脏因固定和弹性变形力差在腹部钝器伤中最容易受伤。穿入伤的主要致伤因素是锐器戳伤、子弹或弹片伤和高速武器伤(具有"空化"效应)。穿入伤的伤情轻重主要取决于致伤物的速度、器官表面积的大小和固定程度。如在腹部穿入伤中,刀戳伤最容易损伤肝脏(表面积比较大,器官固定);而枪击伤最容易损伤小肠(表面积最大)。此外,损伤的程度还取决于暴力作用的角度、单位面积所承受暴力的大小和受力部位等。

【病理】 创伤是指致伤因子作用于人体后,造成局部组织或器官解剖结构破坏、出血、细胞失活,继之引起局部炎症反应,如果局部炎症严重、炎性介质进入血循环增加,就会引起全身炎症反应综合征(参见第10章)、免疫抑制和分解代谢,进一步发展则形成多脏器功能障碍综合征(参见第6章),甚至死亡。

【临床表现】 创伤的临床表现包括局部表现、全身表现和并发症。

1. 局部表现 一般表现是疼痛、肿胀、功能障碍、创口或创面。特殊表现则取决于特定的器官,如:脑外伤有昏迷,骨折有畸形或假关节形成,周围神经血管损伤也会有相应的运动感觉丧失和动脉搏动减弱或消失、出血等。

2. 全身表现 有SIRS表现(参见第10章)或低血容量性休克表现(参见第5章)。

3. 并发症 局部并发症是创面感染,以及神经、血管、肌腱损伤或骨折的并发症。全身并发症为多脏器功能障碍综合征(参见第6章)。

【诊断和处理】 创伤,尤其是严重创伤,其诊断和处理往往是同时进行的。急诊救治的目标是抢救生命,降低致残率,为伤员的了断性(definitive)治疗做准备。负责救治的医生必须具备识别致命伤和肢体残废伤的能力,同时着手急救和支持处理。

(一) 伤员的现场分拣

1. 粗拣后快速转运(simple triage and rapid transport, START) 群伤事件(mass casualty incident, MCI)的救治一直是困扰外科界和军界的难题。随着循证医学在急救医学的应用,人们开始通过科研来寻找有效的分拣方法,START就是其中之一。在MCI情况下,为了有助于沟通和了解伤员的情况,美国Peoria地区紧急医疗救援(EMS)体系、Peoria医院和EMS创伤2部首先采用了START分拣。

请注意,START分拣是一种粗略的初始评估手段,主要用于群伤的现场分拣,不能用于医疗场所。伤员一旦被送入医院,就应该做更全面的评估和分拣。群伤处理的规范化很重要,START可以保证创伤分拣中的一些重要步骤不被遗漏。START分拣不一定要高水平的专业人员参与,目的是让高水平的专业人员能腾出手来专心于治疗区域的工作。

(1) 首先,了解事故现场范围,向主管部门禀报,并"描绘现场草图"(事故发生的确切地点;伤员的大概数量;供急救车进出的、通畅的路径;急救工作区;伤员的处置地点),提出急救计划(所需的设备和物资及其量;要求当地医院预留的急救床位)。然后奔赴事故中心地带。

(2) 按表12-1的步骤或图12-1标签上的提示对伤员逐个进行分拣。START分拣是基于3项评估指标(呼吸、脉搏和意识状态)将伤员分成以下4类。

① 轻伤(为伤员佩戴绿色轻伤标签):是能走动的伤员,需要在12~24小时内到医院或临时救治诊所进行处理,一般不需要优先转运。这些病人也适合于在EMS救护站进行

处理。

② 延迟救治(为伤员佩戴黄色重伤标签)：是指因意识或受伤而不能行走的伤员。这些伤员需要在 2 小时内送至医院。

③ 立即救治(为伤员佩戴红色危重伤标签)：是一些需要尽快送至医院的伤员。这些伤员有危及生命的损伤,必须在 1 小时内得到处理。

④ 死人(佩戴黑色濒死标签)：是指没有脉搏和呼吸的临床死亡伤员,包括有显著致命伤的伤员,如头颅外伤伴脑组织外露。

表 12-1 START 分拣系统

第 1 步：	在现场喊话,请能走动的伤员走过来。这些伤员归类为**轻伤(绿色)**	
第 2 步：	对其他伤员进行呼吸评估： ・开放呼吸道后仍然没有呼吸* ・呼吸>30 次/分钟 ・呼吸<30 次/分钟	 **死人(黑色)** **立即救治(红色)** **延迟救治(黄色)**
第 3 步：	组织灌注评估： ・桡动脉搏动消失 ・桡动脉搏动存在	 **立即救治(红色)** **延迟救治(黄色)**
第 4 步：	神经系统评估： ・意识消失 ・不能按简单指令做动作 ・能按简单指令做动作	 **立即救治(红色)** **立即救治(红色)** **延迟救治(黄色)**

* 仅当需要开放气道或控制致命性大出血时分拣人员才能暂时停止分拣工作。因为对某一伤员的任何进一步的处理都会耽误分拣工作,导致其他大批伤员坐失抢救良机

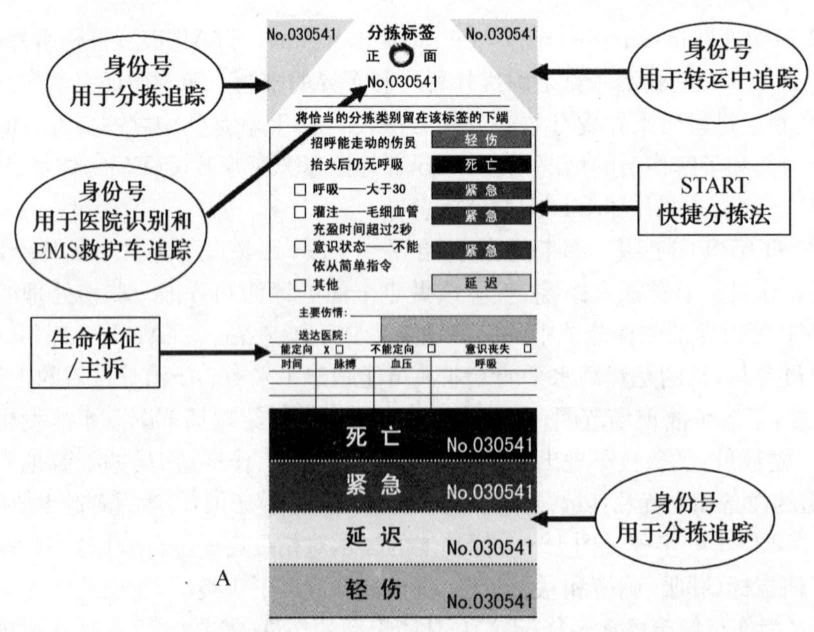

A

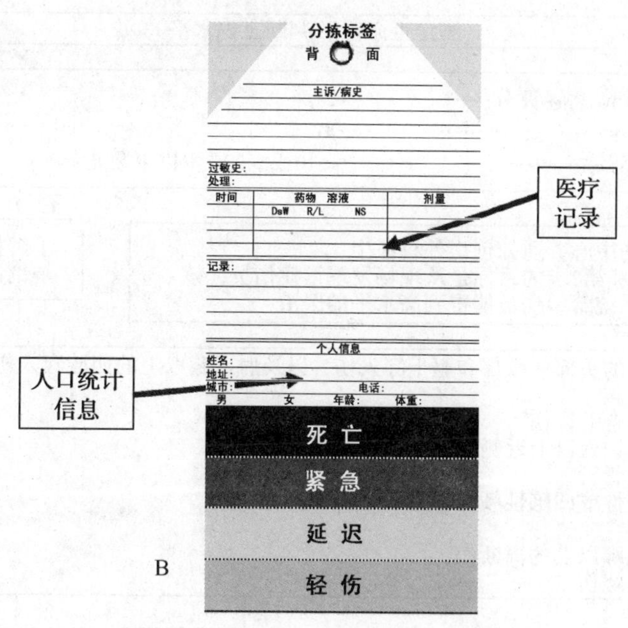

图 12-1 START 分拣标签(A 正面;B 反面)

2. 专业精拣　具体步骤见图 12-2。

(二) 创伤救治程序

创伤的救治在理论上分为 4 个阶段: ① 初期筛查和救治(primary survey)。② 复核(re-evaluation)。③ 二期筛查(secondary survey),从头至脚的全面检查。④ 着手做了断性治疗(definitive care)。然而,创伤病人的诊治是个连续过程,要求经常重复初期筛查和二期筛查,以了解病人对治疗的反应。

1. 初期筛查和救治　创伤救治的首要原则是挽救生命,应先解决危及生命和其他紧急问题,要求在数分钟内迅速全面地判断出有无早期死亡的创伤存在,并做出处理(表 12-1)。在注意保护颈椎的前提下建立气道、适当通气和静脉输液、止血。如有可能,做简要的伤史采集。基本要点可概括为 ABCDE 法则,即在保护颈椎的同时,优先开放气道(**a**irway)、保证呼吸(**b**reathing)、建立有效循环(**c**irculation)、神经系统检查(**d**isability/neurologic)、全面体格检查(**e**xposure for complete examination);第二,尽快、尽力恢复损伤部位的解剖结构;第三,积极预防创伤并发症;第四,防止医源性损伤,如输液过快、过多引起肺水肿,输不相容的血液或带肝炎病毒的血液可引起溶血反应或肝炎等。还要注意病人的保暖以免体温过低。治疗创伤的最高目标是修复损伤的组织器官和恢复其生理功能。

A——开放气道: 能言语的伤员呼吸道一定是通畅的,对不能讲话的伤员应该对呼吸道的通畅情况进行评估。创伤病人呼吸道梗阻的原因众多,上呼吸道梗阻最常见的原因是舌后坠,流入的血液、松动的牙或假牙和呕吐物都会堵塞气道。开放气道的方法也很多,从手法开放到急诊手术。抬起下颌,清除口腔及咽部梗阻的异物,这对意识不清病人保持气道开放很有用(见第 7 章)。所有这些手法都需要移动病人头部,因此必须在排除颈椎损伤的前提下进行。对颈项部无疼痛的病人,可以抬动头部开放气道,无需摄 X 线片。紧急时可行环甲膜穿刺。必要时行经口气管插管或经鼻气管插管,插管深度在女性为距门齿 21 cm、男性

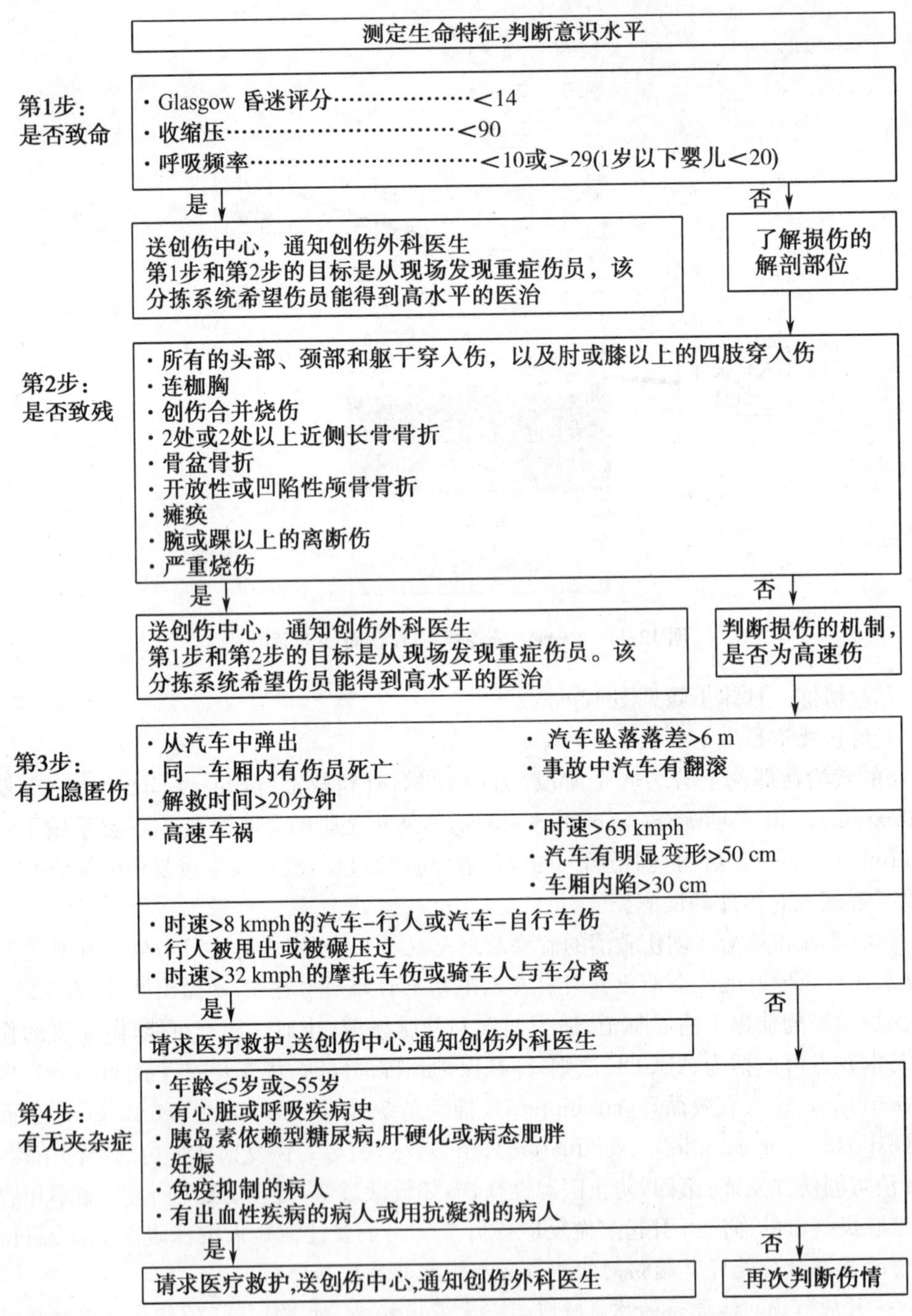

图 12-2 美国外科医师协会的创伤现场分拣流程

为23 cm。创伤病人早期都应该给氧，可以是鼻导管给氧，也可以是面罩给氧。同时应该用脉氧仪监测氧饱和度，注意在下列情况脉氧仪的读数有误导作用，如严重贫血、脉压差小、低体温以及吸入性烧伤。

B——保证呼吸：了解有无影响通气的胸外伤存在。张力性气胸、单纯性气胸、大量血胸和连枷胸均可以导致病人乏氧，其诊断和处理参见本章第八节胸部外伤。烦躁不安提示缺氧,反应迟钝提示高碳酸血症。

C——建立有效循环:躯干钝性伤病人持续血液动力学不稳定的主要原因是失血、心包压塞、张力性气胸、空气栓塞和大量空气从气管支气管树漏出。处理要点:① 控制出血。② 扩容:用两个大口径的针,从周围静脉快速输入乳酸钠林格液或生理盐水,依据伤员的意识状态、脉搏、皮肤色泽和温度或尿量来评估组织灌注情况,调整输液速度(见第5章)。近年,人们认为在出血得到确切控制前(在救护车上或急诊室内),输液量应该有所限制,维持收缩压在80 mmHg即可,此称创伤救治的"允许性低血压"概念,目的是降低出血病人的死亡率。③ 根据伤员的脉搏、皮肤色泽及意识状态可了解有无梗阻性休克存在,如心包压塞见于前胸壁外伤,表现为颈静脉怒张(CVP↑)、血压下降和心音低(Beck三联征),CXR表现为"烧瓶心",处理是心包穿刺抽血,通常量不大(50 mL)。

除了不可控制的出血,四肢创伤通常没有即刻的生命危险。在初期筛查阶段,控制活动性出血首选的方法是直接压迫止血。要避免用血管钳盲目钳夹,以免损伤毗邻神经。一般不要用止血带,因为它挤压组织,阻断了侧支循环,使远端肢体缺血。必须用止血带时,应该在伤员额部或醒目处标明上止血带的部位和时间。此外,还有复位固定肢体,恢复灌注,伤口处理及预防破伤风。在二期筛查阶段,要全面检查四肢情况,包括恰当的X线检查。

D——神经系统检查:主要是检查有无危及生命的神经系统损伤,需要紧急处理的神经系统损伤是颅脑或脊髓损伤。外伤病人的神经系统检查较容易,检查时间应少于1分钟,包括3项内容:① 意识水平(AVPU)。② 瞳孔大小、对称情况及对光反应。③ 运动(对刺激的运动反应)。具体参见第7章心肺脑复苏。若其中有一项不满意,必须在5~10分钟内重复检查一次。因为,如果未能及时发现病情恶化,未得到及时恰当治疗,脑损伤的结果可能不可逆。

E——全面体格检查:在保暖的条件下脱去或剪开伤员全身衣服。检查背部时应将病人滚动。

创伤病史采集中重要的是了解受伤机制(如汽车、行人、跌落)、动力学(如车速、跌落的高度)和现场(如方向盘或挡风玻璃损坏、解救时间)。在现场检查时病人的意识水平和生命体征(包括开始和转运途中)很重要。尽可能获得规范的病史。一般病史询问要点采用SAMPLE一词有助于记忆,避免遗漏(匣12-1)。

匣 12-1 一般病史询问要点(SAMPLE)

- 症状与体征(signs & symptoms)
- 过敏史(allergies)
- 服药史(medications)
- 相关既往病史和外伤史(pertinent past illnesses or injuries)
- 最后进食史(last oral intake or last ins and outs)(包括有无饮酒和吸毒)
- 伤后救治及疗效史(events preceding emergency, estimation of initial injuries, effect of prehospital treatment)

疼痛询问要点是OPQRST:疼痛发生情况(onset of the event)、诱发或缓解因素(provocation or palliation)、疼痛特点(quality of the pain)、部位和放射(region and radiation)、严重程度(severity)、时间关系(time)。

体格检查的重点是生命体征加 DCAP－BTLS：畸形(deformities)、挫伤(contusions)、擦伤(abrasions)、戳伤(puncture)、烧伤(burn)、触痛(tenderness)、撕裂伤(laceration)或肿胀(swelling)。

从受伤的情况常常可以推断出损伤的类型。汽车追尾伤时司机的膝部撞击仪表盘，可导致髌骨骨折、膝关节后脱位(伴腘动脉损伤)、股骨干骨折以及髋臼后缘骨折。足着地的高处坠落伤，因轴向暴力发生跟骨骨折、下肢长骨骨折、髋臼损伤以及腰椎压缩骨折。行走的成人被机动车撞伤，常造成 3 个部位的损伤：① 保险杠撞伤胫腓骨。② 从地上掀起后头部撞击挡风玻璃或引擎盖。③ 跌倒时上肢撑地外伤。儿童被机动车撞伤的特点是 Waddell 三联伤：① 保险杠撞伤股骨。② 挡泥板撞击腹部导致腹部实质性脏器(肝或脾)损伤。③ 头部撞击地面发生对冲性脑损伤。

2. 复核　在创伤的救治过程中要不时地对与生命攸关的 ABCD 的筛查程序进行复核，及时发现伤员的病情变化，并做出急救处理。复核是对初期筛查的补充。要求在简要地评价初期复苏达标的情况下对初期筛查追加必要的辅助检查。

(1) 监测：动态监测有利于了解伤员的病情变化。一般来说，应该有心电图和脉氧监测。自动充气袖套可以动态监测血压，但是，对收缩压小于 90 mmHg 的伤员，这种检测可能不正确。还应该留置尿管，插尿管时要注意尿道口有无出血(阴唇和阴囊有无血肿)。对有出血或血肿的男性伤员都应该扪查前列腺，了解前列腺的位置是否正常，有无浮动(high riding)。发现泌尿生殖道有异常时，要做逆行尿道造影，尿道正常时才能插导尿管。尿道有损伤时，应该请泌尿外科医生会诊。

(2) 实验室检查：在静脉内插入两条输液管后，应该考虑做血液检查。最重要的是血型和血交叉，此外还有血生化检查、血常规、凝血功能检查、血气分析、尿常规以及育龄期女性的尿 β-人绒毛膜促性腺激素(β-HCG)测定。血细胞比容值最容易被误解，因为急性出血后血细胞比容并不立即下降，因此不能被看成创伤病人循环血量的指标，但是连续多次观察血细胞比容可以反映血细胞丢失情况。

(3) 初期复苏的达标评估：最重要的指标是尿量和血，要求成人尿量达 0.5～1.0 mL/(kg·h)，儿童达 1～2 mL/(kg·h)，血 pH 7.4。碱缺失和乳酸也可以为复苏的满意度提供依据，还可以作为预后的指标。

(4) 影像学检查：影像学检查对有些创伤病人来说，不仅必要而且很关键，但是这些检查都必须以病史和体格检查为基础。

① X 线平片：严重钝器伤病人的 3 项基本 X 线检查是颈椎侧位片、胸部后前位片及骨盆后前位片。如果病情允许，颈椎片应该摄 3 个位(侧位、前后位和齿状突位)，要求显示 C_7～T_1。只要病人没有脊柱和骨盆损伤，就应该摄直立位胸部 X 线片判断是否有血胸、气胸、纵隔增宽以及膈下游离气体的存在。钝器伤应该摄局部 X 线片排除骨折，尤其当体格检查怀疑有骨折时。

穿入性损伤应该摄局部 X 线片排除异物和器官穿孔(肠或肺)造成的气液平面。摄片时要在入口处和出口处用不透 X 线的物品做标记，以便判断穿入物的轨迹和可能伤及的脏器。

② 创伤超声检查：许多医院在初期筛查的辅助检查中用创伤腹部超声重点筛查(**f**ocused **a**bdominal **s**onography for **t**rauma, FAST)，顾名思义，FAST 是了解腹内和/或心包内有无游离积液。重点检查 4 个视窗：肝周[兼顾右结肠旁沟和 Morison 隐窝(肝肾隐

窝)]、心包、脾周(兼顾左结肠旁沟)和耻骨上。腹腔内和心包内的游离液是无回声的。FAST有许多优点(便携、快捷、价廉、准确、无创、可重复)。缺点是准确性随操作者变异很大,此外,在肥胖病人和皮下大量积气病人的判断也困难。对穿入性腹部损伤以及儿童也不很适用。需要注意的是,即使FAST阴性,也不能排除腹内严重损伤的可能性(匣12-2)。

匣12-2 FAST

- 检查腹腔或心包有无游离积液
- 适用于闭合性腹部损伤病人,主要是生命体征(尤其是循环)不稳定、不适合行CT检查者
- 如果游离积血少于100 mL,这种方法不可靠
- 本法无法确定空腔脏器损伤
- 本法不能排除穿入伤
- 可能需要再次重复检查或补做其他检查

③ CT:严重头部外伤的病人怀疑有颅内压迫性病灶时,应该立即行头部CT检查,排除硬膜外或硬膜下血肿等可治性(可救性)疾病。CT检查腹部和盆腔也渐渐成为循环稳定的创伤病人的检查常规。

3. 二期筛查救治　二期筛查是紧随初期筛查的工作,是从头至脚的全面检查。目的是厘清所有损伤,包括隐匿伤。关键在于检查全面、按系统进行,只有少数情况需要利用辅助诊断手段。本章第6～13节根据解剖部位对损伤的二期筛查救治做了扼要叙述。

4. 着手做了断性治疗　了断性治疗在二期筛查救治结束后进行。本章第6～13节根据解剖部位对损伤的治疗做了扼要叙述。

(三) 一般处理

1. 体位和局部制动　较重的伤员应卧床休息,所取的体位应利于呼吸运动和保持伤处静脉血回流以减轻水肿,如:半卧位有利于呼吸,抬高受伤的下肢可减轻肿胀。受伤的局部应适当制动可缓解疼痛,也利于组织修复。骨折、血管损伤、神经损伤、肌腱损伤的伤员更需严格制动。制动材料可选用绷带、夹板、石膏和支架等。

2. 休克的防治　创伤后早期发生休克,大多因失血过多,少数因神经受强烈刺激或脊髓受损所致;创伤后期并发严重的脓毒血症亦可引起休克。因此,对较重的伤员必须监测循环、呼吸系统变化,及时输液、输血(或成分血液)做抗休克和抗感染治疗,尽最大努力缩短休克过程。

3. 止痛、镇静和心理治疗　选用药物镇痛、镇静,可使伤员安静休息;同时适当应用心理治疗,减轻恐惧和焦虑,对个别过度紧张的伤员应防止伤后精神病发生。使用镇痛剂时要防止影响伤情判别和用药的不良反应。

4. 维持体液平衡和营养代谢　伤员有口渴和尿少提示体液不足,应及时检查和输液补充。较重的伤员可有酸碱失衡和电解质紊乱,均需予以调整。较重的创伤可致机体能量消耗增加和分解代谢加速,导致体能消耗、组织修复迟缓和免疫功能降低,容易发生并发症。因此,若伤员不能进食,可选用肠内或肠外营养支持。

5. 预防和治疗感染　感染是妨碍创伤愈合的常见原因,必须注意预防和治疗。对于创口的处理必须遵循无菌原则,并及时使用抗菌药;开放性创伤还需使用破伤风抗毒素。抗菌药在伤后即刻开始使用起预防作用;对于抗感染能力低下的伤员,除用药时间要延长外,还需调整抗菌药品种。

6. 开放性创伤的处理　擦伤、表浅的小刺伤和小切割伤可用非手术疗法；其他的伤口需手术处理(见下文)。

创伤性肢体离断，尤其是近段肢体，是严重的开放伤，严重威胁生命和肢体的存活。肢体离断可分为完全离断或部分离断。当离断部分受到挤压，有严重软组织挫伤，就几乎没有再植的希望。然而，如果断端为锐性切割，远段软组织损伤轻微，就有再植之可能。肢体离断越靠近远端，再植的预后就越好。离断部分应清除明显的污垢，用无菌的湿盐水治疗巾包裹，放于无菌塑料袋，密封后放入装满碎冰的保温容器内，转运至断肢再植中心。

7. 闭合性创伤的处理　浅部软组织挫伤常用物理疗法、中药等处理；骨折和脱位应先复位，然后选用各种外固定或内固定材料妥善制动。头部、颈部、胸部、腹部的闭合性损伤都有可能造成深部组织或器官的损伤，必须认真仔细检查，避免漏诊。然后采取相应的治疗措施。

8. 功能练习　功能练习是创伤治疗的一项重要措施，治疗创伤时既要达到组织修复又要恢复生理功能。例如，对骨折的治疗，当骨折复位和固定后虽能达到修复连接的作用，但避免不了肌萎缩、关节僵硬和影响肢体运动功能的出现。因此，强调在骨折部位固定制动的同时，应做被动的肌按摩和主动的肌伸缩活动，加强肢体的功能练习有利于早日恢复功能。

(四) 伤口处理

清创术的目的是预防感染，促使创口顺利愈合。如清除污物、异物、细菌及修剪缺乏生机的组织，使创口边缘对合或靠拢。创口处理正确与否直接关系到伤员的康复，因此，应按伤口类型的不同而采取各种相应的处理措施。国内通常将伤口分为清洁创口、污染伤口和感染伤口3类(参见第8章第二节)。

1. 软组织清创术(匣12-3)

匣12-3　急性创口的处理要点

- 麻醉
- 清洗伤口周围皮肤
- 探查和诊断
- 清创(去除失活的和污秽的组织)
- 修复结构(骨、血管、肌腱、神经等)
- 必要时替代缺损的组织(如:肌腱移植)
- 必要时皮肤覆盖
- 无张力缝合皮肤
- 上述各项外加“善待”组织和精细技术操作

(1) 麻醉：根据创口部位、伤情、清创所需的时间及伤员的整体状况，酌情选用局部麻醉、神经阻滞麻醉、臂丛麻醉、静脉复合麻醉及硬脊膜外麻醉或全麻等。胸部穿入伤或疑有气胸者，务请在气管插管前做患侧胸腔闭式引流术。小伤口用0.5%或1%的利多卡因局部麻醉即可。在血供丰富的区域局部麻醉剂内可加入少量肾上腺素，但在手指和足趾等部位局部麻醉剂内禁止加入肾上腺素。利多卡因的中毒剂量是7 mg/kg，20 kg体重的儿童用1%利多卡因10 mL已达到中毒剂量。

(2) 清洗去污：用肥皂水刷洗创口周围皮肤，再用生理盐水冲洗干净，最后用灭菌生理盐水冲洗创口。污染严重的创口需用3%的过氧化氢液冲洗，然后再用灭菌生理盐水冲洗干净。

用自来水冲洗伤口可使局部细菌数量减少，有助于愈合。酒精对创面组织有损害作用，Dakin液(5%次氯酸钠)和过氧化氢会杀死纤维母细胞，减缓上皮形成。就像你不会把任何东西放在眼睛里一样，也不要将任何药物放在伤口内。

(3) 清创缝合：常规消毒皮肤，铺灭菌巾单。去除血凝块和异物，修剪被污垢和油腻污染的组织和失活组织，彻底止血；再用灭菌生理盐水冲洗干净，消毒皮肤，铺灭菌巾单，更换器械和手套。对伤口较深者，必要时可扩大创口，将创口清理干净。按组织层次用可吸收缝线缝合创口。根据伤情，可在创口内放置皮片或乳胶管等引流物，或者只缝合深层组织，待3～4天后再延期缝合皮肤和皮下组织，此称延期缝合(见第11章第二节)。

(4) 清创术的注意事项：① 清创和消毒必须认真、规范，否则伤口易发生感染。② 清创时仔细清除血凝块、异物和失活组织，谨防遗漏血管、神经损伤，避免术后形成血肿或假性动脉瘤，以及神经麻痹、肌腱功能损伤等。尽量取净伤口内异物，以利于组织修复；若异物数量多且位置又较深，处理时必须权衡利弊，避免发生医源性损伤。③ 缝合时需按解剖层次对合，勿留死腔。若皮肤缺损较多，可酌情植皮。④ 清创的最佳方法是用锐性法。⑤ 皮肤缝合用单股不吸收缝线，尽量不用编织缝线。四肢或躯干皮肤用3-0或4-0缝线，面部用5-0或6-0缝线，深部组织用2-0～4-0缝线。⑥ 24～48小时创口肿胀会使缝线自然绷紧，甚至边缘组织缺血和炎症反应，出现“铁轨”样瘢痕。

(5) 清创术后的处理：清创术后必须定时检查创口，观察创口有无渗液及感染征象。如敷料已浸湿，要及时更换；创口有红肿，应拆除缝线尽快引流；术前或术后应注射破伤风抗毒素和抗生素。切口缝合时张力主要来自真皮和筋膜层，所以，如果真皮缝合恰当，表皮层缝线可在缝合后数天拆除。皮肤如果是单层缝合，缝线在7～10天间可拆除。

2. 创口换药　换药的目的是清洁伤口，保证创口引流通畅，去除创口内坏死组织和异物，使创口早日愈合。换药时应注意：① 无菌操作：两把镊子不可混用，一把夹无菌材料，另一把接触创口敷料。先消毒创口周围皮肤，用消毒棉球(盐水棉球或碘伏棉球等)轻拭创口内分泌物，并将沾污分泌物的棉球放入专用的容器内。② 引流物的选择：一般浅部的创口用凡士林纱布或纱条；较深的创口应将凡士林纱布或纱条送达创口底部，切勿堵塞在外口，要保持创口底小口大，不形成死腔或假道而影响创口正常愈合；分泌物较多的创口(如消化道瘘口)可用引流管负压吸引，最后用消毒纱布或棉垫覆盖固定。③ 肉芽组织的处理：肉芽组织有一定的抗感染能力，故一般无须在创口内应用抗生素。需要强调的是，伤口的愈合完全靠肉芽组织生长，不是靠药物。Paré早就提出“善待伤口组织”的概念，并认识到伤口的愈合主要依靠病人自身的修复能力。如创口有铜绿假单胞菌感染时可用苯氧乙醇、磺胺嘧啶银等；肉芽组织生长良好呈鲜红色、颗粒均匀、分泌物少、触之易出血，表明创口愈合过程良好；肉芽水肿明显时，宜用高渗盐水或30%的硫酸镁等湿敷；肉芽组织生长过盛时，宜用硝酸银销蚀；肉芽组织萎缩时，可能的原因是局部供血不足或异物残留，应采取措施改善创口修复。

【常用创伤评分系统】

1. 创伤评分(trauma score, TS)　见表12-2。

表 12-2 创伤评分

A. 收缩压		B. 呼吸频率		C. 呼吸幅度		D. 毛细血管充盈时间	
>90	4	10～24	4	正常	1	正常	2
70～90	3	25～35	3	浅	0	迟缓	1
59～69	2	>35	2			无	0
<50	1	10	1				
0	0	0	0				
E. 4GCS 分值							
1. 睁眼反应		2. 运动反应		3. 语言反应		4. (1 + 2 + 3)	
自动睁眼	4	遵嘱活动	6	定向正确	5	14～15	5
呼唤睁眼	3	刺痛定位	5	定向有误	4	11～13	4
刺痛睁眼	2	刺痛回缩	4	不能对答	3	8～10	3
无睁眼	1	刺痛过屈	3	有叹声,无语	2	5～7	2
		刺痛过伸	2	不能发音	1	3～4	1
		无动作	1				

创伤评分 = (A + B + C + D + E),分值 1～16

2. 修正创伤评分(revised trauma score, RTS) 创伤评分的缺点是对颅脑外伤的评估不够,因而出现了修正创伤评分(表 12-3),修正创伤评分是目前应用最广泛的创伤评分方法。

表 12-3 修正创伤评分

Glasgow 昏迷评分(GCS)	收缩压 (SBP) (mmHg)	呼吸频率 (RR)(次/min)	赋值
13～15	>89	10～29	4
9～12	76～89	>29	3
6～8	50～75	6～9	2
4～5	1～49	1～5	1
3	0	0	0

RTS = 0.936 8 GCSc + 0.732 6 SBPc + 0.290 8 RRc, 这里的 c 就是赋值

3. CRAMS 评分 见表 12-4。

表 12-4 CRAMS 评分

循环(circulation)	
毛细血管充盈时间正常并且 BP>100 mmHg	2
毛细血管充盈时间迟缓或 85<BP<100	1
无毛细血管充盈或 BP<85 mmHg	0
呼吸(respiration)	
正常	2
异常	1
无	0
腹部(abdomen)	
腹部和胸部均无触痛	2
腹部或胸部有触痛	1
腹部肌紧张或有连枷胸	0

续表 12－4

运动(motor)	
正常	2
仅对疼痛有反应,没有去大脑	1
对疼痛无反应或有去大脑	0
语言(speech)	
正常	2
混乱	1
无理智的词汇	0

评分≤8 分提示严重创伤,评分≥9 分提示轻度创伤

4. 创伤严重程度评分(injury severity score, ISS)　ISS 是一种对多发性创伤的范围和程度进行评分的方法。不同的部位(头颈部、面部、胸壁、腹部、盆部、四肢和外生殖器)有各自的评分方法,请参考相应的专业书籍。最严重的创伤部位得出的一个评分,需要平方后才能加上其他部位的创伤评分。总分值在 1～75 分不等(表 12－5)。ISS 的缺点是只考虑到了创伤最严重的部位,而把其他部位的重要性都看成是等同的。

表 12－5　创伤严重程度评分(Injury Severity Score, ISS)

1. 对人体的每个部位进行评估:头、颈、胸、腹、盆、四肢
2. 对各部位的创伤严重程度进行定级:
   - 0 = 无损伤
   - 1 = 轻度损伤
   - 2 = 中度损伤
   - 3 = 严重损伤(无生命危险)
   - 4 = 严重损伤(有生命危险)
   - 5 = 生命垂危(生还有疑问)
   - 6 = 极重(目前条件无法救活)
3. 创伤严重程度的分值是 3 项最高等级分值的平方之和

5. 急性生理、年龄、慢性健康评分(acute physiology, age, chronic health evaluation, APACHE Ⅲ)

第二节　小 儿 创 伤

创伤是儿童的主要死因。与成人一样,小儿创伤的优先处理也是复苏。由于解剖生理与成人不同,其创伤处理也略需调整。儿童的体表面积/体重比相对较大,散热快,因此保温措施很重要。儿童的喉部更靠颅侧、靠前,气管相对较短,因此呼吸道支持首选的方法是口气管导管,而不是鼻气管导管。此外,鼻气管插管有鼻咽部损伤和穿破颅骨之虞。儿童可用无气囊的气管导管,因为儿童环状软骨处是呼吸道最狭窄部位,自然可将导管周围封闭。导管的粗细可根据儿童小指的直径或鼻孔直径估算。与成人一样,儿童血容量不足的第一反应是心动过速。然而,恐惧或疼痛也可引起心动过速,因此,还要监测其他脏器灌注情况,如尿量。儿童的生理储备量很大,通常失血超过 45%的血容量才会出现低血压。此时,心动过速会很快转变为心动过缓,若未能迅速复苏,循环衰竭将接踵而至。儿童正常收缩压

(mmHg)约为：80 + 儿童岁数 × 2，舒张压为收缩压的 2/3(67%)。因此，10 岁儿童的收缩压应该是 80 + 2 × 10 = 100 mmHg，舒张压是 100 × 0.67 = 67 mmHg。

如同成人，儿童创伤的容量复苏必须建立两条外周静脉通道。对 6 岁以下儿童，若两次经皮静脉穿刺失败，可改用骨髓腔穿刺针穿入胫骨骨髓，输晶体液。对 6 岁以上儿童，如果经皮静脉穿刺失败，则行静脉切开。婴儿和儿童要尽量避免用股静脉，因为静脉栓塞的发生率较高，且有损伤动脉、造成下肢缺血之虞。复苏要用加温的乳酸钠林格液，首次量为 20 mL/kg。如果没有改善，可再给 1 次剂量。2 个剂量后仍无明显改善，再给第三个剂量。此后病人血流动力学仍不稳定，应迅速输入 10 mL/kg 的浓缩红细胞。必须记住，儿童血容量约为体重的 8%或 80 mL/kg。

儿童骨骼比成人柔韧，可以承受很大的外力而不骨折。如果儿童发生骨折，提示外力巨大。当然，没有骨折并不能排除严重创伤。如果儿童有反复多次外伤史、就医迟、父母反应异常或创伤严重程度不等，应怀疑毒瘾。毒瘾损伤往往有以下特点：多个陈旧瘢痕或骨折，瘢痕酷似香烟灼伤，3 岁以下儿童的长骨骨折、生殖器或肛周损伤、口周损伤、无外伤史的内伤、多发性硬膜下血肿和视网膜出血。医护人员应依法向当局上报可疑毒品成瘾的儿童。

第三节　孕 妇 创 伤

15～44 岁女性死亡的主要原因是家庭暴力，妊娠妇女的主要死亡原因是创伤。创伤孕妇治疗的主要原则是挽救孕妇，以及挽救胎儿。一旦孕妇出现明显的休克，胎儿存活的可能性为 20%。子宫血管床是个脆弱、无抵抗力的系统，也无自主调节功能，子宫血流量依赖子宫灌注压。孕妇大量出血可导致子宫动脉收缩和子宫血流量减少，在生命体征改变前，子宫灌流量可减少 20%。如果子宫低流量灌注得不到纠正，胎儿会缺氧，最终导致胎心心动过缓。孕妇低血压时，最好积极地用乳酸钠林格液复苏。忌用血管收缩剂维持血压，因为这类药物会进一步减少子宫灌注，加速胎儿窘迫。

妊娠期间的重要生理变化之一是血浆容量扩大 40%～50%，远超过红细胞增多的量，因此，红细胞比容低，此称孕妇生理性贫血。由于外周血管阻力减少，收缩压和舒张压下降 5～10 mmHg。心脏听诊可闻及Ⅰ～Ⅱ级的收缩期杂音和 S_3 心音，ECG 显示轴左偏。心排出量增加 1～1.5L/min。在妊娠的最后 3 个月，子宫压迫下腔静脉，可使心排出量减少 30%～40%。因此，除了可能有脊柱损伤者禁忌外，孕妇创伤病人应取左侧卧位。如果病人不能侧卧，可抬高右侧臀部、屈髋，减轻对腔静脉压迫。在这些处理的同时，要注意脊柱的情况。

呼吸受子宫大小影响。膈肌上抬会增加肺不张的机会。孕酮可刺激过度通气，使每分钟通气量和潮气量增加，常出现低碳酸血症，$PaCO_2$ 约为 30 mmHg。食管下端括约肌功能障碍，胃排空延迟，小肠蠕动减弱，孕妇易发生误吸，应早期留置鼻胃管。白细胞计数常达 10 000～12 000/mm^3，妊娠晚期可达 20 000/mm^3。

孕妇创伤治疗的基本原则同非孕伤员，主要区别是同时有两条或多条生命处于危急之中。由于生理性血容量扩大，孕妇可能丢失 30%～35%的血容量才出现低血压。此外，要尽量不让孕妇接触 X 线和麻醉剂，使致畸的风险降至最低。创伤孕妇的检查包括采集生产史和体格检查，重要的病史还应包括末次月经、预产期、既往妊娠次数及结果、最近胎儿活动情况。胎盘早期剥离与子宫触痛和收缩有关，可伴有或无阴道出血。羊膜破裂可表现为阴道流出 pH 7～7.5 的液体。

胎儿检查包括对子宫和宫底高度的检查，以及胎儿心音音调、心率和胎儿运动的检查。正常胎儿心率为 120～160 次/min，低于 100 次/min 提示心动过缓。Doppler 心脏超声是监测胎儿心率和心律的最佳方法。由于子宫收缩引起的早期心率减慢无临床意义，然而在子宫收缩后发生的晚期心率减慢则提示胎儿缺氧。Rh 阴性妇女，可用 Klehauer-Betke 试验判断婴儿、孕妇出血情况，注射 Rh 免疫球蛋白可防止孕妇 Rh 同种免疫及胎儿成红细胞增多症。

不能仅仅为了使胎儿免受放射线照射而放弃必要的放射学检查。放射线诱发畸形的最危险阶段是妊娠初 16 周，通常胎儿照射 10 rad 以下的剂量是相对安全的。小剂量照射是指小于 1 rad(1 000 mrad)。标准胸片对胸部释放近 10 mrad 的 X 线，通过合理保护，胎儿几乎不受放射线照射(<1 mrad)。腹部前后位片有近 220 mrad 的射线照到皮肤上，胎儿受到的射线约 70 mrad。

当怀疑有腹内损伤时，可用超声或 DPL 做进一步检查。超声是最佳选择，除了可以提供有关腹腔积液或积血情况外，还可提供胎儿、胎盘和子宫的情况。孕妇 DPL 的指征同非孕伤员，但切口宜选择在子宫底的顶部。

第四节　损害控制外科

损害控制理念源自海军，目的是确保受损的舰船能继续发挥作用而不做彻底修缮，因为大修的舰船无法迅速投入战斗。损害控制外科是依据病人的生理状态来决定手术的范围，采用分期手术来预防生理衰竭(匣 12-4)。

匣 12-4　损害控制外科要诀

- 在手术室采用生物活性的液体进行体液复苏
- 只做必须做的手术，尽可能小做，目标是稳住病人
  - ☞ 控制出血
  - ☞ 控制感染
  - ☞ 避免进一步损伤
  - ☞ 仅此而已，其余什么都不必做
- 二次手术的目标是了断性修复

手术处理外伤，传统强调实施一期治疗原则，手术操作包括选择切口、剖腹或剖胸探查、控制出血以及切除和修复损伤脏器等步骤。这种处理在多数情况下可获得满意的治疗效果，但若将一期治疗原则应用于严重外伤，尽管手术很成功，但病人会死于严重生理功能紊乱(代谢性酸中毒、低体温和凝血障碍)。因此，正确处理严重外伤是外科医生面临的挑战。1983 年，Stone 首先指出，外伤病人伴凝血机制障碍是严重生理紊乱的征兆，此时的处理不能沿用传统的原则，应更新观念，采用损害控制外科(damage control surgery，DCS)处理原则进行救治。文献上也有将这种处理方法称为“分期剖腹术或计划性再手术”(staged celiotomy or planning reoperation)、"简化性剖腹术"(abbreviated celiotomy)或"损害控制性剖腹术"(damage control celiotomy)等。

(一) 严重损伤时的生理紊乱

枪伤者平均每人有2~7个洞。常见的钝性伤有高处坠落、钝器打击、车祸等,这些伤员多有严重躯干损伤和出血,造成严重生理紊乱。

尽管人们相继成立了创伤救治中心,施行复苏手段标准化,但是严重躯干损伤和大出血者的死亡率仍然居高不下。问题是在手术止血的过程中如何保持生理状态稳定。手术或复苏中"尽力"常常会招来死亡瀑布的降临——代谢性酸中毒、低体温及凝血障碍,又称为死亡三联征(lethal triad)(图12-3)。损害控制外科就是基于这3种病理生理改变,要求外科医生在深入了解这3种病理生理改变的情况下,在病人出现这3种情况前采取相应对策。

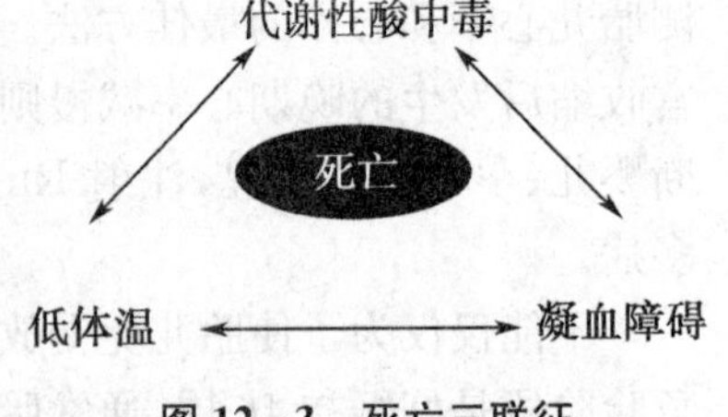

图12-3 死亡三联征

1. 低体温 低体温是腹部严重损伤复苏后的必然病理生理结局。创面热丢失、复苏、创伤的严重程度、年龄、术中体腔暴露、产热机制受损、输液量等都是重要的原因。Jurkovich报道了71例严重创伤的病人,中心温度在34℃者死亡率为40%,32℃或32℃以下者死亡率为100%。

中心温度最准确的测定方法是漂浮导管法,缺点是价格贵,在低体温下插管可引起顽固性心律失常。目前人们对严重创伤时低体温的程度与并发症之间的关系知之甚少。已知低体温可引起心律失常、心排出量减少、周身血管阻力增加、凝血障碍和血红蛋白氧离曲线左移。Bush发现行择期腹主动脉瘤手术的262名病人中,在进入ICU的第一个24小时中心体温<34.5℃者以及晶体液需要量多和血管兴奋剂需要量多者MODS发生率高,在ICU的时间长。

低体温的处理方法是保温和复温。① 被动升温的方法有隔热、减少由对流造成的热丢失。如此,中心温度每升高1℃约需1小时。取暖器提高环境温度。保持病人干燥。湿化吸入气,减少蒸发热丢失。将静脉输液加温至40℃。② 主动升温的方法有吸入气加温、体腔温盐水灌洗、体外循环、动静脉短路加温。

2. 凝血障碍 凝血障碍的原因有:① 血液稀释;② 凝血因子消耗;③ 低体温;④ 代谢性酸中毒。生理状态下的各个凝血环节都可因低体温、酸中毒、出血性创伤而改变,其中最主要的因素是体温。凝血过程的许多酶都是色氨酸依赖性的酯酶参与的,这些酶对温度很敏感,在低体温时这些酶的活性受抑制。Reed发现低体温时凝血因子有缺陷。低体温对凝血机制影响的程度还不清楚。凝血功能的标准检查有:部分凝血酶时间(PTT)、凝血酶原时间(PT)和出血时间(BT)。这些指标都是在37.0℃标准条件下测定的,因此仅能对凝血因子进行定量,不能对低体温下凝血功能异常进行定性。Rohrer将正常人的血浆置于低体温下分析,发现PT和PTT明显延长,从而得出结论,认为标准条件下测得的PT和PTT不能代表低体温时的情况。低体温下凝血因子的量减少(此外,出血和输液也使凝血因子的量减少),并且凝血因子的反应(质)差。

Valeri(1987)发现低体温的动物血浆血栓素水平低、BT延长,提出环氧化酶以及血栓素和前列环素(PGI_2)的平衡受低体温的影响而破坏。进一步的体外研究发现,在GPⅡb-

Ⅲa 血小板-凝血酶受体部位的三磷酸肌酐信息系统对热极为敏感，从而影响细胞内钙的释放。这是激活蛋白激酶 C 的关键步骤。蛋白激酶 C 激活后有助于胞浆蛋白的磷酸化、血小板黏附、聚积和释放。低体温下血小板的黏附和受体复合物会发生改变。这可以解释为什么低体温的病人血小板数正常，而临床上常发生持续性出血。

人们在动物实验中已经证实大量输血、休克和低体温者有纤溶系统激活，但临床情况还远未明了。Kearney 发现头颅外伤的病人 D-二聚体（纤维蛋白原的降解产物）水平增加、PT 延长、抗凝血酶Ⅲ和纤维蛋白原减少。

纤维蛋白溶解并不是持续的，在损伤后很快会出现高凝状态，表现为内源性纤溶活性减弱和抗凝血酶Ⅲ减少。

血液稀释也是创伤病人凝血障碍的主要原因，主要见于输血量达病人全身血量 1.5 倍以上时，血小板、Ⅴ、Ⅷ等因子被稀释，会出现大量输血后的稀释效应。当输血量为病人自身血量的 1 倍时，仅有 35%～40%的血小板。凝血障碍的主要表现是创面广泛渗血。Gubler 发现低体温和血液稀释对凝血障碍的影响是相互独立的。他们在低温下测定了危重病人稀释血液的 PT 和 PTT，发现 PT 和 PTT 延长。

凝血障碍的诊断主要取决于外科医师的眼睛。创面广泛渗血，就应考虑凝血障碍，并输血小板和 FFP。不要等化验结果，否则会坐失抢救良机。

3. 代谢性酸中毒　持续低灌注使正常组织的有氧代谢变为无氧酵解、乳酸堆积，因此持续低灌注的主要后果是代谢性酸中毒。人们在 40 年前就明确了乳酸酸中毒与低血容量休克的关系，并在 25 年前就注意到高乳酸血症与死亡率呈正相关。乳酸的清除率与氧递和氧耗有关，因此可以作为复苏的指标之一。Abramson(1993)用乳酸清除率预测严重创伤病人的生存情况，发现乳酸在 24 小时清除者生存率为 100%，48 小时清除者生存率仅为 14%。其他学者也发现酸中毒的严重程度可精确预测容量、腹部损伤的严重程度和预后。

酸中毒的定义是动脉血 $pH<7.35$，动脉血 pH 必须结合 $PaCO_2$ 一起分析。碱缺失是一个很好的预后指标，可用于指导创伤后早期病人的复苏。酸中毒治疗的第一步是增加前负荷、输红细胞增加携氧能力。若前负荷指标已达到，病人仍有低灌注表现，则用增强肌力药物。

一般情况下，休克纠正后，酸中毒自然得以纠正。$pH<7.2$ 时，机体对儿茶酚胺的反应消失，会发生恶性心律失常，因此要用碱剂纠正。常用的是 $NaHCO_3$。休克病人由于通气血流比率失调或因允许性高碳酸血症，往往有 $PaCO_2$ 增高。$NaHCO_3$ 进入机体后产生 CO_2，会进一步加重细胞内酸中毒。此时，首选 THAM。但 THAM 经肾排泄，肾功能不好者勿用。

综上所述，凝血障碍是多种因素综合作用的，这在出血性创伤的病人显得尤为突出。也就是说，代谢性酸中毒、低体温和血液稀释都不同程度地影响着凝血障碍，最终导致病人死亡。控制这些因素的发展是降低死亡率的重要环节。

（二）损害控制手术的适应证

Morris 指出，临床实践中严重腹部外伤中约 90%的伤员可遵循传统的处理原则，行一期修复和重建术，另 10%因病情严重或复杂，须采用损害控制处理，其成功的关键在于恰当选择适应证并及早实施。下列情况为其适应证：① 生理性指标：血 $pH<7.30$，碱剩余大于 −15 mmol/L；体温低于 35℃；凝血功能紊乱伴弥漫性出血；严重腹内脏器水肿或已伴有腹腔室综合征（abdominal compartment syndrome, ACS）致不能或不宜一期缝闭腹部切口。

② 伤员因素：年龄 55 岁以上，伴有肝硬化、慢性阻塞性肺病、缺血性心脏病、糖尿病等合并症。③ 伴有多发性损伤(损伤的复杂性)：颅脑外伤、纵隔重型损伤、复杂骨盆骨折等。临床上选择损害控制处理，应结合病人的具体情况，全面考虑，及时做出选择，决不可仅仅依据生理性指标。严重腹部外伤大出血(出血量为 4～5 L 以上)，伴低血压、心动过速、呼吸急促、神志变化等或伴多发性或多体腔内脏损伤和大血管损伤，胰腺头部损伤须行胰腺切除术或骨盆骨折伴腹膜后大血肿破裂以及严重肝脏损伤须采用填塞法压迫止血处理等，在抢救过程中，尤其是抢救和手术时间超过 90 分钟者，需考虑损害控制处理。

（三）损害控制手术的实施方法

损害控制处理可概括为 3 个连续性阶段：第一阶段是用最简单的方法立即剖腹探查、控制出血和污染，一般不做重建手术；第二阶段是 ICU 继续复苏，最大限度地维持血液动力学稳定，使中心体温恢复，纠正凝血障碍，呼吸支持，进一步明确损伤情况；待生理状况恢复后进入第三阶段，再次手术取出垫塞的敷料，修补腹内的损伤。

1. 第一次手术——损害控制手术　主要目的是立即用最简单的手术方法控制腹内脏器出血和防止腹腔污染，并迅速关闭腹腔、终止手术，一般不做重建手术。

(1) 术前准备：严重腹部外伤者，更应该加强术前准备和处理，但决不可延误时间，丧失良机，除一般性准备和处理外，还需密切注意是否合并脑疝征象，有无呼吸道阻塞、张力性气胸、心包压塞、失血性休克等，必须在进行体液复苏的同时积极手术。试图待体液复苏后再手术是徒劳的，反而会加重低体温和凝血障碍。在条件允许时，应行胸片、骨盆像、血气分析、B 超或 CT 等检查。

(2) 术中处理：应建立完善的监测系统。除监测 BP、P、R、SaO_2、血气分析、尿量、ECG、血常规、血小板、红细胞比容、血生化等之外，还应监测 CVP、桡动脉置管测血压，必要时放置 Swan-Ganz 导管等，进一步了解生理性指标的变化，协助处理。

(3) 施行手术时注意事项：① 消毒备皮时应从锁骨至膝部，以便需要时行开胸或对股部进行探查。采用从剑突至耻骨联合的正中切口(绕脐左侧)，可提供较满意的腹腔显露，并具有开关腹迅速的特点。② 控制出血：大出血是致死的主要原因，控制出血是开腹后的首要任务。腹内出血可来自多处，探查寻找必须有秩序地、全面地进行，严防遗漏。对出血血管的处理，在不影响其对主要脏器血供的前提下，采用妥善的结扎或缝扎是最可靠的方法。对重要脏器也可考虑行修复处理。这些方法不可能实施时可采用填塞法止血。对深部不易显露的部位出血，尤其是贯通性肝损伤，可采用气囊导管压迫止血，如用 Foley 管，也可用 Sangstaken-Blackmore 三腔管，经伤道插入，胃囊置于肝外或肝后，充盈后可作为固定，避免其滑脱，食管气囊置于肝内损伤部位，充盈后可达到压迫止血作用，通常 48～72 小时后可将其拔除而取得满意的止血效果或可避免手术。在盆腔部位或肝脏出血，亦可采用选择或超选择性血管造影，介入栓塞达到止血的目的，或与填塞法配合使用。③ 控制感染：处理空腔脏器内容外流可采用修补术，也可用手法缝合或缝合器闭合来处理肠破口，或行肠外置术。在病情危重时只能在吸出腹内渗液后采用肠内外、胆道、胰腺和腹腔引流，控制污染。④ 暂时关腹：可用数十把巾钳钳夹或用不吸收缝线连续缝合切口全层或仅缝合腹壁皮肤，也可用 Marlex 补片或 3 L 输液袋修补覆盖或敷料包扎伤口等方法关闭腹壁切口。用 Marlex 补片等处理可维持 7～10 天，并不导致伤口明显粘连，移除时也很容易。

2. ICU 继续复苏　主要目的是稳定循环，改善心脏功能，纠正三大生理功能紊乱。就腹部外伤病人来讲，此期的致死性并发症是腹腔室综合征（见本章附）。

处理要点：①纠正低体温：措施是提高室温、体外用保温毯、对吸入气体加温加湿，对输入的液体和血液适当预温。②继续补充循环血量和凝血因子（匣 5-3），纠正凝血功能障碍，恢复凝血酶原时间（PT）、部分凝血活酶时间（APTT）和血小板至接近正常。③纠正酸碱平衡失调：合理补充碱性药物，如碳酸氢钠、盐酸（须大静脉给予）等。④维持心肺肾功能：可根据临床表现和 Swan-Ganz 漂浮导管监测血动力学指标，调整强心和血管活性药物。接受呼吸机治疗者需维护正常的呼吸功能，如尿少可加速尿等利尿药。⑤其他如防治感染和预防应激性溃疡等措施的应用。

需指出，在继续复苏时，约 15%的病人可能需行急诊手术处理。原因之一是外科出血继续，需立即手术止血，手术可在 ICU 或手术室内进行。如体温恢复正常，凝血障碍初步纠正，但血动力学指标不稳定，仍需输血维持，或失血多于 800 mL/h，应考虑手术处理。原因之二是 ACS（参见本章附）。

3. 再次手术——了断性手术　经 ICU 继续复苏处理，通常需要 24～72 小时，待病情好转、血动力学稳定、心肺功能和生理学指标有所改善，诸如体温超过 36℃，凝血酶原时间低于 15 秒，血小板大于 75×10^9/L，血细胞比容大于 35%，吸入氧量小于 0.45L/min，SaO_2 大于 95%，酸碱平衡失调基本纠正。此时，应考虑再次进行重建术或了断性（definitive）手术。应该注意再次手术的时间，最好在初次手术后 24～48 小时，因为此后病人会因 ARDS 或心衰竭妨碍手术。再次手术的主要目的是彻底处理腹内损伤，清除腹内凝血块、渗液和填塞纱垫，处理首次手术可能遗漏的损伤，并且较妥善地缝合腹壁切口，酌情处理腹部以外的合并损伤，如颅面部损伤、肢体骨折等。撤除腹内纱垫最好在重建术完成后轻柔地撤除，并进行可靠的止血。关腹前酌情放置腹腔引流。缝合切口可采用人工材料，如 Marlex 补片，在无明显张力的前提下，用缝线将其边缘缝合于腹膜或皮肤缘，加湿敷料覆盖包扎伤口，应尽量避免或减少切口疝等并发症发生。一般来说，在清除腹内血肿、血液以及压迫止血用的纱条后，腹部切口多可一期缝合。如果切口感染的可能性大，宜延期缝合，手术后 3～5 天无感染再予缝合或结扎预置缝线。

第五节　浅部软组织创伤

浅部软组织创伤主要指皮肤与浅层肌之间的损伤，不包括较大的血管、神经、骨骼及其他器官的损伤。这类创伤一般不甚严重，但临床上相当多见。

（一）挫伤

挫伤是指皮肤浅层结构未破裂，但皮下软组织肿胀、出血的损伤。常见于体育活动、意外碰撞或有意打击等情况。临床上表现为局部疼痛、肿胀、触痛，或者有皮肤发红，继而转为青紫。经过一段时间后，局部的损伤组织产物可自行吸收，炎症逐步消退，组织逐步修复而愈合。检查时要特别注意是否合并骨折以及骨折所致的血管神经损伤。

挫伤后立即做局部冷敷或压迫包扎，以减少浅部软组织内出血，同时抬高或平放受伤肢体减轻疼痛症状。挫伤后 12 小时起应改用局部热敷或用红外线照射治疗，每次 30 分钟左右，每天 2～3 次。少数挫伤伤员局部有较大的血肿出现时，应给予加压包扎，待 3 天后血肿液化出现波动感时，酌情用针吸法抽出陈旧积血，再加压包扎；若血肿进行性增大、加压包扎又无效，表明有较大的血管破裂，在非手术治疗失败时应果断采取手术止血，并仔细检查深部组织器官有无损伤，避免漏诊和延误治疗。

（二）切割伤

浅部软组织切割伤，大多因刀刃、玻璃片或金属片等造成，伤口的长度和深度各不相同。伤口边缘大多比较平整，出血呈渗溢状或涌溢状，若小动脉出血，可呈喷涌状且颜色鲜红。急救时先用压迫法使伤口止血，再用清洁布类（最好用急救包的无菌纱布或绷带）加压包扎，尽快送到医疗单位施行清创止血和修复处理。

1. 浅表小伤口的处理　浅表切割伤口长径 1 cm 左右且比较干净时，经清创消毒和止血处理后，可用医用胶或黏合胶带黏合创缘皮肤使之对合，然后用消毒敷料覆盖包扎，并考虑预防破伤风和使用止痛药。

2. 一般伤口的处理　指需要做清创缝合术的切割伤，经规范清创术后仔细检查创口内各层受损组织，特别要注意是否有血管、神经、肌腱等结构损伤，除去血凝块和破碎组织，结扎或缝扎出血点。皮肤和皮下结缔组织切割伤，可做单层缝合，若深筋膜有裂开时，应先缝合深筋膜，然后再缝合皮肤和皮下组织，勿留下死腔，必要时留置皮片或皮管引流，消毒敷料覆盖固定或包扎。行预防破伤风和使用抗生素等处理。

3. 感染伤口的处理　指伤口污染明显或处理时间超过 8～12 小时，或者伤口处理不当已经发生化脓感染时，应根据伤口具体情况作相应的正确处理。例如，清创缝合术后伤口已发生感染时，应拆除缝线按感染伤口处理。伤口脓液较多时，可用碘伏药液纱条敷伤口，引流脓液。脓液较少，肉芽组织生长良好，呈鲜红色，颗粒状突起，擦之有渗血时，可用凡士林纱布敷伤口。伤口脓液呈绿色，肉芽不能生长或反而销蚀，可能有铜绿假单胞菌滋生时，应改用苯氧乙醇或磺胺米隆等湿敷处理。伤口肉芽水肿明显时，可用高渗盐水湿敷。伤口肉芽生长过多（超过伤口平面）时，可用 10％硝酸银棉签涂拭肉芽表面，并立即用等渗盐水棉球擦去；伤口肉芽生长过慢时，可用生肌玉红膏或生肌散敷贴，促进肉芽生长。

4. 小刺伤　浅部组织的小刺伤，大多由庄稼刺条、木刺、竹刺、缝针等误伤造成。小刺伤因带有细菌污染可致感染，有时还可能发生异物存留，应引起临床医生重视。

小刺伤的伤口出血，直接压迫 3～5 分钟即可止血。止血后用 70％酒精或碘伏液涂擦，覆盖无菌敷料或喷雾药膜保护伤口。若伤口内有异物存留，应设法取出异物，然后消毒包扎，同样应酌情预防破伤风和使用抗生素。

第六节　颅脑外伤

脑外伤在创伤死因中高居首位，占创伤死亡的 1/2，60％以上交通伤的死因是脑外伤。脑外伤也是创伤病人残疾的主要原因。原发性脑损伤有穿入伤和钝器伤之分。脑损伤的部位可以发生在物体与头部的直接碰撞点；也可以因惯性力的作用，脑与颅壁相撞或受大脑镰、小脑幕牵扯发生损伤，导致远离碰撞点的脑损伤（如对冲伤）、多处或弥散性脑损伤。原发性脑损伤包括脑震荡、脑挫裂伤和脑干损伤；原发性脑损伤可因颅内局部病情发展（脑水肿和颅内血肿），使颅内压升、脑灌注减少从而加重，也可因全身性病变（缺氧、低血压和贫血)的存在而加重,这都称为继发性脑损伤。一般来讲,原发性脑损伤治疗困难,继发性损伤是可以避免或治疗的,因此继发性脑损伤就成了脑外伤治疗的关键。脑外伤低血压病人应立即查找出血部位,单纯闭合性脑外伤不致引起低血压。

【解剖和生理】 头皮分5层,用SCALP(中文意为头皮)有助于记忆:S(skin,皮肤),C(sub cutaneous,皮下组织),A(galea aponeurotica,帽状腱膜),L(loose areolar tissue,疏松组织)和P(periosteum,骨膜)。皮下组织内的致密结缔组织使SCA三层结构紧密相连成为一体。血管由致密的皮下结缔组织支持,在头皮损伤后不易回缩,因此头皮撕裂出血量大。帽状腱膜前方与额肌相连,后方与枕肌相连,当帽状腱膜撕裂时,肌肉将帽状腱膜向前后拉开,使伤口张开,出血不易自止。

由于大脑的惯性运动,加上颅底表面高低不平,加速或减速都可造成脑损伤。脑和脊髓的被膜自外至内分别为硬膜、蛛网膜和软膜。硬脑脊膜是一层厚的致密纤维层,包裹着脑组织和脊髓,并形成静脉窦、海绵窦、大脑镰、小脑镰、小脑幕。大脑静脉血液通过桥静脉回流到硬脑膜静脉窦,如大脑上静脉流入上矢状窦。老年人脑萎缩后这些桥静脉就容易撕裂造成硬膜下出血。桥静脉也可随大脑一起撕裂。脑膜动脉位于颅骨和硬脑膜之间,脑膜中动脉经过颞顶部("太阳穴"),该处无移位的线形骨折可使脑膜中动脉撕裂,引起硬膜外血肿。蛛网膜与软膜之间的腔隙为蛛网膜下腔,脑脊液在蛛网膜下腔循环。软脑膜紧贴包裹脑组织。脑膜血管和脑组织损伤可引起蛛网膜下腔出血。

脑和脊髓位于硬的骨性结构内,即颅腔和椎管。骨性结构内的压力改变可传递至其内容物并影响血供。颅腔和椎管就像漏斗与漏管,小脑位于漏斗口,脑干在漏斗颈部,脊髓则位于漏管内。脑干通过坚硬的小脑幕切迹引入漏斗颈部。通过这个裂孔,动眼神经从中脑发生并进入上眶裂。因出血和脑水肿引起的幕上压力升高,可将脑组织推入或疝入漏斗颈部。颞叶海马回、钩回通过小脑幕切迹被推至幕下,迫动眼神经,使同侧瞳孔固定、散大。随着脑疝进一步发展,位于大脑脚的同侧锥体束受压,造成对侧强直性瘫痪,Babinski征阳性。进一步持续压迫,可引起延髓内的呼吸心跳中枢功能障碍,出现低血压和心动过缓。网状激活系统是保持清醒状态的基本结构,位于中脑和脑桥。脑组织灌注不良、颅内压升高、脑皮质受损或网状激活系统受损可导致意识改变。

脑血流量(CBF)受许多因素影响。CBF = 脑灌注压(CPP)/脑血管阻力(CVR)。

正常情况下,CBF高出CPP很多(50～150 mmHg),并受CVR自身调节。脑外伤后,自身调节损害,这时,成人临床可耐受的CPP约70 mmHg。严重颅脑损伤紧急治疗的要点是CPP最大化,为损伤的脑组织提供氧和葡萄糖。CPP是平均动脉压(MAP)与颅内压(ICP)之差:CPP = MAP − ICP。因此,提高CPP可以从MAP和ICP两方面着手。若BP满意(MAP＞70～80 mmHg)且ICP在正常范围(成人＜10～15 mmHg),此时的CPP约为60～70 mmHg,这就是"CPP最大化"的目标。

颅内压(ICP)的定义是基于Monro-Kellie修正假说,该假说认为被硬质球状物(颅骨)包裹的颅内容主要有3种:脑、血液和脑脊液(CSF)。颅腔的容量是恒定的,压力均匀分布。这3种颅内容中任何一种的容量增加都会伴随着其他两种颅内容容量的减少,否则,ICP就会增加。正常ICP小于10 mmHg。若ICP超过20 mmHg,一般就需要处理,以预防脑疝和脑缺血。随着ICP升高,机体企图通过升高血压以维持CPP。ICP升高的早期反应就是Cushing反射(三联征),表现为高血压、心动过缓和呼吸减慢。当ICP迫近MAP及CPP降至50 mmHg以下时就发生脑死亡。

CO_2是脑血管有效的扩张剂,可降低CVR,增加CBF。当$PaCO_2$在20～80 mmHg时,CO_2对CBF的效应呈线性关系。CBF的这些变化主要受脑间质pH调节,与透过血脑屏障快速弥散的CO_2相关。但由pH和$PaCO_2$变化引起的CBF变化时间短暂,因为脑组织能使间质pH值恢复至正常。脑外伤病人过度通气可降低ICP,但有引起脑缺血的危险。CBF还受交感张力的影响。

【诊断】 SAMPLE(见本章第一节)。病人早期是否清醒,随后是否丧失意识,病人四肢能否活动,病人是否有癫痫发作或抽搐。

(一) 意识状态和生命体征

神经系统检查要定时反复进行,及时发现病情恶化。在初期阶段,意识状态可按AVPU顺序检查(见第7章)。在后期阶段,应做全面的神经系统检查,重点检查意识状态、瞳孔反应和偏侧肢体无力。高血压、心动过缓和呼吸减慢提示颅内压升高。单纯脑损伤一般不会有低血压,脑外伤病人低血压,往往提示有失血或脑外伤已经处于很晚期,临近死亡,除非证明有别的原因,因此脑外伤伴低血压的病人应优先复苏。高血压或伴高热提示中枢自身调节功能紊乱。呼吸异常提示脑疝,如周期性呼吸暂停、Cheyne-Stokes呼吸和周期性快速深呼吸(中枢神经原性过度通气)。

(二) Glasgow昏迷评分(GCS)

正常人GCS为15分,昏迷病人低于9分(≤8分提示神经系统严重抑制,需要气管插管保证呼吸),死亡病人为3分;3～4分的病人97%会死亡或成植物人,5～6分的病人死亡率为65%,7～8分的病人死亡率约28%。GCS评分是按照睁眼反应(E)、言语反应(V)和运动反应(M)打分的。E、V、M评分的总和就是GCS评分(表12-6)。GCS是一种快速评价脑外伤严重程度的指标,其优点是可以重复检查,定量评估病人意识水平,有助于医生之间交流,还可以预测伤员的预后,尤其是昏迷早期的评分。但它忽视了两个很重要的脑外伤临床指标:瞳孔反应和两侧肢体肌力对比(定位体征)。因此,一个满15分的病人,可能有轻微偏瘫和威胁生命的病变。

表12-6 Glasgow昏迷评分(GCS)

睁眼反应(E)		言语反应(V)		运动反应(M)	
能自行睁眼	4	能对答,*定向正确	5	能按吩咐完成四肢动作	6
呼之能睁眼	3	能对答,*定向有误	4	刺痛时能定位,手举向疼痛部位	5
刺痛能睁眼	2	含混不清,不能对答	3	刺痛时肢体能回缩(避开疼痛刺激)	4
不能睁眼	1	唯有声叹,无语言	2	刺痛时双上肢呈过度屈曲(表现去皮质强直)	3
		不能发音	1	刺痛时四肢呈过度伸展(表现去大脑强直)	2
		气管插管	1	刺痛时肢体松弛,无动作	1
		总分T			

*定向指对人物、时间和地点的辨别。GCS = E + V + M评分。脑外伤严重程度:GCS<9为重度,9～12为中度,>12为轻度

(三) 瞳孔

检查病人瞳孔要看两侧是否等大对称、对光反应是否敏感,直径大小相差超过1 mm即为异常。可观察自主运动和对疼痛刺激反应以判断是否有四肢无力。重复检查发现GCS

评分减少2分以上、头痛加剧、一侧瞳孔增大或一侧瘫痪加重，都提示神经系统进一步恶化。

（四）其他

在后期诊治阶段，检查病人是否有头皮撕裂和颅骨骨折。检查者戴无菌手套，触摸伤口，如果发现有高低不平则提示有凹陷性骨折，首先予直接压迫止血。眶周淤斑（熊猫眼）、乳突周围淤斑（Battle征）、鼓室积血、口鼻有脑积液外溢等都是颅底骨折征象。熊猫眼提示筛板骨折，提醒医师置鼻胃管时有可能插入颅内。有出血时，很难判断是否存在脑脊液耳漏或脑脊液鼻漏。此时，可将一滴血性液体滴在滤纸、纸巾或床单上，若出现环形征或靶心征则可作出脑脊液漏之诊断。因为脑脊液比血液弥散快，血液留滞在中心，外周有多道向心性环形，包绕中心的红点。

（五）影像检查

CT检查非常有价值，对怀疑有脑外伤者都应做CT检查。CT扫描可显示颅内血肿、脑水肿区域、中线偏移和颅骨骨折。颅骨平片相对于CT来说，几乎不能提供更有价值的信息，可以省略。尽管诊断颅骨骨折很重要，但是诊断脑外伤更为重要。脑外伤的发生可伴有或不伴有颅骨骨折，反之亦然。15%脑外伤病人有隐匿性的颈椎损伤，因此所有脑外伤病人都要行颈椎X线检查。

【治疗】 脑外伤的处理与初期筛查的ABCDE流程应同时开始，脑外伤的并发症发生率和死亡率明显受复苏的影响。美国一项前瞻性多中心研究结果表明，把到急诊室时的病人分为有缺氧、低血压和两者兼有3组，死亡率分别为33.3%、66.2%和75.0%。这要求创伤外科医师处理脑外伤时，应迅速维持呼吸和血液动力学稳定。

单纯脑损伤一般不会有低血压，脑损伤病人一旦伴低血压，强烈提示病情已接近极期，应优先复苏。一般不要用经鼻腔的气管插管或插鼻胃管。

没有明确手术指征的脑外伤病人应送ICU，常需气管插管、监测ICP。监测ICP，一般都需要行颅骨钻孔，把导管插入侧脑室，导管接转换器，连续测ICP。许多神经外科医生把脑室导管法视为监视ICP的“金标准”。

脑外伤非手术治疗的重点是维持CPP，防止ICP升高。如果不受颈椎外伤的限制，应保持头部中立位，抬高30°，保证颈静脉回流，降低颅内压。其他降低颅内压的方法有：镇静、利尿、过度通气及适当静脉补液。麻醉药镇静或非去极化神经肌肉阻滞剂（如潘可罗宁）以减少不必要的活动或反抗行为所引起的颅内压升高。若此时ICP仍然高，可以用药物利尿降低CSF和脑组织的容量。首选甘露醇0.25～1.00 g/kg。甘露醇是自由基清除剂，又是渗透性利尿剂，可有效减少脑水肿，降低颅内压。静脉输入甘露醇时，病人可出现不明原因的CVP升高，随后因尿量大量排出引起血容量不足造成CVP降低，因此需密切观察。有时可用襻利尿剂降低脑水肿，但是必须慎用。在多发伤病人要尽量避免低血容量，因为这种病人本来就有容量不足，低血压可加重继发性脑损伤和死亡率。中等程度过度通气使$PaCO_2$维持在30～35 mmHg，大多数伤员的颅内压会降低，又不致引起脑缺血。过度通气降低ICP的持续有效时间不会超过24～48小时，因为此时肾脏对呼吸性碱中毒的代偿开始起效了。适当静脉补液可保证灌注压，维持适当的心排出量，可以通过监测CVP、肺动脉楔压及尿量来指导治疗。脑外伤病人还应密切观察是否有癫痫，一旦发生就应马上处理。常用一线药物是地西泮（安定），如果无效，用长效苯妥英钠。营养支持很重要，应早期施行，尽可能采取胃肠营养。

第七节 颈部外伤

任何颈部损伤都可能致命，因为在这个不大的空间里有诸多重要结构。颈部损伤可分为穿入伤和钝器伤，两者治疗不同。

一、颈部穿入伤

颈部穿入伤可累及气管、食管、大血管和颈髓。

1. 分区　为了便于描述颈部穿透性损伤，把颈前部分成3个区（图12-4）。颈后的穿入性损伤会损伤脊柱、颈段脊髓、椎动脉及颈部肌肉。

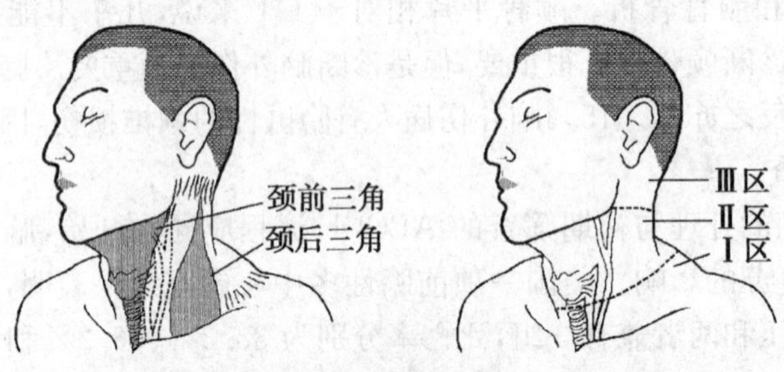

图12-4　颈部损伤分区

Ⅰ区在颈根部，是胸廓出口，范围从环状软骨水平至锁骨头（胸骨切迹）。该区域含颈动脉的近段、锁骨下血管和胸部大血管，伤后死亡率较高。该区的临床处理要点是准确判断颈部穿入伤是否损伤了锁骨深部的大血管和组织，是否要行胸部切口（在损伤部位暴露之前在其近端控制住损伤血管）。血管损伤的“硬”证据是凶猛的活动性出血、扩容处理无效的休克、伤侧上肢脉搏消失和神经功能障碍；“软”证据是血管杂音、纵隔增宽、局部血肿、伤侧上肢脉搏减弱以及扩容治疗有效的休克。无上述证据的伤员可以考虑保守观察。有鉴于Ⅰ区的临床评估和手术显露困难，许多外科医生主张对该区的损伤常规行四血管动脉造影（两侧颈总动脉和两侧椎动脉）。前瞻性研究表明Ⅰ区血管损伤仅5%需要手术处理。对Ⅰ区损伤有咯血、吐血、声音嘶哑、吞咽痛和皮下气肿等表现的伤员，应该做支气管镜加口服泛影葡胺或稀钡造影。食管镜主要用于不能吞咽的病人。CT血管造影对颈血管损伤和气管食管损伤都具良好的诊断作用。

Ⅱ区在颈部中段，从环状软骨水平至下颌角水平。该部位手术易于显露，死亡率稍低。只要有血管或气管食管损伤的依据，都应该做手术探查。CT血管造影可以排除血管损伤。

Ⅲ区从下颌角至颅底。该区域手术暴露很困难，对来自颈内静脉远侧的出血尤其难以控制，许多情况下需要做下颌关节离断术。应该先做CT血管造影排除颈内动脉损伤，其他血管的出血都可以通过栓塞止血。直接喉镜可以满意地判断气管食管损伤。

2. 手术原则　如果有可能，动脉造影术一定要在任何损伤探查之前做，尤其是Ⅰ区和Ⅲ区的可能危及血管的穿入性损伤。若动脉造影证实颅底部颈动脉损伤，修复往往不可能，只能靠结扎来控制出血，此时可能导致脑供血不足。要良好地显露血管的两断端，最常用的入路是沿胸锁乳突肌前缘的切口，领口型切口仅用于气管食管损伤的修复或颈部横行伤的探查。要追踪伤道直至其末端。动脉损伤最好一期修复，必要时可用人造血管替代。静脉损伤可以结扎，除非两侧颈内静脉都有损伤。气管和食管的损伤要用合成可吸收线一期修复。如果气管食管损伤相邻，应该在修复后将一血供良好的肌瓣或筋膜瓣置于气管食管之间，避免日后发生气管食管瘘。一定要做喉镜检查，避免漏诊喉部损伤。疑有气管食管损伤时，应放置引流，以免发生致死性纵隔炎。如果病人既有气管食管损伤，又有血管损伤，气管食管修复区的引流应该从对侧颈部引出。

二、颈部钝器伤

颈部钝器伤也可以很严重，如：① 颈椎骨折或脱位；② 颈髓损伤；③ 血管闭合性损伤；④ 喉和气管复合损伤伴随出血、气管阻塞。颈椎和软组织的 X 线检查是最基本的，仔细的神经学检查可以区分颈髓、臂丛和脑的损伤。

1. 喉和食管　喉和气管损伤可以无症状，也可表现为声嘶、喉鸣、皮下气肿，甚至呼吸困难(出血气道受压)。若病人气道通畅，首选 CT 检查判断喉部损伤情况，从而决定是否需要手术。

食管损伤很少，食管损伤后不会立刻出现症状。重要的是医师对食管损伤的存在有警惕性，颈部探查或吞造影剂检查可以明确诊断。食管穿孔者最初的表现是严重胸痛和咽下困难；数小时后，发展成纵隔炎、脓毒症。

2. 血管　疑有血管损伤时应该做 CT 血管造影或彩色 Doppler 血流检查。血管损伤的典型表现就是明显的外出血或血肿形成，伴随不同程度的休克。听诊有杂音提示动脉损伤。

(1) 颈动脉：任何穿通了颈阔肌的颈部损伤需要及时手术探查或做血管造影以排除大血管损伤。如果病人已经有神经症状，且能排除脑外伤所致，应该结扎伤侧颈动脉，因为一期动脉修复和脑血供重建会使局部缺血性脑梗死变成出血性梗死，使病情更糟、更致命。

(2) 颈内静脉：颈部静脉损伤最好的处理方法是结扎。但必须牢记静脉气栓的风险。一个简单有效的防止静脉气栓的方法就是让病人取头低脚高位，直至出血控制。

(3) 锁骨下血管：锁骨或第一肋骨的骨折可能会戳破锁骨下动、静脉。锁骨下动脉的损伤比较容易处理，只要把颈胸联合切开。良好暴露是成功处理该致命伤的唯一途径。结扎锁骨下动脉一般是安全的，但一期修复更好。

(4) 椎动脉：当颈后或颈侧出血，压迫颈内动脉不能止血，或外侧出血伴颈椎横突骨折时，应怀疑椎动脉损伤。椎动脉损伤也是一个需要认真对待的问题。单侧椎动脉结扎可因基底动脉灌注不足而发生致命的中脑、小脑坏死，但只有 3%左侧椎动脉结扎和 2%右侧椎动脉结扎的病人会发生这种合并症。因此，面对椎动脉大出血，即使结扎有上述风险，也应结扎之。

3. 颈椎　颈椎检查在二期筛查救治中居重要地位。然而，排除颈椎损伤并不容易。对减速损伤或暴力直接作用于颈部者，应高度怀疑颈椎或颈髓损伤。意识不清的伤员，如醉汉，在可靠的临床检查能实施之前，都应该被看成存在颈椎不稳，因为即使三位颈椎 X 线片正常也不能排除韧带损伤的可能。因此，应该用沙袋或颈托固定病人头颈部至病人完全清醒。对暂时不能清醒的伤员，颈椎的 CT 或 MRI 可以作为辅助检查手段。

对意识清醒的伤员，应先了解有无颈椎损伤的体征，如：颈椎中线压痛或触诊时的脊椎滑落感(vertebral step-off)。

(1) 有颈椎损伤体征：用颈托保护颈椎，并摄三位颈椎X线片(见本章第一节)。

(2) 无颈椎损伤体征：让病人缓慢转动颈部一圈。① 若转动时无疼痛，则颈椎损伤的可能性极小，可以去除颈托。② 若转动中出现疼痛，则颈托不能去除，应摄三位颈椎X线片。如果摄片提示正常，应考虑韧带的损伤，摄颈椎屈-伸位X线片。若这些X线片都正常，则颈椎损伤的可能性极小，颈托可以去除。如果病人不能做这30°的屈-伸摄片，应保证颈托在位，待以后摄片。

第八节 胸部外伤

对胸外伤的伤员有两点应该注意。第一，体检或X线检查发现存在胸部解剖外气体(皮下积气、纵隔积气和心包积气)往往提示四大潜在病因：① 肺实质损伤伴隐性气胸(最常见的病因)；② 气管支气管损伤；③ 食管穿孔；④ 颜面颈部损伤(通常有自限性)。第二，呼吸音正常并不表明通气正常和氧合正常。呼吸功能是否正常应该通过潮气末二氧化碳、氧饱和度以及动脉血气分析来判断。

【分类】 胸外伤占创伤死亡的1/4，是仅次于脑外伤的最常见的创伤死因。这类创伤病人部分在创伤后立即死亡，另一部分若诊断及时，通过简单处理即可救治。关键是早期诊断，这就需要熟知这类创伤的表现和分类(表12-7)，予以高度警惕。85%的胸部外伤可以通过一些简单操作进行治疗，15%则需手术治疗。

表12-7 胸部外伤分类

即刻致死性胸外伤	潜在致死性胸外伤	非致死性胸外伤
呼吸道梗阻	肺挫伤	单纯性气胸
张力性气胸	心脏损伤	单纯性血胸
开放性气胸	创伤性主动脉破裂	肩胛骨和肋骨骨折
大量血胸	创伤性膈肌破裂	
连枷胸	气管支气管树撕裂	
心包压塞	食管损伤	

一、即刻致死性胸外伤

(一) 张力性气胸

张力性气胸仅次于呼吸道梗阻，在胸部外伤的死亡中居第二位。张力性气胸又称高压性气胸，常见于较大的肺泡破口或支气管破裂，裂口形成活瓣，气体随每次呼吸进入胸膜腔，逐渐积聚，无法排出。随着胸腔内压力升高，伤侧肺塌陷，纵隔和气管被推至健侧，使健侧肺也受压，造成上、下腔静脉受压、扭曲，静脉回心血量明显减少，结果造成氧供障碍。这种情况若不能立即纠正，必然导致死亡。

张力性气胸的典型体征是颈静脉怒张、低血压、伤侧叩诊高鼓音和听诊呼吸音消失。虽然教科书上还提到气管向健侧移位，但创伤外科医生认为这一点在诊断上并不很重要。此外，还有呼吸窘迫、心动过速、伤侧胸部饱满、肋间隙增宽。张力性气胸的诊断不能依赖胸部X线片，需要医师通过体检立即作出诊断，等待X线片会延误病情，坐失抢救良机。

如果怀疑张力性气胸，就应该立即做胸腔穿刺减压，设法把张力性气胸变成开放性气胸。一般用14号(或更粗)、5 cm长针头穿刺胸腔，穿刺点取第2肋间隙(紧贴第3肋上缘)锁骨中线的交点。气体从针头喷出，提示张力已解除。然后拔除针头，置入导管引流，这是一种快速临时的治疗措施。确定性的治疗需要置入胸管闭式引流，一般从腋中线第5肋间插入胸腔。胸管的外侧端接一水封瓶，该瓶有单向阀的作用，有助于胸腔内气体排出。吸引压力一般在20 cmH_2O。

(二) 开放性气胸

当胸壁缺损较大时，外界空气随呼吸自由出入胸膜腔，称开放性气胸。伤员呼吸时，可从伤口闻及气泡声或看到气泡。外界空气出入胸膜腔的量与胸壁缺损大小有关，当胸壁伤口直径大于气管直径的2/3时，胸腔内压力与大气压相等，空气主要通过伤口进出胸膜腔，而不进入气管，使伤侧肺塌陷，从而妨碍有效通气(图12-5)，因此这种创伤也可即刻威胁生命。阻止空气异常出入最快速、最简便的方法是在伤口上覆盖不透气敷料(如凡士林纱布、塑料贴膜)，封住敷料的3边，制成一个单向活瓣。呼气时，胸膜压力升高，气体从敷料开放的一边排出；吸气时，胸膜腔压力下降，敷料被吸住以闭合伤口，防止空气进入胸膜腔。其作用是开放性气胸变成单纯性(闭合性)气胸。确定性治疗包括置入胸管闭式引流，缝闭胸壁缺损。

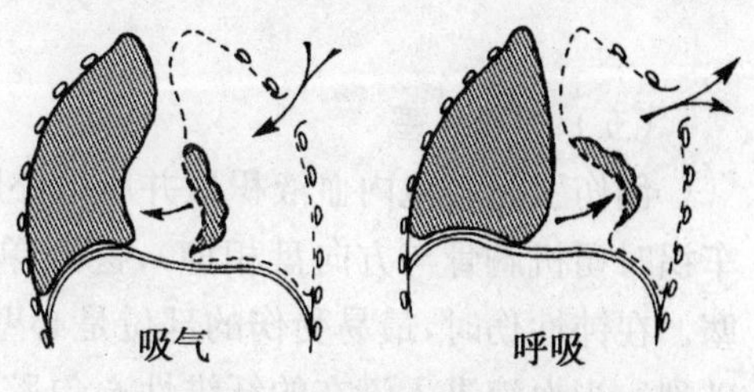

图12-5 开放性气胸-纵隔扑动

(三) 大量血胸

大量血胸是指胸腔内积血超过1 500 mL。低血压病人伴一侧胸部呼吸音减弱或消失，叩诊呈浊音，即可诊断血胸。立位胸片常显示伤侧完全实变。初期处理是快速液体复苏。外科置入大号胸管(36～40 French)，最好能建立自体血回输装置。一般认为下列两种情况应急诊开胸止血：① 初次引出血液大于等于1 500 mL。② 初次引出血量小于1 500 mL，但仍有持续性出血，速度达200 mL/h，持续3小时。出血最常见于肋间动脉和胸廓内动脉，最佳处理方法是结扎。胸管引流后还应摄胸片检查，了解引流是否彻底。

(四) 连枷胸

连续多根多处(每根肋骨至少有2处以上)肋骨骨折使局部胸壁失去完整的肋骨支撑而软化，出现反常呼吸运动，即：吸气时，由于胸腔负压的形成，表现为健侧胸壁扩张，软化的胸壁内陷，呼气时软化的胸壁外突，此称连枷胸(flail chest)或浮动胸(图12-6)。看到或触到反常呼吸运动即可作出诊断。连枷胸病人常有通气不足表现，其原因不仅是由于反常呼吸运动，更重要的是肺损伤。造成多根多处肋骨骨折需很大的外力，这些能量可通过胸壁传递到肺，导致肺挫伤、肺广泛间质出血和肺泡塌陷，从而造成通气-血流比值失调，最终导致低氧血症。多处肋骨骨折引起的疼痛也使伤侧胸壁呼吸运动减弱，造成通气不足。最简单的暂时处理办法是用一团纱布(或其他布类)压在软化部位，将胸壁包扎起来，控制浮动胸。明显通气障碍的病人常需要呼吸机辅助呼吸，以防止低氧血症和高碳酸血症。一般取呼气末正压呼吸(PEEP)以维持正常氧合。为了合理补液及维持心肌正常功能，常需中心静脉插管或肺动脉插管监测。确定性治疗要求肺复张、适当氧合、谨慎补液、适量止痛，以改善通气。

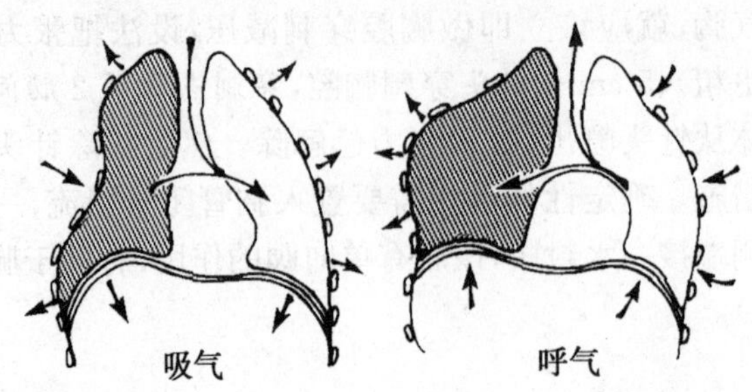

图 12-6 连枷胸

（五）心包压塞

创伤引起心包内血液积聚并压迫心脏，称心包压塞。可由心脏钝性伤和穿入伤引起（如车祸时司机胸骨与方向盘相撞），甚至单纯心包血管或冠状血管小的损伤也可引起心包压塞。在钝性伤时，最易受伤的部位是心壁最薄弱区——右心耳，其他心腔或大血管也可发生破裂。当血液进入潜在的纤维性心包腔后，压迫各心腔，舒张期心室充盈受限，从而使每搏排出量和心排出量减少。升高的心包腔内压传递至各心腔，导致右心房压力、右心室舒张期压力、肺动脉舒张压、肺动脉楔压、左心房压力、左心室舒张期压力升高。这些血液动力学变化引起下列典型 Beck 三联征：① 心音遥远；② 中心静脉压升高（颈静脉怒张）；③ 低血压。其他体征还有奇脉（吸气时收缩压下降超过 10 mmHg）和 Kussmaul 征（吸气时 CVP 升高）。要注意的是，在嘈杂的急诊室很难查到心音遥远和奇脉。低血压病人可能不会出现颈静脉怒张。对于无脉但有心电活动的病人，应注意与张力性气胸鉴别诊断（表 12-8）。

表 12-8 张力性气胸和心包压塞的体征的异同

张力性气胸	心包压塞
呼吸窘迫	呼吸窘迫
心动过速	心动过速
低血压	低血压
颈静脉怒张（CVP↑）	颈静脉怒张（CVP↑）
伤侧呼吸音↓↓	心音遥远
伤侧叩诊呈鼓音	奇脉，>10 mmHg
气管向健侧移位	

对怀疑有心包压塞的病人，初期治疗是静脉补液，使 CVP 升高以超过心包内压，暂时增加心排出量，争取时间做确定性治疗。插入中心静脉导管监测 CVP，行床边心电监测，都有助于临床诊断。但不能因为做这些辅助检查而推迟心包穿刺。心包穿刺宜采用 16～18 号针头，长 15 cm，连接导管和 30～60 mL 的注射器。用无菌鳄鱼夹将标准导联或心导连接于针头，监测病人的心电图。在剑突肋软骨连接处左下方，与皮肤成 45°角进针 1～2 cm，针头指向左肩胛骨下角，保持注射器负压并缓慢进针，回抽到血液即表明进入心包，退出针头，固定导管。导管接三通活塞以备必要时反复抽吸。如果血液已经凝固，那么心包穿刺可呈阴性。如果针头刺入心脏，心电图会显示损伤波形（如 ST-T 段改变，QRS 波变宽增大）。如

果心导连接于针头，当针头进入心包膜后出现波形倒置。心包穿刺是缓兵之计，确定性治疗需打开心包，找到出血点并修补。此修补术需要有经验的外科医师完成。

急诊室剖胸探查一般选择左侧第5或第6肋间进胸。先在膈神经前方切开心包，去除血块，修补心脏损伤。严重低血容量病人可以暂时夹闭降主动脉，保证重要脏器血供。周围血管的输液速度不能满足需要时，可以经右心耳输液。急诊室剖胸探查的并发症很多：显露心脏时损伤肺、切开心包时损伤膈神经、心脏修补时损伤冠状血管以及钳夹降主动脉时损伤食管。

二、潜在致死性胸外伤

（一）肺挫伤

所有肺损伤都可能伴有气胸（单纯性或张力性），及时诊断和处理往往至关重要。因此，凡外伤后怀疑有肺挫伤者，应该按单纯性气胸处理（参见下文单纯性气胸）。

肺挫伤可以由钝性胸外伤所致，也可以由穿入性胸外伤所致。肺挫伤病人往往是血流正常、通气不足，通气-血流失调，出现严重低氧血症。胸部X线检查一般可以明确诊断，治疗措施包括积极吸痰和呼吸支持。偶尔病人需要取健侧胸部向下的侧卧位，以增加健侧肺的血流。严重肺挫伤往往需要气管插管机械通气支持，这类病人的处理极富挑战性，往往需要用罕见的通气模式（如：压力控制、反比通气），此时，应该请ICU医生会诊。

严重肺实质损伤时会发生空气栓塞，尤其当正压机械通气时，病人会突然出现循环衰竭，此时应将病人置于Trendelenburg斜坡体位。

（二）心脏损伤

1. 穿入性损伤　心脏损伤大多由两锁骨中线之间的前胸部穿入伤所致，当然，其他部位的穿入伤也会伤及心脏。心脏穿入伤的临床表现不一，轻者血流动力学平稳，重者是彻底的心血管衰竭。如果伤员表现有休克、颈静脉怒张和心音遥远（Beck三联征），应考虑心包压塞之诊断，此时，应叩诊胸壁、听诊肺野排除张力性气胸。此外，心包压塞的病人还有一个特征是Kussmaul征（吸气时颈静脉怒张）。对疑有隐性心脏穿入伤的、血流动力学稳定的病人，首选诊断手段是心脏超声检查，最好是经食管心脏超声检查。如果超声检查显示心包积液，就应该考虑急诊手术探查。另一种诊断手段是FAST（见本章第九节），主要适用于多发性损伤的急诊诊断。心包探查应该在手术室全身麻醉下进行，采用剑突下入路，在心包上做一个1 cm长的切口。如果心包液呈草黄色，提示探查阴性；如果为血液，则需要做了断性的心肌缝合。对血流动力学不稳的病人来讲，往往需要行急诊室剖胸术（EDT）来明确诊断。修补穿入性心脏损伤的最佳入路是胸骨正中切口。心房和心室的破口可以用单股缝线间断缝合或连续缝合。将一根Foley尿管插入心脏的破口内，球囊充水控制出血，以利于缝合修补。修补术中切勿伤及冠状动脉。对邻近冠状动脉主干的伤口可以在冠状动脉下置水平褥式缝线缝合。冠状动脉末梢分支可以缝扎。尽早请心胸外科医生会诊，尤其在修补术复杂或需要体外循环的情况下。

2. 心脏挫伤（blunt cardiac injury，BCI）　凡胸部机械性损伤（如车祸伤及胸部）以及伤后有心血管异常表现者都应该考虑BCI之可能。BCI轻者表现为窦性心动过速，重者为心源性休克伴心血管衰竭。研究表明心肌酶学检测对BCI的诊断和治疗几乎毫无临床意义。首选的诊断手段是ECG。ECG正常可以排除严重BCI，对ECG异常（心律不齐、ST改变、缺血、传导阻滞、原因不明的窦性心动过速)生命体征稳定者应该收入住院行心脏监测 24 小时;对 ECG 异常生命体征不稳定的病人应该做经胸心脏超声检查,了解是否有室壁运动异常/无运动或瓣膜受损。如果经胸心脏超声检查不满意,应选择经食管心脏超声检查[东部创伤外科学会(EAST)指南,1998]。依据经食管心脏超声检查结果拟定治疗方案。心肌或瓣膜破裂需要急诊手术修补,相反者则继续在 ICU 监测的前提下进行支持治疗和药物支持(正性肌力药物和血管收缩剂)。偶尔有些伤员需要机械心脏支持。动脉瘤退变是心脏钝性损伤的远期并发症。

(三) 大血管损伤

1. 穿入伤 胸部大血管损伤最常见的原因是穿入伤。病人多有严重休克和血胸,少数病人是近心侧主动脉或腔静脉损伤表现为心包压塞。这类病人大多需要紧急手术解决广泛血胸和心包压塞问题,不允许做诊断性检查。然而,生命体征平稳的伤员(如病情平稳的纵隔枪弹伤伤员)允许做必要的检查(主动脉造影、内镜加吞造影剂、心脏超声、CT 血管造影)排除胸内大血管、气管、食管以及心脏损伤的可能,除非能肯定穿入物体的伤道未累及这些结构。CT 血管造影有助于了解枪弹创道的轨迹,为手术决策提供帮助。手术入路取决于受伤的血管。胸骨正中切口可以满意地显露近心侧的主动脉、上腔静脉、右锁骨下动脉和颈动脉,该切口沿左锁骨下延长可以满意显露左锁骨下动脉。尽管左前侧入路开胸或许可以更好地显露左锁骨下动脉,但是,显露左锁骨下动脉最佳的入路还是左侧高位前外侧剖胸术。因为胸骨正中切口可以快捷进胸,并且可以根据需要沿左锁骨下或右锁骨下延长切口,成为急诊室剖胸的常用入路。主动脉和腔静脉的损伤无论如何都应该一期修复,必要时也可以用人造血管重建。头臂静脉和无名静脉损伤可以结扎。

2. 钝性伤 急骤减速(车祸或高处坠落)所致的钝性伤可使胸内大血管撕裂。引起这类创伤的机械力呈剪力作用于主动脉的解剖固定部位,常见的部位是降主动脉左锁骨下动脉起始部的远侧或动脉韧带处、动脉瓣膜附近的主动脉根部以及降主动脉膈肌裂孔处。车祸的水平方向减速,心脏和主动脉弓因惯性继续向前运动,降主动脉受后方韧带固定而产生剪力。高处坠落伤属垂直方向减速,心脏及其内的血液随惯性急速向下运动,拉扯主动脉弓,导致该部位损伤。前后挤压胸部和腹部可导致下段胸椎骨折或脱位,从而损伤膈肌裂孔处的主动脉。这类创伤的各种作用力常混杂在一起。例如,在交通事故中,身体向前移,心脏、主动脉弓以不同速度减速,但均低于降主动脉,胸部撞到方向盘时,心脏向尾侧、左侧移位,结果使主动脉受到剪切应力、拆力及扭力,合力超过维持结构完整的力量。如果初期撕裂内膜和中层,主动脉内的血液可由外膜包裹,形成假性动脉瘤。如果主动脉壁全层撕裂,即引起胸腔内大出血。主动脉根部撕裂的死亡率很高,但在膈肌裂孔处破裂者,死亡率很低。在幸存者中,最常见的是动脉韧带处降主动脉损伤,特异性症状包括严重胸痛或背痛。但多数病人没有特异性的症状和体征,对于减速性损伤,高度怀疑主动脉破裂者,需进一步检查。动脉造影是一种诊断方法,CT 平扫对诊断此类损伤意义不大,比较有意义的诊断包括经食管心脏超声和螺旋 CT 动脉成像。术前准备包括控制血压(低血压可通过静脉补液或输血治疗,但必须用药物控制高血压,以免在手术修补前出血增加)。

(四) 创伤性膈肌破裂

该损伤与下胸部和腹部钝性伤有关,破裂可发生在膈肌的任何部位,但 90%发生于左侧膈肌。胸腔和腹腔之间的压力梯度为 5～10 cmH_2O,可使腹腔脏器疝入胸腔。钝性创伤造成的膈肌巨大撕裂,可使胃、脾、结肠或小肠疝入胸腔。体检可发现胸部有肠鸣音。胸片显示可误认为左侧膈肌抬高、胃扩张、局限性气胸、胸腔积液或肺下血肿。如果怀疑膈肌破裂,应置入鼻胃管行胃减压。在这类病人中,胸片可见鼻胃管卷曲于胸腔内,该征象有助于膈肌破裂的诊断。如果插入鼻胃管后,诊断仍不明确,可行上消化道双重对比造影。在腹腔右侧有肝脏阻挡腹内容物进入胸腔,因此右侧膈肌破裂的诊断与左侧不同。穿入性创伤可造成膈肌小穿孔,若干年后才发展成膈疝。膈肌穿孔可经腹直接修补,由于膈肌破裂时腹内创伤的发生率极高,因此必须做剖腹探查。

(五) 气管支气管树破裂

气管支气管损伤的临床特点是严重皮下气肿(触及捻发音),早期诊断和初步稳定病人至关重要。手术入路取决于损伤部位。气管上段损伤应选择胸骨中线切口。气管下段或右支气管的损伤可以通过右侧剖胸术进行修补。左侧支气管损伤则行左侧剖胸术。穿入性损伤可以在清创后用合成可吸收缝线一期修补。由钝器所造成的横断伤通常都需要对气管支气管行修剪后进行吻合。2 个气管软骨环以下的气管缺损一般可以在适当的游离后一期修补。一般不需要行复杂的气管整形术或肺切除术。

(六) 食管损伤

食管损伤常由穿入伤所致,诊断和治疗都有难度。手术延误会并发致命性纵隔炎和脓毒症,延误修补 24 小时死亡率将增加 3 倍。如果穿入物体的伤道邻近食管,就应警惕食管损伤,CT 有助于伤道的判定,甚至可以诊断出食管损伤。钝性伤罕有引起食管损伤,但胸骨下段或上腹部严重的爆震伤可致食管损伤,主要原因是胃内容物猛烈喷入食管,食管左右侧壁可出现线形撕裂。食管创伤的表现是上腹部或左胸部剧痛、吞咽困难、呕血、左胸腔积液、皮下气肿、气胸和纵隔气肿。胸腔穿刺可见胸腔内有食物颗粒。食管镜检加食管造影可确诊。急性穿孔应该尽可能一期手术修补和引流(引流管应靠近但不要接触修补口)。误诊时间较长的病例则应该行胸腔广泛引流和食管旷置,包括远段食管缝闭、颈段食管造口、胃造口或空肠造口维持营养。

三、非致死性胸外伤

(一) 单纯性气胸

肺撕裂或胸壁伤累及胸膜腔可引起单纯性气胸,伤侧呼吸音减弱或正常,胸片可以诊断。呼气期的胸片可以使少量气胸更易发现。单纯性气胸有可能变成张力性气胸,因此需插入胸管治疗。气胸病人必须先行胸腔闭式引流,后行气管插管,避免发生张力性气胸。

(二) 单纯性血胸

单纯性血胸是指胸腔积血少于 1 500 mL,由于肺撕裂或胸腔内血管撕裂所致。胸腔积血不清除可导致限制性肺部疾病。置胸管不仅可以排出积血,而且可以观察出血。出血常为自限性,因此不需进一步治疗。

(三) 肋骨骨折

肋骨骨折是胸部钝性创伤病人最常见的损伤,以第 4~7 肋骨骨折最常见。单纯骨折的主要症状是吸气痛,病人常按住胸壁,因此通气和呼吸道分泌物的清除受限。体检发现局限性疼痛、触痛,甚至骨擦音,即可诊断肋骨骨折。胸片可以排除气胸或其他胸外伤。上位肋骨受肩胛骨和锁骨保护,造成肩胛骨和上位第 1~3 肋骨骨折需要强大暴力,因此这些骨骼骨折时常伴有头部、颈部、颈椎和肺的严重损伤，还可有胸主动脉及其分支的损伤。第9～12肋骨骨折可伴有肝、脾损伤。单纯肋骨骨折的处理是止痛，如果口服或静脉应用止痛剂效果不佳，可予肋间神经阻滞。止痛有利于病人咳嗽和深呼吸，以排除呼吸道分泌物，防止肺不张。治疗肋骨骨折不主张用绑带或胶带固定，以免引起肺不张。

第九节　腹 部 外 伤

腹腔位于膈肌和盆底之间，分4个区域：① 上腹部；② 下腹部；③ 盆腔；④ 后腹膜。上腹部位于肋胸廓内。上腹部的脏器有肝、脾、胃、横结肠和膈肌，下腹部有小肠和其余的结肠。盆腔脏器包括膀胱、直肠、髂血管，在女性还有子宫和卵巢。后腹膜脏器有肾脏、输尿管、十二指肠、胰腺、主动脉、下腔静脉及部分结肠。

腹腔的范围：① 前腹部：上界是第4肋间（男性双乳连线），下界是腹股沟皱褶。② 后腹部：上界是第7肋间或肩胛下角线，下界是臀沟皱褶。凡该区域的穿入伤或可能累及该区域的损伤都应考虑到腹部脏器损伤之可能。

腹腔实质性脏器损伤的临床特点是低血容量性休克，空腔脏器损伤的临床特点是腹膜炎。

一、腹部检查

腹腔内出血漏诊是某些创伤病人死亡的主要原因之一，而这些死亡本可避免。原因是腹痛、压痛、反跳痛等典型征象常被腹部以外的创伤所掩盖，或者因脑外伤、药物、酒精等作用引起意识障碍而掩饰。创伤病人低血压、呼吸音正常、无外出血征象，常提示腹腔内出血。近20%的急性腹腔内出血病人腹部体检正常。因此，在处理躯干减速性损伤或穿入伤时，应该高度警惕腹部外伤的存在。创伤病人腹部检查的目的是判断有无腹内脏器损伤，并不是判定哪个脏器损伤。对明确有腹内脏器损伤者，应取正中切口剖腹探查，上至剑突，下达耻骨联合，该切口可探查和处理腹腔内所有脏器的损伤。

腹部视诊时要求病人完全褪去衣裤，仔细观察躯干的前面、侧面、后面，尤其注意擦痕、挫伤、裂口及穿入伤伤口。注意腹部的外形是否呈舟状、平坦或隆起。疑有脊柱损伤时，应小心翻转病人，显露背部。腹部触诊对创伤病人非常重要。轻柔触诊可发现压痛、肌紧张或触及包块。随意性腹肌紧张（肌卫）提示病人惧痛，非随意性腹肌紧张提示腹膜炎症存在。同样，反跳痛也是腹膜炎的明确体征。腹部检查还包括髂窝和耻骨联合触诊。骨盆分离和挤压试验阳性则提示骨盆骨折。叩诊可发现轻微的腹膜刺激征，也是检查反跳痛的另一种方法。左上腹出现鼓音，提示胃胀气。通常肝区叩诊呈浊音，如果肝浊音消失或右上腹出现鼓音，则提示膈下游离气体。在嘈杂的急诊室，腹部听诊很难满意。肠鸣音消失提示肠麻痹。注意是否有血管杂音。若有杂音，应特别注意是否与心跳周期有关。持续性杂音提示动静脉瘘。

全面的腹部检查还包括肛周和直肠检查。首先轻柔地分开双侧大腿和臀部，检查肛周情况。尿道口出血或阴囊血肿提示下尿路、生殖道损伤。直肠指诊括约肌张力异常提示有神经损伤。触及前列腺有沼泥感、海绵或柔软感则提示尿道周围出血，前列腺有漂移感或比正常表浅提示尿道横断。直肠内有血提示直肠损伤，除非已经证实出血原因，一般应做乙状直肠镜检查，明确损伤的部位。女性创伤病人还应做盆腔双合诊，骨盆骨折或穿入伤病人容易漏诊阴道撕裂，需用窥阴器检查，明确这些创伤。

二、胃管和导尿管

留置鼻胃管、尿管是创伤病人处理的一部分。留置胃管不仅是诊断性的，而且是治疗性的，持续低压吸引可排出胃内气体和内容物。鼻胃管引出血液表示有咽喉部损伤(咽下的血液)或插管所致损伤，或食管、胃十二指肠有损伤。放置鼻胃管可降低呕吐和误吸的危险，也可避免咽气症或呼吸囊-活瓣-面罩装置通气引起的胃胀气。用呼吸囊-活瓣-面罩装置通气会使气体进入食管。急性胃扩张可引起迷走反射，导致低血压和心动过缓。创伤病人低血压出现迷走反射可引起心跳骤停。严重颌面外伤病人，插胃管时应格外小心，因为这类创伤病人多伴有颅底筛孔骨折，胃管最好从口腔插入，以免胃管经鼻经颅底骨折孔进入颅腔。

留置导尿的目的是：① 膀胱减压；② 观察尿量及尿色。血尿(红色尿)提示泌尿生殖系损伤；肌红蛋白尿(红棕色尿)提示肌肉严重创伤或溶血；浓缩尿(深黄色)提示血容量不足。尿量是了解组织灌注的最好指标，也是判断复苏是否得当的最好方法。成人尿量为50 mL/h，儿童尿量为 1 mL/(kg・h)，小于 1 岁的婴儿尿量为 2 mL/(kg・h)，均提示复苏得当。插导尿管前，必须检查肛周和直肠。如有尿道口出血、肛周血肿或前列腺检查有异常发现，须行逆行尿道造影，以明确尿道的完整性。如果有尿道损伤，通常先行耻骨上膀胱穿刺。男性病人尿道损伤常并发于骨盆骨折。女性尿道短，损伤机会很少。

三、诊断性检查

1. 创伤超声重点筛查(focused assessment with sonography for trauma, FAST) FAST 的优点是了解腹内有无游离积液。其优点是：非侵入性，经济，不需挪动病人，可由外科医生在急诊室操作。重点检查心包、盆腔、肝周和脾周，在实质性脏器损伤伴腹内出血时尤具参考价值。超声检查依赖于操作者的经验，还受肠道积气、巨大伤口和敷料的限制。用超声检查空腔脏器，其意义也有限。如果对腹腔出血的诊断存在疑问，可以进一步做 DPL。

2. X线检查 胸腹部 X 线检查可发现膈下积气、膈肌抬高、膈肌运动受限以及肋骨骨折等征象。CT 检查对于了解腹膜后有无损伤以及损伤的定位有重要参考价值。这是 DPL 所不及的。生命体征不稳定的病人不宜行 CT 检查，应选 FAST、DPL 或剖腹探查。外伤病人腹部 CT 检查的指征是：① 血流动力学稳定，腹部检查不能明确腹内脏器有无损伤者；② 闭合性头颅外伤者；③ 脊柱外伤者；④ 有血尿但生命体征稳定者；⑤ 骨盆骨折伴大出血者。

3. 诊断性腹腔穿刺术和诊断性腹腔灌洗术(diagnostic peritoneal lavage, DPL) 腹腔穿刺的方法是让病人侧卧片刻，局部麻醉后在左下腹或右下腹穿刺，抽出血液、胆汁、尿液或混浊腹液时为阳性。腹腔穿刺的平均假阴性率为 9.4%。DPL 阳性是剖腹探查的指征。

DPL 是一种手术操作，主要用于判断有无腹内脏器损伤。在该操作前要置胃管、导尿管，使胃和膀胱排空，避免这些脏器损伤。一般在腹中线脐下穿刺(怀疑骨盆骨折者除外)。局部浸润麻醉(如 1%利多卡因加 1∶100 000 的肾上腺素)。肾上腺素可减少切口出血。取 2～5 cm 长腹中线垂直小切口，切开皮肤、皮下组织达白线，切开白线，找到腹膜，用血管钳提起，切一小口，置入腹腔导管，进入腹腔后达盆腔。导管另一端接注射器。若抽到 10 mL

血液，就停止操作，病人进手术室剖腹探查。若未抽到血液，则注入温热乳酸钠林格液或生理盐水 10 mL/kg(成人 0.5～1 L)。5～10 分钟后，灌洗液通过重力虹吸作用引流到空的引流袋，引流袋放于地面。取 50 mL 灌洗液样本送实验室行显微镜检查、细胞计数、胆汁检验及淀粉酶测定。腹部钝性创伤的阳性结果是：红细胞大于 100×10^9/L，白细胞大于 0.5×10^9/L；发现细菌、胆汁或食物颗粒；淀粉酶超过血清淀粉酶值。阴性结果不能排除十二指肠、胰腺、肾脏、膈肌、主动脉、腔静脉等腹膜后损伤。钝性创伤的 DPL 指征见表 12-9。DPL 的绝对禁忌证是存在剖腹探查术指征(见表 12-10)。相对禁忌证包括既往有腹部手术史(存在粘连)、病理性肥胖、肝硬化晚期(存在门脉高压和出血危险)以及原有凝血障碍。DPL 的并发症有出血，胃、升结肠或膀胱穿孔，损伤腹膜后脏器或血管，穿刺部位感染。

表 12-9 钝性创伤病人诊断性腹腔灌洗的适应证

腹部创伤伴有低血压
多发伤和不明原因休克
神志不清、中毒或瘫痪病人有腹腔创伤可能
躯干部位遭到巨大外力，体征不明确
因其他部位创伤需长时间全麻，而不能进一步检查腹部情况，但又可能存在腹部外伤病人

4. 腹腔镜检查 腹腔镜检查对腹部内脏损伤诊断和治疗一度受外科医生推崇，但是腹腔镜检查需要全身麻醉和气腹，空腔器官损伤和腹膜后器官损伤的漏诊率高，故腹腔镜治疗仅适用于某些腹部内脏损伤。

表 12-10 诊断性腹腔灌洗的禁忌证

腹膜炎
诊断性腹腔穿刺阳性
枪伤
膈肌损伤
X 线片显示腔外气体
CT 扫描显示腹腔内损伤
膀胱造影显示膀胱腹膜内穿孔
刺伤引起出血性休克或有脏器脱出

腹部穿入伤病人是否应该用 DPL 仍存在争论。对枪伤病人，一般不主张用 DPL，因为这类创伤发生腹腔内损伤的概率很高，需立即剖腹探查。然而，在刀刺伤，剖腹探查阴性率或非治疗性剖腹探查高达 65%。为减少阴性探查或非治疗性探查术的发生率，许多外科医师主张根据病情选择性地处理。对于血流动力学稳定的病人，首先要判断伤口是表浅的还是深在的，局限于皮下组织的表浅伤口只需伤口局部处理，穿入浅筋膜的深在伤口需进一步检查或观察，并反复核查。许多外科医生采用 DPL 以帮助判断病人是否有腹腔内脏损伤。然而，临床上更重要的问题是，漏诊内脏损伤比非治疗性剖腹探查风险更大。因此，有些学者呼吁降低 DPL 阳性标准，把灌洗液红细胞数由 100×10^9/L 改为 1×10^9/L。然而，仍有一些医师主张对所有腹部刺伤病人进行密切观察，剖腹探查术的决定不能仅建立在单项检查上(如 DPL)，更要个体化，要综合创伤有关的各种情况和病人的生理状况来决定。

四、治疗

优先处理气道(Airway)、呼吸功能(Breathing)、循环(Circulation)、神经系统检查(Disability/Neurologic)、全面体格检查(Exposure for complete examination)。需要强调的是对合并有气胸的腹部外伤病人，一定要先做胸腔闭式引流，然后才能进行气管插管全身麻醉，目的是防止正压通气后造成致死性张力性气胸。

就腹部外伤来说，需要优先处理的是止血和容量不足。人们根据入院时病人的血容量表现情况，将腹部损伤分为三大类：

(1) 脉搏扪不清：多为大血管损伤。对这种情况，要求在5分钟内将病人从救护车抬至手术室，并开始剖腹，病人能否得救，时间至关重要。若腹部穿入伤病人无法立即送入手术室，不得已之举是在急诊室剖胸夹闭降主动脉控制腹腔内出血，该方法的缺点是未能针对出血部位进行止血，拖延了剖腹术的时间。此外，打开第二个体腔显然会造成进一步体温下降和血液丢失。

(2) 血流动力学不稳：即对小容量快速输液无反应或呈一过性反应。多为血管或实质性器官损伤和/或其他部位出血。应免去一些不必要的检查和处理，立即送手术室找到出血点止血。唯一需要判断的是哪个部位出血，先打开哪个体腔。

(3) 血流动力学正常：多为空腔脏器损伤、胰腺或肾损伤。还要了解有无胃肠道、膈或腹膜后脏器损伤。

(一) 膈肌损伤

膈肌损伤最常见的原因是胸部或腹部穿入伤。然而，钝性伤也可以因腹内压增高造成膈肌破裂。膈肌损伤一般都需要在剖腹术中才能得到确诊，偶尔也可以在CXR或CT检查时被发现。膈肌损伤的处理是用单股合成缝线、水平褥式缝合法行一期修补。如果缺损比较大，也可以用PTFE网片进行修补。早期修补有助于避免因膈疝所带来的远期并发症。

(二) 肝损伤

CT的应用增加了钝性损伤中肝损伤的确诊率，从而使肝损伤成为最常见的实质性器官。

1. 穿入性肝损伤　也可以通过CT诊断，但一般需要手术确诊。肝损伤的出血有时很凶猛，因此外科医生应该掌握肝脏的止血方法。一般先用双手压迫控制受损肝叶的出血。肝周(肝前和肝上)填塞是控制外伤性肝出血的良好方法，常用于损害控制外科，等ICU复苏24～48小时后再做确切的止血术；Pringle手法控制入肝血流有利于肝脏的游离和显露，但是阻断一般不要超过30～60分钟，因为缺血时间越长，肝脏的承受能力越差。Pringle手法不能有效控制出血时，提示较大的肝静脉破裂或肝后下腔静脉破裂，此时的止血方法是心房-腔静脉转流术(Schrock shunt)(图12-7)或全肝血流阻断术(血管钳夹住肝十二指肠韧带、在膈肌水平阻断降主动脉以及肝上和肾上下腔静脉)。肝脏穿入性损伤可以用气囊导管暂时控制出血。

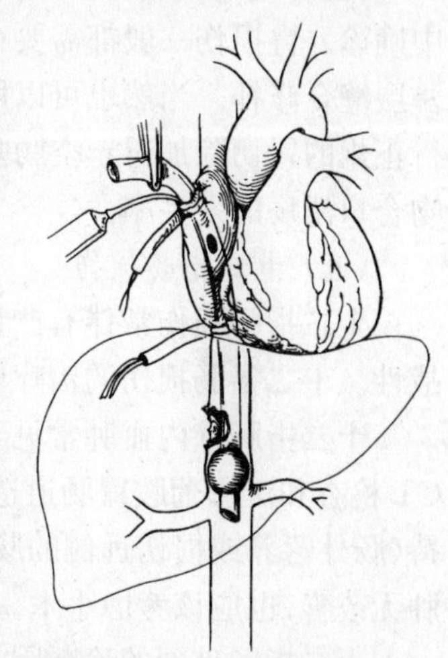
图12-7　心房-腔静脉转流术

肝损伤的确切止血方法有许多。肝创面渗血一般可以用电凝、氩气凝血器或缝合(用粗的可吸收线钝针做水平褥式缝合)止血，也可以用局部止血剂，如微纤维胶原、凝血酶、氧化再生纤维素等。深的伤口应该扩大之，显露出血的血管止血。损伤的大静脉应该一期修复。肝切除仅用于失活的肝组织。深在的动脉出血，创口又不允许扩大时才考虑肝总动脉结扎术。规则性肝切除的并发症发生率和死亡率高，应避免。闭式负压引流应放在创口附近，控制胆瘘。

2. 钝性肝损伤　钝性肝损伤的处理在过去的10年中变化很大。对生命体征平稳的疑有肝损伤病人来说，CT是首选的检查方法。CT不仅可以对肝损伤作出诊断，还可以对损伤的严重程度作出评估,口服加静脉造影有助于除外空腔脏器破裂。肝损伤的治疗方法取决于病人的血流动力学状态。血流动力学不稳定者应立即手术控制出血。血流动力学稳定者应住院监测血流动力学和血细胞比容。血流动力学稳定有持续出血依据者应行血管造影和栓塞止血。肝损伤的并发症是胆瘘和脓肿形成,可以通过内镜或经皮引流处理。假性动脉瘤和胆道出血少见,可以通过栓塞处理。无论钝性肝损伤还是穿入性肝损伤,都有非手术治疗的成功报道。

3. 胆囊损伤　胆囊损伤常伴有肝脏、肝门三管以及胰十二指肠损伤。治疗方法是胆囊切除术。

4. 总胆管损伤　总胆管损伤最常见的原因是穿入性损伤。像胆囊损伤一样,总胆管损伤常伴有肝脏右上部损伤。确诊一般都要手术证实,也有隐性损伤。如果疑有胆管损伤,术中应该做胆道造影。用T管支撑损伤部位一期修复是理想的方法,胆管缺损较多时也可用Roux-en-Y胆管空肠吻合术,一般不主张做胆管十二指肠吻合术或胆囊空肠吻合术。

(三) 腹段食管损伤

腹段食管损伤的处理与胸段食管损伤的处理相仿(见本章前文)。除了一期修补加引流外,还可以用胃底包绕食管下段360度(Nissen)。腹段食管的显露困难,往往需要游离肝左叶和切断部分膈肌脚。最后,应酌情行营养性空肠造口术为术后肠内营养提供通道。

(四) 胃损伤

胃损伤常见于穿入性损伤。鼻胃管中有血性物流出应考虑胃损伤之可能。通常在手术中确诊。胃损伤一般都需要在剖腹术中才能确诊。单纯性胃撕裂可以用可吸收合成缝线行一层缝合修补。当然也可以用Lembert缝合法全层缝合加强。失活的胃组织比较多时可以行正规的胃切除加胃一空肠吻合术,重建胃肠道的连续性。此时,迷走神经切断术可以降低吻合口溃疡的发生率。

(五) 十二指肠损伤

十二指肠损伤常伴有严重的胃肠道损伤和腹内血管损伤,因此其诊断和治疗都富有挑战性。十二指肠损伤的治疗取决于损伤的类型和程度。

十二指肠壁内血肿常见于上腹部钝性损伤,病人表现为腹痛、恶心和呕吐。诊断依据是CT检查和泛影葡胺胃肠道造影。绝大多数十二指肠壁内血肿经长期鼻胃管减压和营养支持(肠外营养或损伤远侧的肠内营养)有效,如果十二指肠梗阻超过14天且CT复查提示血肿无改善,也应该考虑手术。

十二指肠破裂的诊断困难,病人主诉腰背部疼痛,腹部平片上能提示穿孔的征象是腹膜后积气、右侧腰大肌影模糊和脊柱左凸(leftward scoliosis)。上消化道泛影葡胺造影有漏的征象。口服造影加静脉造影的CT检查有助于确诊。先用手法游离十二指肠,手术的方法取决于损伤的程度,80%的十二指肠损伤可以一期横缝修补,避免狭窄。要在修补口附近置闭式负压引流以防吻合口漏,同时插鼻十二指肠管减压。

复杂十二指肠损伤的手术很困难,尤其当存在组织失活时。只要有可能,应该尽可能在清创后一期修复,同时行胃空肠吻合或“三造口”,即:胃造口、十二指肠顺行或逆行造口(优选)以及营养性空肠造口。缺损大、无法一期修复时,可行结肠后十二指肠空肠Roux-en-Y吻合术。仅当损伤很严重时,如十二指肠丧失血供或合并有严重的胰头和胆管损伤,才考虑行胰十二指肠切除术(Whipple手术),在创伤情况下该术式的并发症发生率和死亡率都很高。

（六）胰腺损伤

胰腺损伤多合并有胃或肝的损伤，也可以合并十二指肠或胆管损伤，单一胰腺损伤罕见。CT是目前诊断胰腺损伤的首选影像检查手段，有时也可以选择ERCP或MRCP来帮助确诊。胰酶检测对诊断并无帮助。问题的焦点是主胰管是否有损伤以及损伤的部位，通常这个问题需要在手术探查胰腺后才能回答。偶尔还需要行术中内镜胰管造影或经十二指肠胰管造影。胰腺探查需要用Kocher手法观察胰头，离断肝胃韧带和胃结肠韧带观察胰体尾，必要时可以沿胰腺下缘剪开后腹膜观察胰腺背面。只要胰管完整，挫伤和撕裂伤经清创、缝合、闭式引流即可。肠系膜上血管右侧的胰管横断伤，可以将胰管的近断端缝闭，远断端与空肠行胰管空肠Roux-en-Y吻合术。肠系膜上血管左侧的胰管横断伤，可以行胰体尾切除，胰管的近断端缝闭。无论哪种手术，都要求引流通畅，减少并发症。胰头严重损伤，尤其当合并十二指肠或胆管损伤时，可以行胰十二指肠切除术，但一般都不在初期手术时进行。

（七）脾脏损伤

脾脏是腹腔内第二位常见的容易受损的实质性器官。

1. 穿入性损伤　一般来说，脾脏穿入伤需要手术确诊，但也可以通过CT来诊断。起初的止血是用手压迫。包膜下的细小损伤不需要处理；轻微的包膜撕裂可以通过压迫止血或局部用止血剂止血；更重的脾损伤则需要依据血流动力学状态进行处理，血流动力学稳定的病人可以考虑行失活组织清除加脾修补术，保存脾功能（至少需要保留40%的脾组织）；也可以用可吸收网片包裹脾脏；还可以结扎处理上极或下极脾血管后行部分脾切除术。循环不稳或脾脏无法保留者应该做脾切除术。除非有胰腺损伤，一般不需要行脾床引流。急诊脾切除的病人都有可能发生脾切除后暴发性感染（OPSI），这种并发症的发生率即使在青春期前的儿童至多也只有0.5%，但死亡率高达50%。因此，急诊脾切除后的病人都需要做针对肺炎球菌、流感嗜血杆菌和脑膜炎双球菌，并免疫和每年注射一次病毒性流感疫苗，有学者甚至推荐预防用青霉素。

2. 钝性损伤　如今，大多数钝性脾损伤可以通过非手术处理。CT是诊断的主要手段。只要血流动力学稳定、没有其他剖腹探查的指征，都可以卧床休息和鼻胃管减压（如果无禁忌证），同时密切监测生命体征和血细胞比容。CT发现有造影剂外溢或有持续出血依据，但血流动力学稳定的病人应该输血和选择性地做血管栓塞。血流动力学不稳定的病人或非手术处理无效的病人（如：连续输血）应该手术探查。最常用的手术方法是脾切除。必要时应该复查CT。

（八）小肠损伤

由于小肠的巨大容积和解剖特点（十二指肠空肠曲固定），容易发生穿入性损伤（枪伤）和钝性伤（安全带伤）。确诊的手段是剖腹探查、腹部平片或CT。治疗包括一期修补或节段切除加吻合。肠系膜的缺损应闭合之。

（九）大肠损伤

大肠损伤的处理观念近年来有所改变。结肠损伤的常见原因是穿入伤，可以在剖腹探查时得到确诊。传统的观念强调清创、用两层缝合的方法一期闭合伤口，对多发伤、休克时间长、破口大、需要行肠切除以及粪便污染严重的病例可以行结肠造口、Hartmann手术。一项多中心研究比较一期吻合与造口，两组的并发症发生率无差异。与并发症相关的唯一独立危险因素是严重粪便污染、第一个 24 小时输血大于 4 单位和单剂量抗生素预防，因此所有结肠穿入伤都应该一期修补。

（十）直肠损伤

绝大多数直肠损伤是穿入伤，并且常常伴有泌尿生殖道损伤或盆腔血管损伤，确诊的手段有直肠镜、CT 或剖腹探查。以往直肠损伤的处理遵循“3Ds”原则：即直肠冲洗(débridement)、乙状结肠造口(diverting)和骶前引流(drain)。但是，前瞻随机研究表明直肠低速穿入伤不放置引流并不增加感染发生率。

（十一）腹膜后血管损伤

腹膜后大血管或其分支损伤可发生致命性出血，通常表现为腹腔内大出血或腹膜后巨大血肿。处理的方法依据受伤机制和受伤部位。

1. 穿入伤　大多数腹膜后血管损伤是穿入性损伤，血肿未被包裹，需要立即手术处理。进腹后要立即用外科纱垫压迫暂时控制出血，有时需要在腹腔动脉上方膈肌裂孔水平直接钳夹或压迫腹主动脉。分开肝胃韧带，游离胃和食管即可进入主动脉平面，偶尔还需要离断膈肌脚才能分出足够的主动脉控制出血(图 12-8)。主动脉控制后，即可寻找破损之血管，在充分的显露后开始着手修复。Mattox 手法是将左侧内脏翻向中线，显露腹主动脉、腹腔动脉干、肠系膜上动脉(SMA)、左肾动脉和左髂动脉。Catell 手法加 Kocher 手法是将右侧内脏翻向中线，显露下腔静脉、右肾动脉和右髂动脉(图 12-9，图 12-10)。在横结肠系膜根部的下方切开后腹膜也可以显露肾下腹主动脉。

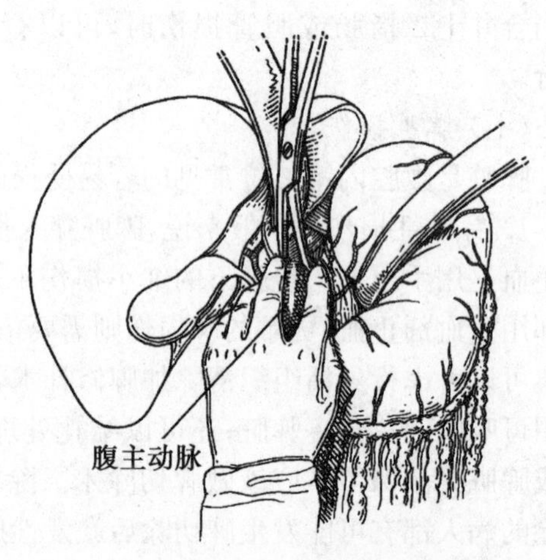

图 12-8　分开肝胃韧带，游离胃和食管即可进入主动脉平面，偶尔还需要离断膈肌脚才能分出足够的主动脉控制出血

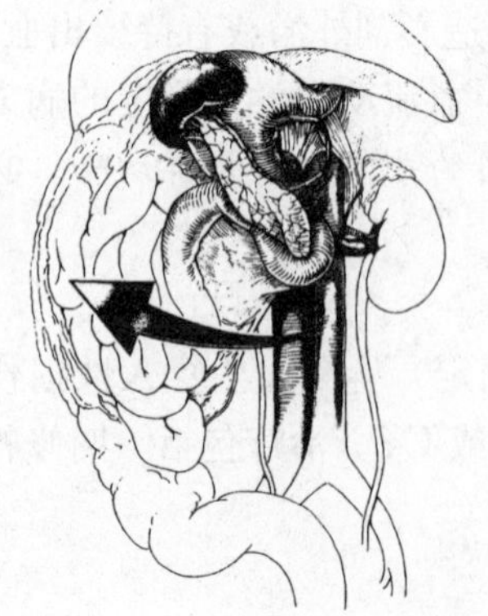

图 12-9　Mattox 手法显露腹主动脉、腹腔动脉干、肠系膜上动脉(SMA)、左肾动脉和左髂动脉

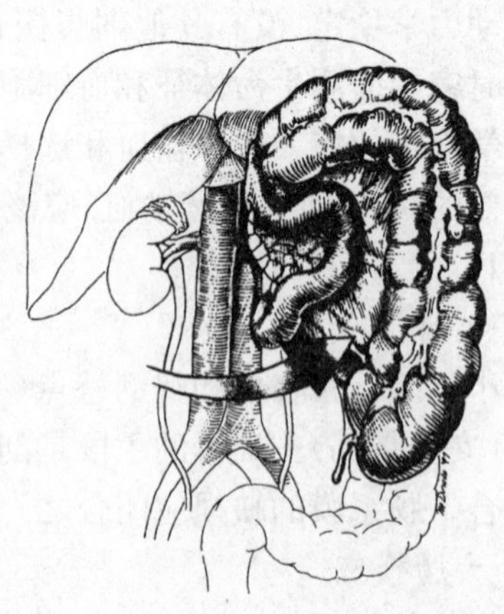

图 12-10　Catell 手法加 Kocher 手法显露下腔静脉、右肾动脉和右髂动脉

大多数主动脉和髂动脉损伤可以直接缝合修补。环形缺损和部分缺损偶尔也需要用人工补片或自体血管修复。如果肠液污染广泛,就必须做解剖外旁路。腹腔动脉根部损伤或分支(胃左动脉或脾动脉)损伤可以结扎,不会有不良后果,尤其在年轻人。脾动脉结扎后一定要做脾切除。肝总动脉损伤应该尽可能修补之(直接缝合、切除后吻合),很多情况下也可以结扎。SMA 损伤必须修补。下腔静脉和髂静脉损伤可以直接修补。SMV 损伤或门静脉损伤也应该修补之,也有成功做结扎的报道。SMV 损伤或门静脉损伤重建后容易发生血栓栓塞,因此术后应该使用抗凝剂。肾动脉和肾静脉主干损伤要一期修复,段血管损伤可以行肾部分切除术。血管内介入治疗在处理血管损伤中的作用日益凸显。

2. 钝性伤　钝性损伤导致的腹膜后大血管损伤可以引起血肿,可以通过术前影像检查确诊,也可以在术中探查确诊。处理的方法取决于血肿的特点和位置(图 12－11)。腹中央区血肿(Ⅰ区)应该手术探查。横结肠系膜上方的中央区血肿多源于肾上腹主动脉、腹腔动脉干、肠系膜上动脉主干或肾动脉主干,应该选择 Mattox手法入路。横结肠系膜下方的中央区血肿多源于肾下腹主动脉、下腔静脉,手术入路应该选择在横结肠系膜根部的下方切开后腹膜显露。凡修补血管都应该先控制损伤血管的两端,在良好显露的情况下做修补。外侧区血肿(Ⅱ区)提示肾血管损伤或肾实质损伤,术中发现这种血肿一般不必做处理,除非血肿增大迅速、有搏动或已经破裂。此时,应该做放射学检查,了解伤侧肾功能,一般选 CT 检查。如果伤肾无功能,应该立即行伤侧肾动脉造影,因为钝性腹部损伤常造成动脉内膜撕裂,形成动脉血栓,如果能在 6 小时内确诊并处理,血管可以再通,但成功率仅 20%,否则,只能非手术处理。如果伤员病情稳定,但是因其他损伤需要做剖腹手术时,可以做肾切除,因为切除无功能的肾脏可以减少远期并发症(尿囊肿、高血压、迟发性出血)的发生率。手术探查外侧区血肿时,可以从 Gerota 筋膜外侧控制出血。肾脏粉碎性破裂时可以根据情况做肾切除或部分肾切除(保留肾组织)。盆区血肿(Ⅲ区)分为中央和外侧。钝性损伤后的中央盆区血肿都源于骨盆骨折,在剖腹探查时发现这种血肿一般不要处理,除非怀疑髂血管损伤(伤侧股动脉搏动消失、血肿膨胀迅速或有搏动)或血肿已经破裂。骨盆骨折的出血量可以很大,控制的方法是非手术处理。不稳定性骨盆骨折伴低血压的病人应该用外固定,不得已情况下可以先用床单裹紧骨盆,随后用外固定架。不稳定性骨盆骨折需要手术的病人也应该做固定。骨盆骨折有持续出血者或剖腹手术中出血无法控制者,可以做骨盆血管造影加选择性栓塞。

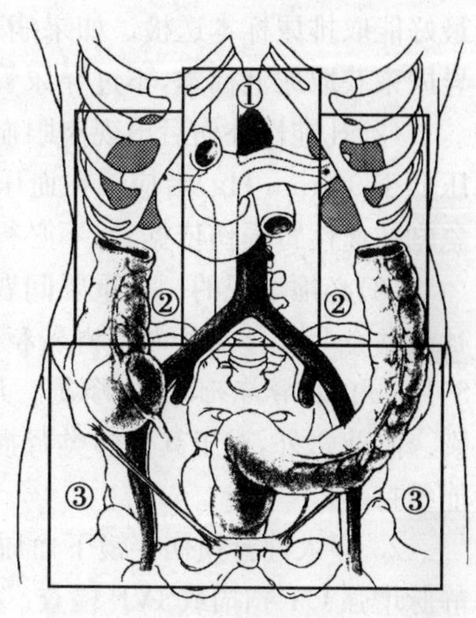

图 12－11　后腹膜血肿的分区

第十节 泌尿生殖系损伤

一、肾损伤

肾损伤约占腹部创伤的10%。80%～90%的肾损伤是钝性损伤所致。10%～20%的肾损伤是穿入性损伤所致，可以是枪弹伤，也可以是戳伤。

1. 凡外伤病人有腹痛、下位肋骨骨折、椎骨骨折或腰部挫伤者都应怀疑钝性肾损伤。

(1)95%以上的肾损伤病人有镜下血尿(大于3个红细胞/每个高倍视野)或肉眼血尿。最好能取排尿标本送检。如果病人不能排尿或意识不清，尿道外口也没有血迹，就只能通过导尿来获取尿液标本，不过导尿管要涂满润滑油，插管要轻柔。

(2)凡钝性外伤后出现肉眼血尿者都应该行静脉增强CT扫描。镜下血尿伴休克(收缩压低于90 mm Hg)者应该在血压稳定后行静脉增强CT扫描。镜下血尿不伴休克，也没有急剧减速性肾损伤依据者，不必行泌尿系统放射学检查。

(3)必须重视的一个重要问题是判断是否存在减速性损伤(特别是从高处坠落)。减速性损伤会导致肾动脉内膜撕裂和肾动脉血栓形成(通过静脉增强CT扫描诊断)，要求在6～8小时内(在肾坏死之前)修复。儿童在减速伤或过伸损伤后应该考虑肾盂-输尿管交界处撕裂。除此之外，对于其他各类肾损伤来说，近年来都趋向于采取保守治疗，只要血流动力学能维持。

2. 穿入性肾损伤伴镜下血尿(大于3个红细胞/每个高倍视野)或肉眼血尿者都应该行静脉增强CT扫描或IVP检查。放射学检查最好能在手术探查伤肾之前完成，目的是明确健侧肾脏的功能。健侧肾脏的功能正常与否会影响外科医生在伤肾处理中的决策(修补抑或切除)。术中触摸健侧肾脏的判断并不可靠。

(1) IVP可以在创伤急救室进行，也可以在手术室进行，不会影响急救监测和复苏，此时只需要将大剂量(2 mL/kg)造影剂快速注入，在10分钟时摄一张X线片即可。

(2) 术中肾脏探查的适应证是进行性增大、搏动性或境界不清的腹膜后血肿，所有Ⅴ级肾损伤以及未分级的肾损伤。

二、输尿管损伤

输尿管损伤约占全部泌尿道损伤的3%。高度的警惕性往往是早期诊断的要诀，许多输尿管损伤出现临床表现的时间比较晚。

1. 大多数输尿管损伤是穿入性损伤所致，病人有多处伴随伤。30%的输尿管损伤病人无肉眼或镜下血尿。

2. 放射学征象是尿外渗，更常见的征象是伤侧肾功能延迟、近侧输尿管扩张和输尿管移位。CT示中线区尿外渗，如果伤侧肾脏显影迟缓，就应该怀疑输尿管的通畅性。逆行肾盂造影是最敏感的诊断工具，但是，在急性创伤情况下很难实施。

3. 剖腹手术中满意显露输尿管才能对输尿管损伤做出诊断，静脉或在输尿管内注入靛胭脂或亚甲蓝有助于对尿路上皮的完整性做出判断。

4. 为了阐明输尿管损伤的修复方式，可以将输尿管分为3段：

(1) 输尿管下1/3段损伤的最佳处理方案是输尿管-膀胱吻合。为了避免吻合口的张力，可以将膀胱上拽、缝到腰大肌上(psoas hitch)，甚至可以取一条膀胱瓣(Boari)制成管状吻合。

(2) 输尿管中1/3和上1/3段损伤的最佳处理方法是输尿管-输尿管吻合术。所有输尿管损伤修补术后都应该放置内置架和引流管。

三、膀胱损伤

膀胱损伤的原因有钝性伤、穿入伤，还有外科手术中的医源性损伤。

1. 95%以上的膀胱损伤表现有肉眼血尿。因此，对任何有钝性伤或穿入伤史，同时有肉眼血尿和排尿困难者都应该行膀胱造影检查。

(1) 在排除尿道损伤的前提下，向膀胱内插入一根Foley导尿管。先摄一张定位像。然后将造影剂与生理盐水50∶50混合稀释，依靠重力滴入膀胱，100 mL滴毕摄一张前后位X线片。如果没有造影剂外渗，可以在重力下将膀胱继续充盈至350 mL，再摄前后位和斜位像。膀胱内造影剂引流完毕后还应摄一张X线片。

(2) 下一步是对上尿路进行影像检查。如果准备采用CT检查，那么你完全可以用CT膀胱造影来取代上述的X线平片膀胱造影或透视膀胱造影。CT膀胱造影的做法是依靠重力通过Foley导尿管向膀胱内滴入350 mL稀释的(3%～5%)造影剂，然后摄片。不必摄引流后X线片；将Foley导尿管夹闭，依靠肾排泄的造影剂来充盈膀胱不是一项合理的检查。单独的IVP或CT扫描都不能对膀胱损伤做出正确评估。

2. 处理

(1) 所有穿入性膀胱损伤伴造影剂溢入腹腔内者都应该手术探查，修补膀胱。

(2) 钝性膀胱损伤伴造影剂溢入腹膜外者往往可以采取非手术治疗，留置导尿管引流10天。

四、尿道和外生殖器损伤

1. 后尿道损伤　后尿道损伤基本都是钝性损伤所致，最常见的原因是骨盆骨折。5%的骨盆骨折病人有尿道损伤。后尿道损伤是指位于尿生殖膈水平的尿道前列腺部和膜部损伤。

(1) 体格检查：如果发现尿道口有血迹或从损伤的机制上判断可能形成尿道损伤时，就应该怀疑尿道损伤存在。直肠指检可以在前列腺部位发现前列腺浮动上移或沼泽感的血肿。

(2) 尿道造影：将一根14～16 Fr的Foley导尿管插入尿道使球囊进入尿道口2～3 cm，向球囊内注入生理盐水2 mL使球囊位于舟状窝内。病人取30°头低足高位，经导尿管注入25～30 mL对半稀释的造影剂，在造影剂即将注毕时摄X线片。如果尿道正常，就可以放瘪球囊，将导尿管插入膀胱，行膀胱造影。

(3) 后尿道完全断裂的处理方法是内镜下行一期会师术，不能完成会师术者可以行耻骨上膀胱造瘘，待3～6个月后做延期修补术。后尿道不全性断裂的处理方法是留置导尿管14～21天。后尿道损伤修复后常伴有尿道狭窄和阳痿。

2. 前尿道损伤　前尿道损伤是指位于尿生殖膈远侧的尿道球部和阴茎部的损伤。骑跨伤(straddle injury)和穿入伤是前尿道损伤最常见的类型。如果 Buck 筋膜未破裂,损伤部位就被 Buck 筋膜包裹而表现为特征性的"阴茎套筒"征;如果 Buck 筋膜破裂,尿道球部和阴茎部的损伤就被 Colles 筋膜包裹而表现为会阴部特征性的蝴蝶状外观。

3. 阴茎损伤　轻微的阴茎撕裂伤和挫伤可以在急诊室处理。严重的阴茎钝性伤或穿入伤伤及海绵体者最好采取手术探查、修剪,对损伤的海绵体进行修补。逆行尿道造影是必不可少的,目的是排除尿道损伤。术后用广谱抗生素,特别在人咬伤。

4. 睾丸损伤　睾丸损伤的原因有钝性伤或穿入伤。病史和体格检查在睾丸损伤的诊断中至关重要。伤员最令人注目的临床表现是局部剧痛,往往伴有恶心呕吐。体格检查可以发现局部皮下血肿或淤斑。所有阴囊穿入性枪弹伤伤口深达肉膜者都应该行手术探查。超声检查在识别睾丸损伤方面的特异性是 75%,敏感性是 64%。如果能在损伤后 72 小时内进行探查,睾丸破裂者的睾丸切除率低于 10%。修补术包括血肿清除、对坏死的曲细精管进行修剪、缝合白膜。

5. 阴囊撕裂　阴囊撕裂伴皮肤缺损的常见原因是车祸。由于阴囊的皮肤冗余、血供丰富,因此可供选择的局部皮瓣和睾丸覆盖方法有多种。创面应该反复冲洗并修剪,清洁的创面可以分层缝闭,明显污染的创面应该在清洁后用无菌敷料覆盖。

第十一节　创伤骨科与骨盆外伤

一、创伤骨科

从骨科观点看,每个创伤病人都应该注意以下 3 个问题:

1. 出血量　骨折可以导致大量失血,肋骨骨折 125 mL,前臂骨折 250 mL,肱骨骨折 500 mL,股骨骨折 1 000 mL,复杂骨盆骨折至少 2 000 mL。骨折固定可以减少失血量。尽管 MAST 裤(充气式抗休克装置)的抗休克效应受人质疑,但是,它对下肢和骨盆有临时固定作用,可以减缓血液的进一步丢失,为病人的专科治疗(如:牵引、固定或动脉造影加栓塞)赢得了时间。

2. 脊柱骨折　10%的脊柱骨折是多发性的,因此,需要对所有单部位脊柱骨折的病人做全面的脊柱放射学评估。

3. 关节损伤　人体有两个关节窝内深藏着该肢体唯一的动脉,这就是肘关节和膝关节。这两个关节无论是骨折抑或脱位都会对远侧肢体的血运构成威胁,因此,必须想方设法证实肘窝或腘窝内的动脉是否完好无损,包括彩色双功 Doppler 超声和动脉造影。

二、骨盆外伤

交通事故和高处坠落等巨大外力可引起骨盆骨折。骨盆属扁骨,血供丰富,骨折后,断端易出血。此外,骨盆骨折的出血还可来自撕裂的骶静脉丛及髂内动脉。持续的出血使血液弥散到后腹膜和腹前壁,形成骨盆血肿,导致大失血。骨盆骨折病人休克的处理非常棘手,起初一定是补液复苏,此后,医生不能满足于骨盆骨折的确诊,仍需查找是否有其他活动出血部位,是否合并有腹腔内脏器损伤。如果有明确的腹腔内脏损伤,则必须剖腹探查。

对于骨盆骨折病人，DPL一般在脐上切开，而不同于常规的脐下切开，如此可避免穿入骨盆骨折的血肿内。从外科角度看，手术很难控制骨盆出血，骨盆血肿的处理要点是用外固定器固定骨盆和保护完整的后腹膜以压迫止血。因为大多数骨盆血肿的出血来源于骨折部位、静脉丛及邻近组织的低血压部位，严重骨盆挤压伤病人的腹膜后出血量可达5 L。因此，一定要避免穿入骨盆血肿。最佳的止血方法是用外固定器(C型金属夹或钳形骨盆外固定装置)固定骨盆骨折部位。如果没有外固定器，可行动脉造影明确出血动脉并做栓塞。

第十二节　脊柱和脊髓外伤

所有多发伤病人都应考虑到存在脊椎损伤的可能，对这些病人要用硬的颈托和长的脊柱夹板固定整个脊柱，直至临床检查和脊柱X线检查排除骨折和脱位。锁骨以上损伤的病人应考虑颈椎损伤之可能。就诊时神志不清的病人中，约10%有颈椎损伤。

低血压伴心动过缓提示有神经源性休克，尤其是高位胸段和颈段脊髓损伤(通常高于T_5水平)。颈段脊髓损伤的临床征象还有：肌肉弛缓无反应、腹式呼吸以及阴茎异常勃起；C_7神经根支配三头肌，损伤后病人能屈肘，但不能伸肘；对锁骨以上的疼痛刺激有痛苦表情，对锁骨以下的疼痛刺激无反应。损伤局部常有疼痛和压痛，仔细检查偶尔可触及畸形。体检时翻动病人应注意保持脊椎骨呈直线，仔细查看背部，触诊要从颅底至尾骨尖。神志不清的病人应考虑到有脊柱损伤可能。反应灵敏、清醒，神经功能正常，无颈部疼痛，能主动活动颈部且活动范围正常的病人，一般不会有颈椎损伤。

根据对运动功能和感觉功能的检查，可以诊断完全性脊髓损伤或不全性脊髓损伤。脊髓完全横断后，损伤平面以下运动和感觉丧失，这种情况预后极差，几乎不可能有任何康复。不全性脊髓损伤病人存在部分感觉和运动功能，可能有明显的恢复。皮质脊髓束位于脊髓后外侧，司同侧运动。脊髓丘脑束位于脊髓前外侧，司痛觉和温觉。后索司本体感觉、深触觉、两点位置识别和振动觉。由于温痛觉和触压觉由双侧的脊髓丘脑束和后索传递，因此在不全性脊髓损伤时仍可存在。脊髓不全性损伤时，骶部皮节、直肠张力和球海绵体反射仍可存在，提示骶丛未受损害。

脊髓休克是脊髓损伤后的一种神经功能状态，是脊髓突然失去高级中枢刺激所致。脊髓休克或震荡造成的脊髓损伤使脊髓功能丧失，出现肌肉瘫痪，反射消失，而不是上运动神经元损伤时表现的痉挛、反射亢进和Babinski征阳性。脊髓休克可在创伤后持续数天至数周。随着脊髓休克缓解，逐渐出现痉挛、反射亢进、Babinski征阳性。脊髓休克不是神经源性休克。

一般在复苏时就开始针对脊柱损伤进行X线检查，大多数需要摄颈椎侧位。在后期诊治阶段，还要进行其他X线检查，包括颈椎前后位片、斜位片和胸椎前后位片。

脊柱和脊髓损伤的初期处理重点是创伤的ABCDE流程和脊柱固定。低血压首先予静脉补液。在临床实践中，脊髓损伤病人在8小时内可予大剂量甲基泼尼松龙琥珀酸钠治疗，使神经功能恢复。以此为依据，许多神经外科医师治疗钝性脊髓损伤用甲基泼尼松龙30 mg/kg，然后再连续23小时输入5.4 mg/(kg·h)。由于这种治疗方法效果明确，因此必须在伤后8小时内开始实施。确定性治疗包括脊柱固定和康复治疗，后者是长期治疗的重要组成部分。

第十三节 四 肢 伤

四肢伤可以是毁损性损伤,往往需要外科各专科精诚合作来完成复杂的重建手术。四肢伤的治疗目标是保肢和功能恢复,治疗的要点是保证血管的延续性、维持骨骼的完整性以及提供满意的软组织覆盖。

一、初期评估

1. 优先处理 ABC(气道、呼吸和循环)的处理比四肢伤优先,但是,多系统损伤病人会受益于四肢和骨盆损伤的积极处理。

2. 病史 了解受伤机制和事故的细节有助于肌肉骨骼损伤的直接评估和处理。对病人年龄、相关医疗条件和伤前功能状态的把握都有利于治疗。

3. 检查

(1) 脱去或剪去病人的所有衣裤。观察四肢有无畸形或不对称。对四肢进行触诊,注意是否有触痛、捻发音、畸形或不稳。评估关节的活动范围。怀疑颈椎损伤时,用颈托(颈圈)限制颈部的运动,然后行放射学检查,病人能配合体格检查。用滚动的方法检查病人背部。

(2) 触扪脉搏、体温和皮肤黏膜色泽评估血管情况,两侧比较。注意:脉搏正常并不能排除筋膜室综合征。

(3) 感觉运动评估:在急诊情况下,肌力的分级毫无意义。但是,在脊髓损伤,我们需要对神经系统的状况进行评估。如果病人的感觉运动有异常,则应该做进一步详细检查。在上肢或颈椎外伤,应该进行感觉检查,可以用轻触或针刺法,并检查两点辨别觉。

(4) 合并伤:把外伤的部位与局部的结构联系起来考虑。如果病人的意识不清,就必须排除脊柱和骨盆损伤。

二、放射学检查

创伤病人和意识不清的病人都必须对胸部、骨盆和颈椎进行放射学检查。颈椎侧位像应该包括所有颈椎以及C7－T1交界区。四肢骨折和脱位的评估应该包括受累部位两个互呈90°的视像,并且应该包括近、远侧的关节。有神经血管或软组织潜在威胁的膝关节和其他关节(如踝关节)的脱位应该尽早复位。

三、穿入伤

典型四肢穿入伤见于40岁以下的年轻男性,并且往往有多处伤。保持高度的警惕性是及时诊断和处理这类损伤的关键。

1. 血管损伤 创伤的四肢可以耐受6小时的缺血才会出现不可逆性功能丧失,因此,及时识别并修复血管损伤在四肢伤的处理中至关重要。对不伴骨骼损伤的枪弹伤或戳伤伤员来讲,四肢血管探查的主征(hard signs)是:无脉搏、搏动性出血、血管杂音、血管震颤和血肿进行性增大。对有骨骼损伤(骨折、脱位)或枪弹伤的伤员来讲,具备上述血管探查主征者还需要行动脉造影进一步证实。四肢血管探查的次征(soft signs)是:神经功能丧失、非进行性增大性血肿、伴有骨折、软组织损伤严重和出血/低血压史。有一个实用的流程是先测定踝肱指数(AAI)。如果伤肢 AAI 大于 0.9,则无需进一步做放射学检查;如果伤肢 AAI 小于 0.9,提示可能存在血管损伤,需要进一步行超声 Doppler 检查。如果超声 Doppler 检查也不能明确诊断,则需要行动脉造影;如果超声 Doppler 检查阳性,你可以直接手术探查,也可以行动脉造影(取决于各医院)。没有血管探查主征,也没有次征的伤员,不需要行动脉造影检查来排除血管损伤。隐匿性血管损伤可以先行非手术处理,以后依据具体情况考虑是否行修补术,并发症发生率不会增加。动脉损伤最好能在 6 小时内修补以获得最大救肢率。手术方法与择期血管手术相同,先将受伤血管的近侧和远侧阻断,如果动脉的撕裂口不大,可以用单股缝线行一期修补。如果损伤复杂(大段缺损或环形缺损),则需要行切除-吻合术、补片血管成形术或血管移植间置术。只要有可能,应该尽量利用自身静脉来完成补片成形术或血管移植术,尽量不要用 PTEF 材料,因为自身静脉的通畅率更高。在前臂或小腿损伤,如果另一根动脉正常,可以结扎一根动脉。在复合伤病人,应该优先恢复血流(通过临时转流或正规修补),然后才考虑骨骼重建。血管修补术后都应该通过血管造影证实。如果病人的血流动力学稳定,静脉损伤修复的常用方法是侧方缝合或切除后端-端吻合。其他病人可以考虑将受损静脉结扎,术后抬高患肢,并穿戴长筒弹力袜(目的是减轻水肿)。应该放宽多个筋膜室切开的适应证,特别是当缺血时间长或有伴随损伤的病人。

2. 骨骼损伤　X 线平片就可以做出诊断。骨骼完整性的修复可以用内固定,也可以用外固定。在复合伤病人,应该先做临时转流术,然后才对不稳定性骨折进行固定。如果污染重或组织缺损多,最好选择外固定术。

3. 软组织损伤　在四肢损伤的第一次手术中,一般不会对大块软组织缺损创面做了断性闭合。复杂的创面往往需要做彻底清洗和修剪后用敷料覆盖,以后每天到手术室观察。然后行延期闭合,有时还需要用软组织皮瓣(带蒂皮瓣或游离皮瓣)。对少数毁损性的四肢伤,如果软组织缺损严重者、主要骨干受损者或周围神经损伤无法重建肢体功能丧失者,应该考虑一期截肢术。

四、钝性伤和骨折与脱位

四肢钝性损伤可以导致肢体毁损性挤压或肢体近乎撕脱的损伤。四肢钝性损伤的处理同四肢穿入伤,但是,由于损伤的范围广泛,救肢和保肢困难。四肢钝性损伤的创面处理往往需要外科多个专科的精诚合作。

(一) 术语与分类

1. 解剖方位　人们通常将骨骼分为近段、中段和远段或头部、基部和(骨)干部;儿童的骨骼可以分为骺部(epiphyseal)、干骺部(metaphyseal)和骨干部(diaphyseal)。

2. 骨折线方向　骨折线的方向与骨的长轴垂直称为*横形骨折*;骨折线的方向与骨的长轴呈 45°~60°角,称为*斜形骨折*;由旋转暴力造成的、骨折线外观呈螺旋形的称为*螺旋形骨折*;骨折片大于 2 块的骨折称为粉碎性骨折。

3. 对线描述的是近侧(最靠近躯干)骨折片与远侧(最靠近伤肢末端)骨折片之间的夹角。对位描述的是骨折断端之间的皮质的接触面。移位描述的是骨折断端皮质表面之间的距离。累及关节面的骨折称关节内骨折。

4. 在复位后不容易移位的称为*稳定性骨折*,容易发生移位的称为*不稳定性骨折*。

5. 软组织损伤　表面皮肤完整的骨折称为闭合性骨折。表面皮肤撕裂的骨折称为开放性(复合性)骨折,此时,骨折断端与外界相通。伴有神经血管、韧带或肌肉损伤的骨折称为复杂骨折(complicated fracture)。

6. 半脱位是指关节有撕裂,关节面部分接触。脱位是指关节面完全不接触。两种脱位都是按照远侧骨的关节面相对于近侧骨的关节面来叙述的。

(二) 一般处理原则

1. 关节脱位

(1) 所有关节脱位,尤其是那些对神经血管有潜在威胁的关节脱位,都应该在急诊室进行复位,只要有条件实施安全、满意的麻醉。成功的复位可以降低软组织(如压迫坏死)和神经血管受损的风险。

(2) 髋关节和膝关节脱位应该立即复位,防止继发性并发症发生,如:缺血性坏死(髋关节)和神经血管受损(膝关节)。膝关节脱位复位前或复位后如果两侧的脉搏不对称,应该在复位后做血管造影。动态体格检查也至关重要。请注意:膝关节脱位伴血管损伤的发生率约为 30%,足背动脉扪诊对严重血管损伤判断的敏感性仅 79%。

(3) 腕关节、踝关节和趾关节脱位常伴有骨折,从而使关节不稳定。在这种情况下,夹板和石膏筒可能都无法维持复位状态,不得已只能选择手术内固定。

2. 骨折

(1) 骨折的诊断:受伤史和疼痛、运动障碍以及局部肿胀等症状是诊断骨折的基本条件。体格检查可以发现触痛、肿胀、骨擦音和/或畸形。由于上述体征都不一定会存在,因此,高度警惕性显得尤为重要。骨折的确诊依靠 X 线检查。

(2) 骨折的治疗是复位,必要时加固定。复位后要避免伤肢过度运动,以免再次损伤。在开放性骨折,要彻底冲洗创口,然后用浸有生理盐水的无菌敷料覆盖。搏动性出血可以直接压迫止血,也可以用血管钳将出血的血管夹住止血。止血带主要用于伤肢几近或已经完全离断的情况下。如果骨折端表面皮肤或伤肢远侧血供受损,请一定先对伤肢做暂时固定,然后才送去做放射学检查。

稳定性骨折只要没有再次损伤,就不会发生移位,但需要固定,目的是减轻疼痛、有利于愈合。

不稳定性骨折需要固定,往往需要手术固定。关节内骨折、关节面裂缝大于 2 mm 者也应该手术固定。

如果存在皮肤、软组织或神经血管损伤的可能性,应该立即进行复位,改善骨折端的对合关系。由于骨折类型或软组织嵌入等原因使得复位不可能完成时,应该将骨折暂时固定于理想的位置,尽早手术,尤其当神经血管、软组织或皮肤存在损伤时。

3. 儿童骨折　小儿骨骼有比较强的重塑能力,即使成角稍大一些也是可以接受的。但是,应该尽可能减少畸形的程度,从而降低永久畸形的风险。

生长板(physeal plate)是骨的最薄弱部位,因此生长板损伤在临床上很常见。生长板是软骨,负责骨骼的纵向生长。Salter-Harris 将生长板骨折分为 5 型(图 12-12):Ⅰ型骨折是指骨折线通过生长板,骨骺没有受累;Ⅱ型骨折是指生长板断裂伴干骺部骨折;Ⅲ型骨折是指生长板断裂伴骺部骨折;Ⅳ型骨折是指骨折线通过干骺部、生长板和骺部;Ⅴ型骨折是指生长板压缩粉碎性损伤。

只有合格的骨科医生才允许对儿童骨折进行复位，除非因皮肤或神经血管受损必须立即对伤肢的位置进行改善。必须对受损部位及其上下关节做妥善固定。

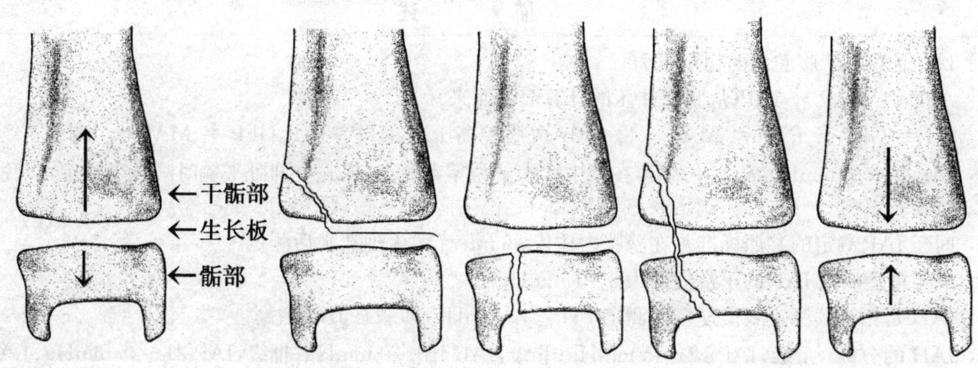

图 12-12 Salter-Harris 生长板骨折分型

4. 骨折处理的风险 密切观察病人是否有筋膜室综合征，特别对小腿和前臂受伤伤员。在石膏固定后发生的神经血管受损最常见的原因是伤肢肿胀，因此，要对夹板和绑带做适当松解以适应伤肢的肿胀。在急性期一般不主张用管型石膏。如果病人准备回家康复，应该告诉病人哪些是早期筋膜室综合征的征象，并告诉病人如果出现了这些征象应该立即来医院。

5. 四肢骨筋膜室综合征 骨筋膜室综合征常见于四肢远段(前臂和小腿)的创伤。典型病人多有长时间的伤肢缺血或外来压迫、有骨折、有挤压伤或血管损伤(尤其当同时有动脉和静脉受损)以及有烧伤(环形焦痂压迫)。原本无弹性的筋膜室内组织压增高(超过30 mmHg)就使得毛细血管血流断流和缺血，结果骨筋膜室内肌肉和神经缺血。早期征象是行走于骨筋膜室内的神经缺血引起足部感觉减退。典型的临床表现是“6Ps”：pain(疼痛，尤其在被动活动足趾时诱发疼痛)、pressure(触诊小腿肌肉僵硬)、paralysis(运动障碍)、paresthesia(感觉减退)、pulselessness(足背动脉搏消失，一般在晚期才出现)以及 pallor(苍白)。研究发现肌内压力与四肢受压的症状体征以及 Doppler 信号的相关性很差。脉氧监测是一项好的辅助判断手段。诊断依靠高度的警惕性和反复监测受累骨筋膜室的压力，骨筋膜室压力超过 30 mmHg 或低于 30 mmHg 但存在缺血证据时可以确诊。

骨筋膜室综合征的治疗是及时筋膜切开。随着毛细管血流恢复，产生的大量酸性血液、钾、肌红蛋白和其他细胞代谢产物进入全身循环。要保持正常的肾功能，应清除血液循环中的这些缺血代谢产物。肌红蛋白在酸性尿的情况下会直接损伤肾小管细胞，并可以沉积导致肾小管堵塞。治疗原则要求保持足够尿量[100 mL/h 或 1 mL(kg·h)]并碱化尿液(pH>7.0)。

附：腹腔室综合征

腹腔室综合征(ACS)是由于腹腔内压力增高所引起的一系列全身性的病理生理变化，并以循环、呼吸系统以及肾等脏器功能紊乱为主要表现。临床上并不少见，预后不良，虽经腹腔减压等处理，其死亡率仍然很高(60%)。

【定义】 ACS的相关定义见表12－11。

表12－11 ACS的相关定义

定义	描 述
1	IAP是存在于腹腔内的稳定压力
2	APP ＝ MAP － IAP(从脑灌注压的计算演变而来)
3	FG ＝ GFP － PTP ＝ MAP － 2 × IAP(腹腔高压时，PTP≈IAP，GFP ＝ MAP － IAP)
4	IAP要求用mmHg表示，传感器在腋中线水平为零参照点，在完全仰卧平躺时呼气末测定，以免腹肌收缩影响
5	间断IAP测定的参照标准是在膀胱内注入25 mL无菌生理盐水后测定
6	成年重症病人IAP的正常值约为5～7 mmHg
7	IAH是指持续测定或反复多次测定IAP≥12 mmHg，即病态IAP增高
8	IAH的分级：Ⅰ级，IAP 12～15 mmHg；Ⅱ级，IAP 16～20 mmHg；Ⅲ级，IAP 21～25 mmHg；Ⅳ级，IAP＞25 mmHg
9	ACS是指持续IAP＞20 mmHg，伴有新器官功能障碍/衰竭，APP＜60 mmHg不是必备条件
10	原发性ACS是指腹腔盆腔损伤或疾病导致的ACS，这种情况一般应该尽早手术或介入放射干预
11	继发性ACS是指起初的损伤或疾病不在腹腔盆腔所造成的ACS
12	再发性ACS是指原发性或继发性ACS经过外科或内科治疗后再次出现

ACS：腹腔室综合征；APP：腹腔灌注压；FG：肾滤过梯度；GFP：肾小球滤过压；IAH：腹腔内高压；IAP：腹高压；MAP：平均动脉压；PTP：近曲小管压

引自：Malbrain MLNG，et al. *Intensive Care Med* 2006；32：1 722～1 732

【病因和分类】 在外科，腹内压升高的常见原因有：严重腹部外伤或采用损害控制或填塞压迫止血处理；大量腹水或严重肠麻痹或复苏时输入大量液体，致肠壁水肿或腹壁顺应性下降；在明显张力下缝合腹壁切口；急性重症胰腺炎合并肠麻痹和全身炎症反应综合征。

一般来讲，腹腔高压的临床表现与高压形成的急剧程度有关，压力增高越缓慢，病人和腹壁就越能适应。依据高压形成的急剧程度腹腔高压分为4种：① 超急性IAH，是指腹内压在数秒或数分钟持续增高，如大笑、咳嗽、用力、喷嚏和排便。② 急性IAH，是指腹内压在数小时内逐渐增高，主要见于创伤或腹腔内出血等外科病人，腹腔内高压快速发展可以迅速形成ACS。③ 亚急性IAH，是指腹内压在数天内逐渐增高，主要见于内科病人，需要病因加易感因素(诱因)共同作用。④ 慢性IAH，是指腹内压在数月或数年内逐渐增高，如妊娠、病态肥胖、腹内肿瘤、腹膜透析、慢性腹水等，这些病人在重症状态下很容易发展为急性或亚急性IAH。

世界ACS学会将ACS分为原发性(primary)、继发性(secondary)和三发性(tertiary)三种。①原发性ACS又称“外科”ACS，是一类原发于腹－盆腔内的、需要外科手术或血管介入干预的损伤或疾病。这种ACS被认为是“经典”ACS。原发性ACS病人通常都有腹内或腹膜后出血、实质性脏器损伤、损害控制外科(如：填塞法控制肝脏出血)或移植。原发性ACS还包括骨盆骨折出血。②继发性ACS又称“内科”ACS。这是一类继发于腹腔外疾病(脓毒症、毛细血管渗漏)的ACS。这一术语完全不同于腹膜炎中使用的“继发性”含义。③三发性ACS又称复发性ACS，见于原发性或继发性ACS在预防或治疗情况下的复发。例如：外科减压后持续存在的ACS，或在暂时腹腔关闭二次筋膜缝合后出现了全新的ACS。

【病理生理】 正常时腹内压接近大气压，腹内压力升高对腹部脏器及全身脏器都有不利的影响(图 12－13)。

1. 循环系统　心排出量下降、血压降低等。这是由于腹压升高,下腔静脉受压,回心血量减少,加之外周血管阻力升高所引起。

2. 肾功能　主要表现为少尿或无尿,BUN、肌酐升高,这与心排出量下降、肾动脉灌注不足、肾脏受压、肾静脉回流受阻、输尿管受压等因素相关。

3. 呼吸系统　腹内压升高、膈肌升高压迫肺脏,气道峰值压升高,肺顺应性下降影响气体交换,呈现持久的碳酸血症、低氧血症。

4. 颅内压、脑灌注　腹内压升高,导致心排出量下降、脑灌注下降;CVP 上升影响脑静脉回流,致颅内压升高;脑灌注量下降会加重神经系统损害,所以在伴颅脑损伤者,宜谨慎采用腹腔镜来诊断和治疗腹部外伤。

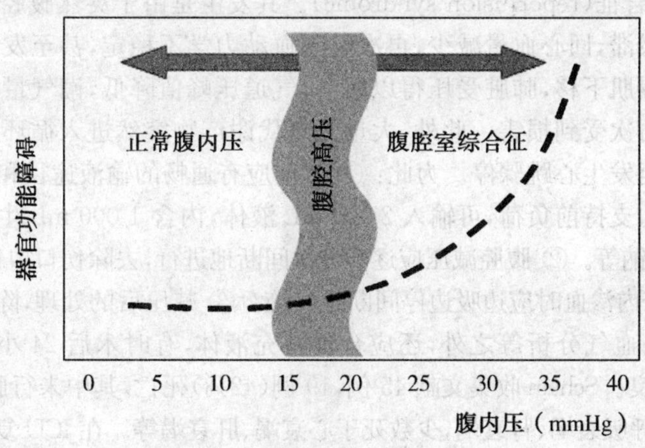

图 12－13　腹腔高压与腹腔室综合征

【诊断】 在多系统损伤,颅脑伴腹内脏器损伤,应监测腹内压。ACS 诊断的主要依据是:

1. 存在腹压升高的原因(见前述)。

2. 临床表现　腹部明显膨胀,腹壁浅静脉怒张;心血管系统受损,可出现心动过速、CVP 升高、血压下降等;肾功能受损,可有少尿或无尿,血 BUN、Cr 升高等;呼吸系统受损,可有气道峰值压升高(＞8.33 kPa)、肺顺应性下降、低氧血症、酸中毒等。

3. 膀胱测压　是较常用的辅助诊断方法,也可用胃测压或下腔静脉测压来估计腹内压。病人仰卧位,导尿管插入膀胱,外露端相连三通接头,其一端接尿袋,另一端接测压管。测压时,关闭接尿袋侧开关,向膀胱内注入无菌生理盐水 25 mL,将测压管充满无菌生理盐水后开放膀胱侧开关与其相通,并将其 0 点置于腋中线水平。于呼气末期测压管水柱稳定后其高度即为膀胱内压力,测出值基本上与腹内压相符合。该方法简便易行,随时可于床边测出。通常以 25～35 cmH_2O 为诊断 ACS 的标准。Kron 对腹部手术后病人测腹内压为 4～17.7 cmH_2O,临床上无 ACS 表现,可认为是术后腹内压的正常值。腹内压在 15～25 cmH_2O 时,也需结合临床征象判断是否需要处理。Burch 认为腹内压为 20～25 cmH_2O 时需考虑减压处理;达 25～35 cmH_2O 时,多数病人需要治疗;腹内压大于 35 cmH_2O 则需立即减压处理。将腹内压分为 4 级更有助于判断。应指出,ACS 的诊断需以临床征象为主,测压是一种辅助诊断的较客观的方法，但由于存在个体差异，尤其是外伤者可受多因素（伤情等）影响，在判断时应予以注意。

【治疗】 及时行腹腔减压处理是有效治疗的关键措施。一经诊断即应果断不失时机地进行。少数病人因腹水所引起，可行腹腔穿刺引流处理。对腹部外伤行损害控制处理的病人，初步纠正和改善凝血障碍、低体温和代谢性酸中毒等情况后再次呈现 ACS 时，应开腹减压，特别对已伴尿少、不易纠正的低氧血症并需输血稳定血动力学者。如果是因腹内出血或填塞压迫止血而造成的 ACS，经妥善止血处理、清除腹内血液和凝血块以及填塞纱条等，腹部切口可一期缝合，如果缝合困难可选择其他方法处理（参见本章第四节）。但必须避免因关闭腹腔而增高腹内压。一般来说宜放置腹腔引流，尤其是用 3 L 输液袋等覆盖伤口时，创面可有较多渗液（有时每日可达数升），更应考虑应用之。需强调的是，实施腹腔减压术时应注意防治再灌注综合征（reperfusion syndrome）。其发生是由于突然腹腔减压，原受压的腹内脏器充血，血流淤滞，回心血量减少，再次呈现血动力学不稳定，甚至发生休克；随着腹腔压力减低，升高的膈肌下移，肺脏受压得以缓解，气道压峰值降低，潮气量增加，可致呼吸性碱中毒，呼吸功能再次受到损害。此外，大量无氧代谢产物突然进入循环，可加重心血管和呼吸系统损害，甚至发生心跳骤停。为此：① 术前应有通畅的输液途径和完善的监测系统，并合理补充血容量，支持前负荷，可输入 2 000 mL 液体，内含 1 000 mL 生理盐水，50 g 甘露醇，50 mmol 碳酸氢钠等。② 腹腔减压应逐步分次间断地进行，去除伤口巾钳或拆除缝线不能操之过急；吸出腹腔内渗血时应边吸边停间断地实施。③ 减压后的处理，除继续监测循环、呼吸、肾功、凝血指标、血气分析等之外，还应合理补充液体，有时术后 24 小时补液可达 10～20 L。ACS 预后不良。Schein 收集文献 45 例，19 例（42%）死亡，其中未行腹腔减压处理者均死亡。多数死因是呼吸衰竭、肾衰竭，少数死于心衰竭、肝衰竭等。在 ICU 复苏，尚需注意观察初次手术中可能遗漏的隐匿性损伤，必要时可酌情重复行 X 线、B 超、CT 等检查以协助诊断。

若 ACS 是由于凝血障碍，需要填纱条压迫止血或内脏水肿明显时，缝合切口常有困难。若勉强从事，可使腹内压力增加。在这种情况下可酌情选用下列方法：① 游离切口两侧皮肤后仅缝合皮肤。② 用两层合成材料修复切口，内层用可吸收网片，外层用不可吸收网片。③ 在切口两侧，做腹直肌筋膜的松弛切口，行减张缝合。④ 设计移植皮肤瓣修复伤口。

复习思考题

一、医学名词

创伤死亡三联征，创伤救治的“黄金时段”，创伤急诊救治目标，允许性低血压，FAST，环形征或靶心征，大量血胸，连枷胸，简述哪些胸外伤为即刻致死性胸外伤，Beck 三联征（典型），四肢血管探查主征，稳定性骨折，不稳定性骨折，腹腔室综合征（ACS）

二、问答题

1. 试述创伤死亡的三峰分布。
2. 试述创伤救治中的 START 分拣要点。
3. 试述创伤救治中的 ABCDE 法则。
4. 试述 SAMPLE 病史询问的要点。
5. 试述损害控制外科（DCS）的概念。

6. 简述损害控制外科(DCS)3 个阶段。
7. 试述 Glasgow 昏迷评分(GCS)的意义。
8. 试述颈部损伤时颈前部的分区。
9. 试述张力性气胸与心包压塞在体征上的不同点。
10. 试问根据血流动力学指标可以将腹部损伤分为哪三大类？各类的处理要点如何？
11. 试述后尿道损伤与前尿道损伤在损伤机制上和临床表现上的不同点。
12. 试问从骨科观点看，每个创伤病人都应该注意哪三大问题？

（陈卫东）

烧伤和冷伤

学 习 要 求

- 熟悉烧伤的病理生理。
- 掌握烧伤的伤情判断方法和治疗原则，学会烧伤急救、创面初期处理和补液疗法。
- 了解电击伤的特点和急救处理。
- 了解冷冻伤的病理、临床表现和诊断、急救处理和预防。

烧伤(burns)是组织与下列物质直接接触后的损伤：① 高温的气体(火焰)、液体或固体表面；② 腐蚀性化学品；③ 高压电；④ 射线。可根据损伤的深度对烧伤进行分类。

烧伤以皮肤损伤最常见，从而破坏了机体的屏障和体温调节功能。大面积烧伤是所有外科损伤中最可怖的。烧伤死亡呈两峰分布。第 1 死亡峰在烧伤后数秒至数分钟内，主要死因是窒息；第 2 死亡峰在烧伤后 24 小时至数周，主要死因是脓毒血症和多脏器功能障碍综合征。

急性烧伤病人需要承受极大的痛苦，烧伤的并发症给病人的心理和生理造成了损害，给社会带来了许多问题。就治疗组而言，烧伤治疗的工作量巨大，几乎涉及外科治疗手段的各个方面。

第一节 热 烧 伤

烧伤通常是指高温热力所引起的烧伤，即热烧伤(thermal burn)。

【病理生理】 热烧伤的病理改变主要取决于致伤热源的温度和受热时间，热源温度越高、受热时间越长，烧伤病变就越严重。此外，烧伤的发生和发展还与病人的机体条件相关。如：老年人皮肤萎缩，皮下脂肪少，烧伤后易波及深部组织，所以创面往往都较深；另外，小儿烧伤的全身反应，常比成人受相同面积(占体表百分比)和深度的烧伤更严重。

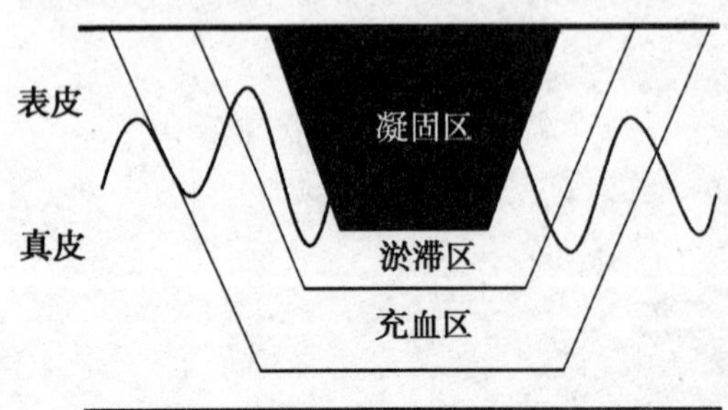

图 13-1 组织受热力作用后局部的病理改变

1. 局部病变 皮肤和黏膜受热力作用后，不同层次的细胞因蛋白质变性和酶失活等发生变质和坏死(图 13-1)。强热力则可使皮肤甚至深部组织炭化。烧伤区及其邻近组织的毛细血管可发生充血、渗出、血栓形成等变化。焦痂下的组织水肿在烧伤后最初几天会逐渐加重，形成痂下高压，胸腹部痂下高压可影响病人呼吸；四肢焦痂的形成和痂下水肿可影响肢体血供。

在烧伤后 24～48 小时，创面外有一层坏死组织、凝固浆液及碎屑组成的焦痂。浅Ⅱ度烧伤，焦痂常在 10～14 天内剥离。焦痂脱落后，由毛囊和汗腺的表皮形成新的表皮生长的点状区域，称为“皮蕾”。

2. 全身反应　烧伤的全身反应主要取决于烧伤的范围与深度，烧伤范围越广、深度越深，全身反应也越严重。范围较小的烧伤，对全身影响不明显。

(1) 血容量减少(匣 13-1)：血浆样液体渗出在伤后 6～8 小时最快，48 小时达高峰，72 小时开始回吸收，水肿逐渐消退，到伤后 5～8 天为止。

匣 13-1　烧伤休克的病理生理

- 烧伤导致炎症反应
- 炎症反应使得血管的通透性大大增加(烧伤面积≥15%体表面积时，毛细血管渗漏是全身性的，远隔器官组织也水肿)
- 水、溶质和蛋白藉此从血管内间隙进入血管外间隙(丢失于创面或进入组织间隙引起水肿)
- 体液的丢失量与烧伤的面积成正比
- 烧伤面积大于 15%时，体液的丢失就可以造成休克

(2) 低体温和代谢性酸中毒：烧伤的创面蒸发会带走大量热量，引起低体温，组织灌注不足和一氧化碳与细胞色素结合都会因无氧代谢导致代谢性酸中毒。

(3) 负氮平衡：烧伤可使人体消耗能量增加，加之应激反应使分解代谢显著增加，病人可出现明显的负氮平衡，在大面积烧伤时尤为突出。

(4) 红细胞减少：严重的深度烧伤可使机体红细胞减少，这可能与血管内凝血、红细胞形态改变、易被破坏等相关，因此病人可发生贫血。大面积深度烧伤病人临床上可出现血红蛋白尿。

(5) 免疫功能下降：严重烧伤可使病人免疫功能和中性粒细胞功能降低，所以病人容易并发感染。

【分期】　根据烧伤病理生理特点，临床上将烧伤病程大致分为 3 期：

1. 急性体液渗出期　主要在伤后 48 小时。烧伤面积大时又称休克期。伤后 48 小时威胁病人生命的主要是休克，早期处理最重要的措施是体液复苏。

2. 感染期　焦痂，尤其是深度烧伤的厚而无血管的焦痂是理想的细菌培养基，其表面的细菌可快速成倍生长。这些细菌也可以穿透烧伤创面，侵入深部组织，破坏局部防御功能，形成侵袭性感染，即所谓烧伤创面脓毒症。烧伤感染从伤后将持续到创面愈合，烧伤面积大且深者，感染机会也就多，而且重。烧伤创面脓毒症通常是致死性的，时至今日，仍是住院烧伤病人最常见的死因。防止的措施是及时纠正休克，早期切痂/削痂植皮。

3. 修复期　包括创面修复期和功能修复期。预防的措施是防止关节功能部位挛缩、畸形，加强功能锻炼。

上述 3 期是人为的分期，各期之间往往互相重叠、互相影响，分期的目的是为了突出各阶段临床处理的重点。

【诊断】　决定烧伤的严重程度的因素见匣 13-2 和匣 13-3。治疗烧伤时，首先应正确估计烧伤的面积(percentage of BSA estimation)和深度。

匣 13-2 决定烧伤结局的主要因素
· 烧伤面积的百分比 · 烧伤深度 · 是否存在吸入性损伤

匣 13-3 烧伤急诊入院标准
· 怀疑气道或吸入性烧伤者 · 任何可能需要体液复苏的烧伤 · 任何可能需要手术处理的烧伤 · 手部、面部、足部或会阴部严重烧伤的病人 · 有精神疾病或特殊社会背景的烧伤病人不适合放回家者 · 怀疑为非意外伤害的病人 · 年迈或年幼的烧伤病人 · 任何可能出现严重后果的烧伤,包括高压电烧伤和高浓度氟氢酸烧伤

1. 受伤机制　是伤员本人或目击者需要提供的病史。在建筑结构等密闭环境中发生的烧伤,除了热烧伤外,还可能有吸入性烧伤;爆炸伤可以合并肺气压伤和钝性创伤。应详细记载热源、热接触持续时间、受伤时间和环境。

2. 合并伤　爆炸、跌落以及撤离中的跳跃都可能出现合并伤,如骨折、腹腔器官损伤、肺挫伤和气胸。

3. 年龄　伤员的年龄对后果的影响很大,以小儿和老人最高,还决定了伤员应门诊处理、住院处理抑或转至烧伤专科医院处理。小儿烧伤要考虑是否有虐童行为。老人的器官功能衰退、夹杂症多,风险自然增大。

4. 健康状况　过敏史、用药史、高血压和糖尿病史等都可以影响烧伤的治疗,因此,要做详细的系统回顾,特别注意心、肺、肾和消化系统。

5. 院前处理　记录伤员自己以及急救人员做过哪些处理。院前的输液量应该从伤后第 1 个 24 小时的总输液量中扣除。

6. 体格检查和急救

(1) 开放气道:先注意气道是否通畅。声门上组织烧伤后的水肿在最初的 12 小时会进行性加重,迅速阻塞呼吸道。声门下组织受喉的保护不容易发生热烧伤,但可以因吸入毒气造成损伤。对发生在密闭结构内的烧伤和爆炸伤应该疑有吸入性烧伤(匣 13-4)。诊断不明时可以做直接喉镜检查或气管镜检查,但是不要延误气管插管(匣 13-5)。

匣 13-4 潜在气道烧伤的识别
· 有被困于火灾房间内的病史 · 颜面(口周)和颈部有烧伤 · 上颚或鼻黏膜有烧伤,或鼻毛被烧焦 · 咳出碳色痰液或口咽部有黑色碳化物存在 · 发音嘶哑或呼吸有喘鸣

匣 13-5 气道烧伤的初期处理
· 最安全的措施是选择性地早期气管插管 · 由于水肿的形成,拖延会导致气管插管极为困难 · 如果气管插管已经延迟,请准备紧急环甲膜切开术

(2) 呼吸情况：可以通过呼吸的深度和听呼吸音来判断。喘鸣和啰音都提示吸入性烧伤或胃内容物误吸。胸部环形深度烧伤会限制呼吸，要做焦痂切开。不吸烟者血碳氧血红蛋白(carboxyhemoglobin)大于10%提示吸入性烧伤，大于30%会出现精神症状(mental status changes)，大于60%则难以存活。

(3) 循环情况：了解循环情况的目的是判断有无休克(脉搏细速或无脉)和组织灌注不良。发绀、烦躁和淡漠都提示中枢灌注不足。四肢和颈部的环形三度烧伤影响远侧血供时，应该做焦痂切开术。

(4) 剪去所有衣裤，终止合成纤维等化合物熔化造成的持续烫伤，也便于对烧伤的范围进行评估。用清水或生理盐水冲洗清除残留物。取下珠宝首饰，尤其是戒指，防止因组织水肿造成的烧伤筋膜室综合征。

7. 烧伤面积的估计　以烧伤区占体表面积(body-surface area, BSA)的百分比表示(匣13-6)。

匣13-6　烧伤面积评估

- 病人的全手(手指并拢)占全身体表面积的1%，常用于评估小面积烧伤
- 中国九分法(Lund-Browder图表法)常用于评估大面积烧伤
- 九分法仅适用于初期的粗略评估

(1) 新九分法(rule of nines)：是按照改良Lund-Browder图表将人体各部分别定为若干个9%，主要适用于成人；儿童头颈部面积较大而下肢较小，应结合年龄进行计算。详见表13-1。

表13-1　中国新九分法各部位体表面积的估计

部位		占成人体表面积(%)		占儿童体表面积(%)
头颈	发部	3	9×1	9+(12－年龄)
	面部	3		
	颈部	3		
双上肢	双手	5	9×2	9×2
	双前臂	6		
	双上臂	7		
双下肢	双臀	5	9×5+1	9×5+1－(12－年龄)
	双足	7		
	双小腿	13		
	双大腿	21		
躯干	躯干前	13	9×3	9×3
	躯干后	13		
	会阴	1		

(2) 手掌法：是以病人自身的手掌进行估算，五指并拢的掌面占体表面积的1%，五指自然分开占1.25%，主要用于小面积烧伤的测算。

8. 烧伤深度的判断(三度四分法)　按热力损伤组织的层次，分为Ⅰ°、浅Ⅱ°、深Ⅱ°和Ⅲ°烧伤。烧伤深度在伤后短时间内可能不易判断，如Ⅰ°烧伤可因组织反应继续进行而变为Ⅱ°烧伤，深Ⅱ°烧伤如发生感染也可变为Ⅲ°烧伤，休克也可能加深组织损伤深度。所以一般在

伤后2～3天，应重新对烧伤创面深度进行判断。烧伤深度的鉴别和转归见表13-2。

表13-2 烧伤深度的鉴别与转归

深度分类		损伤深度	临床表现	愈合过程
Ⅰ°(红斑)		表皮层	创面呈红斑、微肿、刺痛，无水疱，生理影响很小	3～4天后烧伤表皮脱落，露出新皮，痊愈，无瘢痕
Ⅱ°(水疱)	浅Ⅱ°	达真皮乳突层	水疱饱满、大，疱皮薄。水肿明显。创面基底潮红，疼痛明显，创面暴露于空气中时疼痛尤甚	无感染者2周左右后愈合，无瘢痕，短期有色素沉着
	深Ⅱ°	达真皮网状层，有汗腺和毛囊等皮肤附件残留	水疱小，疱皮厚。创面基底苍白或呈红白相间，痛觉迟钝，有拔毛痛。水肿	无感染者至少3周愈合，有瘢痕和色素沉着
Ⅲ°(焦痂)		达皮肤全层，有时可达皮下组织、肌肉和骨骼	创面蜡白或焦黄、干燥、皮革样，可有树枝状血管栓塞，痛觉丧失	3～4周后焦痂脱落呈现肉芽创面，范围小者可瘢痕愈合，面积大者需植皮才能愈合

深Ⅱ°烧伤与浅Ⅱ°烧伤的外表完全不同。真皮的凝固性坏死导致创面干燥，呈皮革样，沸水或蒸汽烫伤创面大多数呈蜡白色。深Ⅱ°烧伤导致许多皮神经末梢破坏，比浅Ⅱ°烧伤引起的疼痛轻。然而这类创面愈合差，因为损伤的真皮不能再生，常由坚韧脆柔的瘢痕组织替代。因此，许多深层真皮烧伤最好切除烧伤组织并行植皮治疗。Ⅱ°烧伤的确切深度，特别在焦痂形成后，往往很难判断。深度"不明确"的烧伤(既有Ⅱ°特征又有Ⅲ°特征)可保守治疗10～14天，如果创面仍不愈合，则可行植皮术。

9. 烧伤严重程度的分类　根据病人的烧伤面积和深度情况，烧伤的严重程度可分为4类，见表13-3。除了表中所列的条件，凡有呼吸道烧伤、化学中毒、合并其他严重创伤，或已并发休克及重要器官衰竭等，也需按重度或特重度烧伤抢救处理。

表13-3 烧伤严重程度分类

	深度	轻度	中度	重度	特重度
成人	Ⅱ°	≤9%	10%～29%	30%～49%	>50%
	Ⅲ°		<10%	10%～19%	>20%
小儿	Ⅱ°	≤5%	6%～15%	16%～25%	>25%
	Ⅲ°		<5%	6%～10%	>10%

【治疗】

(一) 治疗原则

烧伤的治疗原则：① 积极防治低血容量性休克。② 加强创面处理，促使创面早日愈合，减少后期瘢痕畸形。③ 防治局部和全身感染。④ 维护内脏功能，防治器官并发症。

(二) 现场急救

烧伤病人应被视为多发伤病人，并且应采取与多发伤处理相同的优先措施及程序。这里主要阐述烧伤专科的治疗措施。

1. 清除致伤原因,迅速脱离热源 尽管脱离了火源,但组织损伤可能在数分钟至数小时内持续加重。这个过程不仅进一步损伤病人,还会殃及救护人员。例如,火焰烧伤病人面罩给氧可能使无明火的衣服复燃。黏附在皮肤上的高热液体,尤其是黏性液体(如沥青、塑料),可加重烧伤,要立即用冷水或湿绷带使其冷却。腐蚀性化学物必须立即用大量水冲洗稀释。抢救电灼伤病人前应切断电源,否则急救人员不可接触这些病人。

2. 保持呼吸道通畅 迅速检查并发现和治疗威胁生命的病情。首先开始评估病人的气道、呼吸及循环状况(初期复苏的 ABC)。应特别注意烟雾吸入性烧伤的可能,此类损伤是即刻及后期死亡的主要原因。只要病人曾暴露于烟雾中,就应怀疑有吸入性烧伤。

3. 镇静止痛 可酌情使用止痛片、地西泮或哌替啶(婴幼儿、呼吸道烧伤或颅脑损伤者禁用),面积小的肢体烧伤可用冷水浸淋或冲淋(一般需浸淋半小时),可减轻疼痛与损害。

4. 保护创面 用清洁的布单或衣服简单包裹创面,避免污染和再次损伤。

5. 处理复合伤 对颅脑损伤、大出血、气胸、骨折等合并伤,要施行相应的急救处理。

(三) 急诊室急救

1. 吸氧 除轻度烧伤外,几乎所有烧伤病人都应该用鼻导管吸氧 2~6 L/min。疑有呼吸道烧伤的病人可以用高湿度面罩吸入纯氧,有助于咳痰和一氧化碳中毒的治疗。

2. 防治烧伤休克 烧伤面积大于等于 20% BSA 者都应该立即建立大口径静脉通道并插入 Foley 尿管,进行循环容量支持(匣 13-7)。首选上肢静脉,而不是中心静脉和下肢静脉,目的是避免导管相关感染和静脉炎。如果没有满意的穿刺部位,可以从烧伤部位穿刺置管。

匣 13-7 容量复苏

- 儿童烧伤超过体表面积的 10%,成人烧伤超过体表面积的 15%,都被认为需要行静脉体液复苏
- 如果采用口服补液,就必须添加盐分
- 补液量可以根据标准的公式计算
- 关键举措是一定要监测尿量

(1) 补液量的计算:大于 10% BSA 的烧伤病人都应按公式计算补液。国内外研究者对烧伤补液疗法设计了各种方案(公式),表 13-4 列出了国内常用的瑞金方案。液体包括胶体液(血浆、全血、右旋糖酐等)、晶体液(平衡盐溶液、生理盐水等)和水分(5%葡萄糖或10%葡萄糖液)。成人烧伤面积大于 15%、儿童大于 10%就可能发生低血容量性休克。

表 13-4 烧伤体液复苏量的瑞金计算方案

项 目	第一个 24 小时内	第二个 24 小时内
每1%面积(Ⅱ°、Ⅲ°)每千克体重补液量(胶、晶体)	成人 1.5 mL,儿童 1.8 mL,婴儿 2.0 mL	第一个 24 小时实际输的 1/2
晶体液∶胶体液	中、重度 2∶1,特重 1∶1	同左
基础需水量(5%葡萄糖液)	成人 2 000 mL,儿童 60~80 mL/kg,婴儿 100 mL/kg	同左

举例:一烧伤面积 90%、体重 60 kg 的成年病人,伤后第一个 24 小时补液总量为 $(90 \times 60 \times 1.5) + 2\,000 = 10\,100$ mL,其中胶体液为 $90 \times 60 \times 0.75 = 4\,050$ mL,晶体液为 $90 \times 60 \times 0.75 = 4\,050$ mL,水分为 2 000 mL。伤后第二个 24 小时,胶体液和晶体液各减

半，都为2 025 mL，水分仍然为 2 000 mL。

(2) 改良 Parkland 公式：这是目前在国际上常用的烧伤输液公式。第 1 个 24 小时补乳酸钠林格液 ＝ 4 mL × 烧伤面积％ × 千克体重。院前输入的液体应该从计算的总量中扣去。对小儿(<30 kg)，第 1 个 24 小时除改良 Parkland 公式的输液外，还应该加维持液(1/4 张的葡萄糖氯化钠注射液)补充非显性丢失。

举例：男性成人，体重 100 kg。在船上给煤气罐充气时烧伤。他穿着游泳服，双腿、胸部、双侧手臂都被烧伤。烧伤面积 65％。伤后第一个 24 小时补乳酸钠林格溶液总量为 4 mL × 100 kg × 65％ ＝ 26 000 mL。

(3) 胶体液的使用：目前的观点认为一般在烧伤后第一个 24 小时不用白蛋白，尤其对有呼吸道烧伤的病人，目的是减少白蛋白进入肺间质，减少肺部并发症。24 小时后毛细血管的渗漏会减少。对烧伤面积大于 30％的成人，烧伤 24 小时后每 1％烧伤面积每千克体重可以输 5％白蛋白 0.3～0.5 mL；小儿可在烧伤 12～16 小时后输白蛋白。

(4) 补液方法：传统观念认为，组织水肿主要发生于烧伤后第一个 24 小时，尤其是第一个 8 小时，故第一个 24 小时补液量的 1/2 应在伤后前 8 小时内补入，以后 16 小时补入其余 1/2 量。要注意的是，液体复苏的快慢是以伤后时间为依据的，不是以病人入院的时间为依据。也有学者认为不必拘泥于这一补液方法，输入速度总的原则是先快后慢，具体应该依据临床监测指标来调节输液的速度和量。输液种类开始时选晶体液，有利于改善微循环。输入一定量晶体液后，继以一定量的胶体液和 5％葡萄糖液，然后重复这种顺序。要特别避免一开始就输入大量不含电解质的水分，以免加重低钠血症，导致脑细胞水中毒。Ⅲ°烧伤面积超过 10％或休克较深者，应适当加输 5％碳酸氢钠以纠正酸中毒，碱化尿液。

以上为伤后 48 小时的补液方法，伤后第 3 日渗液开始回吸收，可根据具体病情酌情补液。

(5) 调节补液量的临床指标：需要强调的是公式仅用作估算，上述补液方案仅在体液复苏之初起指导作用，不能机械执行。合并吸入性烧伤、机械性损伤、电烧伤以及复苏延迟的伤员，所需液体都超过公式估算量。临床上，在体液复苏过程中，要根据病人具体伤情，按下列临床监测指标调节输液的速度和量。① 尿量：是反映血容量和组织灌注的可靠临床指标，成人至少为 0.5 mL/(kg · h)，小儿(<30 kg)为 1 mL/(kg · h)。为了减轻水肿，成人尿量超过 1.5 mL/(kg · h)时，应限制输液。② 脉率：成人每分钟在 120 次以下，小儿在 140 次以下。③ 血压：成人收缩压在 12kPa 以上，脉压差在 4 kPa 以上。④ 神志清楚，安静，不烦躁。⑤ 周围循环良好，肢体温暖，毛细血管充盈快，足背动脉搏动有力。达到以上指标，说明补液适宜。

3. 鼻胃管间断低负压吸引　烧伤面积大于 25％的病人几乎都有麻痹性肠梗阻，有恶心、呕吐和腹胀。

4. 焦痂切开术　在深度烧伤，收缩的焦痂深面积聚的液体使组织静水压增加。尤其当存在Ⅲ°环状焦痂时，在四肢可影响血液循环，躯干部位可影响呼吸，应行焦痂切开减压(escharotomy)。焦痂切开减压是切开无痛的焦痂，不要过深。四肢焦痂切开的切口做在肢体的内外侧，胸部做在腋前线(图 13－2)。焦痂切开术一般在床边进行，不必麻醉。手指严重烧伤者焦痂切开的效果很差。在伤后

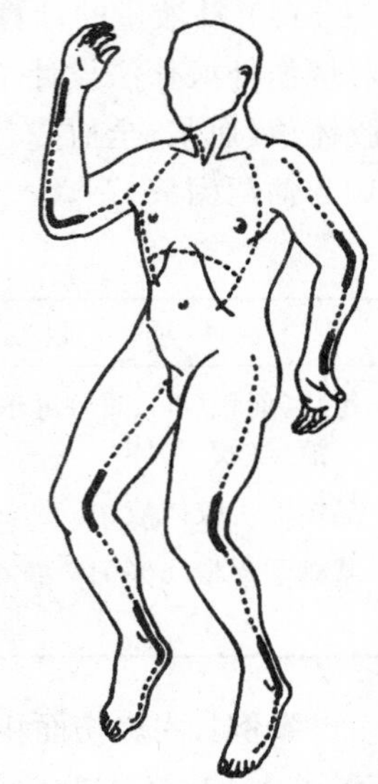

图 13－2　焦痂切开减压的常用切口

6 小时内需要做焦痂切开的情况很少。焦痂切开的指征主要依靠临床，以往是依据脉搏和 Doppler 信号。但是研究发现，肌内压力与四肢受压的症状体征以及 Doppler 信号的相关性很差。脉氧监测是一项好的辅助判断手段（参见第 12 章第十三节骨筋膜室综合征）。

5. 连续脉氧饱和度监测　要注意的是一氧化碳中毒可以出现假的氧饱和度高水平。

6. 辅助检查　包括全血细胞计数、血型和交叉配血、血电解质以及肾功能指标、β-HCG（女性）、动脉血碳氧血红蛋白（COHG）、动脉血气和尿常规。根据病史和病人的意识状态，必要时可以进行毒物检查和酒精含量检测。吸入性烧伤早期在 CXR 无特殊表现。气管插管或中心静脉置管后应该摄 CXR。老年病人和电烧伤病人入院时就应该做 ECG，并且要定时复查，因为复苏时的输液以及体液向第三间隙转移都可能引起心律失常，使 ECG 变化。

7. 湿润敷料　湿敷料用于Ⅱ°烧伤创面可以减轻创面暴露空气所引起的疼痛。小面积烧伤创面用冷敷料也可减轻疼痛，但是不能用于大面积烧伤（>25%），尤其对小儿，因为小儿是低体温高危人群。冷水还可以使血管收缩，从而使得烧伤面积变大、深度加深。

8. 止痛剂　每 1～2 小时静脉用一次小剂量的止痛剂，以防低血压、过量和呼吸抑制。

9. 照相或画图　可以记录烧伤的部位、面积和深度，主要用于病案和医学法学（虐童）的证据。

10. 创面初期处理　指入院后当即处理，又称烧伤清创术。

（1）清创：术前给镇静止痛剂以减轻病人疼痛。先剃除创周毛发、剪短指（趾）甲，创周用肥皂水清洗，创面用灭菌生理盐水或消毒液（0.5%碘伏或 0.2%氯己定）冲洗，轻轻拭去表面的黏附物。小水疱无需处理，大水疱（>2 cm）可用注射器抽空或剪一小孔放液。水疱皮清洁、未污染者，不必去除，原位覆盖。已污染或剥脱的疱皮，则可剪除。清创后可根据烧伤部位、深度、面积等情况，采用包扎疗法或暴露疗法。病人入院时如伴有休克，应行补液治疗，待休克好转后再行清创术。

化学液体烧伤要持续冲洗 20～30 分钟，干的化学试剂应该立即从皮肤上移去，避免溶解后造成进一步损害。角膜需要数小时的冲洗，角膜碱烧伤要求持续冲洗 8 小时，并请眼科医生会诊。柏油（tar）不去除烧伤就会继续，可以用冷水布敷在残留的柏油外面。

（2）包扎疗法：肢体的创面多采用包扎疗法。清创后先用一层药物或凡士林纱布敷盖创面，外加 2～3 cm 厚的吸湿性敷料，然后从远端向近端用绷带均匀加压（但勿过紧）包扎。手部包扎时指与指应分开，指（趾）端应外露，关节应固定于功能位。包扎后，应经常检视敷料松紧、有无浸透、有无臭味、肢端循环等，如渗出物湿透敷料，创面疼痛加剧并有臭味时，可能有感染存在，应及时更换敷料。如没有感染征象，可于伤后 3～5 天更换敷料。耳朵深Ⅱ°烧伤用 1%SD-Ag 霜外敷包耳。

（3）暴露疗法：头面部、颈部和会阴部的创面宜采用暴露疗法，大面积烧伤也可用暴露疗法。清创后将伤员置于铺有无菌单的床上，使创面直接暴露于温暖、干燥、清洁的空气中，创面上不覆盖任何敷料，使渗出物和坏死的皮肤迅速形成一层干痂，作为一层保护性屏障，保护痂下创面不被细菌污染。创面一般不外敷药，但也可选用各种抗生素制剂或中草药制剂外敷。另外，病室内要做好消毒隔离工作，保持一定的温度（28～32℃）和湿度。创面尽可能不受压或少受压。病人可睡翻身床或悬浮床。

（4）创面用药：烧伤创面最常见的细菌是金黄色葡萄球菌、铜绿假单胞菌、肠球菌、肠杆菌、A 组链球菌和白色念珠菌。全身预防用抗生素无效。细菌可以在痂下、在活组织-坏死组织之间增殖，导致痂下化脓，甚至发生烧伤创面脓毒症。多脏器功能障碍的病人以及烧伤面积大于 30％的病人容易发生烧伤创面脓毒症。细菌学的诊断有助于抗生素的选择。现在要求取可疑部位 500 mg 的焦痂和焦痂下未烧伤的组织做活检，若活组织中存在细菌，提示烧伤创面脓毒症之诊断。活组织中的细菌量与死亡率相关。烧伤创面脓毒症的治疗是切除感染的焦痂，局部/全身用合适的抗生素。

1％磺胺嘧啶银(SD-Ag)冷霜最常用，可以减少创面蒸发。该药无刺激性，几乎无不良反应，最大的不良反应是在起初的 1～3 天有短时间的白细胞减少，禁忌证是葡萄糖-6-磷酸酶缺乏症。

10％磺胺米隆为抑菌剂，对 Gram 阴性菌和厌氧菌的覆盖面比较广，对焦痂有较好的穿透性。因此，可用于无血管的软骨区(耳郭)的烧伤。缺点是疼痛，大面积烧伤应用该药吸收后在体内可以抑制碳酸酐酶引起代谢性高氯性酸中毒。

多粘菌素 B 主要适用于真菌感染和面部烧伤，不会像 SD-Ag 那样引起皮色改变。

纳米银晶体敷料(acticoat)通过缓慢释放银离子达到抗菌效果，3 天换 1 次敷料，使用方便(easy-to-apply sheet)，但价格高昂。

11. 预防破伤风　创面污染重或有深度烧伤者，均应注射破伤风抗毒血清预防破伤风(详见第 10 章第五节)。

(四) 门诊处理

只有Ⅰ°烧伤和小面积的Ⅱ°烧伤适合于门诊处理。是否能门诊处理取决于很多因素：病人的依从性、追踪观察的可能性以及健康咨询的便利性。

1. 换敷料　如果烧伤部位病人能摸到，可以让病人自己换敷料。遇到问题可以咨询家庭健康咨询员。一般用 1％SD-Ag 冷霜每日涂 1～2 次，每次涂一薄层，外盖无菌敷料。

2. 抗生素　一般不预防用抗生素，以免滋生耐药菌。

3. 随访　在Ⅱ°烧伤，一般要求每周门诊随访 1～2 次直至伤口愈合。此后，每 1～3 个月随访 1 次，观察和处理增生性瘢痕(穿 Jobst 紧身服)、色素沉着(避免日光直照，涂防晒霜)、皮肤干燥(用涂剂按摩)、瘙痒(抗组织胺药)和康复(理疗、就业指导、社交指导和心理辅导)。

(五) 住院或转运至烧伤专科医院

1. 烧伤伤员是否需要住院或转院主要取决于病人的年龄和烧伤面积两项重要的预后因子。

(1) 小于 10 岁小儿和大于 50 岁的老人，Ⅱ°或Ⅲ°烧伤面积大于 10％BSA。

(2) Ⅱ°或Ⅲ°烧伤面积大于 20％BSA 的各年龄组烧伤。

(3) 特殊部位，如关节、手、会阴部、生殖器、面部、眼或耳烧伤。

(4) Ⅲ°烧伤面积大于 5％BSA。

(5) 特殊烧伤：吸入性烧伤、化学性烧伤或电烧伤。

(6) 烧伤合并有严重机械损伤或以前有内科夹杂症。

(7) 需要特殊康复的病人：心理咨询或社会交往辅导(包括遗弃者和虐童)。

2. 转送　病人经过现场急救后，需迅速转移至就近医疗单位进行初期处理。在转送前必须做好准备工作，要注意下列几个问题：

(1) 转送时机：中小面积烧伤转送时间无具体要求，重度、特重度烧伤应避免长途转送，最好在原地医疗单位积极进行抗休克治疗，待休克稳定 48 小时后再行转送。

(2) 转送途中时间超过 1 小时者，转送前和转送途中应静脉补给平衡盐溶液或生理盐水，切忌单纯补给葡萄糖水或口服大量开水，以防脑水肿。

(3) 头面颈部深度烧伤或有呼吸道烧伤，在转送途中有可能发生气道梗阻者，应做好气管切开再转送。转送的交通工具中应备有氧气及气管内吸引设备。

(4) 用汽车转送时，伤员尽可能横放，或取足前头后位；用飞机转送时，要求头向后、足向前，飞机降落时，病人应调换方向，即头向前、足向后，以防脑缺血。

(5) 转送前及转送途中，禁用冬眠药物或其他血管扩张剂。

3. 营养　代谢需求概测(estimated metabolic requirement, EMR)可以按 Curreri 公式计算：EMR ＝［25 kcal × 体重(kg)］＋ (40 kcal × %BSA)。代谢和创面丢失造成蛋白丢失，需补蛋白 1.5～2.0 g/(kg・d)。治疗的目标是防止体重下降超过基础体重的 10%(匣 13-8)，瘦肉量(LBM)丢失大于 10%时会损害免疫功能和延缓创面愈合，丢失大于 40%时死亡会接踵而至。

匣 13-8　烧伤病人的营养

- 烧伤病人需要额外营养
- 所有占体表面积 15%以上的烧伤病人都应该插入鼻胃管做营养支持
- 通过去痂来促进烧伤创面愈合能阻止分解代谢的原驱动力

(1) 肠内营养：如果病人能耐受，肠内营养是理想的途径，可以将营养管插入十二指肠。在严重烧伤 24 小时内进行早期喂养有许多优势，能缩短住院时间。但是，过度营养会导致高糖血症，不利于脓毒症和重症病人的恢复。此外，高热卡肠内营养可以损害烧伤脓毒症病人的内脏氧平衡(splanchnic oxygen balance)。Curreri 公式在 40%BSA 以上烧伤效果还未得到证实，因此有学者仍然主张把 CO_2 差作为观察内脏氧平衡的参数。

(2) 全肠外营养：如果病人不能耐受肠内营养，体液复苏后就应该开始肠外营养。

(3) 每日维生素的补给：成人维生素 C 1.5 g，烟酸 500 mg，维生素 B_2 50 mg，维生素 B_1 50 mg，锌 220 mg。大面积烧伤病人的高代谢可能会在创面闭合后再持续数周至数月，因此，不要过早地减少营养物的补充。

4. 创口处理

(1) 止痛和镇静：面积大的创面更换敷料前可以用地西泮 0.1 mg /kg 肌内注射，加氯胺酮 0.5 mg/kg 肌内注射。有气管插管的病人可以静脉用异丙酚，起效快。

(2) 日常敷料更换：创面暴露后，外科医生应该注意创面的界限有无变化。在上夹板和敷料前，嘱病人做主动活动。

(3) 清创：失活的组织应该在无菌操作下修剪，软痂可以轻轻刮除，敷以湿纱布。

(4) 大面积烧伤创面的临时敷料：① 生物敷料是金标准，包括新鲜的或冷藏的异种皮。其优点是容易得到，应用方便，可以为创面提供一个保护屏障。数日后肉芽生长，去除异种皮，开始植皮。② 人造皮由类表皮(epidermal analogue)和类真皮(dermal analogue)组成，其作用和效果同异种皮。

5. 去痂、植皮　深度烧伤的创面自然愈合的过程缓慢，甚至不能自愈，有发生严重感染的风险。这类创面自然愈合后形成的瘢痕可造成畸形和功能障碍。因此，对于深度烧伤创面，应积极采取早期去痂植皮。常用去痂法分切痂(escharectomy, excision to fascia)和削痂(tangential excision of eschar, excision to viable dermis)两种。切痂术是用手术刀或电刀将烧伤组织完整切除达深筋膜平面。此技术易于操作，出血相对较少，植皮容易成功。然而，筋膜切除可导致毁形，切除皮下脂肪后会引起关节僵硬和运动受限。近20年来，削痂术的应用很广泛。削痂术是用取皮刀逐层削除薄片烧伤皮肤直至健康平面(直至遇到出血的、有活力的组织)。削痂术需要一定的技巧，出血较多。削痂创面植皮后的外形和功能均优于切痂植皮术。一次削痂的范围取决于麻醉医师和手术医师的经验，以及血源。一般要求手术时间不超过2小时，小于20%BSA，出血量不超过全身循环血量的50%。对于中小面积的深度烧伤创面，如病人全身情况好，可于伤后1～2天行切(削)痂植皮。对于大面积深度烧伤，可于伤后5天左右，在病人平稳度过休克期、全身情况允许时，分次进行切(削)痂植皮。早期没有行切(削)痂植皮的深度烧伤创面，2～3周以后焦痂开始自然分离，此时应剪去痂壳，用药液湿敷、浸洗等方法，控制感染和使肉芽生长良好，如创面肉芽新鲜，无脓性分泌物，即可植皮。

6. 烧伤脓毒症的防治　烧伤感染并发脓毒症，是目前烧伤病人死亡的主要原因。脓毒症可以发生在烧伤的整个病程中，但以伤后48～72小时(组织水肿液回吸收阶段)、伤后3～4周后的焦痂分离期和1个月后的晚期发生的机会较多。常见致病菌有金黄色葡萄球菌、铜绿假单胞菌、大肠杆菌等。脓毒症的临床表现有：病人烦躁、谵语、表情淡漠；持续高热或体温不升；呼吸浅促、腹胀；创面萎陷、肉芽色暗、无光泽，创面或健康皮肤处出现出血斑点；实验室检查：白细胞计数过高或过低、血培养阳性(也可为阴性)等。全身真菌感染最有意义的检查手段是新鲜中段尿直接镜检。创面真菌感染最有意义的检查手段是坏死组织冷冻切片镜检。

脓毒症的主要防治措施是：① 积极防治休克，使病人平稳度过休克期，可以减少脓毒症的发生。② 加强创面处理，防止创面感染，早期去痂植皮是控制烧伤创面感染最有效的措施。③ 增强病人机体抵抗力，加强营养和支持疗法，纠正贫血和低蛋白血症。④ 合理使用抗生素，根据病人伤情和感染情况选用有效抗生素，最好能做细菌学测定和药敏试验。⑤ 免疫增强疗法，可应用免疫球蛋白，铜绿假单胞菌感染时可输注铜绿假单胞菌免疫血浆。

(六) 烧伤其他并发症的防治

随着烧伤创面感染的预防和治疗取得成功，其他问题(肺炎、烧伤脓毒症、肠麻痹、Curling溃疡、非结石性胆囊炎和肠系膜上动脉综合征)开始凸显，尤其是肺炎，已经成为烧伤病人最常见且难处理的感染。

1. 消化道应激性溃疡(Curling溃疡)的防治　Curling溃疡多发生在伤后1～3周。对烧伤面积大、不能口服的病人，尤其是那些凝血功能障碍的病人，可以采取预防应激性溃疡的措施，使用H_2受体阻断剂(西咪替丁或雷尼替丁)、止酸剂和奥美拉唑(参见第6章第二节)。

2. 深静脉血栓形成和血栓并发症　烧伤病人很少发生深静脉血栓形成和血栓并发症，即使在长时间的制动病人、高凝状态病人以及股静脉置管病人。

3. 葡萄糖监测　血糖监测至关重要，控制血糖可以降低感染并发症。

4. 脓毒症　重组的活化蛋白C(r-APC)可以治疗烧伤脓毒症和脏器功能障碍，缺点是有出血风险，价格高昂，也不能用于慢性脏器功能障碍。

5. 急性肾衰竭的防治　休克加烧伤毒素、游离血红蛋白、肌红蛋白等均可损害肾脏，导致急性肾衰竭。防治原则是积极防治休克、碱化尿液、利尿、禁用肾毒性药物，注意纠正水、电解质、酸碱平衡紊乱，必要时根据条件可进行透析疗法。

6. 肺部感染的防治　肺部感染常常继发于呼吸道烧伤、肺水肿、肺不张、脓毒症等，主要表现为气急、咳嗽、咳痰，肺部听诊呼吸音粗糙，可闻及干、湿啰音。处理：加强呼吸道管理，保持呼吸道通畅，鼓励伤员咳嗽。可行雾化吸入，勤翻身。出现呼吸困难者应行气管切开、吸氧，加强气管切开后护理。根据病情选用有效抗生素。

第二节　吸入性烧伤

由于声门的存在，呼吸道的热烧伤一般都限于口咽部，不会累及声门下组织，除非是高温蒸汽。吸入性烧伤会影响上呼吸道的通畅，因此要求早期引起重视，不断复查。烟雾中有大量燃烧不全的物质，如醛、氰化氢和一氧化碳，都容易引起气管支气管炎、肺炎和组织水肿。

【分类】 吸入性损伤分一氧化碳中毒、上呼吸道梗阻及真正的肺烧伤 3 类，这 3 类可单独发生，也可合并存在。

（一）一氧化碳中毒

【病理生理】 一氧化碳是无色、无味的气体，是燃烧不全的产物，它与血红蛋白的亲和力是氧的 249 倍，形成碳氧血红蛋白(COHb)，导致组织缺氧。一氧化碳与血红蛋白的解离很慢，在室内空气中半衰期为 250 分钟，用非重吸入性面罩(nonrebreathing mask)吸纯氧半衰期为 40 分钟。

【诊断】 凡火灾现场或充满烟雾的环境中发现的伤员都应高度怀疑一氧化碳中毒。病人损伤后立即出现恶性、呕吐，口唇呈樱桃红色(cherry-red lips)，常有神经功能障碍，轻者头痛，重者神志模糊，甚至昏迷。确诊需测定血液 COHb 水平，但治疗不能推迟到确诊后进行。

【治疗】 由于氧与一氧化碳竞争性地与血红蛋白结合，任何疑有一氧化碳中毒的病人，都应立即予以高流量氧疗。血 COHb 水平在不吸烟者大于 5%或吸烟者大于 10%都应该进行氧疗，直至正常。神志不清的病人应气管插管，高压氧可迅速清除 COHb，但不要因此耽误其他急救措施。注意：一氧化碳并不影响动脉血氧张力，PO_2 往往正常，SaO_2 则受一氧化碳中毒影响很大。

（二）上呼吸道梗阻

【病理生理】 烟雾中所含的热气、颗粒物及化学制品均可损伤口咽部黏膜，导致黏膜水肿、剥脱，逐渐引起气道梗阻。

【诊断】 烧伤后即刻至 24 小时出现。口、鼻或咽部烧伤的病人可表现为鼻毛或眉毛烧焦，口唇或舌部有炭粒物质，腭部有水泡。声音嘶哑、咳嗽及逐渐增强的哮鸣音，都提示呼吸道梗阻在即。

【治疗】 早期气管插管，吸入高流量湿化氧，仔细吸痰和清除分泌物。注意：烧伤后第一个 24 小时内水肿渐加重，因此烧伤数小时后才会发生呼吸道梗阻。

（三）肺损伤（真正的吸入性损伤）

【病理生理】　烟雾含有许多燃烧不全的有毒的化学物质，包括甲醛、甲酸、盐酸以及丙烯醛，它们接触到湿润的气道时被活化，由此引起的损伤导致黏膜脱落、气道塌陷、支气管扩张和低氧血症，损伤的肺段易于发生肺炎。

【诊断】　在烧伤后立即发生，但症状可在烧伤数天后才出现。病人表现缺氧、呼吸窘迫，胸片提示有浸润。最重要的诊断线索是有长时间的烟雾接触史。其他辅助诊断依据是吸入性烧伤的症状和体征，如面部、鼻部或唇部烧伤；鼻毛或眉毛烧焦；碳粒痰或唾液；声音嘶哑或"喔喔"呼吸音；支气管黏液溢出和呼吸急促。支气管镜发现碳粒沉积、气管支气管树肿胀或红斑有诊断意义。血气分析氧合正常并不能排除吸入性烧伤的诊断。

【治疗】　应考虑早期选择性气管插管，给予高流量湿化氧气及仔细吸痰和清除分泌物。应立即查明肺炎并予以处理，但未证实预防性抗生素有任何帮助。

第三节　化学烧伤

化学物质（强酸类、强碱类或磷类）对人体局部的损伤作用称为化学烧伤（chemical burn），主要是细胞脱水和蛋白质变性，有的还可产热烧灼组织。另外，有的化学物质还可从伤处吸收后引起中毒。化学烧伤的初期处理就是清除皮肤表面的固体颗粒，然后用水洗20～30分钟。不建议用化学中和，以免化学反应产热加重损伤。

1. 强酸类烧伤　强酸包括硫酸、盐酸、硝酸和苯酚等。强酸腐蚀性强，接触皮肤后迅速引起组织蛋白凝固，不起水疱而形成厚痂。苯酚还能侵入血循环损害肾脏。

急救处理：① 立即用大量清水冲洗。② 苯酚不溶于水，可用乙醇中和，然后再用清水冲洗。③ 创面可采用暴露疗法，深度创面应行切（削）痂植皮，其他处理与热烧伤相同。④ 氢氟酸烧伤用氯化钙或氯化镁湿敷。

2. 强碱类烧伤　强碱包括氢氧化钠、氢氧化钾、石灰和稀氨溶液等。强碱接触皮肤后对组织破坏力大、穿透性强，能吸收细胞内水分，溶解组织蛋白，使创面逐渐加深。

急救处理：① 立即用大量清水冲洗。② 石灰烧伤首先要清除石灰粉末后才能用水冲洗，防止石灰遇水释出大量热能，加重烧伤。③ 其他处理同热烧伤。

3. 磷烧伤　磷烧伤的特点是附着于皮肤上的磷颗粒与空气中的氧化合，极易燃烧产生高热，造成较深的烧伤；氧化时产生的白色烟雾（五氧化二磷），吸入呼吸道可致肺水肿；五氧化二磷遇水形成磷酸，吸收后引起磷中毒。

急救处理：① 立即用大量清水冲洗或将肢体浸入水中，使磷与空气隔绝。② 清除创面上的磷颗粒，可在暗室中进行，或用1%硫酸铜溶液湿敷创面，使磷变成黑色的磷化铜，再用镊子清除。③ 创面湿敷包扎，忌用油质敷料，以免增加磷吸收而致中毒。④ 如有中毒症状，应及时给予阿托品、碘解磷定等药物。⑤ 其他处理同热烧伤。

第四节　电　烧　伤

电烧伤（electrical burn）的严重程度取决于电压（>1 000 V）、电流、接触持续时间、电阻和地面情况(匣 13-9)。电流按直线方式通过人体,即电源人体接触点与地面点之间的直线。

匣 13-9 电烧伤

- 低压电损伤是小面积的局限性深度烧伤
- 低压电烧伤通过导致起搏停顿造成心脏骤停,并无明显的直接心肌伤害
- 高压电损伤通过电火花(外部烧伤)和电传导(内部烧伤)造成伤害
- 高压电可以直接损害心肌,并不引起起搏停顿
- 四肢高压电烧伤需要行筋膜室切开术或截肢术
- 注意并治疗酸中毒和肌红蛋白尿

电造成的热坏死与电阻有关。人体组织的电阻从低至高分别为:神经、血管、肌肉、皮肤、肌腱、脂肪和骨。除了直接的组织接触损伤外,血栓形成可以导致远侧软组织缺血,因此需要密切监测远侧肢体的灌注,筋膜室综合征需要行筋膜切开。严重电烧伤仅评价入口和出口处的烧伤往往是不够的。复苏的输液量往往比估计量要大得多。

电流分为交流电和直流电。① 家庭用电和输电线都是交流电。交流电的每一个周期都可以引起肌肉的强力收缩,造成骨折和皮肤入口出口处的热烧伤、心跳呼吸骤停。② 电池和闪电是直流电,闪电的电压至少在 1 亿伏,电流在 200 000 A。

【分类】 广义的电烧伤可以分为两类:一类是全身性损伤,称电击伤。电流通过皮肤后,即循电阻低的体液、血液运行而致全身性损害,若电流通过心脏或脑,就会发生心跳呼吸骤停。这些病人多数经过复苏可以获救。另一类是局部损伤,电流在电阻高的组织产生热力,造成组织蛋白凝固或炭化、血栓形成等,称电烧伤。此外,由电火花引起的烧伤其性质和处理类同火焰烧伤。

【临床表现】 电烧伤在电流入口处有Ⅲ°烧伤、皮肤焦黄或炭化。电流通过皮肤后依次损伤皮下组织、肌肉和肌腱等,同时损伤血管壁,促使血栓形成,后者可造成其供血组织缺血坏死。所以,电烧伤的深部损伤范围常远超过皮肤入口处,伤后 24 小时,入口处周围或其近侧出现红肿、发热,范围逐渐扩大,严重时肢端或肢体远侧节段发生坏死。另外,电烧伤一般还有出口处Ⅲ°烧伤,但程度较入口处稍轻。电烧伤后创面容易发生感染,可发生湿性坏疽、脓毒血症、气性坏疽等。坏死组织溶脱过程中,损伤的血管可发生严重的反复出血。

【并发症】 包括心跳呼吸骤停(多见于交流电)、血栓形成、骨折(肌肉强力收缩或高处坠落)、脊髓损伤和横纹肌溶解。横纹肌溶解导致肌红蛋白释放,沉积于肾小管,引起急性肾衰竭,临床上表现为肌红蛋白尿。

【治疗】

1. 现场急救 使病人迅速脱离电源,如有衣服着火燃烧,应立即扑灭火焰和余烬。发生心跳呼吸骤停者,立即施行复苏术。

2. 注意观察伤情,如有复合伤,应作相应处理。

3. 血红蛋白尿者应给予乳酸钠林格液复苏,使尿量维持在 100 mL/h 以上,碱化尿液,减少肾毒性药物的使用,保护肾功能。

4. 伤处早期采用暴露疗法,保持伤肢清洁干燥,每日消毒皮肤 2～3 次。

5. 伤后发生严重肢体肿胀者,应切开焦痂(或皮肤)和筋膜以减压;已发生肢体坏疽者应及时行截肢。

6. 伤后2～5天，可行扩创探查术，彻底切除坏死组织，视创面情况可酌情行植皮或采用带蒂皮瓣或游离皮瓣覆盖创面。

7. 已感染的伤口应予充分引流，逐日剪除坏死组织，暴露的伤口有血管破裂出血的危险，应注意观察和床边备止血带及手术包，一旦出血，应缝扎出血点近侧的健康血管。

8. 常规注射TAT和使用抗生素。

第五节 冷 伤

冷伤(cold injury)是机体遭受低温侵袭所引起的局部或全身性损伤，分为非冻结性冷伤和冻结性冷伤两类(匣13-10)。

匣13-10 冷伤

- 与烧伤相比，冷伤的损害比较难以确定，发展也比较缓慢
- 急性冻伤(frostbite)需要紧急复温，然后观察
- 将手术推迟至坏死境界清晰为止

一、非冻结性冷伤

非冻结性冷伤是人体接触10℃以下冰点以上的低温，加上潮湿条件所造成的损伤，包括冻疮、战壕足、水浸足(手)。冻疮多见于冬季气温较低较潮的地区，战壕足和水浸足过去多发生于战时，前者是长时间站立在1～10℃的壕沟内所引起，后者是站在冷水中所引起。

【病理】 机体局部长时间暴露于冰点以上的低温环境中，皮肤血管发生强烈收缩，血流滞缓，组织缺氧，影响细胞代谢。待局部得到常温后，血管扩张、充血且有渗出，可发生表皮下积液(水疱)。

【临床表现】 冻疮病人发病往往不自觉。发病后手、足、耳郭及鼻尖等处皮肤起红斑、稍肿，温暖时有痒感或胀痛，可起水疱、表皮脱落，并发感染后形成糜烂或溃疡。冻疮易复发，可能与患病后局部皮肤抵抗力降低有关。

【预防和治疗】 人在寒冷环境中，应注意防寒保暖，好发冻疮的人在寒冷季节要注意手、足、耳等的保暖，并可外涂防冻疮霜剂。发生冻疮后可外用冻疮膏，一日数次，已破溃者也可用含抗菌药物的软膏。

二、冻结性冷伤

冻结性冷伤是由冰点以下低温所造成，包括局部冻伤和全身冻伤。根据肛门或食管测出的中心体温，可以分为轻度(32～35℃)、中度(30～32℃)和重度(＜30℃)冻伤。

【病理】 人体局部接触冰点以下的低温时，血管发生强烈收缩，如果接触时间长或温度很低，则细胞外液甚至连同细胞内液可形成冰晶，渗透压增高，细胞还可受冰晶机械作用而破裂。复温冻融后，局部血管扩张、充血、渗出，部分毛细血管可有血栓形成，导致组织坏死。

全身受低温侵袭时，先发生外周血管收缩和寒战反应，继而体温逐渐降低，组织器官功能受损，如不及时抢救，可直接死亡。

【临床表现】 局部冻伤后皮肤苍白发凉、麻木或丧失知觉。复温冻融后按其损伤深度可分四度。

Ⅰ°冻伤伤及表皮层。局部红、肿，有热、痒、刺痛的感觉。数日脱屑愈合，不留瘢痕。

Ⅱ°冻伤伤及部分真皮。局部明显红、肿、痛，有水疱形成(疱液呈血清样)，知觉迟钝。若无感染，局部结痂，2～3周后脱痂愈合，可无或有轻度瘢痕。

Ⅲ°冻伤伤及全层皮肤。创面由苍白变为黑褐色，感觉消失，创周红、肿、痛及水疱形成(血性)。若无感染，坏死组织干燥成痂，4～6周后坏死组织脱落，形成肉芽创面，愈合甚慢而留有瘢痕。

Ⅳ°冻伤损伤深达肌肉、骨骼，甚至肢体坏死，容易并发感染而成湿性坏疽。局部表现类似Ⅲ°冻伤，愈合后多留有功能障碍或致残。

全身冻伤时，先有寒战、发绀、疲乏、无力等表现，继而肢体僵硬、意识障碍、呼吸抑制、心律失常，最后心跳、呼吸停止。如能得到及时抢救，病人复温复苏后，仍常有心室纤颤、低血压、休克、肺水肿、肾衰竭等并发症。

【治疗】

1. 急救主要是快速复温，尽快使伤员脱离寒冷环境，置于15～30℃温室中，将伤肢或冻僵的全身浸入足量的38～42℃温水中，保持水温恒定，使局部在20分钟内、全身在30分钟内复温到36℃和肢体红润为度。不要做按摩和揉搓，以免进一步损伤。如无温水，可将伤员伤肢置于救护者怀中复温。对呼吸、心跳骤停者要施行胸外心脏按压和人工呼吸、吸氧及抗休克等急救措施。复温时病人有疼痛，可以静脉用止痛剂。

2. 局部冻伤的治疗，冻伤的局部创面处理方法与热力烧伤的创面处理基本相同，即清创、用干敷料包扎，抬高患肢，保暖，观察几周，等坏死边界明显后予以切除，视创面情况可植皮。对并发湿性坏疽感染者，常需截肢，但不主张早期截肢。

3. 应用肝素、低分子右旋糖酐进行抗凝，以防止血栓形成和组织坏疽，改善微循环。但要注意出血倾向。

4. 根据冻伤部位可选用不同的封闭疗法，如颈封或腰封，以解除血管痉挛和止痛。

5. 注射破伤风抗毒素，根据病情应用抗生素。

第六节 植 皮 术

植皮主要有游离皮肤移植和带蒂皮肤移植。另外，随着显微外科技术的普及和提高，血管吻合的游离皮瓣移植方法亦逐步推广。本文主要介绍临床上应用最多的游离皮肤移植。

(一) 分类

1. 根据皮片来源分类

(1) 自体皮移植：成功后能长期存活。

(2) 同种异体皮：取自他人。除了同卵孪生者的皮肤，一般的异体皮由于排斥反应，只能在一段时间内存活于受皮区。

(3) 异种皮：如小猪皮、鸡皮、鱼皮等，因更易引起人体的排斥反应，所以存活时间更短。临床上常用γ-辐照猪皮或碘伏猪皮等生物性敷料来覆盖烧伤创面，可起到保护创面、促进创面愈合的作用。

(4) 人工皮：是用合成高分子材料(如动物胶原蛋白胶等)制成，可作为大面积烧伤创面的覆盖物。

2. 根据皮片厚度分类

(1) 刃厚皮片：仅含表皮层，厚度为0.2～0.25 mm，移植后存活率高，但受皮区不耐磨、易挛缩、功能差，适用于大面积烧伤创面。供皮区愈合快，不留瘢痕。

(2) 中厚皮片：又称断层皮片。含表皮和一部分真皮，可分为薄型(成人为0.3～0.5 mm)和厚型(0.6～0.75 mm)两种。移植后较易成活，受皮区较耐磨，功能较好，适用于功能部位的Ⅲ°烧伤切痂后植皮以及需移植皮片的整形手术创面上。供皮区3周左右愈合，常留有瘢痕。

(3) 全厚皮片：含全层皮肤，成活力弱，受皮区耐磨，功能好，适用于面、颈等部位的无菌创面植皮。供皮区可直接缝合或另取薄皮片覆盖。

(4) 超全厚皮片：含全层皮肤和完整的真皮下血管网及薄层的皮下脂肪。其成活后形态和功能都很满意，但成活条件要求很高，仅用于部分整形手术。

3. 按皮片的大小和形状分类　可分为大张植皮、小皮片植皮、邮票植皮、网状植皮、微粒植皮等。

(二) 供皮区选择和术前准备

供皮区一般尽量选择在与受皮区色泽、质地相似，且容易遮盖的部位，应避开关节及其他活动部位。供皮部位一般可选择大腿、背部、臀部以及头部。头部皮肤血运丰富，供皮后愈合能力强，可每隔一周取皮一次。

取皮术前除注意改善病人全身情况外，供皮区应在手术前日洗净、剃毛，术前再用0.1%苯扎溴铵和70%酒精依次消毒。

(三) 手术步骤

1. 取皮　常用的取皮器械有剃须刀、滚轴式切皮刀、鼓式取皮机、电动(气动)取皮机等。使用滚轴式切皮刀或剃须刀取皮时，术者右手持刀，左手固定好皮肤的一端，助手固定好另一端，将皮肤绷紧、拉平，术者使刀与皮肤约成15°，做反复拉锯动作，幅度小而快，刀片推进要慢。根据所取皮片厚度要求，可调整刀片与皮肤间的角度。角度大所取皮片较厚；反之，则较薄。使用鼓式取皮机取皮时，皮片的厚度取决于刀刃与鼓面的距离，可用标尺调节。在鼓面和供皮面涂以黏胶，术者左手持鼓，右手持刀柄，将鼓的前端轻压在拟切取的皮肤一端，然后慢慢地将鼓面向前上方转动，使鼓的前端有少许皮肤翘起，再把刀落下，缓慢均匀地移动刀柄，切入皮肤。在切取皮肤时，应将鼓面向前上方转动，最后将鼓的尾端略抬起切断。取下的皮片放在盐水中，再根据创面大小和拟采用的植皮方法进行加工。

供皮区先用纱布压迫控制渗血，止血后敷上单层凡士林油纱布，外加干纱布和棉垫加压包扎。

2. 植皮　受皮区如果是新鲜创面，必须充分止血；如果是肉芽创面，必须新鲜致密，无脓性分泌物，且轻拭见渗鲜血，方可植皮。皮片大小和形状视创面和皮源情况而定。一般肉芽创面采用刃厚或薄型中厚皮片，关节部位、手、足可用大张中厚或全厚皮片。移植的皮片需紧贴创面，植皮区外置一层薄油纱布或抗生素纱布，外加干纱布、棉垫，适当加压包扎。

3. 术后处理　植皮肢体或部位应适当制动和抬高，保持包扎敷料清洁干燥，根据病人具体病情选用抗生素和注意全身营养支持。植皮区首次更换敷料，刃厚皮片移植在术后3～5天，中厚皮片移植者在术后7～9天，全厚植皮者在术后9～12天，以后再酌情更换敷料。供皮区首次更换外敷料可在术后3～5天。

复习思考题

一、医学名词

烧伤死亡两峰分布，烧伤创面脓毒血症，浅Ⅱ°烧伤，深Ⅱ°烧伤，刃厚皮片

二、问答题

1. 临床上将烧伤病程分为哪3期？各期的治疗要点是什么？

2. 试述浅Ⅱ°烧伤与深Ⅱ°烧伤的不同点。

3. 试述烧伤的治疗原则。

4. 试述烧伤的现场急救。

5. 一位5岁的小儿，17 kg，在掀倒一杯充满沸水的水杯时发生浅Ⅱ°烫伤。范围是颜面部、颈部前半和前半胸部（不含腹部）。请计算该小儿的烧伤面积，并计算伤后第一个24小时的补液总量（请参照瑞金公式计算）。

6. 试述呼吸道烧伤的种类、机制和处理。

（陈卫东）

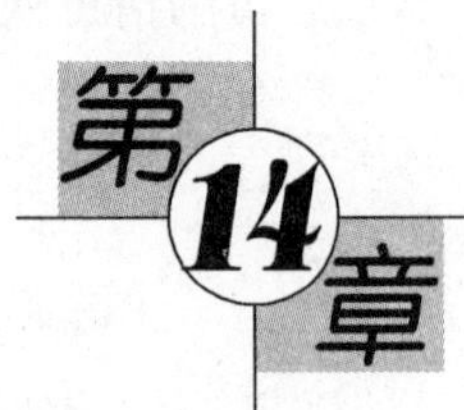

第14章 肿 瘤

学习要求

- 熟悉癌症的生物学特性
- 了解癌症的病因和主要致癌因素
- 熟悉良性肿瘤与恶性肿瘤的病理临床特点
- 熟悉恶性肿瘤的预防、早期诊断手段和治疗原则
- 掌握常见的体表良性肿瘤的诊断和治疗

第一节 概 论

肿瘤是机体正常细胞在外来和内在有害因素的长期作用下，细胞出现超常增生与异常分化所形成的新生物。新生物一旦形成，不因病因消除而停止增生，也不受机体生理调节正常生长，而是破坏机体的正常组织和器官。

根据肿瘤细胞形态的特征和肿瘤对人体器官结构与功能的影响不同，按临床上习惯分为良性肿瘤和恶性肿瘤两大类。良性肿瘤一般称为“瘤”，如“脂肪瘤”、“纤维瘤”等。恶性肿瘤又统称为“癌”。严格地讲，来自上皮组织的恶性肿瘤称为“癌”；来自间叶组织者称为“肉瘤”；胚胎性肿瘤常称母细胞瘤。但是，某些恶性肿瘤仍沿用传统的名称“瘤”或“病”，例如恶性淋巴瘤、精原细胞瘤、黑色素瘤、白血病、Hodgkin 病等。恶性肿瘤的临床特征是侵袭性生长（破坏局部和邻近器官的结构和功能）和远隔转移（经淋巴管或血管）。临床上除良性肿瘤和恶性肿瘤两大类之外，还有少数肿瘤形态上属于良性，不发生转移，但呈现浸润性生长，经手术切除之后易复发，生物行为介于良性与恶性之间，称为交界性肿瘤或临界性肿瘤。如包膜不完整的纤维瘤、胃肠间质瘤、黏膜乳头状瘤、腮腺混合瘤、颌下腺混合瘤等。

【流行病学】 在美国，癌症在众死因中处于第二位，占总死亡率的20%。生活在美国的人中，每4人中就有1人在其一生患癌症，总5年生存率为40%。

1. 病死率 总的看来，肺癌死亡率最高（发病率仍在上升），其次是结直肠癌、乳癌（发病率稳定）和胰腺癌（发病率在上升）。目前肺癌在男女性中都是最高的癌症死因（在女性已超过乳腺癌）。胃癌和子宫/宫颈癌的死亡率在下降。胃癌发病率下降的原因不详。子宫/宫颈癌的前景乐观，主要原因是早期诊断（脱落细胞检查）和治疗方法改进。

2. 发病率 总的情况与病死率大体相似，但对妇女来说最常见的肿瘤仍然是乳癌。在我国，男性中胃癌最常见。

【致癌作用】 致癌作用是指在外界环境影响下形成癌症的过程(表 14－1)。人们习惯将致癌作用分为起始阶段和促长阶段,前者是指细胞转化为癌前期的阶段,后者是指这些细胞长成肿瘤的阶段。引起癌症的物质被称为致癌物,人们目前已经发现了许多能引起人类癌症的致癌物。其中最重要的一组致癌物是多环芳香烃(PAHs),PAHs 可以见于烟草烟雾中。PAHs 的两个主要例子就是苯并芘和 3－甲基胆蒽。实验表明这两种化合物都是很强的致癌物,流行病学也以确凿的证据表明烟雾会导致肺癌。表 14－2 列举了常见的与人类癌症形成有关的化学致癌物和物理致癌物。

表 14－2 是对致癌作用的概括。

表 14－1 致癌作用要点

- 转化和促进生长仍然是公认的学说
- 致癌物可以是物理的、化学的或感染性(生物性)的
- 膳食和能量摄入或许也很重要

表 14－2 一些公认的与人类癌症形成有关的化学致癌物和物理致癌物

致癌物	受累器官	可能机制
紫外线	皮肤	遗传突变
X-线	骨髓	遗传突变
黄曲霉毒素	肝	遗传突变
烟草烟雾	肺、食管	遗传突变
石棉	肺、胸膜	细胞毒性
酒精	肺、食管	细胞毒性
雌激素	乳腺、子宫内膜	刺激细胞生长

另一些致癌作用与感染有关,如:兔的 Shope 乳头瘤病毒、乳多泡病毒 SV40 以及小鼠的乳腺癌和白血病病毒。在人类某些癌症的形成中病毒也可能起作用,如:子宫颈癌、鼻咽癌、Burkitt 淋巴瘤、肝癌、T 细胞白血病和 Kaposi 肉瘤。尽管人们在感染因素与癌症形成之间已经找到了确凿的证据,但是,绝大多数人类的癌症都没有明显传染性疾病的特点,不太可能由感染因素引起。正像我们在下文中会提到的,现在,人们已经认识到癌细胞缺陷的根源在于调节细胞生长、繁殖的基因出现了问题。这也是病毒和理化学说在致癌作用中有市场的原因所在。病毒可以提供新的遗传物质,使正常细胞转化成癌细胞,这种遗传物质就称为致癌基因。现在人们都知道致癌基因其实是正常基因发生了突变,既往受感染机体内的转化病毒(transforming virus)传递了这些基因。此外,理化因素可以直接损伤细胞内的基因。

膳食在致癌作用中也有很重要的地位。烧透的肉食中含有大量杂环胺,这是一类很强的致癌剂。杂环胺是通过药物-代谢酶代谢的,这些酶具有保护机体免受环境毒素损害的作用。人们已知编码这些酶的基因多态性广泛存在,这就是药物-代谢酶对致癌剂代谢能力存在的个体差异的原因,也部分地解释了许多癌症的家族倾向性。反之,大量食蔬者癌症发生率低。蔬菜和水果都含有大量抗氧化剂,这部分地解释了其保护作用。也有依据表明绿色蔬菜(尤其是十字花科蔬菜,如花椰菜、西兰花和抱子甘蓝)能诱导药物-代谢酶,因而对机体有间接保护作用,免受摄入的致癌剂损害。能量的摄入也很重要,肥胖与癌症呈正相关,锻炼与癌症呈负相关关系。这或许可以用来解释我们在动物实验中见到的现象,限制热卡的

摄入可以减少多种组织的细胞分裂,并且可以减少肿瘤的发生率。

膳食对癌症发生率的影响可能通过下列机制起作用:① 作为环境致癌剂的来源。② 作为保护物的来源。③ 影响细胞的增殖率。

【分子遗传学】

表 14-3 概括了癌症的分子遗传学。

表 14-3 癌症的分子遗传学要点

- 无论是散发性癌还是遗传性癌,癌症形成的核心环节都是基因突变
- 与癌症相关的重要基因可以分为致癌基因和抑癌基因两大类

(一) 癌症基因(cancer genes)

肿瘤形成是一个多步骤的过程,是许多遗传突变综合作用的结果。可以把在肿瘤形成过程中起决定作用的基因分为两大类:致癌基因和抑癌基因。

1. 致癌基因(oncogenes) 致癌基因是一种正常的调节基因,其蛋白产物通常具有促进细胞生长和增殖的作用。根据致癌基因在正常细胞中的确切功能可以将致癌基因分为不同的类别,如:生长因子和受体酪氨酸激酶。基因变异的结局是致癌基因的活性增加,此称“功能获得”(gain of function)。通常,致癌基因只需要一个拷贝或等位基因改变就可以引起生物学变化,即所谓“显性”突变。致癌基因的活化有多种机制,最常见的活化机制是编码功能增强的突变。基因扩增或染色体重排也可以通过正常蛋白的过度产生而导致致癌基因活化。无独有偶,染色体重排可以导致“融合”基因的产生,从而产生活性改变的融合蛋白。无论致癌基因活化涉及何种机制,最终都使得细胞内许多信号通路的调节受挫。迄今为止,人们已经发现了 50 多种与人类肿瘤形成有关的致癌基因,表 14-4 是这些致癌基因的举例。

表 14-4 与人类肿瘤生成有关的常见致癌基因

致癌基因	活化机制	蛋白功能	癌症肿瘤
k-ras	点突变	p21 鸟苷三磷酸(GTP)酶	胰腺癌、结直肠癌、子宫内膜癌等
EGFR	扩增	生长因子受体	神经胶质瘤、鳞状细胞癌等
c-myc	染色体易位、扩增	转录因子	Burkitt 淋巴瘤、小细胞肺癌等
mdm-2	扩增	p53-结合蛋白	肉瘤
cycD1	扩增,染色体易位	细胞周期蛋白 D、细胞周期控制	乳腺癌等
ERB-B2	扩增	生长因子受体	乳腺癌、胃癌等

2. 抑癌基因(tumour-suppressor genes) 与致癌基因相反,抑癌基因的失活有利于肿瘤的形成,也就是说抑癌基因“功能丢失”。抑癌基因的正常蛋白产物具有抑制功能,与细胞的生长调控、分化和凋亡(即:程序性细胞死亡)有关。一般认为抑癌基因需要两个等位基因均失活才会出现不良效应,即所谓“隐性”突变。不过,抑癌基因 p53 是一种例外,它只要一个等位基因突变就可以导致异常蛋白的产生,这种异常蛋白与正常的 p53 蛋白结合后使之失活,这称之为“显性负”(dominant negative)突变。抑癌基因功能丧失的机制有突变、与其他蛋白发生交互作用、蛋白磷酸化或含这个基因的染色体区域丢失。通常情况下,这两个等位基因的失活机制是不同的。第一个等位基因的失活常常是因为点突变,由于两个等位

基因不同，因此这是个“杂合”细胞。第二个等位基因的改变可以是二次突变，但是，更常见的情况是相应染色体臂完全或部分缺失。第二个等位基因的功能丧失后，细胞就不再是杂合了，此称“杂合性丢失”。表 14-5 是与人类癌症形成有关的抑癌基因的举例。

表 14-5 与人类肿瘤生成有关的常见抑癌基因

抑癌基因	染色体定位	蛋白功能	癌症种类
APC	5q21	调节 β-连环蛋白、细胞-细胞识别、在染色体不稳定中起未知作用	结直肠癌
p53	17p13	DNA 修复、细胞凋亡	与人类 50%的癌症有关
RB1	13q14	E2F 结合、细胞周期控制	视网膜母细胞瘤、肺癌、前列腺癌和乳腺癌
SMAD4	18q21	在转化生长因子 β(TGF-β)通路中细胞内信号转导	胰腺癌
WT1	11p13	转录因子	Wilms 瘤
VHL	3p25	在 RNA 不稳定中起未知作用	肾癌、嗜铬细胞瘤

尽管有些致癌基因单独就可以导致癌症的发生，但是，更常见的是几种抑癌基因与致癌基因共同作用造成了癌症的形成。或许人们了解的最清楚的、与基因改变有关的人类恶性肿瘤就是结直肠癌，结直肠癌的形成是多个致癌基因与抑癌基因共同作用的典型例证(图 14-1，图中括号内的数字是该基因改变在结肠癌病人中的百分比)。

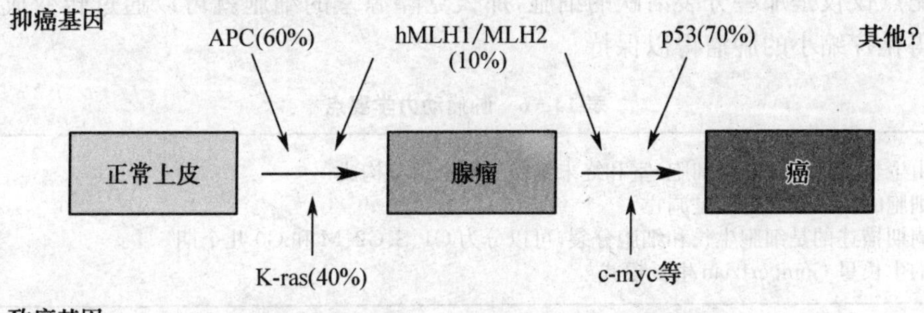

图 14-1 结直肠腺瘤-癌形成过程中涉及的基因

(二) 遗传性癌症综合征(hereditary cancer syndrome)

有明确遗传性癌症综合征证据的病人约占全部癌症病例的 1%。致癌基因活化是一种常见体细胞事件，不过，几乎所有遗传性癌症都有突变的致癌基因，罕有例外。在这方面最能自圆其说的解释是大多数胚系致癌基因突变对胚胎发育有严重不良效应，不利于胚胎的存活。反之，胚系抑癌基因突变就不影响细胞功能，除非另一个等位基因也失活，因此说大多数遗传性癌症是抑癌基因失活性突变经胚系传递所致(表 14-5)。

虽然遗传性癌症不常见，且有很重要的临床和学术价值。早期发现遗传受累者有助于癌症的预防，可以为有效治疗提供机会。眼下，遗传受累者的许多胚系突变都能够检出，还可以为这些受累者的子代提供遗传咨询和筛查(参见第 16 章第七节甲状腺髓样癌)。可以明确哪些子代未继承这种突变，哪些子代继承了这种突变需要监测或治疗。随着人们对遗传性癌症基础研究的逐渐深入，也揭示了遗传与散发性癌症的关系。事实上，如今我们已知的许多与散发性癌症有关的抑癌基因最初都是在遗传性癌症的病因学研究中被发现的，一个典型的例子就是腺瘤性结肠息肉病(APC)基因，这个基因与遗传性结直肠癌[即：家族性腺瘤性息肉病(FAP)]的形成有关(参见第22章)。

【病理】 肿瘤是不受机体控制、自行生长的新生物，恶性肿瘤在细胞学上表现为未分化或不典型增生(间变)，表现为浸润性生长和不同程度的转移。

(一) 肿瘤增殖动力学(表14-6)

众所周知，肿瘤是非均质的。换句话说，肿瘤并非完全由恶性细胞构成，其中还有纤维组织、成纤维细胞、巨噬细胞、淋巴细胞、白细胞和血管。晚近，人们还认识到这些所谓的肿瘤基质要素(stromal element)对肿瘤的持续存活和生长来说是不可或缺的。此外，肿瘤中的恶性细胞之间也存在着差异，我们可以将它简单地分为3个室：生长室、克隆源室和终末室(图14-2)。生长室内是分裂活跃的细胞；克隆源室的细胞不处于分裂状态，但是，一旦受到恰当的刺激即能够进入分裂状态；终末室的细胞不再具有分裂能力，很快就会死亡。因此说，生长室与肿瘤的生长有关；克隆源室是我们在考虑治疗效应时需要认真对待的。如果化疗的靶点仅仅是那些分裂活跃的细胞，那么克隆源室的细胞就可以通过转变成生长室细胞使得化疗缩小的肿瘤得以保持。

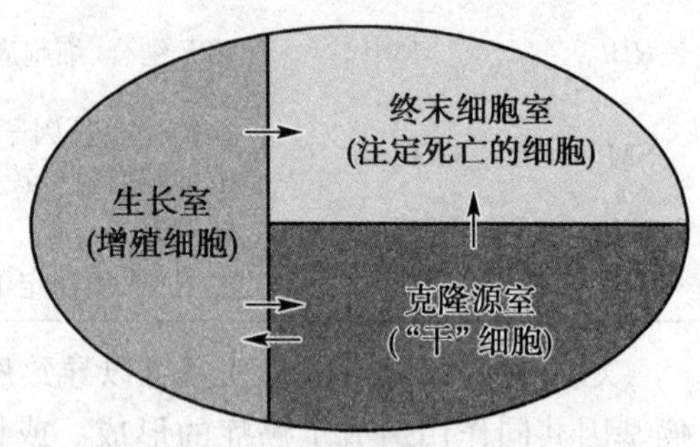

图14-2 癌瘤的细胞室学说

表14-6 肿瘤动力学要点

- 肿瘤由生长室、克隆源(干细胞)室和终末细胞室3个组分构成
- 肿瘤细胞的主要死亡方式是凋亡
- 细胞周期描述的是细胞生长和细胞分裂，可以分为G1、S、G2、M和G0几个期
- 肿瘤的生长呈Gompertzian生长模式

像正常组织一样，肿瘤细胞最常见的死亡形式是凋亡。凋亡是一种生理过程，涉及多个步骤，包括染色质的固缩和碎裂以及后继的细胞皱缩。之后，凋亡的细胞残片被吞噬细胞吞噬，无炎症反应。凋亡的全过程看上去就像由相关基因诱导的一样，而不是直接的细胞毒性作用。不过，许多肿瘤都有部分细胞死于坏死，伴炎症反应。

细胞死亡在肿瘤动力学中占有重要地位，细胞抗凋亡似乎在遗传不稳定性及后继的恶性变过程中居核心地位。此外，凋亡似乎是放疗和化疗后细胞死亡的重要形式，肿瘤细胞抗凋亡就意味着肿瘤对放疗和化疗耐受。正常组织的生长控制涉及细胞消亡与细胞增殖之间的平衡，其实，许多实体肿瘤的细胞分裂率比其周围的正常组织低。也就是说，这些肿瘤的生长很可能是细胞死亡率降低所致，癌细胞分裂比相应正常细胞缓慢的情况为我们应用细胞毒治疗埋下了重要的伏笔。

人们把细胞的生长和分裂称为细胞周期。细胞周期分为5个阶段，分别称为G1、S、G2、M和G0期。G1期代表是第一间隙期，在G1期，细胞合成其正常功能所必需的组织蛋白；紧随G1期后是M期(有丝分裂期)，在M期，DNA发生复制；随后是G2期，意思是第二间隙期，这一期又回到了有丝分裂；细胞还可以从细胞周期中撤出来成为静息细胞或克隆源细胞，这就是G0期；在正常细胞，撤除生长因子就可以使细胞进入G0期，但是，这种情况在肿瘤细胞罕有发生。

正常情况下，细胞周期具有自我调控机制，如果前一步骤未能正确无误地完成，细胞的下一步骤就不会启动。此称关卡控制(checkpoint control)机制，这类机制的完善就是为了保证细胞周期会自动中止。例如，在正常情况下，DNA一旦受到损伤，细胞就会发生凋亡或细胞周期进入休止状态以便对DNA的损伤进行修复。p53蛋白就是保证关卡控制功能正确实施的关键物质，p53缺陷就出现了遗传不稳定性细胞，也解释了许多癌症形成的机制。

在细胞周期的分子机制中起关键作用的蛋白有两大类。一类是细胞周期蛋白家族，因这些蛋白的浓度随细胞周期变化而得名。另一类是蛋白激酶，其作用受细胞周期蛋白调控，因此又称为细胞周期蛋白依赖性激酶。细胞周期蛋白和细胞周期蛋白依赖性激酶调控对不同细胞周期之间的转变起调节作用，它们的作用又受细胞外信号调节。例如，生长因子可以增加细胞周期蛋白的表达，后者是G1期转变为S期所必需的，同时产生一些蛋白具有抑制细胞周期蛋白依赖性激酶的作用。有迹象表明在癌症的发展中具有重要作用的是细胞周期的调控系统异常以及调控系统对生长因子和外源性信号的反应异常。此外，人们还发现许多恶性肿瘤对细胞周期蛋白依赖性激酶有抑制作用的那些蛋白的基因有突变。显然，肿瘤的发生和发展是多因素作用的结果，癌症一旦形成，人们就可以预料这是一种非线性生长方式，通常为Gompertzian生长模式。也就是说，小肿瘤的生长迅速，大肿瘤生长缓慢(图14-3)。这种生长方式的机制还不十分明了，可能与许多因素有关，如：随着肿瘤的长大肿瘤的血管减少，肿瘤的营养也减少。换句话说，小肿瘤的生长分数大，而大肿瘤的生长分数小。从而得出一个重要提示，小肿瘤对化疗或放疗更敏感。

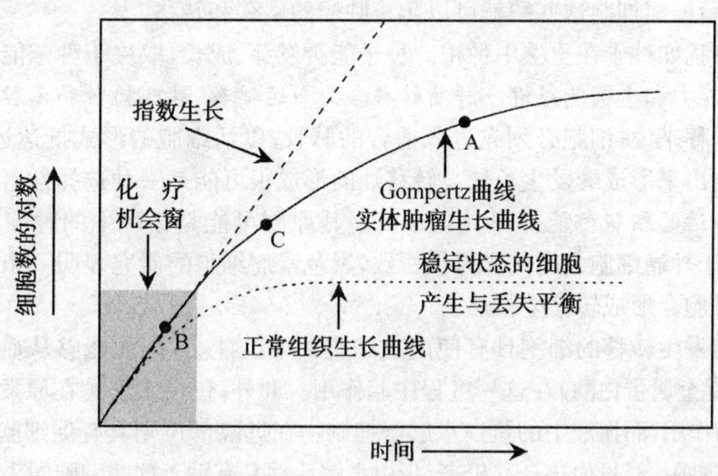

图14-3 Gompertzian曲线

(二) 恶性肿瘤的细胞分化程度

由于恶性肿瘤的分化与去分化程度不同，按恶性程度的递增人们将恶性肿瘤分为高分化、中分化与低(未)分化3类，或称分化良好、分化中等、分化低(差)，或称Ⅰ级、Ⅱ级、Ⅲ级。分化不仅表现在形态上的程度不一，而且也表现出功能上的不同，如鳞状细胞Ⅰ级可见到大量角化珠，而未分化者则无。此外，细胞排列紊乱、核分裂多、细胞大小不一、染色不均、不规则巨核等，都与瘤的恶性程度相关。

（三）肿瘤的侵袭和转移（表 14－7）

表 14－7　肿瘤侵袭和转移要点

・细胞-细胞黏附丢失和蛋白水解酶的产生或许是肿瘤侵袭性生长和转移的必备条件
・有些器官（如：肝脏、肺和骨）是转移性生长的好发部位

恶性肿瘤的定义是具有向周围组织局部侵袭以及向远隔器官转移的能力。侵袭是细胞快速分裂导致压力增加、肿瘤细胞运动功能异常以及肿瘤细胞产生的因子使得细胞外基质破坏三者综合作用的结果。生长因子过度表达或生长因子受体突变（在没有与配体结合的情况下就出现信号转导效应）可以导致肿瘤细胞增殖加速。然而，需要说明的是并非所有癌细胞都表现为增殖旺盛，显然还有其他因素起着重要作用。细胞-细胞黏附作用丧失几乎普遍存在于所有癌瘤，其原因可能是细胞膜上的受体丢失，这些受体能与细胞外的蛋白（如：纤维连接蛋白或层粘连蛋白）结合发生黏附。这些细胞表面的受体称为整合素，整合素不仅在细胞-细胞黏附中起重要作用，而且在细胞-细胞外基质黏附中也起重要作用。细胞丧失了与细胞外基质的黏附能力就容易发生迁移。

运动能力增强是癌细胞的另一常见特征，可能与肌动蛋白细胞骨架异常有关。肌动蛋白细胞骨架损伤在癌细胞很常见，这种损伤可能与某些致癌基因有关。蛋白水解酶有助于癌细胞突破基底膜侵入细胞外基质。与肿瘤生长有关的蛋白水解酶有多种，如：组织蛋白酶、纤溶酶原激活物和基质金属蛋白酶。基质金属蛋白酶在其中起着极其重要的作用，基质金属蛋白酶是一个极为复杂的系统，其家族中有 20 多个成员，有些成员是肿瘤细胞合成的，但是，很多是由基质细胞产生、由肿瘤细胞表面表达的因子激活的。所有癌瘤都有金属蛋白酶过度表达，实验证实抑制这些酶就可以防止肿瘤的侵袭和转移。

肿瘤的转移犹如种子在土壤中种植。种子能否发芽、成长，取决于种子能否从果实中脱落、种子的存活能力和土壤的条件。肿瘤转移分为血运播散、淋巴播散和体腔播散。就血运和淋巴途径的转移来说，细胞必须先进入适合的脉管，以活细胞的形式抵达远隔部位，然后还必须从血管内出来形成继发生长灶。转移灶的形成很可能是一种选择性事件，也就是说，并非所有进入血运的细胞都能够形成转移灶。其原因可能是循环中的肿瘤细胞被机体破坏，也可能是由于肿瘤细胞之间的异质性所致，黑色素瘤细胞的研究表明一个肿瘤中仅有几个特殊的克隆细胞会形成转移生长灶。

有人发现能发生转移的细胞具有使内皮细胞回缩的能力，因而能够从血管内游出。蛋白水解酶（尤其是金属蛋白酶）在这一过程中起作用。此外，蛋白水解酶在原发肿瘤内还具有抑制细胞黏附的作用，而血液中的蛋白水解酶抑制物在远隔部位则具有促细胞黏附作用。一旦细胞与血管壁黏附，经过内皮迁移出来，蛋白水解活性又有助于这些细胞侵入细胞外基质。

有趣的是，有些原发癌容易发生特点部位的转移，其中有些可以用一些比较简单的机械特征来解释。例如：胃肠道癌容易发生肝转移，因为门静脉的血液回流入肝脏。令人费解的是，有些器官（如：肝脏、肺和骨髓）比另一些器官（如：脾脏、肾脏和肌肉）发生转移的机会多。表 14－8 罗列了一些容易发生肝脏、肺和骨髓转移的癌症。常见实体瘤转移的早年学说认为局部淋巴侵犯是远隔转移的前提条件，现在认为这种看法是不正确的，癌瘤完全可以在没有局部淋巴结受累的情况下发生血运转移，尽管这种情况很少见。显微解剖研究表明淋巴管与静脉血管之间存在交通，细胞可以在这种交通通道内自由移动。乳腺癌治疗的随机临床研究也表明区域淋巴结的扩大根治术并不能降低远隔转移的风险。如果癌瘤是按一定规律经区域淋巴系统进入血流的，那么就肯定不会出现这种随机临床研究结果。癌瘤为什么容易发生淋巴转移，其机理还不十分清楚。可能的机制是毛细淋巴管内皮细胞的间隙比毛细血管内皮细胞的间隙宽。此外，"淋巴趋化"性也是可能的因素之一。

表 14-8 人类常见癌症的转移部位

原发瘤部位	常见转移部位
肺	骨、肝、肺
结肠	肝
直肠	肝、肺
乳腺	肝、肺、骨、脑
前列腺	骨
卵巢	肝、肺
胃	肝
胰腺	肝
头颈部	肺
甲状腺	骨
泌尿生殖道	肺
膀胱	肝、骨、肺
黑色素瘤	肝、肺

【临床表现】 肿瘤的临床表现取决于肿瘤性质、发生组织、所在部位和发展程度。肿瘤早期一般无明显症状，但来自特定功能的器官或组织的肿瘤可有明显症状。例如：肾上腺髓质的嗜铬细胞瘤，早期就有高血压症状；胰岛细胞瘤常伴有低血糖症状等。尽管肿瘤的临床表现不一，但也有其共同的特点。

（一）局部症状

1. 肿块 良性肿瘤一般呈膨胀性缓慢生长，境界清楚，例如在体表或腔道的瘤体，则常向表面生长，呈结节状、息肉状、乳头状、蕈伞状或绒毛状等。恶性肿瘤生长较快，常侵袭破坏邻近组织，外形不规则，基底部常有树根样或蟹足样浸润，使肿瘤与正常组织紧固，不易推动。

2. 疼痛 肿瘤膨胀性生长发生溃破及感染，刺激或压迫末梢神经或神经干，或引起梗阻时，可出现局部疼痛症状。

3. 溃疡和出血 体表或胃肠道的肿瘤，若生长过快、血供不足时，可发生继发性坏死而致溃烂和出血，可闻及恶臭及伴有血性分泌物。

4. 梗阻和压迫 空腔脏器的肿瘤或与空腔脏器（或大血管）相邻的肿瘤可阻塞或压迫空腔脏器（或大血管）引起梗阻症状。梗阻的程度分不完全性和完全性两类。例如胰头癌、胆管癌可合并黄疸；胃癌伴幽门梗阻可致呕吐，肠道肿瘤可出现肠梗阻；支气管癌可发生肺不张；颅内肿瘤可引起颅内压增高和定位体征。

5. 转移 区域淋巴结肿大，相应部位静脉回流障碍致肢体水肿或血管怒张，表明已经发生转移征象。例如乳腺癌可扪及同侧腋下有肿大淋巴结；肺癌伴有血性胸腔积液；肝癌、胃癌、胰腺癌伴有腹水时，都表明已经有转移征象。胃癌和胰腺癌可以转移至脐周淋巴结（Sister Mary Joseph 淋巴结）、盆腔腹膜（Blumer's shelf）和左锁骨上淋巴结（Virchow 淋巴结）。

（二）全身症状

良性肿瘤及早期恶性肿瘤一般无明显全身症状，或仅有非特异性的全身症状，如乏力、消瘦、贫血、低热等。胰腺癌等恶性肿瘤可以出现血栓性静脉炎（Trousseau 综合征），肿瘤分泌激素引起的内分泌症状（肿瘤性高凝状态），是一种旁肿瘤现象。晚期恶性肿瘤表现为全身衰竭状态：贫血、低热、消瘦、乏力和恶液质（明显消瘦、衰弱、畏食、脱水或水肿、皮肤干燥、弹性差及色素沉着)。不同部位的恶性肿瘤,恶病质出现迟早不一。消化道恶性肿瘤者恶病质出现较早。若肿瘤影响营养摄入(如消化道梗阻)或并发感染、出血等,则可出现明显的全身症状。

内分泌腺体的肿瘤引起相应激素的过量分泌称为原位激素,如:肾上腺嗜铬细胞瘤可引起高血压;甲状旁腺肿瘤可引起骨质改变等。有些非内分泌肿瘤组织中却存在有激素样物质,为异位激素。目前已发现能分泌异位激素的肿瘤较多,如肺癌、肝癌、胃癌、胰腺癌、卵巢癌、肾上腺癌、结肠癌及神经细胞瘤等,尤以小细胞肺癌产生异位激素最多。

【诊断】 诊断的目的在于确定有无肿瘤和明确性质,对恶性肿瘤者还应进一步了解部位、范围和程度,以便拟订正确的治疗方案及估计预后。恶性肿瘤不一定有与良性肿瘤不同的特殊表现,特别在早期可以无明显症状。因此,临床上采用综合诊断程序,以利尽早明确诊断。

(一) 病史采集要点

1. 年龄 儿童肿瘤多为胚胎性肿瘤或白血病;青少年肿瘤多为肉瘤;癌肿多发生于中年以上,但青年人癌肿往往发展迅速,其预后甚差。

2. 病程 良性肿瘤者病程较长,恶性肿瘤者病程较短。恶性肿瘤的增长速度以月计,良性肿瘤以年计,急性炎症以日计。

3. 过去史 有的癌肿有明显的癌前期病变或有相关疾患的病史。目前已知的乙型肝炎与肝癌有关;肠道腺瘤性息肉与大肠癌有关;萎缩性胃炎、胃息肉、慢性胃溃疡与胃癌有关;EB病毒的反复感染与鼻咽癌有关;黏膜白斑与乳头状瘤或癌有关等。

4. 家族史 有些肿瘤具有家族性多发史或遗传史。目前已知的有大肠癌、乳腺癌、胃癌、食管癌、鼻咽癌等。

5. 个人史 应注意行为与环境相关的情况,如吸烟、长期饮酒、职业特点、饮食习惯等。除上述外,还应注意接触史等情况。

(二) 体格检查要点

1. 全身检查 除全身一般常规体格检查之外,对于肿瘤转移常见部位(如颈部、腹股沟区的淋巴结,以及对腹内肿瘤者做肛门指诊)的检查不能疏漏。

2. 局部检查 做肿瘤局部检查时,必须注意:① 肿瘤所在的解剖部位,分析肿瘤的组织来源与性质。② 认识肿瘤的性状,包括肿瘤大小、外形、质地、表面温度、血管分布、有无包膜及活动度等,这对区分良恶性肿瘤以及估计预后都有重要临床意义。③ 区域淋巴结和转移灶的检查应特别重视,这对肿瘤分期、治疗方案制订及预后估计均有临床价值。

3. 肿瘤病人的体质状况评分 见表14-9。

表14-9 Karnofsky体质状况评分(KPS)标准

评分	体质状况	活动能力
100	正常,无疾病表现	
90	能正常活动,有轻微症状体征	正常活动
80	勉强能正常活动,有某些症状、体征	
70	能自我料理生活,但不能胜任正常工作	
60	需要他人帮助,但基本能自理生活	能自已活动
50	需要一定的帮助和护理	

续表 14-9

评分	体质状况	活动能力
40	不能活动，需特别护理	不能自己活动
30	严重不能活动，需住院照料，但并不会立即死亡	
20	病重，需积极支持治疗	
10	濒死	
0	死亡	死亡

(三) 辅助诊断

目前肿瘤的辅助诊断方法主要有物理学(定位诊断)、组织细胞学(确定诊断)及生物化学(定性诊断)三大类。常规的物理诊断有X线、B超、CT、MRI、放射性核素扫描、正电子发射型计算机断层(PET-CT)。而组织细胞学的检查必须在物理学检查发现肿瘤后方可取得标本(通过穿刺、刮片、手术)，故物理学诊断和组织细胞学诊断往往只能发现中晚期的肿瘤病例，难以达到早期诊断的目的。生物化学和免疫学方法检测肿瘤标志物有助于肿瘤的早期发现、明确瘤谱、为定位诊断导向及肿瘤治疗的动态观察，在临床上有一定的参考价值。

(四) 实验室检查

1. 常规化验 主要指血、尿及粪便检查。例如胃肠道癌症病人常有贫血及大便隐血阳性；白血病病人的血象改变；泌尿系统肿瘤可见血尿；多发性骨髓瘤可见尿液中Bence-Jones蛋白。

2. 血清学检查 血清C-反应蛋白增高的癌症病人一般预后较差。

(1) 酶学检查：肝及成骨细胞可分泌碱性磷酸酶(ALP)，肝癌、骨肉瘤时，血清ALP可增高，但阻塞性黄疸者因排泄受阻亦可升高。前列腺分泌酸性磷酸酶，患前列腺癌时血清酸性磷酸酶增高，若伴骨转移时，酸性及碱性两种磷酸酶均增高。肝癌及恶性淋巴瘤时乳酸脱氢酶将有不同程度的增高。

(2) 糖蛋白：肺癌病人血清α酸性糖蛋白增高；消化系统癌肿病人的CA19-9、CA50增高等。CA19-9是检测胃癌、胰腺癌、结直肠癌的血清标志。对胃癌及结肠癌的检测并不比CEA水平检测更有用。

铁蛋白在多种恶性疾患中升高，尤其在大部分血清AFP正常的肝癌病人中升高。

(3) 激素类：不同内分泌腺体肿瘤可出现不同激素分泌增加，临床上称为内分泌肿瘤综合征。如垂体肿瘤出现抗利尿激素伴低血钠或生长激素过高；胰岛细胞瘤伴胰岛素分泌过多的低血糖；甲状旁腺肿瘤可出现高血钙症等。另外，绒毛膜促性腺激素已被广泛应用于绒毛膜上皮癌的诊断及治疗。

3. 免疫学检查 主要检查来自体内肿瘤的胚胎抗原、相关抗原及病毒抗原。

常用的胚胎性抗原：① 癌胚抗原(CEA)：它是胎儿胃肠道产生的一组糖蛋白，正常值为2.5 ng/mL以下，在胃癌、结肠癌、肺癌、乳癌时均可增高。CEA的检测作为胃肠道癌肿术后监测，对预测复发与否有较好的作用。② α-胚胎抗原(AFP)：是胎儿期由卵黄囊、肝、胃肠道产生的一种球蛋白，肝癌及恶性畸胎瘤者均可增高。

肿瘤相关抗原及病毒抗原：如抗EB病毒抗原的IgA抗体(VCA-IgA抗体)对鼻咽癌特异。CA-125对卵巢癌有作用，血清CA-125水平与肿瘤体积有直接关系。前列腺特异性抗原(PSA)是一种对前列腺组织特异的糖蛋白，作为前列腺癌的肿瘤标志。CA-242在结直肠癌、胰腺癌、胃癌病人高于正常水平，在检测结直肠癌时与CEA存在互补。

4. 流式细胞分析术(FCM) FCM是用来分析染色体倍体特性、DNA倍体类型及DNA指数等，结合肿瘤病理类型来判断肿瘤恶性程度及推测其预后。

5. 基因诊断 基因诊断(gene diagnosis)又称分子诊断(molecular diagnosis)。实验研究普遍认为，核酸中碱基排列具有极严格的特异序列。基因诊断就是利用此特征，根据有无特定序列以确定是否有肿瘤或癌变的特定基因存在，从而做出诊断。基因诊断的常用技术包括核酸分子杂交、聚合酶链反应(PCR)、限制性酶切分析、凝胶电泳、单链构象多肽性分析、DNA序列测定和DNA芯片(DNA chips)技术。

若对结肠或乳腺癌淋巴结检测有无突变的*p53*或角蛋白基因，则有助于发现有无淋巴结或血液的微转移，以判断分期。*K-ras*与肺癌病人不良预后相关。*c-erbB-2*表达与乳腺癌病人的不良预后相关。*K-ras*突变的结直肠癌病人无一例对西妥昔单抗或帕尼单抗治疗有反应；相反，不存在突变的病人50%出现反应。

(五) 影像检查

X线、B超、CT、MRI、放射性核素扫描、PET等只能发现直径1 cm以上的肿瘤，实际上一个肿瘤细胞倍增至如此大小，约有10^9个肿瘤细胞，需5年甚至更长时间。

(六) 内镜检查

临床上应用金属(硬管)或纤维光导(软管)的内镜直接观察空腔脏器、胸腔、腹腔、纵隔内的肿瘤或其他病理状况；可取细胞或组织作病理诊断；能对小的病变如息肉做摘除治疗；还可向胆总管、胰腺管、输尿管等插入导管做X线造影检查。临床上常用的内镜有食管镜、胃镜、胰十二指肠镜、纤维肠镜、直肠镜、乙状结肠镜、气管镜、腹腔镜、纵隔镜、膀胱镜、肾盂镜、阴道镜、宫腔镜等。

(七) 病理学检查

1. 临床细胞学检查 以组织学为基础观察细胞结构和形态的诊断方法。包括：

(1) 脱落细胞学检查：肿瘤细胞易于脱落，取胸水、腹水、尿液沉淀物、痰液或阴道涂片等方法找肿瘤细胞，作为诊断方法之一。

(2) 刷脱细胞学检查：采用食管拉网、胃黏膜洗脱液、宫颈刮片、内镜下肿瘤表面刷脱细胞等方法找肿瘤细胞，作为诊断方法之一。

(3) 细针抽吸细胞学检查(fine-needle aspiration biopsy, FNAB)：细针穿刺或超声导向穿刺肿瘤组织，在负压状态下吸取组织细胞，再推到玻片上，做细胞病理检查。这种样品与脱落细胞涂片相似。它对肿瘤的诊断有良好的准确性和特异性，但要求病理诊断医师具有丰富的肿瘤病理诊断经验。由于是细针穿刺，因而并发症少，主要缺点是仅能提供细胞，不能提供组织做病理检查。

2. 病理组织学检查 病理组织学诊断是临床上的确定性诊断是诊断肿瘤"金标准"，个别恶性肿瘤的诊断主要依靠转移证据，如：胃泌素瘤和胰高血糖素瘤。在肿瘤的诊疗中，必须设法取一些肿瘤组织做显微镜检查，确定是否为恶性。根据肿瘤所在部位、大小及性质不同，可应用不同的取材方法，如钳取活检、切取活检、切除活检、冷冻切片、快速石蜡切片、肿瘤巨体标本检查及尸体解剖检查等。

(1) 病核针切活检(core biopsy)：是用14号特制穿刺针(Tru-Cut或Vim-Silverman)刺入肿瘤中央，钩切或夹切一小块圆柱形组织送病检。这是术前判断肿块性质准确度最高的方法。该针较粗,因而不适用于小结节的活检。穿刺后出血等并发症的发生率也稍高(图 14-4)。

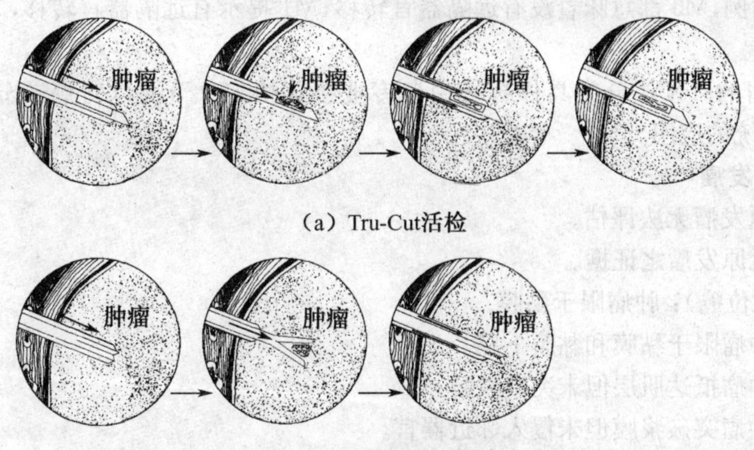

(a) Tru-Cut活检

(b) Vim-Silverman活检

图 14-4 病核针切活检(core biopsy)

(2) 粗针穿刺活检:用 18 号或 20 号针,后接一注射器,负压状态下刺入肿瘤中,吸出组织碎块送组织病理或细胞病理检查。该法的优点与病核针切活检相仿,但获取组织少,术后并发症低于病核针切活检。

(3) 切取活检(incisional biopsy):切取一小部分肿瘤组织送检。一般来讲,切取活检仅适用于无法切除的肿瘤,如:手术中发现腹膜面或肝脏有多个转移性癌结节。其他种类的仅切取一部分肿瘤组织的活检方法是内镜活检、病核针切活检和细针抽吸细胞学检查。内镜活检需要配备特制的、能插入内镜活检通道的活检钳,其特点是能够提供足量的组织供组织学诊断;FNAB 是用一根 23 号针刺入肿瘤内,然后,在保持负压的情况下使针头在肿瘤内来回抽动几次,将获取的细胞送病理科医生做细胞学诊断。

(4) 切除活检(excisional biopsy):这是肿瘤分期最重要的活检类型。将小的孤立的肿瘤全部切除,但不切除周围正常组织,这种切除的目的不是治疗恶性肿瘤而是诊断,在不影响最后局部治疗的情况下选用。

(5) 剖腹分期法:一般只用于 Hodgkin 病,目的是明确疾病处于哪一期。

(6) 哨兵淋巴结活检:参见本章附录。

3. 肿瘤分期 肿瘤临床病理分期意义有三:首先,可以用于预后评估;其二,常用于治疗方案的拟定;其三,用于混杂病例的评估,这在解读统计数据(audit data)以及比较来自不同医疗中心的结果时显得极为重要。分期的"金标准"是组织学诊断,它不仅可以提供明确诊断,还可以提供组织学分级,并对肿瘤的扩散做出评估。

(1) TNM 分期系统:尽管肿瘤的分期系统众多,但是,许多分期系统仅适用于某一种癌瘤,全世界最为公认的分期系统是 UICC(国际抗癌联盟)制定的 TNM 分期系统。TNM 分期的立足点是以肿瘤(tumor)、淋巴结(node)和远处转移(metastasis)3 项决定分期:

· 原发肿瘤侵犯的程度(T);

· 该肿瘤的区域淋巴结侵犯程度(N);

• 是否有远处转移(M)。

T 和 N 分期在不同的肿瘤其定义也不同,完全取决于受累器官的解剖和淋巴引流情况。不管是什么病例,M0 都意味着没有远隔器官转移,M1 提示有远隔器官转移,MX 提示远隔转移无法界定。

各种肿瘤的 TNM 分类具体标准由各专业会议协定。下面以胃癌的分期为例介绍 TNM 分类系统的应用。

T 代表原发瘤

• Tx:原发瘤无法评估。

• T0:无原发瘤之证据。

• Tis(原位癌):肿瘤限于黏膜。

• T1:肿瘤限于黏膜和黏膜下层。

• T2:肿瘤抵达肌层但未突破浆膜。

• T3:肿瘤突破浆膜但未侵入邻近器官。

• T4:肿瘤侵入邻近器官(直接侵犯)或腔内扩展至食管、十二指肠。

N 代表局部淋巴结转移情况

• N0:区域淋巴结无转移。

• N1:距原发瘤 3 cm 之内的胃周淋巴结受侵犯或 1～6 枚区域淋巴结转移。

• N2:距原发瘤 3 cm 之外的区域淋巴结有转移,但术中可推动(包括胃左动脉旁、肝动脉旁、脾动脉旁及腹腔动脉旁淋巴结)。

• N3:其他腹内淋巴结也有转移。

M 代表远处转移

• M0:无远处转移。

• M1:有远处转移,N12、N13、N14、N16 组淋巴转移应作 M1 论。

(2) 组合分期:分期有助于治疗方法之选择和预后之估计,使研究者们能按标准化的方法报告研究结果,使得其结论为他人接受(表 14-10)。

(3) 组织学分级:也很重要,具有预后评估价值,可以作为 TNM 分期的补充。组织学分级的目标是根据细胞的多形性(pleomorphism)评估肿瘤的分化程度,例如:在腺癌就是根据腺体形成的情况评估分化程度。绝大多数肿瘤都可以分为分化好、分化中和分化差 3 种,分化好的肿瘤预后好,分化差的肿瘤预后恶劣。

表 14-10 胃癌临床组合分期

组合分期		T	N	M
0 期		Tis	N0	M0
Ⅰ期	Ⅰa	T1	N0	M0
	Ⅰb	T1	N1	M0
		T2	N0	M0
Ⅱ期		T1	N2	M0
		T2	N1	M0
		T3	N0	M0
Ⅲ期	Ⅲa	T2	N2	M0
		T3	N1	M0
		T4	N0	M0
	Ⅲb	T3	N2	M0
		T4	N1	M0
Ⅳ期		T4	N2	M0
		任何 T	任何 N	M1

【肿瘤筛查】 筛查是对无症状人群进行疾病检测,目的是早期诊断、改善治疗效果。良好筛查程序的基本要求是能早期诊断,并且如果对涉及的病变能早期治疗的话,此时的治疗效果更好。表 14-11 给出了筛查准则,包括疾病的选择、筛查试验和筛查程序。遗憾的是,如今还没有确凿的证据表明筛查能早期诊断疾病,并且,筛查发现的疾病其治疗效果并不比有症状疾病的治疗效果好。这是筛查的固有偏倚造成的,这种偏倚使得人们从表面上看筛

查发现的疾病的治疗效果比有症状疾病的治疗效果好。这类偏倚包括领先时间(lead time)偏倚、选择偏倚和间隔时间长度偏倚。领先时间偏倚表述的是这样一种现象：从确诊的时间开始计算，疾病早期诊断肯定会比肿瘤进展后期才得到确诊的病人生存时间长，不管筛查是否会改变肿瘤的发展(图 14-5)。选择偏倚表述的是：愿意加入筛选研究的个体一般都比较关注健康，因此，如果在这些人中筛查出疾病，他们的健康状况一般比出现疾病症状才得到诊断的人好，因此这类病人存活期长的原因与癌症无关。间隔时间长度偏倚的意思是：生长缓慢的肿瘤在筛查中被筛出来的可能性大，而生长迅速的肿瘤往往在筛查间期已经出现了症状。也就是说，筛查发现的肿瘤其侵袭性不如出现症状的肿瘤强。由于存在这些偏倚，因此就必须进行基于人群的随机对照临床研究，一组是筛查人群(包括拒绝筛查的人和筛查试验阴性后来发生肿瘤的人)，另一组是未进行筛查的人群，对这两组人群进行比较研究。这种研究手段已经用于乳腺癌和结直肠癌，人们在这两种癌症的研究中都发现了疾病特异性死亡率的下降。

表 14-11 筛查准则

疾病
·可以早期发现
·早期治疗比晚期治疗效果好
·应该足够常见，值得实施筛查
试验
·敏感性和特异性
·能够被筛查人群所接受
·安全
·价廉
程序
·具备相应的诊断设备对试验阳性的病人做进一步检查
·对筛查出来的疾病做高质量治疗可以降低并发症发生率和死亡率
·如果疾病起病隐袭，应定期筛查
·收益必须与身心伤害做权衡

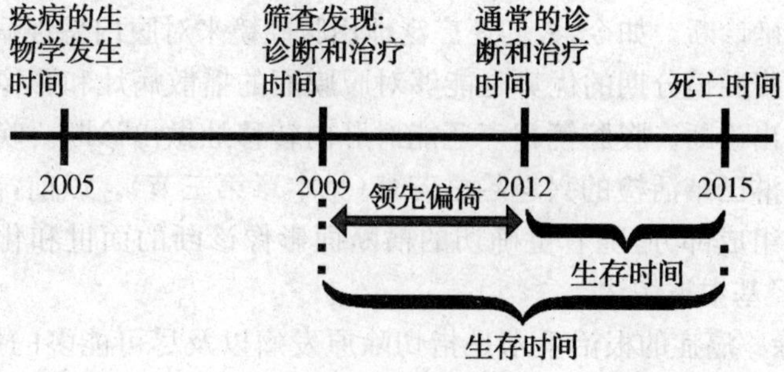

图 14-5 领先时间

在推出一项筛查程序时，最重要的是锁定目标人群，避免大量不太可能罹患这种疾病的人群经受不必要的筛查试验。就常见癌症来讲，可以按照年龄来确定目标人群。此外，还要按照家族史确定高危人群，对这些高危人群应该做强化筛查。

如表 14-11 所述，筛查试验必须安全、容易为人群所接受、价廉、敏感、特异。敏感性是指试验阳性的患病个体所占的百分率；特异性是指试验阴性的未患病个体所占的百分率。最佳筛查试验是敏感性和特异性都达到 100%，但是，这仅仅是理想。

【治疗】 当今对肿瘤的治疗有手术、放射线、抗癌药、中医药、生物治疗等各种方法。良性肿瘤及临界性肿瘤以手术切除为主，尤其是临界性肿瘤必须彻底切除，否则极易复发或恶性变。恶性肿瘤是全身性疾病，容易发生浸润与转移，必须从整体考虑拟订综合治疗方案，特别是第一次治疗的正确与否对预后有密切关系(匣 14-1)。

匣 14-1　恶性肿瘤治疗的总原则

- Ⅰ期：以手术治疗为主
- Ⅱ期：以原发肿瘤切除或放疗为主，并包括转移灶的治疗及辅以有效的全身化疗
- Ⅲ期：以综合治疗为主，辅以术前、术中及术后化疗或放疗
- Ⅳ期：以全身治疗为主，辅以局部治疗或对症(姑息)治疗

(一) 癌症治疗的多学科团队

目前，人们已经认识到癌症的治疗很少能够靠一门学科完成，从而出现了由外科医生、肿瘤科医生、病理科医生、放疗科医生以及专科护士组成的多学科团队的概念。多学科核心团队在初期治疗、姑息关怀和康复治疗方面保持良好的沟通至关重要。理想的多学科核心团队成员应该定期会面，使所有与之有关的癌症病人都能得到及时讨论，获得及时的治疗方案，并在相应的专科之间转诊。多学科团队还应该是一种临床管理论坛，保证所有病人都能获得高质量的治疗。

(二) 手术治疗

对绝大多数实体肿瘤来讲，外科手术仍然是确切有效的治疗手段，并且是唯一有可能治愈的手段。手术治疗肿瘤的基本原理：① 肿瘤局部切除。② 区域淋巴结清扫。③ 局部或区域复发灶的处理。④ 远处转移灶手术切除的可能性。然而，外科在癌症的治疗中扮演了多种角色，如：诊断、原发灶切除、转移灶切除、姑息手术、预防手术和重建手术。

1. 诊断和分期　对大多数癌症来讲，癌病的诊断在前，了断性(definitive)外科手术在后。不过，偶尔也需要通过手术来明确诊断，典型病例就是恶性腹水病人，此时，需要通过腹腔镜来获取组织明确诊断。如今，人们还广泛地用腹腔镜来对腹内恶性病灶进行分期，尤其是食管癌和胃癌。腹腔镜分期的优势是能够对腹膜面的播散病灶和影像检查未能发现的、微小的肝转移灶做出诊断。腹腔镜超声还能对肝内转移灶做出诊断。晚近，人们对黑色素瘤和乳腺癌的哨兵淋巴结活检的兴趣趋之若鹜(见本章第三节)。以前，剖腹分期术一直是淋巴瘤分期的重要组成部分，随着更确切的横断面影像诊断的面世和化疗的广泛应用，如今，剖腹分期术已经基本被淘汰。

2. 治愈性切除　癌症的根治手术是指切除原发瘤以及尽可能多的癌周组织和淋巴引流，目的是确保局部控制、预防肿瘤的淋巴道播散。手术和放疗仅能控制局部病灶(原发灶和区域淋巴结)，对远处转移灶都不起作用。如今，局部控制的重要性依旧不减，但是，人们认识到扩大根治术对转移灶的形成几乎毫无作用，这已经得到乳腺癌根治术与单纯乳腺切除术的随机临床研究证实。最重要的是术中操作要精细、不搞破原发瘤的包膜，只有如此才能使局限的病灶获得治愈，避免局部复发。

(1) 广泛性局部切除：适用于恶性度低、无区域淋巴结转移、周围组织侵犯不严重的肿瘤，如皮肤基底细胞癌和腮腺混合瘤。

(2) 根治性局部切除：适用于周围组织侵犯严重的肿瘤，要求达到"三维"安全切缘。如四肢的肉瘤，切除范围应包括活检的切口及肿瘤所在的整个肌间隙。直肠癌除了对肿瘤上下切端有要求外，还要求环周切缘(circumferential margin, radial margin)阴性，其中环周切缘更为重要，它是以毫米计的。

(3) 连同淋巴引流的整块根治性切除：适用于刚开始有区域淋巴结转移的肿瘤，如：结肠癌连同该段结肠及局部的肠系膜淋巴管道一并切除。区域淋巴结清扫可为病人预后提供很重要的信息，可防止区域复发。

(4) 扩大根治切除：需要切除较多组织和器官，适用于局部病变广泛但转移可能性小的肿瘤。例如对局限的晚期直肠癌、宫颈癌、子宫癌和膀胱癌可行骨盆广泛清扫术[切除直肠、膀胱、子宫(女性)、全部淋巴管和软组织]。

(5) 复发癌肿的切除：对局部或区域复发灶进行手术切除可改善病人生存质量(解除症状和防止并发症)，并为预后提供信息。对于局限的、低度恶性的复发癌肿可用这种方法切除。如结肠癌的区域淋巴结复发，胃肠道癌的吻合口复发或皮肤癌局部复发。

肿瘤手术的"无瘤"原则：手术应尽可能做到无瘤(no touch)、无菌、无血和微创。无瘤的方法是先扎血管，保护浸润的浆膜，避免挤压，减少接触(少触、短触和晚触)以及标本床冲洗。术中分离肿瘤时应离开肿瘤在未受累的组织内进行，防止瘤细胞种植。此外，还应该将引流区域之淋巴结与肿瘤一并切除。

3. 转移灶切除　结直肠癌肝转移灶的切除术就是典型的例子，如果能将查到的肝转移灶全部成功切除，约1/3的这类病人可以获得远期存活。如果肝转移灶是多发性的，还可以用冷冻或射频进行原位消融。另一个转移灶手术切除术有价值的例子是单个肺转移灶的手术切除，尤其是肾细胞癌肺转移灶。

4. 姑息手术　在许多病人，手术的目的是缓解或防止癌症病人发生某些症状，而不是治愈该病例。典型的例子是病人的原发瘤有症状，并且有远隔转移。在这种病人，切除原发瘤可以改善病人的生活质量。但是，手术并不能改变最终的结局。适合于姑息手术的其他情况还有旁路手术，如：在结肠癌肝转移时，切除梗阻或出血的结肠肿瘤；对无法切除的胰头癌病人实施胆囊或胆管-空肠吻合术来解除病人的黄疸。

80岁和90岁以上的老人大都患有慢性心脏病、肺病、肾病、老年痴呆或其他疾病；大多数前来就医的病人是老年人，身患多种疾病，常年忍受疾病的痛苦。姑息治疗是对这部分病人需求的满足。

肿瘤减积术(debuking)是指切除大部分肿瘤，残留一些病灶。理由是残留的少量癌细胞对化疗或放疗更敏感，初步来看，对晚期卵巢癌有效。

5. 预防手术　癌症的预防性手术有些适应证是十分明确的。例如：在家族性腺瘤性息肉病病人，全结直肠切除术(加或不加回肠贮袋术)可以预防结直肠癌的形成；反之，如果不行全结直肠切除术，就必然发生结直肠癌。同样，对活检示高级别异型性的溃疡性结肠炎病人可以选择结肠切除术。对小叶原位癌病人可以推荐双侧乳房切除术，有明显乳癌家族史的病人有时也会要求行双侧乳房切除术。

6. 重建手术　在实体癌手术切除后，作为整个手术不可分割的一部分往往需要实施重建术。例如：胃肠道肿瘤切除后需要重建胃肠道的连续性。有些手术出于美容方面的考虑，重建手术也很重要，如：头颈部手术后或乳房切除后。

（三）化学疗法（表14-12）

1942年首先证实烷化剂氮芥能使人类肿瘤短期缓解，开辟了肿瘤化学疗法（化疗）领域。随之，约有50多种抗癌药物，包括烷化剂、抗代谢剂、抗癌抗生素及其他天然产物应用于临床，并取得一定疗效，使癌症的化疗日益受到重视并成为癌症治疗的重要手段之一。目前，已能用单独化疗治愈绒毛膜上皮癌、睾丸精原细胞癌、Burkitt淋巴瘤、急性淋巴细胞性白血病等。

必须指出，化疗药物只能杀灭一定百分比的肿瘤细胞，如晚期白血病有10^{12}或1 kg的癌细胞，即使某一种药物能杀灭肿瘤细胞的99.99%，则尚存留10^{8}肿瘤细胞，仍可出现临床复发。多类药物的合理应用是控制复发的可取措施。

匣14-2　恶性肿瘤的镜下特征

- 转移
- 侵犯
  - 周围组织
  - 血管
  - 周围神经
- 结构异常
- 坏死
- 多个有丝分裂像
- 不典型有丝分裂像
- 核异常
  - 核多形性
  - 核大
  - 核深染
  - 染色质凝聚
- 核仁大和多个核仁

匣14-3　恶性肿瘤假阳性诊断的原因

- 标本搞错
- 污染
- 解读错误
- 治疗所致的改变
- 溃疡

匣14-4　恶性肿瘤严重疼痛止痛方法的选择

- 口服吗啡肠溶缓释片
- 皮下、硬膜外或鞘内缓慢注入阿片
- 对期望寿命有限的病人采用神经松解术
- 对水肿所致的疼痛采用姑息性激素、放疗或类固醇控制

由于新化疗药物的问世，人们认识到联合化疗方案往往比单药化疗方案更有效，癌症化疗的适应证近来有了迅速扩大。如今，临床上常用的肿瘤化疗药有40余种，但是，新药上市

之前必须通过3个水平的临床试验,分别称之为1期、2期和3期。1期临床试验的目的是了解药物的最大耐受剂量和毒性反应的类型。1期临床试验用的是少量晚期病例。2期临床试验的目的是了解药物的效能(即:反应率),2期临床试验用的也是其他疗法失败的晚期病例。3期临床试验是随机研究,将这种新药与已知的标准治疗方法(如果存在的话)比较,3期临床试验通常是大样本研究,入组的是比较早期的病例,主要观察指标是生存情况,也会仔细观察反应率和指标反应(surrogate responses)(如:血浆中肿瘤标记物的水平)情况。

表14-12 癌症化疗要点

- 化疗药是根据其在生物化学上的作用途径进行分类的
- 耐药(无论是天然耐药还是获得性耐药)是化疗最大的缺憾
- 联合化疗是将不同作用机制的药物和不同毒性的药物联合应用,目标是最大细胞杀伤和最小不良反应

1. 化疗药物的分类 不同的化疗药其作用方式各异,从应用的观点出发,人们根据其在细胞复制或DNA的合成过程中起作用的生化途径不同对化疗药物进行分类。举例如下:

(1) 烷化剂类:环磷酰胺、氮芥、苯丁酸氮芥和美法仑属此类。这类制剂的作用是与蛋白或DNA结合,抑制其功能。

(2) 抗代谢类:5-氟尿嘧啶、吉西他滨、卡培他滨、氨甲喋呤、替加氟(呋喃氟尿嘧啶)、阿糖胞苷和6-巯基嘌呤属此类。该类药物的特点是通过竞争性地与酶结合,抑制相应的酶触反应,影响与阻断了DNA合成,从而诱导细胞死亡或阻滞细胞复制。5-FU在体内经过DPD(二氢嘧啶脱氢酶)分解失效,经TP(胸苷磷酸化酶)作用变成FdUMP发挥抗肿瘤作用。5-FU是一种典型的时间依赖型药物,一般主张持续静脉滴注(continues intravenous infusion, civ)。5-FU与生化调节剂甲酰四氢叶酸合用可改善氟尿嘧啶的抗癌作用。

(3) 长春花碱类:长春新碱、长春碱和长春地辛属此类。这类制剂的作用是干扰纺锤体的形成,阻断细胞的有丝分裂,使癌细胞停留在有丝分裂期。

(4) 抗生素类:阿霉素、博来霉素、链佐星、放线菌素D和丝裂霉素C属此类。这类制剂的作用是与双链DNA结合,干扰其复制。

(5) 抗微管类:干扰细胞结构和细胞分裂,如紫杉醇(Taxol, paclitaxel)、泰素蒂(Taxotere, docetaxel)和伊沙匹隆(ixabepilone)。

(6) 其他类 并非所有细胞毒药物都能归纳成上述几类,有些药物可以有多种作用机制,还有一些药物的作用机制还不清楚。如顺铂、卡铂、奥沙利铂、阿霉素等。

化疗药物的另一种分类方法是根据它们在细胞周期中的作用环节分为细胞周期非特异性药物和细胞周期特异性药物。前者对细胞周期的各期都起作用,包括环磷酰胺、亚硝基脲和多柔比星。后者仅作用于细胞周期的特点环节,如:长春新碱和博来霉素作用于有丝分裂,氨甲喋呤和阿糖胞苷作用于S期。联合化疗方案的设计需要药物作用环节方面的知识。

2. 耐药 化疗药物耐药可以分为天然耐药和获得性耐药。获得性耐药是在与该药物数次接触后发生的,是敏感细胞被杀伤后使得耐药细胞得以选择,也可以是初始的敏感细胞

发生了改变。这些改变包括细胞动力学的改变、细胞与药物的接触有障碍(如:纤维化)、对癌细胞抗原的免疫反应改变、药物通过细胞膜的转运减少以及各种生化改变(如:药物代谢酶水平增加)。人们想方设法克服耐药的问题,其中之一就是联合化疗(参见下文)。另一种方法是根据药物在肿瘤生长(增殖)动力学中的效用来设定剂量。如前文所述,肿瘤动力学将肿瘤分为 3 个细胞生长室,化疗的作用通常是抑制生长组分。换句话说,生长组分的细胞即使全部被杀伤,还会有克隆源组分的细胞不断来补给。这就是化疗的整个疗程比较长的原因所在。此外,化疗药一般都是间断应用,目的是降低其毒性作用,允许正常组织在化疗的间断期间再生。不过,间断用药在很大程度上取决于治疗比(therapeutic ratio)和耐药的发展情况。例如图 14-6,药物在减小肿瘤体积方面有效,但是,在化疗的间期正常组织未能恢复至满意水平,因此,这种药物就应该停用。相反,在图 14-7,正常组织的恢复满意,肿瘤也在不断缩小。图 14-8 表明起初化疗有效,之后出现了耐药问题,尽管继续化疗,但是肿瘤仍不断增大。

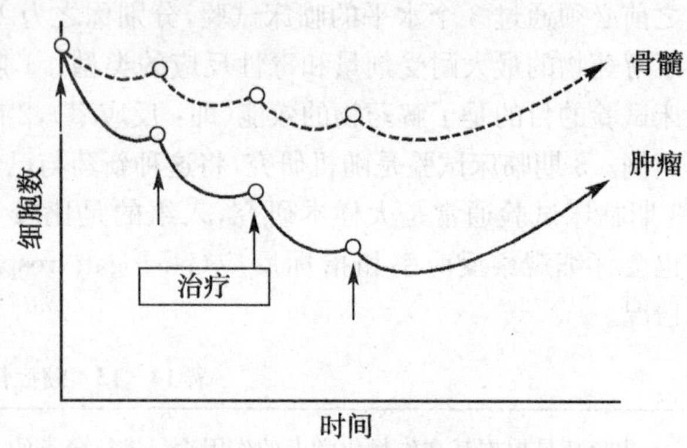

图 14-6 骨髓对药物的毒性效应。重复治疗导致骨髓中毒效应,停药后肿瘤生长

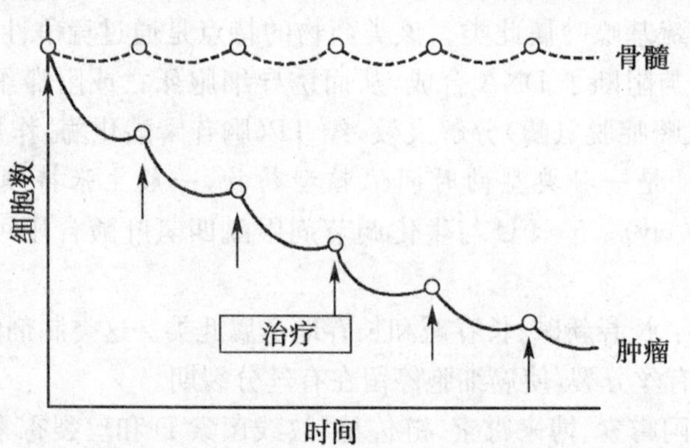

图 14-7 化疗对正常细胞和恶性肿瘤细胞的不同效应。随着药物的应用,骨髓没有受损,肿瘤缩小了

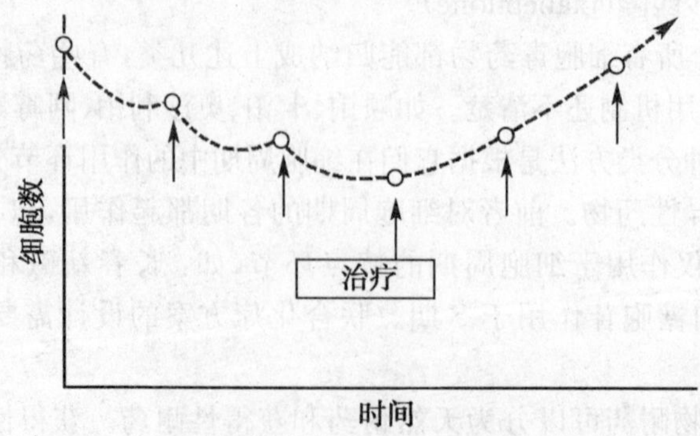

图 14-8 耐药对肿瘤生长的效应。起初药物治疗有效,之后出现了耐药,尽管疗程一次次重复,肿瘤依旧生长

3. 联合化疗(匣 14-5)

匣 14-5 联合化疗的基本原则

- 联合化疗方案中的每一种药物在单独治疗该肿瘤时都有效
- 联合应用不同作用机制的药物或不同作用部位的药物(协同)
- 避免相同毒性的药物联合应用
- 联合用药时,应该尽可能用至病人在单一用药时能耐受的最大剂量
- 联合化疗方案的拟定需要依据肿瘤的诊断、肿瘤的部位和肿瘤的组织学,还要兼顾病人的全身情况

4. 化疗在癌症治疗中的地位 第一类癌症是化疗最有效的血液系统恶性肿瘤,如:白血病和淋巴瘤,疗效取决于肿瘤的分型和分期,如果治疗恰当,病人有满意的治愈率。儿童的一些胚胎性癌症,化疗也很有效。第二类癌症对化疗的反应不一,其中对化疗有反应者生存期会延长。此类癌症包括卵巢癌、乳腺癌和前列腺癌。第三类癌症仅有部分病人对化疗有反应,在有反应的病人中生存时间能否延长也不肯定。这类病人包括头颈部癌症和中枢神经系统癌症。第四类是对化疗完全不反应或仅有可疑反应的癌症,包括食管癌、胰腺癌和肺鳞状细胞癌。表 14-13 对这四大类癌症做了更为详尽的罗列。

尽管化疗的主要作用是治疗晚期癌症,但是,人们对辅助化疗的兴趣如火如荼。如前文所述,体积小的肿瘤化疗容易奏效,因此,通过全身化疗来杀灭未能察觉的微转移灶很受青睐。辅助化疗在乳腺癌和结直肠癌中的治疗地位已经确立,其有效性也已经得到一些大宗随机对照临床研究证实。

表 14-13 癌症的化疗

药物治疗有反应、部分病人可达到正常寿命的癌症	
· 儿童急性白血病	· Ewing 肉瘤
· Hodgkin 病	· Wilms 瘤
· 组织细胞性淋巴瘤	· Burkitt 淋巴瘤
· 皮肤癌	· 视网膜母细胞瘤
· 睾丸癌	· 绒毛膜癌
· 胚胎性横纹肌肉瘤	
化疗能延长有反应病人生存时间的癌症	
· 卵巢癌	· 淋巴细胞性淋巴瘤
· 乳腺癌	· 神经母细胞瘤
· 成人急性白血病	· 小细胞性肺癌
· 多发性骨髓瘤	· 恶性胰岛素瘤
· 子宫内膜癌	· 胃肠道癌症
· 前列腺癌	· 骨源性肉瘤
药物治疗有反应,有反应者生存时间能否改善不能肯定的癌症	
· 头颈部癌症	· 恶性类癌
· 中枢神经系统癌症	· 软组织肉瘤
· 内分泌腺肿瘤	

续表 14-13

对化疗反应可疑或无反应的癌症	
·肾癌	·胰腺癌
·膀胱癌	·肝细胞癌
·食管癌	·甲状腺癌
·肺鳞状细胞癌	·恶性黑色素瘤

5. 给药方式 ① 全身化疗,对远处转移灶也有作用。不良反应是对生长增殖的正常细胞有抑制作用,如:骨髓抑制(白细胞减少、血小板减少)、消化道反应(恶心、呕吐、腹泻、口腔溃疡)、毛发脱落、免疫低下。抗癌药的用法一般采用静脉点滴或注射、口服、肌内注射(全身性用药)。② 区域化疗,包括介入、腔内(腹腔灌注)、癌灶内 3 种方法。如经动脉定位插管将化疗药直接注入肿瘤血管或加栓塞,或皮下留置微泵。在肝癌、肺癌应用较多。③ 导向化疗,是通过单克隆抗体、磁场或脂质体将药物带入肿瘤组织。

根据化疗在肿瘤治疗中的地位和对象不同,化疗的临床应用可分为:① 诱导化疗(induction chemotherapy):是用于可治愈性肿瘤的化疗,或用于晚期播散性肿瘤,此时化疗是首选或唯一可选的治疗手段。② 辅助化疗(adjuvant chemotherapy):是在局部肿瘤满意控制(治愈性切除或治愈性放疗)后,针对可能残留的微小病灶进行的治疗。③ 初始化疗(primary chemotherapy):又称术前治疗(preoperative treatment,pretreatment)或新辅助化疗(neoadjuvant chemotherapy),是在Ⅲ期或局部晚期癌肿手术前应用化疗,目的是杀灭循环中的瘤细胞,控制亚临床转移灶,减少术中肿瘤细胞播散,使肿瘤缩小并降期(downstage),变不可能切除为可切除。

临床上静脉给药的剂量与时间有多种方法。大剂量冲击疗法用药量大,间隔时间长(3～4 周 1 次),毒性较显著;中剂量用药在临床上常被采用,每周 1～2 次,4～5 周为一疗程,毒性相对较轻;小剂量维持是每日或隔日 1 次,毒性相对更小些。联合用药为应用不同作用的类别药物,以提高效果,减轻不良反应,可同时投药或序贯投药。

6. 化疗的并发症 抗癌药对正常细胞也有一定影响,尤其是生长增殖的正常细胞。毒性是化疗应用的限制因素,化疗并发症的范畴很广。常见毒性症状是恶心、呕吐和黏膜炎。多柔比星等药物很容易引起脱发。白血病减少和血小板减少相当常见,在许多情况下,白血病减少和血小板减少被认为是可接受的化疗毒性。一旦发生了白血病减少和血小板减少,就应该实施积极的血液学支持,如输浓缩血小板,同时用抗生素预防感染。在严重免疫抑制的病人,还必须应用反向隔离护理(reverse barrier nursing),即环境洁净。极少数病人还需要输入白细胞。

化疗也可以引起内分泌的改变,需要特别注意的是对生殖器官的作用。绝经前妇女在化疗期间可以出现月经停止,之后可以出现不育症。男性同样可以在化疗后发生不育,不过,这种男性不育是可预见的,可以通过精子库的方法来解决。人们最担心的是接受过化疗的病人其子代出现遗传异常或出生缺陷的概率是否会增大,但是,迄今还没有证据支持这一观点。化疗对内分泌系统的影响尤其见于儿童病人,包括不育症和性功能障碍。

化疗病人还有一个小风险,那就是容易发生第二癌症,这也是采用长疗程化疗时应该常规告知病人的一个问题,对期望生存时间长的辅助化疗病人尤其如此。

除了非特异性毒性外,还有一些特异性毒性。如多柔比星的心脏毒性,博来霉素和白消安的肺毒性，顺铂和氨甲喋呤的肾毒性以及环磷酰胺的膀胱毒性。

（四）放射疗法（radiotherapy）（表 14－14）

表 14－14 癌症放射治疗概要

·射线与组织的直接作用是分子电离，间接作用是使水分子成为活性基团
·辐射剂量取决于传递的能量、组织的吸收量、分割次数和整个疗程的时间长短
·理想放疗所依据的放射生物学原理可以概括为 4“R”——修复（repair）、增殖（repopulotion）、重分布（redistribution）和再氧合（reoxygenation）
·放疗的并发症取决于周围正常组织对辐射的敏感性
·放疗计划拟定时必须考虑拟治疗的体积、剂量和照射野安排

现代放射治疗应用的是巨伏特（megavoltage）X－射线或 γ－射线，这些射线能产生的能量<1. 10^6 V。高能束射线的主要优势是：

1. 对深部的肿瘤有治疗效果。

2. 高能束射线与皮肤的交互作用产生次级电子，因此，皮下的辐射量更大，并减小了皮肤反应。

3. 各种组织对放射线的吸收量相仿。

低能 X－射线可以用于治疗皮肤癌，具有姑息治疗价值。

1. 电离辐射的分子效应　电离辐射与组织的直接作用是大分子的初级电离，间接作用是使水分子分解产生活性基团，活性基团对大分子造成损害。水是生物系统的基本物质，因此，放射性组织损伤中最重要的过程是水的分解，又称为水的*放射解离*。水分子丢失一个电子就形成了 $H_2O^{+\cdot}$（˙代表一个未配对电子），成为一种不稳定的自由基离子，可以形成自由基或有未配对电子的不带电荷的分子（$H_2O^{+\cdot} \rightarrow H^+ + OH^\cdot$）。羟基（˙OH）比较稳定，但是，依旧是比较活跃的分子，可以对 DNA 等分子造成损害。氧会增加自由基的形成，具有增强辐射生物效应的作用。氧与自由基 e_{aq}^-（水合电子）和 $H^\cdot$ 发生反应，就产生了相对稳定的 $HO_2^\cdot$ 和 H_2O_2（过氧化氢），这两种物质都会导致组织损伤。

2. 辐射剂量　为了描述放疗的剂量，就必须对治疗的能量、全剂量、分割数以及时间进行定义。放疗中吸收剂量的国际单位（SI unit）用格瑞（Gy）表示，是指 1 kg 组织吸收 1 焦耳（J）的能量（1 J kg^{-1}）。剂量的描述有两种方法：一种是皮肤表面的吸收剂量，又称入射平面剂量（IPD）；另一种是给定深度的吸收剂量。如果用两个治疗源分别放在病人相对的两侧，就取中平面剂量（MPD）；如果为了使剂量在整个肿瘤均匀分布采用多个治疗源，则称为肿瘤剂量（TD）。

3. 放射生物学　放疗疗程的合理应用取决于 4 个因素：修复（repair）、再生（增殖）（repopulation）、再分布（redistribution）和再氧合（reoxygenation）。

（1）修复：放射损伤后的修复分两种类型。第一种是亚致死性损害（sublethal damage，SLD）修复，见于放疗后 4～6 小时。如果把一个放疗剂量分割成数次，与相同的剂量一次照射相比，分割放疗细胞的存活量增多。第二种修复是潜在致死性损害（potentially lethal damage，PLD）修复，是指放疗后 6 小时细胞不分裂，这可以通过改变辐射后条件进行调节。

（2）增殖：放疗将细胞杀死后，会对存活的克隆源细胞构成刺激，使之分裂、增殖。因此，肿瘤在放疗后会缩小，同时也出现增殖效应。缩短整个疗程的时间可以克服这种效应，例如：宁可把 50 Gy 的剂量分割成 15 次在 20 天内完成，不要把 60 Gy 分割成 30 次在 40 天

内完成。总剂量不要大，以减少急性反应和后期并发症的风险。

(3) 再分布：再分布是指这样一种现象，肿瘤中处于不同细胞周期的细胞有一部分会发生改变。这种改变为治疗提供了优势，因为处于 G2 和 M 期的细胞比 S 后期的细胞对放疗更敏感。也就是说细胞在 G2 和 M 期同步可以增加对放疗的反应性。

(4) 再氧合：肿瘤的血供差，因此，许多肿瘤都处于乏氧状态，这正是肿瘤耐辐射的原因。再氧合是给在照射中处于乏氧状态的细胞充氧，增加这些细胞对后继放疗的敏感性。再氧合过程约需 24 小时，因此，对放疗疗程进行分割有利于再氧合，降低乏氧效应。此外，氧是辐射增敏剂(radiosensitiser)，理论上讲，高压氧在这方面具有优势。不过，由于技术方面的原因，高压氧罕有应用。

上述 4 个因素解释了分割放疗的合理性，因为存在亚致死性损伤修复和分割间期的细胞增殖，分割放疗还可以减轻正常组织损伤。再者，分割放疗通过细胞再氧合以及使细胞重新分布于细胞周期的放疗敏感期，增加了肿瘤损伤。

4. 影响放射治疗效果的肿瘤因素　决定放疗能否奏效的因素是原发瘤对辐射的敏感性、肿瘤的体积以及肿瘤的部位。各种肿瘤对放疗的敏感性差异甚大，精原细胞瘤和淋巴瘤对放疗极为敏感，而软组织肉瘤和神经胶质瘤就对放疗耐受(表 14 - 15)。肿瘤体积也很重要，肿瘤体积越大，乏氧的细胞和 G0 期细胞比例就越高，因此，放疗对大肿瘤的效果差。肿瘤的位置也很重要，因为周围正常组织对辐射的敏感性会影响最大可耐受放疗剂量。

表 14 - 15　常见肿瘤对放射线的敏感性(按递降次序排列)

- 精原细胞瘤
- 淋巴细胞性淋巴瘤
- 其他淋巴瘤、白细胞、骨髓瘤
- 小细胞性肺癌
- 绒毛膜癌
- Ewing 肉瘤
- 鳞状细胞癌
- 乳腺癌
- 直肠癌
- 膀胱癌
- 肝癌
- 黑色素瘤
- 神经胶质瘤
- 其他肉瘤

5. 放射治疗的并发症　放疗的并发症源自辐射对肿瘤邻近正常组织的难以避免的损伤。对辐射最敏感的组织是骨髓、性腺、眼和胃肠道黏膜。其他经常受损伤的组织是肠壁、皮肤、神经组织、肺、肾、肝和骨。分别讨论如下：

(1) 骨髓：单次全身 4 Gy 的剂量可以使得约 50％的病人发生致死性骨髓抑制。骨髓移植可以克服该并发症，因此，有些急性白血病病人的辐射剂量可以用到 10 Gy。

(2) 性腺：卵巢和睾丸对辐射都极为敏感。卵巢接受 10 Gy 的照射就可以发生闭经，睾丸接受 200 cGy 的辐射就可以出现精子减少症。

(3) 眼：晶状体是眼睛对放射性最敏感的部分，小剂量辐射就可以导致白内障。此外，泪腺和睫毛对辐射也很敏感。

(4) 消化道：胃肠道黏膜对辐射极为敏感，可引起恶心、呕吐、腹泻和黏膜炎。肠壁损伤会形成肠管狭窄和肠瘘，这类病人不少见。

(5) 皮肤：低剂量的辐射就可以导致皮肤红斑，与阳光灼伤很相似。如果辐射剂量较大，就会发生湿性皮肤脱落，继之毛发脱落、皮脂腺和汗腺功能丧失。远期会发生色素沉着、纤维化和毛细血管扩张。

(6) 神经组织：脊髓炎是放疗导致神经损伤的主要并发症，最大耐受剂量约为 50 Gy。病人表现为偏瘫、截瘫、Brown - Séquard 综合征、肛门括约肌功能和尿道括约肌功能丧失。

(7) 肺：放射性肺炎表现为咳嗽、呼吸困难和发热，单次分割 5 Gy 或 10 次分割 20 Gy 就可以引起。放射性肺炎的远期结局是肺纤维化和肺衰竭。常见于食管、肺、乳腺和肺癌放射治疗后。急性期可以用类固醇激素治疗。

(8) 肾：10 次以上分割 25 Gy 的区域剂量就可以引起急性放射性肾炎，随之发生慢性肾病，导致蛋白尿、贫血、高血压，最终发生肾衰竭。

(9) 肝：15 次分割 30 Gy 的剂量就可以引起肝衰竭。

(10) 骨：放疗可以导致骨骼血管闭塞性坏死，多见于股骨头和肱骨头，腰背部放疗可以导致脊柱后凸。骺板处受照射后会影响小儿的生长发育。

(11) 癌症发展：放疗的其他重大并发症是远期癌症发展。最初人们意识到早年的放射科医生有很高的癌症发生率，因为那时的放射科医生不重视 X 线防护。同样，与核武器辐射有接触史的病人也有很高的癌症发生率。不过，放射治疗后癌症的风险还不清楚，因为许多癌症病人年迈，期望寿命有限。有充足的证据表明子宫颈癌放疗后可以在不同部位发生恶性肿瘤。放疗的另一个重要风险是致畸作用，妊娠妇女不适合行放疗，除非这些病人愿意终止妊娠。

6. 治疗计划的拟定　为了保证对肿瘤实施均匀放疗，计划的拟定极为重要。不过，大多数肿瘤的境界都不清楚，向周围组织浸润性生长，往往极度不对称。只要一丁点肿瘤未获得足够治疗，治疗就会失败；反之，如果受到辐射的正常组织过多，那就会得不偿失。在拟定放疗计划时，必须兼顾的 3 点是：治疗所需的体积、采用的剂量和放疗野的安排。

(1) 体积：计算治疗体积的原则是尽可能采用最小的照射体积，只要能涵盖每个肿瘤细胞。人们在临床上提出了 5 种不同体积(图 14 - 9)：肿瘤区体积(GTV)是指实际肿瘤大小；临床靶体积(CTV)是指能够涵盖未探测到的肿瘤细胞(肿瘤的浸润缘和区域淋巴结区)；计划靶体积(PTV)包括了 CTV 和肿瘤形状变异以及肿瘤与放疗射线之间的位置关系变异的额外边界。不过，在临床实践中，界定 PTV 的放疗难以操作，足以获得肿瘤控制剂量的照射体积称为治疗体积(treated volume)；凡受到照射的体积(包括正常组织获得的照射)称为辐射体积(irradiated volume)。

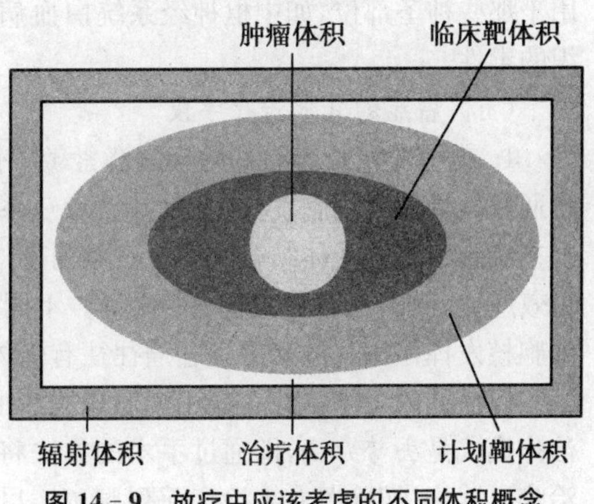

图 14 - 9　放疗中应该考虑的不同体积概念

治疗肿瘤周边时，可以用小剂量，因为肿瘤周边的细胞数量比肿瘤中央区少。因此，治疗应该根据不同的肿瘤采取个体化，不是用单一的靶体积。有鉴于此，最初一个剂量可以用一个大的靶体积，以涵盖所有可能的肿瘤部位。此后的剂量可以将体积缩小至GTV。也就是说，开始可以采用比较大的体积进行放疗，只要正常组织能耐受。此称渐缩体积(shrinking volume)。

(2) 剂量：如上所述，剂量的术语不仅包括总剂量(用戈瑞表示)，还包括总治疗时间、分割次数和放疗期间分割的间隔时间。分割可以分为常规分割(normal fractionation)、低分割(hypofractionation)、超分割(hyperfractionation)、加速超分割(accelerated hyperfractionation)和断程放疗(split course)。常规分割是指每日1次，每周4～6日，持续3～6周；一般不做每周7日，因为放疗科周末要休息，但是，有依据表明周末不中断对病情有益。低分割是指每周少于4次；超分割是指每日2次或2次以上，每次剂量减少，总的时间与常规分割相同。加速超分割是指每日2次或2次以上，每次剂量与常规分割相同，总的时间缩短；断程放疗是指把常规分割变成2个或2个以上的短疗程，2个短疗程之间休息1～2周。

不同肿瘤的放疗剂量完全是根据临床经验确定的，其依据是肿瘤类型、肿瘤大小和肿瘤部位。在英国，一般用50 Gy，15次分割，3周疗程；在美国，一般用60 Gy，30次分割，6周疗程。剂量的拟定还应该考虑到受照射的正常组织的情况，因此，剂量的变异甚大。

(3) 照射野的安排：为了尽可能达到合理剂量，通常需要采用多个照射野。如今，计算机设计是不可或缺的工具，CT扫描通常可以用于确定肿瘤范围，而且越来越多地用三维CT影像来辅助设计照射野。仅当单一照射野是最佳肿瘤治疗选择的情况下，才选用单一照射野。头颈部肿瘤和某些盆腔肿瘤常用平行对穿照射野，而位置深在的肿瘤(如：宫颈、前列腺、膀胱、食管或直肠)则常用3～4个照射野设计。用铅块保护位于治疗体积内或紧邻治疗体积的正常组织。

7. 多学科治疗模式　放疗可以与手术联合应用，以达到最大的局部控制。这种联合应用称为辅助放疗，常用于乳腺癌、结直肠癌，并且越来越多地被用于食管癌。放疗也常常与化疗联合应用，其目的有二：第一，人们认识到虽然放疗对原发瘤有效，但是，对付全身微转移灶还需要化疗，儿童癌症往往就是这种情况；第二，白血病的主要治疗手段是化疗，放疗则用于那些神圣部位，如中枢神经系统白血病，但是，你必须明白这种治疗方法增加了正常组织的毒性。

(五) 癌症的其他治疗手段

1. 内分泌治疗　有些肿瘤属激素敏感性肿瘤，如：乳腺癌、子宫内膜癌和前列腺癌。激素通过其受体对细胞发挥作用，并启动一系列事件导致细胞的生长和增殖。肽类激素与整合在细胞膜上的受体结合后促发一系列事件，称之为信号转导，信号转导的结果是出现基因组效应，从而出现转录和后继的翻译。不同的是，类固醇激素与细胞浆受体结合后被转运入细胞核发挥作用。激素敏感肿瘤往往有受体的高表达。

癌症的内分泌治疗主要用于激素敏感肿瘤，内分泌治疗模式也有多种。最早的内分泌治疗模式是*去势疗法*，即通过手术的方法将激素的主要来源去除。如切除卵巢和肾上腺来治疗乳腺癌，切除睾丸来治疗前列腺癌。尽管这些术式至今偶尔还会采用，但是，其地位已基本上让位于药物治疗。目前临床上最常用的一类药物是激素拮抗剂，如他莫昔芬(一种雌激素受体阻断剂，广泛用于乳腺癌)；其他例子是环丙孕酮(与睾酮竞争抑制)和戈舍瑞林(goserilin)(一种促黄体生成素释放激素类似物)。另一重要类别是妨碍激素合成的药物，这类药物的典型代表是氨鲁米特。氨鲁米特的作用是在肾上腺抑制类固醇激素合成的起始步骤。它有芳香化酶抑制作用,可以抑制外周雄甾烯二酮向雌激素转化,这种转化是绝经后妇女雌激素的主要来源。

2. 免疫治疗　长期以来,人们在刺激机体免疫反应方面倾注了大量精力,其基本出发点是癌细胞或许具有特异的抗原性以及癌病病人机体的免疫功能减弱。免疫疗法的最初尝试是应用BCG、棒状杆菌或左旋咪唑等制剂,希望取得非特异性免疫增强效果。但是,这些制剂没有哪种被证实有效,人们又将兴趣转向免疫细胞产生的细胞因子或活性多肽。细胞因子的例子是干扰素、白介素-2和肿瘤坏死因子。干扰素有3种类型(α、β和γ),但是,证据表明仅干扰素γ具有抗肿瘤活性。干扰素γ已经被用于许多人类癌症,但是,仅在几种罕见白血病显示显著效果。白介素-2能激活T淋巴细胞亚群使之具有肿瘤杀伤活性,这种T细胞被称为淋巴因子激活的杀伤细胞(LAK细胞)。全身给予白介素-2会出现严重不良反应,且抗肿瘤效应甚微。晚近,人们的注意力集中于在体外用白介素-2来活化病人自身的淋巴细胞,然后回输,并且有依据表明如果这种淋巴细胞取自病人自身的肿瘤,这种疗法的效果更好。

用肿瘤抗原或肿瘤细胞在体外致敏自身树突状细胞(dendritic cells, DC)后回输,经抗原刺激的DC细胞向淋巴结迁移,将其携带的抗原信息传递给相应的T淋巴细胞,启动、激发$CD4^+/CD8^+$T细胞免疫应答,特异性地杀灭肿瘤细胞。DC还可分泌IL-8、IL-12干扰素、肿瘤坏死因子,增强NK、NKT功能,故DC有"天然免疫佐剂"的美称,基于DC的抗肿瘤免疫治疗的开发已成为热点。过继T细胞回输免疫治疗可以使70%以上的转移性恶性黑色素瘤病人获得临床客观缓解。

肿瘤相关抗原性的发现给致力于探索癌症特异性抗体的人们以极大的鼓舞。针对肿瘤相关抗原的单克隆抗体已经面世,并且已经有了与抗癌药、与毒素以及与放射性核素相连接的单克隆抗体。尽管人们最初对单克隆抗体治疗癌症寄予厚望,但是,这种疗法并未给人们带来回报,可能的原因是肿瘤相关抗原的特异性不足,也可能是单克隆抗体本身具有免疫原性,从而被机体破坏。

3. 基因治疗　基因治疗是指将基因导入病人体内治疗疾病的过程。理论上的抗癌措施很多,如:将特定细胞因子的基因导入癌细胞或淋巴细胞、自杀基因转导(先用病毒胸苷激酶,然后用更昔洛韦等抗病毒药)以及活性型肿瘤抑制基因(如p53)的置换。基因治疗的主要问题是建立将基因导入癌细胞的稳定方法。眼下最理想的方法是利用逆转录病毒或腺病毒等载体进行转染。人们最初是将p53通过直接注射的方法转染肺癌和头颈部癌,结果令人鼓舞,但是,临床上在这方面毫无进展。

4. 生物调节药物　近来,生物医学产业出产了各种各样的生物调节药物(又称分子靶向药物),无论是单药应用还是与通常的化疗药合用都显示了良好的前景。

(1) 以表皮生长因子受体(epidermal growth factor receptor, EGFR)为靶点:EGFR家族有4个成员,分别为HER-1、HER-2、HER-3和HER-4。EGFR调控细胞的生长、分化、血管生成及凋亡抑制,其信号通路与恶性肿瘤的生长、侵袭及转移关系密切。

小分子的酪氨酸激酶(tyrosinekinases, TK)抑制剂高选择性抑制生长因子的传导通路而起作用,在某些肿瘤的治疗中具有显著疗效。自从拟定TK以来,已经开发出多种特异性抑制药物,目前用于临床的、以TK为治疗靶点的小分子药物有吉非替尼(gefitinib)和埃罗替尼(erlotinib)等。它们都是苯胺喹啉化合物,可以竞争性地结合 EGFR 酪氨酸激酶区域的 ATP 结合位点,阻断 EGFR 介导的细胞信号传导,从而抑制肿瘤的生长与存活。Ⅱ期临床研究进一步证实了吉非替尼单药治疗非小细胞性肺癌和头颈部鳞癌有效,耐受和用药依从性良好,很少出现化疗药物的典型毒性反应。最常见的副作用包括恶心、腹泻、厌食、痤疮样皮疹等。舒尼替尼(sunitinib)是一种多靶点酪氨酸激酶抑制剂,已经成为转移性肾细胞癌(mRCC)的一线治疗药物,它可以阻断 VEGFR、PDGFR 和 KIT 等多个靶点,有心血管不良事件发生。

曲妥珠单抗(trastuzumab, Herceptin)是一种抗 EGFR 的单克隆抗体,主要用于治疗 HER-2/neu 高表达的乳腺癌。仅 20%~30%的乳腺癌过度表达 HER-2。Herceptin 与多种化疗药物有相加或协同作用。西妥昔单抗(cetuximab)是 HER-1 的单抗,属人-鼠嵌合的抗 EGFR 的 Ig G1 型单克隆抗体,主要用于转移性结直肠癌。

(2) Bcr-Abl 酪氨酸激酶抑制剂:如伊马替尼(imatinib),属苯胺喹唑啉类化合物,是根据结构-活性关系设计的、针对酪氨酸激酶 Bcr-Abl 的一种特异性抑制剂。伊马替尼与 Abl 蛋白的晶体模型有很好的契合性,伊马替尼占据了 Abl 蛋白激酶区的 ATP“口袋”,阻碍 ATP 与 Abl 的结合,从而抑制其激酶活性,阻断其下游信号的转导。伊马替尼对 Abl、PDGFR、c-Kit 的酪氨酸激酶有很强的选择性抑制作用,能选择性地抑制 Bcr-Abl 阳性的慢性骨髓性白血病(CML)细胞的增殖,它对 CML 及 CD117 阳性的胃肠道间质瘤(GIST)有良好疗效。伊马替尼术后辅助治疗可以显著降低 GIST 病人 R0 切除术后的复发率,使 GIST 延迟复发 1.5 年。

对 GIST 局限的病变,如果手术不能达到完全切除,或者是为了减少肿瘤负荷、降低手术损伤,最后达到 R0 切除,推荐对这类病人进行*伊马替尼新辅助治疗* 6~12 个月,*要求在肿瘤达到最大反应时进行手术*,避免延误病人的治疗。建议通过 PET、PET-CT 或 MRI 早期判断疗效。新辅助治疗前要求通过活检明确诊断,一般可以在超声内镜或 CT 导引下进行穿刺。没有活检证据者,不主张进行试验性治疗。

(3) 以血管内皮生长因子(vascular endothelial growth factor, VEGF)和血管内皮生长因子受体(vascular endothelial growth factor receptor, VEGFR)为靶点:在实体瘤的恶性生长的转移中,肿瘤的新生血管起着非常重要的作用,靶向新生血管生成的治疗模式可能意味着更高的特异性、更低的毒性。贝伐单抗(bevacizumab, Avastin)是一种重组的人源化抗 VEGF 单克隆抗体,具有抗血管生成作用,用于治疗非小细胞肺癌等恶性肿瘤。恩度(endostar)是一种重组人血管内皮抑素注射液。

其他的靶向治疗策略有:细胞周期靶向药物 CDK 抑制剂 Flavoperidol 治疗肾细胞癌、前列腺癌、结肠癌和非霍奇金淋巴瘤有一定疗效。硼替佐米(bortezomib, Velcade)是一种抗肿瘤药物,属蛋白酶体抑制剂,作为三线用药治疗化疗无效的多发性骨髓瘤。

(4) 基质金属蛋白酶(matrix metalloproteinases, MMP)抑制剂:MMP 能够降解细胞外基质,促进肿瘤进展、血管生成和肿瘤转移,已经证实 MMP 抑制剂单独应用对动物模型和实体瘤有效。

5. 中医中药治疗　中医中药治疗肿瘤,应用祛邪、扶正、化淤、软坚、散结、清热解毒、化痰、祛湿及通经活络、以毒攻毒等原理,用于手术或放疗不能治愈的病例,临床上可取得一定疗效;另外,以中药补气益血、调理脏腑,配合化疗、放疗或手术后治疗,能减轻毒副反应,提高生存质量。

【姑息关怀】 姑息的含义是包庇或掩盖。姑息关怀(palliative care)是设法“包庇”症状,为预后差的不治之症病人提供支持。请不要将姑息关怀与姑息手术混为一谈,姑息手术的典型例子是对多个癌结节的肠梗阻病人采用结肠部分切除术来缓解肠梗阻。良好的姑息关怀可以提高晚期转移性癌病人的生活质量。

(一) 癌症疼痛治疗

据统计,中期癌症病人50%伴有疼痛,晚期癌症病人有疼痛者可高达70%以上。癌痛使一些病人产生绝望和轻生的念头,对病人本人及其家庭、社会都带来了很大的负面影响。因此开展癌症疼痛的治疗工作,既有利于抗癌治疗、延长病人寿命,又可使病人能够在无痛和较舒适的环境下度过生命的最后时光。

1. 全面评估疼痛 各指南在采用一维疼痛评估法,如视觉类比法(visual analogue scale, VAS)、语言评价法(verbal rating scale, VRS)、数字评价法(numerical rating scale, NRS)及脸谱法的基础上,鼓励使用多维疼痛评估量表,如简化的McGill疼痛量表(short-from of McGill pain questionnaire, SF-MPQ),McGill量表(McGill pain questionnaire, MPQ)以及简明疼痛量表(brief pain questionnaire ,BPQ)等,目的是获得更多信息,全面了解并正确判断病人的疼痛。

2. 三阶梯疗法 三阶梯疗法为世界卫生组织(WHO)所推荐的癌痛治疗方法,其原则为:① 按阶梯给药:依药效的强弱顺序递增使用止痛药和依据疼痛的病因、机制选择辅助镇痛剂。② 无创性给药:坚持口服原则(包括经口腔黏膜吸收药物),其次是直肠、阴道栓剂或透皮贴剂给药等方式。③ 按时给药,而不是按需给药。④ 剂量个体化。按此疗法多数病人能满意止痛。

第一阶梯:轻度癌痛,开始时病人疼痛较轻,可用非阿片类镇痛药,如NSAIDs和对乙酰氨基酚。

第二阶梯:中度癌痛及第一阶梯治疗效果不理想时,可选用弱阿片类药,如可待因和双氢可待因。近年来常用曲马多,曲马多最大剂量为每日400 mg。

第三阶梯:重度癌痛及第二阶梯治疗效果不理想者,选用强阿片类药,如吗啡、羟考酮、芬太尼、氢吗啡酮、美沙酮。多采用口服缓释或控释剂型。注意:不要用哌替啶治疗慢性癌痛,芬太尼不用于初次接受阿片类药物止痛的病人。

辅助用药:癌痛的治疗中提倡联合用药的方法,加用一些辅助药以协同主药的疗效,减少其用量与不良反应。常用辅助药物有:① 弱安定药,如地西泮和艾司唑仑等。② 强安定药,如氯丙嗪和氟哌利多等。③ 抗忧郁药,如阿米替林。

3. 椎管内注药 可选硬膜外腔阻滞,根据疼痛部位选择适当的穿刺点,可单次注药,也可留置硬膜外导管行间断或连续注药。药物多选择吗啡并可联合应用局麻药,现多以PCEA(自控硬膜外镇痛)方式给药。也可选蛛网膜下腔注入5%~7%酚甘油(重比重液)或无水乙醇(轻比重液)等神经破坏性药物,以破坏后根神经,使产生脱髓鞘作用而达到止痛作用。穿刺点应选择在拟破坏的脊神经根的中间部位。采用重比重液穿刺时,病人患侧在下,穿刺成功后,将病人体位变换向背后倾斜45°,然后缓缓注入酚甘油0.5~1.0 mL,此体位有利于酚甘油下沉,集中于一侧感觉神经。反之,采用轻比重液穿刺时,痛侧向上,穿刺成功后,前倾45°,再注入无水乙醇0.5 mL,并酌情补加,总量不超过2 mL。注药后均维持倾斜体位30分钟。

4. 经皮电刺激疗法　硬膜外穿刺置入导管电极或手术打开椎板埋入电极刺激脊髓，此法对癌痛有一定的止痛作用，常用电压为 0～20 V，频率为 0～200 Hz，矩形波幅为0.1～1 mV。

5. 激素、化疗和放疗　主要用于一些对激素依赖性肿瘤，如雄激素和孕激素用于晚期乳癌，雌激素用于前列腺癌。化疗可用于乳癌、睾丸癌、卵巢癌和小细胞肺癌等，肝癌可经肝动脉插管化疗。对于放疗敏感的癌瘤如精原细胞癌、鼻咽癌、小细胞肺癌等，可采用放疗使肿块缩小，减少由于压迫和侵犯神经组织引起的疼痛。

6. 其他疗法　如神经外科手术、物理疗法、心理疗法、中医中药治疗、生物免疫治疗等均有一定的止痛效果。

（二）顽固性恶心的治疗

在晚期癌症、有恶心的病人中，仅50%的人能找到恶心的病因。如果口服止吐剂无效，可以将甲氧氯普胺40～80 mg与地塞米松8～16 mg（如果需要止痛，还可以加二醋吗啡）在同一个注射器内混合后皮下缓慢输注，维持24小时，往往对恶心有效。临终关怀团队的成员都会成为恶心姑息性处理方面的专家（皮下联合输注止吐剂）。

（三）肠梗阻的非手术处理

如果不适合做手术处理，临终关怀科可以给予阿片制剂、解痉剂（东莨菪碱）和生长抑素类似物（如：八肽），不要“边滴边吸”（边输液边胃肠减压），病人可以回家。这种治疗在低位消化道梗阻更有效。

（四）顽固性咳嗽的处理

肺转移灶所致的咳嗽可以用小剂量的可待因或美沙酮口服。上述处理无效者可以用0.25%布比卡因3 mL喷雾，最多可以用至每4小时1次。

（五）淋巴水肿的处理

在英国临终关怀医院的日间门诊部，有许多在按摩、复杂绑带术和紧身服制作方面的专家咨询。

（六）临终时症状的处理

对临终病人维持静脉输液可能反而有害，因为输液会造成过度水肿、增加呼吸道分泌物和大小便失禁。临终关怀服务应该积极观察注意这些问题，注意是否有黏膜干燥和口腔卫生。也就是说，可以通过皮下输入东莨菪碱（24小时可以用至2.4 mg）或格隆溴铵来减少分泌。

第二节　肿瘤的疗效评价

一、实体肿瘤疗效评估标准（Response Evaluation Criteria in Solid Tumors，RECIST）

细胞毒化疗药的抗肿瘤效果是通过肿瘤缩小量来评价的。1979年WHO（World Health Organization）确定用实体瘤双径测量（肿瘤径线的乘积）作为疗效判断依据，但WHO的标准存在如下问题：① 将可评价的和可测量大小的病灶混为一谈来判断疗效，造成各研究组间结果无法比较。② 对最小病灶的大小及病灶的数量无明确规定。③ PD的定义是指某单个病灶还是全部肿瘤(可测量肿瘤病灶的总和)不明确。④ 新的影像手段(CT和MRI)的广泛应用,从而使得单药化疗、联合化疗方案及治疗方法各研究组之间疗效评价存在差异,难以相互比较,难以得出正确结论。

1994年,欧美的肿瘤研究组织[EORTC(European Organization for Research and Treatment of Cancer)、美国NCI(National Cancer Institute)和加拿大NCI]成立了专门的工作组,对WHO标准进行了修订,采用简易精确的单径测量(计算各病灶的最长径之和)代替传统的双径测量方法,保留了WHO标准中的CP、PR、SD、PD。RECIST首次在1999年美国的ASCO会议上公布。

1. 肿瘤病灶的测量

(1) 肿瘤病灶基线的定义:肿瘤病灶基线分为:① 可测量病灶(至少有一个可测量病灶):用常规检查技术病灶长径≥20 mm或螺旋CT≥10 mm等能够精确测量的病灶。② 不可测量病灶:所有其他病变(包括小病灶即常规检查技术长径<20 mm或螺旋CT<10 mm),包括骨病灶、脑膜病变、腹水、胸水、心包积液、炎症乳腺癌、皮肤或肺的癌性淋巴管炎、影像学不能确诊和随诊的腹部肿块和囊性病灶。

(2) 测量方法:基线和随诊应用同样的技术和方法评估病灶。① 临床表浅病灶,如可扪及的淋巴结或皮肤结节可作为可测量病灶,皮肤病灶应用有标尺大小的彩色照片。② 胸部X片:有清晰明确的病灶可作为可测量病灶,但最好用CT扫描。③ CT和MRI:对于判断可测量的目标病灶评价疗效,CT和MRI是目前最好的并可重复随诊的方法。对于胸、腹和盆腔,CT和MRI用10 mm或更薄的层面扫描,螺旋CT用5 mm层面连续扫描,而头颈部及特殊部位要用特殊的方案。④ 超声检查:当研究的观察点(end point)是客观肿瘤疗效时,超声波不能用于测量肿瘤病灶,仅可用于测量表浅可扪及的淋巴结、皮下结节和甲状腺结节,亦可用于确认临床查体后浅表病灶的完全消失。⑤ 内窥镜和腹腔镜:作为客观肿瘤疗效评价至今尚未广泛充分的应用,仅在有争议的病灶或有明确验证目的高水平的研究中心中应用。这种方法取得的活检标本可证实病理组织上的CR。⑥ 肿瘤标志物:不能单独应用判断疗效。但治疗前肿瘤标志物高于正常水平时,临床评价CR时,所有的标志物需恢复正常。疾病进展的要求是肿瘤标志物的增加必须伴有可见病灶进展。⑦ 细胞学和病理组织学:在少数病例,细胞学和病理组织学可用于鉴别CR和PR,区分治疗后的良性病变还是残存的恶性病变。治疗中出现的任何渗出,需细胞学区别肿瘤的缓解、稳定及进展。

2. 肿瘤缓解的评价

(1) 肿瘤病灶基线的评价:要确立基线的全部肿瘤负荷,在其后的测量中据此进行比较。可测量的目标病灶至少有一个,如是有限的孤立的病灶需组织病理学证实。可测量的目标病灶:应代表所有累及的器官,每个脏器最多5个病灶,全部病灶总数最多10个作为目标病灶,并在基线时测量并记录。目标病灶应根据病灶长径大小和可准确重复测量性来选择。所有目标病灶的长度总和作为有效缓解记录的参考基线。所有其他病灶应作为非目标病灶并在基线上记录,不需测量的病灶在随诊期间要注意其存在或消失。

(2) 缓解的标准:

① 完全缓解或完全有效(complete response, CR):指所有目标病灶消失,持续至少4周。此时,病人虽可被认为"痊愈",但仍可能有肿瘤细胞存活,届时也可复发。

② 部分缓解或部分有效(partial response, PR):指目标病灶最长径之和与基线状态比较缩小≥30%,持续至少4周,无疾病进展,无新发病灶。

③ 病变稳定(stable disease, SD):介于部分缓解和病变进展之间。肿瘤基线病灶长径总和有缩小但未达PR或有增加但未达PD。

④ 病变进展(progressive disease, PD):指目标病灶最长径之和与治疗开始之后所记录到的最小的目标病灶最长径之和比较,增加≥20%或出现新病灶。在此之前没有CR、PR或SD的证据。

⑤ 总有效率或总缓解率(overall response rates, ORR, overall response, OR):OR = CR + PR。

⑥ 中位无病生存或无瘤生存(disease free survival, DFS):指从肿瘤消失到复发之间这一段时间。

⑦ 总生存率或总生存时间(overall survival, OS):指从诊断到死亡之间的时间。总生存是一个重要的结局,但不是一个理想的、现实的临床试验终点,因为它需要更大的样本量、更高的研究成本和更长的随访时间(往往只有年轻的研究者才能见到结果),还会受到复发后治疗的影响。

⑧ 无复发生存率(relapse-free survival, RFS):是OR的一个重要的中间观察点。

3. 总的疗效评价(见表14-16)

(1) 最佳缓解评估:最佳缓解评估是指治疗开始后最小的测量记录直到疾病进展/复发(最小测量记录作为进展的参考);虽然没有PD证据,但因全身情况恶化而停止治疗者应为"症状恶化",并在停止治疗后详细记录肿瘤客观进展情况。要明确早期进展、早期死亡及不能评价的病人。在某些情况下,很难辨别残存肿瘤病灶和正常组织,评价CR时,在4周后确认前,应使用细针穿刺或活检检查残存病灶。

表14-16 总疗效评价

目标病灶	非目标病灶	新病灶	总疗效
CR	CR	无	CR
CR	未达CR/SD	无	PR
PR	无PD	无	PR
SD	无PD	无	SD
PD	任何	有/无	PD
任何	PD	有/无	PD
任何	任何	有	PD

(2) 肿瘤再评价的频率:肿瘤重新评价的频率决定于治疗方案,因为治疗的获益时间是不定的,一般可以每2周期(6~8周)1次,在特殊情况下应缩短或延长。治疗结束后,肿瘤的再评价的频率取决于临床试验的观察点,是缓解率还是至出现事件时间(time to event, TTE)即到进展/死亡时间(time to progression, TTP/time to death, TTD)。如果是TTP/TTD,那就需要定期再评估,两次评估间隔时间没有严格的规定。

(3) 确认客观疗效:确认的目的是避免RR的偏高。CR、PR肿瘤测量的变化必须反复核实,要在首次评价至少4周后复核确认;也可以根据试验方案的要求,做更长时间的确认。SD病人在治疗后至少间隔6~8周至少测量1次SD。对于以无进展生存(progression-free survival, PFS)和总生存(overall survival, OS)为观察点的临床研究并不多次确认肿瘤大小的变化。

(4) 缓解期:是从首次测量CR或PR时直到首次疾病复发或进展时。

(5) 稳定期:是从治疗开始到疾病进展的时间,SD期与临床的相关性因不同的肿瘤类型、不同的分化程度而变化。缓解期、稳定期以及PFS受基线评价后随诊频率的影响,由于受到疾病的类型、分期、治疗周期及临床实践等多种因素的影响，至今尚不能确定基本的随诊频率，这在一定程度上影响了试验观察点的准确度。

(6) PFS/TTP 在一些情况下(如脑肿瘤或非细胞毒药物的研究)可考虑作为研究的观察点，尤其是非细胞毒作用机制的生物药物的初步评估。

(7) 独立的专家委员会对于 CR、PR 是主要的研究观察点，强调所有缓解都必须被研究外的独立专家委员会检查。

4. 结果报告　对试验中的所有病人包括偏离了治疗方案或不合格的病人必须判断对治疗的疗效(intend to treatment, ITT)，每个病人都必须按如下分类：CR、PR、SD、PD、死于肿瘤、死于毒性、死于其他肿瘤、不明(没有足够的资料评估)。所有符合标准的病人都应包括在 RR 的分析中，所有 PD 和死亡都应考虑为治疗失败。结论是基于符合标准的病人，其后的进一步分析可在病人的不同亚群中，并提供 95%的可信限区间。

5. WHO 与 RECIST 疗效评价标准　见表 14-17。

表 14-17　WHO 与 RECIST 疗效评价标准比较

疗效	WHO(两个最大垂直径乘积变化)	RECIST(最长径总和变化)
CR	全部病灶消失维持 4 周	全部病灶消失维持 4 周
PR	缩小 50%维持 4 周	缩小 30%维持 4 周
SD	非 PR/PD	非 PR/PD
PD	增加 25%，病灶增加前非 CR/PR/SD	增加 20%，病灶增加前非 CR/PR/SD

二、Choi 标准

尽管 RECIST 在实际工作中得到广泛应用，但是，肿瘤大小的变化不能直接反映肿瘤内部所发生的生物学改变，特别是随着伊马替尼等分子靶向治疗研究的深入，人们发现，以肿瘤形态为基础的 RECIST 明显低估了接受伊马替尼治疗的转移性胃肠道间质瘤(GIST)病人的早期疗效。

FDG-PET 疗效标准：[^{18}F]氟脱氧葡萄糖(FDG)正电子发射断层扫描(PET)以检测肿瘤的代谢改变为基础，是目前为止评估肿瘤疗效最敏感的方法之一。研究显示，FDG-PET 检测对判定伊马替尼治疗转移性 GIST 的早期疗效具有高度的敏感性，而且与 GIST 病人的远期疗效明显相关。最近的研究发现，伊马替尼疗效良好的病人，SUVmax 的绝对值下降至 2.5 以下，平均下降幅度超过 90%。但是，FDG-PET 费用昂贵，而且 20%的病人治疗前肿瘤病灶的葡萄糖摄入水平不能进行测量。

M. D. Anderson 癌症中心放射科医生 Choi 等首先报道了在接受伊马替尼治疗的 GIST 病人中，CT 观察到的治疗后肿瘤密度的降低与 FDG-PET SUVmax 值的下降有显著的相关性，并由此提出了 GIST 疗效评估新的 Choi 标准(表 14-6)。研究显示，Choi 标准作为伊马替尼临床疗效判断标准的敏感性与 FDG-PET 类似，而且 Choi 标准与至疾病进展时间(TTP)和疾病特异生存时间(DSS)有明确的相关性。肿瘤密度由 CT 检测中的衰减系数来确定，采用 Hounsfield 单位(HU)。

Choi 标准的特点是同时考虑到肿瘤的形态(长径)和内部结构(CT 值)双重因素，更加符合靶向治疗药物的起效特点，同时考虑了 GIST 治疗过程中独特的“囊中结”、“块中结”现象。与传统 RECIST 标准相比，Choi 标准对伊马替尼早期疗效判断更为敏感、准确。

表 14－18　Choi 疗效评估标准

疗效	定　义
完全缓解(CR)	所有病灶完全消失 没有新病灶
部分缓解(PR)	CT 检查肿瘤长径之和* 缩小≥10％或肿瘤密度(HU)下降≥15％ 没有新病灶 不可测量的病灶没有明显进展
疾病稳定(SD)	未达到 CR、PR 或 PD 标准 没有因肿瘤进展导致的临床症状恶化
疾病进展(PD)	CT 提示肿瘤可测量长径之和增大≥10％且肿瘤密度(HU)改变不符合 PR 标准 出现新病灶 新出现的肿瘤内结节或已有的肿瘤内结节增大

* 根据 RECIST 标准定义的目标病灶的最长径之和

第三节　常见体表肿瘤与肿块

体表肿瘤是指来源于皮肤、皮下附件、皮下组织等浅表肿瘤。在临床上要与非真性肿瘤的肿瘤样肿块相鉴别。

一、皮肤乳头状瘤

皮肤乳头状瘤是因表皮乳头样结构的上皮组织增生所致，而且向表皮下乳头状伸延，易恶变为皮肤癌。临床上常见的有：

1. 乳头状疣　又名寻状疣，大多由病毒所致。临床上可见皮肤表面有乳头样点状突出，多发性者多见，有时微痒，亦可自行脱落。治疗方法可用激光治疗或抗病毒乳胶涂抹。

2. 老年性色素疣　又名老年斑，多见于头面部或躯干部，尤以头额发际处最多见，呈灰黑色，斑块状，大小不一，高出皮肤，表面干燥，光滑或呈粗糙感，基底平整，不向表皮下伸延。若局部扩大增高、出血、破溃时，则有恶变可能。老年性色素疣一般不作处理，若恶变时则行手术切除治疗。

二、皮肤癌

几乎每个人的皮肤上都有 9～15 个雀斑、胎记或其他皮肤异常。幸运的是，大多数皮肤病损为良性，仅涉及美观问题。然而，也有一些皮肤病损会恶变。最常见的皮肤恶性病是鳞状细胞癌(SCC)和基底细胞癌(BCC)，好发于头面部及下肢。皮肤病变最容易被早期发现，早期诊断有助于治疗和预后。尽管皮肤癌性病灶的增长并不影响其可治愈性，但是会给切除术后的外形修复和功能重建带来极大的困难。

大多数皮肤恶性肿瘤病人的年龄大于 65 岁，男女发病率之比为 3∶1，这可能是由于男性更多地受到阳光的照射。正如吸烟与肺癌的明确关系一样，已有确切的证据表明，皮肤癌和日晒之间存在相关性，尤其是波长在 290～320 nm 的紫外线。手术仍然是治疗皮肤恶性疾病的主要方法。BCC 和 SCC 在生长过程中压迫周围组织形成假包膜，实际肿瘤侵犯要大于此范围。因此，局限性切除和摘除后局部的复发率高达 65%～90%。包括肿瘤周围 2～3 cm正常组织的广泛性切除明显改善了局部的治疗效果，使复发率降至 30%。

1. 皮肤基底细胞癌(BCC) 人类最常见的皮肤恶性肿瘤是 BCC。BCC 来源于皮肤或附件基底细胞，发展缓慢，呈浸润性生长，很少有血道或淋巴道转移。好发于头面部，如鼻梁旁、眼睫等处。病灶因伴色素增多呈黑色，称色素性基底细胞癌，临床上易误诊为恶性黑色素瘤。由于病灶质地偏硬，表面呈蜡状，故破溃后呈鼠咬状溃疡边缘。皮肤基底细胞癌对放射线敏感，故可施行放疗，早期亦可手术治疗。

2. 鳞状细胞癌(SCC) 常继发于慢性溃疡、慢性窦道的开口，或瘢痕溃破久治不愈等致癌变。病灶表面呈菜花状，边缘隆起且不规则，底部高低不平，易出血，伴感染时有恶臭，亦可发生局部浸润及区域淋巴结转移，病灶在下肢者常伴有骨髓炎或骨膜炎。鳞状细胞癌的治疗以手术切除病灶为主，并做区域淋巴结清扫。对放疗亦敏感，可作为辅助治疗。对于下肢有严重病灶又伴有骨髓浸润者，可酌情施行截肢手术。

三、黑痣与黑色素瘤

1. 黑痣 为色素性斑块，来源于神经外胚叶，位于真皮内称“皮内痣”；位于表皮和真皮交界处称“交界痣”；皮内痣与交界痣同时存在称“混合痣”。黑痣表面光滑，存有汗毛(称毛痣)者很少有恶变。当黑痣色素加深、变大或有瘙痒不适及疼痛时，可能为恶变，应及时做完整切除。

2. 恶性黑色素瘤 由黑色母细胞转变而来，发病率约为 0.001‰～0.09‰，好发于白种人，可分为浅表扩展型、结节型、肢端黑痣型、雀斑痣型等 11 种类型。特点是 A(asymmmmetry，不对称)、B(border irregularity，边界不规则)、C(color variation，颜色不一)、D(diameter，7 mm，直径大于 7 mm)、E(elevation，高出皮肤)。

四、血管瘤

血管瘤按其结构临床上分为三类，临床过程和预后各异。

1. 毛细血管瘤 分下列两种。常见于女性婴幼儿，许多婴幼儿毛细血管瘤能自行消退。

(1) 草莓血管瘤：是内衬胚胎内皮的毛细血管肿块。生长极快，4～6 周就可以长至数厘米大。鲜红，高出皮肤表面，瘤体境界清楚。快速生长者首选手术切除。放疗和硬化剂(聚桂醇)注射也有效，但是，外阴和生殖腺、眼球和骨骺生长中心应该避免照射。

(2) 葡萄酒色斑：内衬成人性内皮。多沿三叉神经分布，不会越过中线，但本质上与三叉神经无关。出生时就存在，粉色至紫色不一，扁平，不高出皮肤表面，压之褪色。色斑本身不会增大。治疗属于美容手术。

2. 海绵状血管瘤 由小静脉和脂肪组织构成，多数生长在皮下组织内，也可生长在肌肉组织内，少数可在骨或内脏等部位。皮下海绵状血管瘤可局部轻微隆起，但皮肤正常，或可见毛细血管扩张，或呈青紫色。肿块质地软而境界不甚清楚，按之有压缩性，或有钙化结节感；有的病人有局部发胀感或触痛。肌肉海绵状血管瘤常使患处肌肉肥大、局部下垂，在下肢者久站或多走时有发胀感。

治疗措施以手术切除血管瘤为主。术前必须充分估计病灶范围，必要时行 X 线血管造影。术中注意控制出血和尽可能切除血管瘤组织，必要时辅以局部注射血管硬化剂(如 5% 鱼肝油酸钠或 40% 尿素等)。

3. 蔓状血管瘤　由较粗的迂曲血管构成，大多数为静脉，也可有动脉或动静脉瘘。常发生在皮下组织、肌肉或骨组织处，范围较大，甚至可超过一个肢体。病灶外观可见蜿蜒的血管，有明显的压缩性和膨胀性，有的可听到血管杂音，有的可触及硬结(血栓或血管周围炎所致)。病灶在下肢者，下肢皮肤因营养障碍而易着色、溃破、出血。病灶累及较多肌群时可影响运动能力。病灶累及骨组织时的青少年，其肢体可增粗、增长。

治疗措施以手术切除血管瘤为主，但术前必须做 X 线血管造影，详细了解血管瘤范围，设计好手术方案，同时必须做好充分的术前准备，包括足够的备血及术中控制失血。

五、脂肪瘤

脂肪瘤为局限性脂肪组织增生的瘤状物，好发于四肢、躯干。脂肪瘤大多为单发性，发展缓慢，局部隆起呈分叶状、境界清楚、质软，可有假囊性感、无痛。深部脂肪瘤有恶变可能，应及时切除。多发性脂肪瘤一般体积较小，直径为 1～2 cm，常呈对称性，有家族史，有的病人伴有疼痛(称痛性脂肪瘤)。对单发脂肪瘤可施行手术切除。若无症状可不做切除。

六、脂肪垫

脂肪垫是由于局部长期受压或摩擦而产生的皮下脂肪组织增生形成的皮下肿物，多见于青壮年。好发于双肩及项背部，常为受压及着力点处。主要症状为局部肿物，无压痛，质地柔韧，有弹性。本病一般不需治疗。如因美观原因，可做手术切除。

七、纤维瘤及纤维瘤样病变

纤维瘤由纤维结缔组织组成，全身各处都可以发生，大多见于皮下，瘤体不大、质硬、生长缓慢、边缘清楚、表面光滑，与周围组织无粘连，可以推动，很少引起压迫和功能障碍症状。常见的有以下几种：

1. 纤维黄色瘤　位于真皮层及皮下，多见于躯干、上臂近端，大多由不明的外伤或瘙痒后小丘疹发展而成。因伴有内出血、含铁血黄素，故呈褐色或深咖啡色。肿块质硬，边界不清，易误为恶性。瘤体直径大多在 1 cm 以内，若有增大趋势应疑有纤维肉瘤变。

2. 隆起性皮纤维肉瘤　大多好发于躯干，来源于皮肤真皮层，故表面皮肤光薄。似菲薄的瘢痕疙瘩样隆突于表面，属低度恶性，且具有假包膜。手术切除后局部易复发，多次复发恶性度增高，还可发生血道转移。因此，临床上对该肿瘤手术切除必须包括足够的正常皮肤、足够的深度及相应筋膜。

3. 带状纤维瘤　为腹肌外伤或产后修复性纤维瘤，常夹有增生的横纹肌纤维。带状纤维瘤虽非真性肿瘤，但无明显包膜，故临床上要求完整切除瘤体。

八、神经纤维瘤

神经纤维瘤大多从皮肤神经鞘膜的纤维组织所发生，神经纤维包括神经纤维索内的神经轴及轴外的神经鞘细胞和纤维细胞，故神经纤维瘤包括神经鞘瘤和神经纤维瘤。

1. 神经鞘瘤 多见于四肢神经干的分布部位。临床上分为：

(1) 中央型：源于神经干的中央，其包膜即为神经纤维，瘤体呈梭形。触诊时远侧肢体有"触电"感觉。手术不慎易切断神经，应沿神经纵形方向切开包膜，分离出肿瘤。

(2) 边缘型：源于神经边缘，神经索沿肿瘤侧面而行，易于手术摘除瘤体，较少损伤神经干。

2. 神经纤维瘤 可夹杂脂肪、毛细血管等，肿瘤大多为多发性，沿神经干分布，瘤体呈对称性，大小不一，与皮肤和周围组织不粘连。上肢多汇集于正中神经和尺神经区，下肢多见于大腿和小腿后侧。本病大多无症状，但也可伴明显疼痛，皮肤常伴咖啡样色素斑，肿块可如乳头状。本病亦可伴智力低下，或原因不明的头痛、头晕，亦可有家属聚集倾向。

九、囊性肿瘤及囊肿

1. 皮样囊肿 为囊性畸胎瘤。临床上有两个特点：① 系先天性，出生时即存在。② 囊壁由皮肤和皮肤附着器(皮脂腺和汗腺)所构成，囊腔内有脱落的上皮细胞、皮脂腺和毛发等物。浅表者好发于眉梢、眼睑、鼻根和枕部，或在颅骨骨缝处，可与颅内交通呈哑铃状。由于皮样囊肿所处位置深，贴于筋膜或骨膜上，粘连较紧，因此形成的肿块外表不明显，也不容易推动。临床上所见大多为单个发生，呈圆形，质硬，似有弹性感。治疗可手术摘除，但术前应充分准备。

2. 皮脂囊肿 又称粉瘤，系皮脂腺管被堵塞、皮脂潴留而形成。人体中凡有汗毛分布的地方都可发生皮脂囊肿，以头面部和背部多见。瘤体一般不大，质柔韧，呈圆形，与表面皮肤粘连，中央部可见被堵塞的腺口呈一小蓝黑点。囊内为皮脂与表皮角化物集聚的油脂样"豆渣物"，易继发感染伴奇臭。

治疗措施为手术切除，必须将囊壁完全切除干净，以免复发。已感染者先消炎治疗切开引流，待炎症消退后2～3周再行彻底切除。

3. 表皮样囊肿 因外伤所致表皮进入皮下组织生长而成的囊肿。囊肿壁由表皮组织组成，囊内为角化鳞屑与液体。好发于受伤部位或磨损处，或者发生在注射部位。临床表现为囊肿约指头大小，呈圆形，与皮肤和皮下组织无粘连。治疗措施为手术切除。

4. 腱鞘或滑液囊肿 由浅表滑囊经慢性劳损而诱发，多见于手腕、足背肌腱或关节附近。瘤体呈坚硬感，境界清楚，表面光滑，滑动度差。临床上可加压击破或抽吸出囊液后注入醋酸氢化可的松，也可手术切除。但治疗后易复发。

十、淋巴管瘤

淋巴管瘤是由扩张的及内皮组织增生的淋巴管和结缔组织共同构成的先天性良性肿物。按瘤组织淋巴官腔和腔隙的大小，可以分为毛细淋巴管瘤、海绵状淋巴管瘤、囊状淋巴管瘤。

1. 毛细淋巴管瘤 由扩张的微小淋巴管构成，多发生在皮肤真皮深层或皮下组织内。常见于股部、上臂和腹部，也可见于面颊部。为疣状或小结节状，表面不平，柔软，稍有压缩性，病变浅表者为透明淡黄色小水泡。如果表浅，面积小，无需治疗。面积大或影响容貌时，可行冷冻或电灼疗法。

2. 海绵状淋巴管瘤　此型最常见。由显著扩张屈曲和成为小囊腔的淋巴管、结缔组织、弹力纤维、平滑肌等组织构成。结构似海绵,故名。部位较深,多见于颈、颊、唇、舌、上胸,也可见于四肢。因肿瘤生长,可致局部组织明显增大,形成巨舌、巨唇、巨肢、巨手等。瘤体表面皮肤正常,或浅黄、淡红色,偶见毛细血管扩张。触之稍韧。穿刺时可抽出黄色液体。治疗以完整切除为原则,不能完整切除时,可行部分切除缝合术。

3. 囊性淋巴管瘤　又称囊状水瘤,由高度扩张的淋巴管组织构成,可为多发性。一般位于颈部,其次见于腋、腹股沟等处。多数出生时即存在弥漫性肿物,表面皮肤正常,肿物柔软,有波动感,不能压缩,不能被推移。穿刺可抽出黄色液体。应尽早手术,力求彻底。解剖层次不清,关系复杂,应予重视。

十一、皮角

皮角是老年角化病的一种,类似于兽角,故名。可发生于正常皮肤,也可来源于皮肤病,如皮脂腺囊肿、疣等。可转变为低度恶性的鳞状细胞癌。多发生于40岁以上的人。常发生于面部,也可见于四肢、躯干及其他部位。形状为圆锥或圆柱形,大者似羊角。基底部往往有潮红及隆起。可自行脱落,生长缓慢,无痛。可行局部切除,常规送病理,怀疑有恶变时,应行局部广泛切除术。

十二、Kaposi 肉瘤

过去,Kaposi 肉瘤仅见于地中海老年犹太人后裔,以及撒哈拉非洲地区居民。随着AIDS病的流行,Kaposi 肉瘤的发病率升高,是AIDS最常见的并发肿瘤。同性以及双性恋男性AIDS病病人,较其他的AIDS病人更易罹患此病。

Kaposi 肉瘤早期表现为平坦的蓝色皮损,外形像血管瘤。随后,病变开始隆起,呈现橡皮状结节。非AIDS并发的Kaposi肉瘤常见于下肢,AIDS并发的Kaposi肉瘤常发于口周黏膜,以上腭最常见。AIDS并发的Kaposi肉瘤为多灶性病变,快速转移至淋巴结。若累及胃肠道,活检显示内皮细胞、纤维细胞、纺锤形细胞增生,毛细血管增多,因此此病又被看做血管肉瘤。

对于局限性小的病变,彻底的外科手术以及局部的放疗是有效的。在晚期病人,长春新碱、博来霉素、阿霉素有一定的疗效。AIDS病并发的Kaposi肉瘤病人预后较差,因为存在着免疫缺陷、合并机会感染,而且无法使用联合性化疗。

局部放疗可以使病变皱缩,从而缓解病情发展。化疗可使用单药方案,如长春新碱或VP-16。也有人用γ-干扰素治疗此病。

第四节　哨兵淋巴结活检(SLNB)

一、基本概念

一般来讲,原发癌瘤越大,区域淋巴结转移的可能性就越大。但是,有一部分原发癌瘤很大,淋巴结并无转移;更有少数原发癌瘤很小,却已发生淋巴结转移。因此,对癌症病人一概加做淋巴结清扫带有一定盲目性。

哨兵淋巴结(SLN)的假说是在原发瘤与其相应的淋巴群之间有个第一引流淋巴结,即肿瘤细胞转移时首先抵达的淋巴结,该淋巴结就称 SLN。肿瘤必须先经过 SLN 才能到达该淋巴结群的其他淋巴结。

二、SLN 的标记定位

1. 染料标记定位法

(1) 异舒泛蓝(isosulfan blue)是目前最佳的淋巴染料,注入机体 24 小时后,10%经尿排出,90%经胆汁排出。

(2) 将 1%异舒泛蓝 0.5～1.0 mL 注入肿瘤周围的真皮内或活检区的瘢痕周围,然后根据解剖规律在最可能发生转移的区域淋巴结群区做切口,在皮下脂肪层进行分离,寻找染成蓝色的淋巴管,沿蓝色淋巴管追踪蓝色的淋巴结或淋巴结群,切取染有蓝色的淋巴结送检。Morton 称之为术中淋巴结定位(Intraoperative lymphatic mapping, ILM)。ILM 术中必须注意勿损伤输入淋巴管,因为异舒泛蓝通过淋巴管的速度很快,输入淋巴管一旦损伤,则无法找到蓝染淋巴结,因此用异舒泛蓝寻找 SLN 的成功率仅在 82%左右。

(3) 缺点:① 染色是动态的,染料经输入淋巴管进入 SLN 的阶段是手术最佳时机,外科医师要善于把握这一时机。② 对乳腺癌来说,染料不能显示胸廓内淋巴结、锁骨上淋巴结及锁骨下淋巴结,除非扩展切口。③ 分离范围一般较大。④ 1.5%的病人有过敏。

2. 放射性核素标记定位法

(1) 常用的放射性核素追踪剂是^{99m}Tc 硫胶体或^{99m}Tc 人血白蛋白(HSA)。一般用滤过的(<80 nm)^{99m}Tc 硫胶体 0.2 μCi,也有人主张用不滤过的颗粒较大的^{99m}Tc 硫胶体。

(2) 皮肤黑色素瘤要求在术前 1.5～2 小时注射,乳腺癌则要求在术前 3 小时注射。在术前行 γ 照相确定 SLN 的位置,然后在术中用 γ 计数器寻找 SLN,当在体的 SLN 计数与本底计数之比≥3 时,可切取该淋巴结送检。体外 SLN 计数与切除床计数之比应≥10。若切除床计数仍很高,应继续寻找其他 SLN。

(3) 放射性核素标记定位法的优点是 SLN 可聚集核素 4～7 小时不泄漏,因而成功率高达 94%。缺点是价格贵,有放射污染,因此,要求提前通知手术室和病理科,并在标本上标明放射性核素。

3. 双标记定位法　所有高放射线计数淋巴结和蓝色淋巴结都应切除。

三、禁忌证和假阴性

1. 既往肿瘤区域淋巴群区有手术史,肿瘤的淋巴引流被破坏的病人,以及引流区已扪及淋巴结,细针穿刺已证实诊断的病人都不适于做 SLNB。

2. SLNB 的假阴性率仍在 11%上下,因此还不能作为常规临床应用。用冰冻和印片细胞学检查(imprint cytology)进行术中 SLNB,假阴性甚至达 36%。切下后的 SLN 同时做常规苏木精-伊红染色和免疫组织化学染色(IHC)可降低假阴性率。快速 IHC 和深切(deeper level section)有利于减少假阴性率,但在许多实验室很难做到。SLNB 所要求的深切是每隔 50～100 μm 切 3 张 3～5 μm 的片。

3. 优势之一是通过对 SLN 的定位可防止阳性引流淋巴结的遗漏。以乳癌为例,外科医师在手术中可能遗漏某个阳性腋淋巴结的清扫，此外，15%的乳癌病例的 SLN 不在腋下，而在锁骨上、锁骨下、胸肌间或胸廓内。病理科医师也可能将阳性淋巴结遗漏在标本的脂肪组织中，未做检查。其二是经济高效。病理科医师可藉此对重点淋巴结仔细检查，减少工作量。因为一个正规的乳房根治标本常含数十枚淋巴结，若要求对每个淋巴结仔细检查，则至少需要检查上百张病理片。

复习思考题

一、医学名词

肿瘤，切除活检，切取活检，导向化疗，诱导化疗，新辅助化疗，常规分割放疗，皮脂囊肿，黑色素瘤，哨兵淋巴结

二、问答题

1. 试述肿瘤共同的临床表现特点。
2. 试述不同期恶性实体肿瘤的治疗原则。
3. 恶性实体肿瘤的治愈性切除术有哪几种？
4. 试述疼痛的三阶梯疗法。

（陈卫东）

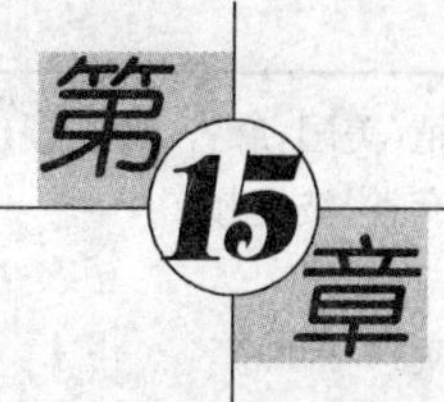

器官移植

学习要求

- 了解器官移植的分类、概念和供者器官的获取。
- 熟悉排斥反应的机制和分类。
- 了解目前临床常用同种异体器官移植的适应证和效果。

第一节 概 论

将一个体的细胞、组织或器官用手术或其他方法,移植到自己体内或另一个体的某一部位,统称移植术(transplantation)。移植包括了细胞移植、组织移植和器官移植。本章主要涉及器官移植。在器官移植领域常用的一些术语的定义见匣 15-1。

匣 15-1 器官移植常用术语的定义

- 自体移植(autograft):供者(donor)和受者(recipient)为同一个体
- 同种异体移植(allograft):供受者属于同一种族的不同个体,如人与人、狗与狗之间的移植,这是临床上应用最广的一种移植。"allo-"表示两个不同遗传背景的同种个体之间的关系
- 同质移植(isograft):供受者的基因型完全相同,移植后不会发生排斥反应,如同卵双生之间的移植
- 异体移植:供者和受者不属同一个体
- 异种移植(xenograft):供受者属于不同种族,如猪心瓣移植,异种器官移植目前尚限于动物实验
- 原位移植:供者的器官移植到受体内的原来解剖位置,叫做原位移植,如:原位肝移植、心脏移植
- 异位移植:供者的器官移植到受体内另一解剖位置,如:肾移植、胰腺移植

历代的人们都憧憬着组织和器官移植的美好愿景。20 世纪初,Little 和 Tyzzer 就发现了移植定律:"同质相容,异质相斥"。现代器官移植起始于 20 世纪 50 年代(表 15-1),它倚仗 20 世纪初 Mathieu Jaboulay 和 Alexis Carrel 在血管吻合技术上的成就。第一例成功的肾移植是 1954 年在波士顿 Brigham 医院由 Joseph Murray 及其同事在一对同卵双生兄弟之间施行的活体供肾肾移植。这一案例及之后在同卵双生个体之间施行的器官移植提示肾移植在手术技巧上已经可行。但是,由于当时尚缺乏有效的免疫抑制剂,在遗传背景不同的个体之间进行的肾移植依然失败。之后,Schwartz 和 Dameshek(1959)发现了 6-巯基嘌呤具有免疫抑制作用,继而,Calne 在狗实验中发现了硫唑嘌呤(6-巯基嘌呤的衍生物)具有预防排斥的作用。20 世纪 60 年代初,人们将硫唑嘌呤和皮质类固醇联合用于临床预防肾移植的排斥,取得了一定的效果。之后,又有人在这两种药物的基础上增加多克隆抗淋巴细胞

抗体使得免疫抑制,用于治疗移植排斥。

表 15-1 器官移植的里程碑

1954	Joseph Murray 成功地在一对遗传背景相同的孪生兄弟之间进行了肾移植(美国,麻省,波士顿)
1962	Roy Calne 发现硫唑嘌呤具有预防同种异体肾移植排斥的作用(美国,麻省,波士顿)
1963	Tom Starzl 做了第一例人体肝移植(美国,科罗拉多,丹佛)
1966	Tom Starzle 及其同事将抗淋巴细胞球蛋白用于免疫抑制(美国,科罗拉多,丹佛)
1967	Christen Barnard 做了第一例人体心脏移植(南非,开普敦)
1968	Fritz Derom 做了第一例人体肺移植(比利时,根特)
1969	Geoff Collins 发明了 Collins 溶液——一种新的肾保护液
1978	Roy Calne 将环孢霉素用于临床(英国,剑桥)
1981	Bruce Reitz 和 Norman Shumway 做了第一例人体心-肺移植(美国,加州,斯坦福)
1981	Ben Cosimi 及其同事首次报道将单克隆抗体(OKT3)用于移植
1987	Fokert Belzer 及其同事发明了威斯康星大学(UW)溶液——一种新的肝脏和胰腺保护液(美国,威斯康星)
1989	Tom Starzl 发现了 FK506(他克莫司)的临床疗效(美国,宾州,匹兹堡)
1995	Lloyd Rather 及其同事首先用腹腔镜进行了活体供肾的切取(美国,宾州,马里兰,巴尔的摩,约翰霍普金斯大学)

20 世纪 70 年代末,随着 Calne 的发现和瑞士 Basle 市 Sandoz 药厂推出环孢霉素 A,器官移植进入了环孢霉素时代。环孢霉素是一种强劲的免疫抑制剂,它的推出是一项划时代的进步。环孢霉素(通常需要与硫唑嘌呤和皮质激素联用)不仅可以改善肾移植的效果,还使得心脏移植和肝移植成为可能。如今,器官移植已经成为某些终末期器官衰竭定型的有效治疗手段。肾、肝、胰腺、心脏和肺的移植都已经成为常规手术,小肠移植也越来越广泛地被用于临床。目前,器官移植主要受制于尸体器官的短缺。

第二节 移 植 免 疫

二次世界大战期间,大面积烧伤病人很多,异体皮肤移植在当时已经被公认"不可行"。英国动物学家 Peter Medawar(1915—1987)得到了一项资助研究皮肤移植的排斥问题。他做了一项有趣的尝试,为一名烧伤病人同时移植了自体皮和异体皮,发现自体皮不排斥,异体皮在一周左右就排斥了。他再次从同一供者取皮,为该病人做二次移植,发现排斥比第一次更快。从而提出了免疫记忆概念,确定同种异体移植排斥的原因是一种免疫反应,不是非特异性炎症反应。此外,他还发现胚胎期接触的非自体物可获得免疫耐受。之后的研究发现 T 淋巴细胞在移植排斥反应中起重要作用。移植排斥的免疫效应机制是机体对病原微生物的防御,也就是说,不存在针对移植排斥的额外免疫机制。细胞毒 T 细胞、迟发型超敏反应(DTH)和抗体依赖性效应机制都可以起作用。

同种异体移植可以引起剧烈的免疫反应,如果没有免疫抑制治疗,可以很快发生移植排斥。同种异体移植之所以会发生移植排斥是因为多态基因在等位上的差异,这种差异导致了组织相容性抗原(移植抗原)的出现。与移植相关的组织相容性抗原分为三大类,按其重要性排序,分别为:

- ABO 血型抗原
- 人类白细胞抗原(HLA),即:主要组织相容性抗原(major histocompatibility antigens, MHC)
- 次要组织相容性抗原(minor histocompatibility antigens, mHC)

一、ABO 血型抗原

ABO 血型抗原是由于细胞表面糖脂的碳水化合物残基的结构多态性所致。由于 ABO 血型抗原不仅在红细胞表达,在其他绝大多数细胞也有表达,因此,它在移植领域极其重要。不管是哪种移植,都必须保证器官移植的受者所接受的移植物是 ABO 血型抗原相容性移植物。

不表达特定 ABO 血型抗原的个体,其循环中都有天然的、针对这些抗原的抗体。抗血型的抗体出现于婴儿期,原因是肠道被表达 ABO 样抗原的细菌定殖所致。而在自身细胞上表达特定血型抗原的个体则对这种抗原发生耐受,就像他们对自身的其他抗原耐受一样不会产生针对这些自身抗原的抗体。值得注意的一个小问题是血型 O 也是一种抗原。不过,由于每个人都表达 O 抗原,因此,当与肠道的细菌抗原接触后人体不会产生抗 O 抗体。凡器官移植都必须保证血型的相容性,允许移植的情况是:

- O 型供者移植给 O、A、B 或 AB 型血的受者
- A 型供者移植给 A 或 AB 型血的受者
- B 型供者移植给 B 或 AB 型血的受者
- AB 型供者移植给 AB 型血的受者

在器官移植领域不需要做 Rh 抗原匹配。不过,在 Rh 不匹配(但是 ABO 相容)的肝移植(O 型供者→非 O 型受者,或 A 型或 B 型供者→AB 型受者)后,50%的肝移植受者会出现早期短暂的溶血,原因是植入肝脏内的供者淋巴细胞产生的抗体。

二、主要组织相容性抗原(MHC)

同种异体(血型相容)移植物的排斥主要是针对 HLA,这是一组高度多态性的细胞表面分子。HLA 抗原之所以能成为如此重要的移植抗原是它在免疫识别过程中的特殊作用所决定的。HLA 抗原的生理作用是作为外源性病原抗原多肽,能够被 T 细胞识别。然而,正是这一特性导致了机体针对移植物的强烈排斥反应。1958 年,Dausset 最先揭示了这些分子的存在,并将其命名为 MHC(匣 15 - 2)。

匣 15 - 2 HLA 抗原

- 是移植物排斥最常见的原因
- 其生理功能是作为抗原的识别单位
- 是高度多态性的分子(在不同个体之间其氨基酸序列差异甚大)
- 在器官移植中最重要的依次为 HLA - A、HLA - B(Ⅰ类)和 HLA - DR(Ⅱ类)
- 抗 HLA 的抗体可以导致超急性排斥

HLA 分为两类:Ⅰ类抗原和Ⅱ类抗原(表 15 - 2)。Ⅰ类 HLA 抗原分子由一条多态性 α-链和一条比较小的、非多态性的 β_2 微球蛋白构成。Ⅱ类 HLA 抗原分子由两条多态性的

多肽链（α-链和β-链）构成。Ⅰ类抗原和Ⅱ类抗原的三级结构很相似，分子的细胞外区域都有一个裂隙，能结合并递呈外源性肽为T细胞所识别。每个HLA分子一次只能与一个肽结合，但是能与之结合的肽的种类很广。这两类HLA分子的区别是与之结合的肽的来源不同：Ⅰ类HLA抗原分子递呈细胞内的抗原肽，如细胞内的病毒抗原；Ⅱ类HLA抗原分子递呈细胞外的抗原肽。就器官移植来讲，要强调的是HLA分子上的肽-结合裂隙永远都是有物质结合在上面的，不是外来微生物，就是细胞内蛋白的非抗原性多肽，包括来自HLA分子本身的多肽。

表15－2　Ⅰ类HLA抗原分子和Ⅱ类HLA抗原分子

	Ⅰ类	Ⅱ类
HLA位点	HLA－A、－B和－C	HLA－DR、－DP和－DQ
结构	重链和β_2-微球蛋白	α-链和β-链
分布	所有有核细胞	B细胞、树突状细胞和巨噬细胞等抗原递呈细胞
抗原结合位置	细胞内	细胞外

所有有核细胞都有Ⅰ类HLA抗原，Ⅱ类HLA抗原的分布则主要限于一些抗原递呈细胞，如：巨噬细胞、树突状细胞和B细胞。不过，经细胞因子（如干扰素γ）诱导，所有细胞都可以表达Ⅱ类HLA抗原分子，供者组织表达的HLA分子由于其多态性而被受者的T细胞识别，从而刺激受者发生强烈的移植物排斥反应。两个无亲缘关系的个体，几乎不可能出现完全相同的HLA分子。从器官移植的角度来看，个体之间HLA的高度多态性使得两个无亲缘关系的个体出现了免疫不相容性，是人类的不幸。但是，器官移植是非生理性的，我们必须认识到HLA多态性的广泛存在使得人类能最大限度地识别新的病原菌，并对这些病原菌产生有效免疫反应，从而为人类提供了生存优势。

T细胞是通过T细胞受体（TCR）来识别与HLA分子相结合的多肽抗原。每个T细胞只有一种TCR，只能与一种特定的HLA-多肽复合物相结合。在人体的发育过程中，识别自身多肽的T细胞在胸腺内的成熟过程中渐渐消失，从而避免了自身免疫。

TCR是一种异质二聚体，由α和β两条链组成。TCR在T细胞表面与CD3形成复合物，与抗原结合后TCR被激活，形成细胞内信号。成熟的T细胞表面常带有CD4或CD8共受体（co-receptor，辅助受体），这些共受体可以分别与抗原递呈细胞（antigen-presenting cell，APC）上的Ⅰ类和Ⅱ类HLA抗原分子的非多态区域结合。APC需要通过两种不同的信号传递来激活T细胞（图15－1）。一种信号由TCR与HLA-抗原复合物结合后产生，另一种信号由APC表面的非多态的配体-受体分子[共刺激（co-stimulatory）分子]与T细胞交互作用后产生。

就器官移植来讲，同种异体HLA分子的抗原性极强，可以不必降解成短链多肽，也不必通过HLA的裂隙，就能直接对T细胞构成刺激。这种抗原识别途径仅见于移植，称为*直接同种异体识别*。在常见的供者器官的间质中都可以见到大量的树突状细胞，这些专一的APC可以递呈大量Ⅰ类和Ⅱ类HLA抗原分子，同时也具备所需的共刺激分子，从而激活受者的T细胞。同种异体HLA分子也可以像其他种类的抗原一样进行处理后以抗原多肽的形式被受者的APC递呈出来，这一过程称为*间接同种异体识别*，在移植物的排斥中有重要作用。

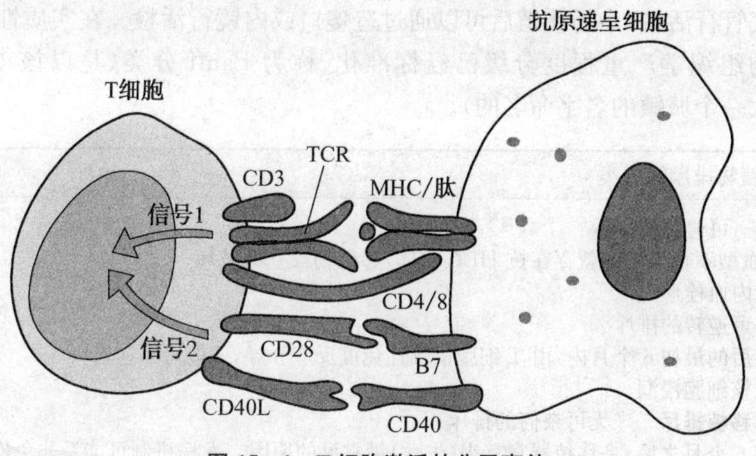

图 15-1 T细胞激活的分子事件

三、次要组织相容性抗原(mHC)

次要组织相容性抗原是多态性蛋白,在移植后,这类抗原经过处理被受者的 APC 递呈出来(间接同种异体识别)。任何供-受者对之间,次要组织相容性抗原都必然存在巨大差异。尽管从命名上可知,次要组织相容性抗原不如主要组织相容性抗原那样重要,但是,也与排斥反应有关。有证据表明,即使是 HLA 抗原完全匹配的移植物,也需要用免疫抑制剂来预防排斥。

四、免疫排斥的效应机制

机体遇到同种异体抗原时,激活的 T 细胞就开始克隆扩增,这一过程是白介素-2(IL-2)及其他 T 细胞生长因子依赖性的。CD4 T 细胞通过释放细胞因子在移植排斥的效应机制中起核心作用。移植排斥的细胞效应还有细胞毒性 CD8 T 细胞参与,细胞毒性 CD8 T 细胞的作用是识别供者移植物表达的Ⅰ类 HLA 抗原,通过释放穿孔素(perforin)和粒酶(granzyme)等溶解分子(lytic molecules)使靶细胞死亡。移植物-浸润 CD4 T 细胞的作用是识别供者的Ⅱ类 HLA 抗原,介导直接的靶细胞损伤,还可以释放干扰素-γ 等细胞因子招募、激活巨噬细胞(非特异性的效应细胞)。此外,CD4 T 细胞还有一个重要作用是帮助 B 淋巴细胞分化为浆细胞,产生与移植抗原结合的同种异体抗体,直接导致靶细胞损伤,或通过抗体依赖性、细胞-介导的细胞毒性作用导致靶细胞损伤。

第三节 同种异体移植排斥

一、同种异体移植排斥的类型

同种异体移植排斥主要分为三大类(匣 15-3)。同种异体移植排斥本身的表现是移植物的功能丧失,确诊的手段是组织学诊断。肾脏和胰腺移植可以通过细针穿刺获取组织,肝脏移植可以经皮或经颈内静脉行肝活检,心脏移植可以经颈内静脉行心内膜心肌活检,肺移植可以经支气管行活检，小肠移植后可以通过造瘘口或内镜行活检。在实质性脏器移植后，移植物排斥的组织学严重程度分级已经标准化，称为 Banff 分类（是以该项工作的初始地——加拿大一个城镇的名字命名的）。

匣 15-3 移植物排斥的分类

超急性排斥——可避免的排斥
- 由于 ABO 血型不合或先前就存在抗 HLA 抗体，移植物被立即破坏
- 特征是静脉内血栓形成

急性排斥——可逆转的排斥
- 发生于移植后的最初 6 个月内，由 T 细胞依赖性免疫反应介导，一般可以逆转
- 特征是单个核细胞浸润

慢性同种异体移植排斥——无可奈何的排斥
- 发生于移植 6 个月之后，是移植器官衰竭（失败）最常见的原因。发病机制可能系非免疫因素参与
- 特征是移植物的动脉发生肌内膜细胞增生导致缺血和纤维化

1. 超急性排斥　原因是受者体内已经存在细胞毒抗体，能对供者表达的Ⅱ类 HLA 发生反应。这种细胞毒抗体可能是源于既往的输血、既往的移植失败或既往的妊娠。ABO 血型不合的器官移植也可以发生急性排斥。在移植物血供重建后，抗体立即与移植物的血管结合，激活补体系统，在数分钟至数小时内造成广泛的血管内血栓形成和移植物破坏。肾移植特别容易发生超急性排斥，心脏移植和肝移植就不太容易发生这种排斥。在临床上，避免超急性排斥的方法是确保 ABO 血型相合，并且，用受者的血清做交叉配型试验确认受者血清中不存在针对肾脏提供者 HLA 的抗体。即使细胞毒交叉配型试验强阳性，肝移植也罕有发生超急性排斥，但远期存活率低下。为什么与肾脏相比，肝脏不太容易发生缺血呢？原因之一是肝脏的双重血供：肝脏血供 60%来自门静脉，40%来自肝动脉。

2. 急性排斥　大多发生于移植后 6 个月内，也可以发生稍晚。急性排斥主要由 T 淋巴细胞介导，同种异体抗体也可能起着重要作用。急性排斥的特点是移植物有单个核的细胞浸润。单个核的细胞浸润不是单一细胞，包括细胞毒 T 细胞、B 细胞、NK 细胞以及活化的巨噬细胞。还可以有抗体沉积。各种类型的同种异体器官移植都容易发生这种排斥反应，约占同种异体器官移植量的 20%～50%。庆幸的是，绝大多数急性排斥反应可通过恰当的免疫抑制治疗来逆转。

3. 慢性排斥　发生于移植 6 个月之后。各种类型的器官移植都容易发生慢性排斥反应，这种排斥反应也是同种异体移植物衰竭（失败）的主要原因。然而，有趣的是，肝脏对慢性排斥的破坏作用的耐受性似乎比其他实质性器官强。同种异体移植慢性排斥的病理生理机制还不十分明了。可能的机制是免疫，抗体效应机制和细胞效应机制可能都起作用。不过，目前还不清楚同种异体抗原-非依赖性因素是否也参与慢性排斥反应。就拿同种异体肾移植来讲，人们已经发现了许多与慢性排斥反应有关的危险因素，如：

- 既往的急性排斥发作；
- HLA 不合的程度；
- 冷缺血时间长；
- 巨细胞病毒（CMV）感染；
- 血脂高；

• 免疫抑制应用不当(依从性差)。

在慢性排斥中最重要的单项危险因素是急性排斥。在肾移植后,急性排斥伴血管炎症以及急性排斥反复发作都强烈预示随后会发生因慢性排斥所致的移植物衰竭。

慢性排斥的组织学特征是血管改变(动脉肌内膜增生)所致的缺血和纤维化。除了血管病变外,还有慢性排斥的器官-特异性特征,如:

• 肾脏→肾小球硬化和肾小管萎缩;
• 胰腺→腺泡消失和胰岛破坏;
• 心脏→加速性冠状动脉疾病(心脏同种异体移植物血管病);
• 肝脏→胆管消失综合征;
• 肺脏→闭塞性细支气管炎。

慢性排斥可以导致移植物功能减退,在移植后数月至数年出现移植物衰竭。遗憾的是,眼下所有的免疫抑制疗法对预防慢性排斥都无能为力。

二、移植物-抗-宿主病(GVHD)

尽管移植后的主要免疫学问题是宿主对移植物的排斥,但是,在有些器官移植后,偶尔可以发生反向的移植物-抗-宿主反应。供者的肝脏和小肠都含有大量具有免疫活性的淋巴细胞,可以对受者表达的 HLA 抗原发生反应,导致移植物-抗-宿主病。出现 GVHD 后,最常受累的器官是皮肤,其特征是手掌或足底皮疹;肝脏(小肠移植后)和胃肠道(肝移植后)也可以受累。GVHD 是一种严重并发症,可以导致死亡。

三、器官移植的评价指标

常用的评价指标是病人存活率和移植物存活率(graft survival rate,移植物存活是指移植物的功能维持时间),此外,还有排斥发生率、住院时间、经济花费和生活质量。

第四节 组织配型试验和 HLA 预致敏状态的筛查

MHC 是一簇位于 6 号染色体短臂的基因,编码 HLA 分子。Ⅰ类 HLA 抗原由 HLA-A、HLA-B 和 HLA-C 组成;Ⅱ类 HLA 抗原由 HLA-DR、HLA-DP 和 HLA-DQ 组成。MHC 基因是共显性表达(母系和父系来源的染色体基因均有表达)。因此,每个个体表达的 HLA 在 6~12 种不等,一切取决于个体基因座纯合性(共享基因)的程度。根据简单的孟德尔遗传学说,来自亲本的 HLA 单倍体通常是作为完整单倍体遗传下来的。

人们判断个体 HLA 或组织类型的传统方法是 1965 年 Terasaki 介绍的血清法(在一块平板上有针对各种不同 HLA 特异性的抗血清)对 T-淋巴细胞和 B-淋巴细胞进行微细胞毒分析。不过,目前可信度越来越高的是采用 DNA-分型技术来判断组织类型,包括采用 HLA 序列特异性引物做多聚酶链式反应(PCR)。

在肾移植,供者与受者之间主要组织相容性抗原应做到尽可能多的 HLA 匹配。这一方面可以降低因排斥所带来的移植失败风险;另一方面,配型满意的同种异体肾移植即使最终失败,受者也不太容易形成对供者 HLA 的致敏。这对儿童和年轻成人来说尤为重要。

反之，如果移植物表达不匹配的 HLA 抗原种类多(受者就会被这些抗原致敏)，万一日后需要做再移植，就很难找到不表达受者已经被致敏的 HLA 抗原的器官供者。对器官移植来说，在进行供者与受者组织配型时，为了降低移植物排斥的风险，应该优先考虑的、最重要的抗原是 HLA－A、HLA－B 和 HLA－DR。

对同种异体肾移植来说，HLA 配型与移植物生存获益之间的关系由小至大分别是 HLA－DR、HLA－B、HLA－A。配型满意的同种异体肾移植受者就不太需要做强化免疫抑制，也不容易发生排斥反应。为了表达供受者之间 HLA－A、HLA－B 和 HLA－DR 每个位点是否存在不合(不匹配)，人们的通常做法是："000 不合"表示三项全部匹配；"012 不合"表示 HLA－A 位点匹配，有一个 HLA－B 抗原不匹配，两个 HLA－DR 抗原全不匹配。在肝移植，HLA 配型似乎没有什么优势；在心脏移植，尽管 HLA 配型有其意义，但是不实际，原因是心脏移植受者人数较少、冷缺血允许时间短。此外，人们还必须考虑其他因素，如：等候移植的时间以及供受者之间的年龄关系；移植器官的分配还必须考虑到供受者之间的体型差异。体型差异在肾移植不是问题，成人的肾脏完全可以用于小儿受者，反之亦然。但是，心、肺、肝和小肠移植就必须考虑供受者之间器官的大小是否匹配。

人们很希望能做 HLA 配型，但是，HLA 配型并不是移植成功必不可少的。与 HLA 配型相反，对拟行同种异体肾移植的受者来讲，为了避免超急性排斥，受者 HLA 抗原致敏情况的测定绝对是必查项目。可以在肾移植前即刻将受者的血清与供者的 T 细胞(表达Ⅰ类 HLA 抗原，不表达Ⅱ类 HLA 抗原)做交叉配合。如果该交叉配合试验阳性，移植手术就不能继续，以免发生超急性排斥反应。另一种是用受者的血清与供者的 B 细胞(表达Ⅰ类 HLA 抗原和Ⅱ类 HLA 抗原)做交叉配合试验，测定针对Ⅱ类 HLA 抗原的抗体。如果 T 细胞交叉配合试验阴性、B 细胞交叉配合试验阳性，提示受者存在 HLA－特异性、抗－Ⅱ类 HLA 的抗体，移植后容易发生急性排斥，临床后果恶劣。凡肾移植等候名单中的病人都应该常规做 HLA 抗体筛查，尤其是对既往有输血史、可能有 HLA 抗原接触的病人。既往在妊娠期接触过父本 HLA 抗原的女性在输血后特别容易发生致敏。要在已知 HLA 抗原的平板(含人群中存在的各种 HLA 抗原)上对受者的血清进行检测[群体反应性抗体(panel-reactive antibody，PRA)检测]，以便判断受者 HLA 抗体的特异性。高致敏受者的定义是受者血清中含 IgG HLA－特异性抗体，与 85%以上的人群供者细胞发生反应者。传统的交叉配型是补体－依赖性的淋巴细胞毒反应，但是，流式细胞仪交叉配型的应用越来越广泛。流式细胞仪交叉配型比细胞毒更敏感，对筛查高致敏性受者和再移植病人特别有价值。

等候心脏移植的病人也需要筛查，了解是否存在群体反应性抗体。高致敏受者很少(＜10%)，对高致敏受者应该用供者的淋巴细胞做前瞻性交叉配型试验。尽管同种异体心脏移植罕有发生超急性排斥反应，但是，如果交叉配型试验阳性，心脏移植因加速急性排斥反应所致的移植物失败率就高。其实，高致敏心脏移植受者很难实施移植，因为往往没有足够的时间完成前瞻性交叉配型试验(因为供心的冷缺血允许时间很短)。

第五节　免疫抑制治疗

就器官移植的免疫抑制治疗来讲，可供移植外科医生选择的免疫抑制剂越来越多了

(表 15-3)。大多数免疫抑制治疗方案都是联合用药。免疫抑制药物的分类依据是其在预防 T 细胞依赖性排斥反应中的作用模式。

1. 钙调神经磷酸酶阻断剂 环孢霉素和他克莫司是器官移植后最时髦免疫抑制方案中的主药。尽管这两种药的结构不同,但是,它们通过细胞内的相同途径发挥免疫抑制作用。这两种药物在 T 细胞内与特定的胞浆蛋白(免疫亲和素)结合(环孢霉素与亲环蛋白结合,他克莫司与 FK-结合蛋白结合)。这种结合后的免疫亲和素-药物复合物就可以在 T 细胞胞浆内阻断钙调神经磷酸酶(一种磷酸酶)的活性。钙调神经磷酸酶在促进 IL-2(IL-2 是主要的 T 细胞生长因子)以及 T 细胞激活后的其他细胞因子的转录中起关键作用。环孢霉素和他克莫司通过阻断细胞因子的合成,起着强烈的免疫抑制作用。这些制剂的不良反应也相同,其中最主要的是肾毒性(表 15-4)。病人最感苦恼的不良反应可能是外貌(牙龈肿胀)。钙调神经磷酸酶阻断剂的治疗窗比较小,其免疫抑制作用及其不良反应都取决于血药浓度,因此,全血药浓度监测对最优化治疗有重要意义。如果病人在肾移植后立即因急性肾小管坏死发生移植物功能丧失,就应该暂停钙调神经磷酸酶阻断剂的使用,目的是避免药物诱发的肾毒性。环孢霉素和他克莫司在预防移植物排斥方面的相对效能基本相同,如何选择则完全取决于移植团队的偏好以及病人对这两种制剂的各种不良反应的耐受情况。

表 15-3 免疫抑制剂

品 名	主要作用模式
硫唑嘌呤	预防淋巴细胞增殖
霉酚酸酯	预防淋巴细胞增殖
环孢霉素	阻断 IL-2 基因转录
他克莫司	阻断 IL-2 基因转录
雷帕霉素	阻断 IL-2 受体信号转导
OKT3 单克隆抗体	T 细胞去除和阻断
ALG/ALS	淋巴细胞去除和阻断
抗-CD25 单克隆抗体	靶向已激活的 T 细胞
肾上腺皮质激素	广泛抗炎作用

表 15-4 器官移植后采用免疫抑制剂的不良作用

品 名	不良作用
肾上腺皮质激素	高血压、血脂异常、糖尿病、骨质疏松症、缺血性坏死、Cushing 样表现
硫唑嘌呤	白细胞减少症、血小板减少症、肝毒性、胃肠道症状
环孢霉素	肾毒性、高血压、血脂异常、多毛症、牙龈肿痛
他克莫司	肾毒性、高血压、血脂异常、神经毒性、糖尿病
霉酚酸酯	白细胞减少症、血小板减少症、胃肠道症状
西罗莫司	血小板减少症、血脂异常
抗-淋巴细胞球蛋白	白细胞减少症、血小板减少症
OKT3	细胞因子释放综合征、肺水肿、白细胞减少症
抗-CD25	尚无资料描述

2. 增殖抑制剂 淋巴细胞是体内增殖最快的细胞,淋巴细胞增殖和克隆扩增是人体对同种异体移植物的一种整体免疫反应。目前市场上用于免疫预防的增殖抑制剂是硫唑嘌呤

和霉酚酸酯(MMF)。硫唑嘌呤在肝内转变成6-巯基嘌呤(一种有活性的代谢产物),可以阻断嘌呤代谢,从而抑制细胞增殖。霉酚酸酯是一种新的增殖抑制剂,目前在许多移植中心已经取代了硫唑嘌呤。霉酚酸酯口服后转变成具有活性的代谢产物——霉酚酸。霉酚酸具有抑制次黄嘌呤核苷磷酸脱氢酶(嘌呤核苷酸从头合成途径的关键限速酶)的作用。由于淋巴细胞没有嘌呤合成的补救途径,因此,其增殖能力就选择性地受抑。硫唑嘌呤和霉酚酸酯的主要不良反应是骨髓抑制。霉酚酸酯还可以引起胃肠道症状。

3. 肾上腺皮质激素 肾上腺皮质激素一直是免疫抑制方案的重要组成部分。糖皮质激素是强劲的抗炎剂,对免疫反应具有广谱抑制效应。由于糖皮质激素有许多众所周知的不良反应,许多移植中心都试图在移植后1年左右、在病人的移植物功能稳定后逐步撤除糖皮质激素。但是,这有时会促发排斥反应,不得不继续用糖皮质激素。

4. 抗体治疗 许多北美和一些欧洲移植中心还在移植后最初的免疫移植治疗期间(诱导期)加用抗淋巴细胞抗体制剂。可以用多克隆抗淋巴细胞制剂[抗淋巴细胞球蛋白(ALG)或抗淋巴细胞血清(ALS)],也可以用针对T细胞上CD3的单克隆抗体(OKT3)取而代之。在欧洲,抗体制剂的常规应用一般仅限于心脏移植,因为这种病人的不可逆性排斥就等同于死亡。抗体制剂最常用的手术还是肾移植,主要用于那些移植物排斥风险特大的病人,如高致敏受者以及第二次或第三次移植的受者。

许多移植中心在移植手术时给予病人针对IL-2受体(CD25)的单克隆抗体,从而增强了移植后早期阶段钙调神经磷酸酶阻断剂的效果。与抗淋巴细胞抗体相比,这种用法的免疫抑制作用不强,不良反应也很小。

5. 雷帕霉素(西罗莫司) 雷帕霉素最初是从复活节岛上一种真菌中分离出来的。像他克莫司一样,雷帕霉素是一种大环内酯类抗生素,能在T细胞内与FK-结合蛋白相结合。不过,雷帕霉素的作用方式与环孢霉素和他克莫司完全不同,它是干扰细胞内的来自IL-2受体的信号,使得T细胞分裂终止于G1期。因此,雷帕霉素和钙调神经磷酸酶抑制剂作用于T细胞活化的不同阶段,它们在免疫抑制上有协同作用。雷帕霉素会导致高胆固醇血症、高三酸甘油酯血症和血小板减少症。

6. 免疫抑制剂的使用方案 确定免疫移植方案的难点是要求免疫抑制的水平既能避免排斥的发生,又要避免受者因非特异性免疫抑制发生感染和恶性肿瘤的风险过大(匣15-4)。免疫抑制治疗在移植手术时开始启用,持续用药(又称维持治疗)的方案则无定式,在移植后的最初几周病人对免疫抑制的要求最高,因为此时急性排斥反应的风险最大。在不同的移植中心以及即使在同一移植中心,不同的器官移植后,免疫抑制的方案也不尽相同,但是,几乎无例外地联合应用免疫抑制剂,目的是针对淋巴细胞激活途径的不同关键点。几乎所有方案都把钙调神经磷酸酶抑制剂(环孢霉素或他克莫司)作为联合用药的主药,并且,大多数方案都加用了增殖抑制剂(硫唑嘌呤或霉酚酸酯)和糖皮质激素,此称“三联用药方案”。其次比较常用的方案是钙调神经磷酸酶抑制剂加增殖抑制剂或钙调神经磷酸酶抑制剂加糖皮质激素,即所谓“二联用药方案”。少数肾移植中心是“单一用药方案”(钙调神经磷酸酶抑制剂),仅当需要处理排斥反应时才加用其他制剂。与此相反,有些移植中心(尤其在北美)主张先用抗体做诱导治疗(单克隆制剂或多克隆制剂),然后用钙调神经磷酸酶抑制剂、增殖抑制剂和糖皮质激素(四联用药方案)。许多肾移植中心对移植物排斥风险比较高(如:高致敏性受者和HLA配型比较差的移植物)的受者保留了强度比较大的抗体诱导治疗方案。

对所有器官移植来讲，免疫预防原理都相同。但是，一般主张在胸腔器官移植后应用的免疫抑制治疗的强度应该比肾移植后大，其中部分原因是因为心脏或肺移植物的丧失基本上就等于宣布病人死亡。有趣的是，肝移植物似乎不太容易发生移植物排斥，个中原因还不清楚。新型免疫抑制剂(如：雷帕霉素和抗 CD25 单克隆抗体)的应用在发展之中。

匣 15－4 免疫抑制原理

- 对所有器官移植来讲，原理都相同
- 目标是最大限度地移植物保护和最小的不良作用
- 大多数方案都是以钙调神经磷酸酶抑制剂为“主药”，糖皮质激素和增殖抑制剂为“辅药”
- 移植后最初 3 个月对免疫抑制的要求最高，必要时可根据具体情况调整
- 免疫抑制治疗增加了感染和恶性肿瘤的风险

20%～50%的移植受者在移植后最初 6 个月会发生急性排斥反应。幸亏大多数急性排斥反应用短疗程的大剂量糖皮质激素治疗有效。一般甲基强的松龙(每次 0.5～1.0 g)静脉注射，每日 3 次；或应用数日疗程的口服强的松，如：200 mg/日，逐渐减至 20 mg/日。万一治疗反应不满意，或再次出现急性排斥反应，你还可以再次启用抗淋巴细胞抗体治疗和/或将环孢霉素改为他克莫司(反之亦然)，往往能获得成功。

第六节 免疫抑制的并发症

除了前文提到过的免疫抑制剂-特异性不良反应外，器官移植中所有的免疫抑制剂都会引起非特异性免疫抑制，使得感染和恶性肿瘤的风险增加(匣 15－5)。

匣 15－5 非特异性免疫抑制的不良反应

感染

- 移植受者很容易发生机会性感染，特别是病毒感染
- 细菌和真菌感染也常见
- 感染风险在移植后最初 6 个月最高
- 对高风险的病人可以采用化学预防
- 病毒感染可以是因为潜伏病毒的重新活化，也可以是原发感染
- 巨细胞病毒感染是一项大问题
- 根本问题在于早期识别和及时积极治疗感染
- 移植前可以针对社区获得性感染进行疫苗预防接种

恶性肿瘤

- 移植受者容易发生移植后淋巴增生性疾病(PTLD)
- 移植受者容易发生皮肤鳞状细胞癌，因此，要定期对皮肤进行检查

一、感染

移植受者在应用免疫抑制治疗时很容易发生机会性感染，尤其是病毒感染。也就是说所有移植病人都存在机会性感染的可能，在肝脏、心脏、肺和小肠移植后接受强化免疫抑制治疗的病人发生机会性感染的风险最大。因此，对高风险的受者，应用化学预防是一项重要举措，对所有移植受者来讲，根本问题在于早期识别和及时积极治疗感染。移植前可以针对

社区获得性感染进行疫苗预防接种。

1. 细菌感染 细菌感染的风险在移植后第一个月最高。像其他所有大手术后的病人一样，移植受者容易发生伤口、呼吸道和泌尿道细菌感染。因此，围手术期应该常规给予广谱抗生素预防伤口感染以及供者器官可能存在的细菌污染。器官移植后的重症病人在手术前后以及在ICU体内插管的情况下很容易发生细菌性感染。病人渡过手术关后，细菌感染的风险就明显减少。既往有分枝杆菌感染史的病人容易发生结核病，这种病人在移植手术之后一般应该给予免疫预防。

2. 病毒感染 在移植后最初6个月最容易发生病毒感染，最常见的是巨细胞病毒(CMV)感染。大多数成人在孩提时期就有CMV感染史，约半数年轻成人具有获得性免疫(血中有针对CMV的IgG抗体)。在器官移植后，受者体内潜伏的CMV感染灶可能死灰复燃，也可以因为供者CMV阳性造成受者出现原发性CMV感染。CMV-血清反应阴性的受者在接受了CMV-血清反应阳性供者的器官后最容易发生CMV感染，因此，从理论上讲，CMV-血清反应阴性的受者最好能接受CMV-血清反应阴性供者的器官，但是，这不具有可操作性。CMV病的临床表现特点是反复高热、昏睡和白细胞计数减少。本病的严重程度不一，临床病象则取决于主要的受累器官系统。可能的表现是：

· 肺炎

· 胃肠疾病

· 肝炎

· 视网膜炎

· 大脑炎

严重CMV感染具有潜在的致死性。CMV的预防手段有被动免疫(超免疫的免疫球蛋白)，目前临床上更常用的是阿昔洛韦或更昔洛韦等抗病毒药物。活动性CMV感染的诊断手段是血清学测得CMV抗原血症、CMV培养、聚合酶链反应(PCR)测定病毒DNA以及活检组织的组织学检查。如果预计(如：定量PCR分析CMV)病毒量大，预防性使用更昔洛韦治疗的效果更佳。

单纯疱疹病毒(HSV)感染在移植后也常见，通常也是潜伏感染的再活化。表现为口周(有时在外生殖器)黏膜皮肤病灶。阿昔洛韦局部涂抹通常有效，但是，病情重则需要全身抗病毒治疗。播散性HSV感染罕见。

带状疱疹感染也是潜伏水痘-带状疱疹感染再活化的结果，在移植后的病人很常见，需要全身应用抗病毒药物。原发性水痘-带状疱疹病毒感染(水痘)在免疫抑制的病人可能会很严重，但是很少见，因为大多数成人已经有获得性免疫。

3. 原虫感染 卡氏肺囊虫是移植后病人最重要的原虫感染，好发于移植后最初几个月，表现为呼吸症状。支气管-肺泡灌洗液检查或肺活组织检查证实原虫感染可以明确诊断。磺胺甲基异噁唑有很好的预防效果，一般在移植后连续用6个月。

4. 霉菌(真菌)感染 肾移植受者很少会发生侵袭性真菌感染，但是，其他实质性器官移植后的念珠菌或曲菌感染就比较常见。真菌感染通常发生在移植后的最初3个月，为了避免病人因感染而死亡，早期诊断和积极治疗至关重要。

二、恶性肿瘤

移植后的病人容易发生某些类型的恶性肿瘤，尤其是那些在肿瘤病因学中起作用的病毒。最常见的是皮肤恶性肿瘤，特别是鳞状上皮细胞癌。不过，基底细胞癌和恶性黑色素瘤也比普通人群常见。移植后患皮肤癌的风险与病人年龄、阳光暴露有关，估计在移植后20年内约50%的移植受者会发生皮肤癌。因此，移植手术前必须向病人交代清楚，告诫病人在移植后不要过度暴露在阳光下。还应该定期行皮肤检查，及时发现皮肤癌。一旦发现皮肤癌病灶，应及时积极治疗。

移植后淋巴增殖性疾病(posttransplantation lymphoproliferative disorders，PTLD)是器官移植后淋巴增殖紊乱性疾病的总称(非单一病种)，可发生在全身任何部位，临床表现不尽相同，尤以恶性淋巴瘤多见。肝移植后发生PTLD往往会致命。PTLD约90%由B淋巴细胞起源，少数由T细胞起源，90%～95%与Epstein-Bart病毒感染有关。3%的移植受者会发生PTLD，最容易发生PTLD的是那些接受强化免疫抑制的病人以及儿童。PTLD是一种严重状态，总死亡率约30%。如果能在早期察觉本病，免疫抑制剂减量或停用可以使本病得以缓解或痊愈。抗病毒治疗、手术、化疗和放疗对治疗本病都有一定作用。播散性PTLD和中枢神经系统PTLD的预后极差。

移植后病人发生Kaposi肉瘤的风险比正常人群高300倍，不过这种恶性肿瘤在移植后还是极为少见。

第七节　器官捐赠

大多数用于移植的器官来源于脑死亡、有心跳尸体器官供者，在大多数这类器官供者，可以切取多个器官。然而，人们对移植器官的需求量远远超出现有尸体器官供给量。这就导致了器官-特异性供者选择标准的出台，并开始利用所谓“边缘供者”来获取器官。就肾移植来说，人们目前趋向于增加活体供肾以及应用无心跳尸体供肾(匣15-6)。

匣15-6　移植器官短缺的克服

- 尽可能地利用有心跳尸体供者
- 利用边缘心跳尸体供者
- 利用无心跳供者
- 增加利用活体供者
- 增加利用劈裂式肝移植

一、脑死亡的判断

脑死亡是指严重脑外伤病人发生了不可逆性意识丧失，同时有不可逆性呼吸丧失。在大多数国家，脑死亡这个词在医疗、法律和宗教界的含义相同。脑死亡的概念起源于对不可逆性脑外伤(如果病人没有恢复的希望)继续进行生命支持的必要性。通过连续劳民伤财的生命支持来拖延病人的这种必然的死亡，无论对病人、对病人的家属还是对病人所在的医院都毫无意义。脑死亡概念的认可对器官移植有极为重要的意义，因为，这为人们在循环衰竭前从脑死亡病人体内切取有活力的器官提供了机会。

在英国以及世界许多其他国家，脑死亡的定义是脑干永久性功能死亡，因为如果病人既没有意识，也没有自主呼吸，就很可能丧失了脑干功能。仅当满足某些前提条件时才能诊断为脑干死亡。病人必须有大范围的脑损害、原因已知、意识完全丧失、需要人工通气。头颅创伤和突然颅内出血是脑干死亡最常见的原因。要特别注意确保临床病象未受肌松剂和中枢神经抑制剂干扰。低体温、严重低血压以及代谢或内分泌疾病都可能导致中枢神经抑制，干扰脑干死亡的诊断，这些情况都必须一一排除。在必备的前提条件满足后，就可以依法对脑干反射进行临床评估(表 15－5)。英国的指南明确表明这些检查应该由在该领域具有丰富经验的两位临床医生分别在不同的场合进行。这两位医生中至少有一位应该是主任医师，两位医生都不应该与移植团队有任何瓜葛。指南上没有标明两位医生进行脑干检查的时间间隔，你可以根据临床判断来决定。在英国诊断脑干死亡，不要求进行电生理或脑血流灌注检查。对新生儿和婴幼儿下脑干死亡之诊断应该特别谨慎。

表 15－5　脑干死亡的临床试验

脑神经反射消失

- 瞳孔对光反射
- 角膜反射
- 咽(呕吐)反射和气管(咳嗽)反射
- 眼-前庭(冷热)反射

运动反应消失

- 病人对头/面部疼痛刺激丧失运动反应，同时对躯体任何部位的、适度的刺激丧失颅神经分布区的运动反应，提示脑干死亡。脊反射存在并不能排除脑干死亡

自主呼吸消失

- 用纯氧预通气至少 5 分钟，然后，病人脱离呼吸机 10 分钟，确认呼吸运动消失，在脱机期间要求动脉血 PCO_2＞8 kPa(60 mmHg)以保证适当的呼吸刺激。为了避免呼吸停止情况下的低氧血症，可以经气管插管提供氧气(6 L/min)

二、对尸体器官供者的评估

当脑干死亡供者转给移植团队考虑器官捐献后，必须仔细评估其全身情况是否适合做器官捐献。尤其要注意供者是否存在传染性疾病和恶性肿瘤。仔细查阅既往的就医史，寻找是否有人类免疫缺陷病毒(HIV)风险因子的证据，如：静脉吸毒史。HIV 感染是器官捐献的绝对禁忌证，乙型肝炎感染(在大多数国家)和活动性全身重症感染(如：严重腹腔感染)同样如此。在过去 5 年内患过恶性肿瘤的病人也是器官捐献的绝对禁忌证，低级别原发性中枢神经系统肿瘤、非恶性皮肤黑色素瘤以及子宫颈原位癌例外。在没有器官捐献的全身性禁忌证的基础上，再把注意力集中到器官特异性选择标准上来。

移植对尸体器官的需求远大于供，因此，人们对器官特异性选择标准逐渐放松。就移植来讲，供者的实际年龄远没有器官的生理功能来得重要。粗略地讲，常用器官移植可接受的供者年龄如下：

- 肾脏：最小 2 岁，最大没有年龄上限；
- 肝脏：没有年龄限制；
- 心脏：0～65 岁；
- 肺脏：0～60 岁；
- 胰腺：10～50 岁。

捐出的器官不应该有原发疾病。肾脏捐献者不能有原发性肾脏疾病依据，尿量满意，血尿素氮和肌酐值在正常范围，但是，这些指标急性临终性升高还是可以接受的。肝脏捐献者不能有肝脏疾病，但是，尸体供者往往有肝功能损害，不必介意。心脏供者既往不应该有心脏疾病史，心电图应该正常，对可疑病人必须做超声心动图检查。肺供者既往不能有原发性肺部疾病

史。胸部X线和气体交换满意，支气管吸出物检查不应该有真菌和细菌感染。胰腺供者不能有糖尿病病史，但是，血葡萄糖和血淀粉酶升高在尸体供者并不少见，也不要把这些供者排除在外。

三、器官切取

脑干死亡诊断明确后，供者的处理目标就是保护拟切器官功能的完整性。脑干死亡造成了严重的代谢和神经内分泌紊乱，结果出现心血管不稳定。最基本的工作是仔细监测和处理体液平衡，可以给予正性肌力药物，也可应用三碘甲腺原氨酸(T3)和精氨加压素。

从尸体器官捐献者体内切取多个器官需要胸外科与腹部外科医生精诚合作。取腹部和胸骨正中切口入路。先对拟切取的器官进行游离，然后做原位灌注。用冷心脏停搏液经升主动脉插管灌注心脏，经肺动脉插管灌注肺脏。用冷器官保存液经主动脉插管和门静脉插管灌注腹腔器官。血液和灌洗液经左心耳和下腔静脉排出。这可以使器官快速冷却，降低器官的代谢活性，保存器官的活力。此外，还可以用生理盐水冰屑来对腹腔器官表面进行降温。先切取心脏和肺，然后切取肝脏和胰腺，最后切取肾脏。可以一并切取，也可以逐个切取。在冷灌注前腹腔器官游离的程度取决于各手术团队。有些外科医生喜欢稍做游离就进行冷灌注，将器官整块切下，然后才开始在原位或在后台完成腹腔器官的游离。在肝脏的切取过程中，要注意是否有源自肠系膜上动脉的迷走肝动脉，并确保该动脉位于同一主动脉袖片上。同样，肾脏上下极的动脉也应该确保与肾动脉在同一主动脉袖片上。取一段供者的髂动脉用于胰腺动脉的重建。

从供者切取所需的器官后，再次用冷保存液灌洗器官，然后，放入双层无菌塑料袋内，周围用冰屑包埋，储存于0～4℃转运至受者的移植中心，等待植入。供者的器官切下之后，将供者的脾脏和肠系膜淋巴结标本送组织学配型和用于交叉配型试验。

在低温保存前，用于器官灌注的器官保存液种类繁多。这些器官保存液都含有非通透性溶质(作用是防止细胞水肿)、缓冲液(作用是对抗酸中毒)和电解质(成分类似于细胞内液，而非细胞外液)。常用的器官保存液是威斯康星大学(UW)液和Euro-Collins液，当然，还有许多其他保存液。UW液(由美国威斯康星大学的Belzer及其同事开发)主要用于肝移植物的保存，用UW液灌注后的肝脏可以安全保存24小时。不同的移植器官在移植前的安全保存时间不等(表15-6)。当移植器官抵达受者的移植中心后，还必须进行体外再建术(bench surgery，又称后台手术)，才能将该器官植入体内。

表15-6 理想冷藏时间和安全冷藏上限(近似值)*

器官	理想时间(小时)	安全上限(小时)
肾	<24	48
肝	<12	24
胰腺	<10	24
小肠	<4	8
心脏	<3	6
肺	<3	8

* 假定热缺血时间为零，并且器官供者为非-边缘供者。

四、无心跳器官供者

面对移植器官的严重匮乏，人们现在利用无心跳供者获取肾脏的情况越来越多。从抵达医院死亡的病人、在撤除生命支持后医院内死亡的病人或在医院内心肺复苏失败死亡的病人体内切取肾脏。

无心跳供者的 Maastricht 分类如下：

Ⅰ类：抵达医院时死亡；

Ⅱ类：在医院内心肺复苏失败死亡；

Ⅲ类：生命支持撤除后的“等待心脏骤停者”；

Ⅳ类：脑死亡者的心脏骤停。

MaastrichtⅠ类和Ⅱ类有时被称为*不可控性无心跳供者*，因为从这两类病人获取的肾脏的热缺血时间通常比Ⅲ类(可控性)供者长，结果也比较难以预测。为了把无心跳供者的热缺血时间降至最低，要求在循环骤停后 30 分钟内将一根双球囊导管经股动脉切口插入主动脉灌入冷灌注液，用于肾脏的原位冷却。毫无疑问，从无心跳供者体内获取肾脏会有一定程度的热缺血，移植物的功能远远不及有心跳尸体供者体内获取的肾脏。有时还会出现不可逆性缺血坏死，也就是说移植物永远无法达到满意的功能，此称原发性无功能。除了肾脏外，无心跳供者通常不适合用于其他器官移植。

五、活体肾脏供者

当下在英国，活体供者肾移植已经占到肾移植总数的 20%左右。不过，在有些国家(尤其在斯堪的那维亚国家和美国)这个数字更高。活体供者肾移植之所以有市场，是因为尸体供肾短缺和活体供肾的效果更好。大多数活体-供者移植是在有遗传相关背景的个体之间进行的，即使是非亲属个体之间进行的活体-供者肾移植甚至比配型满意的尸体供肾移植效果好，这一观察结果导致了活体非亲属肾移植数量的增加，常见的情况是配偶之间或情侣之间。这种移植的基本要素是确保活体供者是在完全知情的情况下捐献脏器的，完全没有被迫的情况存在，同时，供者所冒的风险极小。

仅当拟捐献脏器的供者经过严格评估确保其合格性的情况下才能列为活体脏器捐献者。在脏器捐献前，一定要对供者做肾影像学检查(常用选择性肾动脉造影)，了解肾动脉支配的解剖情况。如果左肾是一支肾动脉，通常选择左肾进行肾移植术，因为左肾静脉比较长，移植手术就比较简单。

供肾切除术可以经腰部切口腹膜后入路进行，也可以经腹部正中切口经腹入路进行。腹腔镜法供肾切除术晚近受到追捧，但是，腹腔镜切取供肾在活体器官捐献中的地位还没有完全确立。活体器官捐献的死亡率低于 0.05%，严重并发症发生率为 5%。从远期结果来看，单侧肾切除后会有轻微的蛋白尿和血压轻微升高。

第八节 脏器移植

一、肾移植

美国外科医生 Joseph E. Murray1954 年 12 月 23 日成功地在一对同卵双胞胎 Herrick 兄弟(Ronald Herrick→Richard Herrick)之间进行了肾移植。在移植前,为了证实 Herrick 兄弟为同卵双生关系,Murray 请波士顿 Roxbury 警察局对这对同卵双胞胎兄弟进行了指纹鉴定,并做了供受者之间的皮肤交叉移植试验。确认了两个个体无可争议的同一性。手术很成功,肾功能恢复良好,出院后 Richard Herrick 与复苏室的护士结婚,并成了两个孩子的父亲。Richard 在没有抗排斥药的时代度过幸福的 8 年后,死于心肌梗死。此后,Joseph E. Murray又做了许多同卵双生之间的肾移植。

肾移植是临床各类器官移植中疗效最稳定和最显著的。一般而言,亲属供肾较尸体肾移植更佳。

肾移植可以为慢性肾病或终末期肾病(end-stage renal disease, ESRD)病人提供更好的生活质量和更长的生存时间,因此,无论是从医学上还是从经济上考虑,肾移植都优于长期透析。若病人全身情况允许,都应该考虑肾移植术。有慢性或活动性感染灶,心、肺、肝等重要器官明显损害和全身情况不能耐受移植术者,以及新近诊断合并恶性肿瘤或艾滋病者,系肾移植禁忌证。

一般都是做同种异体异位移植。肾移植手术已定型,移植肾放在髂窝,肾动脉与髂内动脉端端吻合,肾静脉与髂外静脉端侧吻合。免疫抑制剂的用法各地不一,一般用硫唑嘌呤、皮质类固醇激素加CsA。急性排斥时加用 OKT_3 或ATG。目前,移植物功能生存1年,在尸体供肾为 75%～85%,在活体供肾为 95%。移植后 1 年存活率达 95%已很常见。

二、肝移植

适应证是期望寿命不足 1 年、无恶性病或感染者,如终末期肝硬化(坏死后或酒精性)、原发性胆汁性肝硬化、原发性硬化性胆管炎、肝代谢性疾病、先天性胆道闭锁、先天性肝纤维化、某些先天性肝代谢障碍(肝豆状核变性、$\alpha-1$ 抗胰蛋白酶缺乏症等)。原发性肝肿瘤病人偶尔也可以考虑行肝移植。

移植物只能来自尸体供者,行原位移植。术后一年移植物功能生存率为 85%。肝移植标准术式是原位移植。但鉴于供肝来源缺乏,陆续有许多新的术式创制,如: ① 减体积性肝移植: 切取成人尸体部分肝,移植给患儿。② 活体部分肝移植: 实际上是一种供肝来自活体的减体积性肝移植,供者绝大多数是亲属。③ 劈离式肝移植: 将一个尸体供肝劈割成两半,同时分别移植给两个不同的受者,简称"一肝二受"。④ 背驮式原位肝移植: 即保留受者下腔静脉的原位肝移植。⑤ 下腔静脉成形原位肝移植: 其优点是肝静脉流出道通畅。肝移植术后早期死亡多由于技术并发症,晚期死亡多由于胆道并发症、全身感染、癌肿复发、排斥反应等。

肝移植后的病人 20%～30%会发生胆肠吻合口漏、胆管炎、后期胆管狭窄等胆道并发症。取肝时应在胰腺上缘切断胆总管，断离时不要用电刀，要用剪刀。然后，用生理盐水冲掉胆管内胆盐，胆管开放不结扎。如供受者胆管差异不大，一般主张对端吻合，用可吸收细线行一层间断吻合，T 管从受者的胆管戳孔穿出。如受者原有胆系疾病或供受者胆管粗细差异大，则行肝胆管空肠 Roux－en－Y 吻合术。

肝移植术后 1 年和 5 年病人存活率分别为 90％和 75％，移植物存活率稍低一些。绝大多数病人生活质量佳。

三、心脏移植、肺移植和心-肺联合移植

心脏移植的适应证是内科治疗无效的终末期心脏病，期望寿命不足 6～12 个月，年龄不限，但病人应有康复之可能。原发病为冠状动脉疾患、自发性心肌病变、多瓣膜病变合并心肌病等。目前的心脏移植病例中，46％为缺血性心脏病，44％为突发性心肌病。移植 1 年、5 年、10 年存活率分别为 80％、64％、45％。影响长期存活的主要障碍是植入心脏的冠状动脉硬化。

单肺或双肺移植的适应证是终末期肺病，不适用于药物和其他手术治疗或治疗失败者，期望寿命不足 1～2 年，但无化脓也无心衰者，如 α_1-抗胰蛋白酶缺陷、肺间质纤维化、原发性肺动脉高压、囊状纤维化和肺气肿。肺癌是肺移植的禁忌证。受者应小于 65 岁。受者和供者身高和体重要相当。肺移植后最大的并发症是排斥，因此其结果不如心肺移植理想。排斥的诊断依据是胸部 X 线的浸润表现，经气管或经胸穿刺可获确诊。最可怕的并发症是气管吻合口破裂，发生率约 1％。因此，激素的用量不宜大，以利于愈合。急性和慢性排斥可表现为支气管炎。此外，能满足供肺的严格标准者不多，需要肺移植的病人仅约 30％能得到移植。肺移植病人 1 年存活率为 70％，5 年存活率为 43％。肺移植 90 天内导致病人死亡的主要原因是感染和阻塞性支气管炎。

心-肺联合移植的适应证是严重肺血管病伴心脏疾患。通常的心脏移植是同种异体原位移植，并且大小应匹配。单肺移植手术是后外侧开胸，双肺移植是横向开胸。在袖套状气管吻合后，供者肺静脉缝于受者左心房，最后完成肺动脉吻合。现在 1 年移植物和病人的存活率为 73％，3 年为 50％～60％。心-肺联合移植的受者 5 年存活率为 50％。

四、胰腺移植

由于有胰岛素替代，因此胰腺移植的适应证很少。尽管胰岛移植技术发展迅速，但整器官移植能更持久、更可靠地控制血糖；此外，胰岛移植往往需要从多个供者获得足够的量，费用更高。一般公认的胰腺移植的三大适应证是：① Ⅰ型糖尿病，同时又是肾移植适应证的病人(即：Ⅰ型糖尿病伴 ESRD。胰岛素依赖型糖尿病到一定阶段后一般都伴有肾衰、血管病变、视网膜病变、神经病变或肠病变，因此胰腺移植最常用的是胰肾联合移植)。这类病人加做胰腺移植手术风险仅稍有增加，若胰腺和肾来自同一供者，术后免疫抑制治疗相同，得益甚大。目前的肾移植病例中，85％～90％是该适应证。② 肾移植后效果良好，但仍然在使用免疫抑制剂的Ⅰ型糖尿病病人。这类病人需要考虑的是手术风险。③ 极其脆弱的Ⅰ型糖尿病(或发生低糖血症或出现酮症酸中毒)，需要长期住院在监测条件下使用胰岛素者，这类病人无尿毒症，也未做过肾移植，并且，与目前病情加应用外源性胰岛素的风险相比，手术风险加免疫抑制治疗风险较小者。问题是对Ⅰ型糖尿病已经合并有肾病，但未达到

ESRD的病人如何处理，若不做肾移植必然进展成ESRD，做胰腺移植还可能使肾病逆转，目前国际上还未达成共识。

胰腺移植的方法很多，用得最多的是将整个胰腺和十二指肠C襻一起移植。胰腺的外分泌处理分为膀胱引流和肠道引流两种。膀胱引流的优点是有利于观察排斥反应，缺点是泌尿系并发症(尿路感染、血尿或尿道狭窄)发生率高。由于免疫抑制剂的发展，目前许多人重新开始应用肠道引流。内分泌回流也分为体静脉回流和门静脉回流两种。体静脉回流操作简便，是目前临床应用最广的术式。但由于该术式没有"肝脏首过效应"，可出现高胰岛素血症、脂代谢紊乱、心脑血管病发病率增加，以及肝细胞因缺乏胰岛素的营养作用而发生损害，门静脉回流则可以避免这些病理变化。

急性排斥反应往往先影响胰腺的外分泌功能，一般不会先损伤胰岛。常规用环孢霉素后1年全胰移植生存率为80%。

五、小肠移植

短肠综合征、严重吸收不良综合征或肠运动障碍综合征的首选治疗是家庭营养(home parenteral nutrition，HPN)。由于HPN费用高昂，此外，还有导管血栓、致命性导管脓毒症、代谢紊乱、肝损害、骨病、反复置管后静脉狭窄或闭塞等并发症。一般来讲，1年后还需要依赖HPN，或在1年内出现致命性并发症(肝纤维化、门静脉高压)者，即为小肠移植的适应证。成人的主要适应证有：肠系膜血栓形成、Crohn病、外伤、肠扭转、硬纤维瘤、Gardner综合征/家族性腺瘤性息肉病。小儿的主要适应证有：肠扭转、腹裂、坏死性小肠炎、假性肠梗阻、肠闭锁、先天性巨结肠。

肠管的供者可以是活体亲属或尸体。为达到合适的吸收面积，至少需要100～150 cm肠段。推荐将肠管的静脉与受者门静脉吻合，肠管的断端可以与原有肠管吻合，也可在肠壁造瘘。后一种方法有利于观察和活检监测轻度的排斥或缺血。

小肠较其他实质器官对缺血-再灌注损伤更敏感。目前，小肠移植仍然有很大风险，主要风险不是排斥反应，而是感染，其次是GVHD。小肠移植后主要的并发症和死亡原因来自感染。单纯小肠移植的1年、3年移植物存活率分别为65%和29%。此外，由于小肠的淋巴循环极为丰富和重要，而小肠移植一般不做淋巴管吻合，推测日后的肠管水肿纤维化、营养吸收障碍很可能与此有关。

复习思考题

一、医学名词

异种移植，同种异体移植，同质移植，超急性排斥，急性排斥，慢性排斥，移植物-抗-宿主病(GVHD)

二、问答题

1. 与移植相关的组织相容性抗原有哪三大类？请按其重要性排序。

2. 除了HLA配型外，为了避免超急性排斥，哪个检查项目是必查项目？简述该项目的检查方法。

(陈卫东)

附录一 模拟选择题(总论部分)

第一套

1. 腹部闭合性损伤合并出血性休克时的处理原则是:
   A. 立即手术探查
   B. 输血并给止血药
   C. 输血并给抗生素
   D. 积极抗休克,休克纠正后手术探查
   E. 积极抗休克的同时手术探查

2. 心肺复苏心脏按压时,按压与放松时间之比应为:
   A. 70%∶30%
   B. 60%∶40%
   C. 50%∶50%
   D. 40%∶60%
   E. 30%∶70%

3. 关于体内钙的叙述,下列哪项**不正确**?
   A. 血清钙的浓度一般相当稳定
   B. 血清钙浓度为2.25~2.75 mmol/L
   C. 不少外科病人可发生不同程度的钙代谢紊乱
   D. 机体内的钙99%以磷酸钙和碳酸钙的形式贮存于骨骼中
   E. 血清中的非离子化钙不到半数,但却起着维持神经肌肉稳定性的作用

4. 关于预防和治疗术后肺不张的措施,下列哪项**不恰当**?
   A. 鼓励咳痰
   B. 防止呕吐
   C. 术前锻炼深呼吸
   D. 术后胸、腹部切口应紧紧固定或绑扎
   E. 减少肺泡和支气管内分泌物增多,如术前2周应禁烟

5. 关于外科抗生素使用,下列哪项正确?
   A. 抗菌药物的剂量一般按年龄计算
   B. 应用抗菌药物后,可以减免一些外科处理
   C. 所有的外科感染均需应用抗菌药物
   D. 外科感染时,一般情况下首选广谱抗生素并联合用药
   E. 手术的预防性用药应在术前1小时或麻醉开始时静脉滴入,一般要在术后24小时内停药

6. 关于休克的叙述,下列哪项正确?
   A. 通常在迅速失血超过全身总量的10%时即出现休克
   B. 失血性休克时,应首先快速输入10%~50%葡萄糖溶液,继之大量输血
   C. 损伤性休克不属于低血容量性休克
   D. 感染性休克多数是Gram阴性杆菌所释放的内毒素引起的内毒素性休克
   E. 感染性休克的治疗原则是首先控制感染

7. 关于全身性外科感染的叙述,下列哪项**错误**?
   A. 菌血症是脓毒症的一种
   B. 当代外科感染中,Gram阴性杆菌感染已超过Gram阳性球菌感染
   C. 外科真菌感染属于条件性感染
   D. 真菌感染时血培养易发现
   E. 伴有厌氧菌感染时易形成脓肿

8. 关于破伤风的叙述,下列哪项正确?
A. 是非特异性感染
B. 临床症状和体征主要是溶血毒素所致
C. 典型症状是肌紧张性收缩
D. 伤口的厌氧菌培养是诊断依据
E. 注射破伤风抗毒素是预防破伤风的最可靠方法

9. 成人双膝以下烧伤,烧伤面积约占体表面积的:
A. 10%
B. 15%
C. 20%
D. 25%
E. 30%

10. 治疗烧伤休克的主要措施是:
A. 止痛
B. 补液
C. 吸氧
D. 抗感染
E. 正确处理创面

11. 关于移植,下列哪项说法错误?
A. 植皮属于组织移植
B. 输全血属于细胞移植
C. 骨髓移植属于细胞移植
D. 肝移植属于器官移植
E. 皮肌瓣移植属于器官移植

12. 病人休克,血压低,脉搏 130 次/min,尿量 20 mL/h,选用哪种血管活性药物最适宜?
A. 多巴胺
B. 去甲肾上腺素
C. 异丙肾上腺素
D. 肾上腺素
E. 苯肾上腺素(新福林)

13. 有关体液的叙述,下列哪项是正确的?
A. 成年女性的体液量约占体重的 60%
B. 细胞内液量在男性约占体重的 40%,绝大部分存在于骨骼肌中
C. 血浆约占体重的 10%
D. 脑脊液、关节液、消化液等都属功能性细胞外液
E. 细胞外液和细胞内液的渗透压一般为 260~280 mmol/L

14. 下列哪项**不符合**全胃肠外营养所用的营养液的要求?
A. 每日供氮应达 0.2~0.24 g/kg 体重
B. 氮(g)和热量之比为 1∶100 kcal
C. 含有适量的电解质、维生素和微量元素
D. 适量补充胰岛素和脂肪乳剂
E. 所补充的必需氨基酸和非必需氨基酸的含量一般应为 1∶2

15. 手术前准备的最根本目的是:
A. 促进切口愈合
B. 防止切口感染
C. 提高病人对手术的耐受力
D. 预防术中各种并发症
E. 促进术后康复

16. 施行肠外营养时最严重的并发症是:
A. 气胸
B. 空气栓塞
C. 低钾血症
D. 高血糖致高渗性非酮性昏迷
E. 导管性脓毒症

17. 经高压蒸汽灭菌的物品一般可保留:
A. 5 天
B. 7 天
C. 10 天
D. 14 天
E. 21 天

18. 当病人出现血容量不足的症状(血压下降、脉搏增快)时,说明在短期内体液丢失量至少已达全身水量(TBW)的:
A. 2%
B. 3%
C. 6%
D. 10%
E. 15%

19. 下列哪项**不符合**低钾血症的临床表现？
  A. 肌无力，腱反射减退
  B. 腹胀，肠麻痹
  C. 心率快，心律异常
  D. 代谢性碱中毒
  E. 尿量少，呈碱性

20. 关于代谢性酸中毒的叙述，下列哪项是**错误**的？
  A. 是由体内[HCO_3^-]减少引起的
  B. 最突出的表现是呼吸变慢、变浅
  C. 呼气中可有酮味
  D. 血清 pH 降低
  E. 症状较轻者，一般不需应用碱剂治疗

21. 下列哪种疾病**不需**应用抗生素？
  A. 毛囊炎
  B. 丹毒
  C. 开放性骨折
  D. 结肠手术前
  E. 人工关节术后

22. 关于创口愈合的叙述，下列哪项**错误**？
  A. 能够按一定次序和时间完成的愈合称为急性创口愈合
  B. 不能够按一定次序和时间完成的愈合称为急性创口愈合
  C. 不能够按一定次序和时间完成的愈合称为慢性创口愈合
  D. 创口愈合可以分为 4 个相互交错的阶段：止血、炎症、增生和成熟
  E. 补体的经典途径和替代途径激活标志着炎症期的开始

23. 在恶性肿瘤的淋巴道转移方式中，下列哪种最多见？
  A. 区域淋巴结转移
  B. 穿过或绕过淋巴结的“跳跃式”转移
  C. 经皮肤真皮层淋巴管的转移
  D. 在毛细淋巴管内形成癌栓
  E. 经皮肤淋巴管转移

24. 下列哪项**不必**使用全肠外营养？
  A. 短肠综合征
  B. 溃疡性结肠炎长期腹泻
  C. 胆囊造瘘术后
  D. 坏死性胰腺炎
  E. 癌肿化疗致严重呕吐

25. 关于外科感染的叙述，下列哪项**不正确**？
  A. 约占外科疾病的 1/3～1/2
  B. 疖、丹毒、急性阑尾炎均属非特异性感染
  C. 病程在 2 个月之内均属急性感染
  D. 医院内感染的主要病菌是条件性病原菌
  E. 外科感染病程中，常发展为混合感染

26. 瘢痕性幽门梗阻病人术前纠正体液代谢和酸碱平衡失调时，选用的液体应为：
  A. 1.25%碳酸氢钠液＋林格液
  B. 1.25%碳酸氢钠液＋5%葡萄糖液
  C. 5%葡萄糖液＋1/6 moL/L 乳酸钠液
  D. 5%葡萄糖盐水＋氯化钾液
  E. 1/6 mol/L 乳酸钠液

27. 关于病人的术后处理，下列哪项**不正确**？
  A. 胃肠道手术病人肛门排气后，可开始进食
  B. 腹部的减张缝线一般在术后 2 周左右拆除
  C. 伤口的乳胶片引流一般在术后 4～7 日拔除
  D. 一般性手术后的病人，应鼓励早期活动
  E. 术后尿潴留导尿量超过 500 mL 者，应留置尿管 1～2 天

28. 短期内输库存血 5 000 mL，病人容易发生的酸碱平衡紊乱是：
  A. 代谢性酸中毒
  B. 代谢性碱中毒
  C. 呼吸性酸中毒
  D. 呼吸性碱中毒
  E. 代谢性酸中毒合并代谢性碱中毒

29. 幽门梗阻的病人最常发生的酸碱平衡紊乱是：
  A. 代谢性酸中毒
  B. 代谢性碱中毒
  C. 呼吸性酸中毒
  D. 呼吸性碱中毒
  E. 代谢性酸中毒合并代谢性碱中毒

30. 关于自体输血,下列哪种说法是**错误**的?
A. 自体输血不会发生溶血、发热和过敏反应
B. 当采用等容量血液稀释法自体输血时,最好是先采的血先输,后采的血后输
C. 脾破裂或异位妊娠破裂出血手术时,可采用术中自体血回输
D. 自体预存献血的输入时间一般不宜超过3周
E. 胸、腹腔开放性创伤,超过4小时以上者,被认为是术中自体血回输的禁忌

31. 大面积烧伤24小时内的病人,首选的主要治疗措施是:
A. 处理创面
B. 镇静止痛
C. 液体复苏
D. 控制感染
E. 补充营养,增强免疫

32. 乙型肝炎表面抗原阳性病人所用的手术器械,术后使用哪种处理正确?
A. 2%戊二醛水溶液浸泡1小时
B. 1∶100新洁尔灭溶液浸泡2小时
C. 0.2%过氧乙酸溶液浸泡2小时
D. 1∶1 000洗必泰溶液浸泡1小时,煮沸10分钟
E. 1∶1 000新洁尔灭溶液浸泡2小时,煮沸20分钟

33. 关于中心静脉压的叙述,下列哪项**不正确**?
A. 中心静脉压的正常值是0.49～0.98 kPa (5～10 cmH_2O)
B. 中心静脉压的变化一般比动脉压变化迟
C. 中心静脉压低于0.49 kPa(5 cmH_2O)时,表示血容量不足
D. 中心静脉压高于1.47 kPa (15 cmH_2O)时,提示有肺循环阻力增加,心功能不全
E. 中心静脉压受血容量和静脉血管张力等因素的影响

34. 下列哪项**不是**ARDS初期的临床表现?
A. 呼吸加快
B. 呼吸窘迫感,用一般的吸氧法不能得以缓解
C. 呼吸道分泌物增多,肺部有啰音
D. X线胸片一般无明显异常
E. PaO_2 降至8.0 kPa (60 mmHg)

35. 下列哪项因素有利于创伤修复和伤口愈合?
A. 细菌感染
B. 血液循环障碍
C. 异物存留
D. 局部制动
E. 服用皮质激素类药物

36. 下列哪项**不符合**世界卫生组织提出癌症三阶梯止痛治疗方案的原则?
A. 最初用非吗啡类药物,效果不好时,追用吗啡类药
B. 从小剂量开始
C. 痛时给药
D. 吗啡类药物效果不好时,考虑药物以外的治疗
E. 口服为主

37. 面颊部开放性损伤后12小时,局部处理宜:
A. 按感染伤口对待,只换药,不清创
B. 清创后不缝合
C. 清创后延期缝合
D. 清创后一期缝合
E. 换药观察后,延期缝合

38. 下列哪种方法**不属于**灭菌法?
A. 高压蒸气法
B. 甲醛蒸气熏蒸法
C. 煮沸1小时
D. 火烧法
E. 电离辐射法

39. 三年前曾行破伤风自动免疫者,受伤后应做下列哪项处理即可预防破伤风?
A. 需再次注射破伤风类毒素0.5 mL
B. 需再次注射破伤风类毒素5 mL
C. 需再次注射破伤风抗毒素1 500国际单位
D. 需注射人体破伤风免疫球蛋白3 000国际单位
E. 严密观察,暂不注射

40. 深Ⅱ°烧伤，若无感染等并发症，通常愈合时间为：
   A. 2～3 日
   B. 1 周
   C. 2 周
   D. 3～4 周
   E. 5 周以上

41. 下列关于急性肾衰竭的叙述，正确的是：
   A. 肾性急性肾衰竭时通常尿液浓缩，尿比重和渗透压高
   B. 尿量是判断有无急性肾衰竭的唯一指标
   C. 20%的急性肾衰竭与创伤和手术相关
   D. 高血钾是少尿期最主要的死亡原因
   E. 多尿期时氮质血症恢复正常

42. 一位术后贫血并合并有心功能不全的老年病人，输入以下何种血细胞制品最恰当？
   A. 浓缩红细胞
   B. 洗涤红细胞
   C. 冰冻红细胞
   D. 少白细胞红细胞
   E. 库存全血

43. 关于术前准备的处理，下列哪项**不正确**？
   A. 心力衰竭的病人需控制 3～4 周后才实行手术
   B. 经常发作哮喘的病人，可每日三次口服地塞米松 0.75 mg
   C. 肝功能严重损害者，一般不宜实行任何手术
   D. 肾功能重度损害者，只要在有效的透析疗法处理下，仍能安全地耐受手术
   E. 糖尿病病人大手术前，必须将血糖控制到正常，尿糖阴性的水平，才能手术

44. 引起低钙血症的外科疾病中，**不包括**下述哪一种？
   A. 急性重症胰腺炎
   B. 骨转移性癌
   C. 甲状旁腺功能低下
   D. 小肠瘘
   E. 肾衰竭

45. 女，54 岁，急性胰腺炎行胆囊造瘘、胰腺引流术后，仍禁食、输液减压及抗感染治疗，并吸入高浓度氧，动脉血气分析为 pH 7.46，PaO_2 55 mmHg，$PaCO_2$ 32 mmHg。X 线胸片示两肺有较广泛的点、片状阴影，心电图示窦性心动过速，此时提示病人可能存在：
   A. 急性心力衰竭
   B. 阻塞性肺部病变
   C. 术后肺不张
   D. 肺部感染
   E. ARDS

46. 关于 START 分拣系统的叙述，下列哪项正确？
   A. 桡动脉搏动存在，为轻伤员
   B. 呼吸>30 次/min，为延迟救治伤员
   C. 呼吸<30 次/min，为立即救治伤员
   D. 能走动的伤员均为轻伤员
   E. 桡动脉搏动消失，为死亡伤员

47. 关于抗生素在外科疾病中的应用，下列哪项叙述**不正确**？
   A. 抗菌药物应用可减少术后并发症，增加手术安全性
   B. 严重创伤、大面积烧伤应预防性应用抗菌药物
   C. 全身情况不良的病人，应尽量选用杀菌性的抗生素治疗感染
   D. 严重感染者，在体温正常，全身情况和局部感染灶好转后 3～4 天即可停药，不需使用更长时间
   E. 肾功能中度减退者，首次给药后，每次应给正常剂量的 1/2～1/5

48. 烧伤现场急救时，下列哪种做法**不正确**？
   A. 迅速脱离热源，用凉水浸泡或冲淋局部
   B. 剪去伤处衣、袜，用清洁被单覆盖
   C. 酌情使用安定、度冷丁(哌替啶)等药镇静止痛
   D. 呼吸道灼伤者，应在严重呼吸困难时方行切开气管，吸氧
   E. 有严重复合伤时，应先施行相应的急救处理

49. 如准备用抗菌药物来预防手术后感染，一般原

则是:

A. 术前应用3天,术后继用3天

B. 术前应用1天,术后继用1周

C. 术前给一次,术中根据药物的半衰期给药,术后24小时停用

D. 术前不用,术后应用2天

E. 术前不用,术后应用至伤口拆线

50. 急性肾衰竭多尿期每日补液量相当于:

A. 每日排出水分量的1/3~1/2

B. 每日排出水分量的2/3

C. 每日排出水分量的1/4

D. 每日排出水分量的1/5

E. 每日排出的水分量

第二套

A1型题(最佳选择题肯定型)

答 题 说 明

每一道题有A、B、C、D、E五个备选答案,引导句为肯定陈述。在答题时只许从5个备选答案中选择一个最合适的作为正确答案,并在答卷上将相应题号的相应字母划一黑粗线。

1. 破伤风病人的治疗原则是:

A. 预防和抢救休克

B. 早期行气管切开术

C. 清除毒素来源,中和毒素,控制和解除痉挛

D. 高压氧治疗

E. 应用破伤风类毒素

2. 伴有心脏疾病的病人,其择期手术时机最好选择在心力衰竭控制后的:

A. 1~2周内

B. 2~3周内

C. 3~4周内

D. 3~4周后

E. 1个月以后

3. 评价有效呼吸的最佳指标是什么?

A. 每分钟通气量

B. 潮气量

C. 呼吸频率

D. 动脉血氧和二氧化碳分压

E. 死腔的测定

4. 病人30岁,原无肺部疾患,因车祸发生休克后,通气良好,但测得 $PaCO_2$ 结果为71 kPa (52.5 mmHg)。请问病人最可能存在什么情况?

A. 心功能不全

B. 肺功能不全

C. 肾功能障碍

D. 碱中毒

E. 脑水肿

5. 如患者中心静脉压正常,血压低,而不能肯定是心功能不全或血容量不足时,应进行下列哪项处理?

A. 减慢输液

B. 暂停输液

C. 强心治疗

D. 补液试验

E. 继续观察

6. 休克时,应根据下列哪项来合理选择血管活性药物?

A. 血压的高低

B. 心跳的快慢

C. 休克的类型和阶段

D. 病人的神志情况

E. 尿量的多少

7. 各类休克的共同点为:

A. 血压下降

B. 有效循环血量的急剧减少

C. 皮肤苍白

D. 四肢湿冷

E. 烦躁不安

8. 等渗性缺水多发生于:

A. 进水量不足
B. 水分丧失过多
C. 补充等渗盐水过多
D. 胃肠道消化液长期慢性丧失
E. 胃肠道消化液急性丧失

9. 低钾血症病人补钾,下列哪项配液最正确?
A. 10%氯化钾 10 mL+10%葡萄糖溶液 500 mL
B. 15%氯化钾 15 mL+10%葡萄糖溶液500 mL
C. 10%氯化钾 20 mL+10%葡萄糖溶液500 mL
D. 15%氯化钾 20 mL+10%葡萄糖溶液 500 mL
E. 15%氯化钾 20 mL+10%葡萄糖溶液 250 mL

10. 幽门梗阻所致持续呕吐可造成:
A. 低氯高钾性碱中毒
B. 缺钾性酸中毒
C. 低氯低钾性酸中毒
D. 低氯高钠性碱中毒
E. 低氯低钾性碱中毒

11. 常用于手术器械、物品及布类的灭菌方法是:
A. 紫外线消毒
B. 乳酸消毒
C. 84 消毒液
D. 熏蒸消毒法
E. 高压蒸气灭菌

12. 男性,全身烧伤 59%BSA,其中Ⅰ°烧伤 10%BSA,无Ⅲ°烧伤,抗休克补液额外丧失量晶体与胶体的比例应是:
A. 2∶1
B. 3∶2
C. 1∶1
D. 3∶1
E. 4∶3

13. 浅Ⅱ°烧伤的局部损害深度达:
A. 表皮角化层,生发层健在
B. 真皮浅层,部分生发层健在
C. 真皮深层,有皮肤附件残留
D. 皮肤全层
E. 皮下组织层

14. 下列哪一损伤易引起急性肾衰竭?
A. 肝、脾破裂
B. 多发肋骨骨折
C. 肾挫裂伤
D. 挤压伤
E. 多发性骨折伴休克

15. 复合性创伤病人出现下列情况,应首先抢救:
A. 休克
B. 开放性气胸
C. 四肢开放性骨折
D. 昏迷
E. 肾挫裂伤

A2 型题(最佳选择题否定型)

答 题 说 明

每一道考题下面都有 A、B、C、D、E 五个备选答案,引导句为否定陈述,答题时,只许从中选择一个最合适的作为正确答案,并在答卷纸上将相应题号的相应字母划一粗黑线。

16. 下列哪项**不是**皮肤基底细胞癌的临床特点?
A. 恶性程度很低,极少转移
B. 肿块呈淡黑色,溃疡呈鼠咬状
C. 有渗出物,味臭,易出血
D. 很少浸入基底组织
E. 生长快

17. 关于创伤的叙述,下列哪项**错误**?
A. 一期愈合指创缘对合良好、创腔很小、伤口愈合快的情况
B. 清创术最好在受伤后 6~8 小时内施行
C. 大量皮质激素的应用会影响愈合
D. 重伤员的抢救程序中最重要的是固定伤部及治疗休克
E. 已经感染之伤口应延期缝合

18. 关于创伤救治初期筛查的 ABCDE 法则,下列哪项**错误**?

A. 在保护颈椎的同时,优先开放气道
B. 保证呼吸,了解有无影响通气的胸外伤存在
C. 建立有效循环,控制外出血
D. 体外除颤
E. 全面体格检查

19. 烧伤创面出现焦痂下积脓,下列处理方法哪项**不正确**?

A. 清除焦痂,充分引流
B. 加用抗生素,取暴露疗法
C. 控制感染下切除焦痂植皮
D. 中药外用,蚕食脱痂
E. 湿敷包扎治疗

20. 关于器官移植的叙述,下列哪项**错误**?

A. 心脏移植后长期存活的主要障碍是植入心脏的冠脉硬化
B. 肾移植是临床各类器官移植中疗效最稳定和最显著的
C. 胰腺移植的适应证是药物治疗无效的Ⅰ型糖尿病
D. 肺移植后近期主要死亡原因是肺部感染
E. 小肠移植后预防排斥反应较容易

21. 下列哪项术前准备项目价值**不大**?

A. 营养不良者要尽可能纠正,以达正氮平衡
B. 慢性肾病者尿常规正常,也要做肾功能检查
C. 吸烟者术前停止吸烟 2 周以上
D. 高血压者服用降压药直至血压正常范围
E. 糖尿病病人的降糖治疗使尿糖+～++即可

22. 某患者输血 100 mL 后,出现休克、高热、寒战、呼吸困难,经查对发现误输异型血。当前处理措施中,下列哪项**不宜**?

A. 立即停止输血
B. 静注 5%碳酸氢钠溶液
C. 静注 20%甘露醇溶液
D. 静脉途径给地塞米松
E. 立即行血透

23. 男,24 岁,因外科疾患入院,腹痛甚。查:体温 38.5℃,血压 12/8 kPa (90/60 mmHg),呼吸 30 次/min,血 HCO_3^- 14 mmol/L。产生上述改变的常见原因**不应**包括:

A. 急性弥漫性腹膜炎
B. 感染性休克
C. 长期不能进食
D. 持续大量呕吐胃内容物
E. 急性肾衰竭少尿期

24. 关于静脉补液,下列哪项是**错误**的?

A. 低渗性缺水应补等渗或高渗盐水
B. 等渗性缺水最好用平衡盐溶液
C. 高渗性缺水最好补等渗盐水
D. 等渗性缺水用等渗盐水补充可致高氯血症
E. 估计缺水量后,先补计算量之 1/2,加上当天生理需要量和继续丢失量

25. 手术前一般准备中哪项**不正确**?

A. 术前 1 周禁止吸烟
B. 术前 12 小时起禁食,胃肠道以外的手术可不禁食
C. 较大手术前配血
D. 手术区备皮
E. 手术前晚使用镇静剂

26. 对肾脏疾病患者,术前准备和对手术耐受性的估计,下列哪项是**错误**的?

A. 凡有肾脏病者,都应做肾功能检查
B. 轻至中度肾功能损害者,经适当内科治疗,都能较好地耐受手术
C. 重度损害者,即使在有效的透析疗法处理下,仍不能安全地耐受手术
D. 术前应避免使用对肾脏有损害的药物
E. 术前应尽可能避免使用肾血管收缩药物

27. 气性坏疽的处理原则**不包括**:

A. 彻底清创及引流
B. 高压氧治疗
C. 大量青霉素的应用
D. 少量多次输血
E. 患肢行截肢术

28. 关于外科感染特点，下列哪项**错误**？
 A. 常为单一细菌感染
 B. 多为混合感染
 C. 局部症状明显
 D. 受累组织愈合后形成瘢痕
 E. 关节感染愈合后影响功能

A3 型题（病历组最佳选择题）

答 题 说 明

下列试题，每组题都有一段共用题干病历描述，然后提出 2～3 个与病例有关的问题，每个问题有 A、B、C、D、E 五个备选答案，答题时，只许从 5 个备选答案中选一个最合适的作为正确答案，然后在答卷纸上将相应题号的相应字母划一粗黑线。

【问题：29】
一 10 岁学生在上学途中被气枪击中左前胸，当即倒地，立即送来急诊室。检查患儿血压测不到，神志不清，躁动，脸色苍白，口唇微绀，颈静脉充盈，气管居中，左锁骨中线第 4 肋间有一直径 0.5 cm 创口，少许渗血，心音微弱，双肺清晰，其他未及详查。

29. 最合适的处理是：
 A. 快速输血
 B. 止痛
 C. 缝合胸壁伤口
 D. 紧急开胸探查
 E. 吸氧

【问题：30～32】
男，45 岁，因上呕、下泻住某医院，每天静脉途径给庆大霉素 24 万 U 共 9 天，近 5 天来无尿，眼结膜水肿，腹水，下肢水肿。实验室检查：BUN 42 mmol/L，血清肌酐 1.04 mmol/L，血清钾 6.8 mmol/L。

30. 应诊断为：
 A. 庆大霉素过敏反应
 B. 庆大霉素肾中毒，导致急性肾衰
 C. 双输尿管结石梗阻
 D. 前列腺肥大
 E. 原发病导致失水

31. 最好的治疗方法是：
 A. 5%碳酸氢钠溶液静注
 B. 10%葡萄糖酸钙溶液静注
 C. 离子交换树脂及山梨醇保留灌肠
 D. 大剂量速尿静注
 E. 透析疗法

32. 下列哪项检查对本例诊断最有帮助？
 A. KUB 平片
 B. 病史及肾穿刺活检
 C. B 超
 D. 肾血管造影
 E. 逆行肾盂造影

【问题：33～35】
男，8 岁，额部多发性疖肿，不慎碰伤额部，致使局部红肿扩大，弛张性高热，4 天后臀部皮下又发现一肿块，疼痛、压痛明显，且有波动感。

33. 进一步确诊的方法是：
 A. 胸部 X 线摄片
 B. 臀部肿块 B 超检查
 C. 臀部 X 线摄片
 D. 化验白细胞
 E. 臀部肿块穿刺抽脓

34. 诊断应考虑：
 A. 菌血症
 B. 酸血症
 C. 毒血症
 D. 脓血症
 E. 冷脓肿

35. 治疗方案为：
 A. 醇浴退热
 B. 额部疖肿换药
 C. 臀部脓肿切开引流及抗生素治疗
 D. 加强营养，增加抵抗力
 E. 综合应用多种抗生素

A4 型题(病历串最佳选择题)

答 题 说 明

下列试题,每串题都有一段共用题干病历描述,然后提出 4 个以上与病历相关的问题,随着问题的深入有的问题要增加附加信息,该信息只与回答该问题有关,有的题偶尔也插入只与该题相关的假设信息,每个问题有 A、B、C、D、E 五个备选答案,答题时,每道题只许从 5 个备选答案中选择一个最合适的作为正确答案,然后在答卷纸相应题号的相应字母划一粗黑线。

【问题:36~39】

男,29 岁,酒后室内煤炉取暖入睡后火焰烧伤 3 小时,烧伤总面积 80% BSA,其中深Ⅱ°30% BSA,Ⅲ°50%BSA,伤后无尿,心率 148 次/min,呼吸 32 次/min,伤后头 8 小时输液4 500 mL (其中胶体 1 800 mL)后仍无尿。

36. 针对无尿,首先应:
   A. 加快补液速度
   B. 用利尿剂
   C. 查血电解质、尿素氮及肌酐
   D. 进一步询问病史,了解伤前情况
   E. 检查膀胱区及导尿管

37. 还应选择下列哪项措施以利诊断及治疗?
   A. 肝肾功能的有关检查
   B. 血气分析
   C. 补充询问患者伤前及伤时病史
   D. 氧合血红蛋白测定
   E. 催吐或洗胃

伤后第 9 天,体温 39.8°C,心率 148 次/min,呼吸 36 次/min,创面潮湿,焦痂下积脓,感染向邻近健康组织侵袭,血培养阴性。

38. 最可能的原因是:
   A. 由于大剂量抗生素使用出现假阴性
   B. 烧伤创面脓毒症
   C. 培养条件不宜细菌生长
   D. 低血容量性休克合并感染
   E. 脓毒血症

39. 最佳处理是:
   A. 重点加强全身抗感染治疗,同时处理创面
   B. 强有力抗生素使用和支持治疗
   C. 积极处理烧伤创面
   D. 重点创面处理,加用或改用抗生素
   E. 保护脏器功能

【问题:40~42】

一实习医生参加一阑尾切除手术,在上级医师指导下,担任主刀,上级医师任第一助手;进腹后发现阑尾炎症较严重,与大网膜粘连,并已穿孔,化脓性腹膜炎,手术困难,上级医师要转换到主刀位置。

40. 此时该生应如何转换位置?
   A. 自手术台前走向对面位置
   B. 自手术器械台后走向对面位置
   C. 先退后一步,面对器械台自器械台后走向对侧位置
   D. 先退后一步,转过身,背对器械台走向对侧位置
   E. 先退后一步,面对器械台走向对侧与器械护士相遇时,转过身,背对背转至第一助手位置

该生在转换位置时不小心左手套碰了一下洗手护士背部的无菌衣。

41. 此时该生该怎么办?
   A. 因手套碰在无菌衣上,故没关系,可继续进行手术
   B. 别人没看见,无所谓
   C. 碰污的手套另再加戴一只无菌手套
   D. 另换戴一只无菌手套
   E. 碰污的手套用 70%酒精擦抹消毒即可

该生做完这台手术后,马上又要参加下一台疝修补手术。

42. 此时该生应如何准备?
   A. 该生认为他现在已穿有无菌手术衣和手套,不需更换即可参加手术
   B. 只需更换另一手套后就可参加手术
   C. 更换手套和无菌衣后再参加手术
   D. 脱掉手术衣和手套后,双手浸泡 70%酒精液 5 分钟,再重新穿无菌衣、戴手套后参加手术
   E. 脱掉手术衣和手套,并重新刷洗手后,双手和前臂浸泡 70%酒精液 5 分钟,然后再穿无菌手术衣、戴手套后才能参加手术

B1 型题(最佳配伍题)

答 题 说 明

下列试题先给出 A、B、C、D、E 五个备选答案,然后提出 2～3 个问题,共用这 5 个备选答案。答题时,要为每个题选择一个最合适的作为正确答案,然后在答卷纸相应题号的相应字母划一粗黑线。每个备选答案,可以选择一次、一次以上或一次也不选。

【问题:43～45】

A. 暴露疗法
B. 干纱布包扎
C. 涂 1%SD－Ag 冷霜包扎
D. 涂 1%SD－Ag 混悬液暴露
E. 中药外涂包扎脱痂

对下述病人最佳处理是:

43. 男,30 岁,酒精烧伤面部 3%深Ⅱ°2 天,局部肿胀明显。
44. 女,32 岁,滑跌后开水致会阴部烫伤。
45. 女,55 岁,右小腿开水烫伤 2 周深Ⅱ°3%,创面感染。

【问题:46～48】

A. 氧分压 8 kPa (60 mmHg),氧饱和度 90%,二氧化碳分压 6.38 kPa (48 mmHg)
B. 氧分压>9.3 kPa (70 mmHg),氧饱和度>90%,二氧化碳分压<5.7 kPa (43 mmHg)
C. 氧分压 6.6 kPa (50 mmHg),氧饱和度<84%,二氧化碳分压>7.18 kPa (54 mmHg)
D. 氧分压 8 kPa (60 mmHg),氧饱和度 85%,二氧化碳分压 6.6 kPa (50 mmHg)
E. 氧分压 6.6 kPa (50 mmHg),氧饱和度 90%,二氧化碳分压>7.18 kPa (54 mmHg)

46. 肺功能正常。
47. 肺功能轻度不全。
48. 肺功能重度不全。

【问题:49～50】

A. 脓液稠厚,色黄,不臭
B. 脓液稀薄,淡红色,量多
C. 脓液稠,有粪臭
D. 脓液淡绿色,有甜腥臭
E. 脓液具有恶臭

49. 变形杆菌感染。
50. 链球菌感染。

第三套

A1 型题(最佳选择题——肯定型)

答 题 说 明

每一道题有 A、B、C、D、E 五个备选答案,问题表述形式为肯定陈述。在答题时只需从 5 个备选答案中选择一个最合适的作为正确答案,并在答卷上将相应题号的相应字母划一黑粗线。

1. 下列哪种情况与麻痹性肠梗阻、肌肉无力的关系最密切?
A. 低钠血症
B. 高钠血症
C. 低钙血症
D. 低钾血症
E. 高氯血症

2. 烧伤病人发生多脏器功能不全综合征的最主要原因是:
A. 呼吸道烧伤
B. 烧伤休克
C. 创面感染
D. 抗生素损害
E. 肺部感染

3. 适于手术削痂治疗的烧伤创面是:
A. 局部红斑,轻度肿胀,有疼痛和灼感
B. 水泡,剧痛,皮温高,创底肿胀发红
C. 小水泡,感觉迟钝,皮温稍低,创底红白相间

D. 无水泡,蜡白或焦黄,感觉消失,皮温低
E. 焦痂,可见树枝状栓塞血管,无感觉

4. 对污染较重的伤口清创后暂不予缝合,观察 2～3 天后如无明显感染,再行缝合,这种缝合称:
A. 一期缝合
B. 二期缝合
C. 延期缝合
D. 减张缝合
E. 以上都不是

5. 战伤救护中,遇肠管脱出体外,转运前下列处理哪项最恰当?
A. 立即送回腹腔,包扎伤口
B. 用缝线将肠管与腹壁缝合固定再行包扎
C. 直接用急救包覆盖包扎固定
D. 敷料覆盖再以钟形器皿(如碗)盖住伤口再包扎
E. 以生理盐水冲洗后常规包扎保护

6. 慢性感染是指病程超过:
A. 1 周
B. 2 周
C. 3 周
D. 1 个月
E. 2 个月

7. 深部脓肿的特点是:
A. 局部红、肿、热、痛明显
B. 局部波动感明显
C. 全身中毒症状不明显
D. 局部仅有水肿现象,但无压痛
E. 局部水肿,压痛明显,穿刺可抽到脓液

8. 下列哪项是血液透析的禁忌证?
A. BUN＞30 mmol/L
B. 血清钾＞6.5 mmol/L
C. 血清肌酐＞908 μmol/L
D. 严重酸中毒
E. 休克

9. 患者误输异型血后无尿 6 天,无休克,最有效的治疗应是:
A. 输注地塞米松
B. 输注碳酸氢钠
C. 输注甘露醇
D. 输注速尿
E. 血液透析

10. 二氧化碳蓄积后,如迅速排出可能出现:
A. 血压下降、呼吸变快
B. 血压上升、呼吸变快
C. 血压下降、呼吸暂停
D. 血压、呼吸均无变化
E. 血压上升、呼吸变慢

11. 特异性感染是指:
A. 金黄色葡萄球菌感染
B. 变形杆菌感染
C. 绿脓杆菌感染
D. 链球菌感染
E. 破伤风杆菌感染

12. 诊断急性呼吸窘迫综合征最重要的措施是:
A. X 线胸片有广泛性点、片状阴影
B. 心电图
C. 肺部听诊有啰音
D. 血气分析为低氧血症
E. 一般吸氧疗法无效

13. ARDS 的最突出表现为:
A. 呼吸增快,吸氧后减慢
B. 紫绀,吸氧后减轻
C. 动脉血氧分压降低,吸氧后改善
D. 动脉血氧分压降低,大量吸氧也不能改善
E. 严重胸痛,止痛剂无效

14. 低阻力型休克最常见于下列哪种休克?
A. 失血性休克
B. 损伤性休克
C. 感染性休克
D. 心源性休克
E. 过敏性休克

15. 纠正休克所并发的酸中毒的关键在于:
A. 及时应用大量碱性药物

B. 过度通气
C. 改善组织灌注
D. 利尿排酸
E. 提高血压

16. 表皮样囊肿系由：
A. 肿瘤细胞增殖分裂形成
B. 皮脂腺囊肿扩张形成
C. 胚胎发育时外胚叶遗留形成
D. 胚胎发育时内胚叶遗留形成
E. 创伤后皮肤碎片植入形成

A2 型题（最佳选择题——否定型）

答 题 说 明

每一道考题下面都有 A、B、C、D、E 五个备选答案，问题表述形式为否定陈述，在答题时，只许从中选择一个最合适的作为正确答案，并在答卷上将相应题号的相应字母划一粗黑线。

17. 下列哪种肿瘤**不属于**交界性肿瘤？
A. 膀胱乳头状瘤
B. 肾上腺嗜铬细胞瘤
C. 唾腺混合瘤
D. 胸腺瘤
E. 卵巢囊腺瘤

18. 对呼吸功能障碍者的术前准备，下列哪项是**不妥当的**？
A. 停止吸烟 2 周，鼓励病人多练习深呼吸和咳嗽
B. 应用支气管扩张剂及雾化吸入等
C. 对经常发作哮喘者给予地塞米松以减轻支气管黏膜水肿
D. 对合并感染者，在应用抗生素的同时施行手术
E. 麻醉前给药量要少，以免呼吸抑制和咯痰困难

19. 下列哪项对吸入性损伤诊断帮助**不大**？
A. 处于密闭空间烧伤
B. 受伤时有呼喊史
C. 呼吸急促
D. 面颈部有深度烧伤，眉毛和鼻毛烧焦
E. 伤后有声嘶、咽部充血

20. 关于烧伤创面用药，下列哪项**错误**？
A. 刺激性强的药物不能使用
B. 抗生素在体外使用易使细菌耐药
C. 用药不应妨碍创面观察
D. 大创面用药应考虑药物吸收后的毒性
E. 龙胆紫、红汞因不利观察且杀菌作用弱，不宜使用

21. 关于人工肾的功能，下列哪项是**错误**的？
A. 清除血液中蛋白质有害代谢产物
B. 清除体内过多的水分
C. 清除体内过多的钾及酸根
D. 补充钙和碱基
E. 能代替肾脏全部功能

22. 病人诊断霉菌感染，同时伴有肾功能不全，在选用抗真菌药物时，**除了**以下哪种对肾毒性较大的药物外，均可考虑。
A. 制霉菌素
B. 酮康唑
C. 克霉唑
D. 两性霉素
E. 氟胞嘧啶（5-氟胞嘧啶）

23. 关于代谢性酸中毒的常见原因，下列哪项**错误**？
A. 急性腹膜炎
B. 休克
C. 长期禁食
D. 长期反复呕吐
E. 急性肾衰竭

24. 在损伤性休克早期**不宜**进行下列哪项处理？
A. 大量抗生素
B. 碱性药物
C. 强心剂
D. 激素

E. 扩血管剂

25. 女,20岁,疑为甲状旁腺功能异常,检查血清Ca^{2+} 1.6mmol/L。下列哪项患者**不会**出现?

A. 手足抽搐

B. Chvostek's sign(+)

C. Trousseau's sign(+)

D. Shoemaker's sign(+)

E. 腱反射亢进

A3型题(病历组最佳选择题)

答 题 说 明

下列试题,每组题都有一段共用题干病历描述,然后提出2~3个与病例有关的问题,每个问题有A、B、C、D、E五个备选答案,答题时,只许从5个备选答案中选一个最合适的作为正确答案,然后在答卷纸上将相应题号的相应字母划一粗黑线。

【问题:26~28】

男,18岁,车祸致伤,即来院急诊,神志蒙眬,咯血,口鼻均有泥砂夹血外溢,呼吸困难,烦躁不安,左胸侧严重擦伤、肿胀,心率98次/min,血压16/12 kPa(120/90 mmHg),四肢尚可自动活动,左大腿中下段中度肿胀、瘀斑和严重擦伤。

26. 此时最紧迫的抢救措施是:

A. 请胸外科医师会诊处理

B. 清除上呼吸道异物,保持呼吸道通畅

C. 输血

D. 上氧

E. 左下肢夹板固定

27. 下列哪项诊断可**不予**考虑?

A. 颅脑创伤

B. 鼻骨骨折

C. 肋骨骨折

D. 左股骨骨折

E. 血气胸

28. 最合适的处理是:

A. 输血、输氧、留观

B. 颅脑与胸部、左股骨X线摄片

C. 多科会诊处理

D. 左下肢包扎固定

E. 紧急必要检查处理后住院治疗

A4型题(病历串最佳选择题)

答 题 说 明

下列试题,每串题都有一段共用题干病历描述,然后提出4个以上与病历相关的问题,随着问题的深入有的问题要增加附加信息,该信息只与回答该问题有关,有的题偶尔也插入只与该题相关的假设信息,每个问题有A、B、C、D、E五个备选答案,答题时,每道题只许从5个备选答案中选择一个最合适的作为正确答案,然后在答卷纸相应题号的相应字母划一粗黑线。

【问题:29~32】

男,30岁,四肢、躯干烧伤,面积70%,其中Ⅲ°占20%,深Ⅱ°占50%。由于初期抗休克治疗及创面治疗不当,6天后高热、谵妄,周身皮疹,创面有较多黄稠脓性分泌物。

29. 此时应考虑:

A. 金葡菌感染脓毒症

B. 链球菌感染脓毒症

C. 大肠杆菌感染脓毒症

D. 绿脓杆菌感染脓毒症

E. 真菌性脓毒症

该病人经积极治疗,支持疗法,联合应用大量广谱抗生素,病情好转,但仍有低热。抗生素一直持续应用,15天后病人又突发寒战,高热达40℃,神志淡漠,嗜睡,休克,白细胞计数25×10^9/L。

30. 此时应考虑并发:

A. 中毒性休克

B. gram阳性细菌脓毒症

C. gram阴性细菌脓毒症

D. 绿脓杆菌脓毒症

E. 真菌性脓毒症

31. 对该病人高热原因的进一步确诊,应采用的可靠方法是:

A. 胸部X线摄片

B. 抽血做厌氧性培养

C. 尿和血液做真菌检查和培养

D. 抽血做普通细菌培养

E. 骨髓细菌培养

该病人经血、尿检查及培养,上述诊断成立。

32. 此时应如何处理?

A. 加大已应用的广谱抗生素量

B. 输血抗休克治疗

C. 药物降温

D. 停止使用原广谱抗生素,改用抗真菌药物

E. 人工冬眠治疗

【问题:33~39】

女,30岁,反复呕吐20天就诊,看病时全身乏力,腹部隐痛。

33. 询问病史时下列哪项为各型缺水所共有?

A. 口渴

B. 尿量减少

C. 呕吐

D. 手足麻木

E. 烦躁

体查:脉搏110次/min,血压12/8 kPa(90/60 mmHg),浅静脉萎陷,心肺无异常。实验室检查:Hb180 g/L,RBC 6×10^{12}/L,BUN 7 mmol/L。

34. 对缺水类型鉴别价值最小的检查项目为:

A. BUN测定

B. 尿比重测定

C. 血清Na^+测定

D. 血气分析

E. 尿Na^+测定

35. 在补液时,当尿量尚未监测时,不应补充:

A. 10%葡萄糖酸钙

B. 5%碳酸氢钠

C. 10%氯化钾

D. 血浆白蛋白

E. 右旋糖酐

36. 在补充血容量和钠盐后,补碱性液体应依据:

A. 呼吸快慢

B. 血清钠水平

C. 血气分析结果

D. BUN水平

E. 尿量多少

37. 若病人体重50 kg,血清Na^+ 128 mmol/L,第1天应补给:

A. 10%葡萄糖溶液3 000 mL+5%1 500 mL

B. 10%葡萄糖溶液1 500 mL+5%3 000 mL

C. 10%葡萄糖溶液1 000 mL+5%3 500 mL

D. 10%葡萄糖溶液2 000 mL+5%2 500 mL

E. 10%葡萄糖溶液3 500 mL+5%1 000 mL

38. 若病人血清K^+ 2 mmol/L,第1天应补钾盐:

A. 氯化钾3.0 g

B. 氯化钾4.5 g

C. 氯化钾5.0 g

D. 氯化钾7.0 g

E. 氯化钾10.0 g

39. 病人血HCO_3^- 14 mmol/L,第1天应补充碳酸氢钠:

A. 250 mmol

B. 400 mmol

C. 340 mmol

D. 150 mmol

E. 520 mmol

B1型题(最佳配伍题)

答 题 说 明

下列试题先给出A、B、C、D、E五个备选答案,然后提出2~3个问题,共用这5个备选答案。答题时,要为每个题选择一个最合适的作为正确答案,然后在答卷纸相应题号的相应字母划一粗黑线。每个备选答案,可以选择一次、一次以上或一次也不选。

【问题:40~41】

A. 加快输血

B. 应用血管扩张剂

C. 应用血管收缩剂

D. 加快输液

E. 强心剂

40. 休克病人,脸色苍白,皮肤湿冷及瘀斑,紫绀,经输液补血无改善,血压仍低,中心静脉压 1.765 kPa(180 mmH_2O),此时采用哪项治疗最佳?

41. 如仍未见效,必要时可加用上述哪项治疗?

【问题:42~43】

A. 克雷伯菌
B. 厌氧类杆菌
C. 绿脓杆菌
D. 溶血性链球菌
E. 金黄色葡萄球菌

42. 男,46 岁,右小腿皮肤红肿伴有疼痛、发热 38.5℃ 3 天。检查:右小腿前内侧皮肤鲜红,边界尚清,腹股沟淋巴结肿大伴压痛,有足趾间明显浸渍。

43. 女,30 岁,分娩后 1 周,右乳肿痛,发热 39℃,检查:右乳上限红肿伴有硬结压痛,波动不明显,穿刺得脓液,切开排出大量黄色伴乳汁样液体。

【问题:44~46】

A. HCO_3^-↓,pH 正常,PCO_2↓
B. HCO_3^-↑,pH↑,PCO_2正常
C. HCO_3^-正常,pH↓,PCO_2↑
D. HCO_3^-正常,pH↓,PCO_2↓
E. HCO_3^-↓,pH↑,PCO_2↓

44. 代偿性代谢性酸中毒

45. 失代偿性呼吸性碱中毒

46. 失代偿性代谢性碱中毒

【问题:47~50】

A. 4~5 天
B. 6~7 天
C. 7~9 天
D. 10~12 天
E. 14 天

47. 减张缝合伤口拆线日期

48. 头面部及颈部伤口拆线日期

49. 上腹部、背部、臀部伤口拆线日期

50. 下腹部、会阴部伤口拆线日期

第四套

A1 型题(最佳选择题——肯定型)

答 题 说 明

每一道题有 A、B、C、D、E 五个备选答案,问题表述形式为肯定陈述。在答题时只需从 5 个备选答案中选择一个最合适的作为正确答案,并在答卷上将相应题号的相应字母划一黑粗线。

1. 手术区皮肤消毒范围应包括切口周围多少厘米?
A. 5 cm
B. 10 cm
C. 15 cm
D. 20 cm
E. 25 cm

2. 烧伤病人发生多脏器功能不全综合征的最主要原因是:
A. 呼吸道烧伤
B. 烧伤休克
C. 创面感染
D. 抗生素损害
E. 肺部感染

3. 适于手术削痂治疗的烧伤创面是:
A. 局部红斑,轻度肿胀,有疼痛和灼感
B. 水泡,剧痛,皮温高,创底肿胀发红
C. 小水泡,感觉迟钝,皮温稍低,创底红白相间
D. 无水泡,蜡白或焦黄,感觉消失,皮温低
E. 焦痂,可见树枝状栓塞血管,无感觉

4. 对污染较重的伤口清创后暂不予缝合,观察 2~3 天后如无明显感染,再行缝合,这种缝合称:
A. 一期缝合
B. 二期缝合
C. 延期缝合
D. 减张缝合
E. 以上都不是

5. 战伤救护中,遇肠管脱出体外,转运前下列处理哪项最恰当?

A. 立即送回腹腔,包扎伤口

B. 用缝线将肠管与腹壁缝合固定再行包扎

C. 直接用急救包覆盖包扎固定

D. 敷料覆盖再以钟形器皿(如碗)盖住伤口再包扎

E. 以生理盐水冲洗后常规包扎保护

6. 慢性感染是指病程超过:

A. 1 周

B. 2 周

C. 3 周

D. 1 个月

E. 2 个月

7. 深部脓肿的特点是:

A. 局部红、肿、热、痛明显

B. 局部波动感明显

C. 全身中毒症状不明显

D. 局部仅有水肿现象,但无压痛

E. 局部水肿,压痛明显,穿刺可抽到脓液

8. 下列哪项是血液透析的禁忌证?

A. BUN＞30 mmol/L

B. 血清钾＞6.5 mmol/L

C. 血清肌酐＞908 μmol/L

D. 严重酸中毒

E. 休克

9. 患者误输异型血后无尿 6 天,无休克,最有效的治疗应是:

A. 输注地塞米松

B. 输注碳酸氢钠

C. 输注甘露醇

D. 输注速尿

E. 血液透析

10. 二氧化碳蓄积后,如迅速排出可能出现:

A. 血压下降、呼吸变快

B. 血压上升、呼吸变快

C. 血压下降、呼吸暂停

D. 血压、呼吸均无变化

E. 血压上升、呼吸变慢

11. 特异性感染是指:

A. 金黄色葡萄球菌感染

B. 变形杆菌感染

C. 绿脓杆菌感染

D. 链球菌感染

E. 破伤风杆菌感染

12. 诊断急性呼吸窘迫综合征最重要的措施是:

A. X 线胸片有广泛性点、片状阴影

B. 心电图

C. 肺部听诊有啰音

D. 血气分析为低氧血症

E. 一般吸氧疗法无效

13. ARDS 的最突出表现为:

A. 呼吸增快,吸氧后减慢

B. 紫绀,吸氧后减轻

C. 动脉血氧分压降低,吸氧后改善

D. 动脉血氧分压降低,大量吸氧也不能改善

E. 严重胸痛,止痛剂无效

14. 低阻力型休克最常见于下列哪种休克?

A. 失血性休克

B. 损伤性休克

C. 感染性休克

D. 心源性休克

E. 过敏性休克

15. 纠正休克所并发的酸中毒的关键在于:

A. 及时应用大量碱性药物

B. 过度通气

C. 改善组织灌注

D. 利尿排酸

E. 提高血压

16. 男,40 岁,背部肿块 3 cm × 2 cm,质软,分叶状,边界不太清楚,与皮肤有些粘连,活动度小,无压痛,皮肤无红肿。最可能是:

A. 皮脂腺囊肿

B. 皮肤癌

C. 脂肪瘤

D. 纤维瘤
E. 神经纤维瘤

17. 男,54岁,因反复呕吐20天入院,病人呕吐发生在下午或晚上,吐出物为酸臭味含食物残渣的胃液,感全身乏力,起立晕倒,尿少,血清Na^+ 125 mml/L,ECG示T波低平,ST段降低,QT间期延长。应补充下列哪组液体进行纠正?
A. 10%葡萄糖溶液+10%氯化钾溶液
B. 5%葡萄糖盐水+10%氯化钾溶液+10%葡萄糖溶液
C. 10%葡萄糖溶液+5%碳酸氢钠溶液+10%氯化钾溶液
D. 10%葡萄糖溶液+平衡盐溶液+10%氯化钾溶液
E. 5%氯化钠溶液+10%葡萄糖溶液+10%氯化钾溶液

18. 常用于手术室内空气灭菌的方法是:
A. 打开门窗,使空气流通即可
B. 气性坏疽手术后手术间用乳酸消毒
C. 紫外线照射
D. 绿脓杆菌感染手术间仅用乳酸消毒即可
E. 电离辐射

19. 手术后尿路感染的基本原因是:
A. 尿潴留
B. 膀胱炎
C. 肾盂肾炎
D. 肾盂炎
E. 前列腺炎

20. 冻结性冷伤的急救主要是快速复温,温水复温要求保持水温恒定在:
A. 15~30℃
B. 32~36℃
C. 38~42℃
D. 40~45℃
E. 44~50℃

A2型题(最佳选择题否定型)

答 题 说 明

每一道考题下面都有A、B、C、D、E五个备选答案,引导句为否定陈述,答题时,只许从中选择一个最合适的作为正确答案,并在答卷纸上将相应题号的相应字母划一粗黑线。

21. 在吸入性烧伤的分类中,**不含**下列哪项?
A. 一氧化碳中毒
B. 上呼吸道梗阻
C. 肺烧伤
D. 上呼吸道梗阻伴肺烧伤
E. 二氧化碳中毒

22. 张力性气胸与心包压塞体征的**不同点**是:
A. 呼吸窘迫
B. 心动过速
C. 低血压
D. 颈静脉怒张(CVP↑)
E. 气管向健侧移位

23. 下列哪项**不属于**潜在致死性胸外伤?
A. 肺挫伤
B. 心脏挫伤
C. 气管支气管树撕裂
D. 食管损伤
E. 单纯性气胸

24. 下列哪项**不属于**切口感染的预防措施?
A. 术前、术后注意提高病人抵抗力,纠正贫血、低蛋白血症等
B. 术中严格无菌技术
C. 避免切口内血肿
D. 避免异物存留
E. 及时局部理疗

25. 循环骤停是指心脏不能搏出有效的血液供给主要脏器的需要,下列叙述哪项与其**不符**?
A. 心脏完全停搏
B. 电-机械分离,心电图有心室复合波
C. 心室颤动

D. 一侧心室颤动而另一侧心室完全停搏
E. 心跳微弱

26. 下列哪项**不是**高渗性缺水的诊断依据?
A. 口渴
B. 皮肤弹性差,眼窝凹陷
C. 尿量减少,尿比重大于1.03
D. 血清 Na^+ >150 mmol/L
E. ECG示T波高尖,QT间期延长,QRS波群增宽,PR间期延长

27. 下列哪项与烧伤休克期**无关**?
A. 口渴烦躁
B. 手足湿冷
C. 尿少,并可有血红蛋白尿
D. 心率增快
E. 高热、谵妄

28. 在烧伤治疗过程中,自始至终的问题**不包括**下列哪项?
A. 休克的防治
B. 感染的控制
C. 创面的正确处理
D. 营养的补充
E. 预防水肿

29. 关于外科感染,下列叙述哪项**不正确**?
A. 疖是指一个毛囊及其皮脂腺的化脓性感染
B. 痈是指多个不同部位散在的毛囊及其皮脂腺的化脓感染
C. 急性蜂窝织炎是皮下筋膜下蜂窝组织的化脓性感染
D. 甲沟炎是指甲沟及其周围组织的急性感染
E. 脓性指头炎是指手指末节掌面皮下组织的化脓性感染

30. 下列哪项**不是**预防性应用抗生素的适应证?
A. 开放性骨折
B. 大面积烧伤
C. 甲状腺瘤手术后
D. 结肠手术前肠道准备
E. 人造物置入手术

31. 关于开放性软组织损伤清创后一期缝合的适应证,下列哪项**不正确**?
A. 伤后6~8小时创口污染严重
B. 伤后12小时创口污染很轻
C. 颜面部创口已24小时
D. 头皮创口已36小时
E. 创面内暴露三大血管、神经和关节已24小时

A3型题(病历组最佳选择题)

答 题 说 明

下列试题,每组题都有一段共用题干病历描述,然后提出2~3个与病例有关的问题,每个问题有A、B、C、D、E五个备选答案,答题时,只许从5个备选答案中选一个最合适的作为正确答案,然后在答卷纸上将相应题号的相应字母划一粗黑线。

【问题:32~34】
男,15岁,因转移性右下腹痛12小时入院,诊断为"急性阑尾炎",当晚行阑尾切除术,病理诊断为坏疽性阑尾炎。自术后次日晨起,患者表现为腹痛未见缓解,烦躁不安,未解小便。体查:面色较苍白,皮肤湿冷,心率110次/min,较弱,血压10.67/8 kPa (80/60 mmHg),腹稍胀,全腹压痛,轻度肌紧张,肠鸣音低弱。

32. 该患者目前情况,应考虑为何种可能?
A. 术后肠麻痹
B. 术后疼痛所致
C. 术后尿潴留
D. 术后腹腔内出血
E. 机械性肠梗阻

33. 为明确诊断,最好选择采取何种诊断措施?
A. 继续观察病情变化
B. 腹部X线透视
C. 腹部B超
D. 诊断性腹腔穿刺
E. 留置导尿管

34. 诊断明确后,应采取何种治疗方法?
A. 镇静、止痛治疗

B. 留置导尿管
C. 输液输血治疗
D. 持续胃肠减压
E. 剖腹探查手术

【问题:35~37】
男,29 岁,施工中高处坠落,左足扭伤皮肤破裂 3 cm,深达脂肪层,3 小时来诊。

35. 如创口清洁可行下列哪些治疗?
A. 生理盐水浸泡
B. 清创包扎
C. 抗生素冲洗
D. 酒精冲洗
E. 冲洗后直接缝合

36. 该病人创口有不洁异物可行哪项治疗?
A. 引流
B. 延期缝合
C. 直接缝合
D. 清创缝合
E. 中药处理

37. 如果该病人第二天才来就诊,创口已有脓性分泌物,应如何处理?
A. 静滴抗生素
B. 清创术
C. 理疗
D. 包扎
E. 引流,延期缝合

B1 型题(最佳配伍题)

答 题 说 明

下列试题先给出 A、B、C、D、E 五个备选答案,然后提出 2~3 个问题,共用这 5 个备选答案。答题时,要为每个题选择一个最合适的作为正确答案,然后在答卷纸相应题号的相应字母划一粗黑线。每个备选答案,可以选择一次、一次以上或一次也不选。

【问题:38~39】
A. 肌注破伤风抗毒素 750 U
B. 肌注破伤风抗毒素 1 000 U
C. 肌注破伤风抗毒素 1 500 U
D. 肌注破伤风抗毒素 3 000 U
E. 肌注破伤风类毒素 1 mL

38. 10 岁小孩自单车上摔下致使下肢皮肤裂伤,此时预防破伤风应:
39. 患者于田间劳动,足部被木棍刺伤,伤口污染严重,2 天后才来求医,足部红肿明显,伤口有脓性分泌物,此时预防破伤风应:

【问题:40~42】
A. 切口分类及愈合记录为"Ⅰ/甲"
B. 切口分类及愈合记录为"Ⅲ/丙"
C. 切口分类及愈合记录为"Ⅱ/甲"
D. 切口分类及愈合记录为"Ⅱ/乙"
E. 切口分类及愈合记录为"Ⅲ/甲"

40. 腹股沟疝修补术,切口愈合良好。
41. 右胫腓骨开放骨折,清创内固定后切口愈合良好。
42. 腰椎结核伴椎旁冷脓肿病灶清除术,切口愈合良好。

【问题:43~45】
A. AFP 定量大于 500 ng/mL
B. CEA 阳性
C. Bence-Jones 蛋白定性阳性
D. 血清钙增高
E. 抗 EB 病毒抗原的 IgA 抗体(VCA - IgA 抗体)阳性

43. 多发性骨髓瘤
44. 鼻咽癌
45. 用于结肠癌术后监测,预测复发

【问题:46~48】
A. HCO_3^- ↓,pH 正常,PCO_2 ↓
B. HCO_3^- ↑,pH ↑,PCO_2 正常
C. HCO_3^- 正常,pH ↓,PCO_2 ↑
D. HCO_3^- 正常,pH ↓,PCO_2 ↓
E. HCO_3^- ↓,pH ↑,PCO_2 ↓

46. 代偿性代谢性酸中毒
47. 失代偿性呼吸性碱中毒
48. 失代偿性代谢性碱中毒

【问题:49～50】

A. 休克可疑

B. 休克抑制期

C. 已有休克

D. 尚无休克

E. 休克晚期

49. 男,24岁,受伤后出现精神兴奋,烦躁不安,出冷汗,心率100次/min,脉压差缩小,尿量减少。

50. 病人口渴不止,神志淡漠,反应迟钝,皮肤苍白,出冷汗,四肢凉,呼吸浅快,脉搏细速,收缩压降至12 kPa(90 mmHg)以下,尿少。

第五套

A1型题(最佳选择题肯定型)

答 题 说 明

每一道题有A、B、C、D、E五个备选答案,引导句为肯定陈述。在答题时只许从5个备选答案中选择一个最合适的作为正确答案,并在答卷上将相应题号的相应字母划一黑粗线。

1. 急性心肌梗死病人,可以施行择期手术的时间是:

A. 1个月内

B. 2个月内

C. 3个月内

D. 6个月内

E. 6个月以上

2. 手术后尿路感染的基本原因是:

A. 尿潴留

B. 膀胱炎

C. 肾盂肾炎

D. 肾盂炎

E. 前列腺炎

3. 循环骤停进行复苏时最有效的药物是:

A. 肾上腺素

B. 异丙肾上腺素

C. 去甲肾上腺素

D. 间羟胺

E. 多巴胺

4. 清创术冲洗伤口的具体步骤应该是:

A. 先用0.1%新洁尔灭液冲洗伤口,然后再冲洗创口周围

B. 先用无菌盐水冲洗伤口,然后再冲洗伤口周围

C. 先将伤口周围用碘酒和酒精消毒,然后再冲洗伤口

D. 伤口内外同时用无菌盐水冲洗

E. 先用肥皂水和无菌盐水洗净伤口周围,然后再冲洗伤口

5. 关于急性肾衰竭的叙述,下列哪项正确?

A. 成人24小时尿总量少于800 mL称为少尿

B. 成人24小时尿总量不足10 mL为无尿

C. 尿量不是判断有无急性肾衰竭的唯一指标

D. 24小时尿总量超过1 000 mL,而血尿素氮、肌酐呈进行性增高,称为非少尿型急性肾衰竭

E. 肾前性急性肾衰竭在急性肾衰竭中不是最常见的

6. 男,40岁,矿工,因在坑道工作时塌方,被埋8小时后救出,双股部及臀部明显肿胀,血清钾5.5 mmol/L,诊断为挤压综合征。为观察肾并发症,下列哪项最有意义?

A. 血压、脉率

B. 出血、感染

C. 中心静脉压

D. 尿量、尿钠

E. 瞳孔、神志

7. 急性肾衰竭多尿期出现大量利尿时,每天补液量应是:

A. 相当于每天排出水分量的1/3～1/2

B. 等于每天排出的水分量

C. 相当于每天排出水分量的1倍

D. 每天补液量 2 000～2 500 mL
E. 不补液

8. 休克时应用血管活性药物的主要目的是：
A. 提高心脏前负荷
B. 增加心脏后负荷
C. 增加心肌收缩力
D. 提高组织的血液灌流量
E. 降低组织代谢

9. 煮沸消毒杀灭带有芽孢的细菌至少需多少时间？
A. 20 分钟
B. 30 分钟
C. 40 分钟
D. 50 分钟
E. 60 分钟

10. 男，26 岁，十二指肠残端瘘 20 天，目前进食少，全身乏力，直立时晕倒。血清 K^+ 3 mmol/L，Na^+ 125 mmol/L。其水盐代谢失调应为：
A. 低钾血症，高渗性缺水
B. 高钾血症，重度低渗性缺水
C. 低钾血症，等渗性缺水
D. 低钾血症，中度低渗性缺水
E. 低渗性缺水

11. 男，46 岁，因急性肠梗阻 3 天入院，患者诉口渴，全身乏力，不能起坐。查：脉搏120 次/min，血压 10/8 kPa(75/60 mmHg)，眼窝凹陷，皮肤弹性差，尿比重 1.025，血清Na^+ 134 mmol/L。最可能的诊断是：
A. 高钠性缺水
B. 等钠性缺水
C. 低钠性缺水
D. 缺钠性休克
E. 继发性缺水

12. 循环骤停施行胸外心脏按压时正确的方法是：
A. 按压左胸部使心脏受到挤压
B. 在右侧胸部加压
C. 在胸骨上段按压
D. 在胸骨中下 1/3 交界处、压力要使胸骨下沉 3～4 cm
E. 在剑突下向心脏方向按压

13. 某病人行了大腿深部弹片摘除术，为预防破伤风，最常用的方法是注射：
A. 破伤风类毒素
B. 破伤风抗毒素
C. 破伤风免疫球蛋白
D. 青霉素
E. 胎盘球蛋白

14. 关于心肺骤停的临床诊断依据，下列叙述哪项正确？
A. 突然意识丧失、昏迷 ＋ 颈动脉搏动消失 ＋ 呼吸骤停或由抽泣样呼吸逐渐减慢继而停止
B. 突然意识丧失、昏迷 ＋ 心音消失、面色发绀、双瞳孔散大
C. 颈动脉搏动消失 ＋ 心音消失、面色发绀、双瞳孔散大
D. 突然意识丧失、昏迷 ＋ 心电图诊断
E. 颈动脉搏动消失 ＋ 呼吸骤停或由抽泣样呼吸逐渐减慢继而停止

15. 男，12 岁，腹部被汽车撞伤 8 小时，持续腹痛由轻而重，伴有恶心、呕吐、腹胀入院。体查：血压 14.7/9.3 kPa(110/70 mmHg)，腹膨隆，呼吸运动受限，全腹压痛及反跳痛，肌紧张，肠鸣音消失。应诊断为：
A. 腹壁软组织严重挫伤
B. 腹内空腔脏器破裂
C. 腹内实质脏器破裂
D. 腹内空腔与实质脏器同时破裂
E. 腹壁与腹内脏器挫伤

16. 适于采用包扎疗法的烧伤创面是：
A. 面颈部浅度烧伤
B. 会阴部烧伤
C. 四肢浅Ⅱ°及深Ⅱ°烧伤
D. 四肢高压电接触伤
E. Ⅲ°烧伤

A2 型题(最佳选择题否定型)

答 题 说 明

每一道考题下面都有 A、B、C、D、E 五个备选答案,引导句为否定陈述,答题时,只许从中选择一个最合适的作为正确答案,并在答卷纸上将相应题号的相应字母划一粗黑线。

17. 关于输血适应证的叙述,下列哪项**错误**:
   A. 一般认为仅当失血量超过全身血量的 20% 时才是输血的适应证
   B. 血和血浆不宜作为扩容剂应用
   C. 出血性休克病人的血细胞比容不宜大于 35%
   D. 重症感染是输用血制品的适应证
   E. 急性失血达 500 mL 时是输晶体液和血浆的适应证

18. 创伤的分拣对于甄别重症伤员至关重要。下列病人都可能有致命性损伤存在,哪项**除外**?
   A. Glasgow 昏迷评分小于 14 分
   B. 收缩压低于 90 mmHg
   C. 呼吸频率小于 10 次/min 或大于 29 次/min
   D. 修正创伤评分小于 11 分
   E. 肘或膝以上的四肢伤

19. "SAMPLE"一词有助于创伤的病史询问,关于"SAMPLE"一词的内容,下列哪项**错误**?
   A. 过敏史(Allergies)
   B. 服药史(Medications)
   C. 既往疾病史和外伤史(Past illnesses or injuries)
   D. 最后进食史(Last food or drink)
   E. 环境情况(Environment)

20. 关于创伤死亡三联征的叙述,下列哪项正确?
   A. 代谢性酸中毒、低体温、凝血功能障碍
   B. 代谢性酸中毒、低体温、昏迷
   C. 代谢性酸中毒、休克、凝血功能障碍
   D. 急性呼吸窘迫综合征、低体温、凝血功能障碍
   E. 急性呼吸窘迫综合征、低体温、休克

21. 关于器官移植的叙述,下列哪项**错误**?
   A. 供者和受者不属同一个体,叫做异体移植
   B. 同质移植是指供受者的基因型完全相同,如同卵孪生之间的移植
   C. 同种异体移植是指供受者属于同一种族的不同个体,这是临床上应用最广的一种移植
   D. 原位移植是指把器官移植到胚胎时期所处的位置
   E. 异种移植是指供受者属于不同种族,目前尚限于实验阶段

22. 下列哪项**不属于**即刻致死性胸外伤?
   A. 呼吸道梗阻
   B. 张力性气胸
   C. 连枷胸
   D. 肺挫伤
   E. 心包压塞

23. 关于初期筛查和救治的叙述,下列哪项**错误**?
   A. 在保护颈椎的同时,优先开放气道
   B. 保证有效通气(呼吸)
   C. 建立有效循环
   D. 电除颤
   E. 全面体格检查

24. 关于代谢性酸中毒的叙述,下列哪项**错误**?
   A. AG 正常的酸中毒,又称为失碱性或高氯性酸中毒
   B. 肾的代偿主要限于肾外性代谢性酸中毒
   C. 酸中毒治疗在于早期补充 HCO_3^-
   D. AG 正常的酸中毒输液和补充 HCO_3^- 有效;AG 增高的酸中毒的治疗重点是原发病
   E. 严重酸中毒都应该补充 HCO_3^-

25. 关于急性容量缺失的叙述,下列哪项**错误**?
   A. 主要表现为皮肤弹性差和黏膜干燥
   B. 主要表现为低血压、脉压差小、心动过速
   C. 病史可以提供容量丢失的原因
   D. 初期容量复苏的目标是使心率、血压和组织灌注等血流动力学指标恢复正常
   E. 液体复苏首选平衡盐液,其次选生理盐水

26. 关于伤员搬运法则,下列哪项是**错误**的?
  A. 火线上伤员搬运,必须防避敌人火力
  B. 缺乏搬运工具时,必须就地取材
  C. 对骨折,尤以脊柱损伤者,必须保持伤处稳定,切勿弯曲和扭动
  D. 不可双手徒手抬送伤员
  E. 对昏迷伤员,搬运时必须保持呼吸道通畅

27. 下列各项均为外科非特异性感染常见致病菌,**除外**:
  A. 大肠杆菌
  B. 葡萄球菌
  C. 梭状芽孢杆菌
  D. 链球菌
  E. 变形杆菌

28. 某患者输血 100 mL 后,出现休克、高热、寒战、呼吸困难,经查对发现误输异型血。当前处理措施中,下列哪项**不必要**?
  A. 立即停止输血
  B. 静注 5%碳酸氢钠溶液
  C. 静注 20%甘露醇溶液
  D. 静脉途径给地塞米松
  E. 立即行血透

29. 关于术后拆线的时间,下列哪项是**错误**的?
  A. 头、颈、面部 4~5 天拆线
  B. 胸、背、臀、上腹部 6~7 天拆线
  C. 下腹、会阴部 6~7 天拆线
  D. 四肢 10~12 天拆线
  E. 减张缝合 14 天拆线

30. 关于术后早期活动的作用,下列哪项是**错误**的?
  A. 增加肺活量
  B. 减少肺部并发症
  C. 改善全身血液循环
  D. 减少因下肢静脉瘀血而发生血栓形成
  E. 增加腹胀和尿潴留的发生

31. 男,20 岁,急性阑尾炎术后第 2 天,禁食,下列哪项**不应**每天静脉补充?
  A. 水分 2 000~2 500 mL
  B. 5%碳酸氢钠 1 000 mL
  C. 氯化钾 3~4 g
  D. 氯化钠 4~5 g
  E. 葡萄糖 150 g

32. 下列哪项**不是**高渗性缺水的诊断依据?
  A. 口渴
  B. 皮肤弹性差,眼窝凹陷
  C. 尿量减少,尿比重大于 1.03
  D. 血清 Na^+>150 mmol/L
  E. ECG 示 T 波高尖,QT 间期延长,QRS 波群增宽,PR 间期延长

33. 男,40 岁,因等渗性缺水、低钾血症经快速大量补液补钾盐后,全身感觉异常及心跳不整齐。查:血压 12/8 kPa(90/60 mmHg),脉搏 50 次/min,神志淡漠,ECG 示 T 波高尖。其紧急治疗措施**不应**包括下列哪项?
  A. 停止所有钾盐的摄入
  B. 静脉补充 5%碳酸氢钠
  C. 给予镁制剂
  D. 静推 10%葡萄糖酸钙
  E. 静脉补充高渗糖水和胰岛素

A3 型题(病历组最佳选择题)

答 题 说 明

下列试题,每组题都有一段共用题干病历描述,然后提出 2~3 个与病例有关的问题,每个问题有 A、B、C、D、E 五个备选答案,答题时,只许从 5 个备选答案中选一个最合适的作为正确答案,然后在答卷纸上将相应题号的相应字母划一粗黑线。

【问题:34~36】

男,25 岁,因被人用刀刺伤背部,伤口流血,2 小时后抬送来院。体查:神志尚清楚,诉口渴,皮肤苍白,稍冷,脉搏 110 次/min,血压收缩压 12~9.33 kPa(90~70 mmHg),脉压小,表浅静脉塌陷,尿少。

34. 此病人休克达何种程度？
  A. 中度
  B. 轻度
  C. 重度
  D. 晚期
  E. 代偿期
35. 你估计此病人失血量约占全身血容量的百分之几？
  A. 20%左右
  B. 50%左右
  C. 40%左右
  D. 20%～40%
  E. ＜20%
36. 最合理的处理是：
  A. 门诊观察
  B. 胸部X线摄片
  C. 全血细胞计数
  D. 收住院手术治疗
  E. 输血

【问题：37～39】
急性阑尾炎硬膜外麻醉手术。手术人员已洗好手，进行手术区域皮肤消毒铺单后穿戴好无菌手术衣及手套，上台准备手术。
37. 在开始切皮前，主刀医师应注意：
  A. 器械是否清点对数
  B. 麻醉平面是否已达到手术要求，病人血压、脉搏是否稳定
  C. 病人神志是否清醒
  D. 是否已输血
  E. 胃管是否插好
38. 手术进行中，术者前臂碰触了有菌地方，此时应：
  A. 更换另一手套
  B. 重新洗手、穿无菌衣、戴手套
  C. 用75%酒精消毒术者前臂衣袖
  D. 加穿上另一无菌袖套
  E. 重新更换手术无菌单
39. 手术结束关腹前应注意：
  A. 用络合碘消毒伤口一遍
  B. 伤口内应用70%酒精消毒
  C. 请麻醉师加注一次麻药后再关腹
  D. 洗手护士核对器械敷料对数后才能关腹
  E. 待病人麻醉清醒后再关腹

【问题：40～42】
女，20岁，60 kg，反复大量呕吐胃肠液3天，尿少，恶心，乏力，四肢厥冷。查：脉搏110次/min，血压12/8 kPa（90/60 mmHg），唇干燥；眼窝下陷，皮肤弹性差，尿比重1.013，血清 Na^+ 135 mmol/L，体重50 kg。
40. 应考虑为：
  A. 高钠性缺水
  B. 等钠性缺水
  C. 低钠性缺水
  D. 原发性缺水
  E. 真性缺水
41. 最好采用何种液体进行纠正？
  A. 平衡盐溶液
  B. 林格液
  C. 5%葡萄糖盐水
  D. 5%～10%葡萄糖溶液
  E. 10%葡萄糖溶液和生理盐水各1/2
42. 估计该病人的体液丢失量约为：
  A. 1 000 mL
  B. 2 000 mL
  C. 3 000 mL
  D. 4 000 mL
  E. 6 000 mL

B1 型题（最佳配伍题）

答 题 说 明

下列试题先给出A、B、C、D、E五个备选答案，然后提出2～3个问题，共用这5个备选答案。答题时，要为每个题选择一个最合适的作为正确答案，然后在答卷纸相应题号的相应字母划一粗黑线。每个备选答案，可以选择一次、一次以上或一次也不选。

【问题：43～45】
  A. 急性肠梗阻

B. 感染性休克
C. 肺炎高热
D. 慢性十二指肠瘘
E. 挤压综合征

43. 低渗性缺水的常见病因是：
44. 代谢性酸中毒最易发生于：
45. 高钾血症的常见病因是：

【问题：46～47】

A. 血容量不足
B. 血容量严重不足
C. 心功能不全或血容量相对过多
D. 容量血管过度收缩
E. 心功能不全或血容量不足

引起下列病例血流动力学改变的原因是什么？

46. 男，32岁，因被人砍伤致失血性休克住院，行手术止血及补液输血等治疗。目前监测：心率100次/min，血压14/10 kPa(105/75 mmHg)，中心静脉压4 cmH_2O (0.39 kPa)。

47. 女，58岁，因有上腹持续性疼痛、畏寒、高热3天急诊入院。体查：血压10/6 kPa(75/45 mmHg)，急性病容，神志尚清楚，皮肤、巩膜黄染，心率120次/min，偶闻及早搏，右上腹肌紧张、压痛，隐约触及肿大胆囊，诊断为胆道感染、感染性休克。住院经抗炎、快速补充血容量，血压仍低为10.5/2 kPa (79/15 mmHg)，中心静脉压15 cmH_2O (1.4 kPa)。

【问题：48～50】

A. 皮肤及网状淋巴管的急性炎症
B. 皮下、筋膜下蜂窝组织急性炎症
C. 皮下淋巴管及其周围的急性炎症
D. 单个毛囊及其所属皮脂腺急性化脓性感染
E. 多个相邻毛囊及其所属皮脂腺急性化脓性感染

48. 疖
49. 痈
50. 丹毒

第六套

A1型题(最佳选择题肯定型)

答 题 说 明

每一道题有A、B、C、D、E五个备选答案，引导句为肯定陈述。在答题时只许从5个备选答案中选择一个最合适的作为正确答案，并在答卷上将相应题号的相应字母划一黑粗线。

1. 下述哪项指标最接近一个25岁75 kg男性的总体液量？
   A. 4 L
   B. 10 L
   C. 15 L
   D. 30 L
   E. 45 L

2. 鉴别酸碱失衡的种类，测定哪种组合最有价值？
   A. 动脉血和尿的pH
   B. 动脉血pH、$PaCO_2$和HCO_3^-
   C. 动脉血和静脉血的pH
   D. 动脉血和静脉血的pH和$PaCO_2$
   E. 静脉血pH和HCO_3^-

3. 组织间液最多的阴离子是：
   A. 磷(PO_4^{3-})
   B. Cl^-
   C. HCO_3^-
   D. Na^+
   E. K^+

4. 男，60岁，慢性结肠梗阻，经某医院补液后转来本院。检查：血清钠138 mmol/L、钾3 mmol/L、氯110 mmol/L。该病人水、电解质和酸碱失衡的诊断为：
   A. 低血钠
   B. 低血钾
   C. 低血钠 + 低血钾
   D. 高血氯
   E. 高血氯+低血钾

5. 女，34 岁，因回肠皮肤瘘引起急性容量丢失。检查：血清钠 140 mmol/L、钾 4.2 mmol/L、氯 102 mmol/L。若静脉大量输入生理盐水治疗可导致：

A. 血钾过高
B. 血镁过低
C. 血氯过高
D. 血钠过高
E. 血氯过低

6. 男，35 岁，体重 60 kg，其细胞外液量约为：

A. 6 000 mL
B. 9 000 mL
C. 12 000 mL
D. 15 000 mL
E. 18 000 mL

7. 严重低血容量性低灌注最常见原因是：

A. 腹膜炎
B. 烧伤
C. 出血
D. 脓毒症
E. 脊髓损伤

8. 严重低容量性低灌注和严重炎症的生化作用特征是：

A. 糖异生减少
B. 糖皮质激素释放减少
C. 肌肉损伤增加
D. 糖原储存增加
E. 血糖升高

9. 男，50 岁，肠梗阻发病 4 天入院，血压 8/4 kPa (60/30 mmHg)，血清钠 119 mmol/L，血清钾 3 mmol/L，动脉血 pH 值为 7.32。治疗时首先考虑：

A. 纠正酸中毒
B. 补充钾盐
C. 急诊手术
D. 补充血容量
E. 给予升压药

10. 血容量不足时心输出量减少的主要原因是：

A. 全身血管阻力增加
B. 静脉回流减少
C. 心肌局部缺血
D. 肺血管阻力增加
E. 低血红蛋白

11. 超急性排斥反应：

A. 发生于移植后 10～14 天
B. 常源于原有的抗单核细胞抗体
C. 与大剂量环孢霉素有关
D. 可由术前应用激素来预防
E. 病理学上合并有内膜细胞坏死和血管栓塞

12. 正常人静止时氧耗为：

A. 250 mL/min
B. 100 mL/min
C. 500 mL/min
D. 2 500 mL/min
E. 1 500 mL/min

13. 男，50 岁，患十二指肠溃疡，突然呕血，量超过 600 mL，并有烦躁不安、面色苍白、手足湿冷，脉搏 106 次/min，血压 14.7/12.8 kPa (110/96 mmHg)。考虑病人已发生：

A. 大出血，但尚无休克
B. 重度休克
C. 中度休克
D. 轻度休克(休克代偿期)
E. 虚脱

14. 40 岁男性，70 kg，腹部枪伤。血压 90/70 mmHg，脉搏 130 次/min，估计伤员失血量为多少？

A. $<$750 mL
B. 750～1 500 mL
C. 1 500～2 000 mL
D. $>$2 000 mL
E. 需查 Hct 才能计算

15. 男，32 岁，因车祸腹部受伤致小肠破裂、弥漫性腹膜炎、休克，已做了积极抢救。最能反映休克时组织细胞是否缺氧、缺氧程度及休克是好转或恶化的主要实验室检查是：

A. 动脉血 CO_2 分压
B. 动脉血 pH 值
C. 动脉血乳酸盐浓度
D. 血清钾离子浓度
E. 动脉血氧分压

16. 女,68岁,患急性化脓性胆管炎,已做胆总管切开引流、应用抗生素和充分输液。脉搏148次/min,血压10.7/8 kPa (80/60 mmHg),中心静脉压0.69 kPa(7 cmH_2O)。拟做补液试验以了解是否有心功能不全或血容量不足,正确方法是在10分钟内静脉滴注下述量等渗氯化钠溶液后观察中心静脉压、血压的变化。
A. 50 mL
B. 150 mL
C. 250 mL
D. 350 mL
E. 450 mL

17. 严重炎症反应时,改善血压和心输出量的首选治疗方法是:
A. 给予多巴胺
B. 给予多巴酚丁胺
C. 给予硝普钠
D. 给予皮质类固醇
E. 静脉补液

18. 伤口愈合成熟期的特点是:
A. 瘢痕平坦、更柔软
B. 水肿、红斑、发热
C. 凸起,皮肤瘢痕发红
D. 潮湿,水肿的柔软瘢痕
E. 多形核淋巴细胞浸润

19. 阑尾炎穿孔腹膜炎,阑尾切除后,减少切口感染的最佳方法是:
A. 伤口用聚维酮碘灌洗,紧密一期缝合皮肤
B. 术后第2天缝合切口
C. 术后第5天缝合切口
D. 抗生素灌洗,皮肤轻松对合
E. 伤口紧密缝合,皮下放置引流

20. 45岁女性流浪者被公共汽车撞倒,造成骨盆骨折及双侧股骨骨折。诊断性腹腔灌洗阴性,胸片正常。第一个90分钟内输入6 000 mL乳酸钠林格液和6个单位的血。初次输液后有短暂反应。收缩压约80 mmHg,予抗休克服(PASG)处理,3个气囊充气后,收缩压升至90 mmHg,15分钟后稳定在100 mmHg,血压升高的原因:
A. 下肢血液流入中心循环
B. 静脉血回流心脏增加
C. 肺血管阻力增加
D. 全身血管阻力下降
E. 骨折部位固定,全身血管阻力增加

21. 预防性抗生素主要适用于:
A. 置入血管假体
B. 糖尿病患者择期疝修补术
C. 无引流的病人
D. 小于2岁或大于65岁的病人
E. 盆腔脓肿切开引流的病人

22. 下列哪种脏器不能从活体亲属供体获得?
A. 胰腺
B. 肾
C. 肝
D. 肺
E. 心

23. 男,40岁,不慎致两手背深Ⅱ°烧伤,为使两手功能恢复良好,最佳治疗是:
A. 暴露疗法,使其痂下愈合
B. 1%SD-Ag冷霜外敷,防止感染,保痂、脱痂
C. 早期切、削痂,大张自体植皮
D. 中药脱痂后,促进愈合
E. 用消毒羊膜覆盖,保痂,防感染

24. 皮肤癌最重要的危险因素是:
A. 化学试剂接触(砷剂)
B. 阳光照射
C. 烧伤疤痕组织
D. X线照射
E. 皮肤增厚

25. 保证清洁伤口低感染率,下列哪种方法最重要:
A. 术前应用抗生素

B. 层流手术室
C. 较长的术前病情检查
D. 短的手术时间
E. 术前手术区域备皮

26. 男,38 岁,左鼻旁疖肿 5 天,用外敷药及抗生素治疗未见好转,2 天后出现脓头,疼痛并未减轻,体温 38℃,该处患病的危险性在于:
A. 用抗生素无效
B. 容易引起眼球感染
C. 引起海绵状静脉窦炎
D. 容易形成脓肿
E. 容易入侵上颌窦

27. 关于烧伤创面脓毒症,下列哪项叙述正确:
A. 全厚烧伤创面形成的干燥、不可穿透的焦痂可以预防
B. 应用局部抗菌药(如,磺胺嘧啶银)可消除
C. 机制是细菌穿透入有活力组织和血管内
D. 极少致死
E. 切除术和植皮可增加感染机会

28. 一位外科医生为病人做手术,病人问医生:"我开刀伤口会不会发炎?"这病人是做乳房肿块切除术,这种伤口应是无菌切口,这位医生在做手术时采取什么样的措施防止伤口感染:
A. 彻底止血
B. 消灭死腔
C. 用无菌水清洗伤口
D. 严格遵守无菌技术
E. 术后使用抗生素

29. 女,20 岁,农民,右前臂开水深Ⅱ°烫伤,感染,创面脓液培养为金黄色葡萄球菌,换药最佳用:
A. 蓝油烃油纱布包扎
B. 凡士林油纱布包扎
C. 1%SD-Ag 冷霜涂创面后包扎
D. 东方 1 号涂后包扎
E. 愈创 10 号涂后包扎

A2 型题(最佳选择题否定型)

答 题 说 明

每一道考题下面都有 A、B、C、D、E 五个备选答案,引导句为否定陈述,答题时,只许从中选择一个最合适的作为正确答案,并在答卷纸上将相应题号的相应字母划一粗黑线。

---

30. 烧伤合并应激性溃疡出血时,应**避免应用**以下药物:
A. H_2受体阻滞剂
B. 大量维生素
C. 肾上腺皮质激素
D. 凝血酶
E. 奥美拉唑(洛赛克)

31. 关于代谢性酸中毒的临床表现,下列哪项**错误**?
A. 呼吸深而快
B. 呼气中带有酮味
C. 面部潮红
D. 脉搏加速
E. 耳前叩击试验阳性

32. 下列哪些是供肝的**禁忌**?
A. 糖尿病
B. 高血压
C. 肺炎球菌脑膜炎
D. 长时间热缺血
E. 冠心病

33. 感染危险性增加与下列因素有关,**除了**:
A. 蛋白-热量性营养不良
B. 病人年龄小于 2 岁
C. 病态性肥胖
D. 休克
E. 糖尿病

A3 型题(病历组最佳选择题)

答 题 说 明

下列试题,每组题都有一段共用题干病历描述,然后提出 2～3 个与病例有关的问题,每个问题有 A、B、C、D、E 五个备选答案,答题时,只许从 5 个备选答案中选一个最合适的作为正确答案,然后在答卷纸上将相应题号的相应字母划一粗黑线。

【问题:34～36】

男,50 岁,体重 50 kg,上腹隐痛不适并不思进食已 3 月。胃镜检查证实为胃体癌。化验:血红蛋白 80 g/L,血浆白蛋白 30 g/L,血清钠 130 mmol/L,钾 4.5 mmol/L,动脉血pH 值为 7.35。

34. 该病人可能存在:
  A. 高钠血症
  B. 容量缺失
  C. 低钠血症
  D. 高钾血症
  E. 稀释性低血钠症

35. 在水、电解质和酸碱平衡方面的主要病理、生理变化为:
  A. 血浆容量减少超过组织间液的减少
  B. 组织间液减少超过血浆容量的减少
  C. 细胞内液减少
  D. 细胞内、外液等量减少
  E. 细胞内液移向细胞外间隙

36. 按血清钠浓度和公式计算需补充的钠盐量为:
  A. 12×50×0.4 mmol/L
  B. 12×50×0.5 mmol/L
  C. 12×50×0.6 mmol/L
  D. 12×50×0.7 mmol/L
  E. 12×50×0.8 mmol/L

A4 型题(病历串最佳选择题)

答 题 说 明

下列试题,每串题都有一段共用题干病历描述,然后提出 4 个以上与病历相关的问题,随着问题的深入有的问题要增加附加信息,该信息只与回答该问题有关,有的题偶尔也插入只与该题相关的假设信息,每个问题有 A、B、C、D、E 五个备选答案,答题时,每道题只许从 5 个备选答案中选择一个最合适的作为正确答案,然后在答卷纸相应题号的相应字母划一粗黑线。

【问题:37～46】

男,23 岁,双下肢挤压伤,神志尚清楚,表情淡漠,口很渴,面色苍白,皮肤湿冷,脉搏 112 次/min,血压 12/9.33 kPa(90/70 mmHg),中心静脉压 0.39 kPa (4 cmH_2O)。毛细血管充盈迟缓。血 pH 值为 7.32。

37. 该病人的情况是:
  A. 未发生休克
  B. 休克代偿期
  C. 中度休克
  D. 重度休克
  E. 虚脱

38. 其循环系统的病理生理改变是:
  A. 血容量不足
  B. 心功能不全
  C. 血容量相对过多
  D. 血容量严重不足
  E. 容量血管过度收缩

39. 采取下列哪项措施最为有效?
  A. 应用收缩血管药物
  B. 充分补给液体
  C. 纠正酸中毒
  D. 给予强心药物
  E. 应用扩张血管药物

40. 破伤风是破伤风杆菌所致的:
  A. 菌血症
  B. 多脏器功能障碍
  C. 非特异性感染
  D. 毒血症
  E. 脓毒败血症

41. 如果该病人已做过破伤风自动免疫,伤后预防破伤风首选以下哪项处理?
  A. 需再注射破伤风类毒素 2 mL
  B. 需再注射破伤风类毒素 0.5 mL

C. 需注射人体破伤风免疫球蛋白 3000 IU

D. 需再注射破伤风抗毒素(TAT)1500 IU

E. 需注射 TAT 2 万 IU

42. 引起破伤风的病原菌是：

A. 革兰染色阴性厌氧梭状芽孢杆菌

B. 革兰染色阳性厌氧梭状芽孢杆菌

C. 革兰染色阴性大肠杆菌

D. 革兰染色阴性厌氧拟杆菌

E. 革兰染色阴性变形杆菌

43. 该病人注射大量破伤风抗毒素的目的是：

A. 抑制破伤风杆菌的生长

B. 控制和解除痉挛

C. 中和游离的毒素

D. 减少毒素的产生

E. 中和游离与结合的毒素

44. 用镇静剂来控制和解除痉挛、抽搐，其目的是：

A. 保持安静

B. 防止窒息和肺部感染的发生，减少死亡

C. 保证进食

D. 减少氧的消耗

E. 防止坠床

45. 工地上带有泥土的锈钉刺伤容易引起破伤风，是因为：

A. 泥土内含有破伤风杆菌

B. 泥土内含有氯化钙，能促使组织坏死，有利于厌氧菌繁殖

C. 尖锐器刺得深

D. 混有其他需氧化脓性细菌

E. 带有异物

46. 预防工地受伤后破伤风，除及时彻底清创外，还可以：

A. 注射破伤风类毒素

B. 注射破伤风抗毒素

C. 注射破伤风抗毒素及类毒素

D. 注射大量青霉素

E. 注射破伤风抗毒素及青霉素

【问题：47～50】

男，53 岁，夏季开水烫伤右腿前侧为 7% 浅Ⅱ°和深Ⅱ°

47. 创面清创时宜用：

A. 洁尔灭酊

B. 75%酒精

C. 1‰苯扎溴铵(新洁尔灭)液

D. 2%碘酒

E. 1%碘伏

48. 清创后创面最佳处理是：

A. 半暴露

B. 外涂中药虎杖半暴露

C. 呋喃西林湿敷包扎

D. 消毒，凡士林油纱布覆盖创面后包扎

E. 涂蓝油烃半暴露

49. 烫伤后 10 天，创面干痛，内敷料未换，每天下午畏寒、寒颤，发热达 39°C，胃纳差，无腹胀、腹泻、咳嗽等情况，首先应做的检查是：

A. 尿常规

B. 创面情况

C. 床旁 X 线摄片

D. 血常规

E. 血培养

50. 尿检阴性，创缘无明显红肿，内敷料下干燥未见明显脓液，床旁片阴性，白细胞数较高，血培养待 3 天报告。最佳的处理是：

A. 全身应用广谱抗生素

B. 揭除全部内敷料，用 1% SD-Ag 冷霜外敷包扎

C. 中药外敷包扎

D. 吲哚美辛(消炎痛)塞肛降温

E. 冰袋降温

第七套

A1 型题(最佳选择题肯定型)

答 题 说 明

每一道题有 A、B、C、D、E 五个备选答案，引导句为肯定陈述。在答题时只许从 5 个备选答案中选择一个最合适的作为正确答案，并在答卷上将相应题号的相应字母划一黑粗线。

1. 下述哪项描述正确?
   A. 醛固酮分泌主要受血清渗透压变化调节
   B. 细胞外液容量减少时,可通过心房感受器使抗利尿激素分泌
   C. 细胞外液容量减少可刺激颈动脉容量感受器,使肾素分泌增加
   D. 醛固酮分泌导致血管紧张素Ⅱ释放
   E. ACTH 是一种有效的醛固酮刺激因子

2. 纠正持续的代谢性碱中毒,一般应补充:
   A. 钠
   B. 钾
   C. 镁
   D. 乳酸
   E. 氯

3. 乳酸钠林格液中的钠浓度是:
   A. 864 mmol/L
   B. 165 mmol/L
   C. 130 mmol/L
   D. 77 mmol/L
   E. 34 mmol/L

4. 男,36 岁,因幽门梗阻持续、反复呕吐致缺钾性碱中毒,测尿液 pH 呈酸性,其原因是:
   A. 血中 H_2CO_3增加
   B. 呼出 CO_2减少
   C. 动脉血 CO_2分压增加
   D. 肾小管细胞缺 K^+而排 H^+
   E. 肾小管对 HCO_3^- 的回吸收增加

5. 女,40 岁,因反复呕吐 10 天入院,测得血清钠 125 mmol/L、钾 3 mmol/L。脉细,脉搏 108 次/min,血压不稳定,脉压差小于 4 kPa (30 mmHg),浅静脉萎陷,视力模糊,尿量少。可诊断为:
   A. 低血钾,高渗性缺水
   B. 高血钾,重度低渗性缺水
   C. 低血钾,等渗性缺水
   D. 低血钾,中度低渗性缺水
   E. 低渗性缺水

6. 男,30 岁,其血液中的 HCO_3^- 和 H_2CO_3是最重要的一对缓冲物质,要使血浆 pH 值保持正常(7.40),两者的比值应保持在:
   A. 15∶1
   B. 20∶1
   C. 25∶1
   D. 30∶1
   E. 10∶1

7. 严重低血容量性低灌注最常见原因是:
   A. 腹膜炎
   B. 烧伤
   C. 出血
   D. 脓毒症
   E. 脊髓损伤

8. 严重炎症反应时,改善血压和心输出量的首选治疗方法是:
   A. 给予多巴胺
   B. 给予多巴酚丁胺
   C. 给予硝普钠
   D. 给予皮质类固醇
   E. 静脉补液

9. 伤口愈合通过自发的肉芽组织填充收缩实现:
   A. 这是一期愈合闭合伤口
   B. 延迟一期闭合
   C. 二期愈合闭合伤口
   D. 抗生素用到伤口上皮化为止
   E. 必须每日清创

10. 70 kg 男性,血容量丢失 30%,使血容量恢复正常需输等渗电解质溶液的量是:
   A. 500 mL
   B. 1 500 mL
   C. 3 000 mL
   D. 4 500 mL
   E. 5 500 mL

11. 心源性休克与严重低容量性低灌注的区别在于:
   A. 低血容量时心输出量减少
   B. 血管收缩程度
   C. 少尿
   D. 精神迟钝

E. 右侧和左侧心室充盈压测定

12. 最精确的氧耗量预测是：
A. 中心静脉压
B. 混合静脉氧含量
C. 动脉氧饱和度
D. 动静脉氧差
E. 肺毛细血管楔压

13. 女，58 岁，因胆总管结石并发急性化脓性胆管炎在 8 小时前做了胆总管切开取石、T 管引流术。血压 11.5/8.8 kPa(86/66 mmHg)，脉搏 118 次/min。病人应取的体位是：
A. 头低足高位
B. 平卧位
C. 右侧卧位
D. 头部水平位，下肢抬高 10°
E. 头部和躯干抬高 30°，下肢抬高 20°

14. 有效循环血量是指：
A. 维持正常代谢的血容量
B. 包括储存于肝、脾和骨髓腔的总血容量
C. 包括停滞于毛细血管内的总血容量
D. 全身总血容量
E. 单位时间内通过心血管系统的循环血量

15. 男，25 岁，被热油烧伤，烧伤总面积达 60%，血压 10/8 kPa(75/60 mmHg)，中心静脉压 0.294 kPa (3 cmH_2O)。表明该病人存在：
A. 血容量不足
B. 心功能不全
C. 血容量相对过多
D. 血容量严重不足
E. 容量血管过度收缩

16. 肉芽组织包括：
A. 成熟胶原纤维
B. 成纤维细胞、细菌、毛细血管、炎性细胞
C. 上皮细胞和皮肤附件
D. 仅有细菌
E. 仅有成纤维细胞

17. 伤口拆缝线的最佳时间是：
A. 7 天之后
B. 20 天之后
C. 如果皮层缝合是分别进行的，可在几天之内
D. 伤口愈合的炎症阶段之后
E. 伤口愈合的增殖阶段之后

18. 60 岁，男性，因车祸伤来急诊。你首先：
A. 留置导尿
B. 诊断并治疗所有即刻威胁生命的创伤
C. 全面体格检查
D. 心电图
E. 基本的实验室检查，颈椎、胸椎及骨盆 X 线检查

19. 预防性抗生素主要适用于：
A. 置入血管假体
B. 糖尿病患者择期疝修补术
C. 未放置引流的病人
D. 小于 2 岁或大于 65 岁的病人
E. 盆腔脓肿切开引流的病人

20. 女，28 岁，因颈外侧部切割伤大出血引起休克，已做了抢救，反映补充血容量成功的最好临床指标是：
A. 口渴减轻
B. 动脉血氧分压上升
C. 血红蛋白浓度上升
D. 尿量增加
E. 呼吸频率、脉率减慢

21. 在用于免疫抑制治疗时，环孢霉素：
A. 诱导抗 T 细胞抗体的产生
B. 白内障发生率增高
C. 简化排斥的诊断，因为活检标本显示典型的细胞浸润
D. 允许同时使用更小剂量激素
E. 诱导 IL－1 的生成

22. 最常见的医院获得(医源性)感染是：
A. 肺炎
B. 伤口感染
C. 尿路感染
D. 咽喉炎

E. 化脓性关节炎

23. 对软组织损伤病人,预防感染的原则为:
A. 抗生素
B. 抗菌敷料
C. 彻底清创
D. 伤口一期缝合
E. 局部应用抗生素

24. 女,32 岁,左腹股沟肿痛 1 周伴有高热 39℃,检查发现左侧腹股沟有 3 cm × 4 cm 肿块,压痛,似有跳动和波动感,拟诊为脓肿,主要措施是做脓肿切开,切开前主要应注意鉴别:
A. 淋巴结炎
B. 寒性脓肿
C. 动脉瘤
D. 转移性肿瘤
E. 疝气

25. 男,27 岁。在炼油厂工作时被浓硫酸喷射,面、双手和前臂烧伤。病人被立即送到急诊室。最初检查时,病人清醒,疼痛。衣服被酸浸渍。治疗的最初步骤是:
A. 烧伤清创和完成面积深度计算
B. 病人立即无污染淋浴,对所有医务人员以适当保护
C. 行后期检查
D. 开始液体复苏
E. 以上都不是

26. 关于广泛Ⅲ°烧伤早期切痂和植皮,下列哪项正确?
A. 很少实行,因为手术引起失血过多与疼痛
B. 促进烧伤创面脓毒血症的发展
C. 通常在烧伤后 24 小时内实行
D. 往往在肌肉筋膜层面实施
E. 缩短了与大面积烧伤相关的感染和代谢性应激的影响

27. 男,19 岁,在高速行车时与树相撞后受伤,汽车着火,他未系安全带,从汽车中弹出。大约在伤后 20 分钟到达急诊室,已清醒,并且已经做气道开放。血压 75/40 mmHg,心率 140 次/min。呼吸音两侧对等。动脉血气检查结果为:PaO_2 140、SaO_2 98%、$PaCO_2$ 34 及 pH 7. 33。烧伤面积约 15%TBSA,累及躯干前部及双下肢。腹部烧伤,隆起;由于烧伤创面疼痛,难以确定有无压痛。其低血压的原因可能是:
A. 烟雾吸入性烧伤
B. 烧伤休克
C. 腹腔出血
D. 酒精中毒
E. 闭合型脑外伤

28. 男,26 岁,工人,烧伤总面积达 50%,Ⅲ°烧伤 30%,毒血症明显,创面培养为耐药金黄色葡萄球菌,最好选择下列哪种抗生素?
A. 青霉素
B. 氨苄青霉素
C. 万古霉素
D. 先锋Ⅳ号
E. 林可霉素

A2 型题(最佳选择题否定型)

答 题 说 明

每一道考题下面都有 A、B、C、D、E 五个备选答案,引导句为否定陈述,答题时,只许从中选择一个最合适的作为正确答案,并在答卷纸上将相应题号的相应字母划一粗黑线。

29. 关于有效胸外按压的要求,下列哪项是**错误**的?
A. 有力按压(push hard),要使胸骨下陷 4～5 cm
B. 快速按压(push fast),要达到每分钟 120 次以上
C. 每次按压后让胸壁完全复位,按压和松开的时间之比为 1∶1
D. 尽量减少按压的中断,胸外心脏按压与人工呼吸的比例原来为 15∶2,2005 版指南改为 30∶2
E. 双人按压时,每 2 分钟换人一次,以避免劳累,保证按压质量

30. 关于"SOAP"结构化术后病程记录,下列哪项是**错误**的?
A. 病人的主观感觉
B. 客观检查情况
C. 特殊检查
D. 现在存在的问题(即新的诊断)
E. 处理计划

31. 夏天不慎开水烫伤,右下肢浅Ⅱ°烧伤,清创后采取包扎疗法,创面**除了**以下哪种处理外均可?
A. 凡士林油纱布覆盖、包扎
B. 涂蓝油烃包扎
C. 涂龙胆紫后包扎
D. 1%SD-Ag冷霜涂后包扎
E. 消毒羊膜覆盖后包扎

32. 关于中心静脉压的意义,下列哪项是**错误**的?
A. 中心静脉压提示静脉血回流到中心静脉和右心房的情况,但不直接反映血容量
B. 测膈肌下的下腔静脉压可代表中心静脉压
C. 中心静脉压的变化一般比动脉压的变化早
D. 低血容量致动脉压下降时,中心静脉压肯定下降
E. 颈外静脉怒张与瘪陷可粗略反映中心静脉压的程度

33. 全身免疫抑制治疗在下列哪项情况下**不常用**?
A. 角膜移植
B. 胰岛细胞移植
C. 心脏移植
D. 肺移植
E. 肝移植

34. 关于基底细胞癌的治疗方法,下列哪项**错误**?
A. 手术切除
B. 电切术及电刮除术
C. 镭植入
D. 冷冻疗法
E. 热疗

35. 男,29岁,肝脓肿破裂引起弥漫性腹膜炎。面色苍白,肢体湿冷,脉搏122次/min,血压10.7/8 kPa(80/60 mmHg),尿少,血pH值为7.29。下列治疗措施中哪一项是**错误**的?
A. 输液补充血容量
B. 联合应用抗生素
C. 纠正酸中毒
D. 手术引流感染灶
E. 大量多次应用氢化可的松

A3型题(病历组最佳选择题)

答 题 说 明

下列试题,每组题都有一段共用题干病历描述,然后提出2~3个与病例有关的问题,每个问题有A、B、C、D、E五个备选答案,答题时,只许从5个备选答案中选一个最合适的作为正确答案,然后在答卷纸上将相应题号的相应字母划一粗黑线。

【问题:36~38】
男,40岁,体重60 kg,因食管癌进食困难1月余。主诉:乏力,极度口渴,尿少而色深。检查:血压、体温均正常,眼窝凹陷,唇、舌干燥,皮肤弹性差。

36. 该病人的水、电解质失衡诊断为:
A. 轻度高渗性缺水
B. 中度高渗性缺水
C. 重度高渗性缺水
D. 等渗性缺水
E. 低渗性缺水

37. 该病人当天补充液量约为(不包括当天生理需水量):
A. 500 mL
B. 1 000 mL
C. 3 000 mL
D. 4 000 mL
E. 4 500 mL

38. 补液后口渴减轻,尿量增多,测血清钾浓度为3.1 mmol/L。应在尿量达下列哪项指标时补给钾盐?
A. >20 mL/h
B. >25 mL/h
C. >30 mL/h

D. >35 mL/h

E. >40 mL/h

【问题:39～41】

女,50岁,患急性化脓性胆管炎,面色苍白,肢体湿冷,脉搏144次/min,血压11/9.33 kPa(86/70 mmHg),经大量快速输液后血压和脉搏无改善,测中心静脉压2.06 kPa(21 cmH_2O)。血pH值7.30。

39. 病人存在的情况是:

A. 血容量仍不足

B. 血容量相对过多

C. 心功能不全

D. 容量血管过度收缩

E. 容量血管扩张

40. 应采取的有效措施是:

A. 继续快速补液

B. 用血管收缩剂

C. 给强心药

D. 纠正酸中毒

E. 加大抗生素用量

41. 首先选用的药物是:

A. 地塞米松

B. 西地兰

C. 间羟胺(阿拉明)

D. 肝素

E. 碳酸氢钠

A4型题(病历串最佳选择题)

答 题 说 明

下列试题,每串题都有一段共用题干病历描述,然后提出4个以上与病历相关的问题,随着问题的深入有的问题要增加附加信息,该信息只与回答该问题有关,有的题偶尔也插入只与该题相关的假设信息,每个问题有A、B、C、D、E五个备选答案,答题时,每道题只许从5个备选答案中选择一个最合适的作为正确答案,然后在答卷纸相应题号的相应字母划一粗黑线。

【问题:42～47】

男,30岁,火焰烧伤总面积70%。颈、前胸及两上肢为Ⅲ°烧伤(30%),伤后1小时送当地医院处理,病情严重。

42. 如用汽车送烧伤中心治疗需8小时,最佳转送时机是:

A. 立即转送

B. 创面用清洁敷料包后即送

C. 建立静脉输液通道后即送

D. 复苏、输液48小时后转送

E. 复苏、输液8小时后转送

43. 休克期观察的指标中,最主要的是:

A. 神志

B. 呼吸

C. 脉搏

D. 血压

E. 尿量

44. 转至烧伤中心检查后,首先处理:

A. 给氧

B. 输血

C. 气管切开

D. 输入代血浆

E. 广谱抗生素治疗

45. 双上肢环形Ⅲ°烧伤,在清创后最佳处理是:

A. 患肢抬高防水肿

B. 红外线照射暴露

C. 外涂1%SD-Ag混悬液包扎

D. 1%SD-Ag冷霜外涂包扎

E. 焦痂切开减压

46. 全身应用广谱抗生素2周,创面有霉斑,怀疑真菌感染,最有特殊意义的检查是:

A. 新鲜中段尿直接镜检

B. 血培养

C. 创面涂片革兰或特殊染色检查

D. 创面涂片PAS特殊染色检查

E. 坏死组织冷冻切片检查

47. 创面切痂时,发现坏死组织,怀疑毛霉菌感染,确诊的最佳方法是:

A. 坏死组织冷冻切片检查

B. 创面普通培养

C. 创面霉菌培养

D. 血霉菌培养

E. 创面分泌物涂片找菌丝

B1 型题(最佳配伍题)

答 题 说 明

下列试题先给出 A、B、C、D、E 五个备选答案,然后提出 2～3 个问题,共用这 5 个备选答案。答题时,要为每个题选择一个最合适的作为正确答案,然后在答卷纸相应题号的相应字母划一粗黑线。每个备选答案,可以选择一次、一次以上或一次也不选。

【问题:48～50】

A. 低钾血症
B. 低钙血症
C. 等渗性缺水
D. 高渗性缺水
E. 水中毒

下列病人存在:

48. 男,50 岁,阵发性腹绞痛伴呕吐 3 天。腹部平片显示低位小肠梗阻。心率 110 次/min,血压 11.7/8 kPa(88/60 mmHg)。尿少,舌干,眼球下陷,无口渴。

49. 胰十二指肠切除术后病人,禁食、持续胃肠减压、输静脉营养液 5 天,腹胀,无肛门排气,肠鸣音减弱,腹部无压痛,四肢软弱无力,膝反射减弱,心电图显示 T 波低宽。

50. 重型急性胰腺炎病人,每天静脉输入葡萄糖氯化钠溶液、钾盐及血浆,脉搏 96 次/min,血压 16/12 kPa(120/90 mmHg)。病人易激动,主诉口唇、手指麻木,针刺感,手足抽搐,膝反射亢进。

第八套

A1 型题(最佳选择题肯定型)

答 题 说 明

每一道题有 A、B、C、D、E 五个备选答案,引导句为肯定陈述。在答题时只许从 5 个备选答案中选择一个最合适的作为正确答案,并在答卷上将相应题号的相应字母划一黑粗线。

1. 术后病人少尿,从下述哪项指标能诊断是急性肾衰竭而不是细胞外液不足?

A. 尿量为 20 mL/h
B. 尿钠浓度为 70 mmol/L
C. 尿渗透压 600 mOsm/L
D. 尿比重 1.030
E. 血尿素氮∶肌酐为 25

2. 2 天来持续性大量腹泻,未经治疗,其水电酸碱紊乱通常是:

A. 代谢性酸中毒伴等渗性细胞外液浓缩
B. 代谢性碱中毒伴等渗性细胞外液浓缩
C. 代谢性酸中毒伴高渗性细胞外液浓缩
D. 代谢性碱中毒伴高渗性细胞外液浓缩
E. 代谢性碱中毒伴低渗性细胞外液浓缩

3. 术后早期激素反应导致:

A. 钠重吸收增加
B. 钠排泄减少
C. 尿钠水平升高
D. 心输出量减少
E. 肺泡内水蒸气压力升高

4. 男,45 岁,因幽门梗阻引起反复呕吐、缺水。测得血清钾为 3 mmol/L,动脉血 pH 值 7.52,剩余碱 10 mmol/L,CO_2 分压 6 kPa(45 mmHg)。应诊断为:

A. 高渗性缺水合并低钾血症
B. 代谢性碱中毒合并低钾血症
C. 代谢性酸中毒合并低钾血症
D. 代谢性碱中毒合并呼吸性碱中毒
E. 代谢性碱中毒合并呼吸性酸中毒

5. 男,36 岁,因粘连性肠梗阻 4 天引起等渗性缺

水。该病人静脉补液治疗首选的方案是:

A. 5%葡萄糖等渗氯化钠注射液 + 等量 1.25%碳酸氢钠溶液

B. 2/3 的 5%葡萄糖氯化钠注射液 + 1/3 的 5%葡萄糖注射液

C. 5%葡萄糖氯化钠注射液

D. 复方氯化钠注射液 + 10%葡萄糖注射液等量

E. 2/3 的等渗氯化钠注射液 + 1/3 的 1.25%碳酸氢钠溶液

6. 男,60 岁,在接受前列腺癌根治术 2 年后发现股骨和腰椎骨转移性癌,已接受过雌激素治疗。病人出现疲倦、乏力、恶心、呕吐、头痛、口渴、多尿等情况。病人可能发生:

A. 高渗性缺水

B. 水过多

C. 低钙血症

D. 高钙血症

E. 镁过多

7. 病人 60 kg,右腹股沟枪伤,导致股动脉损伤,被送至急诊室。据急救人员汇报,现场有大量失血,已快速静脉输入 3 L 乳酸钠林格液。通过加压包扎出血已控制。病人初次动脉血气分析:pH 7.20,PO_2 120 mmHg,PCO_2 32 mmHg,HCO_3^- 10 mmol/L。需补充多少碳酸氢盐来纠正总体碱不足?

A. 200 mmol

B. 225 mmol

C. 250 mmol

D. 275 mmol

E. 300 mmol

8. 严重低血容量性低灌注最常见原因是:

A. 腹膜炎

B. 烧伤

C. 出血

D. 脓毒症

E. 脊髓损伤

9. 聚积于烧伤皮肤之下的水肿:

A. 可通过合理的液体复苏加以预防阻止

B. 通常在烧伤几分钟内加重

C. 用烧伤补液公式往往能得到合理治疗

D. 可导致威胁生命的血管内容量丧失

E. 伴Ⅰ°烧伤时病情加重

10. 45 岁男性,以呕血入院,血压 90/60 mmHg,脉率 120 次/min,且多汗烦躁。该病人烦躁最好的治疗方法是:

A. 静脉内用安定

B. 快速静脉补液

C. 肌注甲氨二氮(利眠宁)

D. 鼻导管吸氧

E. 制动

11. 女,47 岁,门脉高压症,食管、胃底曲张静脉破裂出血。经三腔管压迫止血后并发吸入性肺炎,已应用抗生素。后病人出现鼻出血、瘀斑。查血小板 50×10^9/L,纤维蛋白原1 g/L,凝血酶原时间较正常延长 4 秒,副凝固试验阳性。应考虑病人的情况是:

A. 肝功能严重障碍

B. 弥漫性血管内凝血

C. 严重感染、毒血症

D. 血小板减少性紫癜

E. 大量输血后体内凝血因子被稀释

12. 治疗严重炎症病人最主要的原则是下列哪项?

A. 增加氧供及氧耗

B. 诊断和治疗原发病

C. 维持尿量

D. 给予抗炎类固醇

E. 正确应用缩血管药物

13. 男,42 岁,患重型急性胰腺炎,并发休克 36 小时,经抗休克治疗后行胰腺和其周围坏死组织清除、腹腔引流术。术后心率 106 次/min,血压 12.8/8 kPa (96/60 mmHg),中心静压 0.98 kPa (10 cmH_2O),呼吸 22 次/min,动脉血氧分压 11.5 kPa (66 mmHg),尿量每小时不到 20 mL,尿比重 1.002。考虑病人已发生:

A. 心功能不全

B. 肺衰竭

C. 肾衰竭

D. 血容量不足

E. 体内抗利尿激素分泌过多

14. 血压下降在休克中的意义为：
A. 是诊断休克的唯一依据
B. 是休克最常见的临床表现
C. 是估计休克程度的主要指标
D. 是组织细胞缺氧的重要指标
E. 以上都是

15. 预防性抗生素主要适用于：
A. 置入血管假体
B. 糖尿病患者择期疝修补术
C. 引流禁忌病人
D. 小于 2 岁或大于 65 岁的病人
E. 盆腔脓肿切开引流的病人

16. 某慢性肠梗阻病人伴有肾功能不全，近 10 天来反复呕吐，在基层医院每天静脉输给 10%葡萄糖溶液 3 000 mL，10%氯化钾溶液 20 mL，随后出现头痛、精神错乱、惊厥、昏迷。红细胞计数和压积均降低，红细胞平均比容增加。根据以上情况，考虑病人已发生了：
A. 高渗、高糖、非酮性昏迷
B. 肺水肿
C. 低钾血症
D. 低钙血症
E. 水中毒

17. 为使伤口有最大的张力，缝合切口最重要的层次是：
A. 皮下脂肪-筋膜层
B. 筋膜、表皮层
C. 真皮-筋膜层
D. 表皮皮下脂肪层
E. 真皮皮下脂肪层

18. 你邻居的父亲在梯子上给房子刷油漆时，不幸从 9 m 高度摔到人行道上，你听到响声并立即冲到现场。你首先：
A. 全面体格检查
B. 检查意识状态
C. 听呼吸音
D. 在评估呼吸道情况的同时保护颈椎
E. 检查颈动脉搏动

19. 女，28 岁，因颈外侧部切割伤大出血引起休克，已做了抢救，反映补充血容量成功的最好临床指标是：
A. 口渴减轻
B. 动脉血氧分压上升
C. 血红蛋白浓度上升
D. 尿量增加
E. 呼吸频率、脉率减慢

20. 在手掌部小面积(1%TBSA)烧伤的治疗中，理疗科会诊应该：
A. 在最初检查之后尽快进行
B. 在植皮之后
C. 烧伤后 6 个月，当瘢痕组织形成已消退
D. 不需要
E. 如果创面观察 10～14 天，没有显示焦痂剥离的迹象

21. 维持器官捐献者血压最常用的药物是哪一种？
A. 去甲肾上腺素
B. 阿拉明
C. 肾上腺素
D. 多巴胺
E. 催产素

22. 心脏移植通常是：
A. 异位同种异体移植物
B. 同质自体移植物
C. 原位同种异体移植物
D. 原位同质移植物
E. 异位异种移植物

23. 肝移植的供肝最长安全保存期是：
A. 4 小时
B. 18 小时
C. 36 小时
D. 72 小时
E. 无限长

24. 鳞癌最常见的部位是：
A. 手臂

B. 下肢
C. 躯干
D. 头颈部
E. 会阴部

25. 甲沟炎与脓性指头炎的主要区别在于：
A. 指头炎的首选治疗是药物
B. 甲沟炎涉及指甲
C. 指头炎有发展为脓肿的趋向
D. 指头炎可扩散至滑膜间隙
E. 甲沟炎可发展为侵入性脓毒症

26. 导致小撕裂伤48小时后蜂窝织炎最常见的病原菌是：
A. 金黄色葡萄球菌
B. β-溶血性链球菌A
C. 大肠杆菌
D. 魏希梭状芽孢杆菌
E. 粪链球菌

27. 48岁男性，酒精中毒。吸烟时昏倒，并躺在着火的沙发上。医务助理人员将他从建筑物中拖出。送到急诊室时不省人事，初期检查发现鼻毛烧焦、鼻腔和口腔内有碳质碎屑、面部烧伤以及呼吸时有喘鸣音。下一步治疗是：
A. 立即气管插管，高流量氧通气
B. 完成初期检查，开始复苏，完成后期检查
C. 胸部X线平片
D. 嘱头部CT扫描，评价其昏迷状态
E. 实施烧伤创面切除术和皮片移植术

28. 29岁男性。在驾驶时入睡而受伤。他驾驶的汽车翻滚而爆炸。被送至急诊室时，上半身、双臂及面部广泛火焰烧伤。在现场消防队虽灭了火，医务助理人员行气内插管。病人清醒，氧合良好，呼吸音正常。建立两条静脉通道，持续快速输入乳酸钠林格液。下一项重要治疗是：
A. 用烧伤补液公式计算液体需要量
B. 开始胃肠内营养
C. 考虑肢体焦痂切开术
D. 实行全面体检，寻找其他创伤的证据
E. 烧伤创面切除术

29. 女，17岁，夏天因蚊帐着火烧伤总面积70%，1小时后送入县医院并准备转上海治疗，当地医院在做医疗处理时应首先考虑：
A. 清创后包扎创面转送
B. 准备饮料在路上服用
C. 联系运输工具，尽快转院
D. 建立可靠输液途径，准备输液
E. 肌肉注射镇痛药

30. 男，30岁，操作工，因火焰致面部及两耳深Ⅱ°烧伤，对两耳最佳治疗方案是：
A. 暴露
B. 红外线照射
C. 1%SD-Ag冷霜外敷包两耳
D. 蓝油烃包两耳
E. 愈创10号涂后包两耳

A2型题(最佳选择题否定型)

答 题 说 明

每一道考题下面都有A、B、C、D、E五个备选答案，引导句为否定陈述，答题时，只许从中选择一个最合适的作为正确答案，并在答卷纸上将相应题号的相应字母划一粗黑线。

31. 因黄磷所致前臂Ⅲ°烧伤，创面清创后**除了**以下一种处理外均可：
A. 凡士林油纱布覆盖
B. 1%SD-Ag冷霜涂后包扎
C. 1%硫酸铜湿敷
D. 2%碳酸氢钠冲洗后涂1%硫酸铜包扎
E. 用浸透的氯化钠液纱布湿敷包扎

32. 外科感染一般是指需要手术治疗的感染性疾病和发生在创伤或手术后的感染，除了全身抵抗力外，下列哪项**不是**影响外科感染演变的因素：
A. 致病菌的毒力、种类、数量和繁殖速度
B. 局部情况和血液循环好与坏
C. 全身抵抗力、血浆蛋白减少程度等
D. 维生素C缺乏

E. 全身抗生素的联合应用及数量

33. 女，36 岁，肠扭转广泛小肠坏死、休克，做坏死小肠切除，术后休克好转。对该病人做监护，以下监护项目中哪项是**不必要**的？

A. 精神状态

B. 观察皮色、皮温

C. 血压、脉搏、尿量

D. 心电图监护

E. 脑电图监护

34. 关于急性化脓性梗阻性胆管炎休克，下列哪项治疗原则是**错误**的？

A. 积极补充血容量

B. 联合应用抗生素

C. 尽早做胆管引流

D. 纠正酸中毒

E. 静脉滴注间羟胺

A3 型题（病历组最佳选择题）

答 题 说 明

下列试题，每组题都有一段共用题干病历描述，然后提出 2～3 个与病例有关的问题，每个问题有 A、B、C、D、E 五个备选答案，答题时，只许从 5 个备选答案中选一个最合适的作为正确答案，然后在答卷纸上将相应题号的相应字母划一粗黑线。

【问题：35～37】

男，18 岁，体重 60 kg，反复呕吐 10 余天。主诉：乏力、头晕、手足麻木。体检：血压12.5/8.5 kPa(94/64 mmHg)，脉搏 90 次/min，呼吸 20 次/min，血清钠 132 mmol/L，血清钾 3.5 mmol/L，血 pH 值为 7.35。

35. 该病人的水、电解质失衡诊断为：

A. 轻度低渗性缺水

B. 中度低渗性缺水

C. 重度低渗性缺水

D. 低钾血症

E. 代谢性酸中毒

36. 下列哪项检查的结果也为**异常**？

A. 尿 Na^{+}、Cl^{-} 量增加

B. 尿 Na^{+}、Cl^{-} 量明显减少

C. 血红细胞计数降低

D. 血非蛋白氮降低

E. 红细胞比容降低

37. 该病人约缺氯化钠：

A. 460 mmol

B. 400 mmol

C. 360 mmol

D. 320 mmol

E. 280 mmol

【问题：38～40】

女，52 岁，有胆管结石病史，近 2 天来右上腹痛，体温 37.8℃。2 小时前突然畏寒、寒战，体温达 40℃，精神紧张、兴奋，口渴，面色苍白，脉搏 98 次/min、有力，血压 14.7/12.8 kPa(110/96 mmHg)，尿量每小时 26 mL。

38. 病人的情况是：

A. 急性胆管炎，无休克

B. 休克代偿期

C. 中度休克

D. 重度休克

E. 高排低阻型休克

39. 下列哪一项**不是**其微循环变化的特征？

A. 微动脉、微静脉收缩

B. 动静脉短路开放

C. 直接通道开放

D. 组织灌流减少

E. 静脉回心血量减少

40. 为排除发生弥散性血管内凝血的可能，做了多项检查，下列哪项监测检查结果是**无意义**的？

A. 血小板计数低于 $80\times10^{9}/L$

B. 纤维蛋白原少于 1.5 g/L

C. 凝血酶原时间较正常延长 3 秒以上

D. 副凝固试验阳性

E. 凝血时间明显缩短

A4 型题(病历串最佳选择题)

答 题 说 明

下列试题,每串题都有一段共用题干病历描述,然后提出 4 个以上与病历相关的问题,随着问题的深入,有的问题要增加附加信息,该信息只与回答该问题有关,有的题偶尔也插入只与该题相关的假设信息,每个问题有 A、B、C、D、E 五个备选答案,答题时,每道题只许从 5 个备选答案中选择一个最合适的作为正确答案,然后在答卷纸相应题号的相应字母划一粗黑线。

【问题:41～45】

男,40 岁,因室内着火大声呼救,被烧伤头、面、颈、背、臀,部分为深Ⅱ°烧伤,部分为Ⅲ°烧伤。

41. 为保持创面干燥,防止感染,选用长期最佳位置是:

A. 半卧
B. 侧卧
C. 俯卧
D. 仰卧
E. 睡翻身床,定期翻身

42. 如果病人睡翻身床,伤后最早翻身时间是:

A. 清创后
B. 休克复苏情况好转后
C. 24 小时后
D. 48 小时后
E. 72 小时后

43. 病人除了休克复苏、清创外,重点检查的部位是:

A. 眼
B. 外耳
C. 鼻咽
D. 喉
E. 肺

44. 病人感胸闷,颈部肿胀明显,最佳处理是:

A. 激素治疗
B. 蒸汽吸入
C. 气管切开
D. 利尿
E. 吸氧

45. 在治疗过程中,进一步的检查应该是:

A. 血 pH 值测定
B. 胸部听诊
C. 床旁摄片
D. 痰液涂片找细菌
E. 痰液培养

B1 型题(最佳配伍题)

答 题 说 明

下列试题先给出 A、B、C、D、E 五个备选答案,然后提出 2～3 个问题,共用这 5 个备选答案。答题时,要为每个题选择一个最合适的作为正确答案,然后在答卷纸相应题号的相应字母划一粗黑线。每个备选答案,可以选择一次、一次以上或一次也不选。

【问题:46～48】

A. 高钾血症
B. 低氯、低钾性碱中毒
C. 代谢性酸中毒
D. 呼吸性酸中毒
E. 呼吸性碱中毒

下列病人可能存在:

46. 男,25 岁,火焰烧伤总面积约 44%,并有右下肢挤压伤。神志淡漠,四肢软弱,皮肤苍白。脉搏 59 次/min,血压 12/8 kPa(90/60 mmHg),尿量少于 20 mL/h,心电图上 QRS 增宽、PR 间期延长,T 波高而尖。

47. 男,42 岁,慢性十二指肠溃疡引起幽门梗阻伴持续呕吐。

48. 男,70 岁,患糖尿病 10 年。因急性阑尾炎伴穿孔导致弥漫性腹膜炎,呼吸快而深,呼出气中带有酮味。

【问题:49～50】

A. 切痂网眼自体植皮
B. 蛋白酶溶痂后植皮
C. 分期分批切削痂植皮
D. 热吹风保痂、剥痂
E. 中药外涂,溶痂、剥痂

对下述烧伤病人，最佳处理方法是：

49. 男性，40 岁，因汽油着火烧伤总面积 80%，Ⅲ°烧伤(50%)。

50. 女性，35 岁，洗澡时背部被热水烫伤为深Ⅱ°创面。

第九套

A1 型题(最佳选择题肯定型)

答 题 说 明

每一道题有 A、B、C、D、E 五个备选答案，引导句为肯定陈述。在答题时只许从 5 个备选答案中选择一个最合适的作为正确答案，并在答卷上将相应题号的相应字母划一黑粗线。

1. 快速输入高渗性甘露醇后不久将会发生下述哪种情况？
   A. 细胞外液渗透压升高，细胞内液渗透压下降
   B. 细胞内液渗透压升高，细胞外液渗透压下降
   C. 细胞内液渗透压下降，细胞外液渗透压下降
   D. 细胞内液容量减少，细胞外液渗透压升高
   E. 血钠浓度降低，细胞内液渗透压降低

2. 在热烧伤病人中，下列哪项是非侵入性监测判断体液复苏有效最可靠的指标？
   A. 中心静脉压
   B. 肺毛细血管楔压
   C. 血压和心率
   D. 每小时尿量
   E. 意识和体重

3. 男，61 岁，因食管癌吞咽困难 1 月余导致高渗性缺水。给输液治疗的首选液体是：
   A. 氯化钠注射液
   B. 5%葡萄糖注射液
   C. 复方氯化钠溶液
   D. 10%葡萄糖注射液
   E. 1.25%碳酸氢钠溶液

4. 男，60 岁，体重 70 kg，术后体温达 40℃，每天输液时需多补给液体：
   A. 500 mL
   B. 1 000 mL
   C. 1 500 mL
   D. 1 800 mL
   E. 2 000 mL

5. 男，46 岁，消化性溃疡引起幽门梗阻。近 2 天来四肢软弱无力、腱反射减退，测血清钾 2.6 mmol/L。静脉滴注含钾溶液速度**不宜**超过：
   A. 5 mmol/h
   B. 10 mmol/h
   C. 15 mmol/h
   D. 20 mmol/h
   E. 25 mmol/h

6. 关于出血时间延长的原因，正确的是：
   A. 血小板减少
   B. 血小板功能不良
   C. 服用阿司匹林
   D. 血管壁异常
   E. 以上都对

7. 最能反映血管壁是否正常的指标是：
   A. 出血时间
   B. PT
   C. APTT
   D. 凝血酶时间(TT)
   E. 纤维蛋白裂解产物(FDP)

8. 在严重低容量性低灌注情况下，下列哪项是判断容量复苏是否足够的最实用、最客观的临床监测指标？
   A. 持续乳酸盐水平
   B. 精神状态
   C. 尿量
   D. 血压
   E. 动脉血气

9. 血容量恢复后,严重炎症引起的心肌肌力过度反应的特征是:

A. 氧耗量降低
B. 肺内分流减少
C. 外周血管阻力增加
D. 心输出量增加
E. 通常应用血管活性药物,去甲肾上腺素和肾上腺有效

10. 男,40 岁,因门静脉高压症,食管-胃底曲张静脉破裂出血引起休克,经放置三腔二囊管压迫止血和快速输血、补液后,抽出胃内容物中已无血液。脉搏 150 次/min,血压 10.1/6.1 kPa(76/46 mmHg),中心静脉压 0.196 kPa(2 cmH_2O),表明病人已发生:

A. 血容量严重不足
B. 血容量不足
C. 容量血管过度收缩
D. 容量血管过度扩张
E. 心功能不全

11. 男,30 岁,十二指肠溃疡引起黑粪,呕血,神志尚清楚,但较淡漠,口很渴,四肢肤色苍白、发冷,脉搏 120 次/min,血压 10.7/8 kPa(80/60 mmHg),表浅静脉塌陷,毛细血管充盈迟缓,尿少,提示失血量已达总血容量的:

A. 10%
B. 10%~20%
C. 20%~40%
D. >40%
E. 以上都不对

12. 男,28 岁,因交通事故引起四肢多发性骨折,右大腿挤压伤。送到急诊室时面色苍白,口渴,脉搏 120 次/min,血压 10.7/8 kPa(80/60 mmHg),给予紧急扩容,首选液体是:

A. 全血
B. 血浆
C. 10%葡萄糖液
D. 右旋糖酐液
E. 5%葡萄糖氯化钠溶液

13. 部分凝血激酶时间(APTT)用于检查:

A. Ⅴ、Ⅷ、Ⅸ、Ⅹ、Ⅺ、Ⅻ因子及凝血酶原和纤维蛋白原
B. 组织促凝血酶原激酶
C. 血小板功能
D. Ⅴ、Ⅶ和Ⅹ因子
E. S蛋白

14. 清洁伤口是指:

A. 每克组织微生物数量少于 10^5
B. 不需皮肤移植
C. 清创处理超过 12 小时
D. 有硬的、红的肉芽组织
E. 没有微生物

15. 严重钝性伤病人的三项基本 X 线检查是:

A. 头颅正侧位片、颈椎侧位片及胸部后前位片
B. 颈椎侧位片、胸部后前位片及腰椎正侧位片
C. 头颅正侧位片、颈椎侧位片及胸部后前位片
D. 头颅正侧位片、颈椎侧位片及腰椎正侧位片
E. 颈椎侧位片、胸部后前位片及骨盆后前位片

16. 16 岁男孩在浅水游泳池跳水,头部撞到池底。立即被救出游泳池。到急诊室时,血压 80/40 mmHg,脉搏 60 次/min,颈静脉不怒张,阴茎异常勃起。休克最可能的原因是:

A. 脓毒症
B. 脑外伤
C. 脊髓损伤
D. 出血
E. 心脏创伤

17. 心脏移植 1 年生存率是:

A. 10%
B. 25%
C. 50%
D. 75%~80%
E. 98%

18. 关于坏死性筋膜炎,正确的是:

A. 要求坏死组织的彻底清创
B. 几乎总是致命的
C. 90%的病例为 β-溶血性链球菌感染
D. 大多数发生在腹部手术之后

E. 要求高压氧治疗

19. 男,41岁,胸腹部和上肢损伤后并发急性呼吸衰竭,行气管插管、呼吸机支持呼吸。若给予的潮气量过大,频率太快,可引起:

A. 呼吸性酸中毒
B. 呼吸性碱中毒
C. 代谢性酸中毒
D. 代谢性碱中毒
E. 低渗性缺水

20. 19岁女性,在快餐店工作时滑倒,整个左手和前臂泡入热油中。检查时,烧伤手部肿胀、干、冷,呈蜡白色。手指不能活动,主诉深跳痛。未扪及桡动脉搏动。处理包括:

A. 检查有无吸入性损伤
B. 检查有无手臂骨折
C. 考虑焦痂切开术,以解除缺血性压迫
D. 请整形外科医师会诊,做皮肤移植
E. 胃肠内营养

21. 3岁女孩,在玩火柴时烧伤。烧伤面积75% TBSA,伴吸入性烧伤。来院时已气管插管,并进行液体复苏治疗。伤后2天,进手术室行第一次切痂植皮术。还需采取的重要措施应包括:

A. 预防性给予广谱抗生素
B. 放置一根胃肠道营养管,施行积极的营养支持
C. 全身应用皮质激素,治疗吸入性烧伤
D. 留置中心静脉通道,建立全胃肠外营养
E. 以上都是

22. 男,30岁,电工,操作不慎,与电流接触不良产生电弧热,引起颜面和前颈部烧伤,有水泡,部分水泡破损,创面基底红白相间,有疼痛,对病人烧伤面积和深度的诊断为:

A. 4%深Ⅱ°
B. 4%浅Ⅱ°
C. 9%深Ⅱ°
D. 9%浅Ⅱ°
E. 4%Ⅲ°

23. 男,10岁,小学生,颜面部火焰烫伤浅Ⅱ°2天。肿胀明显,入院后最主要应观察:

A. 神志
B. 呼吸
C. 脉搏
D. 尿量
E. 饮食状况

24. 女,36岁,有慢性肾炎病史,两下肢深Ⅱ°烫伤2周,创面感染,细菌培养为耐药金黄色葡萄球菌,请指出忌用哪种抗生素?

A. 羧苄青霉素
B. 1%SD-Ag冷霜
C. 杆菌肽
D. 亚胺培喃(泰能)
E. 头孢哌酮钠(先锋必素)

A2型题(最佳选择题否定型)

答 题 说 明

每一道考题下面都有A、B、C、D、E五个备选答案,引导句为否定陈述,答题时,只许从中选择一个最合适的作为正确答案,并在答卷纸上将相应题号的相应字母划一粗黑线。

25. 关于大腿深部脓肿的表现,下列哪项**错误**?

A. 局部红肿不明显
B. 有全身症状
C. 局部压痛明显
D. 局部波动
E. 穿刺有脓

26. 关于广义的肠黏膜屏障,下列哪项**错误**?

A. 生物屏障
B. 细胞屏障
C. 免疫屏障
D. 机械屏障
E. 化学屏障

27. 关于损害控制手术的适应证,下列哪项**错误**?

A. 血pH<7.30

B. 碱剩余>－15 mmol/L
C. 体温<35℃
D. 腹腔内污染严重
E. 腹腔脏器水肿

28. 关于引起 DIC 的疾病,下列哪项**错误**?
A. 休克
B. 大面积创伤
C. 脓毒症
D. 急性溶血反应
E. 免疫系统受抑

29. 下列病情都是肝移植的理想受者,**除外**:
A. 乙肝坏死后肝硬化
B. 原发性胆汁性肝硬化
C. α-1抗胰蛋白酶病
D. 肝细胞癌
E. 先天性胆道闭锁

30. 下列病情都是肺移植的指征,**除外**:
A. 间质性肺纤维化
B. α-1抗胰蛋白酶缺乏
C. 囊状纤维化
D. 鳞状细胞癌
E. 肺动脉高压

31. 下列都是鳞状细胞癌的临床特征,**除外**:
A. 珍珠状,边缘隆起
B. 中心溃疡形成
C. 硬化形成
D. 表面硬壳形成
E. 边界不规则

32. 关于格拉斯哥昏迷评分(GCS)的叙述,下列哪项**错误**?
A. 反映了瞳孔的变化
B. 正常人为15分
C. 可以定量评估病人意识水平
D. 数值越小,脑损伤程度越重
E. 可以反复检查,了解病情变化

33. 关于颈部损伤的叙述,下列哪项**错误**?
A. Ⅰ区损伤的要点是判断有无颅脑损伤
B. 食管损伤的最初表现是严重胸痛和咽下困难
C. 结扎损伤的锁骨下动脉一般是比较安全的
D. 椎动脉损伤的处理是结扎该损伤动脉
E. 颈静脉损伤的最好处理方法是结扎损伤之静脉

34. 关于胸部损伤的叙述,下列哪项**错误**?
A. 张力性气胸的诊断不能依赖胸部X线片,应该依靠体检判断
B. 大量血胸是指胸腔内积血>1 500 mL
C. 单纯性气胸为非致死性胸外伤
D. 心肌挫伤为潜在致死性胸外伤
E. 胸部钝性损伤伴心律失常时应该考虑高钾血症

A3 型题(病历组最佳选择题)

答 题 说 明

下列试题,每组题都有一段共用题干病历描述,然后提出2~3个与病例有关的问题,每个问题有A、B、C、D、E五个备选答案,答题时,只许从5个备选答案中选一个最合适的作为正确答案,然后在答卷纸上将相应题号的相应字母划一粗黑线。

【问题:35~36】

男,25岁,肠梗阻已半月,近日来恶心、呕吐加重,视力模糊,双下肢肌肉抽痛频繁。体检:神志欠清,脉细速,血压 10/7 kPa(75/53 mmHg),血清钠117 mmol/L,血钾3.6 mmol/L。

35. 该病人的水、电解质失衡诊断为:
A. 中度等钠性缺水
B. 重度等钠性缺水
C. 重度低钠性缺水
D. 重度高钠性缺水
E. 低血钾

36. 应先快速给予:
A. 乳酸钠林格液
B. 1.25%碳酸氢钠溶液

C. 10%葡萄糖溶液
D. 10%葡萄糖酸钙溶液
E. 5%葡萄糖溶液 + 升压药

A4 型题(病历串最佳选择题)

答 题 说 明

下列试题,每串题都有一段共用题干病历描述,然后提出 4 个以上与病历相关的问题,随着问题的深入有的问题要增加附加信息,该信息只与回答该问题有关,有的题偶尔也插入只与该题相关的假设信息,每个问题有 A、B、C、D、E 五个备选答案,答题时,每道题只许从 5 个备选答案中选择一个最合适的作为正确答案,然后在答卷纸相应题号的相应字母划一粗黑线。

【问题:37~43】
男,30 岁,酒后驾车发生车祸,右上腹受伤,神志清楚,腹部明显压痛,面色苍白,四肢湿冷,脉搏 130 次/min,血压 10.7/8 kPa(80/60 mmHg),尿少,口渴,过度换气。

37. 病人的诊断是:
A. 出血性休克
B. 过敏性休克
C. 高排低阻型休克
D. 损伤性休克
E. 神经源性休克

38. 诊断的主要依据是:
A. 低血压
B. 脉搏快
C. 尿少
D. 受伤病史
E. 临床综合表现

39. 下列监测措施都是必要的,哪一项**除外**?
A. 肢体温度、皮色
B. 精神状态
C. 毛细血管充盈时间
D. 头部 CT 检查
E. 血压、脉搏、尿量

40. 下列紧急处置措施都是必要的,哪一项**除外**?
A. 保持安静,避免过多搬动
B. 完全平卧
C. 保持呼吸道通畅,吸氧
D. 保暖,但不加温
E. 适当用镇痛剂

41. 下列治疗原则中哪一项是正确的?
A. 立即手术剖腹探查
B. 先快速补液,待血压正常时手术
C. 快速补液、输血,用止血药,不手术
D. 先积极抗休克治疗,如病情无好转再手术
E. 积极抗休克治疗,同时迅速手术

42. 立即给病人快速补充血容量,首选下列哪项液体?
A. 5%葡萄糖等渗氯化钠溶液
B. 全血
C. 10%葡萄糖液
D. 血浆
E. 右旋糖酐液

43. 病人在伤后 6 小时手术修补肝裂伤,吸出腹腔内混有胆汁的血液约 1 500 mL。术后 8 小时病人出现进行性呼吸困难、紫绀,增加吸氧量也无改善。X 线胸片显示两肺广泛点、片状阴影。脉搏 110 次/min,血压 12.3/9.3 kPa(92/70 mmHg)。应考虑病人已发生:
A. 肺部感染
B. 支气管痉挛
C. 急性心力衰竭
D. 肺不张
E. 急性呼吸窘迫综合征

B1 型题(最佳配伍题)

答 题 说 明

下列试题先给出 A、B、C、D、E 五个备选答案,然后提出 2~3 个问题,共用这 5 个备选答案。答题时,要为每个题选择一个最合适的作为正确答案,然后在答卷纸相应题号的相应字母划一粗黑线。每个备选答案,可以选择一次、一次以上或一次也不选。

【问题:44～46】

A. 代谢性酸中毒

B. 代谢性碱中毒

C. 呼吸性酸中毒

D. 呼吸性碱中毒

E. 低镁血症

下列病人可能存在:

44. 男,70岁,原患有慢性支气管炎,因食管癌在全身麻醉下行食管癌切除,术后并发急性肺水肿。

45. 男,50岁,患胰头癌行胰十二指肠切除术,术后并发胰瘘,每天从腹腔引流管中丢失大量胰液。

46. 男,32岁,急性坏死性胰腺炎并发小肠瘘,接受静脉营养治疗。烦躁不安,神志不清,血清镁0.6 mmol/L。

B2型题(扩展最佳配伍题)

答 题 说 明

下列试题先给出5个以上备选答案,然后提出2～3个问题,共用这组备选答案,答题时,要为每个题选择一个最合适的作为正确答案,然后在答卷纸相应题号的相应字母划一粗黑线,每个备选答案,可以选择一次、一次以上或一次也不选。

【问题:47～50】

A. 暴露疗法

B. 干纱布包扎

C. 涂1%SD-Ag冷霜包扎

D. 涂1%SD-Ag混悬液暴露

E. 中药外涂包扎脱痂

F. 凡士林油纱布覆盖包扎

G. 羊膜盖后暴露

H. 削痂或切痂后自体植皮

I. 用蛋白酶脱痂

J. 抗生素湿敷后植自体皮

对下述病人最佳处理是:

47. 男,30岁,酒精烧伤面部3%深Ⅱ°2天,局部肿胀明显。

48. 男,28岁,两手沥青致深Ⅱ°烫伤。

49. 女,32岁,滑跌后开水致会阴部烫伤。

50. 女,55岁,右小腿开水烫伤2周深Ⅱ°3%,创面感染。

第十套

A1型题(最佳选择题肯定型)

答 题 说 明

每一道题有A、B、C、D、E五个备选答案,引导句为肯定陈述。在答题时只许从5个备选答案中选择一个最合适的作为正确答案,并在答卷上将相应题号的相应字母划一黑粗线。

1. 高钾血症与下述哪种情况相关?

A. 镁缺乏

B. 注射胰岛素

C. 醛固酮分泌增加

D. 代谢性碱中毒

E. 代谢性酸中毒

2. 56岁女性,转移性乳癌,出现昏迷3天,伴进行性虚弱、厌食、恶心、呕吐、少尿及昏睡,血钙3.75 mmol/L(7.5 mEq/L, 15 mg/dL)。下述治疗措施哪项正确?

A. 口服磷添加剂可安全治疗高钙血症

B. 应立即静脉输入速尿40 mg

C. 应立即静脉输入胰岛素和葡萄糖

D. 快速静脉输入磷酸盐可降低血钙水平,但不是首选治疗

E. 应用糖皮质激素可在2～4小时内对血钙产生影响

3. 一名全膝置换术后病人,在浴室里被发现不省人事。初次动脉血气分析结果是:pH 7.16,PO_2 60 mmHg,PCO_2 70 mmHg,HCO_3^- 27 mmol/L。最符合该病人病情的诊断是:

A. 严重低氧血症

B. 代偿性代谢性酸中毒
C. 失代偿性代谢性酸中毒
D. 代偿性呼吸性酸中毒
E. 失代偿性呼吸性酸中毒

4. 男，28岁，双大腿挤压伤。测得血清钾5.9 mmol/L，脉搏50次/min，伴有心律不齐。首选处置措施是立即注射：
A. 5%碳酸氢钠溶液
B. 10%葡萄糖酸钙溶液
C. 25%葡萄糖溶液 + 胰岛素
D. 0.9%氯化钠溶液
E. 11.2%乳酸钠溶液

5. 男，66岁，原有慢性支气管炎，腹部大手术后并发肺炎，痰多、稠厚，无力咯痰，动脉血氧分压降至7.7 kPa(58 mmHg)，已行气管切开。每天需增加补充液体：
A. 500 mL
B. 1 000 mL
C. 1 500 mL
D. 1 800 mL
E. 2 000 mL

6. 严重组织低灌注导致炎症反应的基本机理是：
A. 激活凝血级联反应
B. 胃肠道细菌易位
C. 乳酸对炎细胞的刺激
D. 局部缺血和再灌注的病理生理
E. 局部缺血巨噬细胞激活

7. 严重低血容量性低灌注时，对血液动力学参数影响最大的激素是：
A. 肾上腺素和去甲肾上腺
B. 胰岛素和胰高血糖素
C. 糖皮质激素
D. 盐皮质激素
E. 抗利尿激素

8. 创伤腹部超声重点筛查(FAST)的四大视窗分别为：
A. 肝周、剑突下(心包)、脾周和耻骨上(盆腔)
B. 肝周、剑突下(胰腺)、脾周和耻骨上(盆腔)
C. 肝周、右结肠外侧沟、脾周和左结肠外侧沟
D. 肝周、双肾、脾周和耻骨上(盆腔)
E. 肝周、腰椎、脾周和耻骨上(盆腔)

9. FAST主要适用于下列哪种病人？
A. 穿入性腹部损伤病人
B. 儿童腹部外伤伤员
C. 各种腹部外伤病人
D. 闭合性腹部损伤病人，尤其是生命体征(尤其是循环)不稳定、不适合行CT检查者
E. 腹部外伤伴颅脑外伤者

10. 女，40岁，双下肢挤压伤，经初步抗休克处理后出现吸气性呼吸困难，吸纯氧未能改善呼吸。检查：无紫绀，肺部无啰音，胸透无异常发现。应首先考虑诊断：
A. 输液过量
B. 吸入性肺炎
C. 心功能不全
D. 下呼吸道梗阻
E. 急性呼吸窘迫综合征

11. 男，44岁，左下胸挤压伤致左侧8、9、10后肋骨折和脾破裂。面色苍白、四肢湿冷，脉搏120次/min，血压10.7/8 kPa(80/60 mmHg)。下列哪项治疗原则是正确的？
A. 一旦确诊，立即手术
B. 大量快速输液，待血压正常后及早手术
C. 积极抗休克，同时迅速手术
D. 积极抗休克，如病情无好转再手术
E. 积极抗休克，不手术

12. 华法令(苄丙酮香豆素钠)的药理作用：
A. 抑制Ⅴ、Ⅶ、Ⅷ和Ⅸ的活性
B. 使PT和APTT延长
C. 使APTT和凝血酶时间(TT)延长
D. 呈钙依赖性
E. 呈抗凝血酶Ⅲ依赖性

13. 下列哪项是伤口修复炎症期的特点？
A. 多形核白细胞和巨噬细胞相继出现，没有胶原形成
B. 出现成纤维细胞和毛细血管

C. 大量胶原产生
D. 大量胶原破坏
E. 大量胶原产生,许多巨噬细胞出现

14. 烧伤创面常见的感染细菌包括:
A. 葡萄球菌属,尤其是耐甲氧西林金黄色葡萄球菌(MRSA)
B. 假单胞菌属
C. 酵母菌
D. 多重耐药革兰阴性细菌
E. 以上都是

15. 关于创伤愈合的叙述,下列哪项正确?
A. 增生期的特征是炎细胞进入伤口
B. 瘢痕的强度比正常组织高
C. 成熟期从第5～7天开始
D. 最初进入伤口的细胞是巨噬细胞
E. 增生伤口的抗张强度从成熟期开始增加

16. 关于创伤最常见的并发症,下列哪项正确?
A. 感染
B. 休克
C. 急性肾衰竭
D. ARDS
E. 应激性溃疡

17. 同一物种不同的个体间移植的组织称:
A. 自体移植物
B. 同种异体移植物
C. 同质移植物
D. 异种移植物
E. 原位移植物

18. 心脏移植不适于:
A. 40岁的男性高血压心肌病
B. 26岁女性足月正常妊娠6个月后发现的特发性心肌病
C. 48岁男性有多发性心肌梗死史的冠心病
D. 除有特发性心肌病外一切正常的38岁男性
E. 除有大血管转位外一切正常的9个月的小儿

19. 下列哪项免疫抑制剂与白细胞减少有关?
A. 硫唑嘌呤
B. 强的松
C. 环孢霉素
D. FK-506
E. OKT3

20. 人体大多数肉瘤的胚胎起源于:
A. 内胚层
B. 外胚层
C. 中胚层
D. 内胚层和外胚层
E. 外胚层和中胚层

21. 术后2天高热,首选的放射学检查为:
A. 胸片
B. 右上腹平片
C. 腹部CT
D. 静脉肾盂造影
E. 腹部CT平扫+增强

22. 治疗腹腔脓肿首选的方法是:
A. 局部热敷
B. 经皮置管引流
C. 广谱抗生素
D. 上身抬高半卧位
E. 开放引流

23. 全厚或Ⅲ°烧伤通常需要植皮,因为:
A. 自然愈合很痛苦
B. 真皮会再生,表皮则不能
C. 不能像浅表烧伤那样形成明确的瘢痕组织层
D. 可以减少液体复苏量
E. 破坏了愈合必需的深层皮肤附件

24. 82岁女性,在烧菜时衣服着火而被烧伤。被送到当地一所小医院急诊室,估计烧伤面积为64% TBSA,Ⅲ°35%,累及双手、双足、面部、躯干及双臂。证实有吸入性损伤,予以插管。她有依赖类固醇治疗的类风湿性关节炎病史。为了做确定性(了断性)治疗,她被转送至烧伤中心,因为:
A. 她有"特殊处理"部位的烧伤:双手、关节、面部与足部
B. 全厚烧伤>5%TBSA

C. 有伴有的疾病，可能使治疗复杂
D. 有吸入性损伤
E. 以上都是

25. 深Ⅱ°烧伤创面愈合，主要依靠以下哪些组织再生长出新生上皮？
A. 表皮
B. 真皮网状层
C. 真皮胶原纤维
D. 残存的皮肤附件上皮
E. 真皮原纤维

26. 大面积严重烧伤，创面受绿脓杆菌感染时，若大面积选用10%甲磺灭脓湿敷易并发：
A. 肝脏损害
B. 肾功能损害
C. 心肌损害
D. 呼吸性碱中毒
E. 代谢性酸中毒

A2 型题（最佳选择题否定型）

答 题 说 明

每一道考题下面都有 A、B、C、D、E 五个备选答案，引导句为否定陈述，答题时，只许从中选择一个最合适的作为正确答案，并在答卷纸上将相应题号的相应字母划一粗黑线。

27. 3 岁儿童被邻居养的狗咬伤面部和左上肢后被送到急诊室。对这位受伤儿童，哪种维持呼吸道的方法是**禁忌**的？
A. 口气管插管
B. 呼吸囊—呼吸瓣—面罩通气
C. 推下颏法
D. 面罩给氧
E. 鼻气管插管

28. 关于高钾血症的常见原因，下列哪项**错误**？
A. 大量组织破坏，细胞内钾外移
B. 急性肾衰竭，少尿、无尿
C. 钾盐输入过多、过快
D. 长期胃肠减压
E. 输入大量库存血

29. 下列疾病都可用冷沉淀来治疗，哪项**除外**？
A. 低纤维蛋白原血症
B. DIC
C. von Willebrand 病
D. 血友病甲
E. 血容量不足

30. 与新鲜血相比，关于库存血的叙述，哪项**错误**？
A. 红细胞脆性增加
B. 血小板功能降低
C. K^+ 浓度增高
D. H^+ 浓度增高
E. 凝血因子减少

31. 女，58 岁，患背部痈，体温 40.2°C，畏寒，寒战，烦躁，肢体湿冷，面色苍白，脉搏 120 次/min，血压 12/9.33 kPa(90/70 mmHg)，血 pH 值为 7.31。下列哪一项治疗是**错误**的？
A. 补充血容量
B. 静脉滴注碳酸氢钠液
C. 静脉用抗生素
D. 静脉滴注间羟胺
E. 切开引流

A3 型题（病历组最佳选择题）

答 题 说 明

下列试题，每组题都有一段共用题干病历描述，然后提出 2～3 个与病例有关的问题，每个问题有 A、B、C、D、E 五个备选答案，答题时，只许从 5 个备选答案中选一个最合适的作为正确答案，然后在答卷纸上将相应题号的相应字母划一粗黑线。

【问题:32～34】

女,40 岁,烧伤总面积 70%,Ⅲ°60%,在外院渡过休克期,创面有感染,伤后 4 天入院,近 2 天来腹泻、黑粪,以往无溃疡病史。

32. 对该病员首先应检查:
   A. 血压
   B. 大便隐血
   C. 血常规
   D. 红细胞压积
   E. 凝血酶原时间

33. 上消化道出血被证实,为了明确溃疡位置及范围,选用最佳检查方法是:
   A. 胃十二指肠钡餐检查
   B. 纤维胃镜检查
   C. 选择性动脉造影检查
   D. CT 检查
   E. MRI 检查

34. 在明确诊断后,首先采取的治疗是:
   A. 非手术疗法
   B. 手术缝合止血
   C. 迷走神经切断加胃窦切除
   D. 胃大部切除
   E. 感染创面切痂植皮术

【问题:35～37】

男,25 岁,因绞窄性肠梗阻行小肠切除术,术后 4 天仍恶心、呕吐,无明显腹痛。体检:倦怠、乏力,体温 37.5～38°C,脉搏 100 次/min,血压 15/12 kPa(110/90 mmHg)。全腹膨胀,无肠型、腹块、压痛及肠鸣音,血白细胞 8.5×10^9/L,血清钠 140 mmol/L,动脉血 pH 值为7.32,血清钾 3 mmol/L。腹部透视有 5～6 个气液平面。临床诊断:手术后肠麻痹。

35. 其诱因可能是:
   A. 腹膜炎
   B. 手术创伤反应
   C. 代谢性酸中毒
   D. 低血钾
   E. 肠粘连

36. 该病人的心电图很可能有下述改变:
   A. T 波高而尖
   B. QRS 增宽
   C. PR 间期延长
   D. 心率缓慢
   E. T 波低宽、ST 段降低

37. 治疗重点为下列哪项?
   A. 大量抗生素
   B. 胃肠减压
   C. 迅速纠正酸中毒
   D. 静脉滴注氯化钾
   E. 手术解除肠粘连

A4 型题(病历串最佳选择题)

答 题 说 明

下列试题,每串题都有一段共用题干病历描述,然后提出 4 个以上与病历相关的问题,随着问题的深入有的问题要增加附加信息,该信息只与回答该问题有关,有的题偶尔也插入只与该题相关的假设信息,每个问题有 A、B、C、D、E 五个备选答案,答题时,每道题只许从 5 个备选答案中选择一个最合适的作为正确答案,然后在答卷纸相应题号的相应字母划一粗黑线。

【问题:38～43】

男,30 岁,炼钢工人,3 天前鼻部左侧毛囊炎,自行挑破脓头,今日患处明显红肿,左侧面部肿胀伴有寒战,体温 39.5℃,体格检查发现病变正处面部"危险三角区"。

38. 其病变危险性在于:
   A. 容易形成疖或痈
   B. 容易引起眼球感染
   C. 容易引起上颌窦炎
   D. 抗生素治疗无效
   E. 引起海绵状静脉窦炎和颅内感染

39. 如果这位病人有海绵状静脉窦炎,体格检查可能最重要的发现是:
   A. 局部压痛
   B. 昏迷
   C. 患侧眼部及其周围组织水肿、硬结
   D. 面部左右不对称
   E. 患处破溃

40. 体格检查时，患处脓液稠厚，做细菌培养，其结果未出来，但联想到可能的细菌是：

A. 大肠杆菌
B. 链球菌
C. 葡萄球菌
D. 念球菌
E. 克雷伯菌

41. 由于病灶已做局部引流和全身应用抗生素，但仍有寒战、高热，最合适的诊疗措施是：

A. 联合应用抗生素，并加大剂量
B. 尽快明确细菌种类和药敏试验
C. 寻找有无其他感染病灶
D. 使用抗霉菌药物治疗
E. 加用肾上腺皮质激素

42. 为了提高病人血培养的阳性率，最好的抽血时间是：

A. 在寒战发热时
B. 寒战开始时
C. 发热最高峰时
D. 寒战结束时
E. 发热开始时

43. 根据临床表现，诊断该病人为脓毒症，其诊断依据是：

A. 寒战后，高热呈稽留热
B. 白细胞计数＞30×10^9/L
C. 休克出现早
D. 肝、肾功能损害
E. 全身炎症反应综合征 ＋ 细菌感染证据

B1 型题（最佳配伍题）

答 题 说 明

下列试题先给出 A、B、C、D、E 五个备选答案，然后提出 2～3 个问题，共用这 5 个备选答案。答题时，要为每个题选择一个最合适的作为正确答案，然后在答卷纸相应题号的相应字母划一粗黑线。每个备选答案，可以选择一次、一次以上或一次也不选。

【问题：44～46】

A. 低渗性缺水
B. 等渗性缺水
C. 高渗性缺水
D. 低钾血症
E. 高钾血症

下列病人可能存在：

44. 男，24 岁，被沸水烧伤总面积达 60％，创面不断渗出大量液体。脉细，脉搏 114 次/min，血压 11.7/8 kPa(88/60 mmHg)，尿少，皮肤、舌干燥。

45. 女，44 岁，患急性水肿型胰腺炎，已禁食 8 天，每天静脉滴注葡萄糖氯化钠液。出现软瘫，双侧腱反射减退，腹胀，腹部无压痛，肠鸣音减弱。腹部透视有肠腔扩张，5～6 个气液平面。

46. 男，28 岁，被汽油烧伤总面积达 80％，尿量 10～15 mL/h，血尿，尿比重固定在 1.010，心率 52 次/min。容易发生：

【问题：47～50】

A. A. 感染性休克
B. 神经源性休克
C. 心源性休克
D. 创伤性休克
E. 失血性休克

下列病人存在：

47. 男，40 岁，患十二指肠溃疡，呕血 1 200 mL，血压 12.0/10.1 kPa(90/76 mmHg)，脉搏 126 次/min。

48. 男，72 岁，患绞窄性肠梗阻，体温骤升至 40℃，寒战，血压 12.1/10.1 kPa(95/76 mmHg)。

49. 男，24 岁，双侧大腿辗压伤后逐渐肿胀，血压 10.6/8 kPa(80/60 mmHg)，尿量每小时 15 mL。

50. 女，36 岁，因二尖瓣狭窄手术，麻醉诱导前突发呼吸困难，紫绀，咳嗽，颈静脉充盈，血压 12.6/10.6 kPa(95/80 mmHg)，脉搏 160 次/min。

附录二 模拟选择题答案

第一套答案

1. E	2. C	3. E	4. D	5. E	6. D	7. D	8. C	9. C	10. B
11. E	12. A	13. B	14. B	15. C	16. B	17. D	18. D	19. E	20. B
21. A	22. B	23. A	24. C	25. C	26. D	27. C	28. B	29. B	30. B
31. C	32. A	33. B	34. C	35. D	36. C	37. D	38. B	39. A	40. D
41. D	42. A	43. E	44. B	45. E	46. A	47. D	48. D	49. C	50. A

第二套答案

1. C	2. D	3. D	4. B	5. D	6. C	7. B	8. E	9. B	10. E
11. E	12. A	13. B	14. D	15. B	16. E	17. D	18. D	19. E	20. E
21. D	22. E	23. D	24. C	25. B	26. C	27. E	28. A	29. D	30. B
31. E	32. B	33. E	34. D	35. C	36. E	37. C	38. B	39. D	40. B
41. D	42. E	43. A	44. A	45. C	46. B	47. A	48. C	49. E	50. B

第三套答案

1. D	2. C	3. D	4. C	5. D	6. C	7. E	8. E	9. E	10. C
11. E	12. D	13. D	14. C	15. C	16. E	17. B	18. D	19. C	20. E
21. E	22. D	23. D	24. B	25. D	26. B	27. D	28. E	29. A	30. E
31. C	32. D	33. B	34. A	35. C	36. C	37. D	38. D	39. A	40. B
41. E	42. D	43. E	44. A	45. E	46. B	47. E	48. A	49. C	50. B

第四套答案

1. C	2. B	3. C	4. C	5. D	6. E	7. E	8. E	9. E	10. C
11. E	12. D	13. D	14. C	15. C	16. C	17. B	18. C	19. A	20. C
21. E	22. E	23. E	24. E	25. E	26. E	27. E	28. E	29. B	30. C
31. D	32. D	33. D	34. E	35. E	36. D	37. E	38. C	39. D	40. A
41. C	42. E	43. C	44. E	45. B	46. A	47. E	48. B	49. C	50. B

第五套答案

1. D	2. A	3. A	4. E	5. C	6. D	7. A	8. D	9. E	10. D
11. B	12. D	13. B	14. A	15. B	16. C	17. E	18. E	19. E	20. A
21. D	22. D	23. D	24. C	25. A	26. D	27. C	28. E	29. B	30. E
31. B	32. E	33. C	34. A	35. D	36. D	37. B	38. D	39. D	40. B
41. A	42. E	43. D	44. B	45. E	46. A	47. C	48. D	49. E	50. A

第六套答案

1. E	2. B	3. B	4. E	5. C	6. C	7. C	8. E	9. D	10. B
11. E	12. A	13. D	14. C	15. C	16. B	17. E	18. A	19. C	20. E
21. A	22. E	23. C	24. B	25. D	26. C	27. C	28. D	29. C	30. C
31. E	32. D	33. B	34. C	35. B	36. C	37. C	38. D	39. B	40. D
41. B	42. B	43. C	44. B	45. B	46. C	47. C	48. D	49. B	50. B

第七套答案

1. B	2. E	3. C	4. D	5. D	6. B	7. C	8. E	9. C	10. D
11. E	12. D	13. E	14. E	15. D	16. B	17. C	18. B	19. A	20. D
21. D	22. C	23. C	24. C	25. C	26. B	27. E	28. C	29. C	30. C
31. B	32. A	33. C	34. E	35. E	36. B	37. C	38. E	39. C	40. C
41. B	42. D	43. E	44. C	45. E	46. A	47. A	48. C	49. A	50. B

第八套答案

1. B	2. A	3. A	4. B	5. E	6. D	7. A	8. C	9. D	10. B
11. B	12. B	13. C	14. B	15. A	16. E	17. C	18. D	19. D	20. A
21. D	22. C	23. B	24. D	25. B	26. B	27. A	28. D	29. D	30. C
31. A	32. E	33. E	34. E	35. A	36. B	37. C	38. B	39. E	40. E
41. E	42. C	43. D	44. C	45. A	46. A	47. B	48. C	49. C	50. D

第九套答案

1. D	2. D	3. B	4. B	5. D	6. E	7. A	8. C	9. D	10. A
11. C	12. E	13. A	14. A	15. E	16. C	17. D	18. A	19. B	20. C
21. B	22. A	23. B	24. C	25. D	26. B	27. D	28. E	29. D	30. D
31. A	32. A	33. A	34. E	35. C	36. A	37. A	38. E	39. D	40. B
41. E	42. A	43. E	44. C	45. A	46. E	47. A	48. H	49. A	50. C

第十套答案

1. E	2. D	3. E	4. B	5. B	6. D	7. A	8. A	9. D	10. E
11. C	12. B	13. A	14. E	15. C	16. A	17. B	18. E	19. A	20. C
21. A	22. B	23. E	24. E	25. D	26. E	27. E	28. D	29. E	30. A
31. D	32. B	33. B	34. A	35. D	36. E	37. D	38. E	39. B	40. C
41. C	42. E	43. E	44. B	45. D	46. E	47. E	48. A	49. D	50. C

下篇

各论

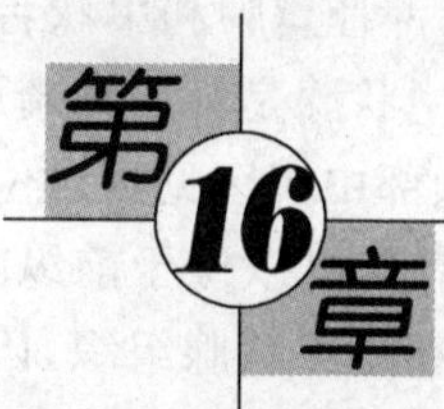

第16章 甲状腺疾病

学习要求

- 熟悉甲状腺结节的诊治原则。
- 掌握单纯性甲状腺肿病因、临床表现、诊断及治疗原则。
- 熟悉甲状腺功能亢进的外科治疗原则。
- 熟悉甲状腺良、恶性肿瘤的临床表现和治疗原则。

“甲状腺”这一名词来自希腊语，是对颈前部盾形腺体(thyroides)的描述。对甲状腺解剖的经典描述在16和17世纪的文献中已经初见雏形，不过，当时的人对甲状腺的功能还不完全清楚。直至19世纪，人们才对甲状腺的病理性增大(甲状腺肿)有了描述，并用含碘丰富的海草来治疗甲状腺肿。当时的甲状腺外科手术有很高的并发症发生率和死亡率。

在19世纪后叶，两位外科医生使人类对甲状腺疾病的理解和治疗发生了根本改变。Theodor Billroth和Emil Theodor Kocher在欧洲建立了大型诊所，形成了娴熟的手术技巧，并融入新兴的麻醉和抗菌原则，从而增加了甲状腺良性和恶性疾病手术结果的安全性和有效性。鉴于Kocher在甲状腺生理方面的开拓性工作，他于1909年被授予Nobel奖。

20世纪以Kocher和Billroth的成就开始，人们对甲状腺疾病生理的了解突飞猛进，包括甲状腺功能减退、甲状腺功能亢进、甲状腺癌、影像学、流行病学以及晚近的微创诊断和手术技术。这些发展使得甲状腺疾病的诊断和治疗越加快捷、价廉(成本-效应比更高)、手术并发症更低。

第一节　胚胎、解剖和生理概要

【胚胎学】　在胚胎期，最终形成甲状腺的组织芽最初位于咽底部中线的憩室(盲囊)。这部分组织起源于原始消化道，由内胚层起源的细胞构成。这种细胞结构的主体部分下降至颈部并发育成一个有两叶的实质性器官。其在咽部的原始附着就是位于舌盲孔处的口腔前庭。该结构变成甲状舌管，通常在6周龄后被吸收。该残迹的最远端可能会残留，成为成人甲状腺的锥体叶。

镜下见到甲状腺滤泡标志着侧叶发育。在胚胎达6 cm长度时，这些滤泡开始形成胶质。在胚胎第三个月，滤泡细胞开始显现摄碘能力，甲状腺激素的分泌也随之开始。产生降钙素的C细胞源自第4咽囊，这些细胞从神经嵴迁徙至甲状腺腺叶上2/3的外后部位，分布于滤泡之间。在成人，C细胞依旧局限于甲状腺的上中部，通常位于后外侧。这些C细胞是成人甲状腺内唯独的非内胚层起源的成分。

基本胚胎学知识是理解某些胚胎学先天性畸形的基础，包括甲状舌管囊肿和甲状舌管瘘，这两种疾病都是在甲状腺下降沿途中有甲状腺组织残留。舌根部甲状腺是另一种畸形，是位于中线的甲状腺始基没有按正常方式下降。一种罕见情况是在颈部中央区见到异位甲状腺组织。少量异位甲状腺组织可以位于正常甲状腺下极的尾侧，偶尔，可以位于前纵隔。在组织学上，过去人们把颈部侧区内见到的甲状腺组织称之为外侧区迷走甲状腺组织，认为这是一种胚胎变异。如今看来这种观念是完全错误的，颈静脉外侧的甲状腺组织其实就是分化良好甲状腺癌（尤其是乳头状癌）的转移灶，它可以是分化良好甲状腺癌的最初表现形式。偶尔可以在没有甲状腺癌的病人的颈中央区淋巴结的周缘见到少量甲状腺滤泡。

【解剖学】 发育正常的成人甲状腺重 10～20 g；甲状腺是一个双叶结构，位于喉-气管交界部的前外侧，躺于甲状软骨之上。在这个部位，甲状腺包绕喉-气管交界部周径的 75%。甲状腺的两叶位于气管和食管的外侧，颈动脉鞘的前内侧，胸锁乳突肌、胸骨舌骨肌和胸骨甲状肌的后内侧。甲状腺的两个叶通过峡部在中线相连，甲状腺峡部的上缘位于环状软骨水平或紧靠环状软骨下缘水平。约 30%的病人有锥体叶，锥体叶是甲状舌管的最远侧部。有些成人的锥体叶可以从峡部的中线向头侧伸展至舌骨水平。

甲状腺被一薄层结缔组织包绕，它是包裹气管的筋膜层的一部分。这层筋膜不同于甲状腺包膜，在手术中，这层筋膜可以很容易地与甲状腺包膜分开，而甲状腺真包膜无法与甲状腺分开。这层筋膜在背侧与甲状腺包膜融合，在气管外侧形成甲状腺悬韧带，又称 Berry 韧带，这是甲状腺赖以与周围结构固定的主要位点。Berry 韧带紧紧附着于环状软骨，并且与喉返神经的关系密切，因此有重要外科学意义。

1. 喉部的神经

(1) 喉返神经：在气管的一侧上行，紧靠 Berry 韧带的外侧入喉。喉返神经有许多重要变异。约 25%的病人其喉返神经在入喉前穿越 Berry 韧带。右侧喉返神经从迷走神经发出后向后钩绕右锁骨下动脉，然后在气管外侧沿气管-食管沟上行。在颈部手术分离过程中，通常可以在甲状腺下极水平、在气管-食管沟内或在气管-食管沟外侧 1 cm 之内的范围内找到右侧喉返神经。随着该神经上行至甲状腺中部，它就应该位于气管-食管沟内。在此位置，该神经可以为单支，也可以分为两支或多支后进入第一或第二气管环，最粗大的分支消失于环甲肌下缘水平。在甲状腺下动脉水平，通常可以发现该神经紧贴甲状腺下动脉主干的前方或后方。偶尔，右侧喉不返神经(nonrecurrent right laryngeal nerve)可以直接起源于迷走神经，向内侧走行入喉。右侧喉不返神经的发生率约为 0.5%～1.5%，见于动脉变异的病人，其中大多数是右锁骨下动脉异位起源，称为 arteria lusoria（右锁骨下动脉发自主动脉弓左端，绕食管后方右行，可以压迫食管、气管或神经而引起症状），颈部手术前的超声血管检查可以发现这种异常。据报道，这种病人的右侧可以既有喉返神经，又有喉不返神经。这两条神经通常在甲状腺下极水平合并形成共干。

左侧喉返神经从迷走神经分出后横跨（钩绕）主动脉弓。在动脉韧带的主动脉处，左喉返神经向内下走行，然后，开始朝喉部上行，至甲状腺下极水平进入气管-食管沟。与右侧喉不返神经相比，左侧喉不返神经者存在更广泛的非共干动脉弓和大血管畸形，因此，左侧喉不返神经更罕见。

两侧喉返神经都能在距胸廓入口 2.5 cm 内的气管-食管沟内找到。该神经经甲状腺下动脉分支的下后方，最终在环甲关节水平、环甲肌尾侧缘入喉。在该区域，喉返神经与上甲状旁腺、甲状腺下动脉和甲状腺上背面紧邻。因此在该区域的手术分离过程中要十分小心，因为在环甲肌尾侧缘该神经入喉处是一个固定点，容易因牵拉过度而受伤。在Berry韧带水平，甲状腺下动脉有一支小分支跨越该神经，因此对该区域的出血要格外小心，以免造成神经损伤。

喉返神经是混合神经，含运动、感觉和自主等功能纤维，支配喉内肌。喉返神经损伤就造成了混合性病变，其中最重要的就是伤侧声带麻痹。这种损伤会导致一侧声带处于内收位很靠近中线。如果对侧声带的功能完好，能够与麻痹的声带对合，就会有正常发音，但发音比较弱。如果声带麻痹处于外展位，无法闭合声门，发音就会严重受影响，出现无效咳嗽。如果双侧喉返神经受损伤，就会出现完全失音或气道梗阻，可能需要紧急气管插管或气管切开。偶尔，双侧喉返神经损伤会导致声带处于外展位，尽管这不会导致气道梗阻，但会因为无效咳嗽和误吸而发生上呼吸道感染。

(2) 喉上神经：在颅底从迷走神经发出，沿颈内动脉下行走向甲状腺上极。该神经在舌骨角水平分为内外两支。较粗的内支是感觉神经，进入甲状舌骨膜，分布于喉部。较细的外支继续沿咽下缩肌的外侧面伴随甲状腺上动脉下行，通常都位于该动脉前内侧。在甲状腺上动脉穿入甲状腺包膜前1 cm，该神经通常走向内侧进入环甲肌，支配该肌。了解这种解剖关系很重要，因为在甲状腺腺叶切除术中，通常见不到喉上神经外支，因为该神经已经进入咽下肌筋膜。然而，如果在处理甲状腺上极血管时距离甲状腺上极太远，该神经就容易被切断或结扎。喉上神经外支损伤后会导致发音的音质和强度严重丧失。尽管在临床上这种丧失不像喉返神经损伤那样严重，但是，对音质要求比较高的从业人员来说也是极为苦恼的事。

2. 动脉血供　甲状腺的动脉血供主要有4条：一对上动脉和一对下动脉。甲状腺上动脉是颈外动脉的第一分支，紧靠颈总动脉分叉发出。甲状腺上动脉又分出喉上动脉后在咽下缩肌的内侧面走行，然后进入甲状腺上极。随着甲状腺上动脉逐渐走向内侧，与喉上神经外支的关系就逐渐紧密，因此，在处理该动脉时要注意勿伤及该神经。

甲状腺下动脉起源于甲状颈干。甲状颈干起源于锁骨下动脉，在颈动脉鞘后面上升进入颈部，呈弓状向内侧走行，从甲状腺背面(通常离Berry韧带很近)进入甲状腺。甲状腺下极通常没有动脉直接进入。甲状腺最下动脉出现的概率小于5%，最下动脉通常直接起源于无名动脉或主动脉。

甲状腺下动脉具有重要的解剖关系。喉返神经通常在入喉前1 cm紧靠甲状腺下动脉(在其前方或后方)。对该动脉的分离必须仔细，在绝对搞清楚喉返神经的位置前不允许离断该动脉。此外，甲状腺下动脉几乎无例外地供给上甲状旁腺和下甲状旁腺，因此，在离断甲状腺下动脉后必须仔细评估甲状旁腺。

3. 静脉回流　甲状腺的静脉引流通过三对静脉完成。甲状腺上静脉与甲状腺上动脉伴行，在颈动脉分叉水平汇入颈内静脉。50%以上的病人存在甲状腺中静脉，该静脉直接向外侧走行汇入颈内静脉。甲状腺下极通常有2～3条下静脉汇入无名静脉或头臂静脉；甲状腺下静脉往往下行经过胸腺的尾侧。

4. 淋巴引流　在考虑到甲状腺癌的外科治疗时，甲状腺与其淋巴引流的关系很重要。甲状腺及其毗邻结构具有丰富的淋巴系统，将甲状腺的淋巴液引流至几乎各个方向。在甲状腺内，淋巴管紧贴甲状腺包膜的下方，两侧腺叶的淋巴管在峡部相互沟通。甲状腺的引流与甲状腺紧邻的结构也存在交通，通过许多淋巴管进入区域淋巴结。在临床上，人们通常将颈淋巴结分为中央区和外侧区；这两个区域的分界标志是颈动脉鞘。还可以进一步对外侧区进行分区(图 16-1)。除了甲状腺上三分之一的癌症是直接引流至外侧区外，大多数甲状腺癌是直接引流至中央区淋巴结(Ⅵ区)。中央区淋巴结是指位于甲状腺峡部上方的气管前淋巴结、气管旁淋巴结、气管食管沟淋巴结、前上纵隔淋巴结、分布于颈内静脉上中下周围的淋巴结、咽后淋巴结和食管淋巴结。甲状腺癌可以播散至位于颈后三角的外侧区淋巴结(Ⅱ、Ⅲ、Ⅳ区)，也可以累及颌下三角的淋巴结。甲状腺乳头状癌往往都伴有邻近淋巴结转移，髓样癌有很强的颈淋巴结转移倾向，但一般都限于中央区(Ⅳ区)淋巴结转移。

Ⅵ区的上界是舌骨，下界是无名(头臂)动脉，两侧外界是颈动脉鞘，此区内含甲状腺及其邻近的淋巴结。Ⅱ、Ⅲ、Ⅳ区淋巴结是沿两侧颈内静脉排列的淋巴结，前内侧界是Ⅵ区，外侧界是胸锁乳突肌的后缘。Ⅲ区淋巴结的上界是舌骨水平，下界是环状软骨；Ⅲ区的上方和下方分别为Ⅱ区和Ⅳ区。Ⅰ区淋巴结包括舌骨之上、下颌下腺后缘之前的颏下和颌下淋巴结。最后，Ⅴ区淋巴结是胸锁乳突肌后缘后方、颈后三角内的淋巴结。如图所示，Ⅰ、Ⅱ、Ⅴ区还可以进一步分亚区。Ⅵ区的下界是胸骨上切迹。许多学者还主张在颈中央区淋巴结清扫时涵盖无名动脉头侧的气管前和气管旁上纵隔淋巴结(有时称为Ⅶ区)。

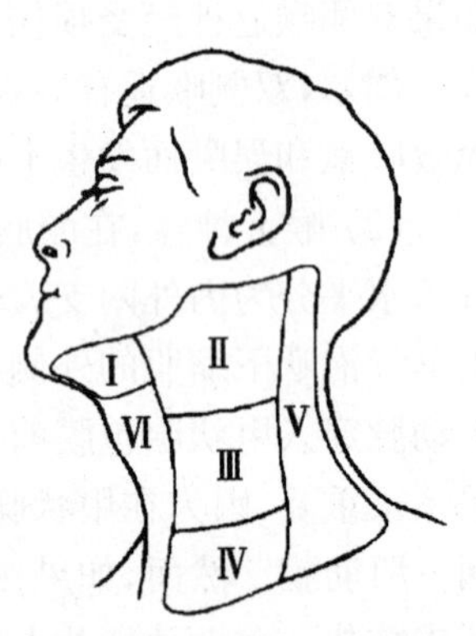

图 16-1　颈部淋巴结分区

5. 甲状旁腺　甲状腺鞘包着每侧甲状腺腺叶的侧面和后面，因此，上甲状旁腺就被甲状腺鞘包裹在内。在游离甲状腺腺叶上部，将甲状腺向中线翻转时，就可以见到位于该筋膜之下的含脂肪组织的区域。上甲状旁腺几乎是毫无例外地位于这团脂肪组织中，位于甲状腺腺叶上部背侧甲状腺鞘之下。像上甲状旁腺一样，下甲状旁腺位于甲状腺腺叶下部的背面，也位于甲状腺鞘内，通常被一小团脂肪包裹。下甲状旁腺的位置变异比上甲状旁腺大，但是，它总是沿甲状腺下静脉分支分布，位于甲状腺腺叶最下端的外下方。由于甲状旁腺与其周围的脂肪在质地上和色泽上难以区分，因此，寻找上甲状旁腺和下甲状旁腺最简单的方法是追踪进入甲状旁腺的甲状腺下动脉的细小分支。

上甲状旁腺和下甲状旁腺都由单独一支终末动脉供血，该动脉来自甲状腺下动脉向中线走行。如果在分离过程中甲状腺下动脉的主干被切断，该侧上、下甲状旁腺的血供就被离断，该处通常没有侧支循环来维持甲状旁腺的活力。切除过程中应该仔细操作，仅离断甲状腺下动脉走向甲状腺包膜的分支。只要仔细操作，就能保护好上、下甲状旁腺的血管，即使在全甲状腺切除术中也能保护之。在有些病例，上甲状旁腺的动脉血供可能来自甲状腺上动脉，不过，一般情况下都来自甲状腺下动脉。

【生理学】 甲状腺有两组不同的激素分泌细胞：滤泡细胞分泌、储存和释放甲状腺素(T_4)和三碘甲状腺氨酸(T_3)，主要调节基础代谢率；滤泡旁细胞，又称 C 细胞，分泌降钙素，对钙调节有重要作用。

甲状腺球蛋白(Tg)是一种分子量为 660 kD 的糖蛋白，在滤泡细胞由内质网合成。滤泡细胞高效地、逆化学电梯度从循环中摄取碘，摄碘是甲状腺激素合成的限速步骤。摄碘过程由促甲状腺素(TSH)和滤泡细胞内碘含量调节。从基侧膜进入细胞的碘(I^-)迅速弥散至滤泡细胞顶端，在顶端膜过氧化酶（TPO）的催化氧化下，I^- 活化成 I^+ 或 I°，这一过程称为碘的有机化。I^+ 或 I°与 Tg 的酪氨酸残基结合，使之碘化为一碘酪氨酸（MIT）或二碘酪氨酸（DIT），然后两者耦合生成 T_3（MIT ＋ DIT）或 T_4（DIT ＋ DIT）。碘化的 Tg 被滤泡细胞泌出，储存于滤泡内。TSH 刺激甲状腺释放活性激素时，滤泡内的碘化甲状腺球蛋白通过入胞作用被摄入滤泡细胞内，经溶酶体水解为 T_3 和 T_4 后通过基底膜释放到循环中。甲状腺释出的甲状腺素 80％是 T_4，T_4 在外周脱碘转化为 T_3，T_3 是甲状腺激素最具活性的形式。T_3 的半衰期为 8～12 小时，T_4 与蛋白结合紧密，因此半衰期可达 7 天。T_3 和 T_4 的释放受垂体的 TSH 以及下丘脑的促甲状腺素释放激素（TRH）的调节，受循环中 T_3 和 T_4 水平的负反馈调节。

缺碘与结节性甲状腺肿和滤泡状甲状腺癌的发生有关，碘过多与 Graves 病和 Hashimoto 甲状腺炎的发生有关。大剂量的碘对人体效应比较复杂，起初是碘的有机化增加，随后的效应为抑制甲状腺素释放，称为 Wolff-Chaikoff 效应，该效应是暂时的。

甲状腺激素的功能有：① 激活产能呼吸过程，使代谢率增加、耗氧增加。② 增强糖原分解，使血糖上升。③ 增加儿茶酚胺对机体神经肌肉代谢及循环的作用，结果表现为兴奋、易怒、肌肉震颤、乏力，以及脉率快、心排出量多和血流加快。这些作用可被普萘洛尔（心得安）等 β-受体阻滞剂阻断。

C 细胞分泌降钙素，抑制破骨细胞活性从而降低血钙浓度。降钙素对血清钙水平的调节并不起主要作用，甲状腺全切术后降钙素缺乏似乎无不良生理影响。

第二节　单发性甲状腺结节的诊断和处理原则

查出单发性甲状腺结节后是否应该采取外科干预，需要根据高性价比的结构化临床检查结果和预后判断而定。评估的根本着眼点是判断病灶的功能状态以及是否为恶性。大多数单发性甲状腺结节为无功能性良性结节；然而，所有单发性甲状腺结节病人都必须考虑甲状腺癌之可能。是采取保守治疗抑或手术治疗，取决于对临床表现、风险评估、影像检查和实验室检查的仔细分析。

【发病率】 偶尔发现甲状腺结节的人数越来越多，其可能原因是影像技术的普及和发展。男性人群中有 1％的人可触及甲状腺结节，女性为 5％；在不加选择的人群，超声检查可以发现 19％～67％的人有甲状腺结节。可触及的甲状腺结节和不可触及的甲状腺结节的发生率随年龄的增长而上升（图 16-2）。这些结节大多为良性，甲状腺癌发生率约为 5％～15％。

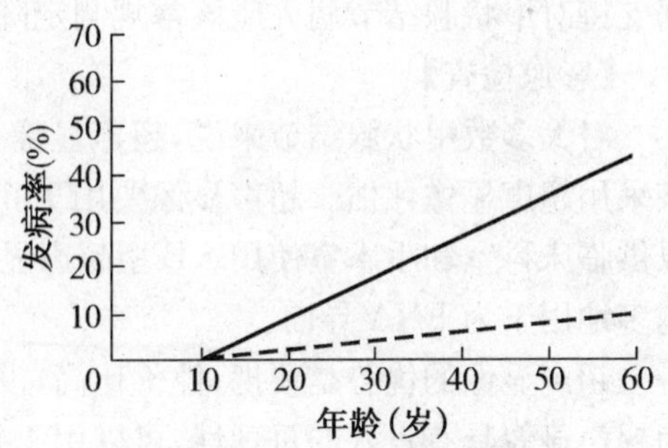

图 16-2　甲状腺结节的发病率

虚线为触诊发现情况，实线为超声或尸体解剖发现情况

【初步评估】 单发性甲状腺结节的初步检查是详细的病史询问和体格检查。首先评估是否存在甲状腺功能亢进的临床证据，以及有无恶性肿瘤的危险因素（匣 16-1）。甲状腺恶性肿瘤风险最大的因素是儿童、男性、年龄小于 30 岁的成人和年龄大于 60 岁的成人，以

及颈部有辐射史的病人。检查者应该仔细询问颈部辐射史,包括头颈部的职业暴露或治疗暴露,尤其是孩童时期的暴露史。对某些特定的内分泌疾病,要注意个人史和家族史的评估,包括家族性髓样癌(MEN2)或乳头状甲状腺癌(息肉病史,包括 Gardner 综合征或 Cowden 综合征)。

匣 16-1 甲状腺肿的辅助检查

必查项目

- 血清:TSH(如果异常,需加查 T_3和 T_4)、甲状腺自身抗体
- 超声检查了解结节是囊性抑或实质性
- 对可触及肿块行细针穿刺细胞学检查(FNAC);超声导引下的 FNAC 能降低“Thy1”(无法诊断)发生率

选查项目

- 校正血清钙浓度
- 血降钙素值(就髓样癌来讲,也可以用癌胚抗原筛查代之)
- 影像检查:胸部 X 线了解胸廓入口处是否有气管移位或是否存在胸骨后甲状腺肿;已经诊断为甲状腺癌的病人、某些再手术的病人以及某些胸骨后甲状腺肿的病人应该做超声、CT 和 MRI 扫描;如果甲状腺肿块伴有毒性症状就应该做放射性核素扫描

体格检查中,要仔细触诊甲状腺以及颈前和颈后三角,特别注意有无肿大淋巴结。了解结节的大小和硬度。多个结节或弥漫性结节大多为良性病变,而硬的单发性结节(尤其在老年人)则恶性病变的可能性大。超声发现(触诊未能扪及)的结节与触诊扪及的甲状腺结节具有同等的恶性风险。快速生长的结节以及临床上具有潜在侵袭依据的结节(如:疼痛或发音嘶哑)都提示恶性之可能,但不是确诊的依据。

【实验室评估】 对没有甲状腺功能亢进临床表现的病人,甲状腺功能试验可以了解病人的甲状腺功能状态,指导下一步检查。如果检查发现甲状腺结节为 1 cm 或更大,就应该检查血清 TSH。血清 TSH 值低于正常提示显性或亚临床性甲状腺功能亢进症,通常都需要做放射性核素扫描。血清 TSH 值低于正常者其甲状腺结节的恶性可能性减小。血清 TSH 值高于正常提示为甲状腺功能减退,最常见的原因是 Hashimoto 甲状腺炎。

血清 Tg 检测主要用于甲状腺癌术后的随诊,在甲状腺结节的初期评估中不必常规检测。如果临床上(家族史或 FNA)怀疑为髓样癌,就应该查血清降钙素值;但是,几乎没有证据支持对甲状腺结节病人应该常规测定降钙素。

【影像检查】

对大多数甲状腺结节来说,超声显像是一项重要的评估手段。所有的非毒性结节都应该采用超声显像评估。超声显像要用 7.5～16 MHz 的高频探头。这是一种手提式设备,可以供临床科室和手术室使用。B 型超声显像可以在手术前和手术中使用。超声显像也越来越多地用于为 FNA 导向。

超声显像的优势是便携,性价比高,没有电离辐射,对采取保守治疗的病人特别有用,因为超声显像具有良好的重现性,可以用于判断结节是否增大,以及是否出现了疑似特征。有证据表明,超声显像在确定甲状腺结节的位置和特性(囊性抑或实质性)方面极为有效,但是,对实质性结节的诊断方面正确性差。纯囊性病灶的征象或许能给人以安慰,但是,这类病灶在甲状腺结节中所占比例很小(1%～5%)。况且,分化良好的甲状腺癌也可以有囊性成分,或为囊实混合性结节。甲状腺结节疑似恶性的征象按其重要性排序为:水平断面上高

度与宽度相近(呈圆形提示生长快张力大)、微钙化、血供丰富、边缘浸润,以及与周围实质相比为低回声(表 16-1)。

表 16-1 甲状腺癌的超声显像特点

影像特点	敏感性(%)	特异性(%)	预测值(%)	
			阳性	阴性
微钙化	26～59	86～95	24～71	42～94
低回声	27～87	43～94	11～68	74～94
边缘不规则或无声晕	17～78	39～85	9～60	39～98
实质性	69～75	53～56	16～27	88～92
结节内血供情况	54～74	79～81	24～42	86～97
高度与宽度比较接近	33	93	67	75

引自:Frates MC, Benson CB, Charboneau JW, et al: Management of thyroid nodules detected at US: Society of Radiologists in Ultrasound consensus conference statement. *Radiology* 237:794 - 800, 2005.

超声显像测得的结节大小在判断是否需要做进一步检查(如针刺活检)中具有重要意义。长径小于 1 cm 的结节一般都不必做进一步检查,仅在伴下列情况时,才应该做进一步检查:超声显像怀疑有恶性特征者、超声显像或临床检查怀疑颈淋巴结肿大者,以及有乳头状甲状腺癌家族史、头颈部辐射史、既往有甲状腺癌个人史和^{18}F-脱氧葡萄糖(fluorodeoxyglucose, FDG)/正电子发射断层扫描(positron emission tomography, PET)发现阳性病灶者。

【放射性核素扫描】 超声显像的作用是解剖评估,放射性核素扫描的作用是功能评估。如果甲状腺结节大于 1 cm,伴血清 TSH 值下降,就应该用锝- 99m 过锝酸盐(^{99m}Tc)或^{123}I 做放射性核素扫描来判断该结节是否处于高功能状态。如果甲状腺结节病人的甲状腺功能正常或降低,就不必常规做放射性核素扫描。

正常活性的滤泡细胞能快速摄取^{99m}Tc。被滤泡细胞摄取的^{99m}Tc 不会发生有机化。^{99m}Tc 的半衰期短,辐射量也低,^{99m}Tc 的快速吸收有助于人们对甲状腺摄取增加(热结节)抑或降低(冷结节)做出快速评估。由于^{99m}Tc 同时能被唾液腺和大血管摄取,因此,要求专家来对甲状腺疾病进行解读。

^{123}I 和^{131}I 碘闪烁显像也用于评估甲状腺的功能状态。这两种放射性碘都能被活性滤泡细胞摄取和有机化。^{123}I 扫描的优势是辐射量低(100 μCi)和半衰期短(12～13 小时)。当怀疑病人为舌根部甲状腺或胸骨后甲状腺时,可以选择用^{123}I 检查。^{131}I 的半衰期比较长(8 天),其 β 射线辐射量也比较高。^{131}I 是甲状腺癌影像检查的绝佳选择,也是评估远处转移灶的筛选检查手段。冷结节中恶性的比例是 15%～20%,热结节和温结节中恶性的比例是 5%～9%。虽然放射性核素摄取检查具有提示作用,但是它既不能证实为恶性结节,也不能排除恶性结节。

^{18}F-氟脱氧葡萄糖的 PET 可以用来提供三维重建图像。如今热衷于用这种手段来诊断原发性甲状腺癌和转移性甲状腺癌的人越来越多。有趣的是,在因为其他恶性实质性肿瘤做 PET 扫描时,有 1%～2%的人可以发现所谓的甲状腺偶发瘤(incidentaloma)。虽然大多数 PET 发现的甲状腺偶发瘤为良性肿瘤,据报道,在那些需要行手术切除的偶发瘤中恶

性的比例高达33%。因此,在甲状腺结节的诊断和随访中,PET检查的合理性依旧存在争议。

【计算机断层(CT)和磁共振】 在甲状腺结节的其他特征已经通过超声显像明确,且没有并发症的病人,CT和MRI不会为诊断增加任何有意义的筹码,就这一点来说人们已经达成了很好的共识。不过,在比较晚期的甲状腺癌,CT或MRI或许有助于了解肿瘤的直接侵犯情况。在怀疑为甲状腺癌(或活检证实为癌症)的肿块同时能触及颈淋巴结的病人,CT或MRI检查特别有用。此外,这两种手段都可以用于术后随访,尤其是那些怀疑复发的病人。如果病人的甲状腺肿块比较大,胸部X线见气管有明显移位提示胸骨后甲状腺肿,手术前就应该做一次CT或MRI检查。

CT和MRI在评估甲状腺肿块方面的敏感性和特异性相仿。在采用静脉增强CT对可疑甲状腺癌进行评估时必须多一层考虑。虽然静脉增强CT能提高解剖界限的清晰度,但是,大量碘剂可能会妨碍之后的放射性碘影像检查或放射性碘治疗。

【细针穿刺细胞学检查(FNA)】 用细针(23～27号)做FNA是一项重要的、价廉物美的检查手段,如今,FNA已经是一项公认的评估甲状腺结节的关键手段。说到底,所有等于大于1 cm的甲状腺结节,如果暂时不考虑手术处理,都应该用FNA活检做评估。有些小于1 cm的病灶也应该做FNA,有关这些已在前文述及。与粗针或病核针切活检相比,采用细针后并发症的发生率显著下降,同时,诊断的正确性保持不变。当然,活检操作和结果解读方面的经验对本技术的成功与否也很重要。对甲状腺结节的病人来讲,良性病灶的正确诊断能大大减少病人的手术率。如今,术前FNA有取代术中冰冻切片病理检查的趋势。

对可触及的甲状腺结节来讲,FNA活检可以不必借助影像导引,当然,也可以借助超声导引,尤其对不均质病灶的活检。对不可触及的病灶(位置深在)或囊性结节建议采用超声显像引导,以减少"无法诊断"和"取样错误"的发生率。

英国甲状腺学会(British-Thyroid-Association, BTA)提议将甲状腺的FNA结果粗略地归纳为五类:Thy1(无法诊断)、Thy2(良性)、Thy3(不能确定)、Thy4(可疑)和Thy5(恶性)。细胞学无法诊断的病例,可以在超声引导下再次FNA,其中50%～75%可以获得细胞学诊断。如果多次FNA均无法诊断,这种病灶恶性的可能性明显增大,因此,对这种病人必须保持密切随访或选择行病灶切除术。FNA诊断为"恶性"的病灶,其正确性几乎可达100%,这种病灶应该立即手术切除。乳头状癌的某些细胞学特点使得我们所采用的FNA有很高的正确率,保证诊断的正确性。如果FNA活检怀疑为乳头状癌或Hürthle细胞癌,尤其对甲状腺癌高危病人以及既往有放射线接触史的病人,就应该安排手术切除,不必做放射性核素扫描。FNA对髓样癌或未分化癌的诊断正确性则取决于细胞病理学家的经验。

滤泡状癌的诊断依据是见到包膜或血管有滤泡细胞侵犯,仅依据细胞学无法做出诊断。如果FNA见到的是滤泡细胞,确诊和排除滤泡状癌最终还取决于切除标本的全面组织学检查,虽然大多数这类病例都是良性疾病(滤泡状腺瘤)。大宗病例研究表明,如果FNA显示的是滤泡细胞,6%～20%的甲状腺病灶为恶性。如果FNA显示的是滤泡性肿瘤,应该考虑腺叶切除或全甲状腺切除,除非^{123}I摄取扫描所见符合自主功能性结节。如果FNA结果怀疑为恶性,但不能确诊,这种FNA结果似乎50%以上为恶性。如果FNA结果为"不能确定",建议选择再次穿刺、切除或对结节密切随访。

抽吸物中存在胶质和巨噬细胞,高度提示为良性病灶。然而,病人必须了解该诊断仅仅是依据抽吸物做出。毗邻的组织或该结节中的另一部分组织可能就有癌细胞。据报道，FNA 的假阴性率为 1%～6%。因此，对 FNA 诊断的良性结节要做动态超声监测确保其特性未发生变化。应该在初次 FNA 后 6～18 个月复查超声。如果超声检查所见无变化，应该每隔 3～5 年复查一次超声。如果超声显像提示肿块的体积增大了 50%以上，或长径和短径增加了 20%，就应该再次在超声引导下做 FNA。

FNA 还可以用于超声证实为囊性病灶的处理。可以用粗针抽出囊液。大多数囊性病灶的囊液细胞学检查为良性细胞学所见，但是，少数乳头状癌可以表现为囊性，可以通过囊液的细胞学检查得到诊断。囊性病灶经抽吸后依旧可以触及结节的病人，以及囊性病灶经 FNA 诊断为良性但之后又复发的病人，都应该考虑行手术切除。

与单发性甲状腺结节相比，多发性甲状腺结节的病人恶性风险相同，但是，就每个结节来看，其恶性风险比单发性结节低。因此，对大于 1 cm 的多发性甲状腺结节病人来讲，一种合理的处置方法就是对那些超声检查有怀疑的结节做 FNA 活检。如果多发性结节病人的放射性核素扫描显示为低功能结节，就应该对这些冷结节做 FNA。

【治疗决策】 甲状腺结节的治疗决策制定取决于采用前文所述的结构化处置(匣 16-1)，还取决于临床考量(表 16-2)。所有患甲状腺结节的病人都应该做甲状腺功能检查(至少应该查血 TSH)。如果病人有甲状腺功能亢进，就应该做放射性核素摄取扫描来证实是否为热结节。如果是热结节，就应该对病人采用甲状腺抑制治疗，观察 6 个月评价抑制治疗是否有效。如果抑制治疗失败，一般就应该采取手术治疗(通常是腺叶切除术)，不过，罕有病人需要采用手术治疗。

表 16-2 甲状腺结节

诊断	诊断相关因素	确诊因素	预后不良相关因素
良性			
胶质	多结节性甲状腺肿；FNA 见到胶质和巨噬细胞	外科手术	—
高功能结节	甲状腺功能亢进	^{131}I 扫描	—
恶性			
乳头状癌	放射线接触史；既往乳头状癌手术史	FNA 或外科手术	男性；年龄＞40 岁；肿块＞3 cm；高细胞型
滤泡状癌	FNA 见到滤泡性细胞	常规石蜡病理切片	男性；年龄＞40 岁；肿块＞3 cm；差分化细胞型
髓样癌	MEN2A 和 MEN2B；降钙素水平增高	外科手术；FNA；降钙素水平；ret 癌基因	MEN2B 和散发型
未分化癌	瘤块增长迅速；疼痛、嘶哑	FNA；外科手术	诊断

如果一位病人有甲状腺结节，甲状腺功能检查正常，下一步就是做超声检查。超声下的囊性病灶一般都是良性病灶，不过，也可能是囊性乳头状癌(尽管罕见)。囊性病灶的处理方法是穿刺抽吸；如果抽出物为血性或可疑血性，应该将抽出物送细胞学检查。于抽吸后 6 个月复查。如果囊肿复发就应该考虑手术切除。

如果超声发现结节为实质性或囊实混合性，决策制定就需要依据其他信息——病史、体格检查和影像检查是否有恶性肿瘤的风险因素，有些病人无论进一步的检查结果如何都应该选择切除术。在大多数病人，如果暂时不考虑手术切除，就应该选择 FNA。FNA 可以用于诊断乳头状癌，对髓样癌和未分化癌也有很好的提示作用。但是，FNA 无法诊断滤泡状癌，也不能对良性诊断下肯定意见。因此，风险评估至关重要，一定要告诫实质性结节的病人"FNA 的诊断正确率是无法保证的"。超声下的囊实混合性结节通常提示胶质结节，FNA 见到的是胶质和巨噬细胞。如果你不怀疑其他性质的病变，这类病灶可以采用每 6 个月一次的超声检查动态观察其是否稳定。可疑病灶的表现有变化则应该采取手术处理。

在美国，超声检查条件的普及似乎改变了微小甲状腺癌的发生率。这些病人大多是小于 1 cm 的无症状的乳头状癌。其实，这些病灶的治愈率很高，死亡率几乎为零，因此在你考虑做 FNA 和考虑外科手术时，不必考虑死亡率的问题。

用外源性甲状腺激素替代来抑制内源性 TSH 从而抑制甲状腺结节的方案正在失宠。过去，人们认为用抑制治疗后继续生长的结节其恶性的可能性大，而用抑制治疗后缩小的结节其良性可能性大。该观点既不敏感，也缺乏特异性，因为人们发现只有 20%～30%的结节在用抑制治疗后会缩小。

小儿或妊娠病人的甲状腺结节都会引起病人、家人和经治医生的特殊牵挂。虽然与成人相比，儿童甲状腺结节的恶性频率更高，但是，一般来讲，其评估流程与成人并无不同。人们迄今还不清楚妊娠病人甲状腺结节的恶性发生率与非妊娠人群是否存在区别。对妊娠期出现的甲状腺结节，除了放射性核素扫描禁忌外，其评估方法与非妊娠病人并无两样。如果妊娠期发现的结节是乳头状癌，并且结节在妊娠中期依旧稳定，或在妊娠后半期才得以诊断，可以将手术延迟至产后进行。人们认为这种处理方案不会影响其肿瘤学结局。

第三节　甲状腺肿

（一）单纯性甲状腺肿

本病在我国不少见，根本原因是体内甲状腺素相对或绝对不足，即甲状腺素的原料（碘）缺乏；甲状腺素的需要量增加、甲状腺素合成和分泌缺陷。

【临床表现】　女性多见。一般无症状。主要表现为颈部受压感和肿块，甲状腺呈对称、弥漫性肿大，表面光滑、质地柔软，随吞咽上下活动。甲状腺有不同程度肿大，压迫邻近器官者少见。巨大的单纯性甲状腺肿可大如儿头，下垂于颈下、胸骨前方。

【诊断】　最重要的是判断甲状腺结节是否为恶性。结节的生长速度、有无压迫症状、质地硬度、吞咽活动度等，均有助于与甲状腺癌鉴别。细针穿刺细胞学检查（FNAC）、超声（区别囊性、实质性抑或囊实混合性）和胸部 X 线（判断胸骨后甲状腺）都有助于鉴别。Pemberton 试验可以判断胸骨后甲状腺肿的压迫症状，方法是将上肢举过头顶做梳头动作，此时胸廓入口处静脉受压，伴有头颈充血肿胀和颈部卡压窒息感。

【治疗】

1. 药物治疗　地方性甲状腺肿可补充加碘盐。散发性甲状腺肿可口服小剂量甲状腺素，抑制 TSH 分泌。

2. 手术治疗　有压迫症状者应手术治疗，然而多数病人是因外观而行手术治疗的。手术适应证：① 有气管、食管或喉返神经压迫症状者；② 胸骨后甲状腺肿；③ 巨大甲状腺肿影响生活和工作者；④ 结节性甲状腺肿继发甲状腺功能亢进者(Plummer病)；⑤ 怀疑有恶变者。

(二) 结节性甲状腺肿

弥漫性多结节性甲状腺肿是一种最常见的甲状腺肿，占成人甲状腺结节的10%。其发病机制可能是甲状腺素相对缺乏，以致TSH长期刺激甲状腺，使甲状腺组织代偿增生。若碘供给充分，甲状腺肿会逐渐消退，滤泡复原。因各滤泡增生复原不均衡，反复多次增生和复原，出现多发性不对称性结节。

【病理】 结节性甲状腺肿呈多种病理表现，除腺瘤样增生外，还有胶体潴留、囊性变、局限性钙化、出血、纤维化瘢痕形成等。

【诊断】

1. 绝大多数病人无症状，仅在常规体检发现甲状腺结节。结节可为实质性，也可囊性变。并发囊内出血时，结节可迅速增大。压迫症状少见。胸骨后甲状腺肿可压迫气管、食管、喉返神经、颈交感神经节或颈静脉引起相应症状体征。在多结节性甲状腺肿中，癌症的发生率为5%～10%。因此，人们强烈建议对多结节性甲状腺肿做FNA诊断并对可疑病灶做手术切除。甲状腺结节广泛钙化时质地坚硬，但甲状腺随吞咽活动良好，这一点有助于与甲状腺癌鉴别。

2. 少数病人是因结节增大或出血发生疼痛、呼吸困难或吞咽困难前来就医检查时发现甲状腺结节。

3. 甲状腺功能检查和甲状腺抗体多在正常范围。随着结节的增大，T_3和T_4值可以逐渐增高，在临床上逐步表现为继发性甲状腺功能亢进症。

4. 核素扫描示甲状腺增大变形，放射性呈不均匀分布。甲状腺摄^{131}I率正常。结节对放射性核素的摄取能力差提示病灶为恶性。

【治疗】

1. 对无症状的结节性甲状腺肿，无恶性病的临床症状体征时，可观察、随访，不必治疗。

2. 若甲状腺明显肿大，可给予甲状腺素片口服，抑制内源性TSH对甲状腺的刺激，使甲状腺缩小。甲状腺素片往往需长期口服。

3. 有压迫症状并且经口服甲状腺素片治疗后症状无改善者，可考虑行甲状腺次全切除术。

4. 有恶性病的临床症状体征时，应先用穿刺活检证实，然后行手术治疗。

(三) 胸骨后甲状腺肿

胸骨后甲状腺肿是增大的甲状腺向胸腔内伸展的一种罕见表现形式，通常是多结节性甲状腺肿的结果。大多数胸骨后甲状腺肿为继发性，它是多结节性甲状腺肿增大向下伸展进入前纵隔的结果，其血供依旧来自甲状腺下血管；极少数(～1%)为原发性胸骨后甲状腺肿，是起源于前纵隔或后纵隔的迷走甲状腺组织，其血供来自胸内血管，而非甲状腺下动脉。

第四节 甲状腺肿功能亢进症的外科治疗

甲状腺功能亢进是体内甲状腺激素过多所致的一种综合征，临床上分为原发性和继发性两类。原发性甲状腺功能亢进症又称Graves病或弥漫性毒性非结节性甲状腺肿，在临床上最常见。继发性甲状腺功能亢进症包括毒性结节性甲状腺肿(Plummer 病)和高功能腺瘤(毒性腺瘤),Plummer 病为多结节,高功能腺瘤为单结节。罕见的还有外源性甲状腺摄入过多、葡萄胎妊娠伴人绒促性素释放增多;更少见的情况是甲状腺恶性肿瘤分泌过多甲状腺激素。本文主要叙述 Graves 病。

Grave 病是甲状腺功能亢进症(弥漫性毒性甲状腺肿)的最常见原因。本病最早由爱尔兰医生 Robert Graves 于 1835 年描述。

【发病情况】 男女发病率之比为 1∶4;Graves 病男女发病率之比为 1∶8,70%的 Graves 病发生在 20～40 岁,Plummer 病多发生在 40 岁以后。

【发病机理】 Graves 病的甲状腺功能亢进其病因是刺激性自身抗体作用于 TSH－R。虽然有关这种抗体的产生存在数种学说,但是,本病的病因都未得到公认。本病可能存在遗传易感性,有依据表明单卵孪生中 Graves 病的概率增加。Graves 病的眼球突出和胫前黏液性水肿的发病机理尚未明确。

【临床表现】 甲状腺功能亢进症(甲状腺毒症)的典型症状是多汗、意料之外的消瘦(虽然食欲增加)、怕热、易渴、月经失调、焦虑、腹泻、心悸、毛发脱落和失眠。甲状腺毒症比较严重的体征是高排量心衰竭、充血性心衰竭伴周围水肿和心律不齐,如:室性心动过速和心房颤动。Graves 病眼征出现的顺序是先有凝视时瞬目延迟,然后是突眼,最终是眶周组织畸形、视神经受累及失明。少数病人有胫前水肿。

Graves 病通常有三大典型表现:① 甲状腺毒症的症状和体征;② 视诊可见到颈部增粗(甲状腺增大),符合甲状腺肿的诊断,甲状腺肿上可以听到血管杂音(其原因是血流增加);③ 突眼。压迫气管会引起气道梗阻症状,不过,急性压迫导致呼吸窘迫的情况极其罕见。

【诊断】 甲状腺功能亢进症的诊断有时并不容易,没有哪项指标能取代其他指标作出诊断,需要综合分析临床和实验室检查。

1. 基础代谢率(BMR)概测　BMR ＝ 脉率 ＋ 脉压(mmHg)－ 111

BMR 正常值为 ± 10%;＋20%～＋30%为轻度甲状腺功能亢进;＋30%～＋60%为中度甲状腺功能亢进;＞＋60%为重度甲状腺功能亢进。

2. 放射免疫分析测定血清总 T_4、T_3 和 T_3 树脂摄取(T_3RU)　T_3RU 值与血清总 T_4 的乘积称为游离甲状腺素指数。在 Graves 病,该指数和摄^{131}I 率均增加,这有助于与甲状腺炎、口服甲状腺素过量以及卵巢甲状腺肿等非甲亢性毒性甲状腺肿相区别。

3. 血清 TSH 水平　血清 TSH 水平有助于判断甲状腺功能亢进是否为垂体依赖性。由甲状腺病变引起的甲状腺功能亢进,其血清 TSH 水平降低;而垂体病变引起者,血清 TSH 水平则升高。

4. 甲状腺素结合球蛋白(TBG)　T_4 的升高反映血清 TBG 的升高(例如妊娠期)。相反,游离 T_3 和 T_4 的测定并不受变化的 TBG 水平影响。

5. 甲状腺摄^{131}碘率测定　正常人 24 小时内摄^{131}I 量为人体总量的 30%～40%。若 2 小时内摄^{131}I 量＞25%或 24 小时内摄^{131}I 量＞50%,且摄^{131}I 高峰提前,表示甲状腺功能亢进。

6. 放射性核素甲状腺扫描　甲状腺肿大,摄碘均一。

7. 其他　血清胆固醇降低,血糖和碱性磷酸酶水平增高。

【治疗】 Graves 病有三种治疗方法:① 药物干扰甲状腺素的合成和释放;② 放射性碘

破坏甲状腺组织；③ 手术切除。Graves 病有自限性，因此首选药物治疗或放射性碘治疗。迄今，Graves 病相关的眼球突出和胫前黏液性水肿还无法治疗。

1. 药物治疗

(1) 抗甲状腺药物：对 50%左右的病人有效，尤其适用于症状持续时间短、甲状腺肿大不明显者。这些药物[丙基硫氧嘧啶(PTU)、他巴唑、普萘洛尔]起效快，可在短时间内控制症状。抗甲状腺药物的主要缺点是停药后复发率高，因此，症状控制后要维持治疗一段时间。毒副作用有发热、皮疹、关节痛、狼疮样症候群和粒细胞缺乏等中毒症状时，应及时停药。

(2) 大剂量碘剂(Lugol 碘液)：可抑制蛋白水解，阻止甲状腺激素释放，但碘剂的这种抑制作用仅持续 10～15 天，仅作为术前准备用药，凡不准备手术的病人一律不要服碘剂。

2. 放射性碘(^{131}I)　每克甲状腺组织使用^{131}I 80 μCi。优点是能口服，简单，安全，价廉，可免去手术之苦。缺点是可引起胎儿染色体畸变以及儿童和青壮年的生殖细胞染色体畸变。此外，由于^{131}I 起效慢，症状重者常需加用抗甲状腺药物。5～10 年后 50%～70%的病人会发生甲状腺功能减退。放射性碘治疗不损伤甲状旁腺，无粒细胞减少现象。外照射治疗甲状腺功能亢进症无效。

3. 手术治疗　常用的方法是双侧甲状腺次全切除术。手术可快速控制病情。

(1) 适应证：① Plummer 病和高功能腺瘤；② 抗甲状腺药物治疗不能耐受，或因精神、情绪因素无法随访的，对碘剂过敏或拒绝抗甲状腺药物或放射性碘的病人；③ 成人经药物治疗 1 年，小儿经药物治疗 3 个月后，病变未自限者；④ 儿童和青壮年、妊娠 3 个月以上以及拟怀孕的女病人，不能用放射性碘治疗者。

(2) 术前检查：胸部 X 线检查排除胸骨后甲状腺肿。喉镜检查了解声带状况和喉返神经功能。

(3) 控制甲状腺功能亢进症状：目的是降低甲状腺危象发生率和减少术中出血。术前应该用药至甲状腺功能亢进症状基本控制(病人情绪基本稳定、睡眠好转、体重增加、脉率稳定在 90 次/min 以下，BMR<+20%)。

服药方案：① PTU 100～300 mg，每日 3 次，连服 8 周；有些病人需加大 PTU 剂量。然后再加用 Lugol 液每次 5～10 滴，每日 3 次，10 日后即可手术。如此准备不仅可减少术中和术后甲状腺危象发生率，还能缩小甲状腺体积，减少甲状腺血供，降低手术难度。缺点是术前准备时间长；在孕妇，抗甲状腺药可越过胎盘屏障，引起胎儿甲状腺肿。② Lugol 液 10 滴，每日 3 次，连服 7～10 日后手术。③ 服普萘洛尔 1 周，使脉率迅速降至正常。该法适用于对抗甲状腺药物有不良反应的病人。用这种方法做术前准备起效快，甲状腺功能可很快正常，同时甲状腺缩小、血供减少。由于循环中甲状腺激素的半衰期是 5～10 日，因此术后还应服普萘洛尔 7～10 日，防止甲状腺危象。

(4) 手术要点：充分显露，操作轻柔，保护甲状旁腺，保护喉返神经，严格止血，保留 3～4 g 腺体量。

4. 术后并发症

(1) 呼吸困难和窒息：原因有血肿压迫气管，喉头水肿，软化的气管塌陷和双侧喉返神经损伤。

处理：就地立即拆开伤口缝线，清除血肿、止血。血肿清除后，病人呼吸仍无改善者，应施行气管切开或气管插管术。床边备气管切开包。

(2) 喉返神经损伤:单侧喉返神经损伤表现为发音嘶哑,若神经依然完整,发音可望在3周~3个月恢复。双侧喉返神经损伤表现为呼吸道梗阻,需要行急诊气管切开。

(3) 喉上神经损伤:外支损伤后环甲肌麻痹,表现为音调降低。内支损伤后喉黏膜感觉丧失,表现为误咽,进水呛咳。一般可自行恢复。

(4) 手足搐搦:在术后1~3天出现低钙的症状,表现为口周、指(趾)部麻木感或针刺感,焦虑不安,手足搐搦,Chvostek征或Trousseau征阳性。治疗见匣16-2。

匣16-2 术后低钙血症的处理

- 在全甲状腺切除术后24小时内或在出现症状后早期复查血钙水平
- 血钙水平<1.90 mmol/L属于内科急诊:应该静脉推注10%葡萄糖酸钙10 mL予以纠正,还可能需要静脉推注10%硫酸镁10 mL
- 口服钙剂1 g,每日3~4次
- 必要时每日口服1-α-维生素D(骨化三醇) 1~3 μg

(5)甲状腺危象:原因是甲状腺功能亢进未充分控制。多数甲状腺危象见于病人因其他疾病手术且医生不知该病人有甲亢时。病人表现为肾上腺素能兴奋,如:高热(>39℃)、快速心律失常(>160 bpm)、烦躁、血压高。

处理:普萘洛尔5 mg加葡萄糖溶液100 mL静脉点滴;利血平1~2 mg肌内注射或胍乙啶10~20 mg口服;Lugol碘液3~5 mL口服;地塞米松10~20 mg静脉推注;降温;吸氧。

第五节 甲状腺炎

(一) 急性甲状腺炎

急性甲状腺炎是微生物经血流进入甲状腺,通常继发于严重的化脓性上呼吸道感染,其中以葡萄球菌和链球菌最常见。病人多有免疫功能低下。一般不会有长期甲状腺功能受损。

【诊断】 一侧或双侧腺体表面有红、肿、热、痛及触痛。细针穿刺细菌学检查可证实。

【治疗】 用足量有效抗生素,必要时切开引流。

(二) 亚急性甲状腺炎

亚急性甲状腺炎又称巨细胞性甲状腺炎、肉芽肿性甲状腺炎或de Quervain甲状腺炎。尽管目前人们认为该病的病因与病毒感染或自身免疫有关,但是,其确切病因仍不十分明了。绝大多数病人在甲状腺炎发病前有上呼吸道感染史。

【诊断】 多见于年轻女性(2∶1),病人的平均年龄为40多岁。特点是咽痛、甲状腺肿大(可不对称)、甲状腺有触痛和结节。约2/3病人有发热、消瘦和严重乏力。细针穿刺细胞学检查(FNA)如能见到上皮样异物巨细胞则有助于诊断,这种细胞是本病的特征。显微镜示大滤泡,有单核细胞、中性粒细胞和淋巴细胞浸润。由于炎症使甲状腺激素释放,病人可有甲状腺功能亢进症状。本病常在2~6个月后自限。少数亚急性甲状腺炎无疼痛,甲状腺无炎性症状,仅表现为甲状腺功能亢进症状,临床上酷似Graves病,摄^{131}I减少可与Graves病鉴别。无痛性亚急性甲状腺炎多见于产后阶段。

【治疗】 用皮质类固醇激素或非甾体类抗炎药(NSAIDs)来缓解症状。不过,本病的病程一般为持续性，不受这些药物影响。有甲状腺功能亢进症状时可用β-受体阻滞剂。抗甲状腺药治疗无效，因为其甲亢症状不是由甲状腺激素合成增加所致。

（三）慢性甲状腺炎

主要分桥本（Hashimoto）甲状腺炎和 Riedel 甲状腺炎两种。

1. 桥本甲状腺炎　又称淋巴细胞性甲状腺炎，是成人甲状腺功能减退的主要病因。这是一种自身免疫介导的甲状腺细胞破坏。病人可合并有其他自身免疫性疾病，血中有抗甲状腺抗体。复杂的免疫现象导致免疫复合物和补体在滤泡细胞基底膜上形成，从而导致甲状腺细胞的功能改变，影响了 T_3 和 T_4 的产生。这种细胞反应最终导致淋巴细胞浸润和纤维化，甲状腺滤泡减少、效能下降。随着这种免疫现象的继续，血液中可以测到 TSH 阻断性抗体。甲状腺过氧化物酶抗体（抗 TPO 抗体）的产生可能是早期补体结合过程的关键中介物。随着这种免疫过程的继续，这些抗体水平就会使得甲状腺功能发生改变。由于 TSH 阻断性抗体的持续作用，最终出现甲状腺功能减退的临床状态。

【诊断】　本病好发于女性[女：男 ＝（4～10）：1]，甲状腺弥漫性肿大，少数病人可为结节性或不对称性，一般无其他症状。起初，甲状腺功能可以在正常范围，但摄 ^{131}I 下降；久之，甲状腺功能必然减退。甲状腺扫描放射性呈不均匀分布。血清抗微粒体抗体和抗甲状腺球蛋白抗体增高。本病不会发展成甲状腺癌，但是在有结节时应与甲状腺癌鉴别。FNA 有助于确诊。

【治疗】　长期口服甲状腺素片，甲状腺一般可恢复至正常大小。服用甲状腺素片后肿块不缩小、继续增大者，以及病史、体检或 FNA 不能除外甲状腺癌者应采取手术治疗。

2. Riedel（纤维性）甲状腺炎　又称 Riedel 甲状腺，是一种罕见的甲状腺炎，甲状腺实质几乎全部被致密纤维组织取代。其特点是甲状腺坚硬，原因是慢性炎性病变累及整个甲状腺。病变累及气管、食管和喉返神经时，病人会有严重症状。病人会随即出现呼吸道阻塞症状或吞咽困难。一侧甲状腺坚硬提示恶性病变，需要手术处理。由于炎症病变会延及气管和食管，解剖间隙和解剖标志消失，术中所见也使人过目难忘。外科病理见致密纤维组织和正常的滤泡结构几乎完全消失。更糟糕的是，病变的直接侵犯会造成严重气管和食管梗阻。

【诊断】　见于中年人，以压迫症状为主，如咳嗽、呼吸困难或吞咽困难，腺体硬如磐石，很难与甲状腺癌鉴别。

【治疗】　手术切除峡部，既可明确诊断，又可解除压迫症状。可能有效的治疗方法有甲状腺激素替代、皮质类固醇激素或他莫昔芬。迫在眉睫的气管或食管梗阻可能需要手术来解除症状。这种手术应该由经验丰富的甲状腺外科医生来承担。有关这种罕见疾病的外科处理至今还没有共识可供参考，但是，一般的原则是仅切除造成压迫的部分甲状腺。

第六节　甲状腺腺瘤

【病理分型】　乳头状腺瘤少见，滤泡状腺瘤常见。

【诊断】　本病多见于 40 岁以下女性。最常见的表现是颈部出现圆形或卵圆形结节，不痛，多为单发，生长缓慢。稍硬，表面光滑。乳头状囊性腺瘤囊内血管破裂出血时，肿瘤可迅速增大，局部出现胀痛。

超声检查有助于甲状腺结节的评估，明确触诊异常的病例是否存在甲状腺结节以及是否具有高危特征。

【治疗】 应采取手术治疗。不主张用左旋甲状腺素治疗良性甲状腺结节。

第七节 甲状腺癌

【流行病学】 在美国，甲状腺癌约占人体全部恶性肿瘤的3%。约75%的病例是女性，占女性最常见恶性肿瘤的第6位。甲状腺乳头状癌的发病率无论在男性或女性都在迅速增加，在1973年至2003年间，美国的发病率就增加了189%；也是美国发病率增长最快的恶性肿瘤(图16-3)。

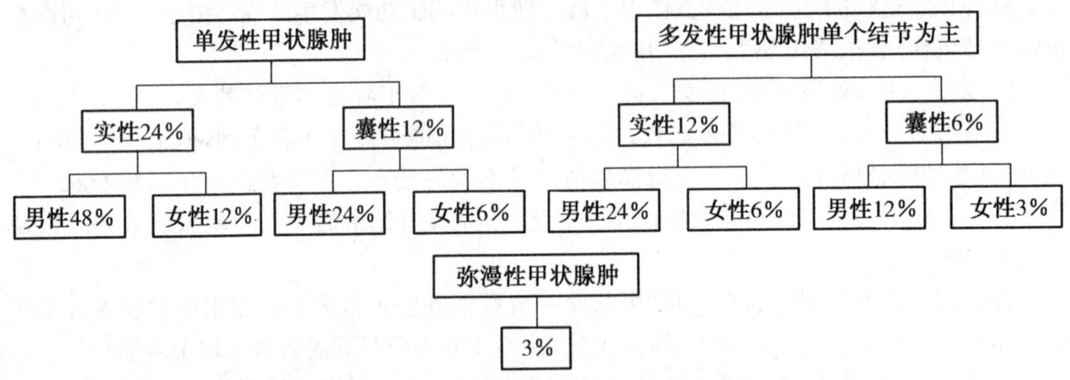

图16-3 甲状腺肿的恶性风险(12定律)

甲状腺肿罹患癌症的风险可以用因子12来表示。单结节比单结节为主的多结节患癌率高，实性比囊性患癌率高，男性比女性患癌率高。

在甲状腺癌中，90%～95%是起源于滤泡细胞的分化良好的肿瘤，包括乳头状癌、滤泡状癌和Hürthle细胞癌。髓样癌约占甲状腺癌的6%(其中20%～30%有家族背景，包括MEN2A和MEN2B)。未分化癌是一种侵袭性恶性肿瘤，在美国占甲状腺癌总数不足1%。未分化癌与乳头状癌形成鲜明对照，乳头状癌是最常见的甲状腺恶性肿瘤，其预后通常也良好，而未分化癌则少见得多，但预后极其恶劣。

(一) 甲状腺乳头状癌(papillary thyroid cancer，PTC)

甲状腺乳头状癌是甲状腺癌中最常见的类型，一般来讲，这种癌的预后比较好，年轻女性病人尤其如此。在甲状腺癌中，70%～80%是乳头状癌。其实，乳头状癌的发生率远大于我们的检出率。尸体解剖研究表明，在死于其他疾病的人群中约30%的人可以发生小(<1 cm)乳头状癌。这提示我们小乳头状癌的临床意义可能微不足道。

【危险因素】 乳头状癌最重要的风险因素是儿童期的辐射暴露史，可以是医疗性暴露，也可以是环境暴露。甲状腺乳头状癌的其他风险因素还包括一级亲属(父母、同胞兄弟姐妹和子女)中患甲状腺癌的病史与涉及甲状腺癌有关的家族性综合征，如：Werner综合征、Carney综合征和家族性腺瘤性息肉病。乳头状癌的女∶男为2.5∶1，发病峰年龄为30～50岁。

【病理学】 乳头状癌的病理诊断取决于能否见到易于辨认的乳头状细胞。根据单个细胞的形态就可以下乳头状癌之诊断，基于这一点，人们就可以依据FNA细胞学来诊断乳头状癌。FNA下的乳头状癌表现有核内包涵体、细胞沟和簇状聚集的钙化细胞[又称砂砾体

(psammoma bodies),很可能是脱落的乳头状突起物]。还有一种乳头状癌表现为境界清晰的滤泡,仅有很少乳头状结构,人们称之为乳头状癌滤泡变,约占乳头状癌的10%。典型乳头状癌与乳头状癌滤泡变的预后相仿。

乳头状癌还有岛型癌、柱型癌和高细胞型癌等其他亚型,这些亚型在生物学行为上的侵袭性难以预测。这些亚型在临床上罕见,占乳头状癌的1%不到,主要见于老年病人,预后比较差。

【临床特点】 乳头状癌最常见的表现是单个甲状腺结节;有关甲状腺结节的评估请参见前文。然而,如今越来越多的甲状腺结节是在做影像检查时偶然发现的。对具备如下特征的甲状腺结节应该怀疑甲状腺癌:坚硬的无痛性肿块、与毗邻结构粘连固定、伴有发音嘶哑、同侧颈淋巴结肿大、有前述甲状腺癌的危险因素。在超声显像上,甲状腺乳头状癌可以为囊实混合性。偶尔,转移的乳头状癌首发表现是颈侧区无痛性肿块(甲状腺癌颈淋巴结转移),甚至病人的甲状腺触诊未发现异常。全面的头颈部检查,往往还需要借助便携式超声检查,有助于明确肿块的特征。通常都应该做FNA。

【预后评估】 大多数乳头状癌病人的预后良好,对分期良好的病人来讲,10年存活率在95%以上。然而,临床和病理分期中的许多因素会对乳头状癌的这种良好结局构成影响(表16-3)。1979年,Cady及其同事首先对临床评分系统进行了评估,报道了一组病人30年的研究结果,他们对这组病人做了风险分层。制定了AMES临床评分系统,该系统基于的指标是***a***ge(年龄)、distant ***m***etastasis(远处转移)、***e***xtent of the primary tumor(原发瘤的直接侵犯范围)和***s***ize of the primary tumor(原发瘤的大小)。Hay及其同事报道了Mayo诊所的经验,并开发了Mayo诊所的AGES临床评分系统,他们基于的指标是***a***ge(年龄)、pathologic ***g***rade of tumor(肿瘤病理分级)、***e***xtent and ***s***ize of the primary tumor(原发瘤的直接侵犯范围和大小)。有证据表明,AMES和AGES临床评分系统在乳头状癌和滤泡状癌的预后评估方面都起作用。

表16-3 分化良好甲状腺癌病人的预后风险分类(AMES或AGES)

指标	低风险	高风险
年龄(岁)	<40	>40
性别	女	男
范围	无局部直接侵犯、无腺外侵犯、无包膜侵犯	包膜有侵犯、腺外有直接侵犯
转移	无	区域或远处
大小	<2 cm	>4 cm
分级	分化好	分化差

在分化良好的甲状腺癌的预后因素中最重要的预后因素是确诊时病人的年龄。如果在确诊时病人的年龄小于40岁,生存率极高。在女性,这种年龄获益可以延长至50岁。此外,初次治疗时没有远处转移和肿瘤小于4 cm也是重要的正面预测因素。即使在肺部存在远处转移的病人,其10年生存率依旧很高,可达50%;然而,在脑部有远处转移的病人,中位生存期只有1年。对肿瘤大于4 cm和原发瘤突破甲状腺包膜直接侵犯周围软组织的病人来讲,死亡风险自然增高。小肿瘤的预后一般都很满意,但是,依旧存在临床复发的证据。淋巴转移对预后的影响取决于病人的年龄。大宗年轻病人(<45岁)的研究表明有淋巴结转移对病人良好的总生存率没有影响,但是,在年龄大于45岁的淋巴结转移病人,死亡风险就增加46%。

隐匿型甲状腺癌(occult thyroid carcinoma)是一类无临床表现的甲状腺癌，尸检报告其发生率为5.6%～35.6%。这类肿瘤大多数可长期处于静止状态，终生无临床表现。

约70%的甲状腺乳头状癌病人为多中心性，可能系腺体内转移，也可能是多原发瘤。颈淋巴结转移在乳头状癌也是常见情况，尤其在小儿，小儿甲状腺癌在初次就诊时临床上触及淋巴结转移者高达50%，镜下发现淋巴结转移者高达90%；但是，这并不增加病人的死亡率。有淋巴结转移的病人只要原发性乳头状癌限于腺内就不会影响病人的长期生存。如肉眼或镜下证实原发性甲状腺乳头状癌突破包膜造成直接侵犯，可以预期病人的预后不良，并且颈淋巴结转移的可能性增加。由于甲状腺乳头状癌往往为多中心性，容易有淋巴结转移，因此在行甲状腺切除术前应该用超声对甲状腺和颈部中央区和外侧区的淋巴结做一次全面检查，了解是否有恶性病灶。虽然淋巴道扩散是甲状腺乳头状癌最常见的转移方式，但是在就诊时有远处转移者仅占全部病例的3%～5%。远处转移的两个最常见部位是肺和骨。

人们已经用DNA倍体数来评估临床预后，核DNA(非整倍体)增加者死亡风险增加。然而，该观点并未得到广泛认同。有关DNA倍体数的信息或许对预后有某种影响，但是，对治疗方案没有明确影响。

【治疗】　分化型甲状腺癌(包括乳头状癌和滤泡状癌)的主要治疗方法是外科切除。在拟定手术方案时应该考虑几个因素。如前文所述，尽管分化良好的甲状腺癌通常预后良好，然而，由于甲状腺内多中心性癌灶和淋巴结转移率高，因此，复发不少见。虽然积极的甲状腺和淋巴结切除术必然会增加病人的并发症风险，但是，积极的手术为放疗、甲状腺激素抑制治疗和监测创造了条件。鉴于这些情况，初期治疗目标就应该是：① 切除原发瘤和受累的颈淋巴结；② 尽可能减少治疗相关性并发症；③ 尽可能对疾病做正确分期；④ 只要病情合适，就为术后放疗创造条件；⑤ 为确切的长期监视(随访)做准备；⑥ 尽可能减少复发或转移风险。

1. 已知或疑诊为甲状腺癌病人的术式选择　这类病人恰如其分的术式是：① 病侧甲状腺腺叶切除，加或不加峡部切除术；② 近次全甲状腺切除术，其定义是在健侧Berry韧带处、喉返神经旁保留少于1 g的甲状腺组织；③ 全甲状腺切除术。对甲状腺恶性肿瘤来讲，结节切除术或病侧次全腺叶切除术残留的甲状腺组织在1 g以上，都是不恰当的外科术式(表16-4)。全甲状腺切除术或近次全甲状腺切除术的优点是可以有效利用放射性碘进行术后治疗。只要有残留甲状腺组织，放射性碘治疗的效果就差，需要使用的量就大。采用比全甲状腺切除术或近次全甲状腺切除术范围更小的术式，其优点是双侧喉返神经损伤和甲状旁腺功能低下的发生率少。

表16-4　几种常用甲状腺切除术式的定义

术式的名称	切除范围	手术适应证
部分(结节、肿块)切除术	结节 + 周边正常组织	良性病灶
次全腺叶切除术	病侧腺叶切除1/2以上 + 峡部切除	良性病灶
腺叶切除术(一侧甲状腺切除术)	一整叶 + 峡部切除	所有诊断不明确结节的初始治疗标准
近全甲状腺切除术	病侧腺叶切除 + 峡部切除 + 对侧腺叶次全切除术	低危病人的乳头状癌，不需要放射性碘治疗者
全甲状腺切除术	两侧腺叶 + 峡部切除	任何其他种类的甲状腺癌

2. 没有活检证据病人的术式选择　这种病人的术式选择应该在癌症的可能性和潜在并发症(表16-5)之间权衡。对下列未确诊的甲状腺结节病人来讲，由于恶性的可能性大，初次切除术就应该考虑采用全甲状腺切除术或近次全甲状腺切除术：肿块大于4 cm的病人、活检提示明显异型性的病人、FNA结果怀疑乳头状癌的病人、有甲状腺癌家族史的病人以及年龄大于50岁的病人。如果病人没有这些高危因素，也没有确诊为甲状腺癌，恰如其分的初次切除术就应该是病侧甲状腺腺叶切除术，标本还可以用作诊断性活检。

表16-5　手术适应证

操作	优点	缺点和并发症	适应证
FNA	正确诊断恶性肿瘤	无法确诊为良性；包膜出血	对超声判断的实质性结节做细胞诊断；在得到确诊结果前
开放活检	直接看到	需要手术室条件；或许需要全身麻醉	FNA无法给出诊断的复杂病例
结节切除术(比腺叶切除范围小)	毫无优点	如果诊断为癌症，就增加了再次手术行腺叶切除术的难度	没有适应证
腺叶切除术(加峡部切除)	低钙血症和神经损伤发生率低	如果诊断为癌症，可能就需要追加甲状腺切除术	高度怀疑为良性结节者；分化好、风险低、＜1 cm的PTC
近次全甲状腺切除术	低钙血症和神经损伤发生率比较低	残留的甲状腺组织可能会复发	良性多结节性病灶；腺叶全切除侧为小结节；甲状腺功能亢进症
全甲状腺切除术	术后用^{131}I最有效；术后可以监测甲状腺球蛋白水平判断复发	低钙血症和神经损伤发生率比较高	广发多结节性病灶；甲状腺功能亢进症；＞1 cm的甲状腺癌(触诊为扪及淋巴结肿大)
改良根治性淋巴结清扫术	减少复发率	Ⅻ颅神经损伤；耳廓和颈外侧区感觉丧失；(左)胸导管漏和淋巴囊肿；Horner综合征	确诊为PTC、FTC或髓样癌的病人，触诊或超声发现阳性肿大淋巴结
胸骨正中切开术	显露纵隔内容	出血；胸骨不愈合(如果胸骨完全切开)；住院时间长	肿瘤直接侵犯入前上纵隔；胸骨后甲状腺肿无法推动
颈中央区(Ⅵ区)淋巴结清扫术	减少复发风险	低钙血症和神经损伤风险增加	髓样癌；确诊为PTC或FTC的病人，触诊或超声发现阳性肿大淋巴结

直径小于1 cm的乳头状癌称为微小癌。如果病人的细胞学加影像诊断为单发性甲状腺腺内乳头状微小癌，临床上未发现颈淋巴结受累，并且既往头颈部没有辐射史，恰当的术式就是病侧甲状腺腺叶切除术加峡部切除术。如果病人诊断为甲状腺癌，癌灶大于1 cm或乳头状癌小于1 cm伴颈部阳性淋巴结、多灶性或有头颈部辐射史，初次手术方式就应该是全甲状腺切除术或近次全甲状腺切除术，这种病人术后很可能需要做放疗消融。

3. 预防性淋巴结清扫问题　中央区和颈侧区淋巴结的处理一直是多学科文献中热门的争议话题。尽管在有些病人(特别是45岁以下年龄组)淋巴结的扩散看似对预后没有显著影响，但是，大量的研究表明从全部甲状腺乳头状癌病人来看，有淋巴结转移的病人与无淋巴结转移的病人相比，远期生存率略有(但统计学上有显著性)减少。因此，如今人们建议对所有已知或怀疑为乳头状癌的病人，在甲状腺病灶切除前，都应该对中央区和颈侧区做彻底体格检查和全面超声检查。如果临床发现中央区有阳性淋巴结，就应该在全甲状腺切除术或近次全甲状腺切除术的同时行治疗性中央区(Ⅵ区)淋巴结清扫术。晚近有人主张常规行预防性Ⅵ区淋巴结清扫术，即使临床上未发现淋巴结受累的病人也是如此，不过，人们对这一观点尚存在不同意见。支持该观点的人认为尽管临床上未发现淋巴结转移，但病理学上阳性的频率颇高，并且有研究表明中央区淋巴结常规清扫能降低局部复发率。反之，其他研究发现除了一过性低钙血症、永久性甲状旁腺功能低下和神经损伤发生率高外，没有证据表明预防性中央区淋巴结清扫术有任何好处。

颈侧区的淋巴结处理同样是一个有争议的领域。如今，共识支持对活检证实有颈侧区淋巴结转移的病人行病侧治疗性颈侧区淋巴结清扫术。它要求对确定区域的淋巴结做正规清扫术，而非仅将受累淋巴结摘除(即：摘草莓)。研究表明颈侧区淋巴结的微转移率接近30%，但是，对临床淋巴结阴性的病人行预防性颈侧区淋巴结清扫术几乎不会有任何好处。

4. 术后诊断为甲状腺癌的问题　在诊断性甲状腺腺叶切除术或全甲状腺切除术(先前认为是良性疾病，如：症状性多结节性甲状腺肿)后，术后病理结果诊断为分化良好的甲状腺癌或多中心性甲状腺癌的情况并不少见。这就提出了一个临床问题：是否应该做追加甲状腺切除术和/或淋巴结清扫术。追加甲状腺切除术的优点是可以完全去除多灶性病变，为放射性碘治疗创造条件，也有利于检测血清 Tg 水平监测病情进展。缺点是需要再次手术，要冒技术性并发症的风险。现行的推荐意见是：如果术前就知道其病变性质，根据前文的推荐，初次手术本来就应该行全甲状腺切除术或近次全甲状腺切除术，那么，就应该做追加甲状腺切除术。换句话说，除了肿瘤小(<1 cm)、单灶、甲状腺内、淋巴结阴性和其他方面都是低危的乳头状癌外，均应该追加甲状腺切除术。对满足低危标准的病人来讲，可以认为甲状腺腺叶切除术本身就是一种恰如其分的术式，没有必要追加甲状腺切除术。

5. 术后放疗　对分期低的病人来讲，手术切除后 5～10 年生存率通常超过 90%。比较大的病灶生存率会低一些，老年男性尤其如此；对已知有转移的病人、有甲状腺外直接侵犯的病人和肿瘤大于 4 cm 的病人，建议用术后^{131}I 治疗。在初次手术后局部或区域淋巴结复发的病人，如果有残留甲状腺组织，应该做追加甲状腺切除术加区域淋巴结清扫术。将放射性碘治疗作为辅助治疗。乳头状癌远处转移罕见，但是远处转移者预后差。已经做了甲状腺切除术的病人都需要做外源性甲状腺激素替代，外源性甲状腺激素替代还有抑制 TSH 的作用，因此，可以抑制分化型甲状腺癌的进一步生长。

Mayo 诊所发表过一篇甲状腺乳头状癌病人的随访研究，时间上溯至 1940 年。该研究最初 10 年(1940—1949)的主要术式是腺叶切除术，约占病例总数的 70%。1950 年以后，近次全甲状腺切除术或全甲状腺切除术基本成了标准术式，与之前的病人相比，生存率显著改善。此后 50 年，虽然术后放疗的应用更多，但是，病因-特异性死亡率和局部复发率维持不变。其他学者的研究表明术后^{131}I 治疗有获益。

对于那些对放射性碘治疗无应答，局部复发或转移的进展性分化型甲状腺癌可以采用索拉非尼。索拉非尼最常见的不良反应是腹泻、乏力、感染、脱发、皮疹和胃肠道症状。此外，用索拉非尼后病人的促甲状腺激素水平会增高，需要调整甲状腺激素替代治疗的剂量。

【随访】 可以根据临床怀疑程度采用胸部X线、放射性核素扫描、CT和其他手段来评估病人是否存在远处转移。对全甲状腺切除术的病人,可以通过测定术后Tg水平监测有无复发,但是,不必测定术前Tg水平。

(二)甲状腺滤泡状癌(follicular thyroid cancer, FTC)

滤泡状甲状腺癌的发病率在分化良好的甲状腺癌中居第二位,约占甲状腺恶性肿瘤总数的10%。与乳头状癌相比,滤泡状癌病人的发病年龄稍大,峰年龄在40~60岁。女性多见,女∶男约为3∶1。滤泡状癌有一种亚型称为Hürthle细胞癌,由嗜酸性细胞构成,病人的发病年龄更大,通常为60~75岁。滤泡状癌的发病率似乎存在地域性,与碘缺乏有关。与乳头状癌不同,滤泡状癌的发生与辐射暴露的关系不密切。

【病理学】 滤泡状癌是甲状腺上皮的一种恶性肿瘤,显微镜下的变化范围很广,可以是几近正常的滤泡结构和功能,也可以是严重改变的细胞结构。滤泡状癌的组织学诊断取决于滤泡细胞出现于异常位置,如:包膜侵犯、淋巴管侵犯和血管侵犯。如果没有这些表现,只能诊断为良性滤泡性腺瘤。根据这些指标,人们通常将滤泡状癌分为两种:微侵犯性和泛侵犯性。越来越多的证据表明镜下血管侵犯是一项重要的预后指标。滤泡状癌的病人淋巴结受累不常见,发生率低于10%。这一点与乳头状癌截然不同,乳头状癌的特点是在初诊时有很高的淋巴结受累率。泛侵犯性滤泡状癌病人的远处转移更常见,常见受累脏器是肺、骨和其他实质性脏器。

【临床特点】 像乳头状癌一样,滤泡状癌的典型表现也是无痛性甲状腺肿块,有关甲状腺肿块的评估请参见前文。10%的滤泡状癌可以合并有多结节性甲状腺肿。虽然临床检查发现发音嘶哑和肿块固定提示为晚期病例,且预后差,但是,这些情况毕竟仅见于少数病例。在这些病例,要借助CT或MRI仔细查找有无气管直接侵犯和远处转移,尤其对年长病人。

【辅助检查】 实验室检查通常提示甲状腺功能正常。甲状腺恶性肿瘤(包括滤泡状癌)伴毒性甲状腺肿的发生率为2%。术前影像检查有助于了解所触到的肿块的范围。超声可以了解肿块的大小和是否为多灶性;不过,滤泡状癌通常的表现是单个肿块。放射性核素扫描可以判断肿块是否有功能,是否为冷结节。其实,在冷结节病例中被证实为甲状腺癌的病例仅为少数。

虽然FNA细胞学检查在甲状腺结节的检查中具有重要地位,但是,它在滤泡状癌术前诊断中的价值有限。滤泡状癌的诊断要求见到包膜或血管或淋巴管有滤泡细胞侵犯。这些超微结构特征无法通过FNA来判断。此外,众所周知,术中冰冻切片也无法对滤泡状癌给出明确诊断。

与乳头状癌不同,滤泡状甲状腺癌的特点是通过血道扩散,约占病例数的10%~15%。最常见的转移部位是溶骨病灶和肺转移灶。

【预后评估】 滤泡状癌的预后比乳头状癌稍差,以包膜或血管侵袭程度轻的年轻病人预后最佳。像乳头状癌一样,年龄是术后存活的最重要预后因子,年龄小于40岁的病人的10年存活率为95%,年龄在40~60岁者10年存活率为80%。滤泡状癌病人的年龄越大,放射性核素治疗的效果就越差。尽管原发瘤的大小是重要的预后因素,但是,与乳头状癌不同,即使小的滤泡状癌也应该认识到其临床意义。

【治疗】 治疗滤泡状癌的主要手段是外科手术。滤泡状病灶的术前FNA或术中冰冻切片检查无法得出是否为癌症的诊断。外科医生的任务是为滤泡状病灶选择最有效的治疗方法，如果该滤泡状病灶既没有肉眼可见的恶性病灶的显著特征，也不是广泛的侵袭性滤泡状病灶，则很可能为良性病灶。如果该病灶小于等于 2 cm，且完全局限于甲状腺一侧叶内，甲状腺腺叶切除术加峡部切除足矣。如果病灶大于 2 cm，外科医生就可以选择全甲状腺切除术。如果滤泡状病灶大于 4 cm，癌症的风险就大于 50%，全甲状腺切除术显然是不二之选。总的来讲，人们对滤泡状外科处理方法的推荐意见是借鉴乳头状癌(参见前文)。需要引起注意的是，在甲状腺腺叶切除后冰冻报告滤泡状肿瘤的病例有可能最终病理报告为滤泡状癌。只要能保证诊断的正确性，并能够提供全甲状腺切除术，如今的推荐意见支持追加做甲状腺切除术。

滤泡状癌治疗后其预后取决于病人的年龄。年龄小于 40 岁者预后最好，95%能存活 5～10 年。有多篇研究比较了滤泡状癌与乳头状癌的预后，结果表明滤泡状癌的预后稍差，不过这种差异在 10～15 年才比较明显。分化差的滤泡状癌和分化良好的滤泡状癌的 10 年存活率分别为 60%和 80%。

在分化良好的乳头状癌和滤泡状癌手术后，人们公认的术后处理方法是放射性核素消融和长期监测 Tg。^{131}I 含有高能(γ 射线)和中能(β-粒子)，能增加治疗效果。病人通常都不采用甲状腺替代治疗，因此 TSH 水平可能上升，甲状腺处于碘饥渴状态，从而使得^{131}I 的疗效最大化。有几项研究表明^{131}I 消融能降低 1 cm 以上原发瘤病人的疾病特异性死亡率。

【随访】 如果病人做了追加甲状腺切除术，Tg 水平就应该测不出。晚近面世的人重组 TSH 重新明确了监测血中刺激性 Tg 水平作为肿瘤复发证据的效率。采用人重组 TSH 可以比较早的发现肿瘤复发，从而有助于早期治疗。虽然有这些进展，但是，采用 Tg 来监测肿瘤复发依旧有其缺陷。15%～30%的甲状腺癌病人有抗 Tg 抗体，这种抗体会严重影响 Tg 作为肿瘤标志物的价值。

(三) 甲状腺 Hürthle 细胞癌(Hürthle cell carcinoma)

Hürthle 细胞癌是 FTC 的一种亚型，无论肉眼观还是在光镜下都酷似 FTC。Hürthle 细胞癌的特点是含大量嗜酸性细胞(嗜酸性瘤细胞)。这些细胞来源于滤泡细胞，有大量颗粒状嗜酸性细胞质。有些研究表明 Hürthle 细胞癌的临床预后比典型 FTC 差；但是，有关这一点人们还未达成共识。Hürthle 细胞癌多见于年长人群，在儿童极其罕见。

Hürthle 细胞癌的表现与 FTC 极为相似。术前 FNA 也存在许多相同的问题；见到 Hürthle 细胞就引出了是否存在侵袭和是否为恶性肿瘤的问题。Hürthle 细胞癌的治疗是外科手术，总的手术原则同 FTC。争议的焦点是一个明显的甲状腺结节当 FNA 发现是 Hürthle 细胞为主时是否应该选择全甲状腺切除术，抑或腺叶切除术即可。

与 PTC 和 FTC 不同，Hürthle 细胞癌一旦出现局部淋巴结扩散，预后就打折扣，死亡率接近 70%。Hürthle 细胞癌的预后之所以比 FTC 差，其部分原因可能是摄碘能力差，因而放射性核素消融的效果差。其复发率也显著高于 FTC。

(四) 甲状腺髓样癌(medullary thyroid cancer, MTC)

甲状腺髓样癌占甲状腺癌总数的 4%～10%。这种癌症起源于滤泡旁细胞(即：C 细胞)，这种细胞位于甲状腺腺叶的上极，为神经嵴源性细胞。MTC 最常见的类型是散发型(80%)，剩余的是常染色体显性遗传性疾病，如：MEN2A、MEN2B 和家族性甲状腺髓样癌(familial medullary thyroid cancer, FMTC)。FMTC 是 MEN 2A 的一种变异，它有 MTC、但没有 MEN2A 的其他特征。与来源于 MEN2B 的 MTC 或散发型 MTC 相比，MEN2A 来源的 MTC 的远期结局比较好。

【临床特点】 典型散发型甲状腺髓样癌病人有下列两大表现之一：① 大多数病人可以扪到甲状腺肿块，FNA 免疫组织化学染色能明确诊断；② 血降钙素水平增高。降钙素分泌过多是 MTC 存在的有效标志物，既有肿块又有血降钙素水平升高基本就可以诊断为 MTC。然而，如果病人的血降钙素水平升高，但未扪及甲状腺肿块，就需要做进一步检查，包括再次测定降钙素水平，以及钙刺激试验或胃泌素刺激试验。在临床上，降钙素水平升高不一定伴有低钙血症，不过，在疾病晚期，少数病人会有腹泻和潮热。有些 MTC 病人也会有癌胚抗原(carcinoembryonic antigen, CEA)升高。

MEN2 综合征和 FMTC 综合征涉及程度不同的 RET 原癌基因胚系激活突变(germ-line-activating mutation)。40%～50%的散发型 MTC 标本也有 RET 突变。遗传性 MTC 综合征病人起初是 C 细胞增生，C 细胞增生在这种病人就是一种癌前病灶。然而，如果病人没有 RET 突变，C 细胞增生几乎不会有恶性的可能性。鉴于 MTC 的高外显率，以及 C 细胞增生和 MTC 的早年发生(early development)，患 MEN2 的家庭成员应该在早年就做 RET 原癌基因筛查。与 MEN2B 病人有血缘的人群应该在出生后立即做 RET 检查；与 FMTC 或 MEN2A 病人有血缘的人群应该在 5 岁前做 RET 检查。这些病人的检查还应该包括对病人及其家属围绕 MEN2 的特征进行详细深入的家族史询问。如果怀疑为 MTC，就一定要考虑到病人是否有 MEN2 综合征的其他伴随疾病；一定要测定血钙和尿儿茶酚胺值来评估是否有甲状旁腺功能亢进症和嗜铬细胞瘤。特别要注意的是，在考虑对 MTC 病人实施手术前一定要排除嗜铬细胞瘤。

【治疗】 大多数 MTC 病人或 MTC 易患病人至少都应该做全甲状腺切除术。全甲状腺切除术的优点是切除了全部腺体，便于判断是否为多中心病灶。散发型 MTC 的病灶一般都局限于一叶内，而 MEN2 的病灶都涉及两叶的上半部。在 MEN2B RET 突变的病人，人们推荐在 1 岁之内做预防性全甲状腺切除术。对胚系 RET 突变的其他病人，建议在 5 岁前做预防性全甲状腺切除术。不过，RET 突变的病人可以等到 5 岁之后手术。对 1 岁以下行预防性甲状腺切除术的 MEN2B 病人，以及 5 岁以下行预防性甲状腺切除术的 MEN2A 和 FMTC 病人，可以省略Ⅵ区淋巴结清扫术，除非甲状腺结节大于 5 mm、降钙素水平高或有淋巴结转移证据。

即使没有胚系 RET 突变，对已知或疑为 MTC，但没有疾病晚期证据的病人，应该行全甲状腺切除术，加预防性Ⅵ区淋巴结清扫术。对临床检查有中央区淋巴结转移的病人，则必须行双侧Ⅵ区淋巴结清扫术；至于是否需要行病侧外侧区淋巴结清扫术，业内意见不一。如果临床或超声显像在外侧区发现了病灶，就应该行全甲状腺切除术加Ⅵ区和外侧区淋巴结清扫术。如果术前评估发现有远处转移灶，就应该采取比较保守的术式，以减少潜在的喉神经损伤和甲状旁腺功能低下等并发症发生率。不过，颈部疼痛或气道梗阻者是姑息手术的适应证。

如果采用的术式范围小于全甲状腺切除术，在术后才诊断出 MTC，就应该按术前已知 MTC 的病人做再次手术追加治疗，包括追加甲状腺切除术和淋巴结清扫术(只要有指征)。有一种情况例外，那就是甲状腺腺叶切除术意外发现的散发型单灶 MTC、没有 C 细胞增生，以及病人的颈部超声显像正常(甲状腺肿块除外)、标本切缘阴性和血降钙素水平正常，这些条件都同时具备。

所有 RET 突变病人的预防性甲状腺切除术都应该在经验丰富的中心进行，目的是保护喉返神经和甲状旁腺功能。中央区淋巴结清扫有助于病情的正确分期。可以预期，肿块小、术后测不出降钙素的病人的手术是成功的，预后也好。文献中有人采用基础降钙素值和刺激降钙素值来监测 MTC 的复发，因为刺激降钙素值会先于基础降钙素值升高。遗憾的是，生化手段诊断的 MTC 复发往往提示为远处转移灶无法切除，包括肺脏和肝脏。晚近的报道提示放射性碘扫描和放射性碘治疗对 MTC 几乎没有作用，除非病人伴有 PTC 或 FTC。

（五）甲状腺未分化癌(anaplastic thyroid cancer，ATC)

甲状腺未分化癌约占全部甲状腺恶性肿瘤的 1%。与分化良好的甲状腺癌的预后(大多预后良好)截然相反，它在甲状腺癌中恶性程度最高，其疾病特异性死亡率几乎为 100%。

【病理学】 肉眼观，这种肿瘤是局部侵犯、坚硬、外观发白。镜下可见到巨大的细胞(核内的细胞质内陷)。细胞从中分化至分化极差不一。偶尔，在肿瘤灶内可以见到分化良好的甲状腺癌(如乳头状癌)的鳞状细胞成分或鳞状细胞岛。因此，人们推测 ATC 或许起源于分化良好的甲状腺癌；然而，迄今尚缺乏支持该学说的有力证据。

【临床特征】 未分化癌的典型表现是年长病人有吞咽困难、颈部疼痛和触痛以及颈部肿块迅速增大。病人往往有分化型甲状腺癌的既往史，有甲状腺肿史者高达 50%。还可以有上腔静脉综合征。临床病情迅速恶化，很快就出现毗邻结构的局部侵犯和气管梗阻。

【治疗】 未分化甲状腺癌的手术治疗结果因其快速进展的临床病程而削弱。90%的病人在确诊时已经有远处转移，最常见的部位是肺，大多数研究认为外科切除术的效果不乐观。FNA 的诊断正确率为 90%，因此，很少有指征做开放活检。其细胞群有三种——小梭形细胞、巨细胞和鳞状细胞。这几种类型的预后都很差。p53 突变率为 15%，比分化良好的甲状腺癌高得多。术后外照射或辅助化疗几乎不增加总生存率，但是应该给予考虑。

看来，如果未分化甲状腺癌在初诊时是可切除的，那么，在切除后或许你能见到微弱的生存改善。如果初诊时肿瘤已有远处转移或局部侵犯无法切除的结构(如：前纵隔的气管或血管)，就应该选择保守的术式，如气管造瘘术。鉴于本病预后恶劣，后事安排以及姑息方法的选择应该成为早期处理方案的一部分，并征求这些病人的意见。

（六）甲状腺淋巴瘤(thyroid lymphoma)

尽管原发性甲状腺淋巴瘤属临床罕见病，但是，本病的发生率日益增多。凡甲状腺肿的病人都应该考虑到淋巴瘤之诊断，尤其是那些在短期内明显增长的病人。其他初期症状还有声音嘶哑、吞咽困难和发热。甲状腺淋巴瘤的发病率在女性比男性多 4 倍。约 50%的原发性甲状腺淋巴瘤病人既往有 Hashimoto 甲状腺炎基础。

【诊断】 甲状腺淋巴瘤病人需要按甲状腺肿块或甲状腺肿做正规检查。可疑迹象是肿块迅速增大和弥漫性疼痛。体格检查示肿块固定、硬、轻度触痛、往往向胸骨后伸展。病人可以有局部症状(包括声带麻痹)。少数病人有淋巴瘤的症状。超声检查可以表现为典型的假性囊肿。此时，FNA 采用流式细胞术检查其单克隆性(monoclonality)有助于明确诊断。甲状腺淋巴瘤几乎全是非- Hodgkin 淋巴瘤，并且大多数起源于 B 细胞。甲状腺淋巴瘤的一种亚型是黏膜相关淋巴组织(mucosa-associated lymphoid tissue，MALT)淋巴瘤，有研究发现该亚型约占病人的 6%～27%。如果 FNA 不能明确诊断，就应该考虑行病核针切活检或开放活检。如果诊断肯定或高度怀疑，就应该加做颈部、胸部和腹部 CT 或 MRI 检查，了解是否存在甲状腺外病灶，你或许会发现气管被肿瘤完全包裹。或许还应该加做 PET 检查。约 50%的病人其病变仅限于甲状腺，5%的病人可以发现膈肌两侧均有病变或广泛脏器受累，其余病人是局部区域淋巴结有病灶。

【治疗】 对气道阻塞迫在眉睫的病人来讲，启用化疗（尤其是糖皮质类固醇）往往能迅速缓解其压迫，或许能免除气管切开术之需。化疗和手术切除的治疗理念是不一样的。CHOP 方案的生存率上佳。人们坚信手术切除（包括近次全和全甲状腺切除术）能强化这些结果，尤其在 MALT 淋巴瘤。但是，手术切除对有甲状腺外病灶的病人来讲几乎不起作用。包膜周围可以有显著水肿、肿胀，从而使正常的组织间隙消失。积极的切除术只会增加颈部并发症的发生率，对本病的结局无济于事。

MALT 淋巴瘤通常在疾病的早期就会得到诊断，进展缓慢。弥漫性和混合性大细胞淋巴瘤的行为比较强势，往往在初诊时已经有全身广泛受累。MALT 淋巴瘤的 5 年生存率接近 100%，而大细胞和混合性大细胞淋巴瘤的 5 年生存率则分别为 71%和 78%。

第八节 甲状腺癌切除术

（一）颈中区手术

1. 体位和切口 任何颈部手术都要求病人的体位满意，即颈部伸展。我们主张在肌肉完全松弛的情况下摆放体位，使体位达到最满意的程度，目标是能通过有限长度的切口获得满意的显露。超声检查的绝佳时机是在体位摆放完毕后、皮肤准备之前。在两侧锁骨头上方两横指处做一横切口。要求切口能直接显露病变的甲状腺及其毗邻结构，又有满意的术后美容效果。尽可能将切口做在正常的皮纹内，这有助于达到更好的美容效果。切口的两端可达两侧胸锁乳突肌的内侧缘，如果需要探查颈外侧区，可以延长切口。切开皮肤、皮下组织和颈阔肌，在颈阔肌深面的无血管层面分离上下皮瓣。认清颈前静脉，切断跨越中线或在中线行走的颈前静脉。

2. 显露甲状腺 找到位于两侧胸骨舌骨肌之间的中缝，中缝是无血管层面，从甲状软骨至胸骨切迹切开中缝。然后进入胸骨舌骨肌深面的间隙，即显露位于中线的甲状腺峡部和两侧的甲状腺腺叶。峡部的上方和下方都是气管软骨环。用手指钝性将胸骨舌骨肌与甲状腺包膜的内侧部分分开，找到位于胸骨舌骨肌深面和外侧的胸骨甲状肌。两侧胸骨甲状肌在中线没有联系，必须将胸骨甲状肌与甲状腺包膜分开后才能显露甲状腺的外侧部。如果病人术前做了 FNA，那么胸骨甲状肌深面的间隙就可能因为出血或瘢痕而消失。如果病人既往有甲状腺手术史，这些肌肉就会与气管形成致密粘连，或许还会与气管-食管沟形成粘连。在这类病人，必须倍加注意勿伤及甲状旁腺和喉返神经。

对甲状腺外侧复杂肿块、淋巴结肿大或既往有甲状腺手术史的病人，可能需要横断胸骨舌骨肌和胸骨甲状肌来显露颈外侧区。除此之外，罕有需要横断这两块肌肉，因为向外侧牵拉通常就能获得满意显露。如果需要横断胸骨舌骨肌和胸骨甲状肌，应该靠头侧横断以减少肌肉的去神经，因为这两块肌肉的神经支配来自舌下神经襻，该神经从尾侧方向进入肌肉。

3. 寻找和保护喉返神经 找到喉返神经后，一定要沿神经追踪，了解神经是否穿过瘢痕组织或癌组织。要竭尽全力避免伤及喉返神经。在少数情况下(如未分化癌、侵袭性强的分化型甲状腺癌或其他头颈部肿瘤侵犯喉返神经时),可以切除喉返神经。如果手术中发现喉返神经损伤,且手术不复杂,应尽可能在一开始就借助手术显微镜采用显微外科技术用8-0～9-0单股缝线做神经吻合术。

4. 寻找和保护食管　在胸骨舌骨肌与胸骨甲状肌之间游离,显露其外侧结构和深部结构。将甲状腺腺叶向内侧牵拉进一步显露其外侧结构。要注意的是必须先离断甲状腺中静脉,才能用力牵拉甲状腺。将带状肌向外侧牵拉,将甲状腺腺叶向内侧牵拉,就可以很快找到颈总动脉。由于食管颈段偏向左侧,因此,食管在左侧颈部比较明显。在食管内插一根硬质镜,有助于你通过扪诊确定食管位置。

5. 游离甲状腺腺叶,保护甲状旁腺和喉返神经　为了进入甲状腺鞘的间隙(真假被膜之间),你需要将颈带状肌向外侧牵拉,术者应该设法看清甲状腺的全貌,即使是甲状腺再次手术病人也是如此。将甲状腺腺叶向内侧牵拉有助于显露甲状腺上极血管。为了使上极血管骨骼化,外科医生需要满意显露同侧颈总动脉与甲状腺上极之间的区域。然后,显露甲状腺上极的背面和环甲肌附近区域。仔细分离该区域有助于避免伤及喉上神经外支。大多数病人(75%～80%)的喉上神经外支与甲状腺上血管分开、行走于环甲肌表面;也就是说,还有相当数量的病人其喉上神经外支的行程与甲状腺上血管关系密切,稍有不慎,就会被切断。在仔细分离、看清上极的血管后,你可以在其穿入甲状腺的部位紧靠甲状腺双重结扎。在离断甲状腺上极血管和中静脉后,进一步将腺叶牵向内侧,以便看清甲状腺的背面。在该区域,通常可以在甲状腺鞘内见到上甲状旁腺,它是一小团脂肪样组织。

进一步游离甲状腺腺叶就可以显露气管-食管沟和喉返神经。在甲状腺下血管穿入甲状腺处稍做分离,*在见到喉返神经并确认之前不要离断任何组织*。在右侧分离气管后外侧时需要小心,因为该处不容易扪到食管。如果你的病人是甲状腺再手术病人,由于存在瘢痕,该区域分离风险更大。我们的建议是,如果在甲状腺腺叶水平未能很快找到喉返神经,就应该从下颈部、既往未手术过的区域去寻找喉返神经。

找到喉返神经后,手术的步伐就可以加快了;*在喉返神经的行程完全显露的情况下,就可以离断下血管了*。继续将腺叶向内侧牵拉,确定喉返神经的头侧行程直至见到它在Berry韧带背侧、环甲肌尾侧缘消失(入喉)。Berry韧带的位置是在喉返神经在环甲肌尾侧入喉处紧贴该神经的腹侧、略偏内;Berry韧带的处理是连同一小片甲状腺组织用丝线结扎,也可以用超声刀离断。离断Berry韧带后,就可以用低能量的Bovie刀或超声刀离断甲状腺内侧面与气管的附着。

6. 中央区淋巴结清扫　Ⅵ组淋巴结位于颈深筋膜的浅层与深层之间,其上界是舌骨,外侧界是两侧颈动脉,下界在右侧是无名动脉。颈淋巴结清扫术完全可以在直视下进行,清除毗邻甲状腺的所有淋巴结,在分化好的甲状腺癌主要清除气管-食管沟内的淋巴结(Ⅵ组)。根据共识要求,Ⅵ组淋巴结清扫的上界应该包括喉前(delphian)淋巴结,下界应该包括气管前淋巴结,侧方应该包括气管-食管沟淋巴结。如果病人的颈外侧区可扪及淋巴结,就应该做比较全面的改良根治性颈淋巴结清扫术。

7. 术后监测　术后监测甲状腺和甲状旁腺功能极为重要。外科医生必须对病人进行观察评估,并将切除细节和预期术后功能影响告知病人。术后24小时应该测一次血钙水平。如果病人术后没有低钙血症迹象,特别是如果术中外科医生看清了甲状旁腺,就不必补充钙剂。如果病人术后有低钙血症表现，或者外科医生担心病人的甲状旁腺状态，可以每日补充钙剂 1 500～3 000 mg。

如果病人术前的甲状腺功能正常，有理由预期术后至少 10 天不需要补充甲状腺激素（即使在甲状腺全切除术后）。这为病理科全面评估标本赢得了时间。甲状腺替代通常要求每日口服左旋甲状腺素 1.6 μg/kg。大多数内分泌专家认为在甲状腺癌病人或抑制性治疗病人，左旋甲状腺素的剂量需要调整，目标是将血 TSH 维持在正常值的下限水平。

（二）改良根治性颈淋巴结清扫术

甲状腺癌病人何时应做改良根治性颈淋巴结清扫术，尚存在争议。但是，对术前或术中在颈动脉鞘外侧扪及肿大淋巴结者，人们的意见则比较一致。看看目前的共识推荐（参见前文），对外侧区可扪及的淋巴结做选择性摘除（所谓摘草莓）已经在很大程度上被人们遗弃。我们的意见是，*改良根治性颈淋巴结清扫术的主要适应证就是临床能扪到颈淋巴结转移的甲状腺癌病人*。清扫方法是将颈外侧区的所有淋巴组织和脂肪组织整块清扫，保留胸锁乳突肌和副神经，避免经典根治性颈淋巴结清扫术肌肉切除所带来的外观畸形和功能异常。

像大多数甲状腺手术切口一样，颈淋巴结清扫术也使用颈部横切口。沿胸锁乳突肌前缘向外、向上延长切口。偶尔，如果扪到的淋巴结位置比较高，则切口需要平行向头侧上移。在开始行颈淋巴结清扫术时，手术者必须显露胸锁乳突肌深面和锁骨上方的颈动脉鞘。*在颈动脉鞘外侧、前斜角肌表面找到被椎前筋膜遮盖的膈神经*，并保护之。在左侧颈内静脉与锁骨下静脉相交平面，膈神经与胸导管紧贴。你的清扫工作就在该区域、紧靠锁骨上开始。清扫的目标是清除所有位于颈浅筋膜与椎前筋膜之间的组织，但不包括颈动脉、颈内静脉、迷走神经、膈神经和副神经，还必须保留交感链和胸锁乳突肌。从尾侧向头侧解剖分离过程中，在胸锁乳突肌深面偏外侧寻找副神经。该神经行走于颈后三角外下方（尾侧）。沿该神经追踪，可以发现该神经在该平面发出胸锁乳突肌支，然后，其主干紧靠二腹肌，在二腹肌背侧走过。

在逐渐向头侧的分离过程中，你会遇到舌下神经；舌下神经在颈内动脉和颈内静脉的前面（腹侧）跨过，但是位于面前静脉的深面。舌下神经随茎突舌骨肌进入颌下三角，司舌肌运动。如果你决定结扎颈内静脉，请注意勿伤及跨越其前方的舌下神经。

在内侧，外科医生需要注意勿伤及颈交感链。颈交感链位于颈动脉鞘深面，紧贴椎前筋膜的前面。咽后淋巴管系统与颈静脉周围的淋巴系统之间的交通支跨越该区域，因此，甲状腺癌病人此处可以出现转移淋巴结。交感链在该区域损伤病人就表现为 Horner 综合征（患侧上睑下垂、瞳孔缩小、无汗和皮温增高）。

改良根治性颈淋巴结清扫术结束后，将切下的一块三角形纤维脂肪组织（可以含颈内静脉，也可以不含）送病理检查。通常不必将清扫范围扩大至舌骨上区，除非舌骨上区有广泛淋巴结受累，这种情况在分化良好的甲状腺癌极为罕见（～1%）。在颈外侧区的淋巴结清扫过程中，应该特别注意保护颈交感链、喉返神经和副神经，除非在肉眼下这些神经已经明显有肿瘤侵犯。

复习思考题

一、医学名词和简述题

单纯性甲状腺肿，甲状腺危象，亚急性甲状腺炎，de Quervain 甲状腺炎，桥本甲状腺肿，甲状腺功能亢进症的手术适应证，甲状腺功能亢进症的手术禁忌证

二、问答题

1. 单纯性甲状腺肿的常见病因有哪些？

2. 单纯性甲状腺肿的手术指征有哪些？

3. 甲状腺机能亢进症行甲状腺大部分切除前，必须进行哪些检查？

4. 甲状腺功能亢进行甲状腺次全切除术后最危急的并发症是什么？导致该并发症的原因有哪些？紧急处理措施是什么？

（范 新）

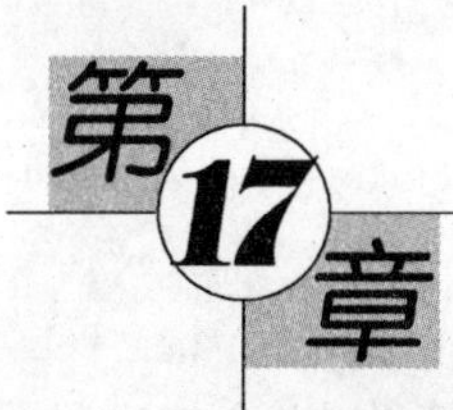

第17章 乳房疾病

学习要求

- 了解乳房的解剖和淋巴引流途径。
- 掌握乳房的正确检查方法。
- 熟悉乳房肿块的鉴别诊断要点。
- 熟悉急性乳房炎的诊断、预防和治疗原则。

第一节 解剖生理概要

乳房是皮下的顶泌腺。每侧乳腺由15～20个腺叶呈放射状排列而成，每一腺叶又由20～40个腺小叶构成，每个腺小叶又由10～100个腺泡小乳管和腺泡构成。每个腺叶都有一乳管开口于乳头部。每侧乳腺的外上方呈角状伸向腋窝的腺体组织称为Spence腋尾区(图17-7)。腺叶间有许多与皮肤垂直相连的纤维束，上连皮肤和浅筋膜浅层，下连浅筋膜深层，称为Cooper韧带。

从人的一生来看，年轻育龄妇女，乳房以间质组织和纤维组织为主，这有利于怀孕和哺乳期的腺体和导管发育；绝经后导管和腺体逐渐退化，取而代之的是脂肪组织。从卵巢周期来看，月经周期乳房也经历着这种变化。哺乳期，内膜肌细胞收缩使乳汁排出。

乳房的动脉血供主要来自胸廓内动脉(60%)、胸廓外动脉(30%)和胸肩胛动脉。乳房的静脉主要汇入腋静脉和胸廓内静脉。

乳房大部分的淋巴回流至腋结，然后流向锁骨下结，乃至锁骨上结。根据淋巴结与胸小肌的关系，又可将腋淋巴结分为三站(图17-1)：第一站即胸小肌外侧组，是位于腋下、胸小肌外缘和背阔肌内缘之间的淋巴结，包括外侧组、肩胛下组、腋静脉组；第二站为胸小肌后组，包括Rotter结；第三站是胸小肌内侧组，包括锁骨下结和腋尖结。

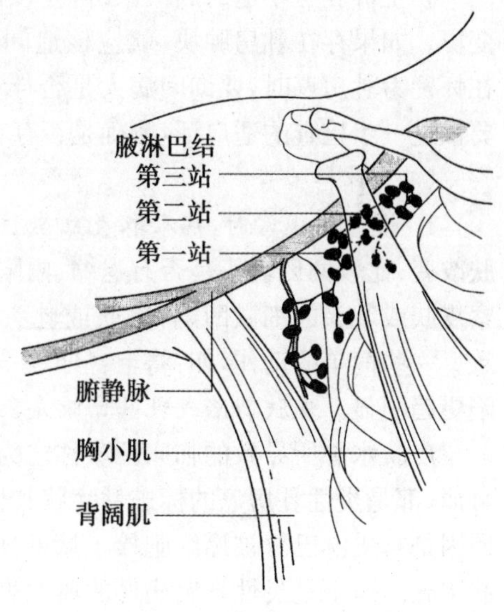

图17-1 腋下淋巴结分站

乳房内侧的淋巴经肋间流至胸骨旁结。一侧

乳房的淋巴借皮下淋巴管与另一侧乳房的淋巴管相通。乳房深部的淋巴网与肝镰状韧带的淋巴管相通。

第二节 乳房疾病的诊断

(一) 病史采集

医生一定要了解病人年龄(图 17-2)和生育史,包括初潮年龄和怀孕史(含初次足月怀孕的年龄)。还应该询问既往有无乳房活检史,包括病理所见,特别在增生性乳房疾病。如果病人有子宫切除史,一定要了解卵巢是否一并切除。在绝经前妇女,应该注意询问近期怀孕和哺乳史。还应该询问激素替代疗法(hormone replacement therapy, HRT)或避孕药服用史。要仔细询问家族史,如:家族中乳房癌和卵巢癌,以及受累亲属的绝经状态。

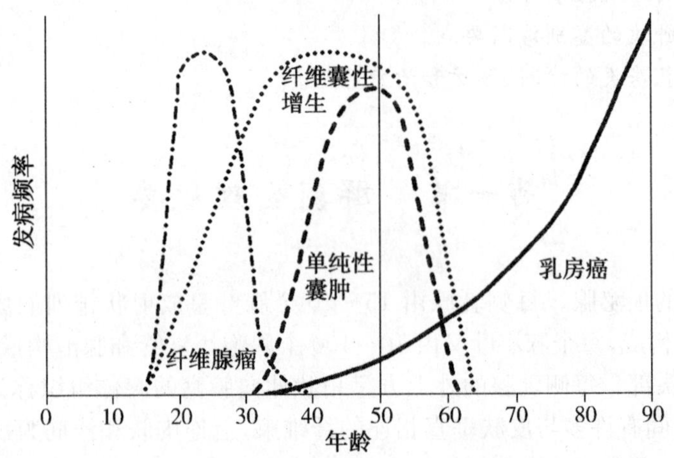

图 17-2 常见乳房疾病的年龄别发病率

就主诉乳房不适的病人来讲,应该询问乳房肿块、乳房疼痛、乳头溢液以及乳房皮肤改变史。如果存在乳房肿块,就应该追问肿块存在的时间长度以及是否随月经周期而变化。在怀疑为乳房癌时,要询问病人是否伴有全身症状,如:骨骼疼痛、体重下降、呼吸改变等需要做进一步检查的适应证,明确是否存在转移灶。

(二) 体格检查

1. 视诊 视诊时,病人取直立坐位。注意乳房是否存在显而易见的肿块、不对称及皮肤改变;比较两侧乳头是否有退缩、内陷或 Paget 乳头病样的表皮脱落。间接光线有助于观察皮肤或乳头的细微凹陷,皮肤或乳头凹陷形成的机理是癌肿侵犯 Cooper 韧带或乳管所致。一些简单的动作,如:将上臂伸展手上举过头或者紧张胸肌,可以使乳房的不对称和凹陷更趋明显。皮肤凹陷或乳头回缩是乳房癌的一种灵敏而特异的体征。

皮肤水肿所导致的临床征象称之为橘皮征(peau d'orange)(图 17-3)。乳房热、肿,加之触痛,都是炎性乳房癌的标志性症状和体征,可以被误诊为急性乳腺炎。炎性改变和水肿的原因是真皮淋巴管被癌细胞栓子堵塞所致。偶尔,巨大癌块会压迫淋巴管造成其表面的皮肤水肿。这不是炎性乳癌病例的典型表现,炎性乳癌通常扪不到明确的肿块,而是整个乳房实质呈弥漫性改变。

乳房癌可以累及乳头和乳晕，直接侵犯乳管会导致乳头退缩，尤其当原发瘤位于乳晕下时。乳头变平或内陷可以由某些良性病变纤维化所致，尤其是乳晕下导管扩张症。在这些病例，病变往往是双侧性的，病史表明该病变已经存在多年。一侧乳头退缩，或近数周或数月出现的乳头退缩，提示乳房癌可能性增大。位于中央区的肿瘤长时间未被扪及可以直接侵犯乳晕或乳头皮肤，并形成破溃。位于外周的肿瘤通过牵拉 Cooper 韧带可以使乳头的正常对侧性发生改变。

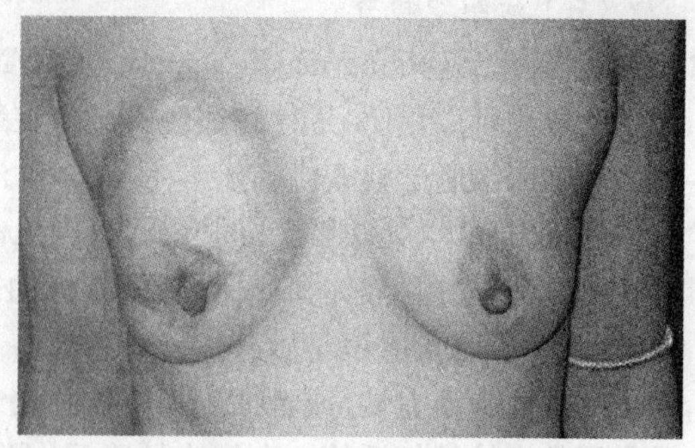

图 17-3　乳房视诊

两侧乳房不对称，右乳肿块伴乳头内陷(退缩)

有一种乳头疾病常伴有乳头下乳房癌，这就是 Paget 病。该病在 1874 年首先由 Sir James Paget 做了描述，在组织学上，Paget 病具有乳头真皮的特征性改变。在深部，紧挨乳头下方的大乳窦内往往有导管内癌。癌细胞的侵犯越过了表皮与导管上皮细胞交界处，进入了乳头皮肤的表皮层。临床上，Paget 病会引起皮炎，外观湿润呈湿疹样，也可以干燥呈牛皮癣样。Paget 病从乳头开始，可以向乳晕皮肤扩散。许多良性皮肤病(如湿疹)往往先从乳晕开始，而 Paget 病起源于乳头，而后才会累及乳晕。

2. 触诊　触诊包括区域淋巴结和乳房。病人依旧取坐位，检查医生托住病人的手臂，触摸两侧腋窝、锁骨上区和锁骨下区了解是否有增大的淋巴结。*乳房触诊时一定要让病人仰卧于硬板检查床上，上臂伸展至头部上方。*病人在坐位时行乳房触诊往往不正确，因为此时下垂的乳房组织会被误诊为肿块，肿块也会因为隐藏在乳房组织内而无法触到。最好的乳房触诊方法是将乳房组织压向胸壁，同时扪触各个象限以及乳头-乳晕复合体下方的组织(图 17-4)。注意肿块的触诊特征，如大小、形状、质地和位置，以及与皮肤或深部肌肉是否有固定。良性肿瘤(如：纤维腺瘤和囊肿)可以硬如癌症；这些良性肿瘤大多为单发、境界清楚、活动度好。而癌症的典型表现是硬、边界不清、推动肿块时会牵扯毗邻组织。囊肿和纤维囊性变在乳房触诊时可以有疼痛；不过，触痛罕有诊断意义。大多数可触及的乳房肿块是病人在不经意或自我检查时自己发现的。

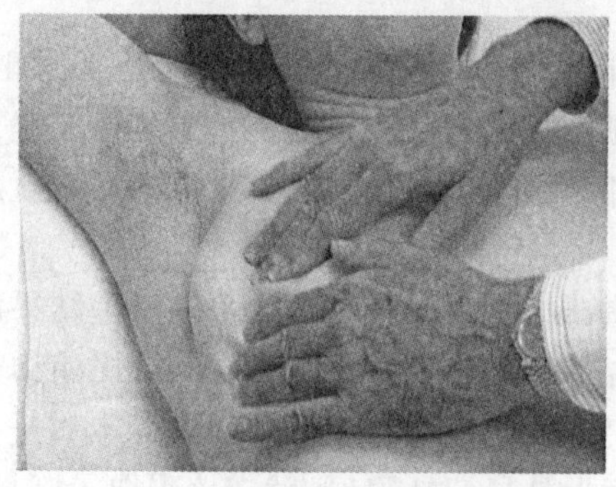

(a) 乳房触诊的指法

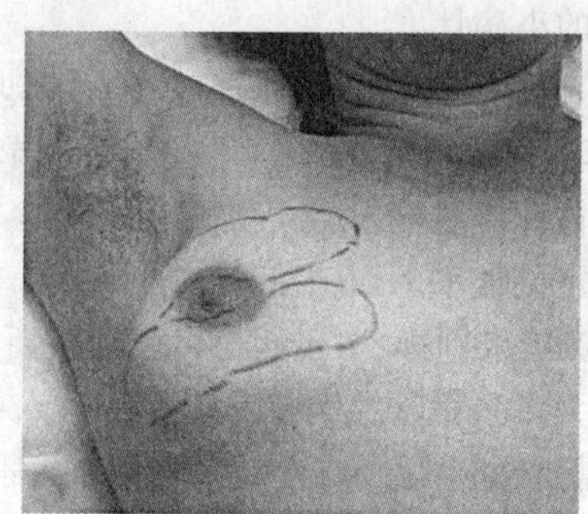

(b) 乳房触诊时可扪到上下两叶，要注意与肿块区别

图 17-4　乳房触诊

A 乳房触诊的指法；B 乳房触诊时可扪到上下两叶，要注意与肿块区别

（三）活组织检查

1. 细针穿刺(fine-needle aspiration, FNA)细胞学检查　FNA是诊断乳房肿块的一种常用手段。可以用22号针和适合大小的注射器。吸出物必须在玻片上恰到好处地涂匀，以便用于临床细胞学检查供临床参考。FNA活检的主要用途是抽取囊液送检，也可以用于乳房内新近出现的、无法解释的肿块。最常见的囊液为浑浊的深绿色或浅黄色，如果在抽吸后肿块完全消失并且液体为非血性，可以将抽出液丢弃。如果怀疑为囊肿，但是FNA未抽得囊液，下一步考量应该是做病核针切活检，一般都需要在乳房X线或超声导引下进行。如果抽出的囊液为淡血性，或者抽出囊液后肿块未完全消失，就应该考虑做囊腔空气造影或影像导引下的病核针切活检。在初次抽吸后，囊液再积聚的情况并不少见。如果乳房影像诊断为单纯性囊肿，就不需要做进一步干预。如果乳房影像诊断为复杂性囊肿，就应该考虑做进一步影像检查排除癌症之可能。

如果肿块为实质性，并且临床征象符合癌症，就应将抽吸物送细胞学检查。在注射器维持负压的情况下用注射针头反复穿刺肿块。停止抽吸后退出注射针头。将注射针头内极少量的液体和细胞物注入生理缓冲盐水中，或立即用95%酒精固定于玻片上。细胞学检查的缺点是无法区分非浸润性癌与浸润性癌，因此，大多数临床医生建议做病核针切活检以便在外科干预前获得明确组织学诊断。如果FNA细胞学检查阳性，外科医生就可以开始与病人进行知情讨论；然而，确切的治疗计划要依据病核针切活检的组织学诊断来制定。

2. 病核针切活检(core biopsy)　主要对不可触及、影像发现的乳房异常进行取材，也可用于可触及病灶的活检。病核针切活检可以在乳房X线(立体定向)、超声显像或磁共振显像(magnetic resonance imaging, MRI)引导下进行。超声显示的乳房肿块可以在超声引导下取材活检；钙化灶和密度异常在乳房X线摄片下显示最清楚，最好能在立体定向导引下取材活检。

(1) 活检和定位：立体定向下的病核针切活检需要挤压乳房，病人最常用的体位是俯卧于专用的立体定向病核针切活检手术台上。计算机通过三角原理对乳房图像分析后确定机器人手臂和活检器械位置的摆放。在注射局部麻醉剂后，在皮肤上做一个小切口，用11号病核针切活检针刺入病灶在真空辅助下切取组织标本。至于针切几个标本数，人们根据异常的分类设定了标准，并且要求放置一枚金属夹标记病灶的位置，尤其对那些广泛取样后难以寻找的小病灶。

(2) 复核：将切取的标本放在Petri培养皿中摄X线片，核实所获取的是否为靶病灶。活检后乳房X线摄片的作用是核实靶病灶中的缺损以及金属标记夹的位置是否正确。如果采用病核针切活检未能获得满意的标本，或者影像学异常与病理所见存在不一致，就应该采用钢丝定位加手术切除法获取病灶。

(3) 结果判读：由于病核针切活检所获取的标本大小有限，对该技术的病理结果解读要谨慎。大多数做乳腺病核针切活检病人的病理结果为良性改变，只需要做常规随访筛查即可，不需要做其他干预。如果病理结果是恶性改变，就应该对病核针切活检标本做进一步检查，了解其组织学亚型、分级和受体情况。如果病人是早期乳腺癌，就应该采取了断性处理。如果病人是局部晚期炎性乳癌，就应该先做全身化疗，然后采取手术处理。根据病核针切活检诊断为导管原位癌(ductal carcinoma in situ, DCIS)的病人中约有10%～20%(取决于乳房摄片上肿瘤的大小)在了断性手术中证实为浸润性癌。

微创活检(如病核针切活检)是乳房疾病诊断的首选举措。乳房病灶手术切除活检作为一种诊断手段,不仅费用高,而且还会推迟乳腺癌病人的了断性手术。病核针切活检无法得出结论,需要行定位针手术活检来明确诊断的情况低于10%。活检结果与靶病灶不符(如影像学上是毛刺状肿块,而病核针切活检病理为正常乳腺组织)也是手术切除活检的适应证。在病核针切活检发现不典型导管增生(atypical ductal hyperplasia, ADH)的病例,手术切除活检发现为DCIS或浸润性癌的可能性高达20%。因为,在组织量少的标本中,ADH与DCIS的鉴别很困难。如果病核针切活检诊断为细胞性纤维腺瘤,也应该做切除活检以除外分叶状肿瘤。

(四) 影像检查

乳房影像技术主要用于检出微小的、触诊不能扪及的乳房病灶;其次是对临床发现的病灶进行评估;其三是为诊断性操作导向。乳房摄片主要用于无症状妇女的乳房疾病筛查。在乳房摄片时,乳房被夹在两块树脂玻璃板之间,目的是减小放射线透过组织的厚度,隔开邻近的组织结构,提高分辨率。筛查性乳房摄片要求每侧乳房做两个位的投照:内外斜(mediolateral oblique, MLO)位和头尾(craniocaudal, CC)位。如果筛查性乳房摄片发现异常,或临床上有异常或病人有症状,就需要做诊断性乳房摄片。当怀疑有肿块时,可以摄放大像评估钙化情况,摄压迫像以采集额外细节。乳房摄片的敏感性受乳房密度的影响,约10%~15%有确凿临床证据的乳房癌其乳房摄片无法显示异常。数字化乳房摄片允许对影像进行处理或强化,便于解读。对年轻女性和乳房致密女性的乳房癌筛查来说,数字化乳房摄片显然优于传统的胶片-筛选性乳房摄片。年龄小于30岁的女性,其乳腺组织含有致密的基质和上皮,该人群的乳房摄片不够清晰。随着年龄增大,乳腺组织开始退化,被脂肪组织取代,由于脂肪组织基本不吸收放射性,因此,该人群的乳房摄片具有良好的对比背景,可以显示细小肿块。研究表明,与单独的放射科医生读片相比,计算机辅助诊断可以提高乳房摄片和超声诊断的敏感性和特异性。

1. 筛查性乳房摄片　在无症状的妇女,筛查性乳房摄片的目标是查到临床上查不出的乳房癌。这种筛查所基于的假设是,与触诊发现的乳房癌相比,筛查发现的乳房癌比较小,预后比较好,所需的治疗手段的有害性也不太大。这种筛查的潜在优势也伴随着一定的缺憾——筛查的成本和假阳性的数量,因为假阳性要求病人做进一步检查、活检,还增加了病人的焦虑感。

如今,美国癌症学会依旧推荐对40岁以上的妇女每年做一次筛查性乳房摄片,并建议只要该妇女健康状况良好就应该不间断地实行。有明显家族史、组织学危险因素或既往患过乳房癌的年轻妇女也会从筛查性MRI中获益。

2. 超声显像　主要对乳房摄片发现的病灶做进一步判断(实性抑或囊性)。在乳房组织致密的病人,也可以用超声显像判断病灶。然而,超声显像还不是一项有效的筛查工具,因为超声显像的正确性在很大程度上取决于操作者所做的徒手筛查,目前尚缺乏标准的筛查规约。美国放射学会影像网(The American College of Radiology Imaging Network, ACRIN)对高危女性做了一项临床研究(ACRIN 6666),用随机法对超声显像加乳房摄片与单独乳房摄片做了比较,考察其敏感性、特异性和癌症检出率。研究发现,超声显像加乳房摄片有助于将每1 000名妇女的乳房癌检出率提高4.2。但是,超声显像的使用造成了假阳性事件的增加,增加了召回率和活检率。迄今尚无证据表明筛查性超声显像的使用可以减少乳房癌死亡率。

3. 磁共振影像检查　MRI 用于乳房疾病的诊断方兴未艾。MRI 主要用于腋下淋巴结有转移而乳房摄片未能发现乳房内原发病灶(原发灶不明)的病人。还可以用于对原发瘤的范围(主要是乳腺致密的年轻女性)进行评估以及对浸润性小叶癌进行评估。有些外科医生将术前 MRI 检查用于判断保乳手术的筛选;然而,还没有 1 类证据支持保乳手术的筛选中常规采用 MRI。在已知有 BRCA 基因突变的病人,以及乳房摄片已经诊断患有单侧乳房癌、需要检查对侧乳房是否患有乳房癌的女性病人,MRI 已经显示了其在筛查中的用武之地。MRI 的敏感性在浸润性癌大于 90%,但是,在 DCIS 仅为 60%,甚至更低。MRI 的特异性仅仅为中等程度,原因是良性病灶与恶性病灶之间存在很大重叠,也就是在 MRI 查出的异常中假阳性超过 50%,这些病人需要加做其他影像检查,甚至活组织检查。

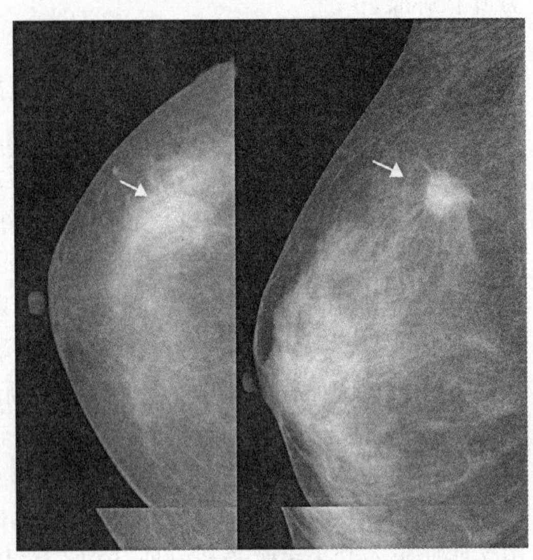

图 17-5　乳房 X 线片(箭头分别示密集钙化点和毛刺征)

4. 触不到肿块的乳房摄片异常　乳房触诊未发现异常、仅乳房摄片显示的异常包括簇状微小钙化和异常密度区域(如:肿块、结构扭曲、不对称)(图 17-5)。乳腺影像报告数据系统(Breast Imaging Reporting and Data System, BI-RADS)的作用是对乳房摄片异常的恶性病灶可疑程度进行分类(表 17-1)。为了避免对低度可疑的乳房摄片所见做不必要的活检,人们把良性可能性比较大的病灶定为 BI-RADS 3,要求做短期乳房摄片监测持续 2 年。仅当在随访过程中病灶有进展才需要做活检。

表 17-1　乳腺影像报告数据系统(BI-RADS):最终评估分级

级别	定　义
0	评估不全——需要召回补加影像检查进一步评估或与前次乳腺片比较
1	阴性——不需做评价;通常推荐做每年一次的筛查
2	良性改变——通常推荐做每年一次的筛查
3	良性改变的可能性大(恶性的可能性<2%)——建议先做间隔时间短的随访观察
4	可疑异常(恶性的可能性在 2%～95%)——推荐做活检明确
5	高度怀疑恶性(恶性的可能性>95%)——推荐采取恰当的措施
6	活检已经证实为恶性

对触不到的乳房 X 线病灶其诊断性活检首选影像导引下的病核针切活检,因为在建议做活检的病人中 75%～80%的结果是良性的,选择创伤小、成本低廉的影像导引下的病核针切活检有其合理性。

5. 定位钢丝引导的手术切除　如果病核针切活检诊断与影像所见不符,或者在微钙化的视野中见到不典型上皮增生提示 DCIS,这类病人大多应该采取开放切取活检以明确诊断。为了确保该异常病灶完全切除，应该在乳房X线或超声导引下，将一根带有倒刺的钢丝通过导引针插入，钩住病灶或其附近的乳房实质，撤除导引针，让倒刺钢丝保留在位。将保留有倒刺钢丝的乳房X线片带入手术室供手术医生参考。通常建议将手术切口直接做在定位钢丝钩住的病灶表面，而不是从钢丝入皮的部位做切口。钢丝钩端距皮肤入口的长度有差异，取决于乳房的大小和定位钢丝的长度。在活组织切取过程中将手术切口做在钢丝钩端的表面可以尽可能少地切除正常乳房组织。明智的方法是将病灶连同其周缘的一部分正常组织一并切除，以保证病灶的完全切除和切缘阴性，正常组织切取的多少取决于病灶的大小和恶性的可疑程度。病灶切除后，先将标本送放射科摄片核实靶病灶已经切除。对切除标本诊断为良性病灶的病人应该在术后4～6个月再做一次乳房X线摄片，供以后参考之用。

第三节　乳房癌高危病人的识别和处理

（一）乳房癌的危险因素

确认与乳房癌发生率增加的相关因素在女性一般健康筛查中具有重要意义（匣17-1）。乳房癌的危险因素可以分为7大类：年龄、乳房癌家族史、内分泌因素、增生性乳房疾病、早年乳房或胸壁辐射史、患癌个人史以及生活方式因素。

匣17-1　乳房癌的危险因素

无法改变的危险因素
- 年龄增长
- 女性性别
- 月经因素
- 初潮早（初次月经在12岁前）
- 绝经迟（55岁之后）
- 未产妇
- 乳房癌家族史
- 遗传易感（BRCA1和BRCA2突变携带者）
- 乳房癌个人史
- 种族（与其他种族相比，白种人的乳房癌发生率高）
- 放射线接触史

可以改变的危险因素
- 生殖因素
- 初产年龄（足月产在30岁之后）
- 产次
- 未哺乳
- 肥胖
- 长期酗酒
- 吸烟
- 激素替代治疗
- 体力活动减少
- 轮班工作（夜班）

组织学危险因素
- 增生性乳房疾病
- 非典型导管增生(atypical ductal hyperplasia, ADH)
- 不典型小叶性增生(atypical lobular hyperplasia, ALH)
- 原位小叶癌(lobular carcinoma in situ, LCIS)

1. 年龄与性别　在乳房癌的形成中,最重要的危险因素或许是年龄。在女性人群,随着年龄增长,乳房癌的年龄校正发病率持续攀升。在小于 20 岁的人群中,乳房癌罕见,该人群的乳房癌占乳房癌全部病例的 2%以下。随后,在 30～39 岁的人群中,乳房癌的发病率增加至 1/233;在 40～49 岁的人群中,增加至 1/69;在 50～59 岁的人群中,为 1/42;在 60～69 岁的人群中,为 1/29;在 80 岁的人群中,为 1/8。也就是说,如今的女性,其一生中的某个阶段被诊断为乳房癌的平均风险为 12.2%。性别也是乳房癌的重要危险因素,因为绝大多数乳房癌都是妇女。尽管男性也可以发生乳房癌,但是其发病率是女性的 1%以下,男性乳房肿块以良性更常见,主要为男性乳房发育症或其他非癌性肿瘤。

2. 乳房癌个人史　一侧乳房有乳房癌史的病人对侧乳房发生第二原发癌的概率增加。风险的大小取决于第一原发癌确诊时病人的年龄、第一乳房癌的雌激素受体状态以及辅助全身化疗和内分泌治疗的应用。绝对地说,年轻病人的真实风险为每年 0.5%～1%,年老病人为 0.2%。

3. 组织学危险因素　乳房活组织检查诊断的组织学异常是乳房癌危险因素中的一个重要类别。LCIS 是一种比较少见的乳房癌,主要见于年轻的绝经前女性。一般都是因其他疾病行活组织检查时被偶然发现,不会表现为可触及的肿块或在乳房 X 线片上表现为可疑微钙化点。有人研究了 297 例 LCIS,在活检后仅做仔细观察,35 年后乳房癌的真实发生率为 21.4%。计算得风险比(观察到的病例数与预计病例数之比)为 7∶1。很显然,随后发生的乳房癌中 40%纯粹是原位癌,在组织学类型上形成浸润癌的主要是导管癌和非小叶癌,50%的癌症发生在对侧乳房。因此,不能把 LCIS 看作乳房癌,而应该把它看作是乳房癌风险增加的组织学标记物,据估计 LCIS 病人每年乳房癌的发生率略低于 1%。

对大多数诊断为 LCIS 的病人来讲,人们青睐采用保守策略。这种病人面临的选择有三种:密切观察、化学预防(用他莫昔芬或雷诺昔芬)和双侧乳房预防性切除术。LCIS 容易在未来的年代中发生乳房癌,这种风险终生存在,两侧乳房的发生率相等。5 年疗程的他莫昔芬可以使乳房癌风险降低 56%。对那些不愿意采用随访观察,宁愿选择手术切除的病人来讲,双侧全乳房切除术就成了其术式选择。

良性乳房疾病的组织学变化谱很广,大体可以分为两大类:表现为增生性上皮改变的组织学疾病和表现为非增生性上皮改变的组织学疾病。非增生性改变包括乳管内的管腔细胞轻度至中度增生;这些改变不会显著增加女性病人终生的乳房癌发生风险。乳管系统的增生性改变会增加女性病人乳房癌的发生风险。Dupont 和 Page 又把增生性改变分为不典型增生性病变和无不典型增生性病变;无不典型增生性病变有时也称为重度增生(severe hyperplasia)。

后继的研究按照这种分类方法——非增生性病变、乳房上皮无不典型增生(重度增生)和不典型增生性病变。ADH 和 ALH 都被归类为不典型增生性改变。ADH 或 ALH 女性的乳房癌危险比大概是普通人群乳房癌风险的 4～5 倍。乳房癌家族史和不典型增生家族史发生乳房癌的风险大约为普通人群的 9 倍。LCIS 女性患乳房癌的年度风险略低于每年 1%,ADH 或 ALH 女性患乳房癌的年度风险是每年 0.5%～1%。这些评估数据还受确诊时病人的年龄、绝经状态和家族史影响。

4. 家族史和遗传危险因素　许多研究对家族史与乳房癌风险之间的关系进行过探索。乳房癌病人的一级亲属(母亲、姐妹和女儿)发生乳房癌的风险比普通人群风险高 2～3 倍。如果一级亲属是在绝经前患乳房癌或患的是双侧乳房癌,则其患乳房癌的危险性更大。姑母的乳房癌可能有一定的遗传倾向。远房亲属中有乳房癌病人(表姐妹、姨母、外婆)的女性其乳房癌的发病风险并无显著增加。如果家族中有多个成员罹患乳房癌,特别是双侧乳房癌和早发乳房癌,其一级亲属的绝对风险接近 50%,符合常染色体显性遗传模式。

据估计,遗传因素所起的作用仅占全部乳房癌病例的 5%～10%,不过,在 30 岁以下的女性中占 25%。如今,人们已经清楚,高达 40%的家族性乳房癌有 BRCA1 突变。除了乳房癌的风险增加外,BRCA1 或 BRCA2 突变的妇女患卵巢癌的风险也增加(BRCA1 携带者的终生风险是 45%)。

人群中 BRCA1 或 BRCA2 致病突变的情况罕见。在美国人群中,其突变的频率约为千分之一(0.1%)。BRCA1 是一种肿瘤抑制基因,为常染色体显性遗传易感性疾病。种系突变使得每个细胞中的单一 BRCA1 遗传等位基因失活,它消除了剩余等位基因的功能,导致癌症形成。这种基因产物对细胞生长可能有不良调节作用,还会影响基因损伤的识别和修复。

BRCA2 基因位于第 13 号染色体,在家族性乳房癌其发生率高达 30%;与 BRCA1 不同,BRCA2 基因与男性乳房癌风险增加有关。BRCA2 突变的女性终生罹患卵巢癌的风险也在 20%～30%。

BRCA1 和 BRCA2 突变的外显率为 56%(95%可信限[CI] = 40%～73%),即:BRCA1 或 BRCA2 突变携带者终生发生乳房癌的概率在 50%～70%。

BRCA1 相关乳房癌与 BRCA2 相关乳房癌相比,其组织病理学情况比较差,高级别、激素受体阴性和非整倍体肿瘤比较多,S 期细胞比例多。基底细胞样乳房癌亚型与 BRCA1 突变之间存在很强的关联性,在 BRCA1 基因突变的女性中基底样乳房癌高达 10%。就 BRCA2 相关癌症来说情况则不然,BRCA2 相关乳房癌以激素受体阳性比较常见。BRCA1 或 BRCA2 相关乳房癌病人的总死亡率与散发性乳房癌相仿。由于 BRCA 基因突变携带者发生乳房癌的风险高,人们认为这种病人优先的处置方法是采取预防性手术。对那些宁愿采用严密筛查的妇女,我们建议用 MRI 筛查。至于化学预防的效率,人们尚不明了,尤其对 BRCA1 突变携带者,因为这些人容易患雌激素受体阴性乳房癌。

5. 生殖危险因素　凡能增加女性一生中雌激素暴露的生殖重大事件都会增加乳房癌的风险。这些生殖重大事件包括初潮在 12 岁之前、第一胎足月产在 30 岁之后、未产妇以及绝经在 55 岁之后。初潮每推迟 2 年,乳房癌的风险降低 10%;55 岁之后绝经者的乳房癌风险是普通人群的 2 倍。第一胎足月产在 18 岁之前者发生乳房癌的风险是第一胎足月产在 30 岁之后者的半数。引产不增加乳房癌风险。有文献报道哺乳能降低乳房癌的风险,这可能与终生的月经周期数减少有关。与性别、年龄、组织学风险因素和遗传学相比,生殖因素对风险所起的作用稍小。

6. 外源性激素的应用　治疗性或添加性雌激素和孕激素使用的情况各异,最常见的两种情况是绝经前女性的避孕和绝经后女性的 HRT。其他适应证还有月经失调、多囊卵巢、生育治疗和激素缺乏状态。研究表明，目前或过去使用口服避孕药者的乳房癌危险性增加，随着停用口服避孕药时限的延长，该危险性降低。

1993 年至 1998 年，在美国有 40 个医疗中心总共纳入 16 608 例妇女，随机分为两组，一组是联合应用结合型马雌激素（如：倍美力 0.625 mg/日）和醋酸甲羟孕酮（2.5 mg/日），另一组用安慰剂。在服药前做一次筛查性乳房摄片和临床乳房检查，以后每年做一次上述检查。在随访至 5.2 年时，该研究达到了停止研究的要求，此时联合应用 HRT 组发生了 245 例乳房癌（包括浸润性和非浸润性），而安慰剂组为 185 例。子宫切除后的女性也被随机分为单独用雌激素组和安慰剂组，经过 7 年随访，10 739 服用结合型马雌激素（如：倍美力 0.625 mg/日）的妇女与服用安慰剂的妇女相比乳房癌的发生率相仿（RR，0.80；95%CI，0.62～1.04）。治疗组与安慰剂对照组相比在短期需要再次行乳房摄片方面存在显著统计差异，服用倍美安的治疗组短期内需要再次行乳房摄片的人数明显增高（36.2%与 28.1%）。这些数据表明用雌激素加孕酮进行 HRT 持续 5 年的女性发生乳房癌的风险大约增加了 20%，而单独使用雌激素的妇女（由于以往有子宫切除）乳房癌的发病率似乎并不增加。

（二）乳房癌的风险评估工具

在乳房癌检测示范项目（Breast Cancer Detection Demonstration Project）中，人们从病例对照资料开发出了评估乳房癌风险的模型（临床使用可以登录：http://cancer.gov/bcrisktool；又称为 Gail 模型）。决定乳房癌风险的因素包括年龄、种族、初潮年龄、第一胎足月产年龄、既往乳房活检次数、是否存在不典型增生性病变以及患乳房癌的一级亲属的数量。模型中未包括遗传因素的详细信息，或许低估了 BRCA1 或 BRCA2 突变携带者的风险，高估了非携带者的风险。该模型不能用于诊断为 LCIS 或 DCIS 的妇女。乳房癌预防临床研究（Breast Cancer Prevention Trial）的设计和他莫昔芬与雷诺昔芬研究（Study of Tamoxifen and Raloxifene，STAR）设计都采用了 Gail 模型，目的是判断乳房癌患病风险；乳房癌预防临床研究将高风险（>1.67%）的女性随机分成服用他莫昔芬组和服用安慰剂组，而 STAR 研究是将高风险女性随机分成服用他莫昔芬组和雷诺昔芬组。Gail 模型是采用非遗传因素来评估人群中的乳房癌风险，而遗传和家族模型是评估遗传和家族中的乳房癌风险。Claus 模型是另一种风险评估模型，其基于的假设是有高外显率乳房癌易感基因流行。Claus 模型纳入了更多有关家族史的信息，能根据一级亲属和二级亲属中乳房癌的患病情况以及乳房癌确诊时病人的年龄为个体提供每 10 岁的乳房癌风险评估。

如今已经有多种模型可以用于评估 BRCA1 或 BRCA2 突变的个体风险，这可以用于判断是否需要做基因检测。Couch 模型是用于预测 BRCA1 基因突变的风险。BRCAPro 模型是 Myriad 遗传实验室开发出来的，用于评估 BRCA1 和 BRCA2 突变的风险。Tyrer 模型纳入了个人风险因素和基因分析，从而给出比较全面的个体风险评估。根据这些模型的评估，在普通人群中有临床意义的 BRCA1 或 BRCA2 突变发生率大约为 1/(300～500)。做基因检测的指征是年轻时（<50 岁）诊断为乳房癌、双侧乳房癌、同一个体既有乳房癌又有卵巢癌以及男性乳房癌。基因检测的其他适应证是家族史（母方或父方）中有 2 例或 2 例以上个体患乳房癌和卵巢癌、血缘关系密切的男性亲属患乳房癌、血缘关系密切的女性亲属患早发乳房癌或卵巢癌（<50 岁）以及已知有 BRCA1 或 BRCA2 突变者。

搞清楚疾病发生的危险因素就为发病机制和寻找那些可能从降低风险策略中获益的病

人提供了线索。虽然男女两性均可以发生乳房癌，但是，女性的风险要大得多，男性乳房癌毕竟少见。年龄是一项重要风险因子，也是美国国立癌症研究所风险评估工具的部分指标。如果一级亲属(母亲、姊妹和女儿)中有年轻人患乳房癌，如果发现家族中的同一血统中有卵巢癌病例，此时家族史的意义就举足轻重，可以不必采用 NCI 工具来进行正确风险评估。乳房癌最有意义的组织学风险因素是 ADH、ALH 和 LCIS。有乳房癌个人史的病人对侧乳房癌的发生率增高。

(三) 乳房癌高危病人的处理

在实践中，临床医生只有在评估风险因素后，才能考虑那些在个体病人的筛查或干预推荐中起重要作用的因素。乳房癌风险增加是指采用美国国家癌症研究所(National Cancer Institute, NCI)的风险计算器算得 5 年风险等于或大于 1.7%者。这是 60 岁女性的平均风险，在美国用于预防试验的设计中。该风险计算器不适用于下列病史的女性:浸润性乳房癌、DCIS 或 LCIS。对罹患绝经前乳房癌或双侧乳房癌的一级亲属，该模型未做出调整，在该计算过程中也未考虑基因突变。临床医生必须懂得，如果存在这些因素的话，风险可能被严重低估;在计算该风险时应该全面兼顾病人的个人史和家族史。然而，即使存在这样或那样的不足，Gail 模型毕竟在乳房癌风险评估方面迈出了宝贵的第一步，为个体的一级预防策略和筛查推荐提供了依据。如果依据评估属于乳房癌高危妇女，就应该进行严密监测，其选项包括临床乳房检查、乳房摄片和乳房 MRI，或采用干预措施来降低风险，如采用他莫昔芬或雷诺昔芬化学预防，或采用双侧预防性乳房切除术或卵巢切除术。

1. 严密监测　2002 年，美国国立综合癌症网(National Comprehensive Cancer Network, NCCN)和癌症遗传研究学会(Cancer Genetics Studies Consortium)就对乳房癌高危个体的监测制定了指南。这些指南依据的主要是专家意见;高危个体的筛查指南无法通过前瞻性临床研究来制定。

对有乳房-卵巢癌综合征家族史的女性，建议从 18～20 岁起每月做一次乳房自我检查，从 25 岁起每半年做一次临床乳房检查，从 25 岁(或在家族中最早发生乳房癌的年龄之前 10 年)起每年做一次乳房摄片。人们对已知有 BRCA1 或 BRCA2 突变的女性的研究所发现的乳房癌中有 50%是作为间期癌(interval cancers)被诊断出来的;也就是说，它们是在两次筛查之间被发现的，不是在常规筛查时诊断出来的。这一观察结果敦促许多研究组提出在每年乳房摄片的基础上增加 MRI 筛查，有些主张同时做这两项检查，另一些则提出将这两项检查错开做。

2. 乳房癌的化学预防　眼下被认可的、能降低乳房癌风险的药物是他莫昔芬和雷诺昔芬。他莫昔芬是一种雌激素拮抗剂，证据表明对雌激素受体(estrogen receptor, ER)阳性乳房癌治疗有效。雷诺昔芬是一种选择性 ER 调变剂(selective ER modulator, SERM)。他莫昔芬用于乳房癌的辅助治疗已经有数十年历史，已知在第一原发乳房癌服用该药作为辅助治疗的妇女对侧乳房第二原发癌的发生率降低 47%。研究者注意到这种风险降低仅限于 ER 阳性乳房癌。他莫昔芬 5 年治疗的不良反应或并发症是子宫内膜癌风险和静脉血栓栓塞事件的风险都增加。

STAR 临床试验纳入了 19 747 例乳房癌风险增加的妇女，结果表明他莫昔芬和雷诺昔芬能将浸润性乳房癌的风险降低约 50%。雷诺昔芬的毒副作用更容易被接受，与他莫昔芬相比，雷诺昔芬能使子宫癌的数量降低 36%，服用雷诺昔芬的妇女其静脉血栓形成发生率减少 29%,肺栓塞也减少。

3. 预防性乳房切除术　有依据表明,在高危妇女预防性乳房切除术能使乳房癌的发生风险减少 90%。高危病人的定义是家族史提示常染色体显性乳房癌易感性。中危组是根据 Gail 模型计算得到的。

第四节　乳房良性疾病

乳房良性疾病可表现为疼痛、乳头溢液或肿物。乳房良性疾病种类繁多(匣 17-2),这里仅列举几种常见病。

匣 17-2　良性乳房疾病的分类

- 先天性疾病
  - 乳头内陷
  - 多乳房或多乳头
- 非乳房疾病
  - Tietze 病(肋软骨炎)
  - 皮脂腺囊肿和其他皮肤疾病
- 创伤
- 炎症/感染
- ANDI(乳房的正常分化和复旧异常)
  - 周期性乳房结节和疼痛
  - 囊肿
  - 纤维腺瘤
- 乳管扩张症/乳管旁乳腺炎
- 哺乳相关性疾病
  - 乳汁囊肿
  - 哺乳期乳房脓肿

(一) 乳头溢液

非哺乳期妇女的乳头溢液并不少见,但很少为乳癌。

诊断前首先要明确下面三个问题:溢液来自单侧乳房抑或双侧乳房,来自多个乳管口抑或单一乳管口,溢液是否为血性。判断溢液来源的方法是:医生用食指尖循乳晕缘按压,判断有无肿块;围绕乳晕自乳房外侧至乳头系统地触诊,了解溢液来自哪一象限;确定溢液后,应送隐血检查,以明确其是否为血性溢液。血性溢液者癌症风险增加。

两侧乳房的乳汁样溢液称为溢乳(galactorrhea)。泌乳素分泌增多可能是非哺乳期妇女溢乳的原因,放射免疫法测定血清泌乳素有助于确诊。然而,真正的溢乳是指溢液中含乳糖、脂肪以及乳汁特异性蛋白等物质,很罕见。乳腺纤维囊性增生症又称囊性乳腺病(见本章本节下文),在临床上也很常见,其特点是多个乳管溢液。乳晕下乳管扩张症是乳头下大集合管的炎症和扩张,表现为多个乳管溢液。

单侧单个乳管口的非乳汁样溢液应该引起外科医生的重视。有人对无乳房肿块但可以对溢液乳管进行定位的 270 例乳晕下活检标本进行研究后,发现 16 例(5.9%)乳癌,这 16 例溢液均为血性或隐血试验强阳性。在另一组 249 例(含多乳孔溢液和单乳孔溢液)的研究中，发现乳癌10例(4%)，其中8例伴有肿块。因此，对单乳孔溢液和血性溢液要注意做乳房摄片、溢液脱落细胞检查和隐血检查。

单乳孔自发性溢液最常见的原因是单发性乳管内乳头状瘤，瘤体多位于乳晕下大乳管内。双侧的多乳孔的溢液一般不具有外科意义，单乳孔的血性溢液则应该行手术活检，此时最常见的情况是乳管内乳头状瘤，少数是乳管内乳头状癌。合并肿块时应切除活检。无肿块时，可根据溢液来源和象限行该象限乳腺腺叶及乳管切除术。当溢液的来源无法查明时，治疗意见不一。一般认为，对60岁以上者可行乳头下中央区乳管切除术；对年轻者，应勤随访。

（二）乳房囊肿

乳房囊肿位于乳房实质内，其内充满液体，囊腔内壁衬有上皮。乳房囊肿的大小不一，小的仅在显微镜下可见，大的可以扪及、含20～30 mL液体。触诊可扪及的乳房囊肿在每14个妇女中至少有1例，50%的乳房囊肿病人为多发性或复发性。然而，乳房囊肿的发病机制并不清楚，乳房囊肿可能是小叶或终末小管的破坏或扩张。镜下可见该小叶或小叶周围有纤维化，加之持续分泌，就导致小叶伸展和含液体、内衬上皮的腔扩张。

乳房囊肿受卵巢激素影响，因此，乳房囊肿是随月经周期变化的。大多数乳房囊肿见于35岁以上的女性(图17-2)；其发病率在绝经期前持续攀升，在绝经期后骤然下降。老年女性新发乳房囊肿大多与外源性激素替代有关。

乳房囊肿内癌极其罕见。Rosemond在3 000多例乳房囊肿抽吸术中仅发现3例癌(0.1%)。也就是说，乳房囊肿不会使乳房癌的风险增加。

对可扪及的乳房肿块，可以通过直接穿刺或超声检查来明确乳房囊肿之诊断。乳房囊肿的液体可以呈草黄色、不透明或深绿色，也可以含有组织碎屑。鉴于乳房囊肿的恶性可能性极低，如果在囊肿穿刺后肿块消失，囊液也非血性，可以不必将囊液送细胞学检查。如果囊肿在多次穿刺后一再复发(一般是指2次以上)，可以做囊肿充气造影了解是否存在实质性成分，并用病核针切活检或细针穿刺活检了解实质的性质。乳房囊肿一般不是手术切除的适应证，仅在多次穿刺后一再复发或依据穿刺活检结果才考虑手术切除。

（三）乳房纤维瘤

【诊断】 主要见于30岁以下的年轻妇女(图17-2)，10%～15%的病人可有两个或两个以上纤维腺瘤。特点是圆形或卵圆形，边界清，质似硬橡皮球的弹性感，不痛，表面光滑，易推动，与周围组织无粘连，可以呈分叶状，直径一般在2～3 cm。手术中可以发现纤维腺瘤为包膜完整的肿块，容易与周围组织分离。乳房摄片很难将乳房囊肿与乳房纤维腺瘤区分开来，但是，超声检查有助于这两种疾病的鉴别。FNA活检也可以进一步为影像诊断提供佐证。

纤维腺瘤还有两种亚型。巨纤维腺瘤是指直径大于5 cm的纤维腺瘤。少年型纤维腺瘤是指发生于青春期的纤维腺瘤，在组织学上，少年型纤维腺瘤比通常的纤维腺瘤含有更多的细胞成分。这两种亚型的纤维腺瘤都可以表现为迅速生长，手术切除就能治愈。

【治疗】 一旦组织学诊断明确该乳腺肿块是纤维腺瘤，就可以让病人回家，定期复查，不必手术切除。如果病人因为该肿块寝食难安，或肿瘤有继续增大趋势，可以采取手术切除，也可以在超声引导下采用冷冻消融。但是，冷冻消融后，肿瘤仍然可以扪及，有些还会钙化，使肿块的触诊手感更硬。

对 25 岁以下的年轻女性，有典型临床表现和明确的细胞学诊断，且肿块小于 3 cm，可以采用非手术观察。在这个年龄组，近 50%的纤维腺瘤会在 5 年内消散。对这些病人，应定期随访和复查，若肿块增大则及时行切除术，最好是在细针穿刺细胞学检查明确诊断后再行外科手术切除。

（四）乳腺纤维囊性增生症

乳腺纤维囊性增生症(fibrocystic changes)并非是真正的疾病，它是随着月经周期，激素分泌呈周期性变化引起的乳腺正常生理改变，不增加恶变风险。90%的妇女在其一生中的某些阶段都会有乳腺纤维囊性增生症表现。

【诊断】

1. 这是一种常见于 30～50 岁女性的疾病(图 17-2)，病人常以乳房肿块就诊。乳房肿块可发生于单侧乳房或双侧乳房。要重视的是该病与乳癌可合并存在。

2. 特点是两侧乳房有多个结节伴有胀痛和触痛，呈周期性，以外上象限为主。疼痛常发生或加重于月经前期，且肿块增大；经后疼痛减轻，肿块缩小。

3. 偶见乳头溢液，多为浆液或浆液血性，纯血性较少。

4. 乳房 X 线片表现为双乳对称的弥漫性高密度影。30～50 岁女性超声检查可发现囊肿，这些囊肿大多扪不出。

囊肿穿刺加抽出液细胞学检查有助于诊断。若乳房内有多个结节，很难选定哪一个结节活检时，可每 3～6 个月行针吸细胞学检查一次，并画图示标明肿块位置和大小，以便日后参考。

乳房疼痛在妇女很常见，是许多妇女就医的主要症状。乳房疼痛通常是功能性的，很少是乳癌的表现。Haagensen 仔细研究了乳癌病人的症状，发现 5.4%的乳癌病人有疼痛，指出对乳房疼痛伴有肿块的病人应该重视；对乳房疼痛不伴有肿块的病人，应该询问疼痛是否有周期性变化。

【治疗】 乳腺纤维囊性增生症疼痛的治疗是布洛芬 600～800 mg，口服，8 小时一次。也有主张戒咖啡因，服用维生素 E 或 B_6，但是效果都欠满意。

1. 囊肿穿刺　① 穿刺后肿物完全消失，可继续观察，不必活检。② 抽吸后较长时间再出现的肿块，可重复抽吸。③ 抽吸后肿块不消失，或消失后 3～4 周肿块又出现，或吸出陈旧血性液，应手术活检。

2. 乳腺腺段切除术　对肿块边界不清或局部乳腺增生者，应行乳腺腺段切除术。腺段切除后，残腔处不缝合。对乳房外缘的肿块，切开皮肤后，术者可用食指沿乳腺表面向外缘分离，然后进入乳腺与胸大肌筋膜之间，将肿块掀起，便于切除。切除中应注意电凝止血。

3. 随访　本病有非典型细胞时，其乳癌发生率比人群高 3～6 倍。有非典型增生且有乳癌家族史者，其乳癌发生率比人群高 5～15 倍。对这类病人要勤随访。

4. 单纯乳房切除术　对于多次活检示致密纤维囊性增生症伴不典型增生或家族中有乳癌史者，可考虑行单纯乳房切除术。

（五）乳管内乳头状瘤和乳头状瘤病

乳管内乳头状瘤是导管上皮细胞的局部良性增生，好发于 40～50 岁女性。单一的乳管内乳头肿瘤是真正起源于乳腺导管内衬上皮的息肉，最常见的部位是紧靠乳晕的乳管，也可以见于乳房的外周区域。大多数乳头状瘤都小于 1 cm，也可以达到 4～5 cm。乳头状瘤不会增加乳癌的发生率。

乳头状瘤病又称乳腺上皮细胞增生症，常见于年龄比较轻的女性，与乳房纤维囊性变有关。乳头状瘤病并非由真正的乳头状瘤构成，而是在各导管内充满了增生的上皮，看上去像真性息肉，但不具有纤维血管组织蒂。

【诊断】 特点是一侧乳头有自发性浆液血性溢液和疼痛，仔细观察可发现溢液来自乳头的某一乳管口。部分病人在乳晕下可扪及肿物。仅少数病人可以在乳晕下扪及肿块或在乳房摄片上见到密度改变。但是，乳房摄片有助于排除其他疾病。乳管镜检查有助于诊断和治疗(详见本章第二节)。乳房外周的乳头状瘤应该与浸润性乳头状癌做鉴别诊断。

其他导致自发性乳头溢液的常见病因是乳腺囊肿和导管扩张症。

【治疗】

1. 手术指征 ① 乳头溢液伴肿块，尤其是血性溢液。② 无肿块的单乳管长期自发性溢液。

2. 手术方法 采用乳晕缘弧形切口切除病变乳管，送病理检查排除乳头状腺癌。10%～15%的病人，单个乳孔血性溢液由隐匿性恶性肿瘤引起，因此当无临床或放射学证据证明其为恶性时，对单个乳管的自发性溢液应行乳管切除术。在切开的标本上常可见到乳管内乳头状瘤是带蒂的肿块，送组织学检查以排除潜在恶性肿瘤。

(六) 急性乳房炎

急性乳房炎是乳房最常见的炎性疾病。发病原因是乳管排空不畅和细菌经乳头进入乳管系统所致。最常见致病菌是金黄色葡萄球菌。

【诊断】 多见于产后3～4周的哺乳期初产妇。

起初表现为边界不清之肿块、硬、触痛明显，皮肤潮红。继之，疼痛加重，拒摸，浅表的脓肿可出现波动，腋下淋巴结大，高热，血白细胞升高。严重者发生脓毒症。

通常不需行乳房X线摄片，超声检查有助于脓肿定位。可穿刺抽吸脓液行Gram染色和培养。最常见的病原体是Gram阳性球菌(葡萄球菌或链球菌)。

炎性乳癌与乳腺脓肿有时难以鉴别，此时，应在脓肿引流时仔细触诊探查脓腔，并取脓肿壁组织活检。

【治疗】 早期可哺乳，局部热敷，全身用抗生素。有波动时应尽早穿刺抽脓或切开引流。切开引流的原则：① 早期切开；② 减少乳管损伤(弧形切口切开皮肤，放射状切开深部组织)；③ 低位切开；④ 通畅房隔(用于哑铃状脓肿)；⑤ 必要时对口引流。

(七) 非哺乳期急性乳房炎

非哺乳期女性可以发生乳晕下导管慢性复发性感染，这种感染有多种不同名称，如：乳管旁乳腺炎(periductal mastitis)、乳管扩张症(duct ectasia)。其发病似乎与吸烟和糖尿病有关。感染菌大多为混合性，包括需氧菌和厌氧的皮肤菌群。反复感染所致的乳房炎性改变和瘢痕形成会引起乳头回缩或内陷、乳晕下肿块，偶尔乳晕周围皮肤会出现慢性乳晕下乳管瘘。感染和瘢痕都可以表现为可触及肿块和乳房摄片改变，从而增加与乳房癌鉴别的难度。

乳晕下感染的最初表现是乳晕下疼痛和皮肤轻微发红。此阶段或许能奏效的治疗手段是湿热敷和口服抗生素。抗生素治疗通常要求覆盖需氧菌和厌氧菌。如果脓肿已经形成，就需要在切开引流的基础上加用抗生素。对感染反复发作的病人，应该在急性感染完全消退后将乳晕下乳管复合体完整切除,同时静脉用抗生素覆盖。偶尔,病人依旧会有感染反复,则需要切除乳头和乳晕。

随着抗生素的使用,乳房的感染一般都会很快完全消退。如果乳房的红或水肿依旧不退,就应该考虑炎性乳癌之诊断。

第五节 乳 房 癌

(一) 概论

乳房癌是中年女性最常见的死因。2004 年,全世界新诊断出的乳房癌约为 1 500 000 人。在英国,每 12 位女性就有 1 人在其一生中患乳房癌。

【病因】

1. 地理因素 乳房癌常见于西方国家,约占女性全部死因的 3%~5%;在发展中国家约占 1%~3%。

2. 年龄 在 20 岁以下的女性,乳房癌极为罕见,随后其发病率稳步上升,至 90 岁时女性乳房癌的发病率接近 20%(图 17-2)。

3. 性别 男性乳房癌的发病率低于 0.5%。

4. 遗传 在有乳房癌家族史的人群,其乳房癌发病率高于普通人群。有特定基因突变的乳房癌仅占全部乳房癌的 5%,但是,这些基因突变在这些病人的乳房癌预防方面有重要参考价值(详见后文)。

5. 膳食 鉴于乳房癌在发达国家比较多见,膳食因素或许在其发病中起一定作用。有人发现低植物雌激素膳食和酗酒与乳房癌发生有一定关系。

6. 内分泌 未育妇女的乳房癌发病率比较高,哺乳有降低乳房癌发病率的作用,这一作用见于早龄初产妇女,尤其是初潮晚和绝经早的女性。已知,在绝经后妇女,肥胖者的乳房癌发生率比较高,其可能机制是体内脂肪中的类固醇激素转变成雌二醇增多。晚近的研究阐明了外源性激素(尤其是口服避孕药和 HRT)在乳房癌发生中的作用。对大多数女性来讲,这些治疗带来的收益远远超出其微小的假设风险。然而,长期使用复合型 HRT 会显著增加乳房癌的患病风险。

7. 既往辐射史 广岛和长崎原子弹爆炸后幸存的女性大多死于乳房癌。现实生活中女性的主要风险来自 Hodgkin 病治疗中的斗篷式放疗,这种放疗使得乳房蒙受大剂量辐射。辐射所致乳房癌的风险见于放疗后 10 年,如果在放疗时病人正值乳房发育期,乳房癌发病率更高。英国已经启动了一项这方面的监视计划,采用 MRI 和乳房摄片进行筛查。

【病理】 从乳头部大乳管至小叶内的终末乳管,任何部位的乳管上皮都可以发生乳房癌。乳房癌可以是原位癌(原位癌在乳房癌筛查中越来越常见),也可以是浸润性癌。乳房癌的分化程度一般分为三个等级:分化好、分化中和分化差。比较常用的是依据三大指标(核多形性、小管形成和有丝分裂百分比)评分制定的一种数字化分级系统,Ⅲ级癌大概相当于分化差。以前所用的描述性术语("硬癌"指木质样,"髓样癌"指脑髓样)如今已经被组织学描述所取代。人们发现组织学分类与肿瘤的行为有一定临床关联,应用前景更好。然而,随着分子标志物的广泛应用,乳房癌的分类也在悄然改变,对每例肿瘤常规报告的信息也越来越多，包括转移方面的信息和对药物敏感性方面的信息。基因芯片分析可以将乳房癌分为五个亚型（表 17-2）。有些亚型与标志物（如：雌激素受体状态）有关。另一些特定标记物与化疗反应或预后有关；可以根据亚型的不同设计治疗方案。

多灶（multifocal）指病灶间相互紧邻或位于同一象限。多中心（multicentric）指病灶位于同侧乳房的较远部位或不同象限。隐性浸润癌，又称微浸润，指小于等于 1 mm 的浸润病灶。

【术语】 乳房癌最常见的类型是导管癌，小叶癌不足 15%。在小叶癌的亚型中，经典型的预后比多形型好。少数乳房癌在组织学上既有导管成分，又有小叶成分。小叶癌的播散取决于其组织学类型。如果很难断定一个肿瘤是否以小叶成分为主，可以采用 e-cadherin 抗体做免疫组织化学分析，阳性为小叶癌。

1. 特殊癌 罕见组织学类型的乳房癌其预后一般都比较好，包括胶样癌（其细胞能产生大量黏蛋白）、髓样癌（大片的大细胞，往往有明显淋巴细胞反应）和管状癌。浸润性小叶癌多为多灶性和/或双侧性。与出现症状后前来就诊的病例相比，筛查发现的浸润性小叶癌病例往往比较小、分化比较好，并且为特殊癌。

2. 炎性乳癌 炎性乳癌是一种高度恶性的癌症，所幸的是少见。炎性乳癌的表现是乳房疼痛、肿胀、皮温高和水肿。乳房水肿的原因是真皮下淋巴管被癌细胞堵塞。一般来讲，炎性乳癌至少累及乳房的 1/3，酷似急性乳腺炎。活组织检查可以见到未分化的癌细胞，明确诊断。这是一种迅速致死性疾病，不过，积极的化疗和放疗以及拯救性手术可以极大地改善其预后。

3. Paget 乳头病 Paget 乳头病又称乳房湿疹样癌。其特点是乳头和乳晕呈湿疹样病变，任何局部治疗都无济于事。病变的乳头逐渐被肿瘤侵蚀，最终消失。如果不治疗，隐蔽的癌症迟早会成为临床上显而易见的证据。因此，对任何乳头湿疹，在怀疑本病可能性比较大时，就应该取活检。在显微镜下，Paget 乳头病的特点是在表皮的 Malpighian 层（生发层）见到卵圆形大细胞，其内有大量透亮淡染的胞浆。

4. 原位癌 原位癌是指肿瘤细胞未突破上皮基底膜，是浸润性癌的前一阶段。以往，这种癌罕见，大多无症状，仅在乳房活检时发现；如今，随着乳房摄片筛查的普及，这种癌越来越常见；在英国筛查发现的乳房癌中，这种癌已经占到 20%以上。原位癌有两种：导管原位癌（DCIS）和小叶原位癌（LCIS），小叶原位癌往往为多灶性和双侧性。这两种原位癌至少有 20%会进一步发展成浸润性癌。虽然乳房切除术能治愈这些原位癌，但是，这种治疗方法对许多病人来讲有治疗过度之嫌。其最佳治疗尚有待进一步临床研究。DCIS 可以根据 Van Nuys 评分系统进行分类，该评分系统由病人年龄、DCIS 分型、有无微钙化、切缘距离和病灶大小等指标构成。高分值的病人在病灶切除后可以从放疗中获益，而低分值的病人在肿瘤完全切除后就无需进一步治疗。

5. 免疫组织化学染色 如今，雌激素受体和孕激素受体免疫组织化学染色已经成为常规，这些受体阳性提示病人需要使用他莫昔芬或芳香化酶抑制剂进行辅助内分泌治疗。此外，还应该做 c-erbB2（一种生长因子受体）染色，c-erbB2 阳性病人可以采用曲妥珠单抗进行辅助治疗或复发治疗。

三阴性乳癌（triple-negative tumor，TNBC）是指 ER、PR 和 HER - 2（c-erbB2）均为阴性的乳癌，是乳腺导管癌的一种组织学亚型，往往提示病人发病年龄轻、肿瘤侵袭性强、预后很差，虽然化疗敏感，但局部复发和远处转移率高。

【转移途径】

1. 局部扩散　增大的乳房癌会侵犯胸部的其他结构，如：侵犯皮肤和穿入胸肌，乳房癌诊断迟，甚至可以侵犯胸壁。

2. 淋巴道转移　淋巴道转移主要是腋下和胸廓内淋巴结。乳房后 1/3 的肿瘤主要引流至胸廓内淋巴结。淋巴结转移有生物学上和生长年限上两层含义。它不仅代表了乳房癌已进展至淋巴结转移，还意味着可能存在远处转移。锁骨上淋巴结转移和对侧任何淋巴结转移都提示乳房癌已经处于晚期。

3. 血运扩散　虽然乳房癌最初的扩散是通过淋巴系统，但是，乳房癌发生骨转移需要经血运途径。骨转移(图 17-6)的发生频率依次为腰椎、股骨、胸椎、肋骨和颅骨，一般为溶骨性。血运转移还可以发生于肝、肺、脑，偶尔，还可以转移至肾上腺和卵巢；事实上，人体大多数部位都已经有转移的报道。

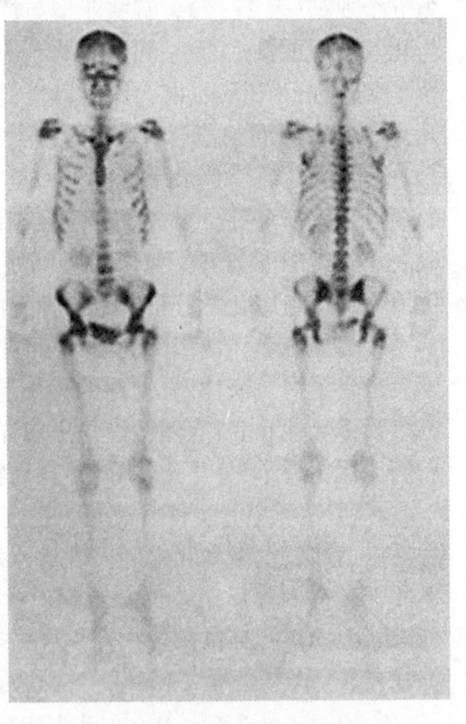

图 17-6　乳癌晚期骨扫描图像

【临床表现】　乳房癌可以发生于乳房的任何部位，包括乳房的腋尾部，但是，乳癌最多见于外上象限(图 17-7)。85%～90%的乳癌第一表现是肿块，11%为疼痛，5.9%为单一乳管溢液(多为血性液)。就诊时可以伴乳头内陷或"酒窝征"(图 17-8)。随着局部病情进展，可以累及皮肤出现橘皮征(图 17-9)或溃疡，也可以累及胸大肌固定于胸壁。当乳房癌进展累及整个胸壁时称为铠甲状癌。在英国，约 5%乳房癌在就诊时已处于局部晚期或已经有转移症状。在发展中国家，该数字更高。因此，必须在手术前对病人做分期评估，全面确定疾病的范围。这就需要做全面的体格检查、胸部 X 线摄片、胸腹部 CT、放射性核素骨扫描。分期对预后判断和治疗决策都很重要；内脏广泛转移的病人可以通过全身内分泌治疗或化疗来延长生命或改善生存质量，但不可能从外科手术治疗获益，因为这些病人往往会在局部病灶出现麻烦前死于肿瘤转移。反之，如果病人的肿瘤比较小(直径<5 cm)、局限于一侧乳房和同侧腋下淋巴结，除了合格的临床检查外，通常不需要做其他辅助检查，因为这种病人发现远处转移的概率很小。如今，早期乳房癌推荐的常规筛查是胸部 X 线、全血细胞计数和肝功能。

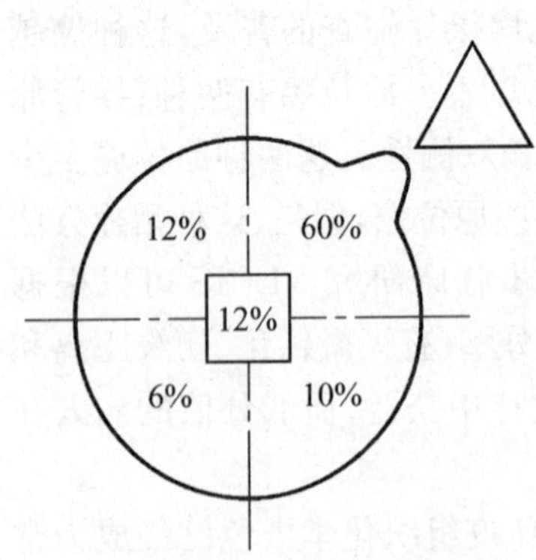

图 17-7　各象限乳房癌的发生率

【分期】　乳房癌的经典分期方法是运用 TNM(原发瘤-淋巴结-转移)或 UICC(国际抗癌联盟)标准。随着人们对影响乳房癌预后的生物学指标方面的知识逐步加深，这两种解剖学分期方法正在失宠。人们已经越来越清楚，是生物学指标(详见下文)而非解剖学改变影响着乳房癌病人的结局和治疗。

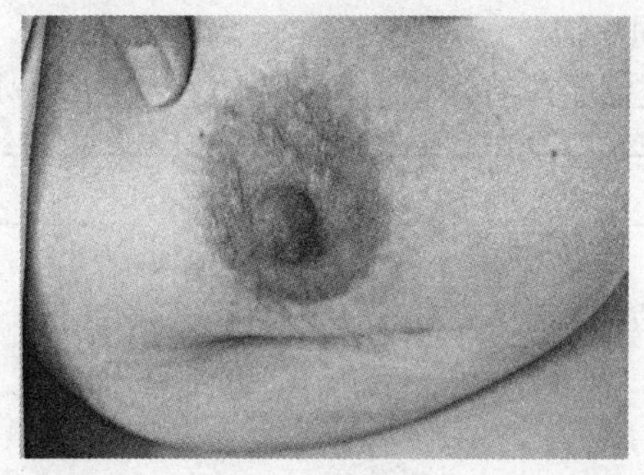
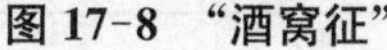
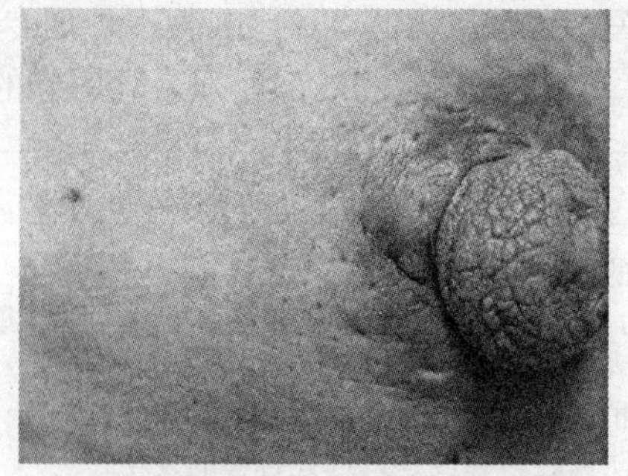

图 17-8 “酒窝征”　　图 17-9 “橘皮征”(与图 17-6 为同一病例)

【预后】 决定乳房癌预后的最佳参数依旧是肿瘤大小和淋巴结状态；然而，人们发现有些比较大的肿瘤历经数十年依旧局限于乳房内，而有些在确诊时很小的肿瘤已经无法治愈。因此，癌症的预后不仅取决于其生长年限，而且取决于其侵犯和转移的可能性。为了判断哪些肿瘤的侵袭性强，需要早期采用全身治疗，人们提出了几种预测因子，包括肿瘤的组织学分级、激素受体状态、肿瘤增殖测定(如：S 期细胞比)、生长因子分析、癌基因或癌基因产物测定。还有许多其他指标尚处于研究阶段，不过，这些指标在病人的处理中几乎毫无实用价值。如今有些人出于商业目的将基因谱检测与经典的预后指标挂钩，给出评分，我们必须认识到所有这些都缺乏充分证据

【治疗】 乳房癌治疗的两大基本原则是降低局部复发率和远处转移风险。早期乳房癌的治疗通常是外科手术(加或不加放疗)。如果病人的预后指标不理想(如：淋巴结转移提示远处转移的可能性增大)，就需要添加全身治疗(如：化疗或内分泌治疗)。如果病人的乳房癌处于晚期(局部晚期或有远处转移灶)，通常就需要在缓解症状的基础上加用全身治疗，此时外科手术的地位就大幅下降。匣 17-3 概括了乳房癌的处置流程。

匣 17-3 可切除乳房癌的处理流程

- 达到局部控制
- 恰当的外科手术
  - 局部广泛切除(切缘阴性)＋放疗，或
  - 乳房切除术±放疗(加乳房重建术——即刻重建或延迟重建)
  - 加腋下淋巴结清扫术(参见下文)
  - 等待病理报告和受体检测结果
  - 选择恰当风险评估工具进行分期
- 治疗全身转移风险
  - 如果病人的预后因子差，采用化疗；如果 Her-2 阳性，加用曲妥珠单抗
  - 依据上文采用放疗
  - 如果雌激素受体或孕激素受体阳性，采用内分泌治疗

1. 多学科团队介入 像医学领域的所有专科一样，医生-病人之间的良好沟通在缓解病人的焦虑情绪方面至关重要。当最佳治疗的选择存在不确定性时，当希望将某病人纳入随机对照临床研究方案治疗时，病人参与治疗决策就更为重要。为病人提供咨询是术前和术后治疗的一部分，最好能请一位训练有素的乳房专科医生担当此任，还能为乳房假体、心理支持和理疗等提供指导意见。

在许多乳房专科中心，乳房癌病人的治疗是由外科医生、肿瘤内科医生、病理科医生、放

疗科医生和医疗辅助人员(如:临床护理专家)共同承担。

2. 早期乳房癌的局部处理　乳房癌的局部控制手段有外科手术和/或放疗(匣 17-4)。

匣 17-4　早期乳房癌的处理原则

治疗的目标是:
- "治愈":有些病人或许能"治愈",但是,后期可能会复发
- 对乳房和腋窝两处行局部控制
- 保护局部的外形和功能
- 预防远处转移或延迟远处转移的发生

(1) 外科手术:外科手术在乳房癌的治疗中依旧处于核心地位,今非昔比,如今的外科手术已经趋向于采用更保守的术式,临床研究的信息表明乳房切除与局部切除加放疗是等效的。

起初,人们不愿意做乳房切除术可能是希望降低乳房癌相关性严重心理障碍的发生率,然而,近年的研究表明无论是根治性手术抑或保乳手术,病人的严重焦虑和抑郁发生率都在30%以上。乳房切除后的妇女担心的主要是手术对乳房外观造成的影响以及性关系,而保乳手术后的妇女主要牵挂是乳房癌复发问题。

乳房切除的适应证是肿瘤大(与乳房大小相对而言)、乳头下或累及乳头的中央区肿瘤、多灶性肿瘤、局部复发或病人的意愿。

Halsted 根治性乳房切除术是指切除整个乳房、腋下淋巴结和胸大小肌,这种术式不仅并发症多,且无生存获益,已经被淘汰。Patey 改良根治性乳房切除术是一种比较常用的术式(详见下文)。单纯乳房切除术是指仅切除整个乳房,不做腋下淋巴结清扫(附着于乳房腋尾部的几枚前组淋巴结除外)。

(2) 放射治疗:对局部复发风险比较大的病人来讲,应该在乳房切除术后加做胸壁放疗。局部复发风险大是指肿瘤大、阳性淋巴结数目多或广泛脉管侵犯。有证据表明术后胸壁放疗能改善腋结阳性乳房癌妇女的生存时间,因此,人们常规在保乳手术后对胸壁残留乳房组织进行放疗。除了一些特殊病例外(淋巴结阴性的特殊病理类型的小肿瘤),乳房癌单独采用局部切除治疗后病人的复发率太高。放疗是在术中一次性完成,还是在术后做乳腺加速照射,其临床研究尚在进行中。

3. 辅助全身治疗　在过去 25 年中,人们对乳房癌生物学特征的认识发生了巨大改变。如今,人们已经普遍接受这一观点:在确诊时病人的治疗结局已经由微转移灶的程度确定了下来。局部放疗的范围不同或许会影响局部复发,但是,或许不会改变疾病的远期死亡率。然而,针对微转移的全身治疗有可能延迟复发和延长生存时间。许多国际多中心临床研究结果和文献分析结果用统计学的可信度表明恰当使用辅助化疗或内分泌治疗会将无复发生存提高约 30%,这最终将会使 15 年的生存率绝对提高 10%。在北欧和美国乳房癌是很常见的肿瘤,因此,这些数字具有极大的公共卫生意义。至于哪些病人需要全身治疗,用哪种药物治疗,人们依旧难以给出绝对的正确答案。但是,近年的一些临床研究资料表明淋巴结阳性的妇女和淋巴结阴性的高风险妇女应该做辅助联合化疗。激素受体阳性的乳房癌妇女普遍会从 5 年疗程的内分泌治疗获益——绝经前妇女每日服用他莫昔芬 20 mg,绝经后妇女则服用新型芳香化酶抑制剂(阿那曲唑、来曲唑和依西美坦)。如今,人们已经不主张对雌激素受体和孕激素受体均为阴性的妇女采用内分泌治疗。

(1) 内分泌治疗：在乳房癌内分泌治疗中应用最广泛的药物是他莫昔芬。1983年，人们首先对其辅助治疗疗效进行了报道，它能使年度复发率降低25%，年度死亡率降低17%。人们还观察到他莫昔芬具有减少对侧乳房患癌的风险，IBIS-Ⅰ和NSABP-P1临床研究都证实了他莫昔芬在乳房癌预防方面的作用。这些项目还研究了他莫昔芬的最佳疗程，建议服用5年，而非2年。辅助治疗有效的其他内分泌制剂还有LHRH激动剂，LHRH激动剂的作用是导致可逆性卵巢抑制，其作用与激素受体阳性的绝经前妇女采用外科手术或放射卵巢去势以及绝经后妇女口服芳香化酶抑制剂的获益相仿。芳香化酶抑制剂已经被批准用于治疗乳房癌复发，其效果优于他莫昔芬。一项大宗的临床研究对阿那曲唑和他莫昔芬的辅助治疗效果进行了比较，结果表明芳香化酶抑制剂在无复发生存方面优于他莫昔芬。不过，在总生存方面未得出结论。芳香化酶抑制剂还能降低对侧乳房癌的发病率，也可以用于乳房癌的预防，其不良反应也不同于他莫昔芬。该药目前的问题是价格稍贵。

人们根据分子标记将乳腺癌分为4型。① Luminal A型是一种常见的早期乳癌，与其他类型的乳腺癌相比，Luminal A型乳癌更接近于正常组织(PR和ER都是阳性，HER2-阴性)。Luminal A型乳癌的复发率很低，而HER2-阳性乳癌的复发率就高。② Luminal B型与Luminal A型相似，癌细胞也有PR和/或ER阳性表达，但是表达的量比较少。Luminal B型乳癌也属于低复发乳癌。③ HER2-阳性乳癌的复发风险比Luminal A型和B型乳腺癌高，有许多表皮生长因子相关基因变异。④ 基底样乳腺癌有时称为“三阴性”乳腺癌，因为这种肿瘤的PR、ER和HER2都呈阴性，这种肿瘤生长迅速。

目前认为，高组织学分级、高Ki-67指数、低ER表达、HER2阳性及三阴性浸润性导管癌者应该化疗(表17-2)。大部分专家认为淋巴结3枚以上阳性的乳腺癌病人应该接受化疗，但淋巴结阳性本身并不是化疗的适应证。Luminal A型病人对化疗不敏感；Luminal B型病人应选择同时包含蒽环类和紫杉类的化疗方案。

表17-2　早期乳腺癌分子亚型定义和全身治疗推荐

亚型	临床-病理定义	治疗类型	说　明
Luminal A型	**Luminal A型** ER和(或)PR阳性 HER2阴性 Ki-67低表达[1](<14%)	单纯内分泌治疗	除极少数病人外(淋巴结3枚以上阳性以及脉管侵犯等其他危险因素)，这类病人基本不必做细胞毒治疗
Luminal B型[2]	**Luminal B(HER2阴性)型** ER和(或)PR阳性 HER2阴性 Ki-67高表达(≥14%)	内分泌治疗±细胞毒治疗	基因检测表明高增殖基因提示预后差，Ki-67就是一种细胞增殖标记物。如果不能进行可靠的Ki-67检测，可考虑采用替代指标(如组织学分级)来对Luminal A型和Luminal B(HER2阴性)型进行区分 Luminal B(HER2阴性)型病人是否需要化疗以及化疗方案的选择取决于内分泌受体表达水平、危险度和病人的偏向
	Luminal B(HER2阳性)型 ER和(或)PR阳性 HER2过表达或增殖 Ki-67任何水平	细胞毒治疗＋抗HER2治疗＋内分泌治疗	目前尚无证据支持这类病人可以不做细胞毒治疗

续表 17-2

亚型	临床-病理定义	治疗类型	说 明
Erb - B2 过表达型	**HER2 阳性(非 Luminal)型** ER 和 PR 缺乏 HER2 过表达或增殖	细胞毒治疗 + 抗 HER2 治疗	极低危病人(如:pT1a 且淋巴结阴性)可以考虑观察,不用全身辅助治疗
基底样型	**三阴性(浸润性导管癌)型** ER 和 PR 缺乏 HER2 阴性	细胞毒治疗[推荐蒽环类、紫杉类联合烷化剂(环磷酰胺),不主张加用抗血管新生药物]	"三阴性"和"基底样"有近 80% 的重合,"三阴性"还包括一些特殊组织学类型,如远处转移风险低的(典型)髓样癌和腺样囊性癌 基底角蛋白染色有助于确定真正的基底样型肿瘤,但是,由于重复性差,还无法推广
特殊组织类型[3]	A. 内分泌治疗有反应型	内分泌治疗	
	B. 内分泌治疗无反应型	细胞毒治疗	髓样癌和腺样囊性癌可能都不需要辅助细胞毒治疗(如果淋巴结阴性)

[1]该数值的切取是以基因阵列数据为参照,将 Ki-67 作为一种预测因子。用于预测内分泌治疗或细胞毒治疗的有效性的理想 Ki-67 标记指数切割点莫衷一是。

[2]有些病人既有 Luminal 过表达,也有 HER2 基因过表达。

[3]特殊组织类型:内分泌治疗有反应型(筛状、管状和黏液性);内分泌治疗无反应型(顶泌腺性、髓样、腺样囊性和化生性)。

(2) 化疗:第一代化疗方案[环磷酰胺加氨甲喋呤加 5 氟尿嘧啶(CMF)]能使 10~15 年的复发风险降低 25%。我们需要明白这一 25%的风险降低是指事件发生的概率。例如:某妇女在 5 年的存活机会是 96%,也就是说她在这 5 年中死亡的可能性仅为 4%,她能从化疗中的绝对获益就是 5 年生存率增加 1%,达到 97%。这种获益的增加还不足以抵消化疗的不良反应。反之,如果一位妇女的 5 年死亡可能性是 60%(生存率为 40%),死亡风险降低 25%就意味着病人的 5 年生存率为 55%,此时的化疗是值得的。CMF 方案作为辅助化疗已经被淘汰,如今的方案纳入了蒽环类(多柔比星或表柔比星)和紫杉类制剂。

化疗一度仅用于预后不良(在这些妇女化疗的作用可能来自化学去势)的绝经前妇女,如今也越来越多地用于预后差的绝经后妇女。在淋巴结阴性的病人,如果其他预后因子(如:肿瘤分级)提示复发风险大,也可以考虑化疗。内分泌和化疗的联合应用具有相加效果,但是,在化疗结束后才启用内分泌治疗可降低不良反应。

对照临床研究表明对严重淋巴结转移的病人采用大剂量化疗加自体干细胞移植并无任何优势,已经被人们摒弃。对大的、可切除的乳房癌,其经典处理方法是乳房切除术,如今许多大型乳房癌中心对这种乳房癌采用新辅助化疗,并且几乎肯定还会继续用术后辅助化疗。新辅助化疗的目的是使肿瘤缩小,为保乳手术创造条件。新辅助化疗的成功率最高可达 80%,但是,与通常的辅助化疗相比,5 年生存率未见改善。对激素受体强阳性的老年乳房癌病人,3 个月的新辅助内分泌治疗也可以得到同样的效果。

随着分子靶点的发现,新型"生物"制剂的应用也日益增多,首个用于乳房癌的生物制剂是曲妥珠单抗,这种抗体对生长因子受体 c-erbB2 阳性的肿瘤有效。如今,市场上还有贝伐单抗(一种血管生长因子受体抑制剂)和拉帕替尼(一种复合生长因子受体抑制剂)。人们对怎样使用、何时使用这些制剂，是与标准化疗药联合应用抑或替代标准化疗，都不十分明了。

【随访】 乳房癌病人通常都需要终生随访，了解有无复发或转移。如今人们的做法是对患侧乳房和对侧乳房安排每年或每2年一次的乳房摄片。除此之外，人们不建议常规动态监测肿瘤标志物或做影像检查。

（二）晚期乳房癌淋巴管堵塞表现

1. 橘皮征 橘皮征的原因是皮肤淋巴水肿。当肿瘤浸润皮肤时，汗腺管穿越部位的皮肤就无法膨胀，就形成了橘皮状外观。偶尔，慢性乳房脓肿表面的皮肤也可以有橘皮样改变。

后期上肢水肿是乳房癌治疗后一种苦恼的并发症，庆幸的是，随着根治性腋下淋巴结清扫与放疗联合使用的摒弃，上肢水肿如今已经大为减少。不过，在单独使用淋巴结清扫或放疗后偶尔依旧会发生上肢水肿，可以在治疗后数月至数年才表现出来。一般找不到促发因素，在诊断中要先排除复发性肿瘤，因为腋部肿瘤侵犯会引起淋巴管和静脉堵塞导致上肢肿胀。此时，病人往往因臂丛神经受累伴有患侧上肢疼痛。

水肿的上肢在极为细小的损伤后很容易发生细菌感染，需要强有力的抗生素治疗。抗生素的使用期限也要大幅度延长，同时，对有感染风险的病人应该备好抗生素确保治疗及时。后期水肿的处理很难，无非是抬高患肢、穿戴弹力袖套和气压治疗。

2. 铠甲状癌 癌症侵犯胸壁皮肤，宛如穿了一件钢丝外套，可以伴有上肢肿胀。这通常是乳房切除术后局部复发病人的写照，偶尔也可见于胸壁放疗后的病人。铠甲状癌可以采用姑息性全身治疗，不过从生存角度来看，其预后很差。

3. 淋巴管肉瘤 淋巴管肉瘤是淋巴水肿的一种罕见并发症，多在初期治疗后数年才发生。其表现是患侧上肢多发性皮下结节，需要与乳房癌复发相鉴别。淋巴管肉瘤的预后不良，有些病例用细胞毒化疗或放疗有效。也有人提出肩胸间离断截肢术，但罕有适应证。

（三）家族性乳房癌

近年的分子遗传学发展和乳房癌易感基因（BRCA1、BRCA2和p53）的发现已经激发了人们对这一领域的浓厚兴趣。尽管遗传获得性乳房癌在全部乳房癌病例中仅占不足5%，在英国每年约为1 250例，在美国每年约为9 000例。可以肯定的是，乳房癌风险高于常人的女性数量远不止这些，原因是其家族遗传情况不清楚。这些女性发生乳房癌的风险是常人的2～10倍。

BRCA1基因已经克隆，位于17号染色体的长臂（17q）。在人群中，该基因的频率约为0.000 6。不过，有些人群该基因的频率（如：北欧犹太教徒）会高些，这些人群往往存在一种共同（始祖）突变。BRCA2位于染色体13q上，与男性乳房癌有关。对这些基因的携带者可以考虑做乳房筛查（对BRCA1携带者还应该考虑卵巢癌筛查，因为这种人终生患卵巢癌的风险为50%），通常都会纳入研究项目、遗传咨询和突变分析。那些“基因阳性”的病人发生乳房癌的风险为50%～80%，并且大多在绝经前发生。许多病人会选择预防性乳腺切除术。虽然预防性乳腺切除术（保留乳头-乳晕复合体）不能完全免去乳房癌的风险，但是，它会使这一风险大幅度下降。

绝大多数有乳房癌家族史的妇女都不是乳房癌基因的携带者，目前还没有证据表明需要对这些人进行乳房癌筛查，然而这方面的研究尚在进行中。服用他莫昔芬5年似乎能将乳房癌的风险降低30%～50%。最好能对这些妇女进行动态评估和随访。

（四）妊娠与乳房癌

妊娠对乳房癌的影响还缺乏可信的研究，不过，给人的印象是妊娠期和哺乳期乳房癌往往就诊晚，或许是因为妊娠掩盖了其症状；然而，妊娠期乳房癌在其他方面与非妊娠期年轻妇女的乳房癌都相似，其治疗也基本相同，所不同的是：妊娠期要避免放疗，乳房切除术比保乳手术更常用；在妊娠的前3个月要避免用化疗，之后用化疗似乎还是安全的；大多数是激素受体阴性肿瘤，因此，不必做内分泌治疗（且有潜在致畸的可能性）。在乳房癌治疗后怀孕似乎不会影响其结局，不过，我们通常会建议该妇女等2年后怀孕，因为，乳房癌术后复发的高峰在2年内。口服避孕药女性患乳房癌的风险仅稍有增加，停服避孕药后10年这一效应就消失。

（五）晚期乳房癌的治疗

少数乳房癌是以转移灶为首发症状来就诊，没有原发瘤的证据（属于原发灶隐匿）。此时的诊断只能依靠对其他部位原发瘤一一排除，也可以通过对转移灶做特异性免疫组织化学染色来证实。处置的目标是缓解症状和治疗乳房癌，通常是内分泌治疗，加或不加放疗。

（六）局部晚期不可切除性乳房癌

局部晚期不可切除性乳房癌（包括炎性乳癌）通常需要全身治疗，可以是化疗，也可以是内分泌治疗。

少数晚期病例需要做姑息性乳房切除术或放疗来处理这种“开花”瘤，不过，切口往往会经过显微镜下充满癌细胞的组织，其结局不乐观。

（七）乳房癌转移

乳房癌转移也需要用姑息性全身治疗来缓解病人症状。一线治疗往往是内分泌，因为内分泌治疗的不良反应很小。这对骨转移特别有用。然而，这种肿瘤只有30%对内分泌治疗有反应，遗憾的是，有反应的肿瘤迟早也会发生耐药。绝经后妇女的一线内分泌治疗是阿那曲唑或其他三代芳香化酶抑制剂。他莫昔芬、外科手术切除卵巢（适用于绝经前妇女）、放疗和药物治疗都是可选用的方法。如果这些方法出现了耐药，可以采用其他内分泌制剂，约半数病人一线治疗有效。新型制剂（如：抗黄体酮制剂、纯抗雌激素制剂、生长因子酪氨酸激酶抑制剂）都是这方面的替代品。

细胞毒治疗主要适用于年轻妇女、有内脏转移的病人以及肿瘤生长迅速的病人。细胞毒治疗的方案繁多，虽然不会延长生存时间，与我们的观念不同，积极的治疗往往能获得比较好的生活质量和症状控制，有效率高达70%。

在某些转移性病灶，局部治疗（如：骨转移疼痛使用放疗，病理性骨折使用内固定）也有其用武之地。

复习思考题

一、医学名词和简述题

“橘皮样”改变，“酒窝”征，乳头内陷，乳头Paget病，乳癌三联诊断，三阴性乳癌

二、问答题

1. 试述乳房淋巴的主要输出途径。
2. 试述乳房皮肤局限性凹陷往往提示哪些疾病？意义如何？
3. 试述急性乳腺炎的病因、易患人群、临床特点和治疗原则。
4. 急性乳房炎切开引流应注意哪几点？
5. 简述乳癌根治术的手术切除范围。
6. 试述早期乳癌的处理原则。

（范　新）

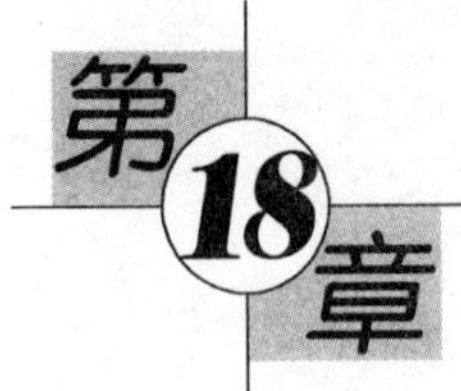

第18章 腹外疝

学习要求

- 了解腹外疝的概念、病因、病理和类型。
- 熟悉腹股沟区的解剖,包括腹股沟管、直疝三角和股管等部位。
- 掌握腹股沟斜疝与直疝的鉴别要点。
- 熟悉腹股沟斜疝手术修补的基本原则。
- 了解股疝的概念、鉴别诊断及手术修补原则。
- 熟悉嵌顿性疝和绞窄性疝的手术处理原则。

第一节 概 论

体内的脏器或组织离开其原来的部位,通过人体正常或不正常的薄弱点或缺损、孔隙进入另一部位,称为疝(hernia)。疝最多见于腹部,腹部疝又有腹外疝和腹内疝之分。腹内脏器或组织连同壁腹膜,经腹壁或盆壁薄弱点或孔隙向体表异常突出称为腹外疝。腹内脏器异常地进入正常存在的或病变所致的腹内间隙称为腹内疝,如膈疝、系膜孔疝。

【发病率】 无论男女,腹股沟疝都是最常见的一种疝(占 75%～80%),切口疝次之(8%～10%),脐疝更次之(3%～8%)。在人的一生中,有 5%的男性患斜疝,需手术治疗。

【病因】 腹外疝的病因众多,大致可分为腹壁缺损和腹内压增加两类(匣 18-1)。

匣 18-1 腹外疝的病因

- 腹内压增加
  - 慢性咳嗽、哮喘
  - 体力工作(腹压增加)
  - 肥胖
  - 腹内恶性肿瘤
  - 慢性便秘或排尿困难
- 腹壁薄弱
  - 先天性薄弱:脐疝、鞘状突未闭
  - 后天性薄弱:切口疝

【临床类型】

1. 可复性疝 疝内容物经推压可还纳入腹腔。

2. 难复性疝　疝内容物经推压不易还纳腹腔,但疝内容物未被卡住、血供未发生障碍,如滑动性疝或疝内容物与疝囊粘连。

3. 嵌顿性疝　在腹压增高的情况下,疝内容物强行扩张疝环进入疝囊,疝环回缩将疝内容物卡住,不能还纳。

4. 绞窄性疝　疝内容物嵌顿后,嵌入的组织动脉血供中断(匣 18-2)。

匣 18-2　绞窄性腹外疝

- 绞窄性疝的表现是局部腹痛,继之全腹痛,伴呕吐
- 凡是疝,随时都有发生绞窄的可能性
- 疝环口窄的疝(如:股疝)最容易发生绞窄
- 绞窄性疝需要紧急外科处理

5. 滑动疝　疝囊壁不完全由壁腹膜构成,部分由结肠或膀胱等腹膜间位脏器的壁构成(图 18-1)。

6. Richter 疝　被嵌顿的不是一段肠襻而是肠管的部分侧壁,造成不全性肠梗阻。

7. Littré 疝　被嵌顿的是小肠憩室。

8. 逆行性嵌顿疝　又称 Maydl 疝。被嵌顿的肠管包括几个肠襻或呈"W"形,疝囊内各嵌顿肠襻之间的肠管可位于腹腔内(图 18-2)。

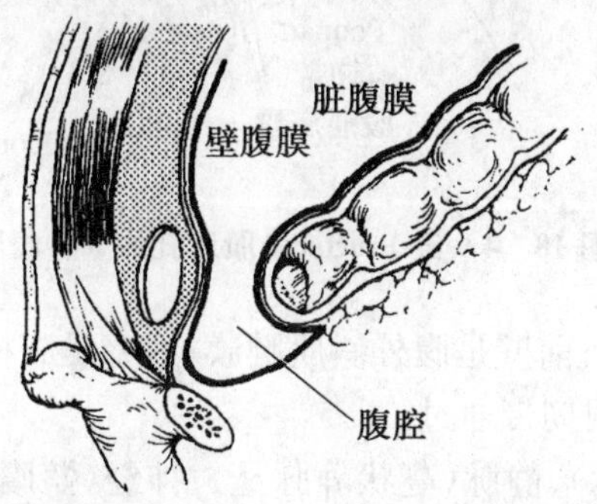

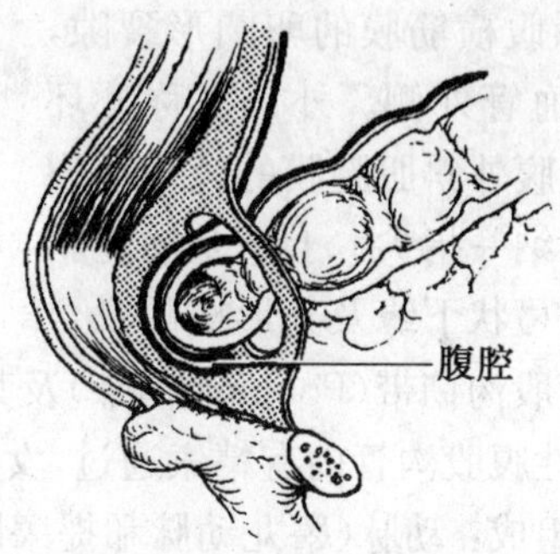

图 18-1　滑动疝

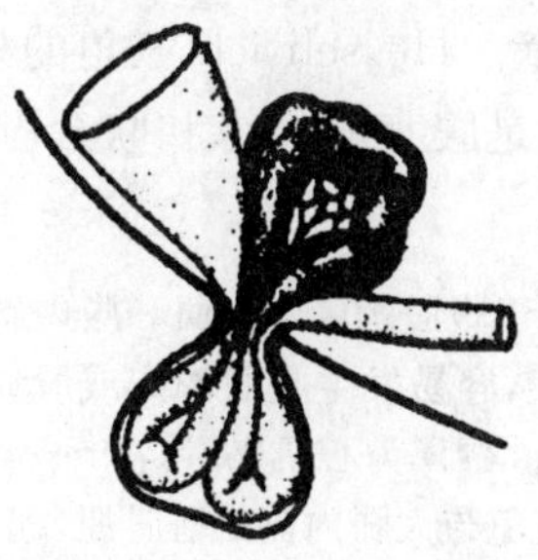

图 18-2　逆行性嵌顿疝

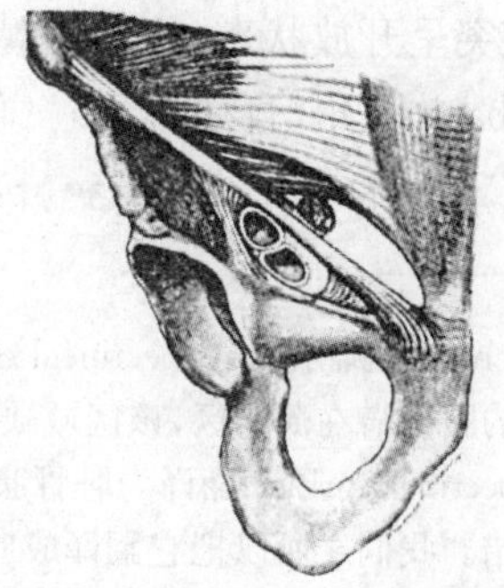

图 18-3　Fruchaud 肌耻孔

上界是腹横肌和腹内斜肌弓状下缘;外界是髂腰肌;内界是腹直肌外缘;下界是耻骨梳

第二节 腹股沟疝

【腹股沟区解剖】 下腹壁在解剖上可以分为7层，这7层结构在腹股沟区都反折到阴囊形成相应结构。就像衬衫、毛衣、西装、大衣等各层从胸壁反折并形成袖子一样，在袖子里依然保持着与胸壁各层次的一一对应关系。

1. Fruchaud肌耻孔① 这是腹壁的潜在薄弱区，该处容易发生腹股沟疝或股疝（图18-3，图18-4）。Fruchaud肌耻孔被髂耻束和腹股沟韧带分成上下两个口。上方的口称“腹股沟出口”，有精索通过；下方的口称“股口”，有股动脉、股静脉和股神经通过。

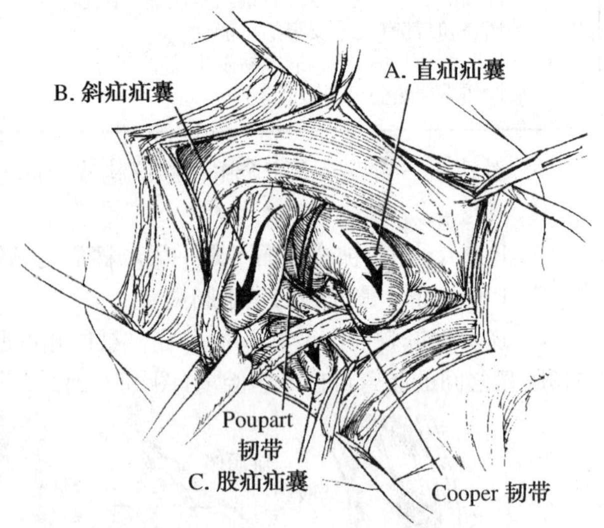

图18-4 经Fruchaud肌耻孔的3种腹股沟疝

2. 腹股沟管 腹股沟管有内、外两口和前、后、上、下四壁。内口又称内环或腹环，系腹横筋膜的卵圆形裂隙，位于腹壁下血管外侧。外口又称外环或皮下环，系腹外斜肌腱膜的三角形裂隙，大小可容纳一指尖。上壁是腹内斜肌、腹横肌的弓状下缘及其形成的联合腱；下壁是腹股沟韧带（Poupart韧带）及其反折；前壁是腹外斜肌腱膜；后壁是腹横筋膜和腹横腱膜。男性腹股沟管内有精索通过，女性有圆韧带通过。

精索的组成：动脉（睾丸动脉和提睾肌动脉）、静脉（蔓状静脉丛）、神经（髂腹股沟神经、生殖股神经的生殖支、交感神经）、输精管和闭锁的鞘状突。鞘状突系壁腹膜随睾丸及其引带下移通过腹壁形成的外突。正常情况下，除睾丸部鞘突外，鞘突的其余部是闭锁的。在先天性斜疝时，该突呈开放状态，构成疝囊。

3. Hesselbach三角（直疝三角） 位于腹股沟管的后壁。Hesselbach三角的外界是腹壁下动脉，*腹壁下动脉是区别直疝和斜疝的解剖标志*；内界是腹直肌外缘和联合腱；下界是

---

① 注：Fruchaud肌耻孔（myopectineal orifice Fruchaud）是指位于腹股沟区腹横肌和腹内斜肌弓状下缘与耻骨梳之间的腹壁潜在薄弱区，该区域缺乏肌肉和筋膜结构覆盖，容易发生腹股沟疝或股疝。国内许多文献上把myopectineal orifice翻译为耻骨肌孔。当然，从myocardial翻译为心肌来看，将myopectineal翻译成耻骨肌并不错。我们之所以把它翻译成肌耻孔，一方面是为了避免与大腿内侧的耻骨肌（起于耻骨线，止于股骨上的股骨耻骨线的耻骨肌，其拉丁语为musculus pectineus，英语为pectineal muscle）发生混淆，况且耻骨肌上并不存在孔；另一方面是因为英语里还有一个与myopectineal orifice互用的词musculopectineal hole（参阅Stoppa RE. Giant Reinforcement of the Visceral Sac by Midline Preperitoneal Approach in Groin Hernia Repair. In：Büchler MW，Frei E，Klaiber Ch，Metzger A.（eds）：Laparoscopic Hernia Repair：A New Standard? Prog Surg. Basel，Karger，1995，vol 21，pp 59-64）。

腹股沟韧带。

4. 股管　有上下两口和前、后、内、外四缘。上口称股环，有股环膈膜覆盖。下口为卵圆窝，是股部阔筋膜上的一个薄弱部分，大隐静脉经此汇入股静脉；前缘是髂耻束的股鞘前段；后缘是耻骨梳韧带(Cooper 韧带)；内缘是髂耻束的 Cooper 韧带止段，以往认为股管内缘为陷窝韧带(Gimbernat 韧带)；外缘是股静脉。

5. 腹横筋膜　腹横筋膜有许多增厚部分，称之为类腹横筋膜结构，其中比较重要的有：

(1) 凹间韧带：系位于内环内下缘腹横筋膜的增厚部分，腹横筋膜在内环口处(疝囊颈部)演变成菲薄的精索内筋膜包绕精索。腹膜前间隙疝修补时，要沿疝囊颈将精索内筋膜起始部环形剪开，如此便可以进入腹膜前间隙进行分离、手术。

(2) 腹横腱膜弓状缘：又称腹横弓，相当于腹横筋膜与腹横肌腱结合部，它构成腹股沟管的上壁和部分后壁，参与联合腱的构成。腹横筋膜切开后，将内叶向内侧翻起，可在腹横筋膜深面见到纤维形成的“白线”，是腹股沟疝修补的重要结构。

(3) 髂耻束：是腹横筋膜的增厚部分，位于腹股沟韧带深面，与腹股沟韧带大致平行。它是疝修补的重要附件。

(4) Cooper 韧带。

6. 脐韧带和 Retzius 间隙　从腹腔内面观，闭锁的或未完全闭锁的脐尿管及其表面的腹膜构成了脐中韧带，连接于膀胱顶与脐之间，是下腹正中的腹膜皱襞。在脐中韧带的左右两侧各有一闭锁的脐动脉与其表面的腹膜一并构成脐内侧韧带，向内上方斜行连接脐部。左右腹壁下动静脉及其表面的腹膜构成了脐外侧韧带。这 3 条腹膜皱襞使前腹壁内面形成了浅深不一的 3 对隐窝。位于中央皱襞与脐内侧韧带之间的称为膀胱上隐窝；位于脐内侧韧带与脐外侧韧带之间的称为腹股沟内侧隐窝；位于脐外侧韧带外侧的称腹股沟外侧隐窝。腹股沟外侧隐窝较浅。这 3 对隐窝是腹股沟疝的潜在发生部位，由内至外分别称为膀胱上外侧疝、直疝和斜疝。膀胱上隐窝和腹股沟内侧隐窝深面的腹膜外间隙称为 Retzius 膀胱前(外)间隙。

【分类和发病机制】

1. 腹股沟斜疝　腹内容经内环降入腹股沟，称为不全性腹股沟斜疝；腹内容经进一步通过外环降入阴囊，则称为完全性腹股沟斜疝或阴囊疝。

腹壁的缺损就像衣服口袋底部的一个洞。这个洞的形成可以是先天不足(口袋在缝制过程中缝线漏针)，也可以是后天破损(口袋长期负担过重破损)，或两者兼而有之。

鞘状突系腹膜随睾丸及其引带下移通过腹壁形成的外突。正常情况下，除睾丸部鞘突外，鞘突的其余部是闭锁的。鞘突未闭即成为先天性斜疝。在先天性斜疝时，鞘状突呈开放状态，构成疝囊。鞘突未闭，但残留的管道极为细小，仅能通过液体，称为交通性鞘膜积液。鞘突两端闭锁而中段未闭，称精索鞘膜积液(图 18-6)。小儿腹股沟疝几乎均为斜疝，易嵌顿，右侧多见(75%)，因为右侧睾丸下降迟，也可为双侧性疝。斜疝病人中，双侧鞘状突未闭的发生率高达 10%。

隐性斜疝是指隐睾(睾丸位于腹股沟管内)以及睾丸鞘膜积液或精索鞘膜积液。

老人腹股沟斜疝的形成机制是腹壁薄弱和腹内压增加。

2. 腹股沟直疝　直疝是后天原因所致的腹股沟管后壁薄弱，腹内容经 Hesselbach 三角外突。直疝发生率随年龄增高而上升，并且与体力劳动强度有关(匣 18-3)。

匣 18-3 腹股沟直疝
· 所有腹股沟直疝都是后天性的 · 腹股沟直疝最常见于老年男性 · 腹股沟直疝罕有绞窄

腹股沟疝修补术后复发一般见于直疝，其缺损区一般都位于腹股沟管后壁原修补处的内侧。直疝是腹内容在精索后方直接从腹股沟管后壁向前突出。与斜疝不同的是，直疝不在精索内，一般不进入阴囊，直疝腹壁缺损大，很少发生嵌顿、绞窄。

3. 裤衩疝　又称马鞍疝，指直疝合并斜疝。此时，疝囊骑跨于腹壁下动脉内、外侧。

4. 股疝　腹内容沿股鞘突入股管内，即形成股疝。股疝多见于女性，其发生与体力劳动和妊娠有关。股疝内容在髂耻束后方、Cooper 韧带前方、股血管内侧突出。

【诊断】

1. 病史　腹股沟区发现一肿物，肿物时隐时现，有痛感和下坠感。肿块多于站立、用力活动时出现。有些病人的肿物可进入阴囊。

股疝多见于老年女性，肿块位于耻骨结节外下方，卵圆窝处(腹股沟韧带下方)，半球形，核桃大小，无症状，肥胖者更不容易发现。大的股疝经股管出卵圆窝后可折转向头侧，在腹股沟韧带前方跨过。

2. 检查　让病人分别取直立位和卧位检查。

(1) 肿块形状、大小均与病人的体位有关：直立位时，完全性斜疝呈梨形，直疝呈半球形。

(2) 触诊：触诊肿块有胀感和触痛，并可触到肿块内的肠襻或脂肪网膜样物。用手轻压肿块后肿块常可回纳，并可听到肠音。肿块太小时多不易扪及。检查者可用食指或小指尖沿精索和腹股沟管插入外环，此时，嘱病人做咳嗽等增加腹压的动作，指尖扪及冲动感提示斜疝(图 18－5)。直疝在腹股沟管下段的后内侧向前膨出，外环不扩大，亦无冲动感。

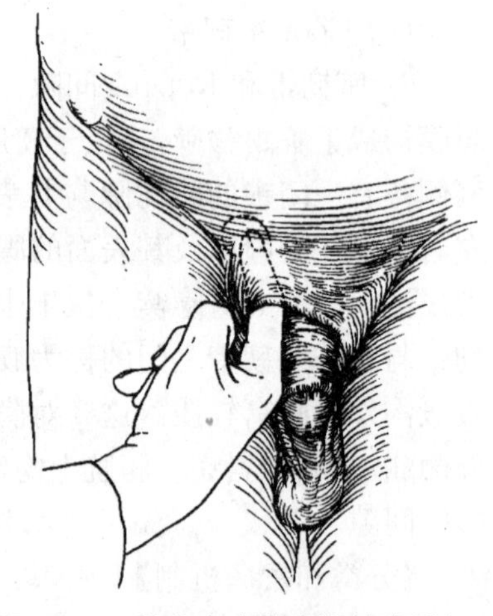

图 18－5　检查者食指尖沿精索插入外环，检查冲动感

(3) 斜疝与直疝的鉴别(表 18－1)：嘱病人平卧，将疝还纳后，检查者手指压住病人内环处(腹股沟韧带中点上方 2 cm)，嘱病人起立并增加腹压，若疝不再出现为斜疝，反之为直疝。

表 18－1　斜疝与直疝的鉴别诊断

	斜　疝	直　疝
发病年龄	儿童、青壮年	老人
突出途径、部位	经腹股沟入阴囊	经 Hesselbach 三角、不入阴囊
外形	梨形(阴囊疝)	半球形
还纳后压内环	不复出	仍突出
与精索的关系	疝在前，精索在后	精索在前，疝在后
疝环与下动脉的关系	环在动脉外侧	环在动脉内侧
嵌顿	易	不易

3. 并发症　疝往往会发生一些严重并发症。一段肠襻经腹壁缺损向外突出时，可发生机械性肠梗阻。当肠襻的血管蒂受压时可发生肠绞窄伴坏疽或穿孔。新生儿腹股斜疝嵌顿超过24小时者，睾丸缺血梗死的可能性极大。股疝的疝囊颈很窄，嵌顿和绞窄的发生率高达30%～40%。疝嵌顿的表现是在使用腹压后疝突然增大，有疼痛和肠梗阻症状(详见第20章)，绞窄后可以发生肠坏死、穿孔。

4. 与其他原因所致的腹股沟肿块鉴别　腹股沟疝要与其他原因所致的腹股沟肿块鉴别，如鞘膜积液(图18-6)、大隐静脉曲张、精索静脉曲张、精索脂肪瘤、隐睾、淋巴结肿大、脓肿以及肿瘤。鉴别的要点是病史和体格检查，此外还可借助透光试验和超声鉴别。嵌顿疝要注意与急性附睾炎相鉴别，前者以往有疝的病史并能扪及睾丸。

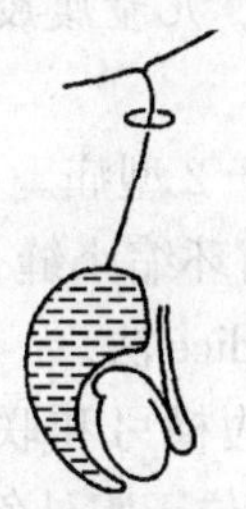
睾丸鞘膜积液

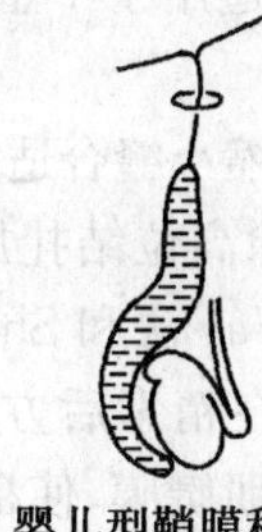
婴儿型鞘膜积液

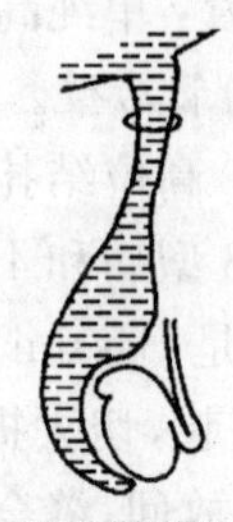
先天型鞘膜积液

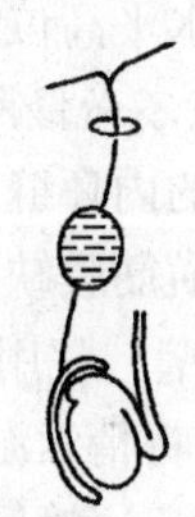
精索鞘膜积液

图18-6　常见的鞘膜积液

【Nyhus腹股沟疝分型】　根据术中检查内环、腹股沟管后壁以及股环的情况作出分型(表18-2)。

表18-2　Nyhus腹股沟疝分型

分型		临床表现
1型		斜疝，内环正常。见于儿童或青少年
2型		斜疝，内环口扩大，腹股沟管后壁完整，腹壁下动脉无移位。见于成人
3型		腹股沟管后壁薄弱
	A	直疝
	B	斜疝，内环口扩大，内环口内侧的腹横筋膜因环口扩大变薄弱。见于成人的巨大斜疝、滑疝和马鞍疝
	C	股疝
4型		复发疝
	A	直疝
	B	斜疝
	C	股疝
	D	复合疝

【治疗】　除1岁以内的小儿腹股沟斜疝和手术风险大的病人可考虑用疝带压迫保守治疗外，腹股沟疝应手术治疗。非手术治疗的方法是用疝带。疝带的作用是压迫疝区缺损处，使该处处于闭合状态。腹股沟疝手术方式分两大类，即传统疝修补法(组织修补)和无张力或补片疝修补法(匣18-4)。

匣 18-4 腹外疝的治疗
· 首选治疗方法是外科手术，非手术处理仅适用于有适应证的婴幼儿 · 可以选择开放手术，也可以选择腹腔镜 · 凡是疝都可能发生嵌顿，以致绞窄，决不能试图强行复位

(一) 腹股沟疝传统修补法

1. 腹股沟疝手术修补的一般原则　将疝内容物还纳腹腔；疝囊高位结扎；将扩大的内环缝合缩小；修补腹横筋膜缺损(加强腹股沟管后壁)。

2. 腹股沟斜疝传统修补法

(1) 在腹腔水平高位结扎疝囊：单纯高位结扎适用于 1 型疝。儿童腹股沟斜疝绝大多数为 1 型疝，此时不必修补腹股沟管后壁。

(2) 将扩大的内环缝合缩小：高位结扎加内环缩小缝合适用于 2 型疝。

(3) 修补腹横筋膜缺损：对 3 型疝和 4 型疝，除高位结扎加内环缩小缝合外，还要注意修补腹股沟管后壁。常用的方法是 Bassini 法、McVay 法和 Shouldice 法。

Bassini 法是将精索游离后提起，切去提睾肌，在精索后方将腹横弓和联合腱与腹股沟韧带缝合(图 18－7)，然后将精索放回，缝合腹外斜肌腱膜，使精索位于腹外斜肌腱膜与已加强的腹股沟管后壁之间。在女性，可切断结扎圆韧带，缝闭内环。

McVay 法(Cooper 韧带修补法)是将精索游离后提起，在精索后纵形切开腹横筋膜，显露 Cooper 韧带。为了使腹横弓在无张力状态下与 Cooper 韧带缝合，常需在腹直肌鞘邻近腹外斜肌腱膜反折处做一“松弛切口”，然后将腹横弓与 Cooper 韧带(内侧部分)或髂耻束(外侧部分)缝合(图 18－8)。

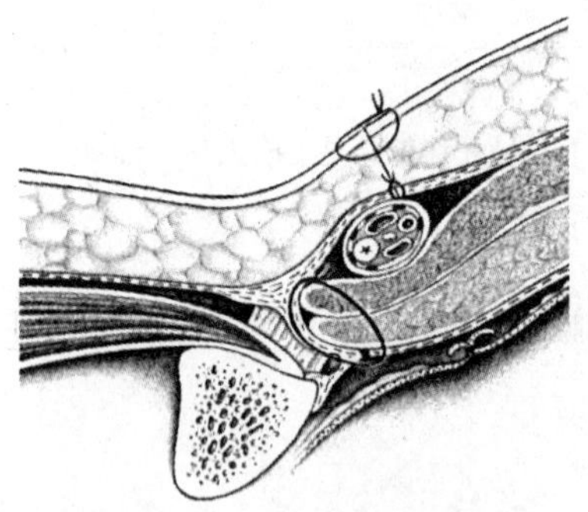

图 18－7　Bassini 法疝修补术

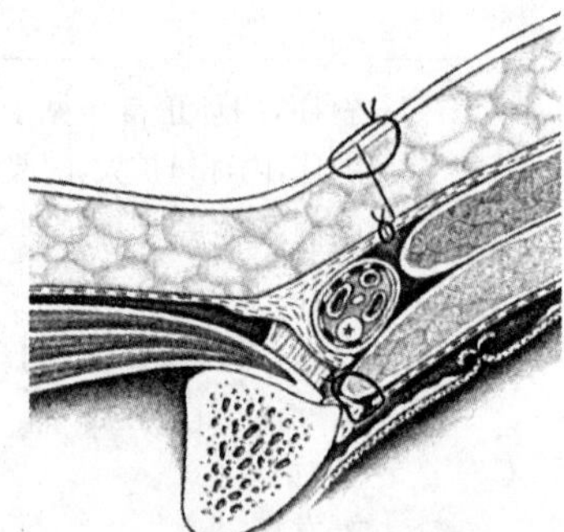

图 18－8　McVay 法疝修补术

Shouldice 法是在腹横筋膜纵形切开后，将腹横筋膜相互重叠缝合，再用 Bassini 法加强。具体方法是：先将腹横筋膜的外叶缘在内叶的深面缝于腹横弓上，然后将内叶缘缝于髂耻束上，再用 Bassini 法加强腹股沟管后壁(图 18－9)。

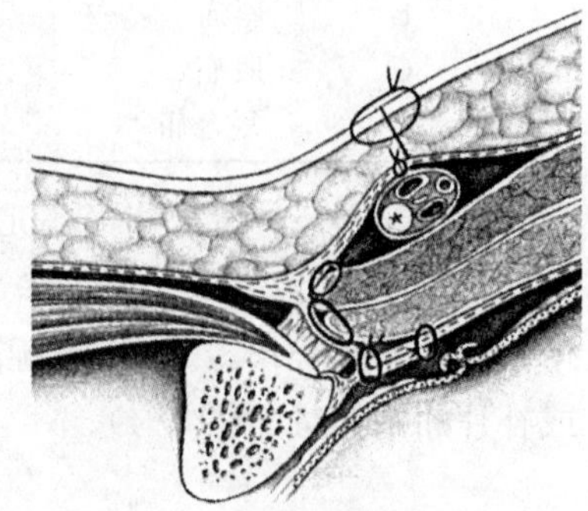

图 18－9　Shouldice 法疝修补术

3. 直疝修补　先将疝囊翻入腹腔，然后加强腹股沟管后壁。常用的方法是 McVay 法和 Shouldice 法。

4. 股疝修补　目前常用的是后入路，又称腹膜外入路。在耻骨结节上方三横指处按皮纹切开，直达腹膜外脂肪层，在该层中做钝性分离，显露髂耻束和 Cooper 韧带，将髂耻束与 Cooper 韧带缝合，闭合股环口。也可用 McVay 法和 Shouldice 法或 Lichtenstein 法闭合此间隙。

（二）无张力疝修补法

1989 年，美国外科医生 Lichtenstein 首先利用人工补片修补腹股沟管后壁缺损（图 18-10），提出无张力疝修补概念。以后又出现了锥形塞加补片修补（图 18-11）和腹腔镜下人工补片修补（图 18-12）。腹腔镜下人工补片修补最大的优势是同时修复腹股沟的 3 个疝，不会有遗漏疝，但是需要注意勿伤及两个三角（图 18-13）。无张力疝修补与 Bassini 法和 Shouldice 等传统修补法的不同之处在于用异质成型材料置于缺损处，不再需要将缺损处的筋膜和肌肉拉拢缝合。Meta 分析结果表明，与传统修补法相比，无张力疝修补最大的优势是复发率低（1%～2%），此外，术后能早期活动、恢复快，术后疼痛也轻。然而，无张力疝修补需要用合成纤维网片，这些异物具有潜在的排异和感染风险，且费用高，不适用于绞窄性疝等感染病例。无张力疝修补仅适用于 3 型和 4 型疝。

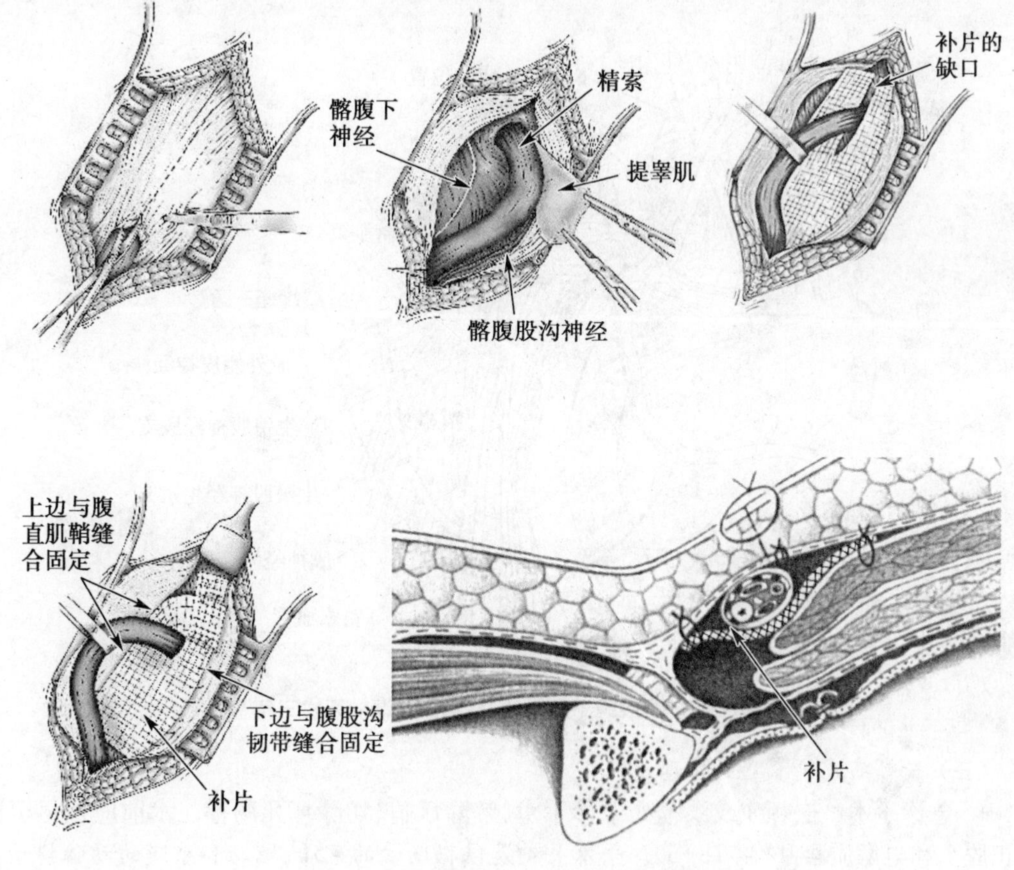

图 18-10　Lichtenstein 人工补片疝修补

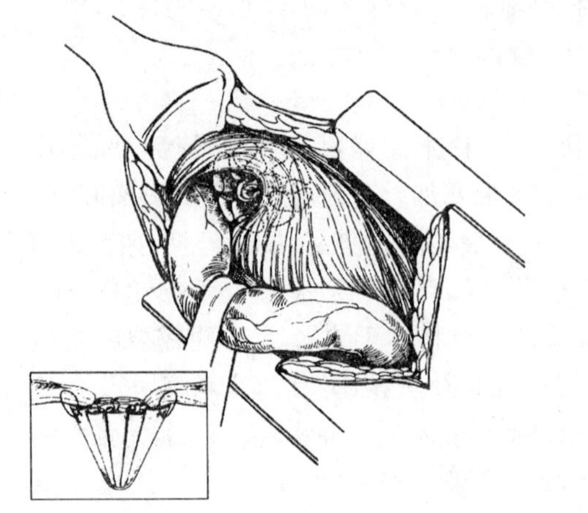

图 18-11 锥形塞加补片修补

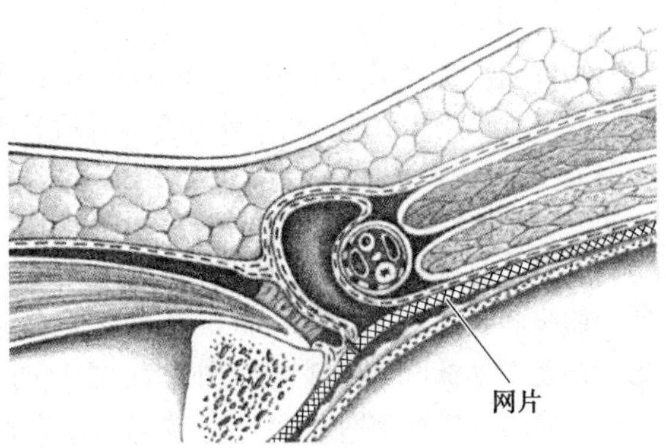

图 18-12 腹腔镜下的腹膜前修补

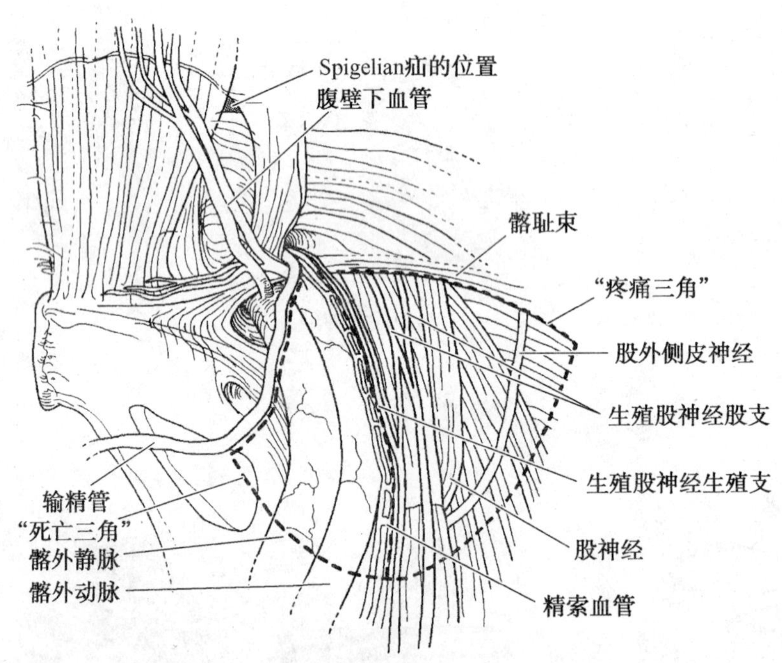

图 18-13 腹腔镜下所见的“疼痛三角”和“死亡三角”

（三）嵌顿疝或绞窄疝的处理

1. 急诊手术 嵌顿疝或绞窄疝急诊手术、解除压迫、切除坏死肠襻。术前应该尽可能纠正脱水和电解质紊乱(匣 18-5)。手术关键是依据肠管的色泽、蠕动和系膜的动脉搏动判断嵌顿肠管的生命力。① 黑、无弹性、无蠕动和无搏动的肠管应切除之。② 活力可疑的肠管应解除压迫，还纳腹腔，系膜根部注入 0.25%普鲁卡因 60～80 mL，温盐水纱布敷 10～20 分钟。肠管色质好转则修补关腹。肠管色质无好转且病人情况许可，行病变肠管切除，一期吻合；若病人情况差，则将肠管放入腹腔，暂时关腹(参见第 12 章附录)，病人送 ICU，待 24～48 小时病人平稳后再手术。③ 切勿将生命力可疑的肠管还纳腹腔，以图侥幸。嵌顿肠襻多时,要警惕 Maydl 疝,要将肠襻拉出,检查腹腔内的那段肠襻有无坏死(图 18-2)。④ 若麻醉后疝自行还纳,术中应仔细检查有无坏死肠襻,以防遗漏。⑤ 有坏死或感染可能者,一般仅行高位结扎,不修补。

匣 18-5 绞窄性腹股沟疝的术前处理

- 先做妥善的液体复苏
- 插鼻-胃管排空胃内容
- 使用抗生素局限感染
- 插管监测血流动力学状态

2. 手法复位 嵌顿疝的处理原则是手术治疗,因为手法复位不能治疗疝,且手法复位有一定风险。因此,仅当年幼、年老体弱或伴有其他疾病手术风险大、嵌顿时间在 3~4 小时以内、无腹膜刺激征、估计未发生绞窄者才考虑手法复位。手法复位的病人取头低足高位,注射吗啡或哌替啶止痛,医生两手在疝块上持续缓慢施压(目的是通过施压逐步消除肠襻水肿,使还纳成为可能,因此,一定要耐心),将疝内容向腹腔推入。切忌猛力施压,以免肠管破裂。疝还纳后,病人应该留院观察,注意有无腹膜炎或肠梗阻表现。出现这些表现者应该立即手术。

【术后复发和并发症】

1. 疝复发 复发与疝的类型、修补的方法和手术技巧的掌握有关(匣 18-6)。

匣 18-6 复发疝

- 外科修补术后的复发率应该小于 2%(斜疝在传统修补法初次修补后的复发率为 2.5%~5%),再次修补后复发率还会增加
- 三种复发疝
  - 手术失败:手术中未能找到真正的疝囊或未能正确处理疝囊
  - 遗留隐性疝:合并有隐性疝(如:斜疝合并直疝)手术时未能发现,未能做出处理
  - 复发疝:初次手术修补是成功的,术后若干时间再发生疝,再发疝的类型与初发疝的类型可以相同或不同

2. 常见并发症 切口感染、血肿和疝囊残端积液、腹股沟区疼痛、精索损伤继发睾丸萎缩、膀胱损伤、血管(股静脉)损伤。

第三节 切 口 疝

切口疝是最常见的一种腹疝(腹股沟区以外的腹壁疝),见于既往有手术史、伤口愈合差的病人。

【病因】 常见原因是伤口感染,术后腹压增加(肠梗阻、腹水、过度肥胖或肺部并发症),切口部分裂开,愈合能力差(高龄、糖尿病、严重营养不良、肿瘤化疗、长期使用类固醇药物),引流口过大,缝合技术不过关,肝硬化腹水。

【临床表现】 剖腹手术的病人中,切口疝的发生率高达 10%。切口疝的大小差异甚大,随着时间的推移,肿块逐渐增大,并且因粘连而难以回纳。疝块表面的皮肤可以很薄,甚至

可以看到皮下的肠蠕动。大多数切口疝因为疝环口大，除了疝块脱出外，无其他症状。切口疝嵌顿时，病人可以有疼痛、肠梗阻，甚至绞窄。

【治疗】 切口疝的手术修补时机宜选在术后3个月、病人体质恢复后。术前准备最重要的一点是减肥，这不仅关系到手术的成败，而且关系到并发症的发生率。也可以用15～18 cmH_2O的气腹数周代替。

1. 直接缝合 修补手术时，将脱出的腹内容还纳腹腔后可能使腹内压增加，甚至导致腹腔室综合征(详见第12章)或呼吸衰竭，因此直接缝合主要适用于缺损直径小于4 cm、周围组织血供好的病人。

2. 补片修补 主要适用于缺损直径大于4 cm的病人。补片的放置分为肌前铺置式(onlay patch)、疝环缘间置式(inlay patch, interposed between the fascial defect)和肌后衬置式(sublay patch, underlay patch)3种(图18-14)。

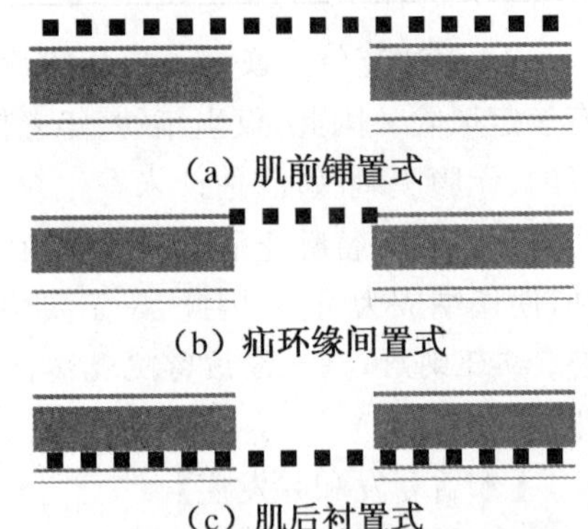

图18-14 onlay，inlay和sublay示意图

临床比较推崇的是肌后垫衬式。对脐上切口疝，可以缝合腹直肌后鞘，将补片置于后鞘与腹直肌之间，固定。因为在脐上区腹直肌后鞘与腹膜紧贴，很难分开。对脐下切口疝，则将补片置于腹膜前，缝合前鞘。如果缺损较大，腹直肌鞘无法相互合拢，可以将缺损两侧的鞘分别与补片缝合固定，要求补片超出缺损缘至少4 cm，以免复发。手术中仔细止血极为重要，并在创口内放置负压引流。术后病人可以做轻活动，但术后几周不能做重体力活。补片修复法的复发率约为10%。

复习思考题

一、医学名词

疝，疝的发病原因，腹股沟斜疝，腹股沟直疝，疝环，疝囊，易复性疝，难复性疝，嵌顿疝，滑动疝，绞窄性疝，Littré疝，Richter疝，Hesselbach三角，逆行性嵌顿疝，Bassini疝修补术，Halsted疝修补术，McVay疝修补术，Shouldice疝修补术

二、问答题

1. 腹股沟直疝与斜疝如何鉴别?
2. 腹股沟疝应与哪些疾病鉴别，鉴别要点是什么?
3. 嵌顿疝在哪些情况下可考虑试行手法复位?
4. 嵌顿疝手术处理中应注意哪些问题?
5. 复发性腹股沟疝分哪几种? 各自有何特点?
6. 切口疝的病因是什么?

(范 新)

急腹症

学习要求

· 掌握急腹症的病变类型，腹痛发生和发展规律，腹部理学检查及辅助检查的要点及临床意义。

· 熟悉急腹症的治疗原则。

"急腹症"这一术语是指有腹部疼痛症状和腹部触痛体征，往往需要紧急手术处理的一组疾病的总称。这种临床情况极具挑战性，它要求外科医生能迅速做临床评估，从而判断是否需要手术干预，拟定最初的治疗措施。许多急腹症并非外科疾病，甚至腹腔外病变也会引起急性腹痛和腹部触痛。因此，外科医生应该力求做出正确诊断，保证所选择的治疗措施（往往是腹腔镜或剖腹术）恰如其分。

急腹症的诊断随年龄和性别差异甚大。阑尾炎多见于年轻人，肠梗阻、肠缺血和梗死以及憩室炎则多见于老年人。外科急腹症的常见病因是感染、梗阻、缺血和穿孔。

非外科病因的急腹症可以分为三类：内分泌和代谢病、血液病以及毒物和药物（表 19-1）。在急腹症病人的病因诊断中一定要考虑这些可能性。

由于急腹症属于"或许需要外科处理"的疾病，因此，必须迅速收集临床资料（workup）（表 19-2）。临床资料收集的通常次序是病史采集、体格检查、实验室检查和影像检查。尽管影像检查提高了急腹症诊断的正确性，但是，急腹症诊断中最重要的环节依旧是全面的病史收集和细致的体格检查。一般都需要做实验室检查和影像检查，不过，查哪些项目则需要依据病史和体格检查结果来定。

表 19-1　非外科病因的急腹症

- 内分泌与代谢病因
  - 脓毒症
  - 糖尿病危象
  - Addisonian 危象
  - 急性间歇性卟啉病
  - 遗传性地中海热
- 血液学病因
  - 镰状细胞危象
  - 急性白血病
  - 其他血液系统的恶性病
- 毒物和药物
  - 铅中毒

续表 19－1

- 其他重金属中毒
- 毒品戒断
- 黑寡妇毒蛛咬伤

表 19-2 外科急腹症

- 出血
  - 实质性脏器损伤
  - 动脉瘤渗漏或破裂
  - 异位妊娠破裂
  - 胃肠道憩室出血
  - 胃肠道动静脉畸形
  - 肠道溃疡
  - 腹主动脉人造血管植入后主动脉-十二指肠瘘
  - 出血性胰腺炎
  - Mallory-Weiss 综合征
  - 自发性脾破裂
- 感染
  - 阑尾炎
  - 胆囊炎
  - Meckel 憩室
  - 肝脓肿
  - 憩室脓肿
  - 腰大肌脓肿
- 穿孔
  - 胃肠道溃疡穿孔
  - 胃肠道癌症穿孔
  - Boerhaave 综合征
  - 憩室穿孔
- 梗阻
  - 粘连所致小肠/大肠梗阻
  - 乙状结肠扭转
  - 盲肠扭转
  - 嵌顿性疝
  - 炎性肠病
  - 胃肠道恶性肿瘤
  - 肠套叠
- 缺血
  - Buerger 病
  - 肠系膜动脉血栓形成/栓塞
  - 卵巢扭转
  - 缺血性结肠炎
  - 睾丸扭转
  - 绞窄性疝

第一节 解剖生理概要

腹痛分为内脏疼痛和腹壁疼痛。内脏疼痛的特点是定位不精确,前肠病灶所致的疼痛多位于上腹部,中肠位于脐周,后肠则位于下腹部(图 19-1)。内脏疼痛通常是由于空腔脏器扩张所致。腹壁疼痛与脊神经在腹膜上的节段分布相符,疼痛比较敏锐,定位也比较精确。牵涉痛是指远离刺激的部位感觉疼痛。如:膈肌受刺激可以出现肩部疼痛。常见的牵涉痛部位及其病灶位置列于表 19-3。正确判断内脏疼痛、腹壁疼痛和牵涉痛在临床上极为重要,仔细的病史询问一般能达到这一目的。

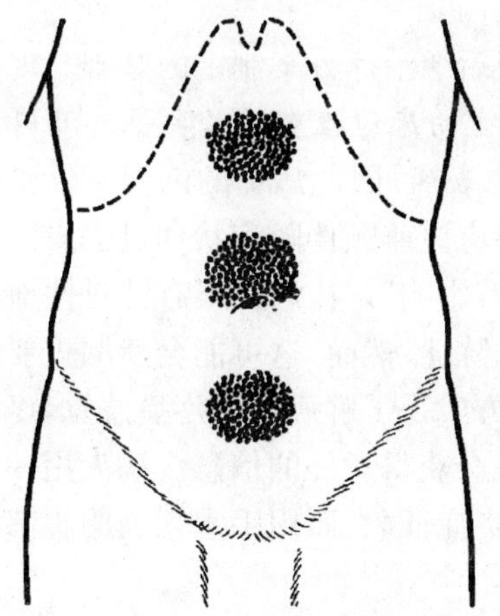
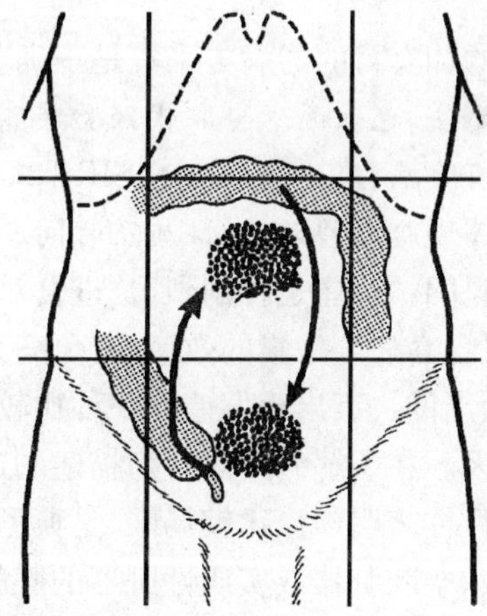

图 19-1 脏腹膜受刺激后的疼痛定位与病灶部位可能相距甚远

表 19-3 牵涉痛的部位和病因

- 右肩
  - 肝
  - 胆
  - 右侧膈肌
- 左肩
  - 心脏
  - 胰尾
  - 脾脏
  - 左侧膈肌
- 阴囊和睾丸
  - 输尿管

细菌和刺激性化学物质进入腹腔会引起腹膜大量分泌液体。腹膜对炎症的反应是血流量增加、通透性增加和纤维蛋白渗出物在腹膜表面形成。肠管也会形成局限性或弥漫性肠麻痹。纤维蛋白膜的形成和肠蠕动减弱使得肠襻与网膜或腹壁发生粘连,这一过程有利于炎症的局限。形成的脓肿可以造成局部剧痛,肠鸣音和胃肠功能正常;如果病变不能局限,为弥漫性(如十二指肠溃疡穿孔),病人就表现为弥漫性腹痛,肠鸣音消失。腹膜炎可以累及全腹腔，也可以累及部分脏腹膜或部分壁腹膜。

腹膜炎是指各种原因所致的腹膜炎症。一般认为腹膜炎的特点是腹部触诊时有明显疼痛，不一定有反跳痛和肌卫。腹膜炎通常都继发于炎性伤害，最常见的是肠道 Gram 阴性细菌或厌氧菌感染。非感染性炎症也可以引起腹膜炎，典型例子就是胰腺炎。原发性腹膜炎主要见于小儿，常见致病菌是肺炎球菌或溶血性链球菌。成人终末期肾脏疾病腹膜透析的病人的腹腔液会发生感染，最常见的致病菌是 Gram 阳性球菌。肝硬化腹水的成人也会发生原发性腹膜炎，这些病人的常见致病菌是大肠埃希菌和克雷伯菌。

第二节　病史采集

详细的和有目的的病史采集是正确鉴别诊断及后继治疗方案制定的基础。近年影像技术的发展无法，也永远不会取代经验丰富的临床医生的床边检查的必要性。外科急腹症病人几乎都有腹痛、消化道症状和 SIRS 三大共同临床表现，因此病史的询问不仅要用结构化的方式来体现腹痛的部位、性质及时间三要素外，还应该兼顾伴随症状和过去史。许多医生喜欢这样提问："疼痛是否剧烈"，"进食对疼痛是否有影响"。让病人很有针对性地回答"是"或"否"，以提高病史采集的效率，避免病人做冗长的陈述，然而，这可能会遗漏重要的病史细节，使得做出的决策出现偏差。一种比较好的问诊方式是了解病人的疼痛感觉，疼痛加剧或减轻的原因。在了解病人对疼痛描述的过程中往往会获得意外的信息。病人用一个手指指出疼痛点往往表明疼痛比较局限，是典型的壁腹膜炎症征象；而用手掌来表明腹部不适的位置往往提示空腔脏器或实质性脏器的脏腹膜病变。

1. 腹痛的性质　疼痛的强度和严重程度与病变的程度有关。虽然其他脏器的疾病也会表现为腹痛骤然发作，但是，腹部剧痛突然发作一般提示肠道穿孔或动脉栓塞伴缺血。腹痛在发作后数小时内逐渐加重一般提示炎症或感染进行性加重（如胆囊炎、结肠炎和肠梗阻）。腹痛进行性加重不同于阵发性腹痛发作，前者提示感染随着时间而恶化，后者提示空腔器官的痉挛性绞痛（见于肠梗阻、胆囊管阻塞所致的胆绞痛以及泌尿生殖道梗阻）。

2. 腹痛的部位　与疼痛性质同样重要的是腹痛的部位和放射部位。组织的损伤和炎症都会引起内脏和躯体痛。腹腔实质性脏器的疼痛一般表现为脏器所在象限的弥漫性疼痛，如：肝脏疼痛的表现是整个右上腹痛。小肠疼痛表现为脐周痛，定位不精确；而结肠疼痛位于脐与耻骨联合之间（图 19-1）。壁腹膜由于受脊神经分布，当炎症的扩展累及壁腹膜时，则出现比较强烈的局灶性疼痛。正是脏腹膜与壁腹膜的神经分布不同，才会有阑尾炎早期典型的弥漫性脐周痛，后期转移至右下腹 McBurney 点呈比较强烈的局灶性疼痛。如果临床医生把注意力集中在眼前疼痛的性质上，未询问腹痛的起病情况及其进展情况，就会遗漏这些重要的病史线索。腹痛也会远离病灶所在部位。肝脏的神经分布与膈肌的神经分布有部分重叠，因此，肝脏疾病会通过 C3～C5 神经根表现为右肩牵涉痛。泌尿生殖道的疼痛往往会通过另一途径造成放射痛。泌尿生殖道疾病的症状主要在腰部，其神经来自 T11～L1 的内脏神经，但是，疼痛常常通过 S2～S4 腹下神经丛向阴囊或大阴唇放射。

3. 伴随症状　加重或减轻疼痛的因素也很重要。肠梗阻、胆绞痛、胰腺炎、憩室炎或肠穿孔病人进食往往会加重疼痛。非穿孔性溃疡病或胃炎病人进食可以缓解疼痛。临床医生一般都会边采集病史,边对腹膜炎的情况进行评估。腹膜炎的病人一般都不愿意伸展或收缩腹部。他们会告诉你身体突然做任何动作都会加重疼痛,双膝屈曲时疼痛最轻。驱车来医院的病人会告诉你沿途的每次颠簸都会使他/她疼痛不堪。

急腹症的一些伴随症状可以为诊断提供重要线索,如:恶心、呕吐、停止排便、腹泻、瘙痒、黑便、血便和/或血尿,只要存在并察觉到这些伴随症状,对诊断就会有帮助。任何原因造成的严重腹痛都会发生呕吐,机械性肠梗阻会引起呕吐,麻痹性肠梗阻也会。许多内科病的呕吐多发生于严重腹痛之前;而外科急腹症是先有腹痛,然后通过内脏传入神经纤维刺激延髓传出纤维引起呕吐。机械性肠梗阻或肠蠕动减弱会引起停止排便。停止排便可以是腹痛的根本病因所在,需要用缓泻剂和胃肠动力药,也可以仅仅是急腹症的症状之一。病史采集中应该询问病人是否一直有肛门排气或排便。完全性肠梗阻的后期容易因肠襻扩张发生肠缺血或穿孔。腹泻往往提示内科病因的严重急腹症,如:感染性肠炎、炎性肠病或寄生虫污染。这些疾病和结肠缺血都可以表现为血性腹泻。

4. 过去史　既往就医史比病人所述的只字片语更有价值。既往的疾病或既往的诊断会极大地提高或降低某种疾病诊断的可能性,否则,你可能根本不会对这个病多加考虑。例如:病人诉其疼痛与10多年前肾结石发作的症状很相似。还有的病人会告诉你他既往有阑尾切除术、盆腔炎性疾病或胆囊切除史,这些都会给鉴别诊断带来莫大影响。体格检查中要对腹部瘢痕逐一询问,了解其医疗史。

5. 个人史和用药史　女性病人的用药史和妇科病史也颇为重要。药物既可以引起急腹症,也可以掩盖急腹症症状。本章不允许我们对所有相关药物做详细讨论,但是,几种常见药物不得不提。大剂量毒品对肠蠕动有影响,会导致停止排便或肠梗阻。毒品还会引起Oddi括约肌痉挛,使得胆道或胰腺疾病的疼痛加重。毒品还能抑制痛感,改变病人的精神状态,从而影响急腹症的正确诊断。非甾体类抗炎药(NSAIDs)容易导致上消化道炎症和穿孔,皮质类固醇激素抑制主细胞分泌保护性的胃黏液、削弱人体对感染(如晚期腹膜炎)的炎症反应。另一类是免疫抑制剂,应用免疫抑制剂的病人容易发生各种细菌或病毒感染,但不容易形成炎症反应,因此疼痛就轻,总的生理反应也轻。随着人口的老龄化,急诊病人中用抗凝剂的越来越多。这些药物可以引起胃肠道出血、腹膜后出血或腹直肌血肿。抗凝剂的应用也使得病人的术前准备更为复杂,如果你未能认识到这一点,就会导致严重并发症。最后,消遣性药物(多指毒品)也会引起急腹症。慢性酒精中毒者很容易伴有肝功能损害所致的凝血功能障碍和门静脉高压症。可卡因和去氧麻黄碱会引起强烈的血管收缩,从而导致危及生命的高血压以及心脏和肠道缺血。

在下腹痛的年轻妇女的评估中,妇科健康状况(尤其是月经史)至关重要。异位妊娠、盆腔炎性疾病、经间痛和/或严重子宫内膜异位症都可以通过详细的妇科病史询问得到诊断。

自从1921年Zachary Cope医生关于急腹症诊断的经典大作初次出版以来,急腹症病史采集的技巧和目的基本没有进展。唯一的例外就是计算机在病史采集中的应用,欧洲在这方面做过广泛研究。先在计算机内安装疾病及其症状和体征的医疗数据库,医生在病史采集和体格检查中按照这种细化的标准格式收集资料,然后将这些资料输入计算机。计算机根据数学概率做出诊断,结果表明计算机辅助诊断的正确率要比医生(他们在做诊断时不用计算机)的诊断正确率高20%。统计分析表明计算机在剖腹探查的及时性、缩短住院时间、降低手术率和降低住院率方面存在显著性优势。然而,需要明白的一点是,即使没有计算机辅助，只要采用相同的标准化格式收集资料，医生也能达到这种正确率和效率。类似结果也体现在创伤和重症医疗领域。

第三节 体格检查

有次序的全面体格检查对正确地鉴别诊断和后继的治疗流程来讲至关重要。尽管新的诊断手段不断涌现，如高分辨率CT、超声和核磁共振，但是，体格检查在病人的评估中所起的作用依旧十分关键，一点都不容小觑。经验丰富的医生会根据病史和体格检查的结果拟定有限的几种疾病进行鉴别诊断，从而对大多数病人做出正确诊断。然后，采用实验室和影像检查进一步为疑诊的疾病提供佐证，也有可能对之前列出的鉴别诊断病种做重新排序，还有比较少见的情况，那就是考虑之前未列入鉴别诊断病种之中的罕见病。

1. 全身情况 在体格检查中，首先要观察病人的全身情况，然后才视诊腹壁。任何活动都会加重腹膜刺激征病人的腹痛，因为活动会移动腹膜或使腹膜伸展。在你做体格检查时你会发现这些病人的典型表现是很平静地躺在病床上，双膝和双髋往往都处于屈曲位以降低前腹壁的张力。在病灶未引起腹膜刺激征的病人，如肠管缺血、输尿管绞痛或胆绞痛，其典型表现是在病床上"辗转不安"，总希望找到一个能缓解疼痛的体位。其他重要线索还有面色苍白、发绀和出汗，这些都可以在全身情况的观察中发觉。

2. 腹部视诊 应注意腹部的外形——是否有腹胀、舟状腹或局限性隆起。特别注意腹壁的每一条瘢痕，对具有外科特征的瘢痕要与病史做比对。腹部触诊可以发现并确诊筋膜疝。皮肤红肿提示腹壁蜂窝织炎，深部筋膜或腹部结构（如胰腺）坏死性感染者有时可以见到腹壁瘀斑。

3. 腹部听诊 一般能为胃肠道和血管情况提供有价值的信息。听诊肠音时要注意肠音的频率和性质。肠音消失提示肠麻痹，肠音活跃提示小肠炎或肠缺血早期。还要注意肠音的音调和波形。逐渐增强的高调金属样肠音，同时伴腹痛加重，提示机械性肠梗阻。肠腔明显扩张时，常常可以听到远处回音。腹部血管杂音提示血管系统存在湍流，最常见的病因是严重动脉狭窄（动脉狭窄达70%～95%，也可以见于动-静脉瘘）。在腹部听诊时，临床医生还可以做几个小试验来判断腹痛的部位和程度，如变换听诊器的位置和改变听诊器的压迫程度，看看是否与触诊时的体征一致。虽然蓄意诈医生的病人是极个别的，但是，虚张声势、夸大腹痛程度的病人时可见到，万勿视而不见、不屑一顾。

4. 腹部叩诊 常用来判断是否有肠腔积气、腹腔游离积气、腹水的程度和/或腹膜炎的存在与否。强反响音一般称为*叩诊鼓音*，是肠襻积气的特点。在肠梗阻或肠麻痹情况下，除了右上腹之外（此处腹壁下方是肝脏），全腹都可以叩到鼓音。除了右上腹叩诊为浊音外，如果在腹部其他部位也发现有浊音提示有肿块推挤肠襻。肝浊音界消失伴全腹鼓音提示腹腔游离气体（在病人平卧时，这些气体就上升积聚在前腹壁下方）。腹水的判断方法是检查腹腔内是否有波动。快速拍打侧腹壁可以激起腹腔内液体波动，这种波动会向对侧侧腹壁传导。在肥胖病人，脂肪组织的抖动容易被误诊为腹水波动。减少腹水波动试验假阳性的手段是检查者预先将一只展开的手掌的尺侧压在腹壁的正中线软组织上，减弱脂肪组织的抖动，然后，用另一只手拍打激起腹腔内液体波动。

叩诊还用来判断腹膜炎的存在与否。在一些老旧的、传统的文献中，检查腹膜炎的方法是用手深压腹部，然后突然松开。这种检查方法会给腹膜炎病人，甚至没有腹膜炎的病人，造成极大的痛苦和不适。因此，应该采用更敏感、更可靠的检查方法。在腹膜炎的病人，当用力叩打髂嵴、腰部，或在下肢伸直的状态下叩击足跟，会使腹腔内脏器产生抖动，出现特征性的疼痛——反跳痛。

5. 腹部触诊　这是腹壁检查的最后一步，也是最重要的一步。一般来讲，触诊比其他任何腹壁检查提供的信息都多。除了能明确腹痛的严重程度和确切位置外，触诊还能进一步明确是否存在腹膜炎、器官是否增大、是否存在腹腔肿块。触诊一定要轻柔，从远离病人主诉的疼痛点开始。如果你在触诊的一开始就给病人造成了极大的疼痛，病人就会在你检查期间出现随意性肌卫，妨碍你的检查。非随意性肌卫是指腹肌的痉挛性收缩，是一种腹膜炎体征，需要与随意性肌卫鉴别。鉴别的方法是检查者将手持续压在腹壁上片刻，远离最痛点，同时让病人做缓慢的深呼吸。随意性肌卫的病人会在呼吸运动中松弛腹壁肌肉，而非随意性肌卫病人的腹壁肌肉依旧保持痉挛和张力。

局灶性触痛提示处于病程的早期或病灶局限，弥漫性触痛提示炎症范围广或处于病程后期。对弥漫性腹部触痛的病人，应该仔细检查找出最痛点的位置所在。即使在溃疡病穿孔或结肠憩室穿孔腹腔污染极其严重的情况下，腹部触诊时的最痛点往往提示原发病的位置所在。

6. 盆腔或直肠检查　所有急腹症病人都应该做直肠指诊，了解是否有肿块、盆腔疼痛或肠腔内血迹。凡疼痛位于脐下的女性急腹症病人都应该行盆腔检查。妇科和附件的检查最好是采用窥阴器和双合诊。

7. 腹部特殊体征　人们还发现许多特殊体征与一些特定疾病有关(表 19-4)。

表 19-4　腹部特殊体征

体征	说　明	意　义
Aaron	医生用手持续压迫 McBurney 点时，病人有上腹部或前胸部疼痛或压迫感	急性阑尾炎
Bassler	用拇指按压右下腹将阑尾夹在腹壁与髂肌之间造成锐痛	慢性阑尾炎
Blumberg	腹壁反跳痛(一过性)	腹膜炎
Carnett	腹壁肌肉收缩时，腹部触痛减轻或消失	腹腔内脏器是腹痛的病因
Chandelier	推动宫颈时，病人感下腹和盆腔疼痛	盆腔炎性疾病
Charcot	间歇性右上腹痛、黄疸、发热	胆总管结石
Claybrook	腹壁听诊呼吸音和心音增强	腹腔内脏穿孔
Courvoisier	黄疸病人扪及胆囊	壶腹部肿瘤
Cruveihier	脐部静脉曲张(水母头)	门静脉高压症
Cullen	脐周瘀斑	腹腔积血(急性出血性胰腺炎)
Danforth	吸气时感肩部疼痛	腹腔积血
Fothergill	在腹直肌收缩时，腹壁肿块不能推过中线，依旧可以扪及	腹直肌血肿
Grey-Turner	腰部皮肤瘀斑	急性出血性胰腺炎
髂腰肌	小腿在外力对抗条件下做抬伸动作时出现疼痛	阑尾炎伴盲肠后脓肿
Kehr	病人平卧，压左上腹，出现左肩疼痛	腹腔积血(特指脾脏出血)

续表 19-4

体征	说　明	意 义
Mannkopf	腹部触痛时,脉率加速	诈病者该项目阴性
Murphy	按压右上腹嘱病人深吸气,吸气引起疼痛	急性胆囊炎
闭孔肌	病人平卧,右大腿屈髋、内旋时引起下腹痛	盆腔脓肿或盆腔炎性肿块
Ransohoff	脐部皮肤变黄色	胆总管破裂
Rovsing	按压左下腹时病人感 McBurney 点疼痛	急性阑尾炎
Ten Horn	轻拽右侧睾丸引起疼痛	急性阑尾炎

第四节　评估和诊断

1. 实验室检查　在急腹症病人的诊断中,许多实验室检查已经被看作常规(表 19-5)。这些检查有助于明确是否有炎症或感染存在,也有助于对一些最常见的外科疾病做排除。全血细胞计数加分类计数的价值毋庸赘述,因为大多数急腹症病人都有白细胞增高和核左移。血电解质、血尿素氮和血肌酐测定有助于呕吐或第三间隙体液丢失对人体的影响的判断。这些指标的变化也可以提示病人腹痛的病因可能是内分泌疾病或代谢性疾病所致。血淀粉酶和血脂肪酶升高提示腹痛的病因可能是胰腺炎,但是,其他疾病也会引起这两种酶升高,如小肠梗死和溃疡病穿孔。血淀粉酶和血脂肪酶值在正常范围并不能排除胰腺炎之可能,胰腺的慢性炎症就可以影响酶的产生,血清中酶含量还与采血的时机有关。肝功能检查项目包括总胆红素和直接胆红素、血转氨酶和碱性磷酸酶,这些都有助于胆道疾病急腹症的诊断。血乳酸值和动脉血气测定有助于肠缺血(梗死)的诊断。尿常规有助于细菌性膀胱炎、肾盂肾炎和某些内分泌疾病(如糖尿病或肾器质性疾病)的诊断。尿培养可以对疑诊的尿路感染进行确诊,直接采用抗生素治疗。但是,尿培养需要时间,无法当即为急腹症的诊断提供帮助。尿绒毛膜促性腺激素水平测定可以用于妊娠的诊断(妊娠是急腹症病人的一种混杂因素),也有利于治疗决策的拟定。在妊娠妇女发生急腹症时,应该为母体拟定最佳治疗措施(包括手术,只要有适应证),目的是保护胎儿。粪隐血试验有助于急腹症病人的评估,但不具特异性。如果腹泻是急腹症病人的临床表现之一,粪便找虫卵和寄生虫,以及粪便难辨梭菌培养及其毒素检查,都有助于诊断。

表 19-5　急腹症的实验室检查

- 血红蛋白值
- 白细胞计数和分类
- 血电解质、尿素氮、肌酐值
- 尿常规
- 尿绒毛膜促性腺激素(HCG)值
- 血淀粉酶和脂肪酶值
- 总胆红素和直接胆红素值
- 碱性磷酸酶值
- 血转氨酶值
- 血乳酸值
- 粪便查寄生虫和寄生虫卵
- 难辨梭菌培养和毒素检查

2. 影像检查 影像技术的进展,特别是多排CT,已经给急腹症的诊断带来了革命性变化。既往最困扰外科医生的急腹症诊断难题(年轻妇女的阑尾炎和老年人的缺血性肠道疾病)如今已经可以在短时间内得到高正确率的诊断。CT可以更快地纠正这些急腹症病人的手术方案,并发症发生率和死亡率更低。虽然CT有如此之多的优点,但是,CT并不是目前唯一可供选用的影像技术,对大多数病人来说也不是首选的影像检查技术。再说了,至今还没有哪项影像技术能取代仔细的病史采集和体格检查。

在急腹症病人的影像检查中,腹部X线平片依旧有其用武之地。直立位胸部X线平片可以显示少达1 mL的注入腹腔的气体。如果病人不能直立,侧向投照的腹部X线平片也能显示少达5～10 mL的腹腔气体。这些方法对于疑诊为溃疡病穿孔的病人很有帮助,因为75%的溃疡病穿孔病人有足量的气体进入腹腔,可以从腹部X线平片上见到气腹。对大多数这类病人来讲,见到气腹征后即可免去不必要的进一步检查,直接剖腹,避免了时间耽搁。

腹部X线平片还可以显示异常钙化影。约5%的阑尾结石、10%的胆囊结石和90%的肾结石含有足量的钙,可以在X线平片上显示。许多慢性胰腺炎病人在腹部X线平片上可以见到胰腺钙化,腹主动脉瘤、内脏动脉瘤和内脏血管动脉粥样硬化都可以在腹部X线平片上见到钙化影。

直立位和卧位腹部X线平片有助于幽门梗阻、近侧小肠梗阻、中段小肠梗阻和远段小肠梗阻的诊断。根据结肠内是否有气体,还可以对完全性和不全性小肠梗阻做区别。根据是否有结肠袋特征可以对结肠积气与小肠积气进行鉴别。结肠梗阻的特点是扩张的肠襻上有结肠袋特征。结肠梗阻时也可以有小肠扩张,尤其当回盲瓣功能不全时。腹部X线平片还可以为盲肠或乙状结肠扭转提供诊断依据。盲肠扭转的X线平片特点是结肠襻扩张呈逗号状,凹面向下向右。乙状结肠扭转的特征性表现是折叠内胎(bent inner tube)征,顶端指向右上腹。

腹部超声检查对胆囊结石、胆囊壁厚度以及胆囊周围积液的判断有极高的正确性,对肝外胆管和肝内胆管直径的判断也比较正确。但是,对胆总管结石的诊断正确率有限。腹部超声和经阴道超声检查有助于发现卵巢、附件和子宫的异常情况。超声还可以对腹腔积液进行判断。大多数急腹症病人由于肠腔内的异常积气,有碍超声显像技术在胰腺等腹内脏器疾病诊断中的作用发挥。不过,超声显像在急腹症诊断中的价值很有限。对于大多数外科医生来讲,超声影像也比腹部X线平片和CT影像难以解读。许多医院随时都有放射科技师值班做CT扫描,但不一定能随时做超声检查,因为CT设备越来越普及,也不会受腹内气体的干扰,已经逐渐成为急腹症病人第二大影像检查手段,仅次于腹部X线平片。

许多研究已经揭示了腹部和盆腔CT扫描在急腹症病人诊断的正确性和应用价值。在最常见的急腹症病因中,许多疾病及其并发症都可以通过CT扫描获得诊断。一个重要的例证就是阑尾炎。腹部X线平片,甚至钡灌肠,对阑尾炎的诊断价值都微乎其微;然而,由口服、灌肠和静脉增强构成的完美CT对本病的诊断正确性就很高。同样重要的是需要有一位善于阅读腹部CT影像的、经验丰富的放射科医生来写这份CT报告,才能使得该项检查的敏感性和特异性最大化。荷兰的一项前瞻性研究表明在阑尾炎的诊断中CT的解读变幻莫测。该研究将放射科读片医生分为三组,分别用盲法对疑诊为阑尾炎的病人的CT扫描片进行解读。所有的病人都做了剖腹探查术,83%的病人经手术证实为阑尾炎。A组放射科医生是值班的住院医师和规培住院医生;B组是在家备班的放射科医生;C组是腹部放射科专家。这三组医生阅读CT扫描片诊断阑尾炎的敏感性分别为81%、88%和95%，特异性分别为94%、94%和100%，阴性预测值分别为50%、68%和81%。A组与C组的差别有统计学意义。CT在鉴别机械性肠梗阻与麻痹性肠梗阻方面也极具价值，通常能显示机械性肠梗阻的移行点①。一些诊断难度很大的急腹症，如急性小肠缺血和腹部钝性创伤病人的肠损伤，也常常可以通过腹部CT检查得以确诊。

创伤性小肠损伤的临床诊断有时并不容易。合并的腹壁损伤、骨盆损伤或/和脊柱损伤会极大地分散伤员的注意力，从而影响仔细的病史采集和体格检查。此外，许多腹部钝性伤的伤员会合并有闭合性颅脑损伤或处于醉酒或中毒状态，伤员的意识状态有改变。只要怀疑肠损伤，CT扫描最好能做口服加静脉增强。Zissin及其同伴对钝性伤疑诊为小肠损伤的病人采用双增强CT扫描，发现总敏感性为64%，特异性为97%，正确性为82%。CT影像的诊断线索是肠壁增厚、肠腔外积气和中等量至大量的腹腔积液(但未见到腹内实质性脏器损伤)。

3. 腹内压监测　腹内压增高可以是急腹症的症状之一，也可以是急腹症的病因。腹内压的异常增高会使得腹腔器官的血流减少，静脉回心血流减少，静脉淤滞加重。腹内压增加还会使膈肌上抬，从而增加吸气压峰值，降低通气效率。此外，腹内高压容易导致食管反流和肺误吸。因此，凡腹壁僵硬或腹胀明显的病人都应该考虑到腹内高压的可能性。

一般认为，中等体型的人在平卧位肌肉松弛情况下的正常腹内压是5～7 mm Hg。肥胖和床头抬高都会使腹内压上升。病态肥胖人的腹内压会比正常值高4～8 mm Hg，床头抬高至30°可以使腹内压平均增加5 mm Hg。测量腹内压最常用的方法是通过与Foley导尿管相连接的压力传感器测定膀胱内压。在向排空的膀胱内注入50 mL生理盐水后于呼气末测定。压力达11 mm Hg以上时称为压力异常增高，人们将异常增高的压力分为1～4级(表19-6)。1级和2级异常高压一般可以采用内科手段处理，如保持容量状态正常、用鼻胃管/缓泻剂和灌肠来降低肠道压力、禁食、腹腔穿刺置管放腹水、松弛腹肌和慎用低张液静脉滴注。如果3级和4级腹腔高压伴有器官功能障碍，经短时间的积极内科处理无效，往往都需要行剖腹加腹腔敞开填塞。

表19-6　腹腔高压

高压的程度	肠系膜压	CO	CVP	PIP	GFR	灌注	治　疗
正常压	5～7 mmHg	↔	↔	↔	↔	↔	无需
1级高压	12～15 mmHg	↔	↔，↑	↔，↑	↓	↓	维持正常容量
2级高压	16～20 mmHg	↓	↑*	↑	↓	↓	非手术减压
3级高压	21～25 mmHg	↓↓	↑↑*	↑↑	↓↓	↓↓	手术减压
4级高压	>25 mmHg	↓↓↓	↑↑*	↑↑	↓↓↓	↓↓↓	手术减压；再探查

CO=心排出量；CVP=中心静脉压；PIP=吸气压峰值(最大吸气压)；GFR=肾小球滤过率。

*容易被误认为血容量增加，不能正确反映血容量情况。

4. 诊断性腹腔镜　关于诊断性腹腔镜在急腹症病人中的应用已经有多篇研究报道证实。从文献上来看，诊断性腹腔镜的优势包括敏感性和特异性高、许多急腹症都可以在腹腔镜下得到治疗从而降低并发症发生率和死亡率、缩短住院时间、减少住院总费用。诊断性腹

① 注：移行点(transition point)又称交界点，就是扩张肠襻与萎瘪肠襻的交界部。

腔镜可能更适用于重症病人、ICU 的病人，尤其是那些可以免做剖腹术的病人。诊断性腹腔镜的正确率高达 90%～100%，最大的难点在于腹膜后疾病的诊断。与其他诊断手段(诊断性腹腔灌洗、腹部 CT 扫描或腹部超声检查)相比，诊断性腹腔镜都更胜一筹。随着腹腔镜设备的进步和普及，这项技术在急腹症病人会有更好的用武之地。

5. 鉴别诊断　急腹症的鉴别诊断病种极为广泛，从轻的能自限的疾病，到进展迅速的致死性疾病。因此，凡急腹症病人前来就诊，都必须在第一时间予以接待和检查，不时地复查了解病情是否有变化。虽然许多急腹症都需要手术处理才能治愈，也有许多急腹症是内科疾病所致，不必手术。鉴别诊断工作从病史采集就已经开始，体格检查会进一步使你的思路清晰化。再经过实验室检查和影像检查的帮助，凝练出 1～2 个诊断。成功的鉴别诊断要求外科医生对引起急腹症的内外科疾病具备广博的知识，善于将各种疾病的特点与病人的人口统计学指标、症状和体征进行比对。

有些体格检查、实验室检查和放射学检查所见与外科急腹症有很高的相关性(表 19-7)。时而，有些病人的病情很不稳定，无法实施全面检查，因为有些检查需要将病人送到其他部门(如放射科)进行。在这种情况下，可以考虑腹腔灌洗术，根据腹腔灌洗的结果来判断腹内病变以及是否需要手术处理。腹腔灌洗术可以在病人床边局部麻醉下进行。先在脐旁正中线上做一个小切口进入腹腔，然后插入一根细导管或静脉导管，经导管灌入生理盐水 1 000 mL。再通过虹吸原理让腹腔液自行流入一个空的盐水袋内，最后将收集的灌洗液送检，了解灌洗液中的细胞数和生化检查有无异常。腹腔灌洗术对出血和感染性疾病的诊断很敏感，对某些实质性器官或空腔器官损伤的诊断也有一定价值。

表 19-7　哪些临床表现提示外科急腹症

- 体格检查和实验室检查
  - 腹腔室压力＞30 mmHg
  - 胃肠减压后腹胀进一步加重
  - 下意识的肌卫和反跳痛
  - 胃肠道出血，输血＞4 U 病情仍然不稳定
  - 无法解释的全身脓毒症
  - 低灌注征象(如：酸中毒、腹痛与腹部体征不成比例、肝功能检查异常)
- X 线所见
  - 肠管极度扩张
  - 肠管位置不变(哨兵襻)，且进行性扩张
  - 腹腔积气
  - 造影剂从肠腔外溢
  - 血管造影示血管闭塞
  - 脂肪条纹征、肠壁增厚，伴全身脓毒症
- 诊断性腹腔灌洗(1 000 mL)
  - 白细胞数＞250/mL
  - 红细胞数＞300 000/mL
  - 胆红素值高于血胆红素值(胆汁漏)
  - 颗粒物(粪渣)
  - 肌酐值高于血肌酐值(尿漏)

急性有生命危险的外科病要求立即行剖腹术，及时的诊断可以根据需要为稳定生命体征、纠正缺水和术前准备赢得时间。其余急腹症同样可以分为外科急腹症(这些急腹症有时

需要手术治疗)、内科急腹症和病因不明的急腹症。不需立即送手术室的住院病人必须不时地反复评估病情变化,这种再评估最好由同一位医生来施行,以便能发现那些会改变诊断或提示并发症出现的重要变化。

尽管每个外科医生都希望能在术前做出正确诊断,在病人进入手术室之前拟定出最佳实施方案,然而,必须强调的是你不可能在术前对每个急腹症病人都做出明确诊断。外科医生一定要时刻准备包容不确定诊断,在有临床依据时施以剖腹探查术。实验室检查和影像学检查并非没有帮助,但无论如何都无法取代临床经验丰富的外科医生的床边临床判断。与术中发现诊断有误相比,为了获取确诊依据而推迟手术治疗对病人来说是弊大于利,或许还可能置病人于死地。如果诊断存在疑问,腹腔镜不失为一种有价值的诊断工具。除了几种特殊的疾病外,所有腹部外科疾病都可以在腹腔镜下明确诊断,随着腹腔镜经验的积累,越来越多的疾病可以在腹腔镜下得到处理。即使需要中转开放手术,腹腔镜下的评估也有利于切口的正确选择,减少切口的延长。

6. Schein 分类 很多大部头教科书都罗列了一大串可以造成急性腹痛的病因(表 19-8),最常见的病因一般有 20～30 种。这种罗列对临床外科医生来说几乎毫无用处。

表 19-8 根据腹痛部位的常见急腹症

右上象:	急性胆囊炎及其并发症,如:膈下脓肿或肝内脓肿
右下象:	急性阑尾炎或阑尾脓肿
左上象(在急腹症中少见):	胃或结肠恶性肿瘤的并发症、膈下脓肿或与脾有关的急性炎症,如:脾梗塞
左下象:	急性憩室炎或憩室周围脓肿
中腹部:	胰恶性肿瘤或脓肿,溃疡病穿孔的并发症,或腹主动脉夹层动脉瘤

经验丰富的外科医生一般不会按列表的顺序考虑 50%或“最可能”的腹痛原因,也不会按列表的顺序做一一排除。他们会对病情进行临床分类,完成急性腹痛的类型识别后,从有限的几种备选处理方案中采取决策。Schein 介绍如何把病因众多的急性腹痛归类成少数几种实用的、便于临床识别的类型(匣 19-1)。

匣 19-1 急性腹痛的临床分类和备选处理方案

临床分类	备选处理方案
·腹痛伴休克	立即手术(“现在就开刀”)
·弥漫性腹膜炎	做术前准备,然后手术(“明晨开刀”),急性胰腺炎除外
·局限性腹膜炎(局限于腹部某一象限)	保守治疗(加强观察、静脉输液、抗生素等等),急性阑尾炎除外
·肠梗阻	机械性肠梗阻应该在术前准备后手术(“明晨开刀”),“单纯性”或“不全性”肠梗阻例外
·“内科”疾病所致的腹痛	草率地对下壁心肌梗死、糖尿病酮症酸中毒或下叶肺炎“开刀”,显然是一种遗憾的外科和医学法学事件,并且可能导致病人死亡

(1) 腹痛伴休克:这是急腹症中最为变幻莫测、最少见的一类。其典型临床表现是面色苍白、出冷汗、剧烈腹痛和低血压,又称为腹部卒中。这类腹痛最常见的两种病因是腹主动脉瘤破裂和异位妊娠破裂。对这类病人的唯一治疗选择是立即手术——现在就开刀。不要在术前准备和辅助检查上浪费时间。腹部卒中病人死于 CT 检查室是一桩不可饶恕的罪过,然而,这种情况并不罕见。要注意的是,其他急腹症由于体液丢失于“第三间隙”,也可以

表现为腹痛伴休克，这种情况常见于肠梗阻(参见第 22 章)、急性肠系膜缺血(参见第 22 章)和急性重症胰腺炎(参见第 27 章)，尤其当病人心血管系统的功能处于临界状态或存在的疾病未引起重视或几种情况并存时。

生命体征在急腹症的评估中具有至关重要的价值。脉率细速(>100 min)提示存在休克(低血容量性或感染性)；呼吸急促(>16 min)提示疼痛剧烈或存在酸中毒(组织缺氧)。

(2) 弥漫性腹膜炎：弥漫性腹膜炎的临床表现是严重弥漫性腹痛、虚弱和中毒貌。病人的典型表现是取卧位，不愿挪动，腹部触痛明显，伴"腹膜炎体征"(包括板状腹、反跳痛和随意性肌卫)。老年人反应迟钝、腹肌薄弱，弥漫性腹膜炎体征往往不典型，容易被经验不足的临床医生误诊。急性腹痛病人体格检查中最常见的错误是粗暴地"深"压病人腹部，即使在没有腹内疾病的病人，这一动作也会引起剧烈的疼痛。腹部触诊动作要轻柔，不加重病人痛苦。脐部是腹壁最浅的部位，此处的腹膜几乎与皮肤紧贴。因此，对疑诊为腹膜炎的病人，体格检查最有效的手法是轻柔地触压脐凹，此处的触痛往往最明显。请不要过分强调反跳痛的价值。检查病人是否存在腹膜刺激征的一个好办法是让病人咳嗽、轻轻晃动病床或轻轻叩诊病人腹部。

成年人弥漫性腹膜炎最常见的三个原因是溃疡病穿孔(参见第 21 章)、结肠穿孔和阑尾炎穿孔(参见第 23 章)。弥漫性腹膜炎的一般处理原则是在术前准备后手术(今晚就开刀)。仅当术前准备妥善(容量不足、吸氧)后，才将病人送入手术室。

本项处理选择的一个重要例外是急性胰腺炎病人。大多数急性胰腺炎病人表现为上腹部轻度触痛，少数病人也可以出现酷似弥漫性腹膜炎的临床表现。为了防止这部分病人被误诊，对腹部症状明显的病人，最好常规测定血清淀粉酶。对急性重症胰腺炎病人做剖腹探查术其后果可能是灾难性的。

(3) 局限性腹膜炎：局限性腹膜炎病人的临床体征一般都限于腹部的一个象限。右下腹(RLQ)局限性腹膜炎最常见的原因是急性阑尾炎(参见第 23 章)，右上腹(RUQ)是急性胆囊炎(参见第 26 章)，左下腹(LLQ)是急性憩室炎，局限于左上腹(LUQ)的腹膜炎很少见(LUQ)，因此，左上腹又称为"沉默(无声)象限"。

一般来讲，局限性腹膜炎不属"今晚就开刀"的适应证范畴。然而，若诊断不肯定，病人可以先采取保守治疗。病人先入住外科病房，静脉输注抗生素(若疑诊为急性胆囊炎或急性憩室炎)、输液，同时加强体格检查和观察。时间是超级诊断指标，当您隔了数小时回到病人床边，您可能会发现此前遗漏的线索、看到病情的变化(脉搏变快，腹痛加重)。

本规律的例外自然是右下腹触痛，若右下腹痛拟诊为阑尾炎则应该做阑尾切除术。然而，若在右下腹摸到包块，拟诊为"阑尾脓肿"，首选的处理方案应该是保守治疗，至少起初应选择保守治疗。年轻的女性病人右下腹痛时还应该考虑妇科疾病，这种情况也可以选择保守治疗。

外科医生对急性胆囊炎处理方案的看法差异甚大。以往的观点认为绝大多数急性胆囊炎用抗生素治疗有效，而"现代"的观点则倾向于早期切除"热"胆囊——"明晨开刀"或在手术室能够安排的情况下进行。

(4) 肠梗阻：肠梗阻的临床表现特点是中腹部阵发性绞痛、腹胀、停止肛门排便和呕吐。

一般的规律是，呕吐越早、越显著，梗阻的位置越高；腹胀越明显，梗阻的位置越低。因此，呕吐和绞痛是小肠梗阻的特征，而停止排便和腹胀是结肠梗阻的典型表现。但是，小肠梗阻与结肠梗阻的区别通常可以从腹部X线平片上得到区分。肠梗阻的病人有两种备选处理方案：保守治疗或在适当的准备后手术治疗。肠梗阻的难点不在诊断，而在处理方案的选择。既往有腹部手术史的病人出现小肠梗阻表现，但没有腹膜炎表现，拟诊为"单纯性"粘连性小肠梗阻。这种病人的首选治疗方案是保守，包括静脉输液和鼻胃管减压。但是，完全性肠梗阻（直肠腹膜反折以上的结肠内没有气体）自行缓解的可能性很小，有些外科医生主张手术处理。一旦临床上出现腹膜炎、发热和白细胞数增高等现象，显然剖腹探查指征已经具备（参见第22章）。

与小肠梗阻不同，结肠梗阻通常需要手术治疗——"今晚或明晨"，不过，通常取"明晨"。腹部X线平片很难将功能性假性结肠梗阻（Ogilvie综合征）或慢性巨结肠与机械性肠梗阻鉴别开来，通常需要通过纤维结肠镜或灌肠造影（可以加用CT）明确诊断。这些病人的处理方案是在适当的准备后手术。

(5) 几种重要的"内科"急腹症：非外科原因的急腹症很多，要牢记的两个病是：下壁心肌梗死和糖尿病酮症酸中毒。阴性剖腹对于卟啉病，甚至下叶肺炎的病人来说是一种遗憾的外科和医学法学事件，然而，对一名未得到诊断的下壁心肌梗死或糖尿病酮症酸中毒病人草率施行手术则完全可能是一桩导致病人死亡的失误。外科医生首先应该是一名优秀的内科医生，要努力使自己比内科医生更优秀。

无论你在哪里行医，你都会遇到日益增多的患艾滋病的HIV阳性病人，艾滋病病人容易罹患多种腹腔疾病，而出现或酷似"急腹症"。

7. 结语　急腹症病人的评估与处理依旧是外科医生临床工作中十分令人头疼的难题。虽然影像技术的进展、流程图的使用和计算机辅助诊断的面世可以提高急腹症病人的诊断正确率，然而，诊断中最重要的依旧是仔细的病史采集和体格检查。即便采用了这些手段，外科医生在对术中所见充满诸多不确定性的情况下，往往还必须下决心做腹腔镜或剖腹术。因为，随着时间的拖延，许多外科原因的急腹症的并发症发生率和死亡率会增加，这就是人们主张对急腹症采取积极、果断的外科措施的缘由。

第五节　急诊手术的准备

如果手术处理决策已定，应该考虑到急腹症病人的全身健康状况差异甚大。无论疾病的严重程度如何，所有病人都需要或多或少的术前准备。先开通静脉通道进行输液，或纠正电解质异常。急腹症的常见细菌是Gram阴性肠道细菌和厌氧菌。一旦拟定了初步诊断，就应该开始静脉用抗生素。弥漫性麻痹性肠梗阻病人（表现为肠鸣音消失或减弱）可以插入鼻-胃管，以减少呕吐和误吸的发生率。大多数急腹症病人都应该在术前插入Foley导尿管监测尿量，了解体液复苏是否已经满意。术前尿量达0.5 mL/(kg·h)，同时收缩压达100 mmHg或以上，并且心率降至100次/min或以下，提示血容量已经满意。最常见的、需要纠正的电解质异常是低钾血症。如果需要补充的钾量比较大，就应该尽可能从胃管内注入，或开通中心静脉通道，从外周静脉补钾容易发生静脉炎，因此，外周静脉补钾量有限。术前的酸中毒可以采取静脉输液和输碳酸氢钠。由肠缺血或梗死造成的酸中毒很难通过术前处理纠正。术前严重贫血很少见，因此，术前一般都不需要输血。然而，大多数病人都需要做血型测定、交叉配血和术中备血。由于急腹症病人的手术本身就有很大的不确定性，术前做交叉配血和备血可以在术中情况出现不测时及时用上血，不致耽误。同时，在有些外科急腹症，术前准备又必须与手术治疗延误造成的并发症发生率和死亡率增加做权衡。有些外科急腹症（如肠梗死）的性质决定了需要在手术处理这些疾病的前提下，才能考虑稳定生命体征和维持酸碱平衡。何种情况下的术前准备才能达到获利最大化则依赖良好的外科判断力。

第六节　不典型病人

1. 妊娠病人　妊娠妇女的急腹症在诊断和治疗上有些难度。特别需要强调的是妊娠期急腹症有可能既有妇科病，又有外科病，这种情况并不少见，如果未能及时识别，并发症的发生率就会增加。腹腔镜在妊娠妇女急腹症诊治中有重要作用，如今，在许多情况下已经成为常规。短期随访结果表明腹腔镜具有同样的安全性，甚至安全性更高，不过，迄今还缺乏大宗病例长期安全性资料。妊娠妇女发生急腹症时面临的最大威胁是诊断延误。有证据表明手术治疗的延误比手术本身的风险要大得多。手术延误的原因有多种，最常见的情况是把一些症状（如腹痛、恶性、呕吐和厌食）归咎于妊娠本身。此外，因盆腔内的子宫增大，妊娠本身也会导致某些疾病的临床表现发生改变，给体格检查带来困难。在妊娠后期末，阑尾会被顶出盆腔至距右侧前外侧肋缘下仅数厘米处（图 23-5）。在妊娠期间，一些实验室检查的结果（如白细胞计数等）也会发生改变，更增加了疾病诊断的难度。此外，临床医生由于顾忌放射线对胎儿发育的影响，在开具影像检查（如腹部 X 线平片或 CT 扫描）单时也会犹豫。没有放射科检查，临床医生的诊断思路就会发生改变，进而把重点寄托于其他检查手段（如监测生命体征和实验室检查），这些手段可能会给诊断思路造成混乱，或低估了病情。结果，临床医生趋向于对这类病人采取比较保守的治疗态度。手术（尤其是盆腔手术）在妊娠早期（前三个月）会增加自然流产率，在妊娠中期和后期会使得早产的风险进行性增加。据估计，手术和麻醉的总风险约为 4%～6%，不过，也有报道高达 38%。在手术中，注意将 O_2 和 CO_2 水平维持在生理状态、防止低血压和尽可能减少对子宫的骚扰，可以将围手术期风险降至最低。

阑尾炎是最常见的、需要手术处理的非产科疾病，在妊娠妇女中的发生率约为 1/1 500。其典型临床表现为右侧腹部疼痛、恶心、呕吐和厌食，不过，所谓的典型表现在这组病人中仅占 50%～60%。发热少见，除非阑尾穿孔形成了腹腔脓毒症。有时，人们把症状归咎于妊娠，但是，一定要对阑尾炎保持高度的警惕性。实验室检查也可能起误导作用。在妊娠妇女，白细胞增高达 16×10^9/L 是常见情况，分娩时可以高达 21×10^9/L。许多学者认为如果中性粒细胞百分比大于 80%应该考虑阑尾炎等急性炎性病变，但是，其他一些学者的观察发现在证实为阑尾炎的病人中仅 75%有中性粒细胞增高，而在证实为阑尾正常的病例中 50%的病人有中性粒细胞增多和腹痛。也有学者推荐对某些症状、体征和实验室指标进行量化评分来预测阑尾炎的可能性。

尽管 Alvarado 评分（表 19-9）等评分系统可以用来预测手术干预的必要性，但是，这些评分系统还没有在妊娠模型中得到确认。许多中心把超声检查列为首选影像检查手段。研究表明渐进压迫式超声检查①在非妊娠病人阑尾炎诊断中的敏感性为86%。在42例疑诊为阑尾炎的妊娠妇女中，渐进压迫式超声检查的敏感性、特异性和正确性分别为100%、96%和98%。3个病人因为处于妊娠后期(>35周)，在检查技术方面存在难度而从研究中剔除。螺旋CT扫描在非妊娠病人诊断中的地位已经得到确立，也是妊娠病人的二线影像诊断手段。与传统的CT扫描相比，螺旋CT的扫描速度更快，胎儿接受的放射线约为300 mrad。MRI在阑尾炎诊断中的作用也开始崭露头角，它不仅可以显示正常阑尾，还能显示阑尾增粗、阑尾周围积液和炎症。如今在MRI诊断阑尾炎方面尚缺乏大宗的前瞻性研究结果，不过，有一篇研究表明在12例妊娠妇女中有10例成功评估，避免了放射线辐射。

在妊娠妇女右下腹痛的诊断中，另一个难题是与非妊娠的对照人群相比，阴性阑尾切除率太高。假阳性诊断导致右下腹痛的妊娠妇女阴性阑尾切除率达15%～35%。尽管在健康的年轻妇女中如此高的诊断误差使人难以接受，但是，考虑到一旦阑尾炎发展至穿孔才实施手术，胎儿的死亡率会很高，这种高误诊率还是得到了广泛接受。早期阑尾炎行阑尾切除术其围手术期的胎儿死亡率为3%～5%，而阑尾穿孔后就大于20%。

表19-9 阑尾炎的改良Alvarado评分系统

特 征	评分
症状	
右髂窝疼痛	1
恶心呕吐	1
食欲减退	1
体征	
右髂窝压痛	2
发热	1
反跳痛	1
实验室检查	
白细胞计数≥10 000	2
中性粒细胞核左移	1
总评分≥7	**建议手术**

引自 Brown MA, Birchard KR, Semelka RC: Magnetic resonance evaluation of pregnant patients with acute abdominal pain. *Semin Ultrasound CT MR* 26:206 - 211, 2005

妊娠妇女的第二和第三大腹部外科疾病分别是胆道疾病和肠梗阻。每10 000例妊娠妇女中有1～6例需要做胆道手术。这些病人的症状与非妊娠病人并无不同，主要症状是腹痛、恶心和厌食。尽管高水平的雌激素比较容易发生胆囊结石，不过，其胆囊结石的发生率与非妊娠妇女没有两样。妊娠期胆道疾病的诊断和治疗与非妊娠期也相仿，几乎没有例外。胆道疾病的影像检查首选超声显像。碱性磷酸酶值随雌激素水平的上升而上升，因此，妊娠妇女的正常值需要校正。胆道核素扫描对胎儿的影响极小，但是，应该预先留置一根Foley导尿管，目的是防止肾排出的放射性核素在子宫附近积聚。

为了降低胎儿的风险，大多数外科医生对妊娠早期和后期的单纯性胆绞痛主张采用保守疗法，对妊娠中期和产褥期单纯性胆绞痛主张采用择期腹腔镜胆囊切除术。胆石性胰腺炎和急性胆囊炎的处理应倍加小心。患胆石性胰腺炎时胎儿死亡率高达60%。如果经输液、肠道休息、止痛剂和合理用抗生素，孕妇的病情未能迅速改善，就应该采取手术处理。

与胆道疾病相比，肠梗阻要少见得多，每4 000例妊娠妇女中约有1～2例。2/3的肠梗阻其病因是粘连；第二位病因是扭转，约占25%，而在非妊娠人群的肠梗阻中，扭转仅占4%。病人通常有典型的肠梗阻症状和体征，切忌将这些表现归咎于早孕反应。腹部绞痛伴

① 注：渐进压迫式超声检查就是借助超声探头对阑尾逐渐加压，一方面观察病人腹壁的压痛位置是否与屏幕上的阑尾位置相符合，同时观察阑尾的直径和阑尾壁的炎症征象，从而判断阑尾炎的可能性。

急剧腹胀可以为临床医生提供诊断依据。在妊娠期间，有三个阶段容易发生肠梗阻，这与子宫的大小迅速变化有关。第一个阶段是妊娠16～20周，此时子宫增大越出骨盆；第二个阶段是32～36周，此时胎头下降；第三个阶段是产褥早期。对这类病人的检查和诊断流程与其他病人完全相同，如果需要，应毫不犹豫地摄腹部X线平片。像妊娠妇女的其他腹腔急性炎性疾病一样，确定性治疗(definitive treatment)的延误是对母体和胎儿最大的威胁。

2. 重症病人　重危病人发生急腹症无论对ICU医生还是外科医生都是棘手事。ICU内的一些疾病和治疗措施使得这些病人容易发生急腹症。同样，未能察觉的腹内疾病也可以成为病人持续处于重危状态的原因。重危病人由于营养不良、免疫功能低下、麻醉止痛剂的应用或抗生素的使用，与健康人相比，他们对同等程度症状的感觉能力要大打折扣。此外，这类病人中许多病人有精神状态改变或处于气管插管状态下，无法对医护人员诉说详情。

体外循环(CPB)可以引起数种急腹症。肠系膜缺血、麻痹性肠梗阻、Ogilvie综合征、应激性溃疡、急性非结石性胆囊炎和急性胰腺炎都与CPB的低血流状态相关，急腹症的发生率似乎与心脏手术的耗时有关。血管活性药物和呼吸机支持也会导致低灌注，造成这些急腹症。ICU病人出现这些急性腹腔并发症时，其后果将急转直下。Gajic及其同道研究了77例在内科ICU治疗期间发生急性腹腔并发症的病例，诊断包括溃疡病、肠缺血、胆囊炎、肠梗阻和肠道炎症。该组病例入院时APACHEⅢ评分预测总死亡率为31%，然而，其实际死亡率为63%。继发性急腹症的发生使得这些病人的死亡率成倍增加。虽然这组病人中有许多病人有着这样或那样导致诊断延误的因素，如抗生素、镇痛剂、意识状态改变和气管插管，但是仍然有84%的病人主诉腹痛，95%的人有腹部触痛，73%的人有腹胀，33%的人有腹腔游离气体。ICU医生对腹腔内疾病应保持高度的警惕性，尽早请外科医生会诊，使病人得到最大程度的救治。然后，外科医生必须采用本章前文所述的方法，甚至床边超声、腹腔穿刺和迷你腹腔镜，对病人进行检查，以便在指征恰当时早期对腹内疾病采取外科处理。

3. 免疫缺陷病人　免疫缺陷病人发生急腹症时临床表现各异。其临床表现的变化与免疫抑制的程度有很高的相关性。迄今还没有一项可靠的试验可以用来判断病人的免疫抑制程度，医生只能根据某些疾病状态和用药情况进行估计。老年人、营养不良病人、糖尿病病人、用常规维持治疗的脏器移植受者、恶性肿瘤病人、肾衰竭病人以及CD4计数大于0.2×10^9/L的HIV病人，都处于轻中度免疫抑制状态。即使这些病人的疾病类型和严重程度与免疫功能正常的病人完全一样，其临床表现往往会不典型。正常人出现腹腔炎症时，一般会有腹痛和全身表现。但免疫抑制的病人就不能全面发生炎症反应，因而病人的疼痛就比较轻，比较迟才出现发热和白细胞升高。严重免疫抑制的病人主要是指过去2个月内用抗排斥免疫抑制治疗的脏器移植受者、化疗期间的癌症病人(尤其是白细胞减少的病人)以及CD4计数小于0.2×10^9/L的HIV病人。这些病人直至疾病的很晚阶段才会出现临床表现，往往没有疼痛或几乎不感到疼痛，无发热，全身症状似是而非，随后很快出现暴发性全身衰竭。

经典的伪膜性结肠炎见于晚近使用广谱抗生素的病人，然而，如今这种病在免疫抑制的病人(如淋巴瘤、白血病和AIDS病)日益多见。伪膜性结肠炎的临床表现通常有腹泻、缺水、腹痛、发热和白细胞增高，但是，由于免疫抑制病人不能产生正常的炎症反应，上述许多表现都可缺乏。当病人的临床表现不典型时，腹部CT等影像手段在早期诊断中的重要性日益凸显。伪膜性结肠炎在腹部CT影像上的特点是肠壁增厚(平均厚度为11～15 mm)、全结肠侵犯和结肠周围条纹征。其他常见征象还有腹水、弥漫性黏膜增强、弥漫性肠道扩张和双晕征(双晕征的原因是黏膜下层水肿,在静脉增强条件下黏膜层和固有肌层强化,结果出现了两者之间的低密度区)(表19-10)。这些征象的存在为临床医生诊断结肠炎助了一臂之力。不过,切记,在证实为伪膜性结肠炎的病人中,CT检查正常的情况高达14%,因此,仅仅凭CT扫描阴性并不能排除伪膜性结肠炎之诊断。此外,免疫抑制病人还容易罹患一些不典型的感染性疾病,如腹膜结核、真菌感染(包括曲菌病和地方性霉菌病)以及病毒感染(包括巨细胞病毒和Epstein-Barr病毒)(表19-11)。免疫抑制病人一旦发生了腹腔感染,由于缺乏炎症反应,感染就不太容易被包裹形成局限性感染。因此,对所有严重免疫缺陷的病人,只要病人有持续性腹部不适,就应该做及时的彻底检查。所有需要住院的病人都应该请外科医生会诊以便得到及时的诊断和治疗。高分辨率CT扫描对这些病人的裨益良多,但是,对那些影像诊断结果模棱两可、病人的持续症状无法解释的病人,应该降低腹腔镜或剖腹术的门槛。

表19-10 伪膜性肠炎常见CT征象的频率分布

CT征象	频度(%)
肠壁普遍增厚(>4 mm)	86
全结肠分布	46
结肠周围条纹征	45
腹水	38
结节状/息肉状肠壁增厚	38
黏膜增厚	18
肠腔扩张	14
手风琴征	14

引自:Tsiotos GG, Mullany CJ, Zietlow S, et al: Abdominal complications following cardiac surgery. Am J Surg 167: 553-557, 1994

表19-11 免疫缺陷病人急腹症的病因

· 机会性感染
 地方流行性霉菌病(如:球孢子菌病、芽生菌病、组织胞浆菌病)
 结核性腹膜炎
 曲菌病
 中性粒细胞减少性结肠炎(盲肠炎)
 伪膜性结肠炎
 巨细胞病毒性结肠炎、胃炎、食管炎、肾炎
 Epstein-Barr病毒
 肝脓肿(真菌性、化脓性)
· 医源性疾病
 移植物抗宿主病伴肝炎或肠炎
 应用类固醇激素所致的消化性溃疡或穿孔
 应用类固醇激素或硫唑嘌呤所致的胰腺炎
 肝静脉阻塞病(继发于原发性免疫缺陷病或化疗后)
 用茚地那韦抗HIV导致的肾结石

4. 病态肥胖病人　病态肥胖给急腹症的正确诊断造成了许多困难。病态肥胖病人发生腹膜炎后，其腹膜炎临床表现往往到后期才会出现，并且是凶兆，很容易形成脓毒症、脏器衰竭和死亡。在肥胖病人，腹腔脓毒症的表现往往比较隐匿，可能仅有周身不适、肩痛、呃逆和气短等症状。体检所见也难以解读。严重腹痛并不常见，主要是一些特异性不强的体征，如心率快、呼吸急促、胸腔积液和发热。在这种病人，由于腹壁肥厚和腹部膨隆，腹内是否有肿块的判断也很困难。

肥胖还会对腹部影像检查产生影响。可能需要摄多张腹部X线平片才能得到全腹像，清晰度也会打折扣。由于病人的腹围超出了扫描机的孔径或病人体重超过了扫描机床所能承受的重量，就无法对这些病人进行CT和MRI检查。此时，一定要对这些病人持有高度的戒备心理，放低手术探查的门槛。对这些病人，腹腔镜是一项有价值的手段。目前，市场上已经有专门为病态肥胖病人腹壁设计的trocar和手助套，极大地满足了这些病人的腹腔微创探查的需求。

复习思考题

一、医学名词和简述题

急腹症，腹痛问诊三要素

二、问答题

1. 试述Schein急性腹痛的临床分类和备选处理方案。
2. 试述阑尾炎的改良Alvarado评分系统。

（范　新）

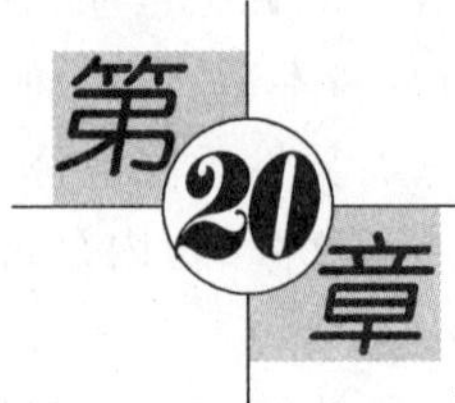

第20章 急性化脓性腹膜炎

学习要求

- 熟悉急性弥漫性腹膜炎的病因及临床表现。
- 掌握急性弥漫性腹膜炎的诊断方法。
- 熟悉急性弥漫性腹膜炎的病程演变和治疗原则。
- 了解腹腔脓肿的临床表现、诊断和治疗方法。

第一节 解剖生理概要

腹膜是腹腔内衬的一层光滑的浆膜，它由内皮细胞及弹性纤维构成，覆盖在腹壁的内面（壁腹膜）和腹内器官的表面（脏腹膜）。腹腔是壁层和脏层腹膜之间的潜在间隙，男性腹腔是封闭的，女性腹腔则经输卵管漏斗、子宫、阴道而与外界相通。正常腹膜腔内只有约75～100 mL之黄色清亮液体，起着润滑作用，腹膜腔分大腹腔（腹腔）、小腹腔（网膜腔）两部分，经由网膜孔（Winslow孔）相通（图20-1）。

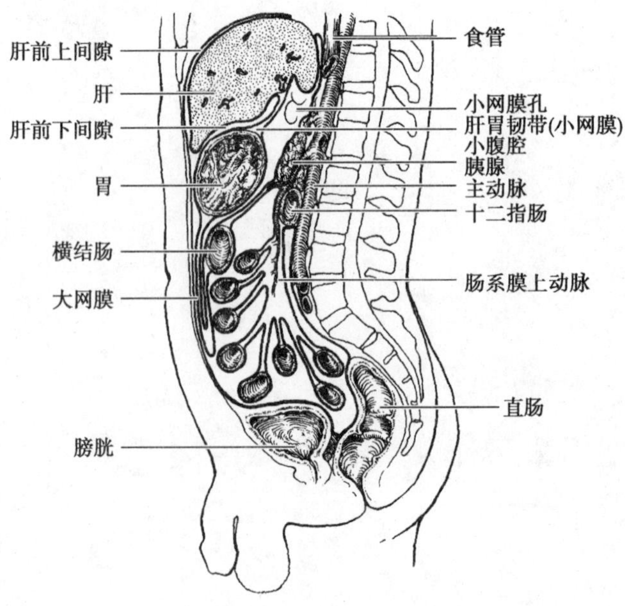

图20-1 腹膜解剖示意图

大网膜是腹膜的一部分，如同裙子一样从横结肠垂下并遮盖于小肠的前方。大网膜的活动范围很大，是一个具有特殊功能的组织，在腹腔内化脓性炎症和感染的控制中有积极作用。

壁腹膜由体神经支配，对痛觉敏感，定位准确。脏腹膜由自主神经支配，属于内脏神经，痛觉定位差，但对牵拉、压迫、膨胀等刺激敏感。

腹膜的生理功能有：① 滑润作用；② 防御作用；③ 吸收作用；④ 渗出与修复作用。

第二节 急性弥漫性腹膜炎

腹膜炎按发病机制可分为原发性、继发性和三发性；按累及范围可分为弥漫性和局限性。炎症是否局限取决于疾病本身的性质、机体的防御能力以及治疗是否及时、恰当。急性炎症累及整个腹腔称为急性弥漫性腹膜炎。

【分类和发病机制】

1. 原发性腹膜炎　原发性细菌性腹膜炎系细菌通过血运直达腹腔，腹腔内无原发病灶。在抗生素问世前，原发性链球菌或肺炎球菌性腹膜炎在健康出生儿和小儿中并不少见。如今，原发性细菌性腹膜炎主要见于肝硬化腹水病人、肾病病人以及系统性红斑狼疮病人。

2. 继发性腹膜炎　继发性化脓性腹膜炎是最常见的腹膜炎。常见于阑尾炎、结肠憩室炎或胃十二指肠溃疡等内脏穿孔，也可因腹内脏器损伤、吻合口漏或腹内渗液、积液继发感染所致。引起腹膜炎的细菌以大肠杆菌最为多见，其次为厌氧杆菌、链球菌、变形杆菌等。但绝大多数情况下为混合感染。

3. 三发性腹膜炎①　这个名词描述的是这样一种情况：它发生于术后阶段的后期，临床表现为 SIRS 和 MODS(见第 6 章)，腹腔内有一些特殊的微生物(如真菌和其他一些共生菌)。通常这些细菌的毒性很低，这些细菌的出现是三发性腹膜炎的标志，并非原因。此外，这些细菌的存在还反映了该病人处于全身免疫抑制状态，在剖腹术中出现的、对所用抗生素方案有耐药性的细菌就容易乘虚而入造成二重感染。进一步的抗生素应用和手术干预都无济于事，只会导致腹腔二重感染。三发性腹膜炎的常见结局是死亡，也就是说，病人陷入了 SIRS - MODS 泥潭，表明对重症腹膜炎所采取的现代的抗生素辅助治疗措施和机械治疗措施都已经走到了尽头，病人生命已无法挽回。

匣 20-1　腹膜发生炎性渗出的病因

- 细菌感染，如：阑尾炎、结核
- 化学性损伤，如：胆汁性腹膜炎
- 缺血性损伤，如：肠管绞窄、血管闭塞
- 直接创伤，如：外科手术
- 变态反应，如：淀粉性腹膜炎

① 注：三发性腹膜炎(tertiary peritonitis)，也有翻译成第三类腹膜炎或第三期腹膜炎。这是 20 世纪 90 年代才出现的新词。我们之所以把它翻译成三发性腹膜炎，是因为在汉语里早就存在原发性腹膜炎(primary peritonitis)和继发性腹膜炎(secondary peritonitis)了。

匣 20-2 腹膜感染的路径
· 消化道穿孔，如：溃疡病穿孔、憩室穿孔 · 外来污染，如：引流管、开放手术、创伤 · 透壁性细菌易位（没有穿孔），如：炎性肠病、阑尾炎、肠管绞窄 · 女性生殖道感染，如：盆腔炎性疾病 · 血道播散（罕见），如：脓毒症

【病理生理】 当细菌或消化液进入腹腔后，一方面刺激腹膜使局部的渗出增多，渗出液中含大量吞噬细胞、抗体和纤维蛋白；另一方面周围的内脏和网膜开始包裹炎症区域。大量渗出、毒素吸收、腹胀以及全身炎症反应可影响心肺及循环功能，造成休克。腹膜炎形成后机体反应的强弱与发病的原因和病人的体质情况有关。

由阑尾炎或憩室炎等感染性疾病所致的腹膜炎为逐渐起病，初期为局部疼痛；以后症状逐渐加重，发展为全腹痛，压痛更明显，有肌紧张和腹胀。老人和小儿的腹膜炎症状可不明显，主要表现为麻痹性肠梗阻和腹胀。

胃溃疡穿孔起初是化学性腹膜炎，然后才出现感染。穿孔后溢出的胆汁、胰液及胃酸对腹膜均构成强烈的刺激，致使大量体液丢失于腹腔，犹如大面积烧伤的失液。病人在感染之前即可出现休克，甚至死亡。

胆汁性腹膜炎有其本身的特点。急性胆囊炎穿孔后溢出的感染胆汁可导致严重休克；而非感染胆汁，在无胰液和肠液外溢时，对机体影响不大。外伤性胆管破裂所造成的胆汁性腹膜炎，其临床症状似缓慢进行性腹水，仅有轻微腹痛。

血液和尿液对腹膜也构成轻微刺激。腹腔内出血所致的休克主要是低血容量，并非腹膜受刺激，但感染性尿液可引起进行性细菌性腹膜炎。

腹膜炎被控制后，常遗留有相应的纤维粘连，大多数粘连无不良后果，而部分病人可产生粘连性肠梗阻。长期以来，腹腔脓肿一直被错误地理解成继发性腹膜炎的同义词。应该认为脓肿的形成提示机体防御机制有效，是腹膜炎的一种比较好的转归。

【临床特点】

1. 腹痛 是腹膜炎最主要的症状。疼痛一般都很剧烈，不能忍受，且呈持续性。疼痛多以原发病变部位较为显著，深呼吸、咳嗽，转动身体时都可加剧疼痛，故病人不愿变动体位。

2. 恶心、呕吐 为早期出现的症状。开始时呕吐物为胃内容物。后期出现麻痹性肠梗阻时，呕吐物可为粪样肠内容物。

3. SIRS 开始时体温可以正常，之后逐渐升高。老年衰弱的病人体温不一定随病情加重而升高。当腹膜炎进入严重阶段时，常出现高烧、大汗口干、脉快、呼吸浅促等全身中毒表现。后期由于大量毒素吸收，病人则处于表情淡漠，面容憔悴，眼窝凹陷，口唇发绀，肢体冰冷，舌黄干裂，皮肤干燥，呼吸急促，脉搏细弱，体温剧升或下降，血压下降。若病情继续恶化，终因肝肾衰弱及呼吸循环衰竭而死亡。

4. 腹部体征 腹胀，腹式呼吸减弱或消失。腹部压痛、反跳痛和肌紧张；压痛以原发病变部位处最明显。肠鸣音减弱或消失。直肠指检或阴道检查有助于盆腔和妇科疾病的诊断。

匣 20-3 腹膜炎的临床特点

- 腹痛，随运动加剧
- 腹壁肌卫/肌紧张
- 直肠/阴道检查有疼痛/触痛(盆腔腹膜炎)
- 发热(可有可无)
- 脉搏加快
- 肠鸣音消失或减弱
- 后期出现“感染性休克”

【实验室与特殊检查】

1. 实验室检查　白细胞计数及中性粒细胞比例明显升高。血电解质的改变随病情而异。

2. X线检查　腹部平片示大小肠扩张伴液平。由于肠襻间积液，因此表现为肠襻增厚。空腔脏器穿孔周围无包裹时，膈下可见游离气体。

3. 特殊检查　腹腔穿刺有助于腹膜炎的诊断。在闭合性腹部损伤和老年急性腹膜炎，当症状和体征不能明确诊断时，腹腔穿刺尤具诊断价值。最常用的穿刺部位是两侧下腹部髂前上棘内上方(相当于麦氏点的部位)或脐水平线与腋前线交界点。抽出液的色泽常可用来判断病因。胃十二指肠急性穿孔抽出液为含胆汁的液体、不臭。急性阑尾炎穿孔抽出液为稀薄的脓性液、微臭。坏死性胰腺炎早期抽出液为洗肉水样的血性液，淀粉酶含量高。绞窄性肠梗阻抽出液的血性液呈暗红色、微臭。必要时可在腹腔内置管作腹腔灌洗(表 19-7)或行腹腔镜检查，这对诊断不明的闭合性腹部损伤尤其适用。CT 检查对腹腔内实质性脏器病变(如急性胰腺炎)的诊断帮助较大(图 20-2)。

匣 20-4 腹膜炎的辅助检查

- 一般有白细胞和C反应蛋白增高
- 血淀粉酶>正常值的 4 倍提示急性胰腺炎
- 腹部放射学检查偶尔有助于诊断
- 直立位胸部 X 线检查可以显示腹腔内游离气体(内脏穿孔)
- 超声/CT 检查往往具有确诊价值(游离积液、游离积气、肠襻扩张)
- 腹腔穿刺(借助或不借助超声引导)抽液送检可能有助于诊断

超声成像(US)和 CT 都可以提供清晰的解剖图像，包括脓肿的位置、大小和结构，都能为脓肿或积液的经皮引流导向。超声具有便携、价廉等优势，尤其适用于右上腹和盆腔脓肿的诊断。外科医生阅读 CT 片的机会比较多，而看超声的机会比较少。因此，外科医生愿意选择 CT，CT 可以观察整个腹部，独立地对脓肿的解剖情况进行评估，拟定理想的治疗计划。静脉增强加腔内增强 CT 还有助于对脓肿进行分类：单纯脓肿抑或复杂脓肿。

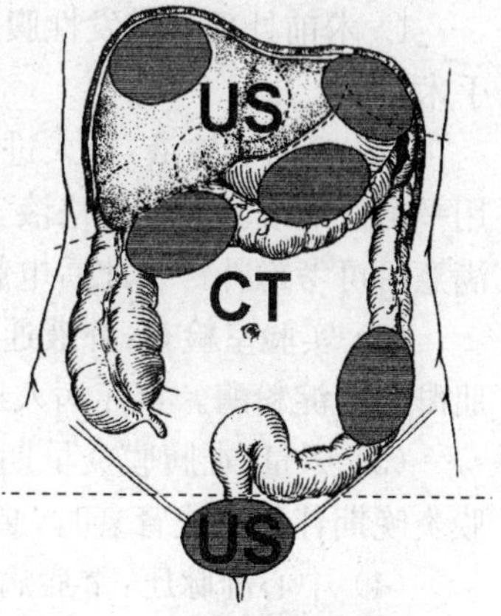

图 20-2 常见腹腔脓肿的部位及其影像诊断选择

多种影像检查(如：既做超声，又做 CT)并不能提高诊断的正确率。必须明白在手术后早期，CT 和超声扫描毫无意义，因为这两种手段都不能在脓肿形成前对无菌积液(如：残留的灌洗液)和感染积液做出鉴别。看到了积液，证实其是否感染的唯一手段是诊断性穿刺，将穿刺液送 Gram 染色和细菌培养。脓肿的 CT 特征是脓肿壁有强化、边界清晰，其内有气泡。切记：并非所有术后发现的腹腔积液都需要积极处理，一切取决于病人的临床表现。

【诊断与鉴别诊断】 根据病史、腹部体征、实验室及腹部 X 线检查，急性腹膜炎的诊断一般不困难。重要的是与有腹膜炎表现的非外科疾病相鉴别。许多非外科疾病可引起肠麻痹，酷似麻痹性肠梗阻或腹膜炎。如：肺炎，尤其是老年人的肺炎，常伴有明显肠梗阻和腹胀，其表现与缓慢进展的腹膜炎相似。膈胸膜炎也可伴有上腹痛，易与急性胆囊炎或溃疡病穿孔相混淆。

尿毒症常伴有明显肠麻痹和腹胀。但慢性肾功能衰竭的病人又容易罹患阑尾炎和溃疡病穿孔等腹内疾病，因而鉴别诊断有时极为困难，病史不详时尤其如此。仅当腹腔穿刺阳性时可明确诊断。

引起腹痛的其他非外科疾病还有胃肠炎、心肌梗死、肾盂炎、输尿管结石、异位妊娠、经间痛、卵巢囊肿蒂扭转等。

【治疗】 根据临床表现和腹腔穿刺确诊的原发性细菌性腹膜炎首选抗生素治疗。如不能排除阑尾炎或其他外科疾患，则以手术为首选。早期继发性细菌性腹膜炎首选手术处理原发病灶，如：阑尾切除术、胆囊切除术、坏疽小肠切除术或溃疡穿孔修补术，阻止腹膜炎进一步发展，并加用抗生素治疗。继发性细菌性腹膜炎若在早期行手术处理，死亡率极低。绝大多数晚期继发性细菌性腹膜炎也需要手术处理原发病灶，但术后并发症的发生率增加。极少数年迈、虚弱的病人，任何麻醉或手术均可导致死亡，唯一的希望是用抗生素和支持治疗使炎症局限，形成脓肿，待日后行手术引流。

匣 20-5 腹膜炎的一般处理

- 吸氧、纠正体液和电解质失衡
- 插入鼻-胃引流管
- 广谱抗生素治疗
- 镇痛
- 生命系统支持
- 必要时，采取外科手术，通过腹腔清理/冲洗进行病因治疗

1. 术前处理 继发性腹膜炎诊断明确后，一旦病人循环稳定、呼吸交换功能正常，即可手术。

(1) 吸氧和输液：病人进入急诊室首先应着手进行的是吸氧、胃肠减压和输液。开始可用平衡盐液或乳酸钠林格液，暂时不用钾盐，因为休克和低血容量均可影响肾功能。在尿量满意后可考虑补钾。此后电解质的输入应根据实验室检查和体液丢失情况补给。

(2) 实验室检查：补液通道建立后，应抽血测定血常规、血钾、钠、氯、二氧化碳结合力、肌酐和血淀粉酶。重症病人还应进行血气分析检查。

(3) 尿量：在腹膜炎早期和中期，不必导尿，因为导尿为细菌侵入机体开创了门户。腹膜炎晚期伴休克或肾衰时，必须留置尿管观察每小时尿量来指导补液。

(4) 中心静脉压：重症病人应置入中心静脉导管来观察中心静脉压。

(5) 止痛剂：诊断明确的病人腹痛剧烈时，可用镇痛剂。开始可用吗啡 10 mg 肌内注射，一般在术前不重复使用。也可用小剂量吗啡持续静脉泵入。

(6) 抗生素:抗生素在腹膜炎的治疗中居重要地位。诊断一经确立,即应开始启用抗生素。在取得细菌培养结果前,可根据经验选用抗生素,第三代头孢菌素足以杀死大肠杆菌而无耐药性,然后根据细菌培养及药敏结果选用抗生素。

(7) 供氧:腹膜炎病人多有代谢亢进、通气和需氧增加(高输出呼衰)。但是由于腹胀、膈肌抬高或伴肺气肿肺功能不全,结果不能满足机体的氧需,血气分析检查可以比临床更早地诊断呼衰。病人常需要吸氧、辅助呼吸,甚至气管切开来改善通气。胃肠减压常不足以改善通气,需要手术进行肠道减压来改善通气。打开腹腔、吸尽腹内渗液及扩张肠襻减压后,呼吸常明显好转。在过去,人们对严重呼吸功能不全认识不足,常将呼吸功能不全误认为腹膜炎的中毒症状。

2. 手术　腹膜炎的手术方式因原发病而异。就弥漫性腹膜炎而言,其共同处理要点是:

(1) 处理原发灶:根据原发灶选择适当的切口进腹,先处理原发灶,尽可能清除所有污染的渗液和坏死组织。腹膜表面的纤维蛋白性渗出可不必清除,因为这并不能改善存活率,在老年人反会增加死亡率。

(2) 肠道减压:肠道扩张明显时,尤其当小肠襻内含有大量液体时,应该行肠道减压。常用的方法是在小肠内置一根 Baker 管,并留置用于术后减压,或用针穿刺吸去肠液,用荷包缝闭穿刺口。

(3) 冲洗清理腹腔:如腹腔污染严重,尤其当肠内容物外溢污染时,腹腔内要用大量乳酸钠林格液或生理盐水冲洗、去除异物。最后再用含抗生素的液体冲洗。抗生素可单一应用,也可联合应用,无统一意见。关于腹腔内应用碘伏也存在争议。对机体抵抗力差、腹膜炎晚期及感染灶未完全清除的病例,术后要用抗生素溶液对腹腔进行持续灌洗。在腹内的不同部位放置 4～5 枚大口径的冲洗导管,每次将 2～3 L 温灌洗液注入腹腔,保留半小时后吸出。2～3 天后拔除冲洗管,定期对渗出液进行培养,一旦发现真菌,即加二性霉素 B 冲洗。腹腔灌洗对病人通气有妨碍时可加用气管插管或呼吸机通气。回肠造口或结肠造口的早期不主张行持续腹腔灌洗,以防残端漏。

(4) 充分引流:对绝大多数病人来说腹腔引流是不必要的、无效的、令人失望的。腹腔引流仅适用于坏死灶或感染灶未完全清除的区域以及脓肿区域。预防性引流并不能预防腹腔脓肿的形成,腹腔引流的主要指征是持续污染区或有持续污染可能的区域,如:胰腺或胆道手术后的创面或炎性病灶区。胃肠道缝合不确切可能发生漏时,可放置坑式引流持续负压吸引。晚期腹膜炎病人体质极差时,敞开切口是防止全身感染的一种有效引流方法。但在何种情况下应敞开引流,还要求术者积累经验。

术中要用塑料薄膜保护伤口,防止腹内污染的液体污染伤口。如果伤口已被严重污染,应该将皮肤和皮下组织敞开不缝。腹膜炎关腹时可用减张缝合,因为术后肠梗阻和腹胀易造成切口裂开。

3. 术后处理　术前医嘱应继续。禁食、胃肠减压、维持水和电解质平衡,用吗啡止痛。根据细菌培养和药敏及时调整抗生素的使用。

腹膜炎病人早期因体液丢失都有血液浓缩,当输液纠正低血容量后则表现为贫血,因此术中和术后应输入全血或红细胞悬液纠正之。

匣 20-6 腹膜炎的并发症

全身性并发症
- 菌血症/内毒素休克
- 支气管肺炎/呼吸衰竭
- 肾衰竭
- 骨髓抑制
- 多系统衰竭

腹部并发症
- 粘连性小肠梗阻
- 麻痹性肠梗阻
- 残余脓肿或复发脓肿
- 化脓性门静脉炎(portal pyaemia)/肝脓肿

【预防和预后】 对可能引起腹膜炎的腹腔内炎症性疾病及早进行适当的治疗是预防腹膜炎的关键。任何腹腔手术甚至包括腹腔穿刺等皆应严格执行无菌操作,肠道手术前应给予预防用抗菌素以减少腹膜炎的发生。由于诊断和治疗水平的进步,急性腹膜炎的预后已较过去改善。但延误诊断、治疗不及时及伴心、肺、肾疾病与糖尿病者预后差。

第三节 腹腔脓肿

腹腔脓肿是腹膜炎的常见并发症,也见于腹部大手术后,如:胆胰手术后漏引流不当、小的不易察觉的肠吻合口漏、腹内积血以及渗液在腹内的潜在间隙处积聚后继发感染,最终形成脓肿。组织碎片、异物、坏死组织在脓肿的形成中比单独的细菌感染更重要。

一般来讲,腹腔脓肿是多种细菌的混合感染。在继发性腹膜炎基础上形成的脓肿(如:阑尾脓肿或憩室脓肿)具有继发性腹膜炎的菌群特征,是需氧菌-厌氧菌混合感染。看起来产内毒素的兼性厌氧菌(如:大肠埃希菌)与急性腹膜炎的过程有关,而专性厌氧菌(如:脆弱类杆菌)与后期的脓肿形成有关。这两种细菌是共生关系,在脓肿形成中缺一不可,在兼性厌氧菌非致死性接种的情况下,专性厌氧菌可以增加其致死性。绝大多数内脏脓肿(如:肝脓肿和脾脓肿)都是由多种细菌引起的:需氧菌、厌氧菌、Gram 阴性菌和 Gram 阳性菌。腹膜后脓肿也是如此。原发性脓肿(如:腰大肌脓肿)一般是单一细菌所致,主要是葡萄球菌。术后腹腔脓肿的菌群特征往往与三发性腹膜炎相同,其实这就是由真菌和其他条件致病菌所致的二重感染。这些低毒细菌的出现是三发性腹膜炎的标志,并不一定是其病因,提示病人出现了全身免疫抑制。

一、膈下脓肿

在膈肌与横结肠及其系膜之间的脓肿通称为膈下脓肿(subphrenic abscess)。腹腔脓肿有半数发生于膈下,诊断和治疗都有其特殊性。目前人们对膈下脓肿的解剖定义还存在争议,从实用的观点来看,下列 7 个间隙的脓肿均称为膈下脓肿。如:右侧的右肝前上间隙和裸区、右肝前下间隙和右肝后下间隙(右肾上方);左侧的左肝上间隙、左肝前下间隙和左肝后下间隙(小网膜囊)。

【病理】 原发病可以为膈下脓肿的定位提供重要线索。阑尾炎、胆囊和十二指肠的穿孔易发生右膈下的脓肿，而胃大弯高位溃疡穿孔及脾外伤或脾脓肿易形成左膈下脓肿。

小的膈下脓肿可自行吸收。大的膈下脓肿若得不到及时的诊断和治疗，可向胸腔、支气管、心包或腹腔穿破，死亡率极高。也可穿破胃或结肠形成“自家”引流或并发消化道大出血。

【临床表现】 大多数膈下脓肿在形成中无明显临床表现，脓肿一旦形成可出现：① SIRS：持续发热、脉搏增快、乏力、衰弱、白细胞计数升高。② 局部症状：脓肿部位可有持续钝痛，膈肌运动受限。当脓肿位于肝上间隙时常伴有膈胸膜渗出。在脓肿的后期，可有肋间隙增宽、饱满和水肿尤其在靠近胸腹壁的脓肿。

X线检查对膈下脓肿的诊断极为重要。X线下发现膈下气液面、膈胸膜渗出时，对膈下脓肿有确诊价值。遗憾的是这些都是脓肿后期的X线征象。X线平片上更常见的征象是患侧膈肌运动受限、膈肌抬高及膈胸膜渗出。侧位X线片有助于判断脓肿的位置靠前还是偏后。CT和超声对绝大多数膈下脓肿具有确诊和定位价值。

肝下间隙脓肿不影响膈肌运动，也无膈胸膜渗出，因而其诊断比肝上间隙脓肿困难。

【诊断】 膈下脓肿往往需要多次体格检查、X线检查和扫描检查综合分析判断才能做出明确定位诊断。在任何腹膜感染性疾病后出现不明原因的发热，同时无切口感染及腹腔脓肿的诊断依据，此时应首先考虑膈下脓肿。

【治疗】 除了用抗生素、输液和支持治疗等一般治疗外，膈下脓肿的治疗原则是引流，方法有在超声或CT导引下经皮穿刺置管引流和切开引流两种。

切开引流有下面三种途径：

1. 位于后面的脓肿可经病侧11肋床引流（图20-3，图20-4），切口应横向，不要与肋骨平行，以免进入胸腔。也可经侧腹膜外途径进行引流，它比后路引流更简单、更直接。

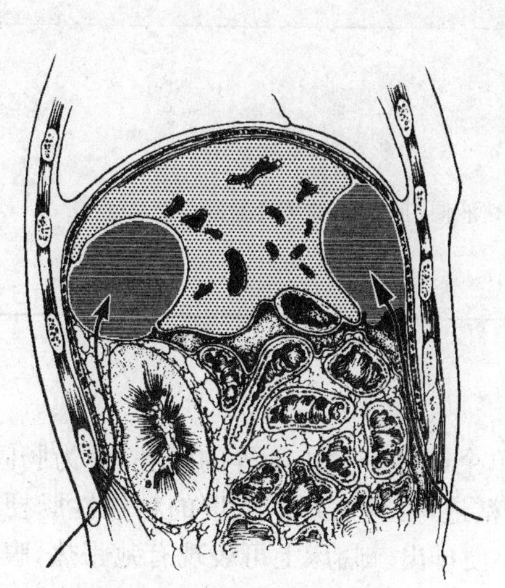
图20-3 膈下脓肿的引流途径

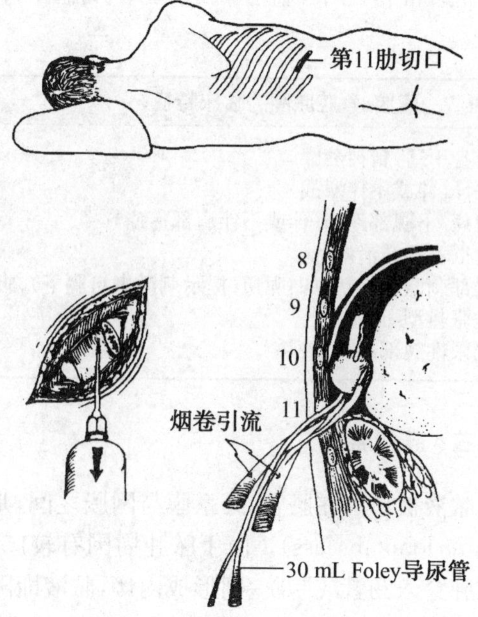

图20-4 膈下脓肿经第11肋床引流

2. 位于前面的脓肿可行肋缘下切口，切开腹横筋膜后沿腹膜外途径分离，钝性分开脓腔引流，不进入腹膜腔。

3. 膈下脓肿的引流是否进入腹腔并不重要，有些脓肿在腹膜外途径很难找到或引流不畅，此时必须行经腹腔或经胸腔引流。经胸腔引流需分期进行，先使胸膜粘连。经腹腔引流可以一期完成。

只要引流通畅，膈下脓肿的预后好。但是，有时很难保证引流通畅，尤其是右肝前上间隙和左肝后下间隙脓肿。右肝上间隙的巨大脓肿常需要一期或分二期经胸腔引流。左肝后下间隙脓肿往往需要多次手术引流，由胰腺炎造成的左肝后下间隙脓肿尤其如此。

二、盆腔脓肿

盆腔腹膜的吸收能力差，形成脓肿后全身症状较膈下脓肿轻。盆腔脓肿的诊断一般不困难。除发热外，病人还有下腹部不适、便意频数、黏液便、尿频及排尿困难等直肠或膀胱刺激症状。直肠指检可发现肛门括约肌松弛、Douglas窝触痛和饱满。位置高的盆腔脓肿，早期直肠指检可能阴性，常需要每日复查，当病人全身情况差、伴有发热和脉速时尤应注意。阴道检查、超声检查和CT均有助于盆腔脓肿的诊断。

盆腔脓肿可自行吸收消退，也可发展为更大的脓肿突入直肠前或突向阴道。腹泻提示脓肿已液化。

盆腔脓肿可经直肠切开引流，也可经阴道切开引流(图 20-5)。在切开引流前一定要行脓肿穿刺证实。脓腔内应放置软橡皮管引流数日，待全身情况改善后拔除。通常情况下，盆腔脓肿切开引流后病人恢复很快。

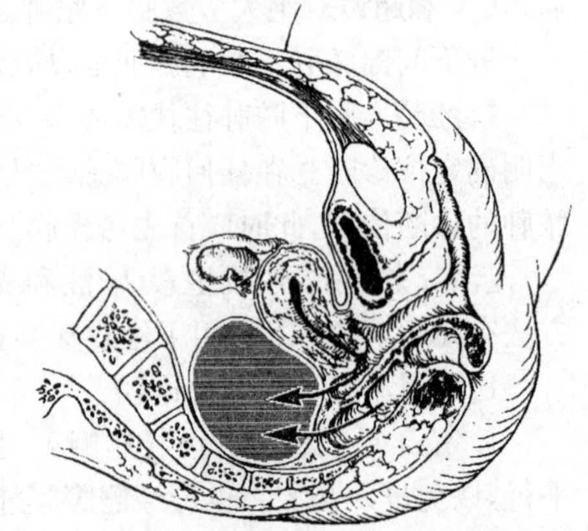

图 20-5 盆腔脓肿的引流途径

匣 20-7 腹腔/盆腔脓肿的临床特征

- 全身不适、精神萎靡
- 盗汗(伴或不伴寒战)
- 腹痛/下腹部疼痛(伴或不伴肩部疼痛)
- 食欲不振和消瘦
- 局部刺激的症状，如：呃逆(提示刺激来自膈下)，腹泻和黏液便(提示刺激来自盆腔)
- 弛张热型
- 局限性腹部触痛/肿块

三、肠间脓肿

脓液被包围在肠管、肠系膜与网膜之间，形成单个或多个大小不等的脓肿，称为肠间脓肿(interloop abscess)。由于脓肿周围有较广泛之粘连，常伴发不同程度的粘连性肠梗阻。如脓肿穿入肠管或膀胱，则形成内瘘，脓液即随大小便排出。临床上可表现有弛张热，腹胀，或不完全性肠梗阻，有时可扪及压痛之包块。B超可以查出脓腔之部位和大小、数目。确诊而保守治疗无效时，应考虑剖腹探查引流术。

复习思考题

一、医学名词和简述题

原发性腹膜炎，继发性腹膜炎，三发性腹膜炎

二、问答题

1. 试述急性腹膜炎的临床表现特点。
2. 试述急性腹膜炎的手术治疗要点。
3. 试述膈下脓肿的临床表现特点。
4. 试述膈下脓肿的引流途径。
5. 试述盆腔脓肿的引流途径。

（范 新）

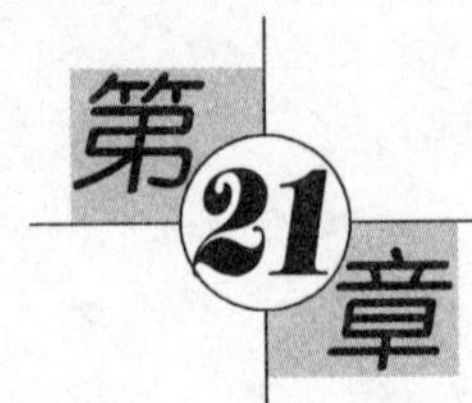

第21章 胃和十二指肠疾病

学 习 要 求

- 了解胃溃疡和十二指肠溃疡的临床表现特点。
- 熟悉胃溃疡和十二指肠溃疡的手术适应证。
- 了解胃、十二指肠溃疡急性穿孔、急性大出血、瘢痕性幽门梗阻的临床表现和诊断，掌握其治疗原则。
- 熟悉胃癌的临床表现、诊断和治疗原则。

第一节　解剖生理概要

【解剖学】

1. 位置和分部　胃是一个柔软的囊状肌性器官，位于左季肋和上腹部，可分为4个部分：贲门、胃底、胃体和胃窦（图21-1），主要功能是进行食物的消化和吸收。胃的近远端各有一个括约肌，近端括约肌又称为食管下段括约肌，位于胃和食管连接部，防止腐蚀性胃内容物反流食管，组织学上，此处的黏膜上皮由鳞状上皮移行为柱状上皮。胃远端的括约肌称为幽门。括约肌使幽门腔狭小，称幽门管，有1～3 cm长。幽门控制着胃内食物的排出，还可防止十二指肠内容反流入胃。

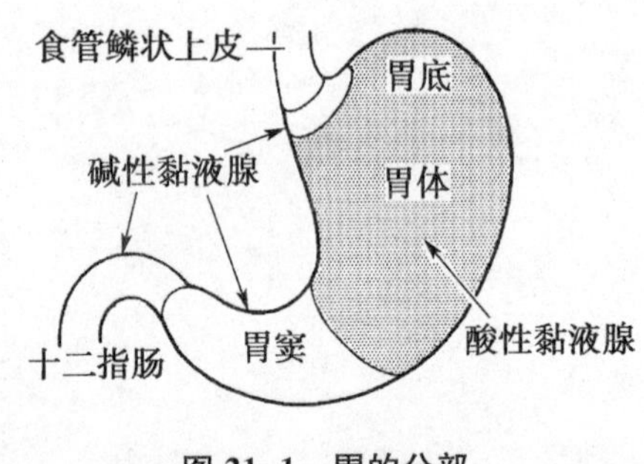

图21-1　胃的分部

来自Vater壶腹的胆汁和胰液以及来自胃的食糜汇集于十二指肠。十二指肠分四部分：球部、降部、横部和升部。全部小肠的起搏点位于十二指肠降部。

2. 血供和神经分布　胃血供很丰富。胃的动脉血供包括沿胃小弯分布的胃左动脉和胃右动脉，沿胃大弯分布的胃网膜右动脉、胃网膜左动脉和胃短动脉（图21-2）。交感神经伴动脉分布。副交感神经来自迷走神经干。迷走神经前支即左支，支配胃前壁、胆囊、胆管和肝脏；迷走神经后支即右支，支配胃后壁和中肠（胰、小肠、近侧结肠）。迷走神经前支和迷走神经后支末端均形成鸦爪形分支（Latarjet神经），支配幽门。偶尔，迷走神经右干高位还发出一小支绕过食管后方，称为Grassi罪犯神经，在高选择性迷走神经切断术中要注意识别和切断该神经，以免消化性溃疡复发。迷走神经刺激胃壁细胞分泌胃酸，控制胃的活动。

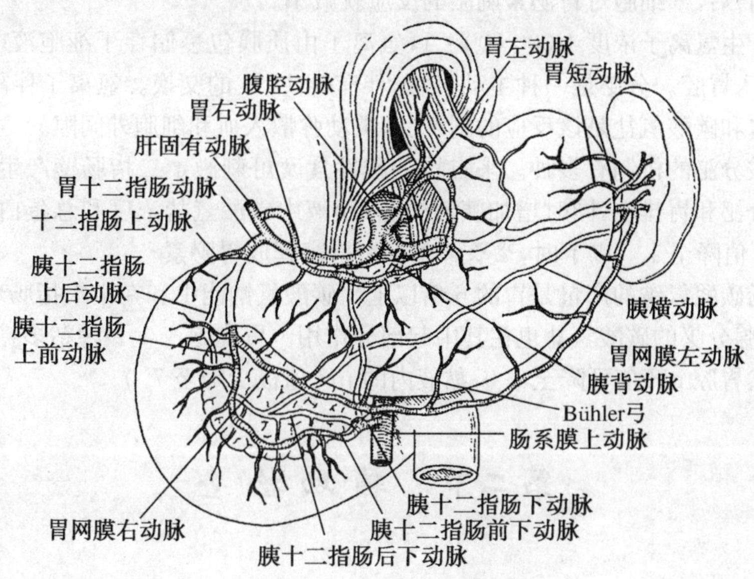

图 21-2 胃的动脉血供

Bühler 弓是位于腹腔动脉干、肝动脉或脾动脉根部与肠系膜上动脉根部之间的粗大吻合通路，人群中的出现率约为 2%。它是胚胎期腹腔纵向吻合通路的持续存在，在血管造影时很难与粗大的胰背动脉（此时的胰背动脉也是上述血管之间的吻合交通支）区别

十二指肠动脉主要来自胃十二指肠动脉，胃十二指肠动脉是肝总动脉分出的第一支，该动脉在十二指肠球部后方形成胰十二指肠动脉弓。十二指肠后壁溃疡会向十二指肠球后壁穿透，这个部位正好在胃十二指肠动脉附近，如果血管壁暴露于胃消化酶和酸之中，就可能被侵蚀而发生大出血。

3. 组织学 胃壁有 4 层：黏膜、黏膜下层、肌层和浆膜层。黏膜和黏膜下层被黏膜肌层分开，黏膜下层有丰富的血管网，提示黏膜的血供丰富。胃内有分泌黏液的细胞，但是壁细胞和主细胞仅在胃底部存在。胃的起搏点也在胃底、大弯侧胃短血管附近。

胃壁细胞产生盐酸和内因子，内因子是回肠末端吸收维生素 B_{12} 的必需因子。主细胞产生胃蛋白酶原。产生胃泌素的 G 细胞主要在胃窦部，但在十二指肠和近端小肠黏膜也有少量产生。区别胃底和胃窦最简单的方法是用伊红染色，看是否存在胃壁细胞。

【生理学】 人类是唯一在禁食状态分泌盐酸的哺乳动物，因此，有人推测十二指肠消化性溃疡是一种文明病。引起胃壁细胞分泌胃酸的 3 个刺激时相为头相（通过视、嗅、味觉刺激中枢，迷走神经兴奋，释放乙酰胆碱，调节胃酸分泌）、胃相（由胃窦扩张和氨基酸刺激胃窦，使胃窦部 G 细胞分泌胃泌素调节）和肠相（酸性食糜和小肠的扩张通过胃肠释放的肽类物质和小肠释放的组织胺调节）。

胃泌素至少有 3 类：第一种是基础胃泌素，在禁食状态可测量出，是含有 34 个氨基酸的大分子，大胃泌素半衰期长、潜力低。第二种是在受刺激状态下，释放含 17 个氨基酸的小胃泌素，半衰期短，生物活性强。第三种是“大大”胃泌素，但它的生理功能尚不清楚。

壁细胞至少有 3 种受体：胃泌素受体、胆碱受体、组织胺受体。任何一种受体与之配体结合，壁细胞就分泌盐酸，两个受体部位同时被占领时，作用就会放大（协同作用）。相反，如任何一种受体被阻断，其他受体结合部位对刺激的反应也减小。所以，迷走神经被阻断（如迷走神经切断)后,壁细胞对胃泌素刺激的反应就减小。

壁细胞产生氢离子浓度 1 000 000 ∶ 1,氢离子由质膜包裹储存于细胞液中。受到刺激时,氢离子泌入胃腔。分泌是一种主动过程,伴有钾 1 ∶ 1 的交换。氯离子伴随这个过程释放入胃腔。水和碳酸氢盐是该反应的副产品,被动弥散入血和细胞外间隙。

抑制胃酸分泌的机制有多种。来自胃的酸性食糜可刺激十二指肠壁产生促胰液素,从而抑制胃酸分泌和胃排空,同时增加胰液分泌,胰液中碳酸氢盐浓度和总蛋白含量都增加。当胃腔内 pH 值降至 1.5 以下时,生长抑素抑制胃窦释放胃泌素。

十二指肠碳酸氢钠的产量是胃的 6 倍以上。碳酸氢钠能中和在十二指肠球部存在的所有氢离子,胰腺分泌的碳酸氢盐也在其中起部分作用。胃细胞产生一种粘多糖,黏附在胃黏膜表面。虽然胃腔 pH 值可降至 1.0,黏液内的 pH 值极少降至 7.0。

第二节　辅助检查

(一) 纤维内镜

纤维内镜是上消化道辅助检查的"金标准"。早年的纤维内镜就是光导纤维的镜子(Hirschowitz①),如今最常用的纤维内镜是在镜子的头端装有一个固态摄像头。因此,内镜团队的其他人员也能看到图像,这种器械有助于取活组织检查或做介入治疗,也方便了教学和培训(匣 21-1)。

匣 21-1　胃疾病的辅助检查

- 纤维内镜是检查胃和十二指肠最敏感的,也是最常用的检查手段
- 在内镜检查时一定要注意避免发生并发症,避免遗漏重要病灶
- 轴向成像(尤其是多排 CT 轴向成像)可以用于胃癌分期,但是,它在探测肝转移灶方面不如其他手段敏感
- PET-CT 可以用于胃癌分期
- 在胃癌的"T"评估方面和十二指肠肿瘤的评估方面最敏感的方法是内镜超声检查
- 腹腔镜是探测腹膜转移灶最敏感的检查,腹腔镜超声在淋巴结转移和肝转移的评估方面最正确

对大多数胃和十二指肠疾病的评估来讲,纤维内镜比普通放射学检查更敏感,在消化性溃疡、胃炎和十二指肠炎尤其如此。在上消化道出血,内镜的地位优于任何其他辅助检查手段,并且能提供内镜治疗。在大多数情况下,只需要做内镜就能达到目的。

一般来讲,纤维内镜是一种安全的检查手段,重要的一点是操作这项检查的人员必须经过恰当培训,检查室一定要配备复苏设备。在胃镜插入过程中漫不经心和操作粗暴会造成喉和食管的穿孔。穿孔可以发生于上消化道的任何部位。内镜操作不当还会造成重大病情的漏诊,尤其对早期可治愈性胃癌病例,因为此阶段胃癌的表现往往极为细微,只要内镜医生经验不足就会遗漏。临床经验丰富的内镜医生对任何黏膜异常持有高度的警惕心态,会取多点活检。在内镜下对黏膜喷涂染料可以更好地区别正常胃黏膜与异常胃黏膜,更容易

---

① Basil I Hirschowitz(1925—2013),出生于南非。曾任美国亚拉巴马大学内科、生理学和生物物理学荣誉教授,获终身成就奖最佳年度医生。

发现小癌灶。不久之后，技术的发展使人们可以实时利用“光学活检”①来判断黏膜异常的特点。

上消化道内镜检查可以不用镇静剂，但是，如果病人需要用镇静剂的话，通常要追加地西泮剂量。对消化道出血的病人，应用镇静剂需要小心，此时，镇静剂对病人心血管的稳定性可能有很强作用。如今，上消化道内镜检查病人采用脉氧监测已经成为标准，鼻导管给氧也很常用。在检查十二指肠第二和第三段时，使用丁溴东莨菪碱可以消除十二指肠蠕动。此时的检查最好能采用侧视内镜，就像内镜逆行胆胰管造影(endoscopic retrograde cholangiopancreatography, ERCP)一样。有些病人对地西泮镇静有抵抗，尤其是那些好酒病人。这些病人增加地西泮用量无济于事，病人只会更加烦躁、意识模糊。有时，这类病人最好的办法是在完全清醒的情况下于喉头喷洒局部麻醉剂采用细口径的内镜进行检查。无论如何，身边一定要有复苏设备，包括逆转地西泮效应的药物氟马西尼。

与上消化道内镜检查有关的技术在不断更新。同时能做内镜观察和内镜超声的设备(参见下文)已经在临床上常规使用。胃和十二指肠的出血也有多种止血措施可供选用。其中包括注射各种药物、电凝、热凝和激光。这些方法比较多地用于治疗溃疡出血，不过，尚缺乏这方面的可信对照临床研究。如今，还没有良好的证据表明这种内镜止血对胃十二指肠动脉或脾动脉这样的大血管出血有效，但愿有朝一日人们有办法克服这一难题。

(二) 放射学造影

上消化道放射学检查的使用频度已经大不如前，因为对大多数胃部疾病来讲，内镜检查更敏感。在众多解剖信息(如：滑动型巨大食管裂孔疝和慢性胃扭转)的获取方面，口服造影剂CT检查也取代了上消化道造影检查。在这些疾病，内镜医生或许很难确切判断其解剖改变，也就是说，很难通过见到远端胃来判断其畸形。

(三) 超声检查

标准超声影像可以用来检查胃，但是，其敏感性不如其他检查手段。反之，内镜超声和腹腔镜超声可能是胃癌术前分期最敏感的检查手段。在内镜超声，超声探头通常安装于胃镜的头端。如今新型的装置可以通过活检通道插入，不过图像质量稍差。内镜超声下的胃壁可以大致分为5层，对肿瘤侵犯深度的评估极为精确(对“T”的判断正确率达90%)。内镜超声还可以查找肿大淋巴结，其判断正确率为80%。最后，内镜超声还可以发现轴向影像未能显示的肝转移灶。腹腔镜超声在很大程度上也是一种很敏感的影像检查手段，它是发现胃癌肝转移最敏感的方法之一。

超声的另一种用法是评估胃排空。吞入超声造影剂(有利于超声探头识别)，然后直接追踪超声造影剂的排空情况。这种技术的正确性与放射性核素胃排空检查相仿(参见下文)。

(四) CT和磁共振

CT的分辨率在不断改进，多排CT在胃部疾病(尤其是胃恶性肿瘤)检查方面的价值在

---

① 光学活检(optical biopsy)是指依据人体不同组织所特有的光学特性实时鉴别和诊断出被检组织所处的不同生理状态，包括正常组织、良性病变组织、早期癌变组织、动脉粥样硬化和组织的功能状态等，从而实现组织病理的早期诊断。光学相干断层成像的分辨率高达10 μm，对病变的观察接近组织学检查的水平，故称为光学活检。

上升。胃癌只要达到一定的大小就会出现胃壁增厚,就可以被CT检出,问题是CT在查找可治愈性小病灶方面不够敏感,在判断"T"的正确性方面远不如内镜超声。找出肿大淋巴结,并根据淋巴结的大小和形状进行判断,内镜超声在判断胃癌淋巴结转移方面可以达到比较满意的正确率。但是,像所有影像检查一样,CT检查也有其局限性。如果淋巴结不大,它就无法发现淋巴结内的镜下转移灶,反之,淋巴结也可以发生反应性增大,并非是肿瘤转移。其实,所有影像检查都存在这些问题。

CT对肝脏小转移灶的查找正在改进,一般来讲,胃癌肝转移比其他癌的肝转移(如:结肠癌肝转移)难发现。原因是胃癌转移灶与肝脏的密度相同,无法通过血管增强来区别。眼下MRI检查也无法在胃癌肝转移方面显示其优势,不过,MRI在胃癌肝转移灶的检出方面比普通CT敏感性高。

(五) CT/正电子发射断层(positron emission tomography, PET)

PET是一项功能影像技术,它依靠代谢活跃的肿瘤组织对示踪剂的摄取。最常用的示踪剂是氟脱氧葡萄糖(fluorodeoxyglucose, FDG)。这种示踪剂的半衰期短,在制备和使用中需要关注。为了体现其价值,需要将解剖信息与功能信息结合起来分析,这就是PET/CT如今普遍采用的缘由。它已经越来越多地用于胃癌和食管癌的术前分期,因为10%的拟行根治性切除手术的病人在PET/CT检查后显示有隐性转移灶,被判为外科手术不可治愈病例。PET/CT还可以用来评判胃癌和食管癌新辅助化疗是否有效,有关这方面评判的意义还在研究之中。

(六) 腹腔镜检查

如今,腹腔镜检查已经成为评估胃癌病人的成熟方法,尤其适用于腹膜种植灶的检出。腹膜种植灶很难通过其他手段发现,除非已经形成腹水或大块腹腔种植灶。对胃后壁直接侵犯的评估是腹腔镜检查的短板,需要其他检查手段来弥补,如:CT和腔内超声。通常情况下,腹腔镜需要与腹腔细胞学检查相结合,除非在腹腔镜检查后立即就安排了剖腹手术。

(七) 胃排空检查

该方法主要用于胃运动障碍性疾病的检查,尤其是胃外科手术后胃运动障碍性疾病。这种检查的原理是让病人口服放射性核素标记的液体或固体食物,用γ照相机追踪胃的排空情况。通过测定残胃内放射活性的比值进行数字化评估,液体胃排空和固体胃排空可能需要分别检查。

(八) 血管造影检查

血管造影主要用于内镜检查未能找到出血点的上消化道出血病例。对那些外科手术止血有难度或不适合采用外科止血的上消化道出血病人来讲,血管造影加治疗性栓塞还有其治疗价值。

第三节 幽门螺杆菌

在过去30年,人们证实这种微生物是许多常见胃十二指肠疾病的重要病因,如:慢性胃炎、消化性溃疡和胃癌。毫无疑问,自从Bircher于1874年首先对这种微生物做了描述后,对这种微生物进行过观察的科学家不在少数,但是,直至1980年,Warren和Marshall大胆地食入(也可能是误食)了这种微生物,成功地造成了胃炎,才满足了 Koch 假说的要求(匣 10-1)。然后,采用了根除治疗,取得了一定的成功,不过,两人还是分享了 2005 年度医学和生理学 Nobel 奖。这种微生物呈螺旋状,对生长条件的需求极为苛刻,离开胃黏膜层后在其他条件下就很难培养。

这种微生物的特征之一就是能够水解尿素,产生铵(一种强碱)。铵通过前文所述的负反馈环路促使胃窦 G 细胞释放胃泌素。这或许与消化性溃疡病人的轻度(但是,是异常)高胃泌素血症有关,胃泌素引起胃酸高分泌。人们可以利用 *H. pylori* 的专性尿素酶活性做不同的试验来测试发现该细菌的存在,包括^{13}C和^{14}C呼吸试验以及在胃活检时使用的 CLO 试验(一种商品化的尿素酶测试药盒)。这种细菌还可以采用 Giemsa 染色或 Ethin-Starey 银染通过组织学检查发现,也可以用恰当的培养基培养。血清学检查可以发现既往有 *H. pylori* 感染或目前有 *H. pylori* 感染。呼吸试验或粪抗原试验被推荐用于社区 *H. pylori* 感染的治疗前诊断。在无创试验和治疗策略中享有一席之地的是正确率稍差的基于医院的血清学试验。

H. pylori 产生的酶会破坏胃黏膜屏障,导致胃上皮炎症,它是许多相关疾病的基础。*H. pylori* 感染与慢性(B 型)胃炎的关系已经明确。有些 *H. pylori* 菌株能产生细胞毒素(主要是 Cag A 和 Vac A 蛋白),这些细胞毒素的产生似乎与这些细菌的致病性(引起胃炎、消化性溃疡和癌症的能力)有相关关系。这些细菌对胃上皮的作用是引起经典的炎症反应,涉及急性炎症细胞(如:中性粒细胞)的迁移和脱颗粒,还涉及慢性炎细胞(如:巨噬细胞和淋巴细胞)聚集。

有证据表明 *H. pylori* 感染会导致慢性胃炎,从而进展为胃溃疡。但是,眼下人们还没有搞清楚 *H. pylori* 与十二指肠溃疡之间的关系,因为这种细菌无法在正常十二指肠定殖。如前文所述,铵的产生确实会使循环中胃泌素的水平增高,并且随后的证据表明在十二指肠溃疡病人根除 *H. pylori* 能将胃酸降至正常水平。不过,胃酸分泌在正常人与十二指肠溃疡病人之间存在很大的重叠区域,*H. pylori* 相关性胃窦炎病人的胃酸水平轻度增高不足以解释十二指肠溃疡的病因。

可能的解释是在十二指肠发现的胃化生现象。胃化生是十二指肠黏膜对高酸环境的正常反应。与胃肠道其他形形色色的化生机理一样,它是黏膜对抗损害刺激采取的应对措施。虽然正常十二指肠黏膜不会被 *H. pylori* 感染,但十二指肠黏膜胃化生后就往往会被感染,这种感染导致的十二指肠黏膜炎症与胃黏膜中观察到的情况相同。其结果就是十二指肠炎,几乎可以肯定的是十二指肠炎就是十二指肠溃疡的前奏。

H. pylori 感染可能是人类最常见的感染。在人群中,这种感染的发病率随年龄上升。在许多人群中,感染率在 80%～90%并不稀罕。就全世界人口来讲,*H. pylori* 感染率可能高达 50%。大多数 *H. pylori* 感染似乎是在孩提时期获得的,这种感染的发生率与人群的社会经济地位呈负相关关系。其传播方式还不清楚。不过,这种细菌可以见于粪便中,粪-口传播似乎可能性颇大。正常情况下,在唾液和牙斑中找不到这种细菌。有证据表明,在不同的环境和不同的人群中,其感染的表现形式也可能不同。最突出的就是胃窦炎,胃窦炎在西方国家是常见病,胃窦炎起初会引起胃酸分泌增加和消化性溃疡;而胃体部的胃炎在发展中国家是常见病,它会导致胃酸减少和胃癌。

众所周知,从 1984 年起,人们已经可以用抗生素治疗 *H. pylori* 感染。由质子泵抑制剂加抗生素造成的严重胃酸减少对根除 *H. pylori* 也有效。*H. pylori* 的常用根除方案是质子泵抑制剂加两种抗生素，如：甲硝唑和阿莫西林。如果联合用克拉霉素，根除率可达90%，问题是可能会增加耐药菌株。成功根除后的再感染罕见（<0.5%），更大的临床问题是根除不彻底。眼下，人们推荐对十二指肠溃疡病人采用根除治疗，并不推荐对感染 *H. pylori* 的没有溃疡的消化不良病人或无症状病人使用根除治疗。然而，晚近的资料表明有一部分没有溃疡的消化不良病人使用根除治疗确实有效。如今，世界卫生组织将*H. pylori* 归类为 1 类致癌物，或许对胃癌风险的进一步流行病学研究会改变当下的治疗观点。

第四节 胃 炎

随着对 *H. pylori* 根除在慢性胃炎中地位的认识加深，人们对胃炎的认识已是今非昔比（匣 21-2）。

匣 21-2 胃炎

- 幽门螺杆菌（*H. pylori*）在 B 型胃炎、消化性溃疡和胃癌的发生发展中所起的作用至关重要
- 这种感染似乎主要在童年获得，其感染发生率与社会-经济地位呈反相关关系
- 联合使用质子泵抑制剂和抗生素可以根除幽门螺杆菌（特别推荐用于消化性溃疡病人），病人的根除率高达 90%，再感染少见（<0.5%）
- 侵蚀性胃炎的发生主要与非甾体类抗炎药（NSAIDs）的使用有关
- A 型胃炎是一种自身免疫性疾病，与恶性贫血和胃癌的发生有关

（一）A 型胃炎

这是一种自身免疫性疾病，病人的循环中存在针对壁细胞的抗体，从而导致壁细胞团萎缩，胃酸减少，最终无胃酸。由于内因子也由壁细胞产生，因此病人会有维生素 B12 的吸收不良，这种情况如果不治疗，就会发生恶性贫血。A 型胃炎不会累及胃窦，胃酸减少会导致胃窦 G 细胞产生高水平的胃泌素，从而形成慢性高胃泌素血症。反过来，这会导致胃体的 ECL 细胞①肥大，这种细胞不受自身免疫损害的影响。随着时间的延长，胃 ECL 细胞就会发生可见的微腺瘤，有时可以形成易辨的肿瘤结节。在极罕见的情况下，这些肿瘤可以变为恶性。A 型胃炎病人容易发生胃癌，将这种病人纳入内镜筛查项目是再适合不过了。

（二）B 型胃炎

大量流行病学数据支持 B 型胃炎与 *H. pylori* 感染相关。B 型胃炎大多累及胃窦，正是这些病人容易罹患消化性溃疡。螺杆菌相关性泛胃炎（pangastritis）也是 *H. pylori* 感染很常见的一种表现，但是，仅累及胃体的胃炎似乎与螺杆菌感染无关。有些资料表明在本病的起始阶段可能有螺杆菌参与。泛胃炎病人似乎最容易发生胃癌。

肠化生与慢性泛胃炎伴萎缩有关。虽然肠化生本身是常见情况，但是，肠化生伴异常增生者有很高的恶变率，如果发现这种情况，就应该将病人纳入内镜筛查项目。

（三）反流性胃炎

反流性胃炎的病因是肠-胃反流，在胃手术后尤为常见。其组织学特征不同于其他类型

---

① ECL 是肠嗜铬样（enterochromaffin-like）的英文首字母缩略词。

的胃炎。虽然反流性胃炎在胃手术后比较常见，偶尔也见于既往没有胃手术史的病人或既往有胆囊切除术史的病人。反流性胃炎的治疗是用胆汁螯合剂或胃动力药，这种治疗手段可以暂缓翻修手术。外科翻修手术仅用于最严重的病例。

（四）侵蚀性胃炎

侵蚀性胃炎的病因是破坏胃黏膜屏障的药物，常见病因是 NSAID 和酒精。NSAID 所致的胃炎与 1 型环氧酶(cyclo-oxygenase type 1，COX－1)受体酶的抑制有关，结果胃内具有细胞保护作用的前列腺素产生减少。NSAID 的许多利好抗炎活性是由 COX－2 介导的，使用特异性 COX－2 抑制剂就能降低这些不良作用。不过，长期使用 COX－2 抑制剂也会像其他许多 NSAID 一样，会导致心血管并发症。

（五）应激性胃炎

应激性胃炎是许多重症疾病和创伤的一种共同结局，其特点是胃浅表黏膜的血供减少。应激性胃炎虽然常见，但是得到诊断的少之又少，除非应激性溃疡继发出血，这种出血病人的治疗往往很棘手。有时，体外循环后也会发生应激性胃炎。胃应激性溃疡出血的预防比其治疗简单得多，因此，H_2 拮抗剂加或不加屏障保护剂(如：硫糖铝)已经成了重症医疗病人的常规(见第 6 章第二节)。有证据表明这些措施能减少应激性溃疡的出血发生率。

（六）Ménétrier 病

Ménétrier 病是一种罕见的癌前期疾病，其特征是胃黏膜皱襞显著肥大、黏液分泌多和低胃酸。本病的临床表现是低蛋白血症和贫血。除了行胃切除外没有其他治疗方法。本病似乎由转化生长因子 α(TGF－α)过表达所致。像表皮生长因子(EGF)一样，TGF－α 的肽也能与 EGF 受体结合。Ménétrier 病的组织学特征可以在 TGF－α 过表达的转基因小鼠得到复制。

（七）淋巴细胞性胃炎

淋巴细胞性胃炎罕见，其特征是胃黏膜有 T 细胞浸润，可能与 *H. pylori* 感染有关。其炎症类型酷似乳糜泻①或淋巴细胞性结肠炎。

（八）其他类型的胃炎

嗜酸细胞性胃炎似乎有变态反应的基础，用皮质类固醇和色甘酸盐治疗。肉芽肿性胃炎可以罕见于 Crohn 病，也可能与结核有关。获得性免疫缺陷综合征性胃炎是隐孢子虫病感染所致。蜂窝织炎性胃炎是一种罕见的胃的细菌感染，见于严重并发症的病人，通常预示病人已经濒临死亡。

第五节　消化性溃疡

消化性溃疡主要指发生在胃或十二指肠球部的慢性溃疡。胃溃疡与十二指肠溃疡在病因和治疗上有诸多不同(匣 21-3)。

---

① 乳糜泻(coeliac disease)又称腹腔病，是小肠的一种自身免疫的慢性炎性疾病，在遗传易感性病人通常由食入谷类食物中的面筋蛋白引起。

匣 21-3 消化性溃疡

- 大多数消化性溃疡是由 *H. pylori* 或 NSAIDs 引起；流行病学变化是这几种主要病因学变化的写照
- 十二指肠溃疡比胃溃疡多见，但是，两者的症状难以区别
- 胃溃疡会发生恶变，此外，溃疡型胃癌可以酷似良性溃疡
- 主要治疗手段是联合使用抑制胃酸分泌的药物和 *H. pylori* 根除治疗，如今，罕有消化性溃疡需要行择期手术治疗
- 消化性溃疡外科治疗后的远期并发症可能难以处理
- 消化性溃疡的三大常见并发症是穿孔、出血和狭窄
- 消化性溃疡穿孔的主要治疗手段是外科手术，不过，有些病人可以保守治疗

一、胃溃疡

【发病率】 胃溃疡(gastric ulcer, GU)多见于男性、年长者以及社会经济地位低下者(蓝领阶层)、O 型血、远东文化的人。十二指肠溃疡(DU)的发病率与 GU 之比为 2∶1。

【病因】 GU 的病因有多种，最关键的是胃黏膜屏障破坏。

1. 胃黏膜屏障破坏 胆汁反流入胃可损害黏膜屏障，结果胃酸扩散入黏膜并损伤黏膜，这是 GU 形成的主要因素。药物(酒精、消炎痛和水杨酸类)可损害黏膜对氢离子的屏障作用，但还无证据表明这些物质可引起 GU。

2. 幽门螺杆菌(*H. pylori*)感染 *H. pylori* 是慢性胃窦炎的主要病因。GU 大多数是在慢性胃窦炎的基础上发生的。90%～95%DU 者的胃窦部有 *H. pylori*，75%GU 者的胃窦部有 *H. pylori*。

3. 胃排空延迟与病理性高胃酸分泌 大约 80%GU 病人胃酸分泌正常或降低。GU 者与正常人相比，其基础酸和刺激酸分泌均减少，血浆胃泌素水平比正常高 1 倍。Ⅱ型和Ⅲ型 GU 多有高酸分泌。

【分型】

Ⅰ型 大多数 GU 属Ⅰ型，位于胃体部角切迹附近，该区域抗酸能力弱，在组织学上是胃体壁细胞与胃窦 G 细胞相移行的区域。

Ⅱ型 继发于 DU 的 GU，溃疡紧靠幽门，恶变率小。

Ⅲ型 位于胃窦区，系非甾体类消炎药(NSAIDs)所致。与 GU 相比，Ⅲ型溃疡更接近 DU。

Ⅳ型 这种溃疡位置高，在小弯侧贲门附近。Ⅳ型溃疡与Ⅰ型溃疡有相似之处，但手术处理不同。

【诊断】 依靠上消化道内镜检查加活检定性，上消化道钡餐检查定位。

1. 临床特点 ① GU 高峰年龄在 40～60 岁，95%位于胃小弯。② 一般表现是上腹部烧灼痛，进食或服用止酸剂后缓解的情况不一，餐后 0.5～1.5 小时后疼痛又发作，持续 1～2 小时。恶心、呕吐、上腹饱胀。③ 抗酸药物疗效不明显。④ 容易发生严重并发症(出血、穿孔、梗阻)。⑤ 约 5%GU 可发生恶变，25%的胃癌为溃疡型，GU 与溃疡恶变和溃疡型癌三者的鉴别困难。

2. 胃镜 多点活检或胃冲洗液细胞学检查可排除恶性病变。应强调当怀疑溃疡为恶性时，每次内镜检查都应对溃疡边缘取多处活检标本。即使最好的病理学家经过努力，仍会

有许多假阴性。

3. 上消化道钡透 是一种初步检查，70%的 GU 可通过上消化道钡透诊断。

4. 顽固性溃疡的诊断标准 ① 经 6～12 周内科治疗不愈；② 愈合后症状又复发；③ 治疗中复发；④ 不能耐受服药。

【治疗】 良性胃溃疡药物治疗后的复发率为 50%～60%，因此在药物治疗后 6 周必须再次行上消化道钡餐检查或胃镜检查，明确溃疡是否确已愈合。

1. 内科治疗 GU 一般首选内科治疗，但溃疡完全愈合不足 50%。即使有最好的医疗条件，GU 的不愈合率和复发率都是极高的。抗胆碱药物可以加重胃潴留，GU 病人应避免使用。

(1) 消灭 *H. pylori*：常用铋剂加甲硝唑二联治疗，常用的铋剂是次水杨酸铋，也可加用阿莫西林或四环素三联治疗。治疗时间为 2 周～2 月。

(2) 质子泵阻滞剂：通过不可逆地阻断壁细胞的 H^+-K^+-ATP 酶，使基础胃酸和刺激胃酸降低，并抑制 *H. pylori* 生长。常用奥美拉唑 20～40 mg 每日 1 次，该制剂治疗 GU 的效果不如 DU 好，服用时间宜长。

(3) 组胺(H_2)受体拮抗剂：作用是减少基础胃酸和刺激胃酸分泌，对加速溃疡愈合有显著作用，尤其对高酸或正常酸者有效。雷尼替丁 150～300 mg 每晚 1 次口服，或 50 mg 每 8 小时 1 次静脉滴注；或法莫替丁 40 mg 每晚 1 次口服。

(4) 胃黏膜细胞保护剂：如：硫糖铝，该药与胃酸作用后变成稠厚的物质覆盖于胃黏膜表面，保护胃黏膜，促使溃疡愈合，并且可中和少量胃酸，不良作用是便秘。米索前列醇是一种前列腺素 E 类似物，是细胞保护药物。

(5) 避免酒精、吸烟以及阿司匹林等胃黏膜刺激剂的使用。

(6) GU 短期内科治疗后，5 年复发率为 25%～60%，其中大多在 6 个月内复发。服用维持量(1/2 治疗量)质子泵阻滞剂或 H_2受体拮抗剂可防止复发。

2. 外科治疗 外科治疗 GU 的复发率极低，且术后并发症的发生率比 DU 术后少。

(1) 手术适应证：① 严重并发症(大出血、急性穿孔、瘢痕性幽门梗阻)者；② 严格内科治疗 6～10 周，内镜复查溃疡不愈；③ 内科治疗溃疡愈合后，继续用药，溃疡又复发者；④ 胃十二指肠复合溃疡；⑤ 直径>2.5 cm 的巨大溃疡、45 岁以上的 GU 或疑有恶变。

(2) 手术方式：① 半胃切除(切除胃远侧 50%～60%，切除溃疡)是一种经典的术式。有可能的话，胃肠重建应选 Billroth Ⅰ式，即胃十二指肠吻合术。如行胃十二指肠吻合有张力，可行 Billroth Ⅱ式胃肠重建，即胃空肠吻合术。② 迷走神经切断加胃窦切除可保留更多的胃，但术后 GU 复发率较高，主要适用于高胃酸分泌(Ⅱ型或Ⅲ型)GU。

(3) 手术死亡率为 1%，复发率低于 1%。

二、十二指肠溃疡

【病因】

1. 病理性高胃酸分泌 十二指肠溃疡(duodenal ulcer，DU)病人最显著的特点是脑相胃酸产量增加。胃泌素增多是产酸增多的原因之一。DU 病人的壁细胞对胃泌素的敏感性增加，少量的胃泌素即可使胃酸分泌达最大值。在某些病人，酸对胃泌素释放的反馈抑制作用障碍。

2. 其他　烟草、咖啡因、酒精和阿司匹林等物质与DU发病率增高有关，但还无证据表明可引起DU。此外，遗传（O型血者，尤其是唾液中无血型物质的病人容易患DU）和神经因素也与DU形成有关。

3. Zollinger-Ellison综合征　一种由胰腺胃泌素瘤所引起的顽固性DU。

【部位】 DU通常发生在胃窦与十二指肠黏膜的交界处。① 最常发生在十二指肠球部，前后壁的发生率相等。② 5%的DU位于十二指肠远侧部，称为球后溃疡。球后溃疡小、多发，与Zollinger-Ellison综合征有一定关系。③ 幽门前溃疡和幽门管溃疡在解剖位置上属胃，但发生机制和治疗上与DU相同。这种溃疡容易发生梗阻，内科治疗难以奏效，往往需要手术处理。

【诊断】

1. 临床特点　① DU好发于青壮年，多见于30岁左右的男性。与GU相比，DU平均发病年龄早10年。② 上腹痛的特点是有明显节律性、周期性，表现为饥饿痛（餐后3～4 h）和夜间痛，特点是上腹部刺痛，后壁穿透性溃疡可放射到背部。进食或服止酸剂后立即缓解。随着病情发展，缓解的时间越来越短，病人常在深夜痛醒。好发季节为秋冬季。

2. 上消化道钡透　当怀疑十二指肠溃疡时，首选该检查。但是，胃和十二指肠的表浅损害用这种检查方法难以发现。

3. 内镜　上消化道内镜检查比钡餐检查更为可靠，还可以分析 *H. pylori*，对病史典型而钡检阴性者可行胃镜检查。内镜是上消化道溃疡合并出血早期治疗最有效的工具。十二指肠腺癌的发生率很低，仅在十二指肠溃疡并有肿块时才实施活检。

4. 实验室检查　对术后复发性溃疡、内科治疗无效的病人以及疑有Zollinger-Ellison综合征的病人，应测定血胃泌素值，正常血胃泌素值低于200 pg/mL。大于300 pg/mL者，应该怀疑Zollinger-Ellison综合征。此外，静脉注射促胰液素后2、5、10、15、30、45分钟测定血清胃泌素水平。Zollinger-Ellison综合征病人血清胃泌素常升高超过基线200 pg/mL。这个试验特异性高，敏感性强。

【治疗】

1. 内科治疗　首选H_2受体拮抗剂。质子泵阻滞剂主要适用于胃食管反流和Zollinger-Ellison综合征。

(1) 避免用阿司匹林、咖啡因、酒精和烟草等物质，避免应激。

(2) 质子泵阻滞剂：治疗DU有特效。服药2～3天即可控制症状，4周时溃疡愈合率达90%以上。

(3) H_2受体拮抗剂：是治疗DU的主要药物之一。大多数DU治疗4～6周可痊愈，由于停药后复发率高，因此在溃疡愈合后仍需要用维持量。

(4) 止酸剂：可作为一种辅助措施来降低pH，促使溃疡愈合。

(5) 消灭 *H. pylori*。

2. 外科治疗

(1) 手术适应证：① 严重并发症（急性穿孔、大出血、瘢痕性幽门梗阻）者。② 难治性溃疡（正规内科治疗3个疗程溃疡仍不愈合）。③ 多年病史、频发、症重。④ 下列病人手术适应证要适当放宽：大溃疡、球部严重变形；过去有过穿孔史或反复多次大出血，而溃疡仍呈活动性。

(2) 手术方式:手术方式有多种,目的是减少胃酸。多数手术着眼于消除迷走神经性胃酸分泌,或消除胃窦的胃泌素分泌,或两者兼顾。① 迷走神经干切断加胃窦切除术,Billroth Ⅰ式或Ⅱ式胃肠吻合术(图 21-3)。远期溃疡复发率仅 2%,但 20%的病人可发生胃切除后综合征,特别是倾倒综合征和腹泻。② 迷走神经干切断加引流术后复发率为 6%~7%。迷走神经干切断后,胃和幽门的运动发生障碍,形成功能性梗阻,因此需要行幽门成形术或胃空肠吻合术等引流手术。③ 高选择性迷走神经切断,又称壁细胞性迷走神经切断术,该术式仅切断迷走神经的胃支,且保留幽门区的“鸦爪”神经(图 21-4),因此不必行引流术。优点是术后并发症发生率不足 1%,死亡率低;缺点是远期复发率达 10%~15%。

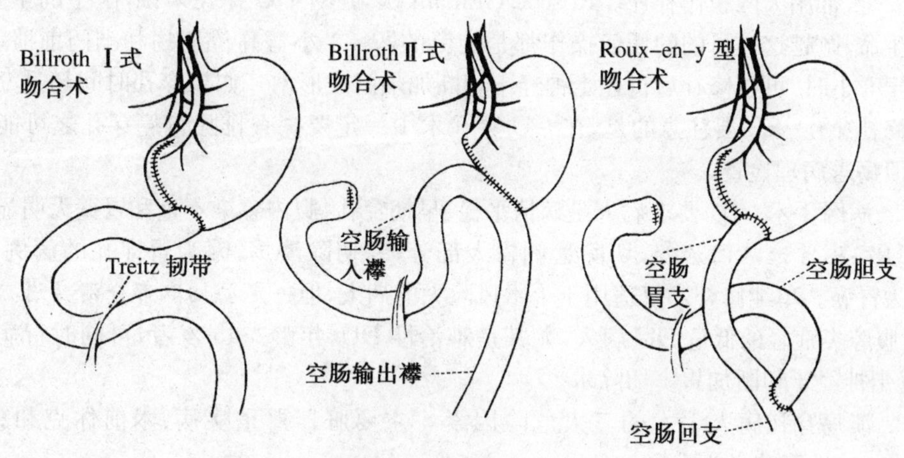

图 21-3 远端胃切除后的常用胃肠重建术式

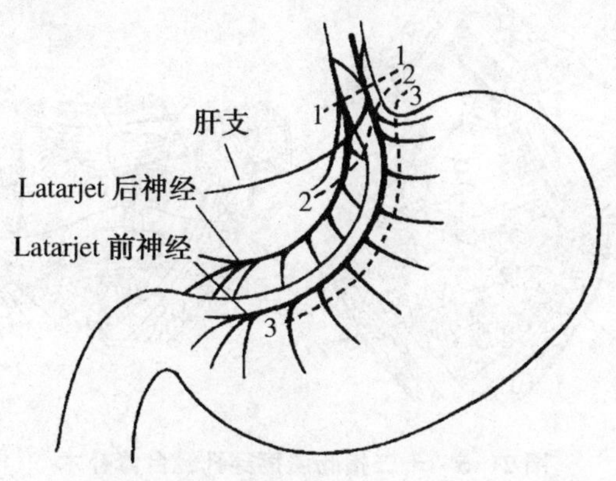

图 21-4 高选择性迷走神经切断

三、急性消化性溃疡穿孔

急性消化性溃疡穿孔是一种需要早期诊断,及时治疗的急腹症。急性消化性溃疡穿孔主要见于十二指肠前壁溃疡,GU 很少穿孔。偶尔,后壁 GU 可穿破入小网膜囊。GU 穿孔占消化性溃疡穿孔的 20%,但 GU 穿孔的死亡率达 13%~24%,因为 GU 穿孔的病人年龄大、内科夹杂症多。

【诊断】

1. 典型的症状是上腹部突然剧痛，病人可以准确记忆腹痛发作的确切时间。随即遍及全腹，疼痛向肩部放射，伴恶心、呕吐。

2. 体检发现休克（心动过速）、腹部严重压痛、反跳痛，腹肌紧张如“板状”、肝浊音界缩小或消失、肠鸣音消失。直立位胸部 X 线检查示膈下游离气体。

【治疗】 溃疡穿孔病人，如无合并有妨碍手术的其他疾病，应立即行剖腹探查。冲洗腹腔极为重要。

1. 单纯穿孔缝合修补术 ① DU 穿孔一般主张行单纯穿孔缝合修补术（图 21-5），既简单又安全，常用大网膜作补片。Roscoe Graham 认为“对 DU 穿孔来说，医生的主要责任是拯救生命，逾越这一目的的任何操作都是徒劳的”。② 小弯高位溃疡和幽门前溃疡穿孔时间少于 6 小时，可在修补后行迷走神经干切断加幽门成形术。如果穿孔时间超过 6 小时，可单纯修补穿孔。③ 要注意的是，在 GU 穿孔术中一定要探查排除胃癌穿孔之可能，并切取部分溃疡送病理检查。

2. 病因手术 ① 要求病人是病情平稳、早期穿孔、腹内感染不重和胃壁无明显水肿者。② GU 穿孔首选病因治疗，切除远侧胃大部分，并切除溃疡，因为胃穿孔的病例中 5%～22%为胃癌。单纯修补术仅适用于手术风险大的病人，但一定要切取部分溃疡送病理检查。③ 对腹腔炎症轻的低危 DU 病人，尤其是难治性 DU、年龄＞45 岁者，可同时行病因手术，如：迷走神经干切断加胃窦切除术。

3. 溃疡穿孔病人手术的三大危险因素 主要脏器严重疾病、术前休克和穿孔时间＞24 h。冲洗腹腔极为重要。

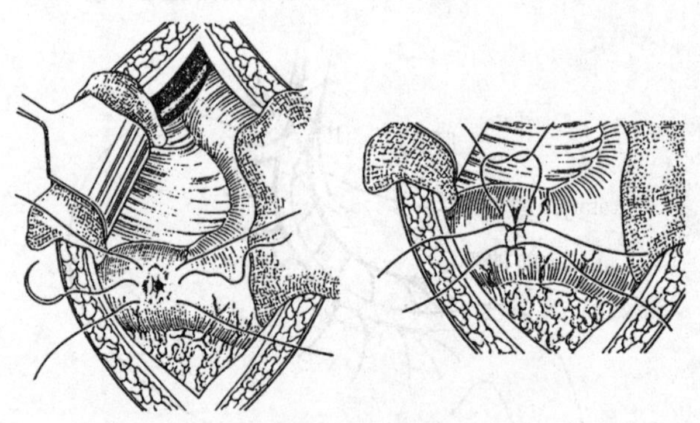

图 21-5 十二指肠溃疡穿孔缝合修补术

四、消化性溃疡大出血

有 15%～20%的消化性溃疡病人会发生出血，其中多数病例内科治疗可控制出血。大出血的定义是初始复苏输血制品 1 500 mL 以上生命体征仍不平稳者，或持续出血，24 小时输血超过 6 个单位者。消化性溃疡大出血是十二指肠后壁溃疡或小弯溃疡的主要并发症（图 21-6）。

【诊断】

1. 主要症状是急性大呕血或柏油样黑便。休克症状取决于出血的量和速度。上腹轻压痛、肠音活跃。

2. 内镜检查可明确出血部位，出血 24 小时内检查阳性率为 70％～80％。

【治疗】

1. 内科治疗　内科治疗不降低手术率和死亡率(因为大血管的出血内科治疗难以奏效，且死亡率高)。措施有：① 建立 2 个大口径的静脉通道，补充血容量、吸氧；② 止血：垂体后叶素、止酸剂每小时胃管注入、西咪替丁、电凝、激光凝血，75％有效。③ 止血 12～24 小时，饥饿时可进食；查血细胞比容和凝血指标每日 2 次，监测有无出血。

2. 内镜下止血　有些溃疡出血可通过内镜电凝止血或注射药物止血，但溃疡基底部的出血内镜止血不易奏效，多需手术处理。

3. 手术　一般用来处理大出血。

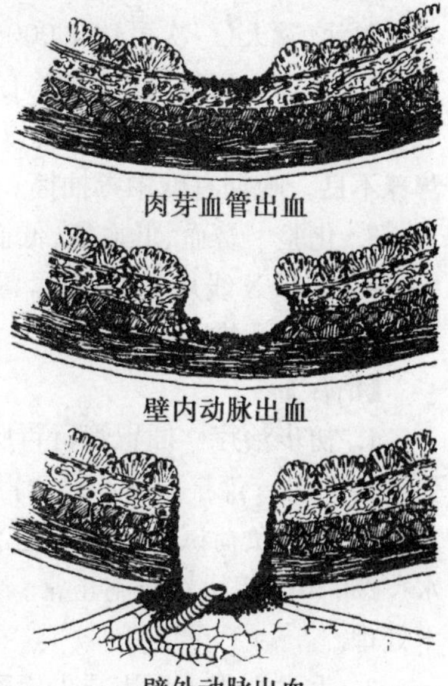

图 21-6　消化性溃疡出血的来源

(1) 手术适应证：① 出血多、猛，早期出现休克、血液动力学不稳定者；② 经 12 小时需要输血 6 个或更多单位，才能维持血液动力学稳定者；③ 不久前曾发生过类似大出血；④ 内科治疗期间发生大出血；⑤ >60 岁的老年人或伴有动脉硬化症的溃疡出血；⑥ 伴瘢痕性幽门梗阻或急性穿孔或考虑有恶变者；⑦球部后壁溃疡或小弯溃疡(附近为大血管)。

(2) 溃疡缝合结扎止血加迷走神经切断和幽门成形术：适用于 DU 出血，方法是纵形切开幽门前壁，缝合出血点；若出血仍无法控制，可解剖胃十二指肠动脉，结扎之；然后横形缝合幽门切口，此称幽门成形术或幽门增宽术；最后切断两侧迷走神经干。迷走神经干切断加胃窦切除术在重危病人也可选用。

(3) 胃切除术：适用于Ⅰ型 GU 出血，要求同时切除溃疡。Ⅱ型和Ⅲ型 GU 出血的最佳处理是迷走神经切断加胃窦切除术。

五、消化性溃疡瘢痕性幽门梗阻

大多是幽门前溃疡或幽门管溃疡瘢痕形成。急性溃疡反复发作瘢痕形成，导致胃流出道梗阻。慢性胃窦扩张维持胃泌素的释放，导致胃溃疡加重的恶性循环。瘢痕性幽门梗阻内科治疗效果差。

【诊断】　见匣 21-4。

匣 21-4　胃出口梗阻

- 胃出口梗阻最常见的病因是经久不愈的消化性溃疡和胃癌
- 低氯性碱中毒这种代谢异常通常仅见于消化性溃疡病人，治疗方法是输注生理盐水和补充氯化钾
- 内镜活检是基本检查项目，目的是判断梗阻的病因是否为癌症
- 对消化性溃疡采用积极药物治疗往往能奏效
- 对程度不太严重的良性狭窄，内镜下的扩张术或许能奏效
- 胃出口梗阻一般都需要手术处理：良性疾病做引流手术，恶性疾病做恰如其分的切除术

1. 症状　突出的症状是呕吐。特点是于傍晚或下午吐出1～2日前宿食，酸臭、无血、不含胆汁、量大（一次可达1 000～2 000 mL）。吐后自觉胃部舒适。此外，上腹有饱胀、沉重，进食后痛。以往为空腹痛、有规律。

2. 体检　发现上腹膨隆、胃蠕动波（少见），可闻及振水声。严重病人可有消瘦、脱水、营养不良。晚期有碱中毒抽搐。因盐酸大量丢失而发生低氯低钾代谢性碱中毒。

3. 化验　贫血、低血氯、低血钠、低血钾、低血 HCO_3^-，其中 Cl^- 丢失多于 Na^+ 丢失。

4. 腹部X线片　大液平，胃大而下垂。

5. 胃镜　排除新生物。

【治疗】

1. 初步治疗　插胃管行胃肠减压5～6天，解除胃扩张。输生理盐水和氯化钾以及 H_2 受体拮抗剂。营养不良者采全胃肠外营养支持。

2. 盐水负荷试验　经上述治疗3天后经胃管注入750 mL生理盐水，30分钟后若残留水＜200 mL，提示胃排空正常；若残留水＞400 mL，可先在内镜下行球囊扩张，失败者应手术处理。

3. 手术方式　采用减少胃酸产生和解决胃排空的术式，如：迷走神经干切断加胃窦切除术或迷走神经干切断加引流术。

六、胃手术后的专有并发症

胃切除后或迷走神经切断后，特别是幽门切除后，胃排空的精细调控机制受损。此外，不同的胃肠重建术式，会造成不同的胃切除术后综合征。BillrothⅡ式容易发生十二指肠或空肠梗阻、十二指肠分泌液向胃内反流；Roux-en-Y吻合的失功肠襻内细菌容易过度繁殖。评估胃的排空和运动能力的方法有上消化道造影检查和内镜检查。放射性核素示踪连续成像能更好地判断胃排空的能力。

（一）早期并发症

1. 吻合口出血　绝大多数可通过禁食、止血剂和输血输液等保守治疗而停止；仅当短期内出血＞500 mL/h，保守治疗无效或出现循环不稳者，才考虑手术止血。

2. 缝合口破裂　包括十二指肠残端破裂或胃肠吻合口破裂两种。临床表现犹如消化性溃疡急性穿孔。治疗措施是立即手术引流十二指肠残端或修补胃肠吻合口。术后纠正水、电解质紊乱，营养支持，抗感染。

3. 梗阻　分为输入襻梗阻、输出襻梗阻或吻合口梗阻3种。① 输入襻综合征见于BillrothⅡ手术后，又分为急性梗阻和慢性梗阻两种。急性梗阻多见于结肠前吻合或由于输入襻过长，在术后早期出现扭转、套叠或内疝，这是一种闭襻性肠梗阻。表现为突然上腹剧痛、发热、心率快、恶心呕吐。如输入襻有缺血，可发生血淀粉酶升高和休克，临床表现酷似急性胰腺炎。输入襻慢性不全性梗阻表现为餐后腹胀、腹痛和恶心，呕吐呈喷射性，吐出大量胆汁性液，不含食物，呕吐后症状即缓解。胃镜不能进入输入襻，CT示输入襻扩张，口服造影剂不能进入输入襻。② 输出襻梗阻呕吐物为含胆汁的食物。③ 吻合口梗阻，呕吐食物，不含胆汁。

除急性输入襻梗阻应急诊手术外，其他梗阻可先行保守治疗，保守治疗无效者应再次手术。输入襻不全梗阻的术式一般是将BillrothⅡ改成Roux-en-Y吻合引流输入襻。

4. 胃排空障碍　胃排空延迟的原因还不清楚。核素示踪研究发现，50％以上的 Roux-en-Y 胃空肠吻合病人有胃排空障碍，但是仅半数病人有症状，且大多数随时间推移而改善。可以用氯贝胆碱或甲氧氯普胺(灭吐灵)治疗。

(二) 进食后并发症

进食后并发症主要是倾倒综合征与低血糖综合征(晚期倾倒)，症状明显者占5％。

【病因】

1. 倾倒综合征　系高渗食糜进入小肠，因食物中含有大量的单糖或多糖物质(如奶制品)，使小肠内消化液积聚，结果空肠扩张、循环血量骤减。倾倒综合征的发生率与胃切除的量成正比。然而，液体迁移并不能解释与倾倒综合征相关的所有症状。5-羟色胺、神经降压素、组胺、胰高糖素、血管活性肠肽和激肽等激素物质的释放，被认为是产生这些症状的原因。生长抑素类似物阻断这些激素物质的作用，有益于症状改善。

2. 低血糖综合征　系食物过快地进入空肠，葡萄糖过快吸收，刺激胰岛素过度分泌，发生反应性低血糖，在临床上远比倾倒综合征少见。

【诊断】

1. 症状　心血管症状(剑突下不适，心悸、乏力、出汗、头晕以致虚脱)和胃肠道症状(恶心、呕吐，肠鸣和腹泻)。倾倒综合征的症状多发生在餐后5～45分钟，特别是进甜的流质后；低血糖综合征的症状多发生在餐后2～3小时，不伴有肠鸣或腹泻。

2. 体征　心动过速和血压上升。

【治疗】

1. 内科治疗　不宜进高糖饮食和高渗流质，每餐进食一些脂肪以减慢胃排空是最好的办法。进流食后平卧30～60分钟，多数病人在半年到一年内能逐渐自愈。有学者用β-受体阻滞剂(盐酸心得安10～20 mg)，饭前20分钟口服，约50％的病人有效。晚期倾倒综合征的非手术疗法包括餐后2小时进食一点甜点和花生黄油来缓解症状。极少数病人应做手术。

2. 外科治疗　目的是减慢胃排空，方法是缩小胃肠吻合口或在胃空肠之间间置一段10 cm长的逆蠕动空肠襻，或把原吻合改成 Roux-en-Y 吻合。低血糖综合征一般不必手术治疗。

(三) 远期并发症

1. 碱性反流性胃炎　碱性反流性胃炎是胃切除后最常见的并发症，占胃切除者的25％，与幽门功能丧失有关。多见于 BillrothⅡ手术后。

【临床表现】　与慢性输入襻梗阻的临床表现相似。碱性反流性胃炎三联征：① 剑突下持续烧灼痛，进食后加重，抗酸剂无效；② 胆汁性呕吐，呕吐后疼痛依旧；③ 体重减轻、虚弱。

【内镜检查】　提示胃炎(黏膜水肿、胆汁染色、萎缩和红肿)，并且可见胆汁反流入胃。胃黏膜活检示炎性变化，黏膜下血管呈螺旋状。

【治疗】　内科治疗不满意。外科方法是将 BillrothⅠ式或Ⅱ式胃肠吻合改为 Roux-en-Y 吻合，要求胃支空肠40 cm。如果前次术式是迷走神经干切断加幽门成形术，改做 Roux-en-Y 吻合时应同时加做远侧半胃切除术。80％的病人 Roux-en-Y 术后症状可缓解，但也有人出现胃排空延缓，称为 Roux-en-Y 术后滞留综合征。

2. 吸收障碍和营养不良　最常见的是巨细胞贫血(维生素 B_{12} 或叶酸缺乏)和小细胞贫血。

【发病机制】 胃容量减少、胃炎、食管炎影响摄入,胃排空过快和肠道通过过快。

【主要表现】 贫血、消瘦、乏力等,其严重程度与胃切除的量成正比。可出现钙代谢失调、骨质疏松和骨软化、缺铁性贫血(铁主要在十二指肠吸收)、巨细胞性贫血(内因子缺乏)。

【治疗】 缺铁性贫血口服硫酸亚铁很有效。

3. 残胃癌 胃切除后是否易发生残胃癌还有争论。诊断依靠X线和胃镜检查,应再次手术做根治切除术。

4. 迷走神经切断后腹泻 50%的病人会有轻泻,随时间推移,症状会改善或消失。少数病人(<1%)腹泻很重,不随时间而减缓。迷走神经切断术后腹泻的病理生理不完全清楚。抗腹泻药物有效,如可待因、地芬诺酯(苯乙哌啶)或洛派丁胺(易蒙停)。

5. 盲襻综合征 在BillrothⅡ式比Roux-en-Y术后更多见。原因是无食糜通过的肠段有大量的细菌繁殖,干扰叶酸和维生素 B_{12} 的代谢。维生素 B_{12} 缺乏可导致巨细胞性贫血。细菌过量繁殖可引起胆盐分解,导致脂肪痢,病人常有腹泻、体重减轻、虚弱和贫血。根本治疗是将原术式改为BillrothⅠ式胃肠吻合。

6. 溃疡复发 任何种类的手术都有一定的复发率。复发率最低的手术是全胃切除术,但是术后早期和晚期并发症发生率高,极少采用。另一种复发率很低的术式是迷走神经干切断加胃窦切除术(1%~2%),但术后倾倒综合征和输入/输出襻综合征发生率增加,高选择性迷走神经切断的病人复发率最高(约12%)。常见消化性溃疡复发的原因是迷走神经切除不完全,如遗漏Grassi罪犯神经。

第六节 胃 癌

胃癌是世界范围内的一大癌症死因。胃癌的预后不良,治愈率略高于5%~10%,日本是胃癌的高发地区,其治疗效果也稍好。其实,胃癌显然是一种可治愈的疾病,前提是发现时的分期合适、治疗方法得当。胃癌在淋巴结转移前罕有广泛播散,我们就有机会在其播散前治愈它。成功治愈这种病的关键在于早期诊断。遗憾的是,许多病人就医太晚,这正是该病总生存率不满意的原因。唯一能治愈胃癌的方法是外科切除(匣21-5)。

匣21-5 胃癌

- 在世界范围内,胃癌是名列前茅的癌症死因之一
- 由于胃癌在晚期才会出现临床表现,因此,胃癌的预后通常不好
- 日本的胃癌发病率高,治疗效果比较好,原因在于筛查列项和高质量的外科手术
- 胃癌的病因是多因素的;*H. pylori* 是胃远侧部胃癌的主要病因,并非近侧胃癌的主要病因
- 早期胃癌有很高的治愈率
- 胃癌可以分为肠型和弥漫型,后者预后恶劣
- 近年来,近侧胃癌的发生率已经超过远侧胃癌的发生率,并且大多为弥漫型
- 胃癌的扩散途径有淋巴道转移、血运转移、体腔种植和直接侵犯,但是,如果淋巴结未受累,远处转移就罕见
- 对可治愈病例来讲,其治疗方法是外科手术根治,第二站淋巴结(几条主要动脉干周围的淋巴结)的清除或许有其优势
- 胃癌是化疗敏感的肿瘤,化疗可以延长病人的生存时间(包括治愈性切除术后的病人和晚期胃癌无法做手术的病人)

【发病率】 从全世界范围来讲,胃癌的发病率存在巨大差异。在英国,其年发病率约为15/100 000;在美国,其年发病率为10/100 000;在东欧,为40/100 000;在日本,其发病率就高得多,年发病率约为70/100 000;在中国有些地方,其发病率是日本的2倍。这些流行病学数据表明胃癌是一种环境性疾病。一般来讲,男性比女性多见,像大多数实质性器官的恶性肿瘤一样,胃癌的发病率也随年龄而上升。

如今,在西方国家,人们发现胃癌的发病率和部位以及罹患人群发生了显著变化,但是,这些变化数据在日本并未观察到。首先,胃癌的发病率约以每年1%的速度持续下降。这种下降仅仅是胃体胃癌和远侧胃癌的发病率下降;近侧胃癌的发病率,尤其是食管-胃结合部癌症的发病率似乎略有上升。胃窦癌和胃体癌常见于社会经济地位低下的人群,而近侧胃癌似乎主要见于社会经济地位高一些的人群。近侧胃癌似乎与*H. pylori*感染的关系不大,而胃体癌和胃窦癌相反。

【病理组织类型】

1. WHO分类 乳头状腺癌、管状腺癌、低分化腺癌、黏液腺癌、印戒细胞癌、未分化癌和特殊型癌。

2. 芬兰Lauren分类 ① 肠型胃癌,分化好,局限生长;有类似结肠癌样的颗粒状结构,有弥漫性炎细胞浸润和肠上皮化生。② 弥漫型胃癌,分化差,浸润生长;有小的、均一的细胞呈细小簇状排列,在黏膜下扩散范围广,有炎细胞浸润,预后差。两者的比较见表21-1。③ 其他型。

3. Ming分类 膨胀型和浸润型。

表21-1 胃癌的Lauren分类

肠 型	弥 漫 型
环境性	家族性
胃萎缩,肠上皮化生	A型血
男性>女性	女性>男性
发病率随年龄增加	年龄较轻
有腺体结构	分化差,印戒细胞
血道播散	透壁/淋巴道播撒
微卫星不稳,APC基因突变	E-cadherin减少
p53, p16失活	p53, p16失活

【进展期胃癌的Borrmann巨检分型】(图21-7)

1. 肿块型 呈菜花状突入胃腔,表面溃疡。生长慢,向深部浸润,转移晚。此型最少见,预后佳。

2. 溃疡限局型 溃疡缘略隆起,中央凹陷,溃疡缘与正常胃黏膜分界清,易发生穿孔、出血,易向深部侵入淋巴管。此型最常见。

3. 溃疡浸润型 向周围浸润,边缘与正常胃黏膜分界不清。此型常见。

4. 弥漫浸润型 又称皮革型,肿瘤在黏膜下广泛浸润,累及胃全部或大部。胃缩小、变硬,如皮革状。分化差,转移早。

【诊断】

1. 症状 有上腹饱胀、疼痛规律改变、畏食和消瘦,贲门部胃癌可有吞咽困难。

2. 体征　几乎所有病人都有“胃癌三联征”：胃酸缺乏、大便隐血和贫血。50%的病人可扪及腹部肿物。

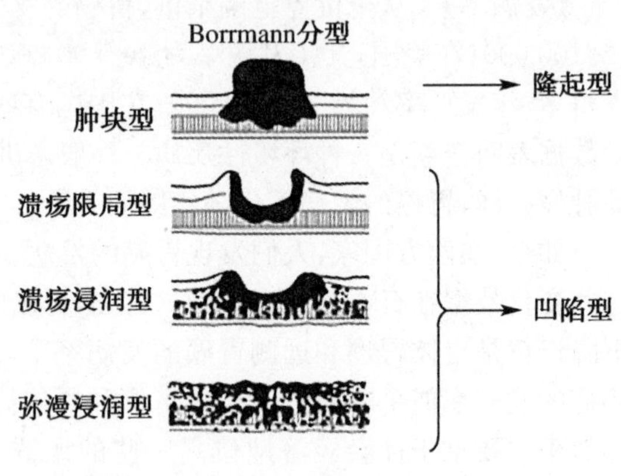

图 21-7　胃癌的 Borrmann 分型

肝转移时有肝肿大，腹膜种植可发生腹水，卵巢转移出现 Krukenburg 瘤，盆腔直肠膀胱窝种植出现 Blumer 征。

3. 确诊检查手段　诊断靠上消化道钡餐检查和上消化道内镜检查加活检。由于纤维内镜对病变的定位不如 X 线钡餐精确，对内镜诊断的小弯部的大病灶和小弯垂直部的病灶，术前一定要加做 X 线钡餐检查，以便设计手术方案。少数弥漫型胃癌在黏膜下生长，胃镜检查难以发现，应进一步行上消化道钡餐检查。

内镜超声(EUS)可进一步明确肿瘤侵犯深度，CT 可进一步了解周围脏器的侵犯与否，PET、CT 和 CXR 可了解远处转移。无论 CT、MRI 还是 EUS 都不能明确反映淋巴结转移情况。腹腔镜和腹腔镜超声可了解腹膜种植情况和肝脏内的微小转移灶。

4. 鉴别诊断　胃癌与胃溃疡、胃霉菌性溃疡、胃嗜酸性肉芽肿以及淋巴瘤术前鉴别时有困难，对术前无胃癌病理依据者，术中务必取活检，在诊断明确后再确定术式。

【胃癌的 TNM 分期】

1. 肿瘤淋巴结和转移(TNM)分类法　见表 21-2。

表 21-2　胃癌的 TNM 分类法

(1) 原发瘤(T)	
Tx	原发瘤无法评估
T0	无原发瘤证据
Tis	原位癌：上皮内瘤，未浸润黏膜固有层
T1	浸润至黏膜固有层(M)或黏膜下(SM)
T2	浸润至固有肌层(MP)或浆膜下(SS)
T3	突破浆膜，未侵及邻近结构(SE)
T4	侵及邻近结构或腔内扩展至食管、十二指肠(SI)
(2) 局部淋巴结(N)	
Nx	区域淋巴结无法评估
N0	无区域淋巴结转移
N1	1～6 枚区域淋巴结转移
N2	7～15 枚区域淋巴结转移
N3	>15 枚区域淋巴结转移
(3) 远处转移(M)	
Mx	远处转移无法评估
M0	无远处转移
M1	有远处转移，包括肝转移(H1)、腹膜转移(P1)或腹腔灌洗液脱落细胞阳性(Cy1)

续表 21-2

(4) 手术结果(R)	
D0	未完全清除第一站淋巴结
D1	清除了全部第一站淋巴结
D2	清除了全部第二站淋巴结
D3	清除了全部第三站淋巴结
R0	无肿瘤残留
R1	镜下有肿瘤残留
R2	肉眼有肿瘤残留

2. 临床组合分期　依 TNM 分类进行(见表 21-3)。

表 21-3　胃癌临床组合分期

ⅠA期	T1,N0,M0
ⅠB期	T1,N1,M0
	T2a/b,N0,M0
Ⅱ期	T1,N2,M0
	T2a/b,N1,M0
	T3,N0,M0
ⅢA期	T2a/b,N2,M0
	T3,N1,M0
	T4,N0,M0
ⅢB期	T3,N2,M0
Ⅳ期	T4,N1～3,M0
	T1～3,N3,M0
	任何 T,任何 N,M1

3. 不同位置胃癌的淋巴结分站　见表 21-4。

表 21-4　不同位置胃癌的淋巴结分站

	胃窦癌	胃体癌	胃底癌
第一站	小弯结,大弯结,幽门上结,幽门下结	小弯结,大弯结,幽门上结,幽门下结,贲门右结	小弯结,大弯结,贲门右结,贲门左结
第二站	胃左动脉旁结,肝总动脉旁结,腹腔动脉旁结,贲门右结	胃左动脉旁结,肝总动脉旁结,腹腔动脉旁结,贲门左结,脾门结,脾动脉旁结	胃左动脉旁结,肝总动脉旁结,腹腔动脉旁结,脾门结,脾动脉旁结
第三站	贲门左结,肝十二指肠韧带结,胰后结,肠系膜根结,结肠中动脉旁结,腹主动脉旁结,脾门结,脾动脉旁结	肝十二指肠韧带结,胰后结,肠系膜根结,结肠中动脉旁结,腹主动脉旁结	肝十二指肠韧带结,胰后结,肠系膜根结,结肠中动脉旁结,腹主动脉旁结

【治疗】　胃癌一经确诊,应尽早采取手术为主的综合治疗。

1. 理想的胃癌根治术　应符合 4 个条件:无远处转移、切端无癌残留(三维安全切缘——两切端和肿瘤床)、清除足够的淋巴结(D＞N)和整块切除。

2. 胃癌根治术式选择　根据肿瘤的部位、生长方式及淋巴转移位置而定(图 21-8)。一般来讲，对弥漫型癌，切端应距肿瘤上下缘各 5 cm 以上，大多需要行全胃切除术；对“肠上皮型”癌，距肿瘤缘 3 cm 已足够。

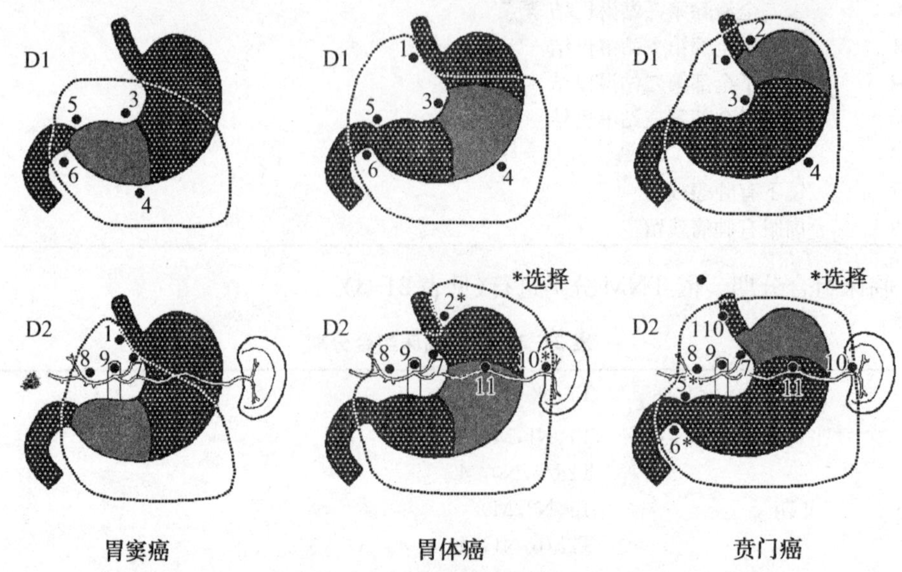

图 21-8 胃癌根治术式选择

1-贲门右淋巴结；2-贲门左淋巴结；3-小弯淋巴结；4-大弯淋巴结；5-幽门上淋巴结；6-幽门下淋巴结；7-胃左动脉旁淋巴结；8-肝总动脉旁淋巴结；9-腹腔动脉旁淋巴结；10-脾门淋巴结；11-脾动脉旁淋巴结

(1) 远端 1/3 的胃癌可行胃次全切除(肠型癌)或全胃切除(弥漫型癌)，D2 清扫要求清除 12、13 和 16 组淋巴结。

(2) 中 1/3 的胃癌均须做全胃切除术，D2 清扫要求清除包括 1～6 组和 7～11 组。全胃切除常可造成“无胃”后遗症，营养与劳动力甚难满意维持。

(3) 近侧 1/3 胃癌则要求做扩大胃切除(包括远端食管)，术中还应送快速切片，了解近切缘有无肿瘤残留。D2 清扫应包括 11～12 组。经典术式是将胰体尾和脾一并切除，但术后并发症发生率高，目前认为仅当该处淋巴结已明显阳性的才做脾切除术。

(4) 胃癌并发出血、穿孔、梗阻者，其处理按胃消化性溃疡相应部分的原则处理。

3. 淋巴结清扫　关于淋巴结清除的程度，长期存在争议。一般认为，对Ⅱ、Ⅲ期胃癌(即有早期淋巴转移)，应该清除到第二站，即取 D2 术式。这就需要切除大量淋巴结，使清除的淋巴结数远大于淋巴结阳性数，从而使“淋巴结商”<0.2。对未超出黏膜的早期胃癌，D1 术式已足够。淋巴转移超出第二站者被看做全身转移。

4. 姑息手术　胃癌有梗阻或出血时，可行姑息性切除术。晚期胃癌伴幽门梗阻无法姑息性切除者，可行姑息性旁路手术或仅做营养性空肠造瘘；伴出血者可试行胃癌周围血管结扎。胃癌姑息切除不能延长生存时间，但可改善生存质量。因梗阻行姑息性旁路手术者术后梗阻的解除率低于 50%。姑息化疗加支持治疗可改善生存质量，略延长生存时间。

5. 辅助治疗　治愈性切除后，是否需要辅助治疗仍有争论。

(1) 新辅助治疗：新辅助化疗对生存率的影响还未有明确结论。有一点是肯定的，即原来在剖腹或腹腔镜检查时无法切除的肿瘤经新辅助治疗后可缩小降期，10%～50%变得可以完全切除。常用 EAP 方案：依托泊苷 60～70 mg/m^2 加 0.9%氯化钠注射液 250 mL，静脉滴注,第 4～6 天;阿霉素 20～25 mg/mm^2 加 0.9%氯化钠注射液 40 mL,静脉推注,第 1、8 天;顺铂 20～25 mg/m^2 加 0.9%氯化钠注射液 500 mL,静脉滴注,第 1～3 天;维生素 B_6 300 mg 加 5%葡萄糖注射液 500 mL,静脉滴注,第 1～3 天;隔 4 周可重复 1 次。对可切除的胃癌来说,术前化疗与一期切除相比,生存率相仿,因此,对这些病人无需常规做术前化疗。

(2) 辅助化疗:胃癌术后化疗的疗效各家意见不一,与用药的方案、时机和肿瘤的生物学特性有关。对分化差的胃癌应该用全身性辅助化疗。术后全身性辅助化疗方案有 EAP 方案、FAM 方案和 TFP 方案。

【依据术前分期的胃癌规范化治疗】

1. 胃癌ⅠA 期(黏膜癌)　D0 切除即可。

2. 胃癌ⅠB 期(黏膜下癌)、Ⅱ期和可能ⅢA 期　应行 D2 根治术,达到原发瘤和淋巴引流区域 R0 切除。

3. 胃癌ⅢB 期和可能ⅣA 期(局部晚期,无远处转移)　外科手段已不可能达到 R0 切除,可以考虑用新辅助化疗。

4. 胃癌Ⅳ期(伴远处转移)　手术仅仅是姑息治疗,手术指征是梗阻和出血。此外可考虑姑息化疗。

迄今为止,在所有对人实体癌的研究都未发现淋巴结清扫能延长生存期,因此肿瘤外科医生必须明了"广泛的淋巴结清扫不会增加生存率"。理智的外科医生不应追求广泛淋巴清扫。胃癌根治后严重的并发症和死亡率大多是由于胰体尾切除和脾切除所致,况且这种清扫并不能增加生存。

只要有淋巴结转移,胃癌术后 10 年生存率<4%。尽管淋巴结清扫的疗效并不好,但外科仍强调清扫。

【预后】　一般较差,主要取决于肿瘤在胃壁侵犯的深度、有无区域淋巴结转移以及有无远处转移。肿瘤未突破浆膜且区域淋巴结无转移者,5 年生存率为 70%。若肿瘤已突破外膜或已有区域淋巴结转移,5 年生存率为 40%。

第七节　胃　息　肉

许多疾病都可以表现为胃息肉。最重要的一点是胃息肉其实可能就是早期胃癌。因此,活检是必需的。胃息肉最常见的类型是化生(metaplastic)。这与 *H. pylori* 感染有关,在清除 *H. pylori* 后自然会消退。炎性息肉也比较常见。对胃底腺息肉需要特别重视。这种息肉似乎与质子泵抑制剂的使用有关,也可以见于家族性息肉病病人。上述这几种息肉样病灶都没有恶变倾向。真性腺瘤具有恶变倾向,应该切除之。不过,真性息肉仅占息肉样病灶的 10%。在恶性贫血病人可以见到起源于 ECL 细胞胃的类癌,这种癌大多表现为小息肉。

第八节　胃肠间质瘤

胃肠间质瘤(gastrointestinal stromal tumours, GISTs)可以见于胃肠道的任何部位,其中 50%发生在胃。以前所谓的平滑肌瘤和平滑肌肉瘤,在今天看来都称为 GIST,GIST 有特殊的表型，容易辨认。这些肿瘤起源于间充质，男女发病率相同。胃 GIST 无一例外地伴有酪氨酸激酶 c-kit 癌基因突变，对酪氨酸激酶拮抗剂伊马替尼敏感，客观反应率为 80%。c-kit 外显子 11 突变的肿瘤对该药尤其敏感。这类肿瘤的生物学行为无法预料，然而，其大小和有丝分裂指数是转移的最佳预测指标。最常见的转移部位是腹膜和肝脏，但很少会发生淋巴结转移。

胃 GIST 的发病率不详，因为小的胃肿瘤或许发生率很高，只是人们未察觉罢了。临床上发觉的胃 GIST 远比胃癌少见。GIST 约占胃肠肿瘤的 1%～3%。

许多间质瘤被发现的唯一原因是覆盖于肿瘤表面的黏膜出现了溃疡，结果发生了出血，或在做内窥镜检查时偶尔被发现。由于覆盖在肿瘤表面的是正常黏膜，内镜下的活检可能得不出任何信息，除非肿瘤有破溃。内镜超声引导下的靶向活检有助于诊断。体积大的 GIST 可以出现一些非特异性症状，许多情况下，最初印象往往是胃癌。

由于 GIST 的生物学行为难以预测，最佳预测指标就是肿瘤大小。直径在 5 cm 以上的肿瘤就应该考虑存在转移的可能性。如果切除不难，外科切除应该是其主要治疗方式。小一些的肿瘤可以采用楔形切除，然而，人们对无症状的在内镜检查时偶尔发现的微小肿瘤其恰当的处理方法还无定论。大一些的肿瘤可能需要行胃切除或十二指肠切除，但不必行淋巴结清扫。需要行多脏器切除的大肿瘤最好能在手术前用 3～6 个月的伊马替尼，这大多能使肿瘤显著缩小，大大减少肿瘤的血供。对已经切除的、转移可能性很大的大肿瘤来讲，伊马替尼辅助治疗或许应该继续，但没有定论。

在伊马替尼化疗问世后，晚期转移性 GIST 的预后得到了极大的改善，但是，转移灶的切除，尤其是肝转移灶的切除，依旧占据重要地位。

复习思考题

一、医学名词和简述题

BillrothⅠ式胃大部分切除术，BillrothⅡ式胃大部分切除术，高选择性胃迷走神经切断术，选择性胃迷走神经切断术，倾倒综合征，低血糖综合征，残胃癌，碱性反流性胃炎，Krukenberg 瘤

二、问答题

1. 试述十二指肠溃疡外科治疗的适应证。
2. 试述胃溃疡外科治疗的适应证。
3. 试述胃十二指肠溃疡急性穿孔的典型临床表现。
4. 胃十二指肠溃疡大出血手术治疗的指征有哪些?
5. 胃十二指肠溃疡瘢痕性幽门梗阻需与哪些疾病作鉴别诊断。
6. 试述碱性反流性胃炎的典型临床表现。
7. BillrothⅡ式胃大部分切除术后，吻合口梗阻与慢性输入襻梗阻有何区别? 与输出襻梗阻有何区别?
8. 试述胃癌的 Borrmann 分类。

（王宝偲）

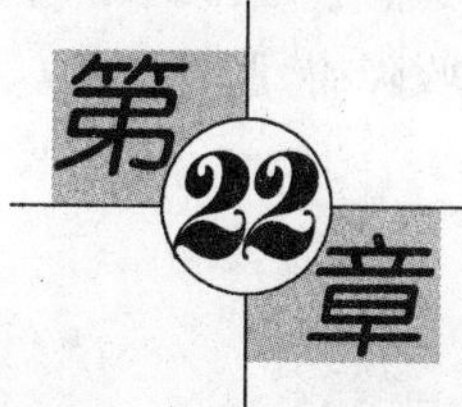

第22章 小肠疾病

学习要求

- 掌握肠梗阻的病因、分类、病理和病理生理,熟悉其临床表现、诊断和治疗原则。
- 熟悉肠系膜血管缺血性疾病的临床表现、诊断和治疗原则。

第一节 解剖生理概要

【解剖学】 小肠起自幽门,至于盲肠,全长约3 m,其中十二指肠0.3 m、空肠1.1 m,回肠1.6 m。十二指肠位于腹膜后,从幽门至Treitz韧带。空肠(占近段40%)和回肠(占远段60%)位于腹膜内。小肠的长度与人体身高成比例,空回肠的长度约为人身高的160%。小肠血供主要来自肠系膜上动脉的空回肠分支。

小肠壁分黏膜、黏膜下层、肌层和浆膜。黏膜主要由柱状上皮和杯状细胞组成,各种营养物质通过黏膜进行吸收。小肠有许多指状突起的纤毛,纤毛上被覆着黏膜,因此小肠的吸收面积达500 m^2。小肠黏膜细胞增生很活跃,其寿命为5天。黏膜下层是最坚固的一层,在肠吻合时,该层承受着吻合口张力。该层内含神经、Meissner神经丛、血管、纤维组织和弹力组织。肌层分为外层的纵肌和内层的环肌,在这两层肌肉之间有神经节细胞Auerbach神经丛。浆膜在胚胎期起源于腹膜。

空肠、回肠在解剖上的区别点(图22-1):空肠的直径大、肠壁厚、黏膜皱襞呈环状,空肠肠系膜中含脂肪较少,因而肠系膜呈半透明状。回肠黏膜下有Peyer集合淋巴小结,淋巴小结越近回肠末端越密集。空肠的肠系膜动脉只有1~2级血管弓,从血管上发出长的直血管直接抵达肠管壁缘。回肠系膜有多级血管弓达肠壁,因此直血管较短。

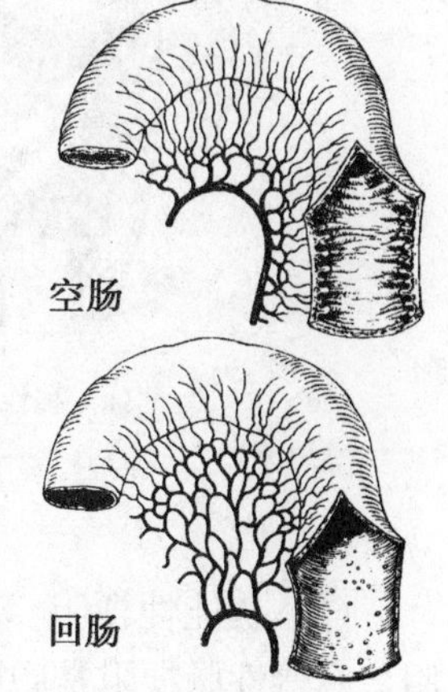

图22-1 空、回肠在解剖上的区别点

【生理学】 小肠的主要功能是转运和消化吸收食物,其次还有屏障、免疫(小肠是产生Ig A的主要场所)和内分泌等功能。进食后小肠有往返和推进两种运动。往返运动有利于食物与消化液混合,有利于食物与肠黏膜接触吸收。推进运动使食物向远端推进。禁食时,从十二指肠开始,每75~90分钟产生一次收缩,这种收缩有利于前餐摄入食物的排空。副交感神经兴奋增强小肠收缩,而交感神经抑制这一过程。每天进入小肠的食物、水以及胃、肝、胰的分泌液达9 L,除

1～2 L 入大肠外，其余均被吸收入体内；小肠也是维生素、脂肪、蛋白、碳水化合物和电解质的主要吸收场所。维生素 B_{12} 和胆汁仅在末端回肠吸收。末端回肠切除短于 100 cm 者，易发生胆汁性水泻；切除超过 100 cm 者，则出现脂肪和脂溶性维生素吸收障碍、脂性腹泻。

第二节 肠 梗 阻

一、概论

肠内容物不能正常运行或通过发生障碍称为肠梗阻(intestinal obstruction)。

【病因和分类】 在世界范围内，小肠梗阻最常见的病因是疝。大多数引起小肠梗阻的疝位于腹壁(如:腹股沟疝和切口疝)，偶尔是内疝。这些疝可以是先天性的，也可以是后天的(手术造成系膜缺损)。在欧美国家，小肠梗阻最常见的原因是术后肠粘连。

1. 根据梗阻发生的基本原因分类

(1) 机械性(mechanical)肠梗阻：系各种原因所致的肠腔狭小(匣 22-1)(图 22-2)，临床上最常见。

匣 22-1 机械性肠梗阻的三大原因

- 外来压迫：如腹内巨大肿瘤或脓肿、疝环口嵌顿、粘连带、肠套叠、肠扭转等。外压性梗阻最容易发展成绞窄性肠梗阻，若不及时治疗，可迅速发展并致命。
- 肠腔堵塞：如粪块、肿瘤、结石(粪石、胆石)、蛔虫团等。
- 肠壁本身病变或损伤：如癌症、先天性肠隔膜(蹼)或肠闭锁、炎性缩窄(Crohn 病、憩室炎、溃疡性结肠炎和结核等)、放射性损伤、其他创伤或子宫内膜异位症。

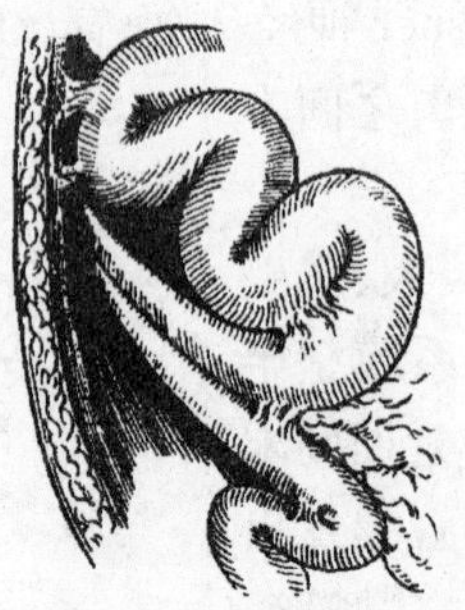

(a) 粘连牵扯肠管成角

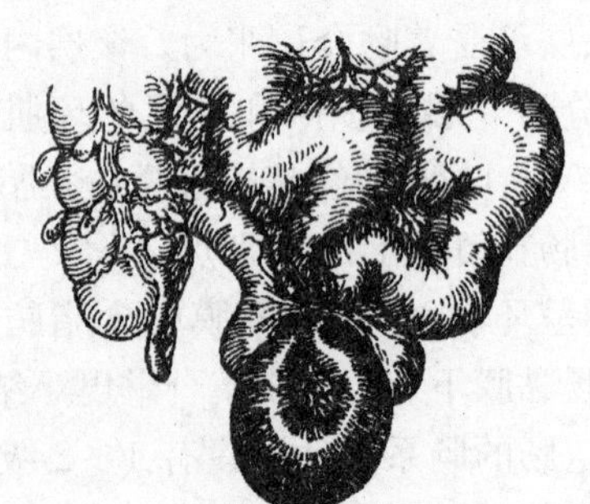

(b) 粘连带压迫肠管

图 22-2 肠粘连造成的成角和内疝

(2) 功能性梗阻：系神经功能失调出现肠蠕动异常，分为麻痹性肠梗阻和痉挛性肠梗阻。麻痹性肠梗阻是肠肌的蠕动减弱，见于腹腔手术后、腹腔感染、腹腔炎症、腹膜后血肿、后腹膜分离的手术，或神经根受压，或有严重电解质紊乱(如低钾血症)，以及阿片类药物、拟交感药、副交感阻断药。痉挛性肠梗阻是肠肌强烈、不协调收缩，为暂时性，见于铅中毒。

(3) 缺血性肠梗阻：肠管血供障碍致肠麻痹，见于肠系膜血管血栓形成或栓塞。

2. 根据肠壁血供有无障碍分类

(1) 单纯性肠梗阻:仅有肠内容通过障碍,无缺血或穿孔等并发症。

(2) 绞窄性肠梗阻:指梗阻肠襻的血供明显障碍,原因有血管受压(肠扭转)、血管阻塞(肠系膜血管血栓形成或栓塞),或长时间单纯性梗阻肠壁小血管受压或微血栓形成。绞窄形成后,由于肠襻血供会受影响,自然会威胁其活力(匣 22-2)。

匣 22-2 绞窄的原因

- 外来压迫:疝环口、粘连/索带
- 血流阻断:扭转、套叠
- 肠腔内压增加:闭襻性梗阻
- 原发性绞窄:肠系膜血管梗死

外来压迫最先受影响的是静脉回流,然后才是动脉血供。结果毛细血管压力增高导致肠壁肿胀、血管内的液体和红细胞丢失于肠管壁内和肠腔外。一旦动脉血供受损,就会发生出血性梗死。肠襻活力受损就会有大量厌氧菌及其毒素易位,进入全身。与腹外疝绞窄相比,腹腔内肠绞窄的并发症要严重得多,因为疝囊的吸收面积比较小。

绞窄所致的并发症发生率和死亡率取决于病人的年龄和绞窄的范围。在绞窄性腹外疝,绞窄的肠襻比较短,血液和体液丢失也比较少。如果受累的肠襻比较广泛,血液和体液的大量丢失就会引起周围循环衰竭。

3. 根据梗阻部位分类 可以分为高位小肠梗阻、低位小肠梗阻和结肠梗阻。结肠梗阻时,回盲瓣仍然完好,肠内容继续进入梗阻区,不能返回,使盲肠极度扩张,若不及时治疗,盲肠可发生破裂、穿孔。闭襻性肠梗阻是指梗阻肠襻的两端均不通,见于肠扭转和结肠梗阻。闭襻性肠梗阻易发生绞窄。

4. 根据肠腔通畅程度分类 可分为完全性肠梗阻和不完全性肠梗阻。

5. 根据发病缓急分类 可分为急性梗阻(发病时间为几小时或几天,发展迅速,易发生绞窄)和慢性梗阻(病程较长,伴营养不良、便秘和慢性病的其他体征,不易发生绞窄)。

【病理和病理生理】

1. 局部改变 肠梗阻后肠腔内开始积气积液。症状和并发症的发生取决于肠腔的容积变化、细菌增殖情况以及肠道运动功能和血液灌注状态的变化。

只要是机械性肠梗阻,无论其病因为何、是否为急性发作,梗阻近侧肠襻都是扩张的,运动功能有改变。梗阻远侧的肠襻蠕动和吸收功能正常,直至排空,在排空后处于不运动的收缩状态。起初,为了克服梗阻,近侧肠襻的蠕动增强;梗阻位置越低,蠕动越强。如果梗阻未能解除,肠襻就开始扩张,蠕动的强度也逐渐减弱,最终是肠肌松弛和麻痹。这是一种自身保护现象,可以避免因肠腔内压增加造成血管损害。

导致梗阻近侧肠襻扩张的因素是气体和液体两种。

(1) 肠腔积气:X线平片上见到的肠腔积气,80%为咽下之气体。气体中氮气占70%,氧气占10%~20%,二氧化碳占6%~9%,氢为1%,甲烷为1%,硫化氢为1%~10%。急性腹痛和紧张的病人咽入气体更多。胃肠减压可阻止气体进入远端肠腔。

(2) 肠腔积液:无论是开襻性还是闭襻性肠梗阻,梗阻近侧肠襻内都有各种消化液。在梗阻形成后,体液就在肠壁内积聚,肠腔就会有过多分泌液,与此同时,肠襻的吸收能力减弱。病人发生水和电解质丢失的原因如下：① 口服减少；② 肠道吸收减弱；③ 呕吐丢失；④ 肠襻内积聚。

(3) 肠内菌群：正常的胃和近侧肠腔几乎不含细菌，主要为 Gram 阳性需氧菌，与口咽部的菌群相仿；回肠和结肠内有 Gram 阴性需氧菌，但主要为厌氧菌。正常人每克粪便中的细菌量达 10^{11}。菌群的控制主要取决于肠道运动功能是否完善以及肠内细菌之间的交互作用。用抗生素和手术重建消化道后，部分肠段内有淤滞，都可影响肠内生态平衡。肠内细菌的功能有：① 代谢粪甾醇，释出短链脂肪酸。短链脂肪酸是结肠细胞的重要能量来源。② 代谢胆汁酸、脂溶性维生素和维生素 B_{12}。③ 分解复杂的碳水化合物和有机物，产生二氧化碳、氢和甲烷等气体。

(4) 肠血流改变：肠梗阻时微血管的变化在液体跨黏膜向肠腔转移的流体力学梯度中起重要作用。在肠腔高压下，肠的总血流量增加。肠内容经酶解使肠内的渗透压上升。由于肠黏膜的分泌增多，吸收减少，加上肠血流动力学变化和肠内渗透压变化，有利于细胞外液进入肠腔，结果肠腔压力增加，细菌侵入肠壁，炎症导致肠壁水肿，使肠黏膜血流受损。

(5) 肠的运动：肠梗阻不仅仅是肠内容物向远端的通过发生障碍，梗阻肠腔内积聚的气体和液体还可引起梗阻近侧和远侧肠襻肠肌电功能的改变。梗阻发生后梗阻肠襻本身就会扩张，此称感受性松弛。感受性松弛的作用是有利于缓解因肠腔内积气积液造成的压力增加，不至于使肠黏膜血流受损。在梗阻开始时，肠肌电活性和蠕动增加，一段时间后肠肌电活性减弱，似消化间期的肠肌电活性，其作用也是缓解肠内增加的压力。

2. 肠梗阻的并发症

(1) 闭襻性肠梗阻：闭襻性肠梗阻是指肠襻的两端都有梗阻点，会很快发生并发症。闭襻性肠梗阻的典型代表是右侧结肠恶性肿瘤造成的肠腔狭窄，同时回盲瓣功能完好(高达 1/3 病例)。此时，扩张的结肠无法将肠内容挤入小肠获得减压，结果肠腔内压增加，此时盲肠承受的压力最高，最终血供发生损害。如果梗阻依旧未能解除，就会发生坏死和穿孔。许多绞窄性肠梗阻都是闭襻性肠梗阻。与非闭襻性肠梗阻不同，闭襻性肠梗阻不存在近侧肠襻的早期扩张。当绞窄性肠梗阻临近坏疽时，肠系膜静脉内的逆向血栓形成会导致绞窄肠段两侧肠襻的扩张。

(2) 开襻性肠梗阻：开襻性肠梗阻发生并发症的速度比闭襻性肠梗阻慢。近侧空肠的开襻性肠梗阻在呕吐后常可得到减压，其特点是由于胃液、胰液和胆汁的大量丢失，病人易发生脱水、代谢性碱中毒、低氯血症、低钾血症和低钠血症。远侧回肠的开襻性肠梗阻的特点是缓慢的进行性的小肠扩张，肠肌电活性的适应性变化，水电紊乱轻。空肠末段和回肠上段开襻性肠梗阻既有呕吐造成的体液丢失，也有腹胀和肠壁血供受损。

【临床表现】

1. 症状

(1) 腹痛：最早出现的症状是腹痛，大多突然发生、剧烈。腹痛的特点是阵发性绞痛，通常位于脐部(小肠)或者下腹部(大肠)。梗阻部位越高，疼痛频率越高。腹痛的发生与肠蠕动同步。随着腹胀逐渐加重，腹部绞痛被轻度的持续性弥漫性腹痛所取代。

严重腹痛提示存在绞窄。在术后单纯性机械性肠梗阻，腹痛可能不是一项有意义的症状，而麻痹性肠梗阻病人大多没有腹痛。

(2) 呕吐：梗阻部位越远，腹痛发作和恶心呕吐发作的间歇时间就越长。随着梗阻的进展，由于肠道细菌生长，吐出物的特性会逐渐从部分消化的食物变为粪样物。吐出咖啡样物或血性物提示绞窄性肠梗阻。

(3) 腹胀：高位梗阻，一般无腹胀，可有胃型。低位梗阻腹胀出现迟，有肠型。结肠梗阻腹胀出现早。不均匀腹胀提示绞窄性肠梗阻。

(4) 停止肛门排气、排便：停止肛门排气、排便可以分为绝对(也就是说，既无排便，也无排气)和相对(仅有排气)。绝对停止排便是完全肠梗阻的主要征象。有些病人在肠梗阻发作后依旧会有排气或排便，原因是梗阻远侧肠腔内容物的排出。肠梗阻病人停止肛门排气、排便这一规律不适用于Richter疝、胆囊结石性肠梗阻、肠系膜血管闭塞、盆腔脓肿所致梗阻和不全性肠梗阻(粪块嵌顿/结肠肿瘤)。不全性肠梗阻病人往往有腹泻。

(5) 其他表现：缺水、低钾血症和发热。

2. 体格检查

(1) 全身情况：单纯性肠梗阻可发生水、电和酸碱紊乱。绞窄性肠梗阻可发生休克，表现为T、P、R、BP的改变。

(2) 腹部：望诊腹部膨隆、肠蠕动波、肠型提示机械性肠梗阻；不均匀性腹胀提示肠扭转或内疝；均匀性腹胀提示麻痹性肠梗阻。触诊：压痛提示单纯性肠梗阻；腹膜刺激征提示绞窄性肠梗阻；扪及痛性包块提示绞窄性肠梗阻；索条状肿块提示蛔虫性肠梗阻。叩诊：移动性浊音提示腹内有渗液。听诊：肠音亢进提示机械性肠梗阻；肠音消失提示麻痹性肠梗阻。

(3) 直肠指检：扪及肿块提示肿瘤或肠套叠的套头；血迹提示肠套叠或绞窄。

3. 实验室检查　单纯性肠梗阻晚期，白细胞计数增加；血液浓缩后，红细胞计数增加，血细胞比容增加，尿比重增高。绞窄性肠梗阻早期即有白细胞计数增加。水、电解质紊乱时可伴K^+、Na^+、Cl^-、CO_2CP改变。磷酸肌酸激酶(CPK)测定对肠绞窄的诊断有一定意义。

4. X线　立位平片和卧位平片在肠梗阻的诊断中都同样具有重要价值(匣22-3)。在梗阻3～5小时后立位平片可见到梗阻近端多个气液平及扩胀的肠襻，梗阻远端肠内无气体。小肠直径大于3 cm、近端结肠大于8～10 cm、乙状结肠大于4～6 cm时，称肠扩胀。肠梗阻X线征、胆树内气体加右下腹不透光结石影是*胆石性肠梗阻X线三联征*。肠梗阻，尤其当有坏疽、穿孔可能时，一般不做钡灌肠检查，因为污染的钡剂溢入腹腔会造成难治性腹膜炎。结肠梗阻和肠套叠时低压钡灌肠可提高确诊率。闭襻性肠梗阻时气体难以进入闭锁肠襻内，因此在梗阻早期很难从X线片上识别。

匣22-3　各种肠梗阻的X线平片特征

- 小肠梗阻的X线特征通常是位于腹中部的直的肠段，横行走向。结肠内见不到气体
- 空肠梗阻的X线特征是环状黏膜皱襞完全横贯肠襻的宽，间隔规律，呈"手风琴"征、"青鱼骨刺"征或"阶梯"状
- Wangensteen对远端回肠梗阻的X线特征一语中的——无特征
- 盲肠梗阻的X线特征是在右下腹见到盲肠扩张的特征性改变——圆形气影
- 大肠梗阻(盲肠除外)的X线特征是见到结肠袋——其皱襞与空肠的环状皱襞不同，结肠袋皱襞的间隔不规则，不贯通肠襻的横径，皱襞影相互也不对齐

在肠梗阻，*液平比气体影出现迟*，因为梗阻的肠襻在早期有吸收消化液的功能。正常成人腹部X线片上可见到两个不恒定的液平——分别位于十二指肠球部和末端回肠。在小于

1岁的婴儿,腹部X线片上见到小肠有数枚液平可以看作生理现象。这个年龄组患儿出现肠梗阻时,很难从腹部X线片上将大肠与小肠区别开来,因为前述成人肠梗阻的X线特征在这个年龄组的儿童不存在,也不可靠。

随着梗阻的进展,液平变得越来越明显,越来越多,其实,此时肠麻痹已经形成。当液平很明显时,梗阻已经处于晚期。在小肠,液平的数目与梗阻的程度和梗阻的部位有直接相关关系,液平越多,梗阻部位越远。

相反,低位结肠梗阻往往没有小肠液平,除非到了晚期,而在回盲瓣功能不全时高位结肠梗阻会有小肠液平。结肠梗阻一般都会表现为盲肠大量积气。要用限量水溶性造影剂灌肠来鉴别大肠梗阻与假性肠梗阻。在急性梗阻时,禁止用钡剂造影,一旦发生穿孔,它可能会危及病人生命。

嵌顿的异物也可以在腹部X线片上见到。在胆石性肠梗阻,可以见到胆管树内积气,25%的病例可以见到结石影(通常在右下腹)。

值得注意的是,在麻痹性肠梗阻和假性肠梗阻也可以见到小肠和大肠的积气和液平。但是,麻痹性肠梗阻一般可以依据临床情况做出诊断,而假性肠梗阻则需要通过X线片来确诊。液平也可以见于非梗阻情况,如:炎性肠病、急性胰腺炎和腹内化脓性感染。

【诊断】 在肠梗阻的诊断中必须尽快查明下面几个问题:① 疼痛的症状与体征是否符合;② 腹痛的症状和体征发生的迅猛程度(几分钟、几小时、更长);③ 病人有无缺水、电解质改变或pH改变;④ 梗阻是否为完全性;⑤ 单纯性梗阻抑或绞窄性梗阻。临床和实验室检查很容易回答前3个问题,回答后2个问题则要求密切观察、反复核查病情数小时甚至数日,在这方面,腹部影像检查可提供帮助。

在病史采集和体格检查中,重要的是过去腹部手术史、腹痛的性质(绞痛、阵发性痛抑或持续性痛)、腹胀情况和肠音情况。此外,诊断中必须辨明下列问题。

1. 有无梗阻 根据症状(痛、吐、胀、闭)、腹部体征(波、型、响)及X线(积气、液平)可诊断。

2. 机械性梗阻抑或麻痹性梗阻 麻痹性梗阻见于腹膜炎、腹部手术后、腹部损伤出血后,病人无阵发性绞痛,早期即有均匀性腹胀、肠音低,X线上表现为大、小肠均扩张。

3. 单纯性梗阻抑或绞窄性梗阻 这是肠梗阻诊断中最重要的问题。一般来讲,不完全性肠梗阻和无发热、无心动过速、无腹膜刺激征、无白细胞计数增加的完全性肠梗阻很少有绞窄。这四大征象出现1项时,绞窄性梗阻的风险为7%;4项全部出现,风险为67%。匣22-4中的情况应考虑绞窄性梗阻。

匣 22-4 肠绞窄的临床特征

- 休克或SIRS:腹痛的早期出现休克,一般抗休克治疗无效,体温高,脉率>100/min,白细胞计数增加,血淀粉酶升高,代谢性酸中毒
- 持续性腹痛、触痛和肌紧张
- 腹胀不对称,可扪及固定痛性肿物
- 血性液:呕吐物、大便、腹穿液中或指检时发现血性液
- 影像检查:X线平片示扩张肠襻不随时间改变、空回肠转位、假肿瘤影(肠内有液体无气体)、黏膜水肿、肠壁增厚、肠壁积气。CT示梗阻处"鸟嘴样"狭窄,肠系膜水肿或血管充血,肠壁中度或重度增厚和肠壁积气,腹腔积液。超声示腹水多,肠襻扩张、无蠕动

4. 梗阻部位　见匣 22-5。

匣 22-5　不同部位肠梗阻的特征
· 高位小肠梗阻的特点是早期就有呕吐，很快就出现严重脱水。腹胀轻微，腹部 X 线平片几乎见不到液平 · 低位小肠梗阻的主要特点是腹痛伴中腹部腹胀。呕吐出现迟。腹部 X 线平片示中腹部多个液平 · 大肠梗阻的特点是早期就有腹胀而且严重，腹痛轻微，呕吐和脱水发生迟，腹部 X 线平片示近侧结肠和盲肠扩张

5. 完全性抑或不全性　机械性肠梗阻病人有肛门排气，或腹部平片示结肠和直肠内含气体，提示不全性肠梗阻或完全性肠梗阻早期。

6. 梗阻原因　可根据年龄、病史和体征做出判断。如：新生儿以肠道先天性畸形多见；婴幼儿以肠套叠和疝多见；儿童以蛔虫性梗阻多见；青年以粘连性梗阻、疝及肠扭转多见；老年人则以肿瘤多见。小肠梗阻病因中 60% 为术后肠粘连，20% 为嵌顿性疝，其他原因有 Crohn 病、肠套叠、肠扭转和肠肿瘤。肠扭转可很快发生坏死、穿孔，很少有前驱临床表现。

【治疗】　肠梗阻的诊断和治疗主要根据临床征象。原则是解除梗阻、治疗缺水、酸中毒、感染和休克等并发症。小肠机械性梗阻，尤其是高位小肠梗阻，一般应尽早手术："请在你的班上把手术做掉，不要留给下一班医生！"要强调的是，当临床征象已经提示绞窄性梗阻时，则不必费时做影像检查，应迅速进行体液复苏并将病人送手术室手术。当临床征象或 X 线平片已经提示单纯性完全性梗阻时，就应该尽早手术探查。

1. 一般治疗　所有疑诊为肠梗阻的病人都应禁食，先输入乳酸钠林格液，同时测定血电解质和 pH，优先纠正水、电解质失衡(匣 22-6)。对起病急骤伴缺水者应置入尿管观察尿量。对有心、肺、肾疾病者，应置入 Swan-Ganz 管指导输液，置入鼻胃管进行胃减压，禁用强导泻剂，禁用强镇痛剂。

匣 22-6　急性肠梗阻治疗的三大措施
· 胃肠引流(减压)：可以用单腔 Ryle 管(不带进气管)，也可以是双腔 Salem 管(带进气管) · 优先纠正水和电解质失衡：合理的液体通常是乳酸钠林格液或生理盐水 · 解除梗阻：大多数机械性肠梗阻都需要外科手术处理，但是，只要没有绞窄征象或闭襻性肠梗阻证据，外科手术就应该等到血容量补足后进行 注：在外科手术解除梗阻前，前两大措施不可或缺，也是术后的主要举措。有一部分病人，尤其是粘连性肠梗阻，使用前两大措施可能足矣

2. 非手术治疗　非手术治疗主要适用于麻痹性肠梗阻和部分单纯性肠梗阻病人，如：粘连、蛔虫、粪块和结核，其他类型的肠梗阻非手术治疗一般无效。治疗方法有针灸、颠簸、麻油 200 mL 经胃管注入、低压灌肠和解痉剂。

3. 手术治疗　手术治疗的适应证是绞窄性梗阻(紧急手术，匣 22-7)、闭襻性梗阻或极度扩张的结肠梗阻(尽早手术)和非手术治疗无效或恶化的单纯性梗阻。对有手术适应证者要尽早手术，切勿坐失良机。外科界有一句耳熟能详的老话："在急性肠梗阻未解除的病例，万勿等到'太阳升起或落山'时。"[①]请恪守这句古训，除非有确凿的理由推迟手术。这类病

① 这句话的含义是：请你不要把病人交给下一班的值班医生，在你的班上把事情解决掉！

例包括粘连性肠梗阻(尽管放射学检查一直有梗阻证据,但是病人没有腹部疼痛或触痛)。在这种情况下,保守治疗可以长达 72 小时,以祈其自行缓解。围术期要用覆盖 Gram 阴性菌和厌氧菌的抗生素,降低术后切口和腹腔内感染的发生率。

匣 22-7 早期手术适应证

- 腹外疝造成的肠梗阻
- 临床上怀疑有肠管绞窄
- "处女腹"肠梗阻

手术原则:① 去除病因:松解粘连,解除疝环压迫,扭转复位,取蛔虫,切除病变肠管(肿瘤、坏死、狭窄)。② 排尽梗阻近侧肠道内的积气积液,减少毒物吸收。③ 恢复肠道通畅,修补腹壁缺损。④ 腹腔清洗、引流。⑤ 对肠切除后可能发生短肠综合征的病人,可将"坏死"的肠管放入腹腔,待 24 小时后再次探查,此时往往有部分"坏死"的肠管恢复了活力。

术中评估的着眼点应该放在:

(1) 梗阻的部位:最好的办法是先找到盲肠对盲肠进行评估。如果盲肠萎瘪,梗阻位置就在小肠,可以仔细逆向寻找病灶。盲肠扩张则提示大肠梗阻。为了能见到梗阻病因,就需要仔细将扩张的小肠移出腹腔,用温盐水纱布遮盖保护起来。如果梗阻肠襻扩张严重影响显露、肠管壁活力已经受影响或扩张的肠襻会影响关腹,就需要切开肠襻减压。肠襻切开减压所带来的获益需要与肠内容物外溢引起的感染性并发症风险进行权衡。肠管减压的常用方法是先在浆肌层预置一根荷包缝线,然后插入 Savage 减压装置。如果有一根在位的大口径鼻-胃管,也可以轻轻将小肠内容物逆向挤入胃内吸出。所有去除的液体都应该正确计量,适当补充之。

(2) 梗阻的性质:至于应该采用何种术式则取决于梗阻的病因——粘连松解(肠粘连松解术)、切除、旁路或近侧减压。

(3) 肠襻的活力:梗阻解除后,要仔细评估受累肠管的活力。临床指标是肠壁色泽、肠系膜血管搏动、蠕动和切缘出血情况,但这些指标受低血容量和体温影响。虽然显而易见的坏死肠襻很容易辨别,但是,许多病例肠襻的活力很难确定。如果存在疑问,就应该将这段肠襻用温盐水纱布包起来等待 10 分钟,改善其氧合,然后再评估。要仔细观察肠系膜血管的状态以及毗邻动脉弓的搏动情况。虽然如此,即使动脉搏动满意,也会发生非闭塞性血管功能障碍(non-occlusive vascular insufficiency)。在左右为难的病例,可以切除显然已经坏死的肠襻后,将活力可疑肠襻的两断端提出来做造瘘。这种做法不仅安全,还使得肠襻活力的动态评估成为可能。如果未实施肠切除或肠襻存在多个缺血区域(肠系膜血管闭塞),可能就需要在 24～48 小时后行再次剖腹查看。

一定要特别注意梗阻肠襻两端的卡压部位。如果对该部位的活力存在疑虑,就应该采用浆肌层缝合将该部位包埋,然后用大网膜覆盖之。

对肠系膜上动脉闭塞所致的大段肠坏死,其外科处理取决于病人的总预后指标。如果病人是老年人,从十二指肠-空肠曲至右侧结肠的小肠都发生了坏死,这种病人就可能无法救治。而对年龄轻、有可能采用长期静脉营养和小肠移植的病人,就可以考虑采用比较积极的策略。

只要做了小肠切除,就应该记录切除的确切部位、切除肠襻的长度和残余小肠的长度。

二、粘连和索带性肠梗阻

1. 粘连　在我国，粘连和索带是小肠梗阻最常见的病因，占小肠梗阻的一半以上。然而，在术后早期，机械性梗阻可能很难与麻痹性梗阻鉴别。

【病因】 腹膜受到任何刺激都会在局部产生纤维蛋白，纤维蛋白会造成接触面之间的相互粘连。早期的纤维蛋白性粘连在病因去除后会吸收消失，否则，就会有血管长入，被成熟的纤维组织所取代。减少粘连形成的手段参见匣 22-8。

匣 22-8　肠粘连的预防

- 良好的外科手术操作技巧
- 用生理盐水洗去腹腔内的血凝块等物质
- 尽可能减少纱布与腹膜的接触
- 将吻合口和损伤的腹膜面盖起来

人们尝试过多种物质放入腹腔用于预防粘连形成，包括透明质酸酶、氢化可的松、硅酮、右旋糖酐、聚乙烯吡咯烷酮(polyvinylpropylene，PVP)、软骨素和链霉素、抗凝剂、抗组织胺制剂、非甾体类抗炎药和链激酶。如今，没有哪种单一用药显示出令人刮目相看的效果。粘连可以分为早期(纤维蛋白性)和后期(纤维组织性)，还可以根据其发生原因分类。从实用的角度来看，只存在两种粘连："容易处理的"脆弱粘连和"难以处理的"致密粘连。导致肠梗阻的术后粘连一般都是低位小肠粘连，这种情况最常见的初次手术都为阑尾炎手术和妇科手术，并且是早期干预的适应证。

2. 索带　罪魁祸首通常只有一根索带。这根索带可以是：① 先天性的，如：闭塞的卵黄管(Meckel 系带)；② 继发于细菌性腹膜炎的弦样索带；③ 大网膜的一部分(通常与腹壁粘连)。

【治疗】 80%的小肠粘连性梗阻非手术治疗有效，是否采取手术治疗取决于病人的临床表现，因此一定要对病人做动态评估。对不完全性梗阻、单纯性梗阻或广泛粘连者可先采用保守方案，但不应该超过 72 小时。一般习用沿原切口进腹，切口的一端应超过原切口瘢痕上方或下方 2 cm，先从无瘢痕处切开腹膜进入腹腔，这有利于避开粘连进入腹腔，进腹后分离粘连的策略是"先易后难"，只处理"罪恶之源"(匣 22-9)。

匣 22-9　粘连性肠梗阻的治疗原则

- 只要没有绞窄的征象，先采取保守治疗；但是，保守治疗的时间一般不要超过 72 小时
- 腹内往往有多处粘连，外科手术的要点是仅离断造成梗阻的那处粘连，剩余的粘连留着不动(松解这些粘连只会招致进一步的粘连)，尽可能少地做解剖和分离
- 覆盖浆膜的破损处；将活力可疑的肠壁做内翻缝合埋入或切除
- 在慢性肠梗阻病例，腹腔镜下的粘连松解术或许有其一席之地

75%的术后早期粘连性肠梗阻保守治疗有效，这种梗阻一般不会发生绞窄，因此如无特殊情况，应尽可能选观察保守治疗。但对腹痛突然发生，短时间内肠音由正常或亢进发展至消失者，或观察中有绞窄征象出现者，应尽早手术。

复发性粘连性肠梗阻的术式有：① 仅做再次松解粘连(肠粘连松解术)；② 肠排列术(图 22-3)。

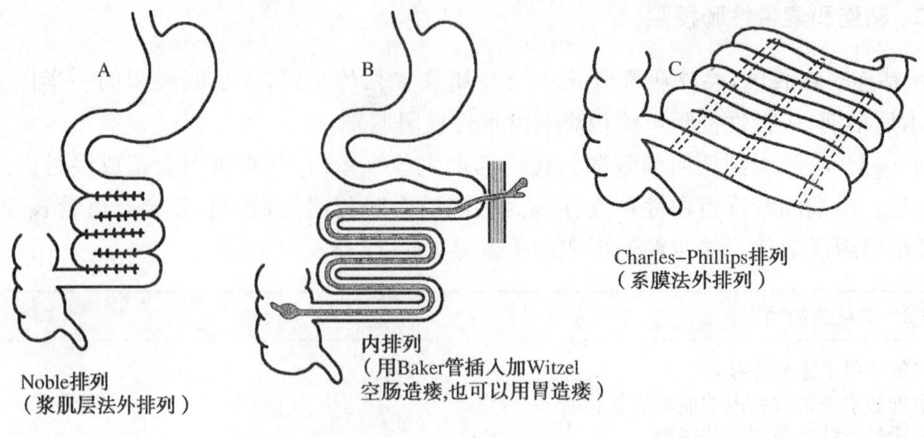

图 22-3 肠排列的 3 种方法

三、内疝

内疝是指小肠襻被卡在腹膜后的隐窝中或先天性肠系膜的缺损中。形成内疝的潜在位置如下：Winslow 孔、肠系膜的缺损、横结肠系膜缺损（图 22-4）、阔韧带缺损、先天性或后天性膈疝、腹膜后十二指肠隐窝（左侧十二指肠旁隐窝和右侧十二指肠-空肠隐窝）、腹膜后盲肠/阑尾隐窝（上隐窝、下隐窝和盲肠后隐窝）、乙状结肠间隐窝。

如果没有粘连，一般很少会发生内疝，术前诊断也很困难。疝的标准治疗方法是通过切开解除缩窄因素。但是，在 Winslow 孔、肠系膜缺损或十二指肠旁/十二指肠-空肠隐窝嵌顿疝，就不能用切开法解除缩窄，因为此时构成缩窄环边缘的是大血管。在这种情况下，应该用污染最小的方法对扩张的肠襻进行减压后使其还纳复位。

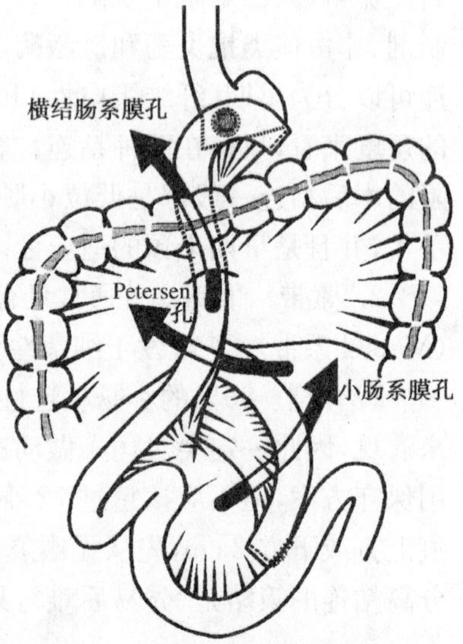

图 22-4 结肠后胃-空肠 Roux-en-Y 吻合术后形成的 3 个缺损

四、结肠系膜疝

结肠系膜疝（mesocolic hernias）又称十二指肠旁疝（paraduodenal hernias）。结肠系膜疝是一种罕见的先天性疝，是小肠向结肠系膜后疝出。原因是中肠旋转失常，分为右侧结肠系膜疝和左侧结肠系膜疝。75%的结肠系膜疝发生于左侧。

最常见的临床表现是小肠梗阻症状，可以急性，也可以慢性起病。钡餐检查示小肠集中在左侧腹或右侧腹。增强 CT 示肠系膜血管移位。

（一）右侧结肠系膜疝

右侧结肠系膜疝的形成是动脉前的中肠肠襻未能绕肠系膜上动脉旋转，结果，大部分小肠依旧位于肠系膜上动脉右侧。与此同时，盲肠和近侧结肠向右侧的逆时针旋转以及与后腹膜的固定照常进行，结果小肠被裹入右侧结肠的系膜后方，即右侧结肠的系膜构成了疝囊的前壁，回结肠血管、右结肠血管和横结肠血管都走行于疝囊前壁中，肠系膜上动脉沿疝囊颈的内下缘走行。

右侧结肠系膜疝的手术方式是沿右侧结肠外侧剪开腹膜反折，把盲肠和右半结肠翻向左侧，肠道的位置按胚胎期未旋转的中肠(动脉前中肠和动脉后中肠)放置。不要切开疝囊颈，以免损伤肠系膜上血管，也不可能使疝出的小肠回纳。

(二) 左侧结肠系膜疝

左侧结肠系膜疝是小肠在肠系膜下静脉与后腹壁之间疝出，降结肠系膜构成疝囊的前壁，肠系膜下动脉和下静脉都走行于疝囊前壁中。

左侧结肠系膜疝的手术方式是沿肠系膜下静脉右侧剪开后腹膜与后腹壁的附着，在肠系膜下静脉下方回纳疝出的小肠。最后，将静脉旁的腹膜与后腹壁缝合，关闭疝囊颈。

五、块状物所致梗阻

块状物所致小肠梗阻的原因有食团、胆囊结石、毛粪石、植物粪石、粪石和寄生虫。

1. 胆囊结石　这种梗阻好发于老年人，原因是巨大胆囊结石侵蚀相互粘连的胆囊壁和肠壁后进入十二指肠。典型的情况是进入十二指肠的胆囊结石在距回盲瓣 60 cm 的回肠处被卡住。由于结石的球-瓣效应，病人表现为不全性肠梗阻反复发作。腹部平片可以见到小肠梗阻征象以及具有诊断价值的胆管树气-液平，不一定能见到结石影。在剖腹手术中，你可以将肠襻内的结石推向近侧，然后挤碎。如果无法挤碎，就只能切开肠襻，取出结石。如果发现结石为“石榴子”样的多面结石，就应该仔细检查肠襻内以及胆囊内是否还有残余结石。

2. 食团　在部分或全胃切除后，如果食物未经咀嚼就被吞入，这种团块物就会造成梗阻。最常吞入的团块物是水果和蔬菜。其处理方法同胆囊结石，通常都能在肠襻内将其压碎。

3. 毛粪石和植物粪石　毛粪石和植物粪石分别是指未消化的毛发球和水果/蔬菜纤维，比较坚硬。前者是长期咀嚼或吸吮毛发所致，这些病人可能伴有心理异常。后者的易患因素是高植物纤维摄入、咀嚼不充分、既往有胃手术史、低胃酸以及胃泵机制丧失。如果情况允许，可以将这种结石慢慢揉入盲肠，否则，就只能切开取石了。

4. 粪石　粪石一般见于有空肠憩室或回肠狭窄的小肠内。其临床表现和处理与胆囊结石相同。

5. 寄生虫　蛔虫会引起低位小肠梗阻，主要见于儿童、收容人员(institutionalised)和热带地区。蛔虫性肠梗阻常常在杀虫治疗后发作。症状与体征不符(症状重，体征轻)。如果粪便或呕吐物中未见到蛔虫，可以根据嗜酸性白细胞增多或腹部 X 线平片上见到充气肠襻内的蛔虫影得出诊断(Naik)。在剖腹手术中，术者可以将扭成结的蛔虫团挤入盲肠；如果无法挤入盲肠，就需要切开取蛔。偶尔，蛔虫会引起肠穿孔和腹膜炎，尤其当肠壁已经存在薄弱点时，如：阿米巴病。

6. 恶性肿瘤性肠梗阻　在肠梗阻原因中处于第三位的是恶性肿瘤性肠梗阻，其中最常见的是结肠腺癌，类癌和淋巴瘤等恶性肿瘤也可阻塞肠腔引起肠梗阻。肠肿瘤性肠梗阻多见于结肠，尤其是左半结肠肿瘤。小肠肿瘤致肠梗阻少见，小肠肿瘤可分为良性和恶性，均可伴有消化道出血。恶性小肠肿瘤呈浸润性生长，因此主要表现为不全性肠梗阻。

恶性肿瘤性肠梗阻中另一类是既往曾因恶性肿瘤手术，此次因肠梗阻入院。这种病人是否为恶性肿瘤复发而致肠梗阻取决于原发恶性肿瘤的起源、原发恶性肿瘤的分期以及当初手术的方式(治愈性或姑息性)。腹部增强CT加冠状位和矢状位重建对拟定手术决策有很好的参考价值。一般来讲,胃癌和胰腺癌易发生腹膜种植,造成梗阻,而结直肠癌在切除后所发生的梗阻病人中,有一半以上为粘连性梗阻,即使是肿瘤复发,也有75%的病例可做肠捷径术。

六、急性肠套叠

【病因和分类】 肠套叠是指肠管的一段套入紧密相邻的肠段内;几乎可以肯定的是总是近侧(上游)肠襻套入远侧(下游)肠襻。急性肠套叠好发于儿童,发病的高峰年龄是5~10个月。约90%为特发性(原发性)肠套叠,不过,之前可以有上呼吸道感染或胃肠炎。有人认为末端回肠的Peyer淋巴集结增生可能是肠套叠的始动因素。断奶、被动获得性母体免疫(passively acquired maternal immunity)的丢失以及常见的病毒病原都可能在婴幼儿肠套叠的发病机制中起作用。由病理性套头(如:Meckel憩室、息肉、消化道重复畸形、Henoch-Schönlein紫癜或阑尾)引起的肠套叠称为继发性肠套叠,患儿的年龄一般都大于原发性肠套叠患儿。在2岁后,至少1/3患儿可以发现病理性套头。成人则一定有病理性套头,最常见的是息肉(如:Peutz-Jeghers综合征)、黏膜下脂肪瘤或其他肿瘤。

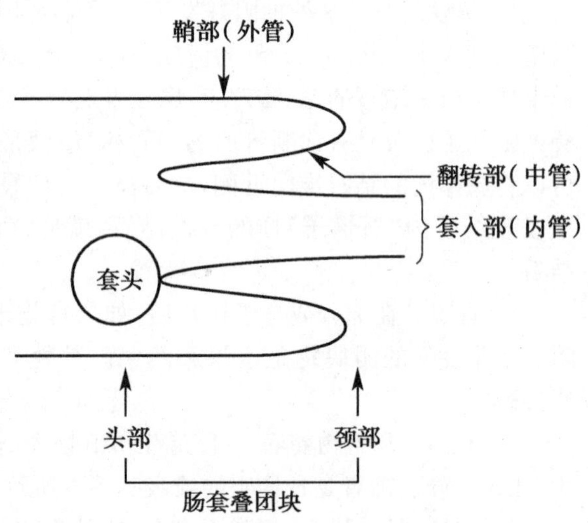

图22-5 肠套叠的解剖示意图

【病理】 肠套叠可以分为3个组成部分(图22-5):① 套入部,又称内管;② 翻转部,又称中管;③ 鞘部,又称外管(外鞘)。肠套叠属绞窄性肠梗阻范畴,因为其内管的血供很容易受损。缺血的程度取决于套入的松紧程度,一般来讲,最紧的部位是通过回盲瓣处。

套叠的最前端称为尖部或头部,团块部称为套叠部,套入层与团块的交界部称为颈部。

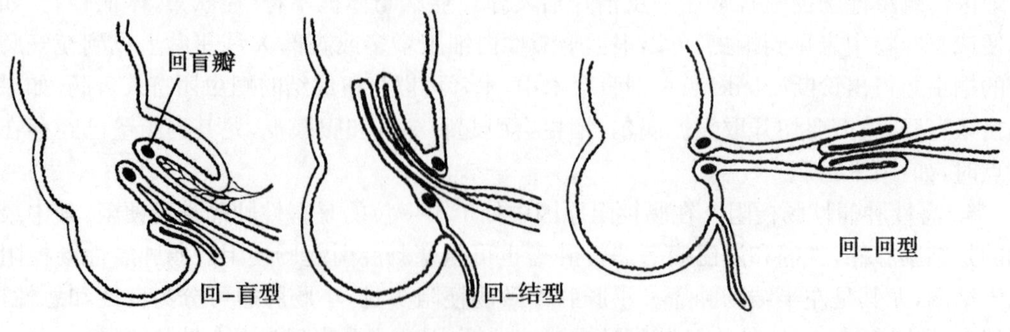

图22-6 常见的肠套叠类型

在解剖上，可以根据套入的位置和程度，对肠套叠进行命名。大多数小儿都是回-结型肠套叠，成人常见的是结-结型肠套叠(匣 22-10，图 22-6)。

匣 22-10　肠套叠

- 常见于儿童
- 可以是原发性的，也可以继发于肠管疾病，如：息肉、Meckel 憩室
- 最常见的套叠类型是回-结型肠套叠
- 套叠肠段可以发生缺血
- 大多数病例可以在放射科还纳
- 其余病例需要外科手术处理

【临床特点】　阵发性腹痛、呕吐、黏液血便和腹部肿块四大症状。典型表现是既往健康的男婴突然发生哭啼，两腿蜷曲。每次发作持续数分钟，平静后又复发。发作时患儿面色苍白，在发作间期因疲惫无精打采。起初不一定有呕吐，之后吐出胆汁性物。起初，排出的粪便外观正常，之后排出血性黏液便——“红加仑果酱”便。只要有可能，就应该在绞痛发作的间期做检查，但不要激惹孩子。通常情况下，起初患儿不会有腹胀；腹部触诊可以扪到一枚稍硬的肿块，不过，仅 60％的病例有这种体征。右下腹或许有空虚感(Dance 征)。直肠指检可扪及宫颈样套入部及果酱样便。偶尔，套头可以从肛门凸出。如果病情未得到解除，患儿就会因为小肠梗阻发生进行性缺水和腹胀，然后因肠坏疽发生腹膜炎。

【影像检查】　腹部 X 线片一般能显示小肠或大肠梗阻征象，在回-结型肠套叠盲肠内不会有气体影。小儿肠套叠往往能见到不透光的软组织影。钡灌肠有助于回-结型肠套叠(爪样征、杯口征)的诊断，但对小肠-小肠型肠套叠的诊断无帮助。腹部超声在小儿肠套叠的诊断中有很高的敏感性，横断面上表现为典型的同心圆外观。在诊断不明确的病例，还可以采用 CT 检查。

【鉴别诊断】

1. 急性胃肠炎　虽然腹痛和呕吐是急性胃肠炎的常见表现，偶尔也会有血性黏液便，但是，急性胃肠炎的主要症状还是腹泻，粪便中一定是粪样物和胆汁样物。

2. Henoch-Schönlein 紫癜　Henoch-Schönlein 紫癜都伴有特征性的皮疹和腹痛，但是，肠套叠也可以出现这些情况。

3. 直肠脱垂　直肠脱垂与肠套叠的鉴别不难。直肠脱垂的特点是触诊时能摸到脱出的黏膜与肛周皮肤是相连续的；而在肠套叠，触诊的手指能插入黏膜与肛皮之间的、深度不一的沟内。

【治疗】　原发性肠套叠在 48 小时内、无腹膜炎者可用灌肠复位治疗，否则，应手术治疗。继发性肠套叠应手术治疗，不主张用灌肠复位治疗(匣 22-11)。

匣 22-11　肠套叠的处理

- 不治疗会发生肠坏死
- 大多数是回-结型肠套叠
- 超声检查能明确诊断
- 一定要进行体液和电解质复苏
- 大多数肠套叠可以通过空气灌肠进行复位
- 如果有腹膜炎或穿孔迹象，就需要急诊手术

婴儿回-结型肠套叠在静脉输液复苏、广谱抗生素和鼻-胃管减压后，就可以尝试空气灌肠或钡灌肠非手术法复位。仅当见到空气或钡剂自由进入小肠，同时病人的症状和体征缓解时，才能确定复位成功。非手术复位的禁忌证是病人有腹膜炎或穿孔迹象、已知存在病理性套头或病人有严重休克。在经验丰富的医生手中，70%以上的肠套叠可以通过非手术复位解决。肠襻有绞窄或存在病理性套头时，不适合行非手术法复位。在气压复位或水压复位的过程中发生结肠穿孔乃一大悲剧，但是这种情况罕见。肠套叠在非手术复位后其复发率高达10%。

如果放射科复位失败或病人不适合行放射科复位，就应该选择外科手术复位。在体液复苏的前提下，取右侧腹部横切口进腹。在套叠的最远端轻轻挤压使套叠逐渐复位至套叠的起始处(图 22-7)。切记，万万不能通过拽拉手法来进行复位。最后那部分是复位最困难的部位。复位完成后，就可以见到青紫和水肿的小肠末端和阑尾。仔细检查全部肠襻的活力。无法复位的套叠、并发肠坏死、病理性套头等情况都需要行肠切除术加一期吻合术。

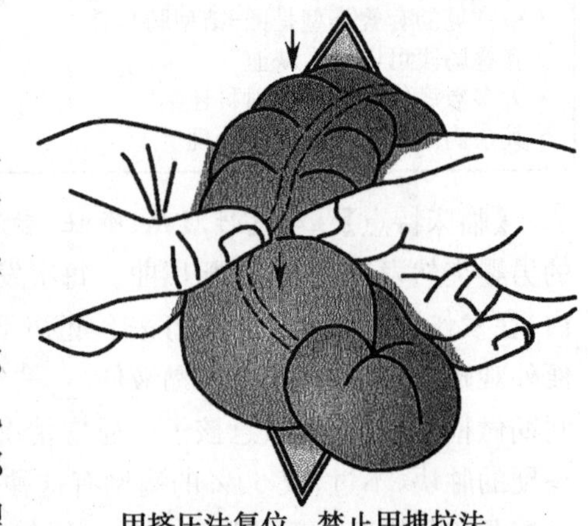

用挤压法复位，禁止用拽拉法

图 22-7　肠套叠外科复位手法

七、肠扭转

肠扭转是指过度活动的肠襻沿其系膜纵轴旋转 180°以上。原因有系膜过长、肠管重量增加(餐、粪)或体位改变。肠扭转完成后就形成闭襻性肠梗阻，同时因为血管受压发生闭塞引起受累肠襻缺血。肠扭转可以分为原发性和继发性。原发性肠扭转是指先天性中肠旋转不良、先天性肠系膜附着异常或先天性索带，如：新生儿肠扭转、盲肠扭转和乙状结肠扭转(匣 22-12)。继发性肠扭转的种类更多，是一段肠襻沿后天性粘连或造瘘口发生旋转。

结肠扭转不会在肠襻充满粪便的情况下发生。扭转可自行复位，并反复发作。结肠扭转主要见于乙状结肠(90%)，其次是盲肠(10%)，横结肠少见。

匣 22-12　急性肠扭转

- 小肠、盲肠和乙状结肠都可以发生扭转
- 新生儿中肠扭转的原因是中肠旋转不良，往往危及生命，应该尽早手术处理
- 乙状结肠扭转是成人最常见的自发性扭转，早期可以采用肠镜经肛门减压缓解
- 小肠扭转和盲肠扭转都应该手术处理，目的是预防和解除缺血

(一) 小肠扭转

小肠扭转可以是原发性的，也可以是继发性的，最常见于低位回肠。在非洲人群中，小肠扭转可以自发形成，主要与食用大量蔬菜有关；在西方人群中，小肠扭转大多继发于肠襻与腹壁或肠襻与女性盆腔器官之间的粘连。病人多见于青壮年劳动者，在餐后或劳动后突然发生腹部绞痛、频吐，很快出现休克，X 线示空回肠换位或多形态小跨度肠襻等特有征象。小肠扭转应立即手术。

（二）乙状结肠扭转

【病因】 一般认为是乙状结肠冗长活动度大、肠系膜根部窄所致，这种情况与慢性便秘有一定关系，便秘使乙状结肠扩张、伸展。病人大多为长期不活动的体弱老人，15%的人有使用精神性药物的病史。

【诊断】 乙状结肠扭转的症状就是大肠梗阻症状，起初是间歇性腹痛，然后是肛门大量排气和排便。其临床表现的轻重程度和急慢性程度各异，似乎年龄越轻急性发作越常见。其特征是显著腹胀，可以伴有呃逆和干呕；呕吐不显著，出现晚。绝对停止肛门排便。老年病人的起病可以比较缓慢。AXR 的典型表现是一个极度扩张的乙状结肠襻呈对角从右至左横跨腹部，可以见到 2 个气液平——2 个肠襻各有 1 个液平。CT 可以见到特征性的肠系膜“漩涡改变”。低压盐水灌肠不能灌入 500 mL。泛影葡胺灌肠见梗阻部呈典型的“鸟嘴样”改变。疑有肠坏疽者，忌灌肠。乙状结肠扭转几乎都是按逆时针方向旋转。

【治疗】 治疗原则是体液复苏，并立即减压。① 如没有腹膜炎体征，首选纤维乙状结肠镜下将镜子缓慢推进直至气体和粪液喷出，并置入肛管排气排液，保留 1～2 天。然后在充分的肠道准备下择期行乙状结肠切除术，否则，复发率达 40%。乙状结肠缝合固定术和乙状结肠系膜折叠术的疗效均不可靠。本病非手术治疗复发率很高。② 如果减压失败或病人有腹膜炎体征、全身感染症状、休克或肠镜下发现有血性物或黏膜溃疡，应急诊在液体复苏的前提下，早期行剖腹术。先将扭转的肠襻复位，再从肛门进行肠襻减压。如果肠襻的活力良好，对经验有限的外科医生来讲，最安全的办法是将乙状结肠与后腹壁进行固定。如果情况许可，切除冗长的乙状结肠当然更受青睐。可以采用 Paul-Mikulicz 术式，尤其当肠坏疽不能除外的情况下；也可以采用乙状结肠切除术，如果你认为做一期吻合不是明智之选，可以选择 Hartmann 术式，日后再考虑吻合。

（三）盲肠扭转

【发病机制】 正常情况下，盲肠应固定于后腹壁。若盲肠在胚胎时未固定，盲肠和升结肠系膜过长，活动度过大，则容易发生扭转。它可以是新生儿肠扭转的一部分。盲肠扭转是以回结肠动脉为轴心顺时针方向的扭转，属闭襻性肠梗阻，早期即可发生缺血。

【诊断】 盲肠扭转多见于女性，大多表现为典型急性低位小肠梗阻急性发作。起初梗阻为不全性，病人有肛门排气和排便。在 25%的病例，腹部触诊可以在正中线或左侧腹部扪到鼓胀的肿物。有腹膜刺激征时提示肠绞窄。AXR 示回肠胀气，偶尔能显示扩张的盲肠。钡灌肠能明确诊断，表现为盲肠无钡剂充盈以及鸟嘴样畸形。

【治疗】 治疗原则是诊断明确后立即手术，诊断和治疗的延误可导致死亡率增高。总死亡率约为 10%。手术中要做扭转复位。有时，需要用粗针做盲肠减压后才能复位。① 如无血运障碍，可行右半结肠切除加回肠横结肠吻合；也可将扭转之结肠复位后，将盲肠固定于右髂窝（盲肠固定术）。② 如有血运障碍，应做右半结肠切除，然后根据病人情况行肠吻合或行盲肠造瘘术。

（四）复合型肠扭转

这种情况十分罕见，又称为回肠-乙状结肠扭结。原因是乙状结肠系膜长，使得回肠能缠绕乙状结肠扭成“麻花状”，最终两段肠襻之一或一并发生坏死。病人表现为急性肠梗阻，不过，腹胀相对比较轻。腹部 X 线平片示在扩张的乙状结肠襻内有扩张的回肠襻。术中需要做减压、切除和吻合。

八、急性肠系膜缺血综合征

肠系膜血管疾病可以分为急性肠缺血(不一定有血管闭塞)、静脉性、慢性动脉性、中央性和周围性。肠系膜上血管是栓塞和血栓形成最常累及的内脏血管,其中以栓塞最常见(匣 22-13)。肠系膜下血管有良好的侧支循环,因此肠系膜下血管闭塞通常无临床表现。

匣 22-13　急性肠系膜上动脉闭塞诊治要点
· 心律不齐和心脏杂音的病人突然发生剧烈腹痛(病人往往能准确记起发病时间),应怀疑肠系膜上动脉栓塞 · 早期一般检查可无异常发现(症状与体征不符),需要通过血管造影才能确定诊断(明确诊断的"金标准") · 治疗上首选开腹取栓

(一) 肠系膜上动脉栓塞

肠系膜上动脉栓塞占急性肠系膜缺血的 1/2。栓子一般来源于心脏,常见的是房颤和心肌梗死后的附壁血栓,其他如主动脉瘤的粥样斑块、心内膜炎相关性二尖瓣赘生物、心房黏液瘤栓子脱落。

【临床表现】 典型临床表现是 Bergan 三联征(剧烈腹痛而无相应体征、器质性心脏病和强烈的胃肠道排空症状)。病人在全身情况良好的前提下,中上腹持续性剧痛阵发加剧骤然发作,病人可以准确记忆腹痛发作的确切时间。在剧痛的早期发生肠道排空,表现为持续呕吐或"爆炸性"排便,之后排出血性物。25%的病人既往有栓塞病史。心脏检查可发现心律不齐、杂音或心脏增大。腹部检查可表现为急腹症,也可正常,肠音的变异也很大。特点是症状重,体征轻。后期表现为腹膜刺激征、血便、休克。AXR 示小肠壁增厚,肠腔内没有气体。

【治疗】 确诊后应立即进行体液复苏、肝素化,病人立即送手术室。预防用抗生素,并进行血流动力学监测。栓子多位于动脉分叉处,中结肠动脉开口处闭塞最常见的病因是栓塞,因此近侧空肠的血供一般不受影响。可以在横结肠系膜下方找到肠系膜上动脉,用血管钳阻断栓子上下方肠系膜上动脉[不要用狗头夹(bulldog),因其力量不足],横行切开肠系膜上动脉,用 Fogarty 管取栓。或通过回-结肠动脉取栓子。也可以考虑做 SMA 血运重建术。不过,大多数病人在确诊时已经处于后期。在年轻病人,应该将所有受累肠襻切除;而在老年或体质虚弱的病人,这种情况就可以看作不治之症。术后早期阶段应该使用抗凝治疗。

广泛肠切除的病人通常需要做静脉营养。不过,年轻病人有时能恢复,达到满意的消化和吸收功能,过着比较正常的生活。对严格选择的病人,可以考虑行小肠移植术。

(二) 肠系膜上动脉血栓形成

【临床表现】 病人有动脉粥样硬化的基础。表现为剧烈的中腹部疼痛,但发病不像栓塞那样突然。部分病人既往有多次肠缺血绞痛史,这种肠缺血绞痛都在餐后发生,造成病人惧怕进餐,出现消瘦。有些病人有恶心、呕吐、便秘等肠运动功能障碍表现,常被疑诊为肠道恶性肿瘤而进行检查。内脏动脉造影有助于诊断,肠系膜上动脉开口处闭塞的原因几乎可以肯定是血栓形成,但闭塞的部位比 X 线所显示的往往要广泛得多。

【治疗】 治疗要点是恢复肠道灌注。就目前来说,本病是紧急手术的适应证,对有肠管坏死的病人应切除坏死肠管，对慢性缺血的部位也要用人造血管或自体静脉做血运重建手术。但由于这类病人全身情况差、消瘦、营养不良、免疫功能差、愈合能力差，手术风险很大，因此对无肠坏死的病人，可用溶栓剂灌注等方法达到暂时维持肠管活力的目的。如果该方法有效，待营养改善后择期手术。

（三）肠系膜上静脉血栓形成

原发性肠系膜上静脉血栓形成的发生可以与因子ⅤLeiden、门静脉高压症、门静脉化脓性感染和镰状细胞病有关，在女性，还可能与避孕药有关。

【临床表现】 缺乏特征性，有腹部不适、腹胀、腹痛、厌食和呕吐。CT可以显示肠系膜血管闭塞，对肠系膜静脉闭塞的诊断尤为正确。CT典型三联征为：肠系膜上静脉低密度、小肠壁增厚以及腹腔积液。经腹腔动脉或肠系膜上动脉门静脉造影可以发现肠系膜上静脉闭塞。

【治疗】 ① 一般治疗（纠正水电酸碱紊乱，给予广谱抗生素）。② 经导管溶解血栓。CT肠系膜静脉血栓形成若无腹膜炎体征可以用盐酸罂粟碱。③ 肠系膜上静脉切开取栓尚存在争议。与动脉取栓不同，要先取主干内的血栓。④ 并非所有肠系膜上静脉血栓形成的病人都需要进行手术探查，仅腹膜炎体征者才需要紧急手术切除坏死肠管，原则是尽可能保留足够长度的有生机的肠管。

九、麻痹性肠梗阻

麻痹性肠梗阻（ileus）的定义是由于神经肌肉［即：肠肌层（Auerbach）或黏膜下层（Meissner）神经丛］功能障碍不能传递肠蠕动波的一种状态。结果液体和气体在肠襻内积聚，从而出现腹胀、呕吐、肠鸣音消失和绝对便秘。

【分类】

1. 术后麻痹性肠梗阻 麻痹性肠梗阻最常见于各种腹部手术后，历时24～72小时不等，具有自限性。术后肠功能恢复迟缓受许多因素影响，如腹膜炎、毒性肠内容（酸、胆汁、粪）的溢出、交感神经亢进、内源性阿片样物质和其他肽类（降钙素基因相关肽和胃动素）释放增多、抗胆碱和镇痛药的应用、低钾血症、高钙血症或低钙血症、低镁血症、尿毒症、糖尿病酮症酸中毒、甲状腺功能低下。在低蛋白血症和代谢异常等情况下术后麻痹性肠梗阻的持续时间可以延长（参见下文）。

2. 感染性麻痹性肠梗阻 腹腔内化脓性感染可以引起进行性或弥漫性麻痹性肠梗阻。结果出现粘连，在起初的神经源性因素的基础上又平添了机械性因素。

3. 反射性麻痹性肠梗阻 其原因是脊柱或肋骨骨折、腹膜后血肿，甚至是因为穿戴石膏背心。

4. 代谢性麻痹性肠梗阻 最常见的病因是脓毒症和低钾血症。

【诊断】 不同手术后肠功能的恢复时间不同，如胆囊切除后一般不会超过48小时，而结肠低位前切除后可达3～5天。超过预计时间肠功能仍然未恢复（未闻及肠鸣音、无肛门排气），腹胀越来越明显，叩诊呈鼓音，应考虑麻痹性肠梗阻。腹痛不是麻痹性肠梗阻的特征。如果没有留置胃肠减压管，病人往往有呕吐。AXR示小肠和大肠均有积气积液，但要注意与术后早期粘连性肠梗阻鉴别。CT扫描有助于鉴别，并且可发现脓肿等其他病变。

【治疗】 治疗的基本要点是预防，手术操作应细致、轻柔，少用镇痛药，防止电解质和代谢紊乱，及早识别感染并发症，可防止麻痹性肠梗阻。辅助治疗措施是鼻-胃管减压和禁食，直至肠鸣音和肛门排气恢复。一定要维持电解质的平衡。

十、假性肠梗阻

假性肠梗阻是指在不存在机械性病因或急性腹内病灶的情况下发生的肠梗阻，主要累及右半结肠。本病是急速进行性腹胀为特征的无痛性麻痹性肠梗阻，盲肠壁可因极度扩张而发生血运障碍和坏疽，甚至穿孔、腹膜炎和休克。

假性结肠梗阻可能的病因很多，确切病因仍不清楚。最常见的还是重症病人和服地高辛或抗帕金森病药物的老人，主要诱发因素是严重创伤、骨科手术、急性心脏疾病或冠状动脉搭桥手术、急性神经疾病或神经外科手术等。也有证据表明本病的发生与交感神经亢进、骶副交感传出障碍有关。

【诊断】

1. 小肠假性梗阻　小肠假性梗阻可以是原发性的(即：特发性或与家族性内脏肌病有关)，也可以是继发性的。临床特点是反复发作的亚急性梗阻。在排除机械性梗阻后才能下此诊断。治疗是着手纠治其基础疾病。可以使用甲氧氯普胺和红霉素。

2. 结肠假性梗阻　结肠假性梗阻可以是急性的，也可以是慢性的。前者又称为 Ogilvie 综合征，表现为急性大肠梗阻。腹部 X 线平片示结肠梗阻迹象，常见特征是盲肠极度扩张。事实上，盲肠穿孔是其公认的并发症。早期表现是腹胀，无腹部疼痛和压痛，晚期症状与一般肠梗阻相似。AXR 示结肠扩张，以右侧结肠为主，结肠扩张与小肠扩张不成比例。在肝曲或脾曲处常有切断征。低压泛影葡胺灌肠可发现为非机械性梗阻。结肠镜既有诊断价值，又有治疗作用。肠壁血运障碍的临床特点是局限性压痛、白细胞增多、代谢性酸中毒、全身感染征象和全身情况迅速恶化。

本病应与肠扭转、机械性肠梗阻、先天性巨结肠、伪膜性肠炎、中毒性巨结肠和粪块堵塞等鉴别。

【治疗】　不存在机械性梗阻的病因，这一点就要求医生急诊做结肠镜检查或水溶性造影剂灌肠或 CT 检查来明确诊断。假性结肠梗阻的诊断明确者，可用新斯的明 2.5 mg 静脉缓慢注入(2 mg/h)，不良反应是心动过缓，用药时应该监测心率，备阿托品，心脏病病人不宜使用新斯的明。对非手术治疗 48 小时无效或盲肠直径大于 10～12 cm，同时无肠壁血运障碍或中毒症状的病人，可行结肠镜下肠腔减压，60%～90%有效(肛管减压对近侧结肠扩张无效)。25%的病人会复发，需要再次行结肠镜减压，同时留置结肠排气管。如果结肠镜减压失败或没有条件实施，可能就需要行管式盲肠造瘘。症状持续不缓解者可以考虑外科干预，行结肠次全切除加回肠-直肠吻合术。疑有肠血供障碍或结肠镜减压失败时，应考虑手术切除坏疽肠襻，行回肠或结肠造瘘术。

第三节　肠息肉及肠息肉病

一、肠息肉

【分型】　肠息肉分为有蒂息肉和无蒂息肉两种。

【分类】

1. 炎性息肉　这种息肉是黏膜受炎症刺激时发生反应向外的突起，属非肿瘤性息肉，又称为假性息肉，多见于大肠。

2. 增生性息肉　是一种无临床意义的小肿物，50%的成人直肠内有这种息肉，它是成人直肠最常见的息肉。这种息肉也属非肿瘤性息肉。

3. 错构瘤息肉　息肉由正常组织构成，但结构异常。见于Peutz-Jeghers综合征病人。本病的特点是黏膜皮肤色斑沉着和小肠内广泛性息肉病，一般来说，本病无恶变趋向。

4. 儿童型息肉(juvenile polyps)　又称为滞留性息肉，是一种良性错构瘤，并非真性肿瘤。两个发病高峰是儿童期和25岁。该息肉常见于直肠，小肠少见，一般可自行脱落，若有消化道出血或梗阻症状，应手术切除。

5. 腺瘤样息肉　在小肠罕见，但在家族性结肠息肉病的小肠内可见到。这种息肉有一定的恶变倾向，恶变与息肉的大小和分型有关(表22-1)。95%的结直肠癌是腺瘤样息肉转变而来，息肉癌变的过程为5～15年。

表22-1　腺瘤样息肉的恶变率

息肉大小	恶变率
1 cm	1%
1～2 cm	10%
>2 cm	30%～40%

(1) 管状腺瘤：占直肠息肉的75%。特征是表面光硬，呈粉红色。该型息肉的恶性率为5%。

(2) 绒毛状腺瘤：占直肠息肉的10%。特征是表面有许多指状突起，柔软无蒂。一般无症状，但可表现为水泻和低钾血症。由于这种肿瘤细胞成分多，因此恶变率比管状腺瘤高。该型息肉的恶性率为40%。

(3) 绒毛管状腺瘤：占直肠息肉的15%。肿瘤中既有绒毛腺瘤成分，又有管状腺瘤成分。该型息肉的恶性率为22%。

【临床表现】　结肠息肉巨大者可引起肠套叠、肠绞痛。直肠息肉最常见的特征是出血。此外，息肉可脱出至肛门外。大的绒毛状腺瘤可导致水泻并发水电解质紊乱。诊断依靠指检、直肠镜、钡灌肠或组织学检查。对直径>4 cm的硬息肉，术前要做经肛门超声检查，判断肿瘤侵犯深度。

【治疗】　小肠息肉一般需手术治疗。大多数大肠息肉可在肠镜下用圈套器电凝摘除，不必剖腹手术；大的广基息肉或恶性息肉不能在肠镜下摘除时，可剖腹手术切除。无蒂息肉癌变者，即使在全切除后局部和区域复发的风险高达10%～20%，对这些病人应该考虑行结肠切除术。某些大肠恶性息肉若符合以下特点，也可在内镜下行息肉摘除：① 有蒂；② 癌症限于息肉头部；③ 血管和淋巴均未受侵犯；④ 不属低分化癌。

二、肠息肉病综合征

1. Peutz-Jeghers综合征　是一种常染色体显性遗传疾病，由19号染色体上的STK11基因突变所致，属错构瘤性息肉。全胃肠道均可有该息肉发生。口腔黏膜、眼睑结膜、唇、指部有色斑。表现为腹部绞痛等肠套叠、肠梗阻症状。这种病人患乳癌、胰腺癌、胃癌和卵巢癌的概率都增高。治疗原则是切除引起症状的息肉，尽量少切肠管，因为这种病人一生中往往需要多次手术。

2. 家族性腺瘤性息肉病(familial adenomatous polyposis，FAP)　是一种常染色体显性

遗传性疾病，父母一方患病，其子女患病的概率为50%，仅患病者才具有遗传性。20%的病例为散发性病例。一般在青年期(25岁左右)即有息肉。临床特点是结直肠内有腺瘤性息肉100枚以上。理论上讲，这种息肉在肠内存在10年后才会出现症状，最常见的症状是血便、腹泻和腹痛。直乙状结肠镜检和活检可明确诊断，确诊后应对该家族的每个成员进行检查。若不治疗，50岁后100%死于恶变。现在认为FAP病人的胃和小肠内也可出现息肉。治疗原则是手术清除息肉，方法有：① 直结肠切除加直肠远端黏膜剔除，回肠-肛管吻合。② 结肠次全切除，直肠息肉切除，回肠-直肠吻合，定期检查直肠，每年至少2次。该术式的优点是手术简单、肛门功能好、无阳痿之虞，适用于直肠息肉不多的病人。③ 全结肠直肠切除，回肠造瘘。

3. Gardner综合征　是FAP的一种变异，属常染色体显性遗传，但外显率不一。该病除肠息肉外，还有骨瘤、皮肤纤维瘤和表皮样囊肿三联征。该综合征以结直肠息肉病为特征，常伴有小肠息肉(70%有胃息肉，有十二指肠息肉者几乎达100%)。其他特征为骨瘤(一般在下颌骨和颅骨)、表皮样囊肿、皮肤纤维瘤、腹壁和肠系膜皮样瘤、牙齿异常、壶腹周围癌和甲状腺癌。治疗原则同FAP，术后应该对上消化道和肠外情况进行定期检查。

4. Turcot综合征　指FAP伴中枢神经系统恶性肿瘤。

复习思考题

一、医学名词和简述题

肠梗阻，绞窄性肠梗阻，单纯性肠梗阻，闭襻性肠梗阻，肠套叠，Peutz-Jeghers综合征，Gardner综合征，家族性腺瘤性息肉病，类癌综合征，Turcot综合征，Bergan三联征

二、问答题

1. 按肠梗阻发生的基本原因，肠梗阻可分为哪几类？
2. 试述肠梗阻的病理生理改变。
3. 试述机械性肠梗阻的典型临床表现和诊断。
4. 临床上出现哪些表现应考虑绞窄性肠梗阻？
5. 试述肠梗阻非手术治疗的适应证。
6. 试述高位小肠梗阻、低位小肠梗阻和结肠梗阻的临床表现特点。
7. 试述小儿肠套叠的典型临床表现。

(施鸿舟)

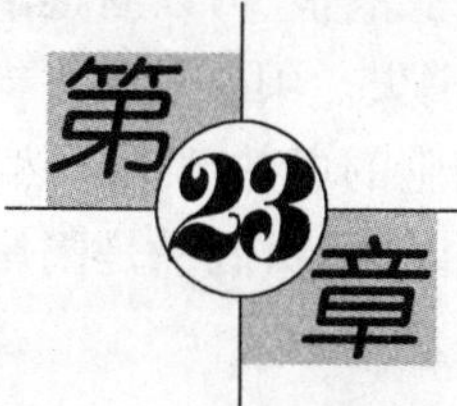

阑尾炎

学习要求

- 了解急性阑尾炎的病理和临床分类。
- 熟悉急性阑尾炎的并发症及阑尾切除术并发症。
- 掌握急性阑尾炎的诊断、鉴别诊断和治疗。
- 了解特殊类型急性阑尾炎的临床特点和处理原则。
- 了解慢性阑尾炎和阑尾肿瘤的诊断和治疗。

第一节　解剖生理概要

【解剖】　成人阑尾是一细长、弯曲的盲端。只有人类、灵长类和澳洲袋熊才有阑尾。阑尾是一个盲端的肌性管道，也分为黏膜、黏膜下层、肌层和浆膜。出生时的阑尾短，根部宽，呈漏斗型；2 岁时盲肠的差异性发育出现了典型的管状结构。儿童期盲肠继续发育并旋转，使阑尾转至盲肠后方。约 1/4 的人阑尾不旋转，呈盆位、盲肠下位或盲肠旁位。阑尾尖端偶尔可以位于盲肠或升结肠后腹膜外。也有少数病人在发育过程中，阑尾未降至右下腹，而位于右上腹（图 23 - 1）。在内脏反位（situs inversus viscerum）病人，阑尾可以位于左髂窝，造成诊断困难。

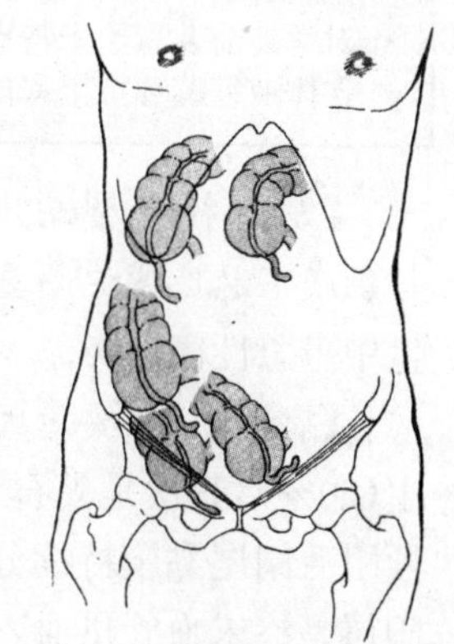

图 23 - 1　发育过程中阑尾的位置变异

末端回肠的特征之一是在其对系膜缘有 5～10 cm Treves 无血管皱襞，该皱襞与阑尾系膜相连续。正常小肠没有肠脂垂，只有该处例外，这也是回肠与盲肠交会点的标志。Gerlach 瓣是阑尾口的黏膜瓣。

阑尾根部的位置恒定，位于 3 条结肠带的交会处，这 3 条结肠带构成阑尾外层的纵肌。手术中术者轻轻牵拉结肠带可以方便地找到阑尾。

阑尾系膜的变异很大，它起自末端回肠系膜的下面，阑尾远端 1/3 没有系膜。阑尾动脉为回结肠动脉的分支，经回肠末端的后方进入阑尾系膜，行走于阑尾系膜游离缘。对绝大多数人来说，阑尾动脉是终末动脉，该动脉血栓形成会发生阑尾坏死。阑尾系膜中有 4～6 条淋巴管引流入回结肠淋巴结。

【组织学】　阑尾的长度和周径变异很大，平均长度 6～10 cm，管腔不规则，有多条纵行黏膜皱襞。阑尾黏膜由柱状上皮构成。阑尾腔内有为数不多的隐窝。隐窝的基部有嗜银细胞(Kultschitzsky cells),与类癌的形成有关。婴幼儿阑尾黏膜下淋巴滤泡很少,以后逐渐增多,10～20 岁时达高峰(约 200 个),30 岁以后急剧减少,60 岁后几乎消失。阑尾黏膜下丰富的淋巴组织使得人们把阑尾看作人类的法氏囊,即非胸腺依赖淋巴细胞的成熟部位。然而,在阑尾切除后的病人并未发现有任何免疫改变,年轻人阑尾发达的淋巴组织似乎是阑尾炎的病因。

第二节　急性阑尾炎

1886 年,Reginald heber Fitz(1843—1913)首次对急性阑尾炎(acute appendicitis)作了准确的描述。如今,阑尾切除术(appendectomy,appendicectomy)是最常见的急诊手术。急性阑尾炎是年轻人"急腹症"最常见的原因。虽然近年来影像和实验室诊断有了长足的发展,但是急性阑尾炎的诊断仍然是一个难解的谜团,倚仗临床技巧,可以彰显外科医生的学识、见识和胆识(匣 23-1)。

匣 23-1　急性阑尾炎诊治要点

- 食欲减退、呕吐、低热
- 右下腹有触痛和肌卫
- 排除右下叶肺炎的牵涉痛
- 对学龄前儿童给予特别关照
- 在体液复苏和抗生素的前提下,首选手术治疗

【发病率】 婴幼儿罕见,好发年龄在 10～30 岁,80%以上的病人在 5～35 岁。发病率与黏膜下淋巴滤泡的量相平行。青春期男女发病率之比为 3∶2,平均每 15 人中有 1 人在一生中患急性阑尾炎。

【病因】 主要原因是阑尾腔梗阻和细菌侵入。最常见的梗阻原因是黏膜下淋巴组织增生(60%),其次是粪石或稠便(35%)、异物(4%)、新生物(1%)或肠道寄生虫(蛔虫)。阑尾梗阻后阑尾黏膜持续分泌、阑尾炎症加重、阑尾腔扩张、细菌增殖,若病情进一步发展,加上阑尾是终末血管供血,很容易发生循环障碍,出现缺血、坏疽和穿孔。

【病理】 分为单纯性阑尾炎、化脓性阑尾炎、坏疽阑尾炎和阑尾周围脓肿。

阑尾腔梗阻是阑尾坏疽和穿孔的基础。然而,在许多早期阑尾炎,尽管有黏膜炎症和淋巴增生,阑尾腔是通畅的。偶尔,儿童和年轻人的急性阑尾炎可以群集发病,提示病毒可能参与了发病,病毒可能先引起炎症,从而使阑尾腔变窄,甚至梗阻。阑尾腔一旦梗阻,黏膜的分泌和炎性渗出使阑尾腔内压力增高,淋巴引流受阻。随着细菌进入黏膜下,就出现水肿和溃疡。此时,炎症可以自行消退或在使用抗生素后消退。若病情进一步发展,阑尾肿胀就造成阑尾静脉回流受阻,阑尾壁局部缺血。缺血有利于细菌进入黏膜下和肌层,即形成急性阑尾炎。最终,阑尾壁因缺血坏死出现坏疽性阑尾炎,细菌进入游离腹腔。

大网膜和小肠襻会将炎症的阑尾包裹起来,避免炎症扩散,结果出现蜂窝织炎包块,即盲肠旁脓肿。少数情况下,阑尾的炎症可以消退,阑尾仍然肿胀,腔内充满黏液,此称阑尾黏

液囊肿(mucocele)。

急性阑尾炎最具威胁的是腹膜炎,系细菌进入游离腹腔所致,细菌进入腹腔的机制有下列 3 种:通过缺血的阑尾壁、通过坏疽阑尾的穿孔口或阑尾脓肿迟发性破裂。腹膜炎的易患因素有:年幼或年迈、免疫抑制、糖尿病、阑尾腔粪石梗阻、游离的盆位阑尾以及既往腹部手术史妨碍大网膜包裹阑尾。腹膜炎形成后,病人的临床情况迅速恶化,出现弥漫性腹膜炎和脓毒综合征的临床征象。

【临床表现】 见匣 23-2。

匣 23-2 急性阑尾炎的临床表现

症状
- 脐周疼痛
- 腹痛转移至右下腹
- 食欲减退
- 恶心

体征
- 发热
- 右下腹局限性触痛
- 肌卫
- 反跳痛

1. 症状

(1) 腹痛:最初在上腹部或脐周,2～12 小时后固定于右下腹。疼痛多呈持续性,病人多能用食指指出疼痛点。咳嗽和行走可加重疼痛。由于阑尾的解剖变异很大,因此腹痛的发展顺序与上述典型病例有很大区别。尤其在老人或小儿,由于对疼痛反应不同、语言表达不清以及机体防御系统的功能差异,临床表现常不典型。

(2) 胃肠道症状:成人多为恶心、畏食;小儿多有呕吐。半数病人有便秘(成人)或腹泻(小儿)。盆位阑尾可有里急后重。

(3) SIRS:全身不适,起初 6 小时内,一般没有发热及脉速。此后出现发热,通常不超过 38℃,小儿病人体温可很高。若体温脉搏明显升高则提示穿孔或脓肿形成。发热多无寒战。脉稍速。

2. 体征

(1) 右下腹压痛:若阑尾在盲肠前方,McBurney 点(脐与右侧髂前上棘连线中外 1/3 交界点)一般有压痛;压痛也可位于 Lanz 点(两髂前上棘连线右中外 1/3 交界点)或 Kümmell 点(在脐右下方)。壁腹膜受炎症刺激时可有肌紧张和反跳痛等腹膜刺激征。小儿、老人、孕妇、肥胖、体弱和盲肠后位阑尾者,腹膜刺激征可不明显。盆位阑尾腹部体征可很轻微,但直肠指检可扪及痛性肿物。腹式呼吸变浅。嘱病人咳嗽或轻叩右下腹可以发现反跳痛。

(2) 特殊体征:① Rovsing 征:一手按压左下腹降结肠区,另一手反复压其上端,出现右下腹痛为阳性,提示阑尾根部有炎症。② 腰大肌征:病人左侧卧位,右大腿后伸时右下腹痛者为阳性,提示阑尾贴近腰大肌。③ 闭孔肌征:右腿屈膝屈髋并内旋右大腿,右下腹痛者为阳性,提示阑尾在盆内(图 23-2)。

(3) 特殊位置阑尾炎的体征:① 盲肠后位:腹肌紧张和压痛不明显,因为胀气的盲肠保

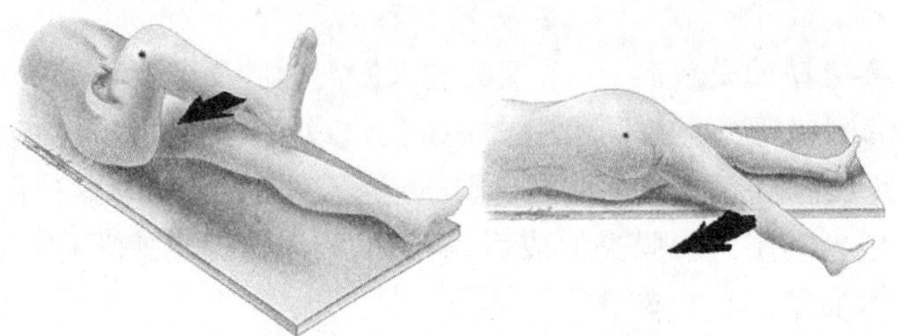

图 23-2 闭孔肌征和腰大肌征

护了阑尾。腰部触痛明显，髋关节处于屈曲位，伸髋关节可以引起疼痛。腰大肌征阳性。② 盆位：早期可以有腹泻。完全盆位阑尾炎可以完全没有腹部压痛、腹肌紧张。直肠指检可以发现直肠膀胱陷窝或 Douglas 窝有触痛，尤其是右侧壁。闭孔肌征可以阳性。炎性阑尾累及膀胱时有尿频。

3. 辅助检查 急性阑尾炎的实验室检查中最具诊断价值的是白细胞总数和分类，影像检查对急性阑尾炎的诊断也有一定价值。此外，入院前须常规做 CXR 和心电图检查(匣 23-3)。

匣 23-3 阑尾炎的术前检查

常规检查
- 全血细胞计数
- 尿液分析

选择性检查
- 妊娠试验
- 血电解质和血尿素氮
- 仰卧位腹部 X 线检查
- 腹部和盆腔超声
- 腹部和盆腔增强 CT 检查

(1) 白细胞：白细胞数中度增高[$(10\sim16)\times10^9/L$]，中性粒细胞增多、核左移，甚至出现中毒颗粒。但白细胞计数正常并不能除外阑尾炎。C-反应蛋白值增高(>8 mg/L)加上 WBC 增高和中性粒细胞比值增高对急性阑尾炎诊断的敏感性可高达 97%～100%。如果上述 3 项指标均不增高，则急性阑尾炎的可能性很小。

(2) 尿液分析：20%的病人尿常规检查可见少量白细胞和蛋白。

(3) 影像检查：一般在诊断困难时采用。AXR 或腹部 CT 偶可见到不透光的粪石或异物，以及右下腹局限性肠胀气，还可以排除肾结石。钡灌肠见到右下腹盲肠充盈缺损或阑尾未充盈，是诊断急性阑尾炎的可靠指标，对儿童或老人更具诊断价值。

通过病史和体检，阑尾炎的诊断仍然不明确时，可以选择超声(US)检查。US 对右下腹痛或盆腔疼痛的小儿和女性病人尤具价值。正常阑尾的直径一般小于等于 6 mm，若阑尾直径大于 6 mm、用探头施压时直径不缩小，且病人感疼痛，则提示阑尾炎。盆腔超声可以排除输卵管或卵巢疾患。右下腹的其他疾病，如炎性肠病、盲肠憩室炎、Meckel 憩室炎、子宫内膜移位和盆腔炎，都可能造成 US 结果假阳性。

用泛影葡胺-盐水灌肠(加或不加口服造影剂)后对阑尾区进行螺旋 CT 检查，不必做静脉增强，此称阑尾 CT，一般在 1 小时内出结果。这对正常阑尾的显示比 US 清晰，炎症阑尾的直径大于6 mm。此外,CT还可以显示阑尾周围的炎性改变。如果无条件进行阑尾CT检查,普通腹部/盆腔CT加增强也可应用,也比US准确。

(4) 腹腔穿刺或腹腔镜检查:小儿阑尾,尤其是1岁以下患儿并发阑尾穿孔,术前诊断困难。此外妊娠期阑尾炎诊断也较困难。对于这些病人,腹腔镜诊断特别有价值。然而,腹腔镜手术时插入穿刺器易损伤子宫或引起子宫收缩导致流产,在妊娠初期3个月或6~9个月期间危险性更大。腹腔镜对盲肠后位阑尾炎的诊断无能为力,当阑尾周围有粘连或炎症时也很困难。

右下腹痛时腹腔镜检查的指征是有手术指征,但不能确诊为阑尾炎。禁忌证为既往有右下腹炎症史或有下腹手术史、凝血功能障碍、麻痹性肠梗阻。

【诊断】 诊断阑尾炎主要依据临床表现(右下腹疼痛、压痛和白细胞升高)。重要的是早期诊断、早期治疗,不要等病人出现腹膜炎表现时才手术。切记,急性阑尾炎诊断的延误是以阑尾穿孔率增加为代价的。

1. 典型阑尾炎 55%的急性阑尾炎呈典型的临床表现顺序:腹痛(位于上腹或脐周)→恶心、呕吐→右下腹疼痛及压痛→发热→白细胞升高。若胃肠道症状或发热在腹痛之前出现,往往提示诊断有误。

2. 不典型阑尾炎 45%的急性阑尾炎临床表现不典型,大致有两种情况:一开始即为右下腹痛,或始终为弥散性腹痛不转移。后一种情况主要见于老年人,疼痛不重,局限定位较晚,诊断极为困难,此时应毫不犹豫地行剖腹术。盆位阑尾炎可能仅有耻骨上不适或里急后重,没有右下腹疼痛。Dunphy认为"为了降低阑尾穿孔的发生率,有必要对拟诊为急性阑尾炎的病例进行早期手术,允许正常阑尾的切除率波动在10%~15%"。

3. 诊断要点 右下腹疼痛和右下腹压痛;畏食、恶心、呕吐或便秘;轻度发热、轻度中性白细胞增高。

【鉴别诊断】

1. 儿童常见疾病 最容易误诊为阑尾炎的是急性胃肠炎和肠系膜淋巴结炎。

(1) 急性胃肠炎:除肠绞痛外,急性胃肠炎还有腹泻和呕吐,但没有局限性压痛。通常家庭的其他成员也有受累。回肠后阑尾炎的临床表现酷似急性胃肠炎,因此应该收入住院仔细观察。诊断不肯定时,可以做腹腔镜探查或剖腹探查。

(2) 肠系膜淋巴结炎:其腹痛性质为绞痛,每次疼痛持续约数分钟,病人在两次发作间期可以完全不痛。颈淋巴结可以肿大。患儿取左侧卧位时,触痛移向左侧有助于确诊。在儿童,本病的诊断常有困难,诊断不能确定时应剖腹探查。

(3) Meckel憩室炎:本病与急性阑尾炎的腹痛情况很相似,临床检查不可能对这两者进行鉴别。Meckel憩室炎的腹痛可以在中腹部或偏左,少数病人既往有类似腹痛史或贫血史。

(4) 肠套叠:也需要与急性阑尾炎鉴别。肠套叠的中位年龄是18个月,2岁以下的小儿很少患阑尾炎。肠套叠可以在右下腹扪到包块,治疗首选灌肠复位(见第20章)。

(5) Henoch-Schönlein紫癜:病人常有咽痛或呼吸道感染等前驱表现。腹痛可以很严重,与肠套叠和阑尾炎难以鉴别。病人几乎都有淤斑,典型的淤斑在肢体伸侧和臀部。血小板和出血时间正常。

(6) 大叶性肺炎和胸膜炎:尤其是右侧基底部肺炎,可引起右侧腹痛,酷似阑尾炎。腹部轻触痛,高热,胸部体检可以发现胸膜摩擦感,听诊呼吸音有改变。CXR有助于诊断。

2. 成人常见疾病

(1) 末端回肠炎(terminal ileitis)：除非扪到面团样炎性的回肠包块，末端回肠炎急性发作很难与急性阑尾炎鉴别。既往腹部绞痛、消瘦和腹泻史可以为局限性回肠炎(regional ileitis)的诊断提供线索，排除急性阑尾炎。回肠炎可以由 Crohn 病和 Yersinia 感染等非特异性原因引起。Yersinia 感染可以累及末端回肠、阑尾和盲肠，肠系膜淋巴结肿胀，血抗体滴度检测有助于诊断，静脉用四环素有效。术中怀疑为 Yersinia 感染时，可以切取肠系膜淋巴结送细菌培养(包括结核菌)和病理检查。

(2) 输尿管绞痛(ureteric colic)：其特点和疼痛的放射情况都不同于阑尾炎，因此诊断一般不会有困难。要常规做尿液检查，如果尿中有红细胞应该加做腹部平片。肾超声和静脉尿路造影都有助于诊断。

(3) 右侧肾盂肾炎：病人常有尿频，诊断常有困难，尤其在女性。主要特点是腰部触痛、寒战和发热(39℃)以及脓尿。

(4) 溃疡病穿孔：腹痛发作很突然，开始位于上腹部，然后向右下腹迁移，原因是十二指肠内容可以沿结肠旁沟流至髂窝；而急性阑尾炎的腹痛起始于脐周。这两种疾病都有右下腹触痛和肌紧张，但是十二指肠溃疡穿孔发病突然，肌紧张主要位于右上腹。70%的病人立位 X 线检查可以见到膈下游离气体。诊断困难时还可以借助腹部 CT。

(5) 睾丸扭转：多见于青少年，容易误诊。疼痛牵涉至右髂窝。患方害羞容易造成体检的疏忽，要求常规检查睾丸。

(6) 急性胰腺炎：应该在急性阑尾炎的鉴别诊断考虑之列。血尿淀粉酶测定是要点。

(7) 腹直肌鞘血肿：少见，但容易引起误诊。通常有剧烈的体力活动史，此后，出现急性腹痛伴右髂窝局限性触痛，重要的是不伴有胃肠道症状。偶尔，服用抗凝剂的老人可以在轻微外伤后发生腹直肌鞘血肿，表现为右髂窝处肿物和触痛。

3. 育龄期妇女常见疾病　育龄期妇女的许多盆腔疾病的临床表现与阑尾炎相似，因此，疑诊为阑尾炎的妇女都应该详细询问妇科病史，重点是月经史、阴道白带和可能的孕情。与阑尾炎最容易混淆的是输卵管炎、经间痛、卵巢囊肿扭转或出血以及异位妊娠。

(1) 输卵管炎：在年轻女性，输卵管炎最难诊断。一般来说，输卵管炎的腹痛位置比阑尾炎低，多为双侧痛。阴道白带、痛经和排尿烧灼痛都有助于鉴别诊断，或许有不洁性交史。怀疑输卵管炎时，应请妇科医生会诊，阴道高位取材做衣原体培养。必要时，行诊断性腹腔镜检查。

(2) 经间痛：本病是月经中期的卵泡破裂伴出血，出现下腹部和盆部疼痛。特点是在月经中期，全身症状少见，腹痛一般在数小时后改善。妊娠试验阴性，偶尔需要行腹腔镜检查。

(3) 卵巢囊肿扭转或出血：鉴别诊断不容易。怀疑该病时，应该请妇科医生会诊，做盆腔超声检查。术中发现卵巢囊肿扭转或出血时，对育龄期妇女，可以做卵巢囊肿摘除。记录对侧卵巢所见具有医学法学价值。

(4) 异位妊娠破裂：主要征象是腹腔出血，不容易误诊为阑尾炎，然而右侧输卵管流产和右侧输卵管妊娠未破裂很容易误诊为阑尾炎。右侧输卵管妊娠未破裂的特点是一开始就是右下腹痛，位置不改变，疼痛严重，不会减轻，除非手术。一般有停经史，尿妊娠试验阳性。阴道检查时宫颈有严重举痛。一般有明显的腹腔内出血征象，需要询问有无肩部牵涉痛。怀疑异位妊娠时应该查盆腔超声。

4. 老人常见疾病

(1) 乙状结肠憩室炎：有时很难与阑尾炎鉴别，尤其当乙状结肠冗长，位于中线左侧时。腹部CT有助于诊断。乙状结肠憩室炎可以通过输液加抗生素保守治疗，保守治疗无效或病情恶化时应该及时手术探查。

(2) 肠梗阻：诊断一般不难，但是少数老年阑尾炎的表现酷似肠梗阻，很难捉摸。像憩室炎一样，肠梗阻起初的治疗是输液、抗生素和胃肠减压，尽早剖腹手术。

(3) 盲肠癌：可以造成梗阻或发生穿孔，此时，盲肠癌的表现可以酷似阑尾炎，或引起阑尾炎。既往腹部不适史、大便习惯改变或原因不明的贫血者应该警惕盲肠癌的存在。触诊发现右下腹肿块、钡灌肠和结肠镜都有助于诊断。

5. 其他罕见病　右侧胸第10、11背神经的带状疱疹出疹前3～8小时，其疼痛部位与阑尾炎相同，可以有明显的皮肤感觉过敏，但是没有转移痛，也没有胃肠道症状和腹肌紧张。脊髓痨危象很少见，危象者有严重腹痛和呕吐，病人还有脊髓痨的其他征象。其他脊柱病变也可能引起急性腹痛，尤其见于儿童和老人，包括脊柱结核、转移性肿瘤、骨质疏松塌陷以及多发性骨髓瘤。疼痛的原因是神经根受压，活动可以使疼痛加剧。检查可以发现腰部僵硬，无肠道症状。卟啉病腹危象和糖尿病腹危象可以引起腹痛，因此每位急腹症病人都应该做尿液分析。婴幼儿周期性呕吐(cyclical vomiting)一般既往有类似发作史，无腹肌紧张，尿酮阳性，但诊断价值不大，因为饥饿者尿酮也可以阳性。盲肠炎，即白血病性回盲肠综合征(leukemic ileocecal syndrome)，是一种罕见的、见于免疫抑制病人的、具有潜在致死性的小肠结肠炎，致病菌是Gram阴性梭状芽孢杆菌(尤其是败血梭状芽孢杆菌)性脓毒症，发展迅速，治疗方法是用抗生素和造血因子，一般不需要手术干预。

【治疗】

1. 阑尾切除术　急性阑尾炎首选的治疗方法是阑尾切除术(剖腹或腹腔镜)。早期手术可以减少由腹膜炎引起的并发症发生率和死亡率。

2. 剖腹阑尾切除术要点

(1) 切口：诊断明确者取右下腹斜切口(McArthur切口)或沿皮肤皱褶的横切口(Lanz切口)(图23-3)；诊断不明确者、腹膜炎者或育龄妇女常取腹直肌切口，以便术中延长切口。

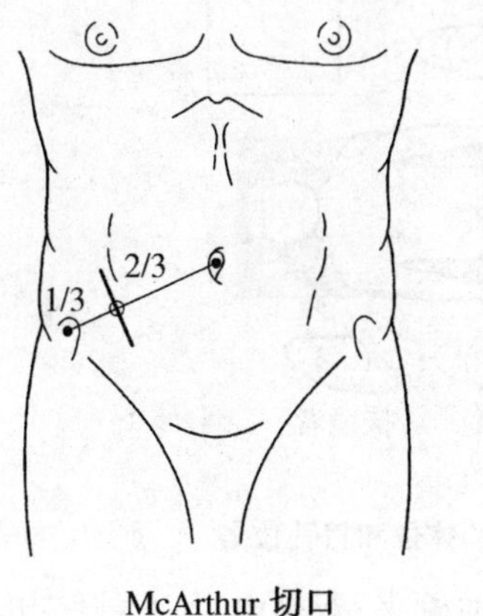

McArthur切口　　Lanz切口

图23-3　McArthur切口和Lanz切口

(2) 探查：进腹后观察大网膜是否位于右下腹，注意渗液的性质(脓性、血性、胆汁性)。

(3) 确认盲肠：于切口外侧找升结肠。结肠血供不如小肠丰富，因而结肠外观稍显苍白；横结肠和乙状结肠常移至右下腹，易被术者误看做盲肠，横结肠和乙状结肠的特点是脂肪垂多，盲肠基本无脂肪垂。

(4) 找阑尾：顺升结肠带向下找阑尾，3 条结肠带回聚处是阑尾根部所在。一般用阑尾钳即可取出阑尾。不能取出时，术者可用食指沿阑尾根部探找阑尾。当阑尾与周围粘连时，可用手指轻轻分离，一般很容易将粘连之大网膜和肠襻推开。

寻找阑尾的另一种方法是找到位于末端回肠对系膜缘的 Treves 皱襞确定末端回肠，然后找到阑尾。

(5) 阑尾切除：用 Babcock 钳或 Lane 钳夹住阑尾，但不要夹破阑尾。用血管钳钳夹切断阑尾系膜根部。宽的阑尾系膜可能需要 2～3 把血管钳才能完全离断。阑尾完全游离后，紧靠盲肠用一把血管钳夹一下阑尾根部，用 2/0 可吸收线在钳夹部位结扎，于结扎线远侧上一把血管钳，在血管钳和结扎线之间切断阑尾。距阑尾根部 1 cm 用 2/0 或 3/0 可吸收线做荷包缝合或"Z"缝合，缝线要深达肌层，埋入阑尾残端，打结。也有外科医生仅做阑尾根部结扎，不埋入阑尾根部。

3. 腹腔镜阑尾切除术要点　优点是术后恢复快、伤口感染率低，缺点是费用高、手术时间长。腹腔镜下阑尾切除的术前准备与剖腹相同。行腹腔镜阑尾切除前，要插胃肠减压和导尿管。病人全身麻醉后，腹部皮肤消毒前应该再触一下右下腹有无肿块。如果扪及肿块，应该考虑保守治疗。

(1) 腹腔镜下阑尾切除的禁忌证：有并发症的阑尾炎(穿孔、脓肿或蜂窝组织炎)，术中要防止牵拉将阑尾撕破。阑尾切下后应放入标本袋中取出，以防污染腹腔和腹壁切口。一般认为急性阑尾炎发病 72 小时后不宜行腹腔镜阑尾切除术。

(2) 打孔的位置：脐部，McBurney 点和左下腹(图 23-4)。患者头低脚高，向左侧倾斜 15°～30°。

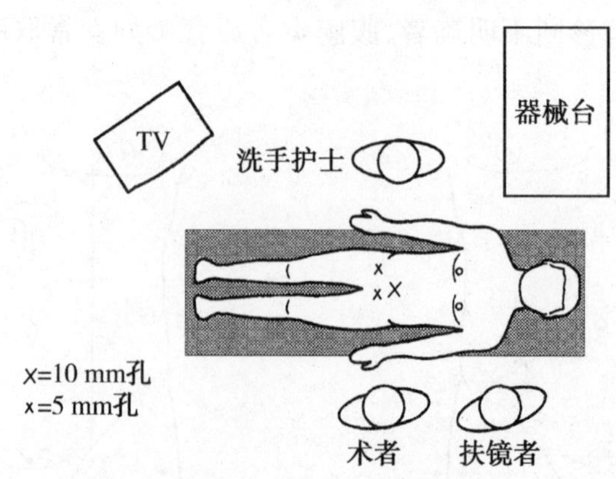

图 23-4　腹腔镜下阑尾切除的体位和打孔位置

(3) 阑尾系膜血管的处理方法：钛夹或可吸收血管夹；双极电凝；套线结扎；Endo-GIA。

4. 抗生素　术前用广谱抗生素静脉推注，目的是减少术后切口感染。术后一般应继续用药24小时。

(1) 若有阑尾穿孔伴脓肿形成,术后应继续用药5～7天。

(2) 若有阑尾穿孔伴弥漫性腹膜炎,术后应继续用药7～10天。

【手术风险及处理原则】 见匣23-4。

匣23-4 阑尾切除后恢复不顺利病人的核查清单

- 检查伤口和腹部——脓肿
- 对怀疑盆腔脓肿者做直肠指检
- 检查肺部——肺炎或肺不张
- 检查小腿——静脉血栓形成
- 检查巩膜——黄疸,检查肝脏——肝脏肿大,询问病人有无寒战(化脓性门静脉炎)
- 检查尿——细菌(肾盂肾炎)
- 时刻警惕膈下脓肿

1. 损伤腹壁下动脉 原因是切口位置过低。处理方法是用纱布压住出血处,迅速切开腹膜,将左手食指、中指插入腹腔,将出血处的腹壁向上顶起控制出血,找到出血点后缝扎止血。

2. 损伤肠管 原因有几种:用血管钳提起腹膜时误将肠管一并提起切开;用力牵拉盲肠企图显露阑尾时撕裂盲肠;缝合腹膜时误将其下的肠壁一并缝入。预防的关键是操作细致、轻柔。处理方法是及时发现、及时修补。

3. 腹腔出血 阑尾切除术后发生腹腔出血并不少见,原因是阑尾系膜的结扎线松脱。病人有出血性休克的表现,腹腔穿刺有利于确诊。处理方法是立即手术止血。

阑尾系膜尤其是阑尾动脉结扎不牢靠可导致腹腔出血。

4. 切口感染 原因有阑尾炎症重、污染重和操作粗糙、组织损伤大等多方面。预防的手段是:操作细致、轻柔,加强无菌观念,用可吸收单股缝线(如单乔或PDS)缝合腹壁各层。

5. 粘连性肠梗阻 原因有阑尾炎症重、污染重和操作粗糙、组织损伤大等多方面。预防的手段是:操作细致、轻柔,加强无菌观念。

6. 阑尾残株炎 原因是阑尾残端留得过长。这种情况在腹腔镜手术更常见。

7. 粪瘘 要注意阑尾残端的处理,不要缝合过密、过紧,当阑尾残端或盲肠炎症严重时尤其要注意。

【并发症】 阑尾炎得不到及时治疗,一部分病人会发生阑尾穿孔(匣23-5)。阑尾穿孔后,手术病死率明显增加。

匣23-5 阑尾穿孔的风险因素

- 年幼或年迈
- 免疫抑制
- 糖尿病
- 粪石性梗阻
- 盆位阑尾
- 既往腹部手术史

1. 阑尾周围脓肿 阑尾穿孔时,腹内邻近脏器(肠襻和网膜)会自然包裹穿孔区域,形成炎性肿块,随着纤维性脓肿壁形成而发展成腹腔脓肿。病人体温、脉搏明显升高、加快,白细胞明显增加以及典型的腹膜炎体征,都强力提示阑尾已穿孔。但不一定在右下腹扪及肿块，有些病人仅在直肠指检时可扪及肿块。腹部超声检查对右下腹肿块有鉴别诊断价值。

腹膜外阑尾脓肿可以表现为右侧腰大肌脓肿、肾周脓肿或右侧髂窝脓肿，CT检查可以发现软组织内脓肿伴积气。脓肿穿破后可形成右侧腰背部慢性瘘管，经久不愈。

阑尾穿孔的治疗是静脉用抗生素、输液、手术切除阑尾和脓肿引流。手术时机应根据病人具体情况而定。对明确的阑尾脓肿一般先行非手术处理，待3个月后手术。若非手术处理中病情加重（匣23-6），应及时穿刺抽脓（超声引导下）或手术引流。

匣23-6　阑尾包块何时终止保守治疗

- 脉搏加快
- 腹痛加重、范围扩大
- 包块进行性增大

2. 急性弥漫性腹膜炎　若机体不能完全包裹穿孔区，脓液污染整个腹腔，则形成弥漫性腹膜炎。处理方法是急诊手术。

3. 内、外瘘形成。

4. 门静脉炎　全身感染症状、肝大、黄疸、门静脉内气体、肝功能异常。

第三节　小儿急性阑尾炎

【解剖生理特点】

1. 阑尾呈漏斗形、黏膜下淋巴组织不发达，在36月龄前罕有发生梗阻形成阑尾炎。

2. 病史表达不清，查体不合作，易延误诊断。

3. 阑尾壁薄、大网膜发育差，易发生穿孔，感染不易局限。

4. 腹膜吸收能力强，易出现中毒症状。

【临床特点】

1. 病情发展快、重，高热，呕吐明显，拒绝饮食。

2. 穿孔发生率高。

3. 压痛范围广，肌紧张不明显，肠鸣音消失早。

4. 诊断小儿急性阑尾炎要求动作轻柔、耐心。

5. 新生儿急性阑尾炎穿孔前诊断困难，穿孔后的主要表现是腹胀，体温和白细胞稍升高，CRP升高，AXR和腹部CT示膈下游离气体、腹腔渗液和盲肠扩张。由于新生儿肠道菌群尚未建立，因此腹膜炎情况和全身中毒症状不如年长儿重，肠鸣音可以依然存在。

【治疗原则】　早期手术切除阑尾。

第四节　老人急性阑尾炎

【解剖生理特点】

1. 动脉硬化，易栓塞、穿孔。

2. 抵抗力差,反应差,症状体征比病理轻,易延误诊断。

【临床特点】 老人阑尾炎的临床表现不像年轻人那样典型。可无恶心、呕吐,几乎无发热及白细胞增高,此时,核左移是炎症的主要依据。

老人腹壁多松弛、脂肪厚,因此腹部体征往往不能反映病理情况,临床征象似亚急性肠梗阻。

老人内科夹杂症多,因而死亡率高。

【治疗原则】 尽早手术切除阑尾。术前要注意行心、肺检查和麻醉选择。

第五节 妊娠急性阑尾炎

【解剖生理特点】

1. 妊娠 3 个月以后,盲肠和阑尾的位置随着子宫的增大向外上移位至右上腹(图 23-5)。

2. 大网膜不易包裹,炎症不易局限,穿孔后易成弥漫性。

3. 腹肌伸展,肌紧张不显著。

4. 妊娠期,平常也可发生白细胞增多,范围在(15～16) × 10^9/L,这更增加了诊断的困难。

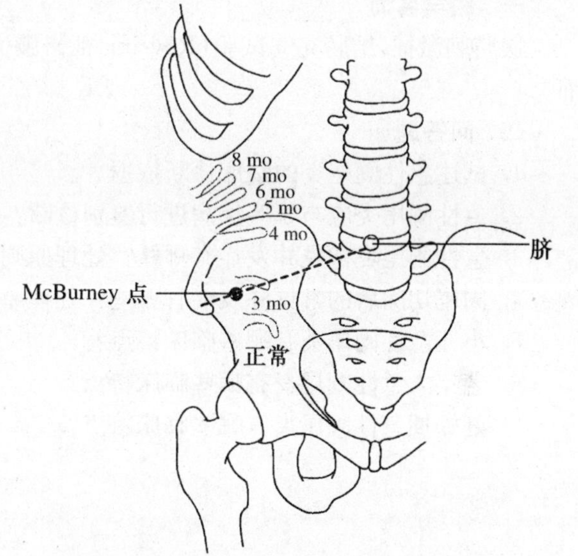

图 23-5 阑尾位置随妊娠发生的位置变化

【临床特点】 孕妇最常见的宫外急腹症是阑尾炎,频率约为 1/(1 500～2 000)。由于早期症状不典型、腹部压痛点随阑尾的位置发生变化,因此诊断困难。

阑尾位置的推移可以表现为腰背部疼痛,容易被误诊为肾盂炎,下腹痛容易被误诊为卵巢囊肿扭转。

【治疗原则】 妊娠急性阑尾炎流产率为 3%～5%,穿孔性阑尾炎为 20%。因此,原则是早期手术切除阑尾,配合安胎治疗。

1. 切口宜偏高。

2. 操作轻柔,尽可能不用引流。

第六节 慢性阑尾炎

阑尾炎很容易复发,并且常常被误诊为胆绞痛或消化不良。发作的程度轻重不一,可以数月发作一次,最终出现严重发作。如果能对病史做详细询问,可以发现许多慢性阑尾炎病人既往都有轻微的类似腹痛发作史。这些病人的阑尾有纤维化,提示既往有过炎症。所谓的慢性阑尾炎其实是复发性急性阑尾炎。

【病因】

1. 急性阑尾炎后遗症：纤维瘢痕愈合，管腔狭窄、排空障碍。

2. 异物（粪、谷、虫）、先天扭曲或粘连扭曲、滤泡增生。

【临床特点】

1. 急性阑尾炎病史：右下腹痛经常发作。

2. 右下腹隐痛或不适。

【诊断】

1. 右下腹痛和压痛。

2. X线钡灌肠表现。

【治疗原则】 手术切除阑尾，仔细探查腹腔。

复习思考题

一、医学名词

腹膜刺激征，结肠充气试验（Rovsing 征），腰大肌试验（Psoas 征），内肌试验（Obturator 征）

二、问答题

1. 试述急性阑尾炎的临床诊断依据。
2. 急性阑尾炎应与哪些疾病进行鉴别诊断？鉴别要点有哪些？
3. 急性阑尾炎常见并发症有哪些？处理原则是什么？
4. 阑尾切除后的常见并发症有哪些？处理原则是什么？
5. 小儿急性阑尾炎有哪些临床特点？
6. 老年人急性阑尾炎有哪些临床特点？
7. 妊娠期急性阑尾炎有哪些临床特点？

（石 欣）

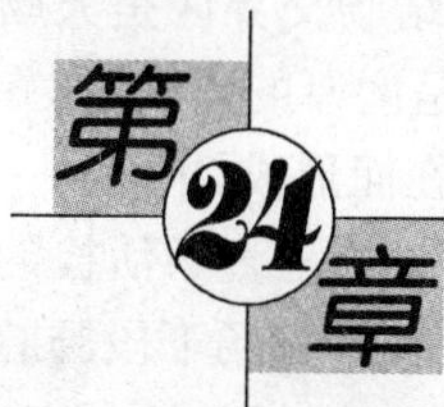

结肠、直肠和肛管疾病

学习要求

· 了解结肠癌的临床表现、诊断和治疗。
· 熟悉直肠癌的临床表现、诊断、治疗和手术原则。
· 掌握肛裂、直肠肛管周围脓肿、肛瘘和痔的诊断和治疗。

第一节　解剖生理概要

【解剖】　大肠可以分为盲肠、升结肠、横结肠、降结肠、乙状结肠和直肠。

1. 结肠　盲肠最粗，是小肠进入结肠的部位，是结肠的起始部。盲肠与回肠相连，在回肠与盲肠交界处有回盲瓣，为双瓣结构。盲肠与升结肠之间没有明确的分界线。盲肠循后腹壁上行称为升结肠，直至肝曲，再折向左行，肝曲有肝结肠韧带固定。结肠从肝曲向左至脾曲为横结肠，横结肠为腹膜内位脏器，脾曲有脾结肠韧带和胃结肠韧带附着；然后结肠又循腹膜后转向下行与乙状结肠相接，称为降结肠。乙状结肠为腹膜内位脏器，其远端与直肠相接。

结肠壁自内向外可分为黏膜、黏膜下层、肌层和浆膜 4 层，结肠壁的分层对结肠肿瘤分期有重要意义。结肠黏膜没有肠绒毛，黏膜上衬着柱状上皮，限于黏膜层的恶性肿瘤称为原位癌。黏膜下层是含有血管和淋巴管的结缔组织层，是肠壁诸层中最坚韧的一层，肿瘤转移必须突破该层才能进入淋巴道。肌层分内环外纵两层，外层的纵肌聚集成 3 条纵行的结肠带；结肠带之间的肠壁呈囊状膨出，称结肠袋；结肠带处有脂肪组织成块附着，称肠脂垂，从盲肠至乙状结肠，肠脂垂逐渐增多。结肠带、结肠袋和肠脂垂是结肠的三大特点。浆膜即脏腹膜。

2. 直肠　直肠位于骨盆内，上接乙状结肠，下连肛管，长 12～15 cm，大约在骶骨岬水平(S_3)结肠带消失，成为直肠与结肠交界的标志。此交界区是大肠最窄的部位。直肠有两个前后曲：骶曲凸向后，会阴曲凸向前；直肠还有 3 个侧曲，上下两个凸向右，中间一个凸向左。

直肠上 1/3 的前侧和两侧均有腹膜遮盖，中 1/3 仅前方有腹膜遮盖，并向前反折成男性的直肠膀胱陷凹或女性的直肠子宫陷凹，下 1/3 则在腹膜外。女性从 Douglas 窝(直肠前腹膜反折)至肛门口为 5.5 cm，男性为 7.5 cm。

直肠肌分外纵内环两层。在直乙状结肠交界处，结肠带散开形成直肠外层的纵肌，并与肛提肌和外括约肌相结合，环肌纤维在下段增厚形成肛管内括约肌。

直肠无结肠袋、无肠脂垂和结肠带。直肠系膜在其背侧。直乙状结肠交界区是大肠最窄的部位。直肠腔内有横向排列的3个半月状黏膜皱襞(左、右、左)，是增厚的环肌，称直肠瓣(Houston瓣，直肠横襞)。直肠的3个侧曲是因为Houston瓣的存在而形成，中间的一个Houston瓣在直肠前腹膜反折水平，位于直肠前右侧壁。这3个瓣的部位是直肠活检的最佳部位，因为该处突入肠腔，取材方便，而且肠壁厚，活检后不易发生穿孔。直肠下段肠腔较上段显著扩大，称直肠壶腹，该部位有特殊的扩张功能和储存粪便功能。因括约肌的存在，齿线上方的直肠黏膜形成5～10条纵行皱襞隆起，称直肠柱(Morgagni柱，肛柱)。两个相邻直肠柱在基部相连接成半月形黏膜皱襞，称肛瓣。肛瓣与直肠柱之间的小窝称肛窦，窦口向上，窦深3～5 mm，底部有肛腺开口，肛腺在黏膜下呈管状分支。相邻的肛瓣相互连接，形成一条锯齿状的解剖界线，称齿线。齿线是内外胚层的移行带，是直肠黏膜和肛管皮肤的边界，齿线下的皮肤痛觉敏锐。

3. 肛管　肛管有外科肛管和解剖肛管之别。外科肛管长4 cm，起于肛管直肠连接线，终止于肛缘。齿线位于外科肛管的中部，齿线以下的肛管为解剖肛管，长2.5 cm。外科肛管周围环绕着两个肌性管道，主要功能是控制排便。内层是内括约肌，它是直肠环肌的延续，属平滑肌，是不随意肌，受植物神经控制。外层的肌管称外括约肌，有皮下部、浅部和深部之分。外括约肌是横纹肌，是随意肌，受躯体神经控制。皮下部为环形肌束，在肛管内括约肌的下方；直肠指检可扪到肛管内括约肌与肛管外括约肌皮下部之间有一环形浅沟，称Hilton白线或括约肌间线。浅部为椭圆形肌束，起自肛尾韧带，环绕肛管止于会阴部。深部是位于浅部外上方的环形肌束，该肌后部与耻骨直肠肌合并，附着于耻骨联合。3个外括约肌中深部最重要，切断后可造成大便失禁。外括约肌深部、耻骨直肠肌、内括约肌和直肠纵肌组成一个肌环，可在直肠指检时扪到，称为肛管直肠环。

从齿线到齿线上1～2 cm的范围内为移形上皮区，既有柱状上皮又有鳞状上皮。齿线下方到Hilton线被覆的是变态皮肤，又称肛皮，属鳞状上皮；肛皮以致密的结缔组织与肌层紧密附着，其表面光滑发亮，该部又称肛梳。与肛周皮肤不同的是，肛皮无毛囊和皮脂腺。在肛管下段，从Hilton线至肛缘(肛皮线)被覆的皮肤与肛周皮肤无异，既含毛囊又含脂腺。黏膜下层是含有血管和淋巴管的结缔组织层，是肠壁诸层中最坚韧的一层，肿瘤转移必须突破该层才能进入淋巴道。

4. 直肠肛管周围间隙　在直肠肛管周围有数个充满脂肪结缔组织的间隙，是感染的常见部位。这些间隙被肛提肌和坐骨肛管横隔分成3组(图24-1)：① 骨盆直肠间隙，在肛提肌之上、盆腔腹膜之下，直肠两侧左右各1个。② 坐骨肛管间隙，位于肛提肌之下，坐骨肛管横隔之上，左右各1个。③ 肛门周围间隙，位于坐骨肛管横隔与肛门周围皮肤之间。

5. 大肠的动脉血供　升结肠、横结肠右半部分和小肠由肠系膜上动脉供血，横结肠左半部分、降结肠和乙状结肠以及近侧直肠由肠系膜下动脉供血，直肠远侧和肛管由髂内动脉分支(痔中、下动脉)供血。可见结肠脾曲是肠系膜上下动脉供血的交界区，血供较差，该区域行肠吻合时就容易发生缺血、吻合口漏并发症。

直肠肛管的动脉血供来自直肠上动脉(痔上动脉，肠系膜下动脉的分支)、直肠下动脉(痔中动脉，髂内动脉的分支)、肛管动脉(痔下动脉，阴部内动脉的分支)和骶中动脉。这些动脉在直肠黏膜下相互吻合成丰富的血管网。直肠上动脉是直肠动脉血供中最主要的血管。

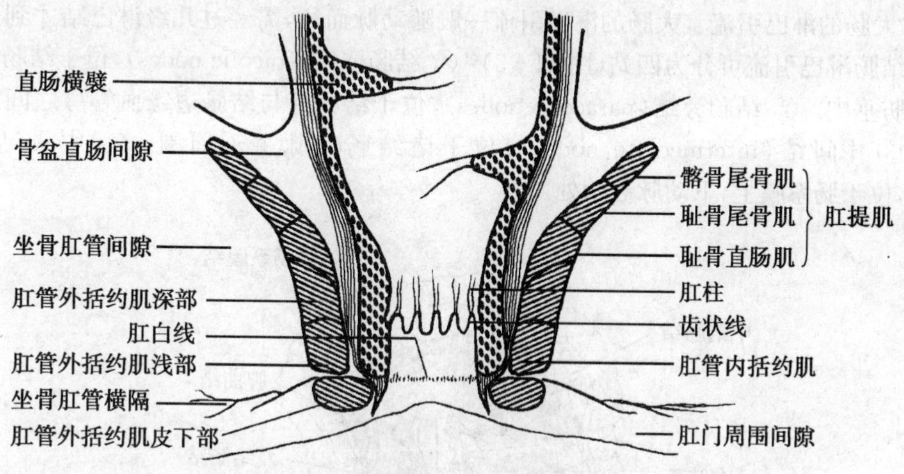

图 24－1　直肠肛管纵剖面示意图

肠系膜下动脉最高位的一个分支是左结肠动脉，左结肠动脉在脾曲处分为两支：外支纤细，与中结肠动脉吻合形成 Drummond 结肠边缘动脉弓；内支粗大，与中结肠动脉主干吻合形成 Riolan 动脉弓。肠系膜上动脉与肠系膜下动脉通过 Drummond 结肠边缘动脉弓和 Riolan 动脉弓相互吻合(图 24－2)。但这种吻合有变异。

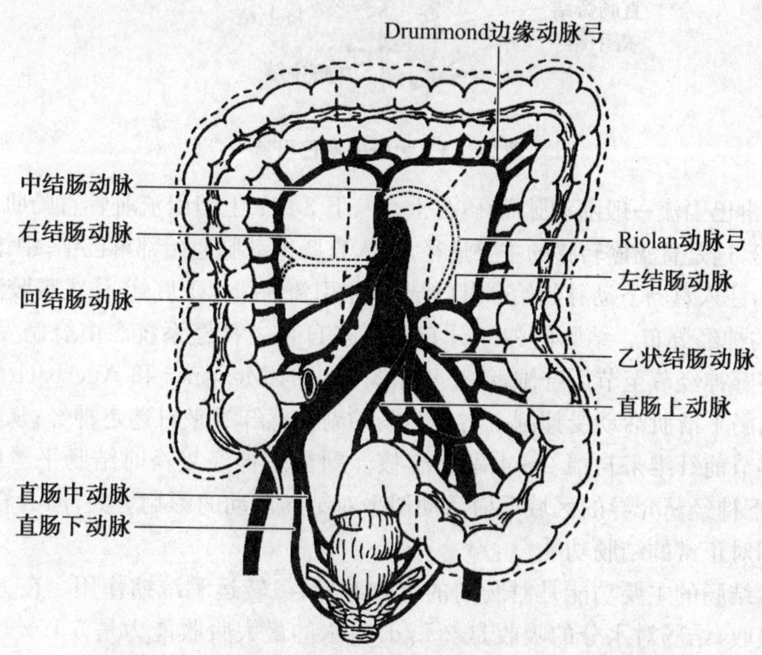

图 24－2　结肠的动脉供血及肠系膜上下动脉之间的吻合

右结肠动脉和 Riolan 动脉弓为不恒定动脉，虚线示各种结肠癌切除术的切除范围

6. 直肠肛管的静脉回流　大肠的静脉多与同名动脉相伴行，最终回流入门静脉。在直肠肛管的黏膜下有两个静脉丛：直肠上静脉丛位于齿线上方的黏膜下，经直肠上静脉、肠系膜下静脉回流入门静脉；直肠下静脉丛位于齿线下方的黏膜下，经直肠下静脉、髂内静脉和肛门静脉、会阴静脉回流入下腔静脉。痔是连接这两个系统的生理性血管垫，它们若扩张或发生血栓，则产生相应的症状。

7. 大肠的淋巴引流　大肠的淋巴引流一般随动脉而行，需经过几级淋巴结才到达主动脉旁。结肠淋巴引流可分为四站(图 24－3)：① 结肠壁结(epicolic nodes)，位于结肠壁的浆膜下脂肪垂中。② 结肠旁结(paracolic nodes)，位于结肠壁与结肠边缘血管弓之间的肠系膜内。③ 中间结(intermediate nodes)，位于诸结肠动脉主干周围。④ 中央结(main nodes)，位于肠系膜上、下动脉起始处。

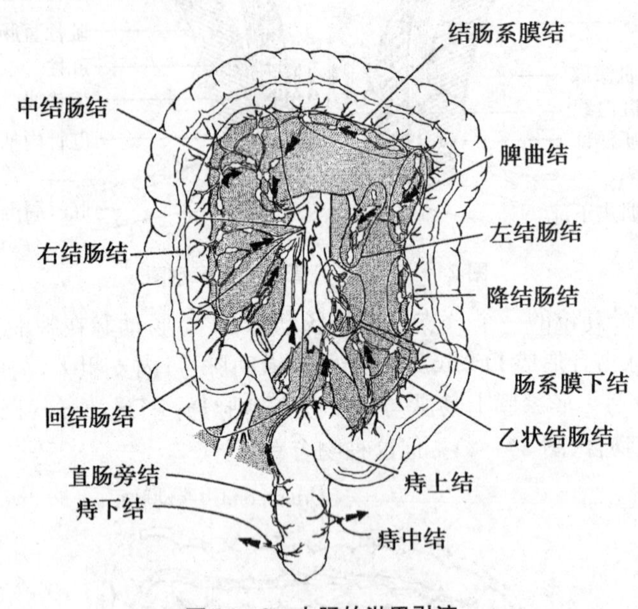

图 24－3　大肠的淋巴引流

直肠肛管淋巴引流一般随动脉而行，分上、中、下 3 组：上组引流耻骨直肠肌附着部分(壶腹及以上部分)，这是直肠癌转移的主要途径，注入直肠上动脉起始部淋巴结；中组引流齿线以上的外科肛管，注入直肠下动脉起始部淋巴结；下组引流齿线以下肛管，注入腹股沟淋巴结。

8. 大肠的神经分布　结肠的神经分布主要来自自主神经系统。由脊髓发出交感神经经交感链和交感神经节至节后纤维，终止于结肠壁内的 Meissner 和 Auerbach 神经丛，交感神经兴奋时结肠平滑肌活动受抑制。右半结肠的副交感纤维来自迷走神经；从脾曲至齿线，肠管的副交感节前纤维来自骶 2～4 副交感核。副交感神经兴奋时结肠平滑肌活动增强。然而，由黏膜下神经丛介导的区域反射活动似乎对结肠活动的影响更大，因为脊髓离断的病人可以拥有相对正常的结肠功能。

【生理】　结肠的主要功能是对肠内的废物起储存、转运和浓缩作用。在大肠中，氯、钠和水是主动吸收，结肠对水分的吸收是 2 L/d，对水的最大吸收能力是 5 L/d。纤维素和在小肠内未吸收的碳水化合物在结肠中经厌氧菌作用生成短链脂肪酸(SCFA)(乙酸盐、丙酸盐或丁酸盐)、氢气、二氧化碳、甲烷和水，其中 SCFA 是主要代谢产物。SCFA 可很快被结肠黏膜吸收，为机体供能。正常人 5%～10%的能量是通过 SCFA 的方式在结肠吸收的。当小肠吸收功能不良或食物中纤维素含量增加时，通过这种形式吸收的能量则进一步增加。结肠黏膜可分泌钾和碳酸氢盐，因此，当大量腹泻时，可有钾和碳酸氢盐丢失以及代谢性酸中毒。

正常情况下，粪便储存于乙状结肠内，不排便时，直肠内基本无粪便。结肠活动时将粪便推入直肠，刺激肠壁压力感受器，当压力达一定阈值时即产生便意。结肠内的气体有两种来源,一为咽下之气,二为细菌与肠内容作用后产生的气体。直肠壁内感受器在正常情况下能分辨出排入直肠的内容物是固体、液体还是气体。这种分辨功能很重要,借此可以谨慎地排出气体,控制固体和液体。如直肠全部切除后,即使保留括约肌,因失去排便反射部位(感受器),仍可出现大便失禁。只有保留至少5 cm与肛管相连的直肠,才能保持正常的排便功能。便频、便急、便不尽感以及粪气精细辨别觉丧失是低位直肠癌保肛手术后的主要表现,也是保肛手术的主要障碍。

第二节 直肠肛管疾病的诊断和术前肠道准备

尽管在消化吸收、体液平衡及维持内环境稳定方面结肠远没有小肠重要,但结直肠疾病却远多于小肠。

【病史】 肛管和直肠疾病的常见症状包括疼痛、脱出、出血、流脓等。病史中应注意询问目前的排便习惯与既往有何不同,有无便血,是便后滴血、大便表面带血、血与粪便混合还是脓血便,大便性状;个人或家族中有无炎性肠病、结肠息肉、结肠癌、乳癌、子宫癌或卵巢癌史;腹痛的性质和特点。

【检查】 包括全面腹部检查和肛管直肠检查等。

(一)肛管直肠检查的体位

1. 侧卧位 一般取左侧卧位,左下肢微屈,右下肢屈曲贴近腹部。这是病人最舒适的体位,适用于身体较弱的病人或需长时间检查治疗者(图24-4)。

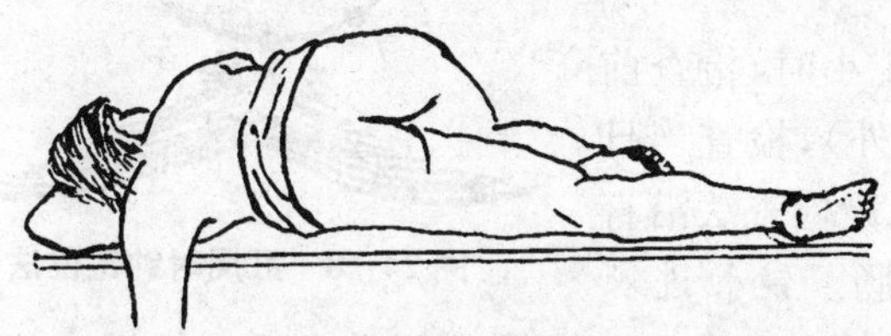

图24-4 左侧卧位

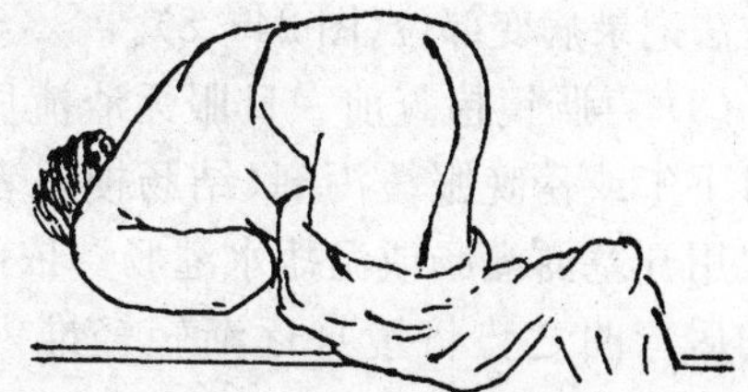

图24-5 膝胸位

2. 膝胸位 病人跪于检查床上,颈胸部垫枕,两腿略分开。该体位肛门部显露清楚,同时内脏上移、盆腔空虚,检查易成功。这是肛管直肠检查最常用的体位(图24-5)。

3. 截石位 病人仰卧于检查床上,双下肢抬高并外展。该体位肛管下垂,肛门显露清楚,便于手术。这是肛管直肠手术最常用的体位(图24-6)。

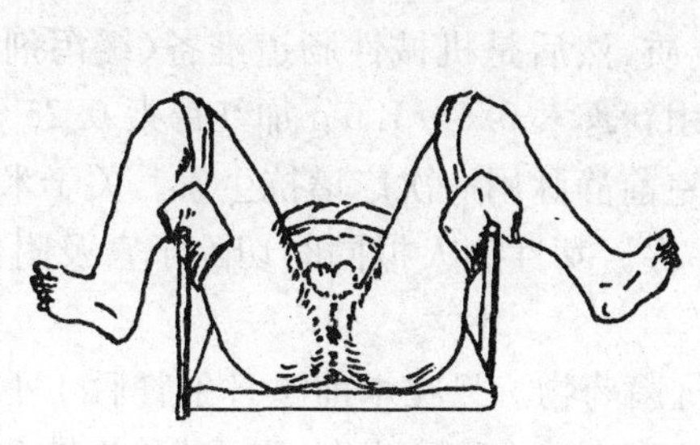

图24-6 截石位

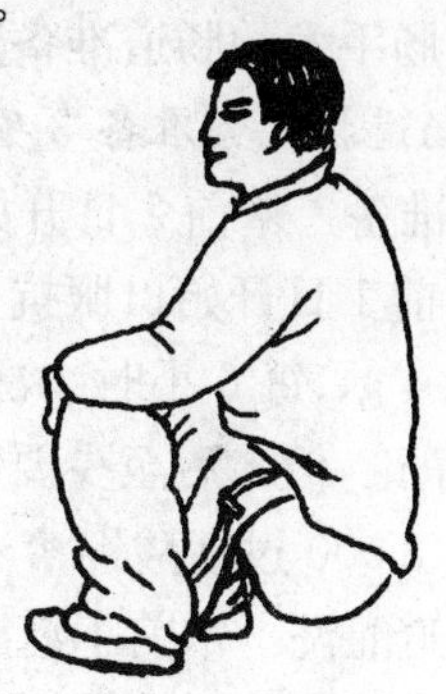

图24-7 蹲位

4. 蹲位　病人在检查台上取下蹲大便姿势，同时作大便状用力，适用于检查内痔、脱肛和直肠息肉（图 24－7）。

（二）肛管直肠检查

项目包括肛周视诊、直肠指检、肛镜及直肠镜检查。

1. 肛周视诊　先检查肛门处有无血、脓、粪便、瘘管、疣状物、溃疡或肿块，以便分析病变性质；然后检查者用两拇指轻按肛门两侧，向两侧分开肛门，观察有无疼痛、肛门是否松弛、肛门内有无裂口或肿物、屏气后有无痔或息肉自肛门口脱出。

2. 直肠指检　直肠指检简单而重要，对及早发现肛管、直肠癌意义重大。直肠指检时应避免直接将食指插入肛门引起括约肌痉挛，而应先用食指末节指腹触压肛门片刻，使病人适应，同时了解肛管括约肌的松紧度；然后逐渐将食指插入肛门，感觉肠管、肠壁及其周围有无触痛、波动感、狭窄、肿块、肿块的活动度、大小及深度。触痛多提示炎症。正常情况下，在男性可扪及前列腺，女性可扪及子宫颈，不应误认为肿块。退出手指后应注意指套上有无脓血或黏液。

3. 内窥镜检查　在做任何器械检查前，必须先行直肠指检，此外还应做适当肠道准备。

（1）肛镜检查用于检查肛管。检查前应嘱病人排净粪便或进行灌肠排便。最常用的体位是侧卧位和膝胸位。在带有芯子的肛镜上涂润滑剂后，先用肛镜前部轻压肛门片刻再慢慢推入。肛镜全部进入后拔出芯子，边退边观察直肠肛管黏膜、齿线和皮肤有无痔、溃疡或肿瘤。按时钟定位法记录病变部位（图 24－8）。

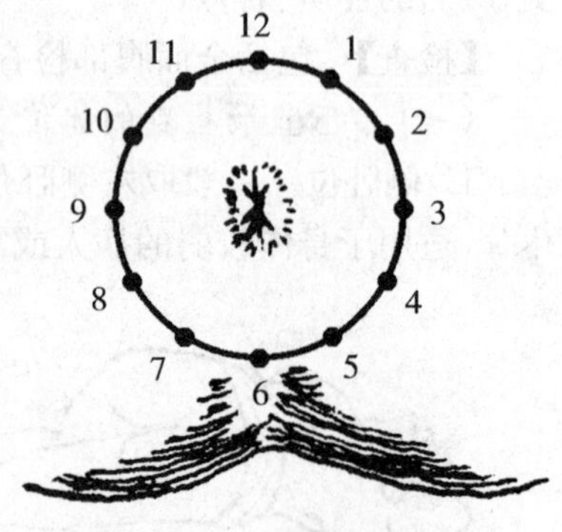

图 24－8　肛周时钟定位法

（2）直肠镜检查前一日服无渣流质 24 小时，检查前一日下午或傍晚服缓泻剂（结肠梗阻者除外），检查当日早晨用开塞露灌肠或温盐水灌肠。依照肛镜检查法沿直肠向后弯曲之势将镜身逐渐轻轻推入直肠。镜管进入 5 cm 后拔出镜芯，在光源直视下看见肠腔再渐渐插入。镜管全部进入后慢慢退出，边退边观察。

【X 线钡灌肠检查】　对肛管齿线附近的病变无法看出，主要用于诊断结肠内病变。

【大便隐血试验】　大便隐血试验简单而实用，但有较高的假阴性和假阳性。大便隐血试验、直肠指检和内窥镜检查是诊断直肠癌的 3 种主要方法。

【择期直肠手术的肠道准备】　其方法因医生习惯而异，但都应该包括少渣流质、机械性肠道准备和肠道抗生素准备 3 项。

1. 一般准备　术前 2 日开始服少渣流质，然后是机械性肠道准备（缓泻剂或术前晚清洁灌肠）。术前 1 日开始口服抗生素，一般用新霉素 0.5～1.0 g 加红霉素 0.25～0.5 g 加甲硝唑 0.2～0.4 g，每 6 小时 1 次。入手术室前静脉用一次广谱抗生素。关于术后抗生素的应用有很大争论，但术后至少要静脉用药一次。女性病人拟同时切除子宫及附件者，术前 2 天每日以 1∶8 000 过锰酸钾溶液冲洗阴道。

2. 全肠道灌洗　术前不灌肠，不口服抗菌药物。只在术前 1 日午餐后 4 小时用下列方法之一进行全肠道灌洗：① 37℃温开水，每 1 000 mL 加氯化钠 6 g、碳酸氢钠 2.5 g、氯化钾

0.75 g,口服,开始每小时3 000～4 000 mL,以后每小时2 000～3 000 mL,直到排出清水为止。心肺肾功能不全者不宜行全肠道灌洗。② 将甘露醇加入等渗或高渗液中从胃管内灌入清洗结肠。③ 将PEG溶解入平衡电解质溶液中口服。

3. 梗阻病人的准备　入院后即禁食,营养支持。石蜡油60 mL口服,每日3次。术前2天起增至100 mL口服,每日3次。梗阻病人禁用导泻剂,忌灌肠。

第三节　肛　裂

肛裂(anal fissure)是齿线以下肛管皮肤全层纵形撕裂后的感染性溃疡,经久不愈。90%的肛裂在后正中线上,女性可有前正中肛裂。异位的侧方肛裂提示可能并存少见疾病。病人多在30～40岁,小儿和老人少见。

【病因及病理】　肛管后方的肛尾韧带伸缩性差,并且排便时肛门后方承受压力较大,因此肛裂多在后正中线上。长期便秘,大便干结,排便用力过猛,可撕裂肛管皮肤。反复损伤,经久不愈,则形成慢性溃疡。急性肛裂的裂口新鲜,整齐,底浅,色红。慢性肛裂底深,不整齐,较硬,肉芽灰白。裂口上端近肛窦处肛乳头肥大,下端有一突出于肛门外的皮垂,形同外痔,称"前哨痔"。肛裂、"前哨痔"和肛乳头肥大合称肛裂"三联征"(图24-9)。

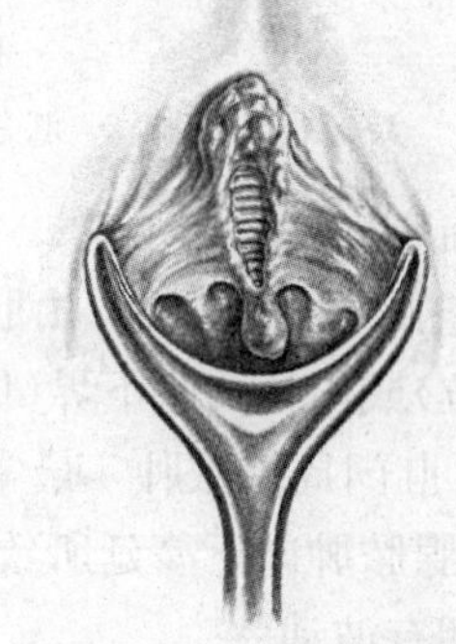

图24-9　肛裂"三联征"
后正中线慢性肛裂,典型的肛裂"三联征"。创底可见到内括约肌纤维

【临床表现】　肛裂病人的典型症状是疼痛、出鲜血和便秘。疼痛是肛裂的主要症状,开始于排便时,排便后可持续数分钟至数小时,疼痛程度与病变大小不相称。病人恐惧排便,从而加重便秘,形成恶性循环。

【诊断】　典型症状加典型肛裂"三联征"体征,轻轻地分开臀部可看见裂口,诊断不难。因疼痛影响肛门检查时,可在局部麻醉下进行。肛门检查时,肛门处剧痛,伴括约肌痉挛。异位肛裂和慢性肛裂要与结核、Crohn病、白血病、性传播疾病、癌等所形成的慢性溃疡相鉴别。

【治疗】　原则是止痛、软化粪便和促进局部愈合。

1. 非手术疗法　适用于急性肛裂。① 清洁:1∶5 000高锰酸钾温水坐浴,肛门用消炎止痛栓剂。② 通便:口服缓泻剂和石蜡油,增加纤维素食物摄入。③ 止痛。④ 温水坐浴。

2. 手术疗法　适应证是持续疼痛、伤口经久不愈和反复发作。方法是切除全部"前哨痔"、肥大肛乳头、肛裂及其周围和深部的不健康组织,直至暴露肛管括约肌,垂直切除部分肛门外括约肌皮下部,创面敞开引流。

第四节　直肠肛管周围脓肿

肛管直肠周围脓肿(perirectal abscess)是指直肠肛管组织内或其周围间隙内感染后形

成的脓肿，是肛管直肠感染性炎症病理过程的急性期。

【病因和病理】　绝大多数肛管直肠周围脓肿起源于肛腺，而且几乎都起源于肛管后壁，因为此处排便时易受伤、肛腺密度最大。肛腺形成脓肿后脓液沿疏松的组织间隙扩展，并可穿破肠壁或肛管括约肌在肛管直肠周围形成脓肿(图 24-10)。肛管直肠周围脓肿被肛提肌和坐骨肛管横隔分为骨盆直肠间隙脓肿、坐骨肛管间隙脓肿和肛门周围脓肿。

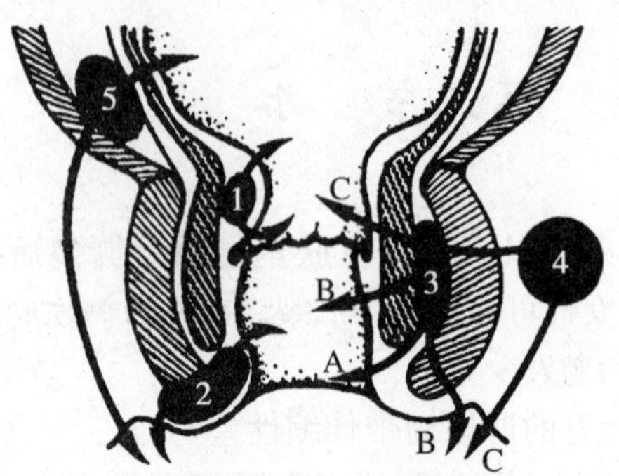

图 24-10　直肠肛管周围脓肿的扩散途径

1—黏膜下脓肿；2—肛旁脓肿；3—括约肌间脓肿；4—骨盆直肠间隙脓肿；5—坐骨肛管间隙脓肿

【临床表现】

1. 括约肌间脓肿　由肌间肛腺感染所致。脓肿位于内外括约肌之间，指检时在肛管后壁(高位)或内括约肌下界(低位)可扪及一痛性肿物。

2. 肛门周围脓肿　最常见，由毛囊、汗腺、皮脂腺或肛管血肿感染所致，也可由括约肌间的肛腺脓肿向下蔓延所致。主要症状是局部持续性跳痛，很少全身症状。局部红、肿、触痛，晚期有波动。

3. 坐骨肛管间隙脓肿　由括约肌间的肛腺脓肿穿破外括约肌后形成。主要症状是局部持续胀痛和跳痛，排尿困难和里急后重。中度全身症状：乏力、食欲不振、发热、寒战。局部早期无体征，之后可扪及痛性肿物，晚期有波动。不及时切开引流易形成肛瘘。

4. 骨盆直肠间隙脓肿　较少见。在提肛肌上方。以全身感染症状为主；局部症状有肛门坠胀，排便不适感，但往往不明显。肛门指诊可扪及盆腔痛性肿块。CT、超声和穿刺有助于确诊。

【治疗】　所有肛管直肠脓肿确诊后都应立即切开引流，单独使用抗生素治疗无效。等其自行穿破往往需要时间，在此期间，脓肿会突破更多组织扩散，形成复杂肛瘘，甚至发生大便失禁。

1. 非手术疗法　全身用抗生素，温水坐浴，口服缓泻剂。

2. 手术疗法　肛门周围脓肿可在腰麻下，做肛门周围放射形切口；坐骨肛管间隙脓肿应在腰麻或骶麻下，距肛缘 3～5 cm 做前后方向的弧形切口，略偏后；骨盆直肠间隙脓肿的切开引流方式同坐骨肛管间隙脓肿，也可经直肠切开引流。约 2/3 的肛管直肠脓肿在切开引流后形成肛瘘，仅 1/3 能愈合。

第五节 肛 瘘

肛瘘(anal fistula)主要侵犯肛管,很少累及直肠,是与肛周皮肤相通的感染性管道,是肛管直肠周围脓肿病理过程的慢性期。肛周脓肿引流后,50%的病人可发生慢性肛瘘。

【病因和病理】 大多数肛瘘是肛管直肠周围脓肿的后遗症,少数为结核、Crohn 病、阿米巴、癌等特异性疾病所致。肛管直肠周围脓肿破溃口或切开的引流口缩小后,形成感染性管道,原破溃口或切开引流口形成瘘管的外口,外口在肛周皮肤上;而肛腺成为感染不断进入管道的内口,内口在齿线附近。瘘管多在肛管括约肌附近,常迂曲,因而引流不畅,经久不愈,加之外口皮肤生长较快,形成假性愈合。结果,急性脓肿、破溃或切开引流、假性愈合周而复始反复发作,瘘管壁纤维化。

【分类】

1. 根据外口的多寡 分为单纯瘘(一个内口,一个外口)和复杂瘘(一个内口,多个外口,瘘管呈分叉状或马蹄形)。复杂瘘多在肛门后半部。

2. 根据瘘管与肛管直肠环的关系 分为低位瘘(瘘管不跨越外括约肌深部,外口一般距肛缘 3 cm 内)和高位瘘(瘘管跨越外括约肌深部,外口一般距肛缘 5 cm 以上)(图 24-11)。

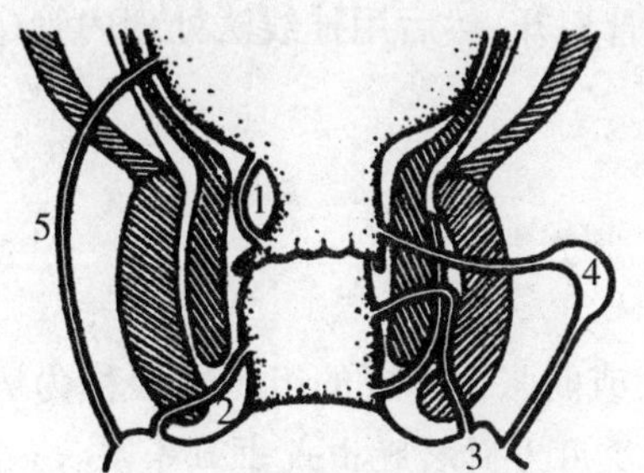

图 24-11 肛瘘的常见类型

1—全内瘘;2、3—低位瘘;4、5—高位瘘

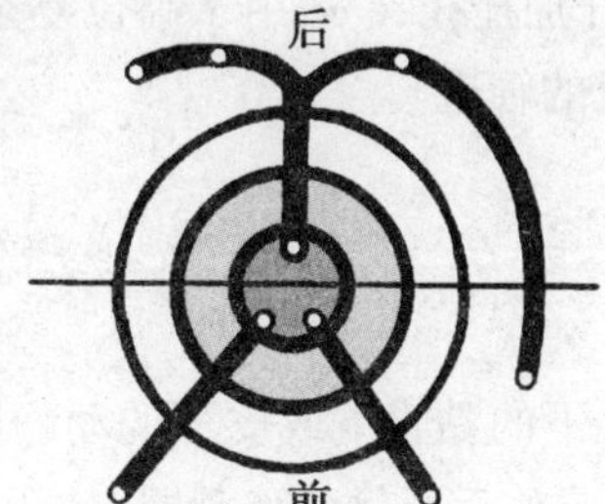

图 24-12 Goodsall 规律

【临床表现】 主要症状是外瘘口不断有少量脓性分泌物排出,并刺激肛周皮肤,引起瘙痒。当瘘管迂曲引流不畅时或外口皮肤假性愈合时,瘘管内脓液不能顺利排出,可出现急性肛旁脓肿症状,直至自行破溃或切开引流后症状才消失。因此,肛旁脓肿可反复发作。检查时肛门附近有单个或多个瘘口,瘘口中有肉芽组织隆起,挤压时有少量脓性和脓血性分泌物排出。多个瘘口可位于肛门一侧或位于肛门后半部,后一种情况称为“马蹄瘘”,常常提示高位瘘。

Goodsall 规律:在肛门中点画一横线,将肛门分为前后两半。肛门前半部的外口常直通肛隐窝,为单纯瘘;肛门后半部的外口其瘘道多弯曲走向,内口多位于肛管后壁中线,为复杂瘘(图 24-12)。肛门与外口之间的距离越大,Goodsall 规律的可信度就越低,复杂性肛瘘的窦道走行难以预测。

【治疗】 肛瘘不会自愈,必须手术治疗。治疗原则是切开瘘管,畅开创面,防止损伤外括约肌。

1. 瘘管切开术 适用于低位瘘,手术可在骶麻或局麻下进行。先找到内口,用探针从外口插入经瘘管在内口穿出;然后在探针上切开瘘管,刮净瘘管的肉芽组织,畅开创面,用凡士林纱布填压,每日换药至愈合。

2. 挂线疗法　适用于单纯高位瘘。用橡皮筋或丝线穿过瘘管,扎紧,使组织发生压迫、缺血、坏死,如同切割,每 3～5 天要拉紧结扎线一次。挂线疗法的优点是既有切割作用,又有引流作用,在切割的同时基底部创面逐渐愈合,不易发生肛门失禁(图 24 - 13)。

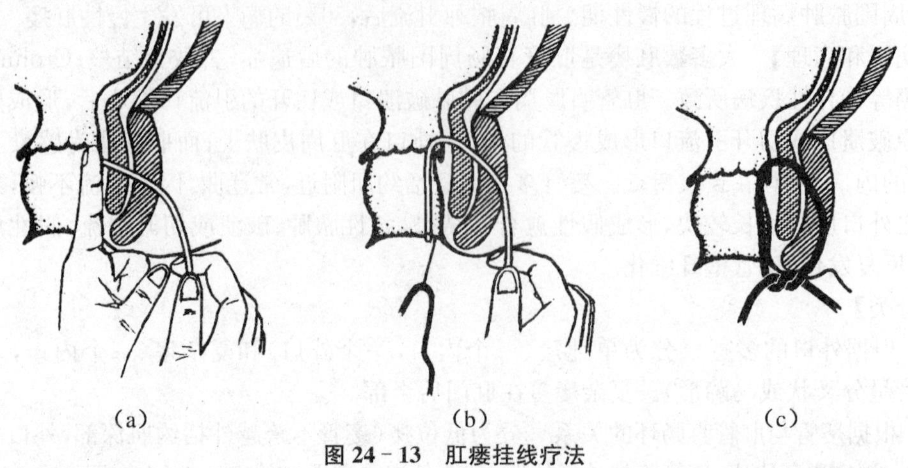

图 24 - 13　肛瘘挂线疗法

3. 切开加挂线　适用于高位复杂瘘,先将外管切开,然后用挂线法处理内管(尤其是跨越外括约肌的管道)。

第六节　痔

齿线上下的黏膜下或皮下的动静脉丛,因扩大或曲张而形成的组织团块称为痔(hemorrhoid)。痔是位于肛管的血管垫,常由于便秘或排便用力引起脱出或出血等症状。痔是常见病,发病率随年龄而增高。痔主要发生于截石位 3、7 和 11 点处(图 24 - 14)。直肠下静脉丛发生的痔表面覆盖黏膜,称内痔;直肠下静脉丛发生的痔表面覆盖肛皮,称外痔(图 24 - 15)。

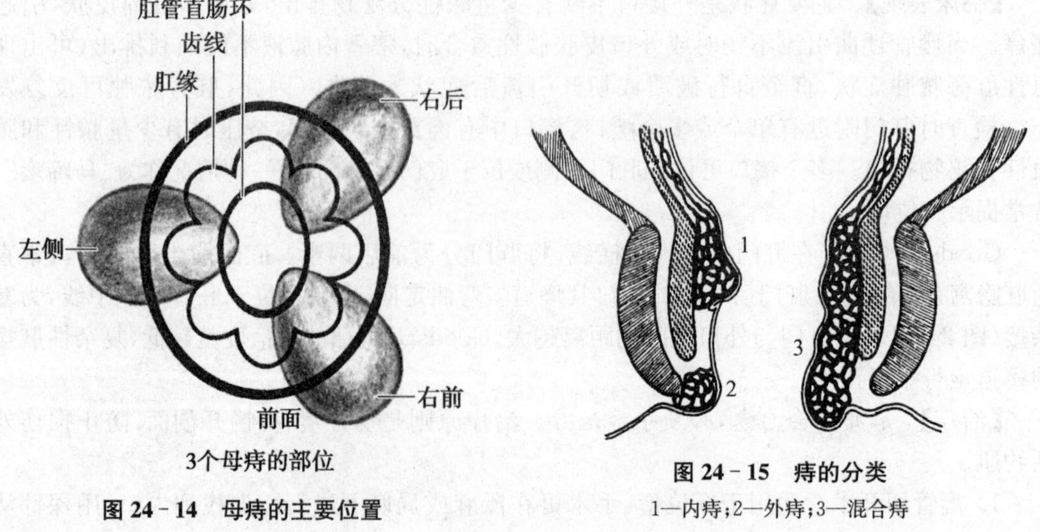

图 24 - 14　母痔的主要位置

图 24 - 15　痔的分类

1—内痔;2—外痔;3—混合痔

一、内痔

【临床表现】 一般无症状，但可有便血或痔脱出。便血的特点是间歇性无痛性便后鲜血，系排便时黏膜擦破引起，病人常在便池中滴入鲜血或在便纸上发现鲜血。内痔发展到一定程度可脱出肛门外。根据其脱出情况内痔可分为四度：痔在原位不脱至肛外为一度；排便时脱出，但可自行回纳为二度；排便时脱出，需手法回纳为三度；持续脱出，手法不能回纳为四度。单纯性内痔无痛，内痔感染、脱出嵌顿及血栓形成时可有疼痛。痔块脱出，分泌物刺激肛周皮肤，病人会感肛周瘙痒。

【诊断】 内痔或混合痔除非脱出，一般不能见之于外，需要借助于肛镜检查才能观察到，肛镜检查前必须先做指检。能脱出的痔块最好在排便后立即观察或在病人取蹲位做排便动作时观察，脱出的痔块呈暗紫色。指检无法扪及痔块，但可排除其他病变。

直肠癌误诊为内痔者并不少见，直肠指检及肛镜检查可发现直肠内高低不平的硬块，表面有溃疡。直肠息肉可脱出至肛门外，易误诊为痔。息肉多见于小儿，直肠指检及肛镜检查可发现圆形、实质性、有蒂的活动性肿块。

【治疗】

1. 对一度和二度痔无症状者，只需注意饮食，保持大便通畅。伴有出血或脱垂者可用红外凝固、硬化疗法或冷冻疗法。目前，硬化疗法或冷冻疗法已经逐渐被放弃。硬化疗法宜在局麻下将5%石炭酸植物油或5%鱼肝油酸钠注射入痔块中。

2. 胶圈套扎法或缝扎法 适用于一至三度痔伴出血、脱垂者。方法是在局麻下显露痔块，用组织钳提起痔块，在其根部用弯止血钳夹紧。在钳下将胶圈套套住痔块根部或作“8”字缝合结扎，使痔块缺血坏死脱落(图24-16，图24-17)。

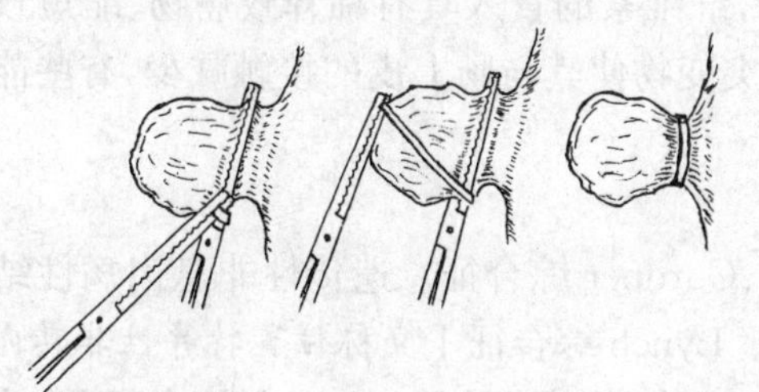

图24-16 内痔胶圈套扎术

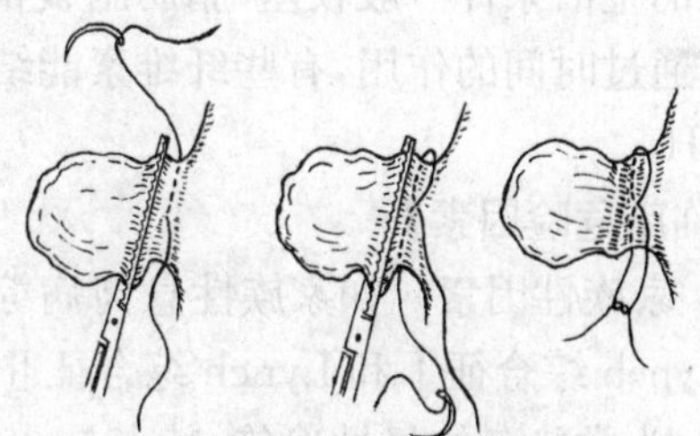

图24-17 内痔结扎术

3. 手术切除 适用于三度和四度痔。方法是在骶麻或局麻下显露痔块，环绕痔块作与肛缘垂直的梭形切口，切开皮肤及黏膜后，分离切除曲张的静脉团，直至显露肛管括约肌。缝合齿线以上的黏膜，齿线以下的皮肤不缝合。

二、外痔

【临床表现】 常见的表现是疼痛性血栓性外痔。一般在便秘或久坐后表现为严重的肛门部疼痛和肛门部肿块，检查可以清晰地见到肛门周围一突出的暗紫色长圆形肿块，表面皮肤水肿，周围正常，质硬，触痛明显，不能活动。

【治疗】 血栓性外痔有自限性，7～10天后症状逐步缓解、血栓消退。霜剂、栓剂、表面辅助用药均无效。病程后期可行坐浴和口服止痛药。在病程早期(最初24～48小时)，可局部切除血栓外痔(一般无此必要)。手术疗法适用于疼痛致病人情绪不稳者、出血及肛门部皮垂不适者。方法是在局麻下在痔上作以肛门为中心的放射状切口,取出血块,创面不缝合,任其逐渐愈合。

第七节 结直肠癌

在我国大中城市中,结直肠癌(colorectal cancer, CRC)的发病率逐年攀升。在美国,大肠癌是最常见的内脏肿瘤,高发年龄在60～70岁,但从40岁发病率就开始上升。直肠癌男性多于女性,而结肠癌以女性多见。60%的大肠癌位于大肠末段(图24-18)。

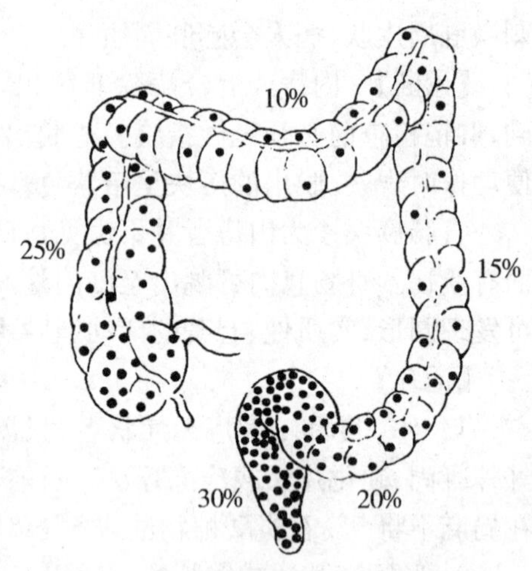

图24-18 结直肠癌的分布和构成比

【流行病学】 结直肠癌的特点是发病率有明显的地域差异,北美的发病率比西非高30倍左右。从低发地区移民至高发地区的人,结直肠癌发病率随之升高,提示发病率差异并非完全由遗传因素决定,环境因素与疾病的发生有关。许多调查表明饮食与结直肠癌发病有关。流行病学调查表明,动物脂肪和肉食与大肠癌的发病成明显的正比关系,而纤维素膳食与之成明显的反比关系。可能的机理是膳食脂肪与胆汁酸的交互作用。高纤维素膳食地区的生活条件一般较差,脂肪膳食消耗少,纤维素的食入具有稀释致癌物、缩短致癌物在肠道通过时间的作用,有些纤维素能结合致突变物使其与肠上皮的接触减少,有些能降低肠道pH。

【临床危险因素】

1. 家族性因素 如家族性息肉病综合征、Gardner综合征。遗传性非息肉病性结肠癌分为Lynch综合征Ⅰ和Lynch综合征Ⅱ两型。Lynch综合征Ⅰ又称位置特异性非息肉病性结肠癌,为常染色体显性遗传,特点是65%～88%位于右半结肠。Lynch综合征Ⅱ(非息肉病性结肠癌伴其他类型癌)有Lynch综合征Ⅰ的所有特点,此外还有其他部位(如:子宫内膜、卵巢和胃)的早发癌肿。

2. 炎性肠病 炎性肠病和日本血吸虫病与结肠癌的发生有明显关系。溃疡性结肠炎病人结肠癌的发生率与结肠炎的范围、发病年龄、严重程度及病变时间呈正比。约3%的病人在结肠炎发病的初10年内发生癌变,以后每20年大约另有20%的人发生癌变。Crohn病病人结肠癌和小肠癌的发生率也增加。

3. 息肉 腺瘤性息肉有癌变倾向。腺瘤可分为管状腺瘤(管状成分占75%～100%)、绒毛管状腺瘤(绒毛成分占25%～75%)和绒毛腺瘤(绒毛成分占75%～100%)。在新生物性息肉中管状腺瘤占75%,绒毛管状腺瘤占15%,绒毛状腺瘤占10%。恶变率在管状腺瘤为5%,绒毛管状腺瘤为22%,绒毛状腺瘤为40%。

4. 其他 40岁后大肠癌发病率逐渐上升,妇科癌肿放疗的病人大肠癌发病率增加

2～3倍。有大肠癌切除史的病人再发大肠癌的可能性增加3倍。患乳癌和妇科癌肿的病人大肠癌发病率增加。

【病理与分型】

（一）肉眼分类

根据肿瘤的大体形态（图24-19）可分为：

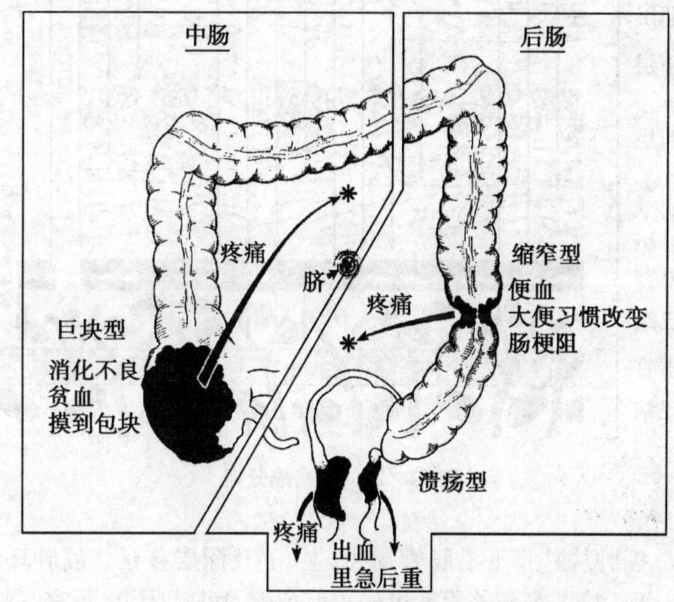

图24-19 结直肠癌大体形态与位置的关系及其临床特点

1. 肿块型（软癌） 肿瘤向肠腔内生长，瘤体较大，易发生溃烂、出血，继发感染和坏死。此型癌肿向周围浸润性小，生长较慢，转移较晚。好发于右侧结肠，特别是盲肠。

2. 浸润型（硬癌） 癌肿内纤维组织较多，质地硬，生长方式是绕肠壁浸润，容易引起肠腔狭窄和肠梗阻，出现转移早。多发生于左侧结肠，特别是乙状结肠和直肠乙状结肠交界区。

3. 溃疡型 特点是肿瘤向肠壁深层生长并向周围浸润，早期即可有溃疡，边缘隆起，底部深陷，易发生出血、感染和穿透，转移早。多发生于左侧结肠，特别是直肠乙状结肠交界区。

尽管近年的研究表明右侧结肠癌增多，但大多数大肠癌发生于左侧结肠的下端，靠近直肠。约5%的病人发生同时多原发大肠癌（同时癌），而3%～5%的病人为异时癌。

（二）组织学分类

显微镜下组织学分类最常见的是腺癌，鳞癌和腺鳞癌均少见。结肠腺癌中大多数为分化中或分化好，20%为分化差或未分化，10%～20%为黏液癌，黏液癌的5年生存率比非黏液癌低，提示预后差的其他组织学特征是血管侵犯、淋巴管侵犯以及淋巴细胞对肿瘤无反应。

（三）分期

根据直肠癌的浸润深度及淋巴结转移情况有多种分期法，目前最常用的病理分期是Dukes分期Astler-Coller改良法（图24-20）：癌肿限于黏膜层，无淋巴结转移为A期；癌肿侵入肌层，无淋巴结转移为B1期；癌肿穿透肌层，无淋巴结转移为B2期；癌肿在肠壁内，有淋巴结转移为C1期；癌肿穿透肠壁，有淋巴结转移为C2期；有远处转移或侵犯邻近脏器为D期。

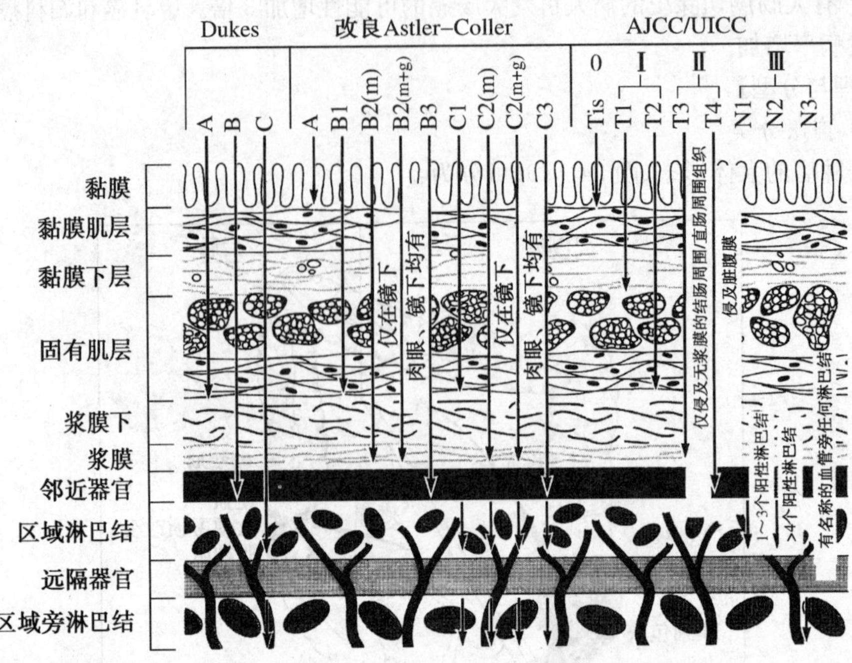

图 24-20　大肠癌分期

（四）扩散和转移

1. 直接蔓延　癌肿从黏膜下沿肠管周径、上、下及深层蔓延。癌肿环绕肠管壁侵犯一周约需 1 年半至 2 年。癌肿突破外膜后可侵犯前列腺、膀胱、阴道、子宫等邻近脏器。

2. 淋巴转移　是直肠癌的主要扩散途径，可以呈跳跃式。直肠癌的淋巴转移主要是沿直肠上动脉周淋巴向上转移；当向上的扩散途径受阻时，可逆流向下转移。

3. 血运转移　直肠癌可侵入小静脉，形成血管内癌栓，然后经肠系膜下静脉转移至肝，也可经髂静脉转移至肺。肿瘤恶性度越高，静脉转移越早。

4. 种植转移　直肠癌种植转移少见。

5. 肠腔内种植转移。

【临床表现】　主要取决于肿瘤的部位、大小和转移情况(图 24-19，匣 24-1)。

匣 24-1　结直肠癌的症状与体征

- 右半结肠癌：缺铁性贫血、腹部肿块
- 左半结肠癌：排便带血、排便习惯改变、里急后重、肠梗阻
- 结肠癌转移：黄疸、腹水、肝肿大；一些罕见转移部位的其他症状和体征
- 这些症状之间多有重叠

1. 右半结肠癌　由于慢性失血，病人常表现为贫血、大便隐血阳性和虚弱，右侧中下腹持续性不适、疼痛或右下腹肿块。由于右半结肠肠腔宽、大便稀，因此肠梗阻出现时间晚。

2. 左半结肠癌　主要表现有大便习惯改变、脓血便和肠梗阻。易发生梗阻的原因是该处肠腔窄、大便为固态、肿瘤呈环形缩窄性生长。初时大便变形、变细，之后可有腹痛、腹胀、排便障碍等机械性肠梗阻症状。血便易误诊为痔，并且这些病人常合并有痔，诊断中要注意指检。肿瘤溃烂感染表现为脓血便和直肠刺激症状，易误诊为慢性细菌性痢疾或肠炎。

3. 直肠癌 主要表现同左半结肠癌，此外还可以有直肠刺激症状。直肠内肿物和肿物溃烂感染均可导致病人产生便意频数、排便不尽、里急后重、肛门下坠感等直肠刺激症状。晚期直肠癌侵犯前列腺、膀胱，可有尿路症状；侵犯骶前神经产生剧痛；转移至肝脏，表现为右上腹肿块、慢性失血、贫血和虚弱。

【诊断】

1. 大便隐血 在无症状人群中，大便隐血的阳性率为2.5%。但大便隐血试验不具特异性。在这些阳性病人中，10%～15%为结肠癌。用大便隐血诊断（定性诊断）结肠癌时要注意以下几个问题：首先，并非所有结肠癌或息肉都有出血，即使有出血，也为间歇性；其二，必须告诉病人在检查前两天食低过氧化酶食物，不食未烧熟的肉；第三，有些药物（如：铁剂、西米替啶、止酸剂和抗坏血酸）会干扰过氧化酶反应，造成假阴性。

任何有排便习惯改变、缺铁性贫血或直肠出血或隐血阳性的病人应进行直肠指检、直肠镜和纤维乙状结肠镜检查、钡灌肠这3项检查。

2. 直肠指检 是诊断直肠癌最重要的方法，简便、易行，对直肠中下段肿瘤诊断可靠，早期直肠癌即可通过指检确诊。指检还可了解癌肿的大小、范围以及与周围组织的关系，有助于手术方式的选择。

3. 直肠镜和纤维乙状结肠镜检查 结肠镜检查的优点是可以取黏膜活检，并且可以做息肉切除术；缺点是有0.1%～0.3%的并发症（出血、穿孔）。适用于直肠指检阳性需取活组织检查者及有直肠癌症状但指检阴性者。取活组织检查时应取肿瘤边缘多块组织送检；肿瘤中央区坏死组织多，深取后易发生穿孔。内镜超声有助于肿瘤侵犯深度的判断。

4. 钡灌肠 气钡双重造影可早期发现结肠息肉和结肠癌。左侧结肠癌钡灌肠的典型表现是"苹果核"征（图24-21）。钡灌肠的优点是可以常规检查右半结肠，在结肠镜检查时有5%～10%的病人无法做到。此外，钡灌肠定位正确、直观，有利于手术切口的选定，这也是结肠镜检查所不及的。钡灌肠的缺点是中下段直肠显示不清。

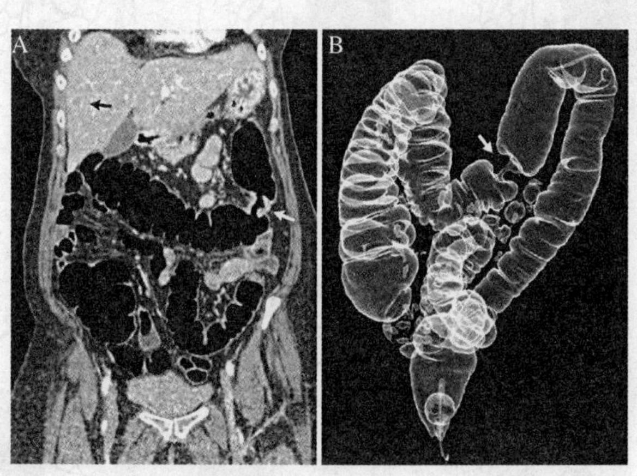

图24-21 CT和气钡双重造影三维重建示结肠癌的"苹果核"征

5. 全结肠镜检查 如果上述3项检查不能明确诊断，应考虑全结肠纤维结肠镜检查。对鲜红色的直肠出血病人，检查的重点应该是直肠肛管区域（直肠指诊和纤维乙状结肠镜检）。术前全结肠镜检查可以排除同时癌，为手术方案的拟订提供依据。

6. 肝功能酶学检查、腹部超声和直肠内超声检查、CT、静脉肾盂造影和全身骨扫描 术前要了解病人全身营养状况，检查肝功能和癌胚抗原，癌胚抗原在结直肠癌术后随访复发中有重要价值。术前不常规行肝脏扫描和腹部CT，这些检查有助于判断直肠癌周围侵犯情况和淋巴结、肝、肺、骨的远处转移情况。对肠梗阻者应摄平卧和直立位腹部平片。在结肠内灌水后进行腹部超声检查。

直肠癌应与痔、肛裂、慢性肠炎相鉴别，男性低位前壁直肠癌要与前列腺癌鉴别。临床上常见到直肠癌与这些疾病并存，诊断时应特别注意勿忽略直肠癌，直肠指检和直肠镜检查是鉴别诊断的重要手段。如果存在直肠出血，即使出血明显来源于良性病变(如痔)，也应该做进一步检查，排除恶性疾病。

【治疗】 结直肠癌的首选疗法是手术，术后辅以放疗或化疗(匣 24-2)。

匣 24-2 结直肠癌的处理原则

- 术前和术中都应该仔细评估肿瘤的局部和远侧播散情况，以便拟定手术方案
- 结直肠同时多发癌的发生率约为 5%，应该在术前排查之
- 外科手术的目标是切除原发瘤及其区域引流淋巴结
- 至于是否需要行辅助治疗，取决于切除肿瘤的组织学检查结果

(一) 手术疗法

切除病变肠管及其相应的血管系膜和淋巴结。术前要求 Hb>100/L，Alb>30/L，尿糖0～+。肠道准备详见本章第二节。根据癌瘤的部位不同，采用不同的结直肠癌根治术式(图 24-22)。

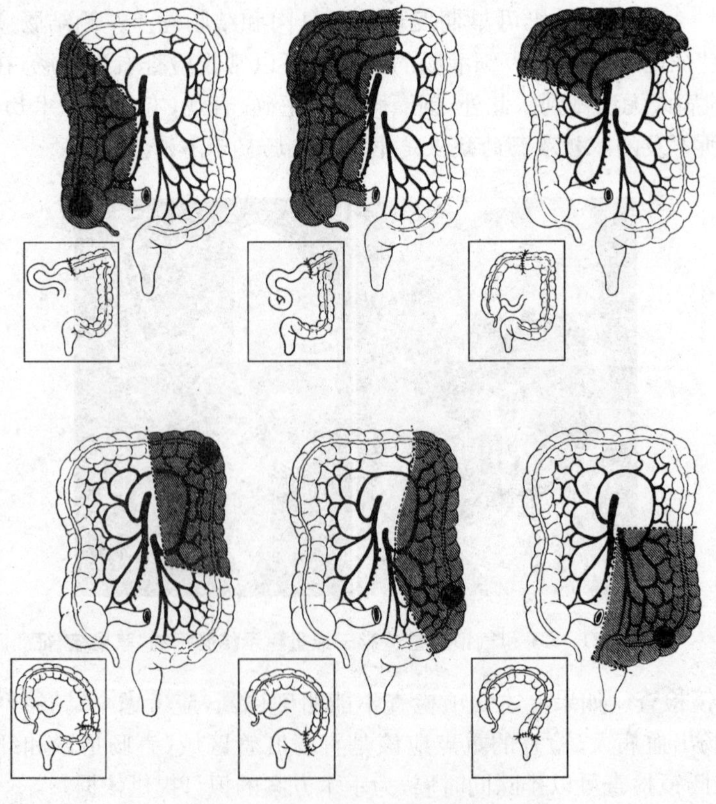

图 24-22 结直肠癌常用的根治术式

1. 右半结肠切除术　适用于盲肠、升结肠和肝曲部癌。在回结肠动脉根部、右结肠动脉根部和中结肠动脉右支起始处(肝曲部癌时应在中结肠动脉根部)结扎、切断并清除这些血管周围的淋巴结。切除盲肠、升结肠和横结肠右半以及大网膜右半。术中应注意勿伤及右侧输尿管和十二指肠。用回肠横结肠对端或端侧吻合重建消化道。

2. 横结肠切除术　适用于横结肠中部癌。在中结肠动脉根部结扎、切断并清除该血管周围的淋巴结。切除大网膜、横结肠及其系膜。用结肠对端吻合重建消化道。

3. 左半结肠切除术　适用于结肠脾曲、降结肠和乙状结肠部癌。在中结肠动脉左支起始处和肠系膜下动脉根部结扎、切断并清除这些血管周围的淋巴结。切除结肠脾曲、降结肠和乙状结肠以及大网膜左半。术中应注意勿伤及左侧输尿管。用横结肠直肠对端吻合重建消化道。

4. 直肠癌切除术　以往认为直肠癌切除时,远切端应距肿瘤下缘 5 cm,但目前认为距肿瘤下缘 2～3 cm 已足够。由于这一观点改变加上管状吻合器的发展,使得一些低位直肠癌可以切除吻合,不必行永久性结肠造瘘,也不影响生存率。凡肿瘤下缘距肛缘 7 cm 以上者,即可考虑选作保留肛门括约肌的直肠癌切除术,并用金属夹标记可能复发的部位供术后放疗参考。

(1) 直肠前切除、低位吻合术(Dixon 术):切除范围包括乙状结肠下部和肿瘤下缘 2～3 cm 的直肠,在直肠上动脉和乙状结肠动脉根部结扎切断,并切除其系膜,保留乙状结肠边缘动脉弓,行乙状结肠直肠对端吻合术(图 24－23)。Dixon 术适用于腹膜反折以上的直肠癌。广泛采用管状吻合器后,Dixon 手术的成功率明显提高。腹膜反折以下的直肠癌,切除肿瘤下缘 2～3 cm 的直肠后肛管直肠环保留完好且肛提肌上残留直肠长度超过 2 cm 者,应首选 Dixon 手术(图 24－18);残留直肠长度在 1～2 cm 者,可试用吻合器行低位吻合术。直肠中 1/3 癌肿用目前的方法和器械,绝大多数都可以用 Dixon 手术处理。

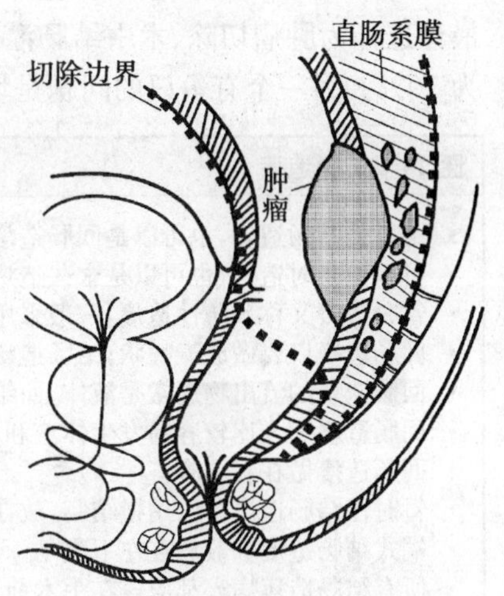

图 24－23　Dixon 手术范围

(2) 低位保留括约肌的手术:包括直肠经腹切除、结肠拉出切除术(改良 Bacon 手术)或直肠经腹切除结肠肛管吻合术(Parks 手术)。切除范围包括肿瘤上方 10 cm 的乙状结肠至肛管直肠环以上的直肠,在直肠上动脉和乙状结肠动脉根部结扎切断,并切除其系膜,保留乙状结肠边缘动脉弓,剔除齿线上方残留直肠之黏膜,将乙状结肠经残留直肠肛管中拖出固定或在会阴部行乙状结肠齿线吻合术。本法适用于腹膜反折以下的直肠癌,切除肿瘤下缘2～3 cm 的直肠后肛管直肠环保留完好,但肛提肌上残留直肠长度不足 1 cm 而又不能用吻合器行低位吻合术者。

(3) 腹会阴直肠切除术(Miles 术):切除范围包括乙状结肠下部、全部直肠、肛管、肛周 2.5 cm 的皮肤、肛管内外括约肌、坐骨直肠窝脂肪和肛提肌,在直肠上动脉和乙状结肠动脉根部结扎切断,并切除其系膜,保留乙状结肠边缘动脉弓,在左下腹行乙状结肠造瘘。Miles 术适用于累及肛管直肠环的癌、肛管癌以及腹膜反折以下的直肠癌,切除肿瘤下缘 2～3 cm 的直肠,在充分游离直肠后,肛管直肠环难以保留的病例。

(4) 经腹直肠切除、结肠造瘘术(Hartmann 术)：方法是切除乙状结肠下部和直肠肿瘤，缝闭直肠远断端，乙状结肠近断端造瘘。适用于直肠癌盆腔广泛扩散者、年老体弱者、原发灶能切除但局部复发可能性不大宜行低位吻合者、直肠癌急性梗阻近段肠腔大量积粪不宜一期吻合者。

(5) 局部疗法：方法有电灼、局部切除和接触性放疗。适用于高分化、隆起型、直径小于 3 cm、局限于肠壁黏膜下层内、距肛缘小于 8 cm 的肿瘤。一般认为适用于局部切除的病例仅占直肠癌的 5%以下。年迈、体弱等手术风险大的病人更适用。

(6) 其他：女性病人，若癌肿位于直肠前壁或浸润直肠周径逾 1/2 圈者，宜选用后盆腔清扫术。

5. 结肠癌并发肠梗阻的手术　只要没有穿孔腹膜炎，一般不必紧急手术，但也不要盲目拖延，手术时机取决于夹杂症的控制。结肠脾曲近侧的结肠癌肠梗阻，一般可切除后一期吻合，术后吻合口瘘发生率为 10%(无肠梗阻者为 6%)；若全身情况差、穿孔伴弥漫性腹膜炎、肠壁水肿，可行末端回肠保护性造瘘或吻合口外置(匣 24-3)。对左半结肠癌肠梗阻，横结肠造瘘与肿瘤切除加结肠近断端造瘘相比，手术死亡率无差异，因此对左半结肠癌穿孔、全身营养差、用免疫抑制剂者应尽可能选择肿瘤切除加结肠近断端造瘘；若病人情况允许，最佳选择为肿瘤切除、术中结肠灌洗加一期吻合。术中结肠灌洗后一期吻合的手术死亡率为 10%。另一个有争议的问题是切除范围，一般认为行肿瘤肠襻节段切除即可。

匣 24-3　肠造瘘

- 可以是结肠造瘘，也可以是回肠造瘘
- 可以是暂时造瘘，也可以是永久造瘘
- 暂时造瘘又称预防性造瘘，一般采用襻式造瘘
- 回肠造瘘口要做成壶嘴状；结肠造瘘口要做得与腹壁皮肤平齐
- 回肠造瘘的流出物通常是液体，而结肠造瘘流出物通常是固体
- 回肠造瘘病人比较容易发生体液和电解质紊乱
- 回肠造瘘做在右下腹
- 暂时性结肠造瘘可以用横结肠，放在右上腹
- 端式结肠造瘘一般放在左下腹
- 所有结肠造瘘病人都应该在手术前请造瘘护理师会诊
- 肠造瘘的并发症有：皮肤刺激、脱垂、回缩、狭窄、造瘘口旁疝、出血和瘘管形成

6. 结肠癌肝转移的处理　65%的结肠癌有肝转移。结肠癌肝转移在确诊时有 25%可切除。切除是唯一可能治愈的手段，适应证是肝内转移灶不足 5 枚并且都能切除、原发灶已完全控制、无肝外转移灶、能距肿瘤 1 cm 切除肿瘤、病人能耐受肝切除。结肠癌肝转移肝切除后手术病死率在 0～5%，术后 5 年生存率取决于病人的选择，一般在 20%～50%，疗效与肝细胞性肝癌(HCC)不同，因为 HCC 有肝硬化基础，易发生肝衰竭。结肠癌肝转移用静脉化疗不能延长生存。结直肠癌肝转移，血供多不丰富，因此，插管栓塞化疗效果也不满意。

(二) 辅助疗法

1. 直肠癌放疗　越来越受人们关注，其中包括术前放疗和术后放疗。既要避免无局部复发危险的病人广泛应用术后放疗，也要避免已经有远处转移不适合放疗的病人进行放疗。

2. 结直肠癌化疗　结直肠癌对化疗不太敏感。单一用药首选卡培他滨口服。联合化疗常用 LF 方案：5-氟尿嘧啶 500 mg/m^2 加 5%葡萄糖注射液 1 000 mL，静脉滴注维持 8～10 小

时，第1～5天；四氢叶酸钙20 mg/m^2加5%葡萄糖注射液250 mL，在用氟尿嘧啶前半小时开始静脉滴注维持2小时，第1～5天；每4周重复，共5～6次。

3. 肝动脉栓塞或插管化疗　适用于不能切除的转移性肝癌。

【预后】　取决于Astler-Coller分期，主要取决于瘤在肠壁侵犯深度及淋巴侵犯情况。

由于复发大多发生在术后18～24个月，因此，术后2年内应该每2个月检查1次癌胚抗原（CEA），每6个月行钡灌肠或肠镜检查。判断复发不是依据CEA的绝对水平，而是动态变化。若CEA持续升高应高度重视，进一步的检查包括CT、磁共振，甚至再次剖腹探查。结直肠癌复发者常有疼痛、衰弱，治疗很困难。手术方式有姑息性切除和解除梗阻，化疗效果不肯定，放疗仅作为一种姑息治疗手段。孤立性肝转移灶手术切除后的5年生存率为25%，孤立性肺转移灶手术切除后的5年生存率为20%。

复习思考题

一、医学名词

肛管，齿线，肛管白线，肛管直肠环，肛裂“三联征”，肛门周围脓肿，低位肛瘘，高位肛瘘，复杂肛瘘，Goodsall规律，内痔，外痔，直肠脱垂，直肠刺激症状

二、问答题

1. 简述直肠肛管周围间隙。
2. 简述肛裂的典型临床表现。
3. 简述坐骨肛管间隙脓肿的非手术和手术治疗要点。
4. 直肠肛管周围脓肿主要有哪三类？各自的临床表现特点如何？
5. 简述肛瘘临床表现特点。
6. 瘘管切开术适用于哪些肛瘘？优点有哪些？
7. 挂线疗法适用于哪些肛瘘？优点有哪些？
8. 痔的主要临床表现有哪些？
9. 痔应与哪些疾病进行鉴别诊断？鉴别要点有哪些？
10. 右侧结肠癌与左侧结肠癌的临床表现有何不同？
11. 中年以上人出现哪些表现应警惕结肠癌之可能？
12. 简述右半结肠癌根治术的手术切除范围。
13. 简述横结肠癌根治术的手术切除范围。
14. 简述左半结肠癌根治术的手术切除范围。
15. 简述乙状结肠癌根治术的手术切除范围。
16. 直肠癌的临床表现有哪些？
17. 直肠癌的主要诊断手段有哪些？各自的适应证和优点是什么？
18. 直肠癌根治手术主要有哪几种？各自的适应证是什么？

（石　欣）

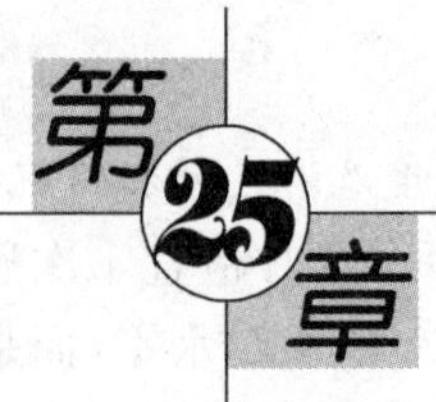

第25章 肝脏疾病

学习要求

- 熟悉门静脉高压症的病因、病理和临床表现。
- 掌握门静脉高压症的诊断和治疗原则。
- 了解肝脓肿的病因,熟悉其诊断、鉴别诊断和治疗。
- 熟悉原发性肝癌的诊断、鉴别诊断和治疗。
- 在肝包虫病流行地区,熟悉肝包虫病的病因、病理、诊断和治疗。

第一节 概 述

肝脏是人体最大的器官,一位 70 kg 的男性,其肝脏重量约为 1.5 kg。肝实质完全被一薄层包膜和脏腹膜所覆盖,肝脏后面的"裸区"除外。肝脏分为右叶(较大,占肝实质总量的 3/4)和左叶(较小)。这两个肝叶的切除分别称为肝右叶切除术和肝左叶切除术。

(一) 肝外解剖

1. 韧带和腹膜反折 肝脏被腹膜反折形成的韧带固定于右上腹。肝左叶的上面是左三角韧带。切断该韧带的前后皱襞就可以下拉肝左叶使其离开膈肌,显露下腔静脉(IVC)左侧壁。右三角韧带将整个肝右叶固定于右侧膈肌的下面。离断该韧带就可以将右肝下拽离开膈肌、向左侧旋转。肝脏的另一重要支持结构是镰状韧带(脐静脉残迹),该韧带从脐部开始,走行于肝右叶与左叶之间的叶间裂中。该韧带在叶间裂走行于肝脏的腹侧面,将肝脏附着于前腹壁的背面。离断镰状韧带头侧的两叶后就可以显露肝上下腔静脉,该静脉位于菲薄的纤维组织鞘内。最后的腹膜反折是位于肝脏与胃之间的小网膜,通常情况下,小网膜薄而脆弱,小网膜游离缘中含有进入肝门的管道。

2. 肝脏的血供 肝脏的血供很独特,由门静脉和肝动脉双重供血。在大多数人,肝脏的动脉血供来自腹腔动脉干(起源于腹主动脉)。脾动脉也发自腹腔动脉干。肝动脉在分出胃十二指肠动脉后,其右肝动脉与左肝动脉分支平面的变异很大。右肝动脉比左肝动脉粗,大部分肝实质的血供来自右肝动脉。肝动脉的解剖变异众多,若要安全从事肝脏外科,这些解剖知识不可或缺。右肝叶的血供可以部分或完全来源于起自肠系膜上动脉的右肝动脉。这根动脉行走于胰头和胰腺钩突的后方,在胆管的后面走向肝脏。同理,左肝动脉可以起自胃左动脉(起源于腹腔动脉干)。这根动脉行走于胃小弯与左肝叶之间的小网膜内。

3. 肝门结构 肝动脉、门静脉和胆管行走于小网膜的游离缘(又称"肝-十二指肠韧带”)。显露这些结构就需要剪开覆盖在肝门三联前方的腹膜，然后离断细小血管和分布广泛的淋巴管丛。肝门三结构之间的解剖关系通常是胆管位于游离缘，肝动脉位于胆管的内侧、偏腹侧，门静脉位于胆管背侧。在该韧带内，肝总管与胆囊管汇合成胆总管的平面变异很大。肝总动脉在该韧带内分支的平面也存在变异，它分出 2 支(许多情况下是 3 支)主肝动脉进入肝脏。右肝动脉往往在胆管腹侧或背侧跨过后才分出胆囊动脉。肝动脉有多条细小的分支(主要来自右肝动脉)为胆管供血。门静脉在胰颈背侧由脾静脉和肠系膜上静脉汇合而成。门静脉在入肝前还有一些重要属支，其中胃左静脉就是在胰腺头侧注入门静脉。

4. 肝门结构的分支　肝门部的主要结构可以分为右肝分支和左肝分支。左右肝管起源于肝实质，汇合后形成肝总管。左肝管在肝外的行程比较长，约 2 cm。胆管进入肝实质后就与肝动脉和门静脉伴行，并且被一个纤维鞘包裹。门静脉先分出 2 个粗的分支进入右肝叶，这 2 个粗的分支都可以在肝外显露一小段；然后分出左门静脉支在左肝管后方走行。

5. 肝脏的静脉引流　肝脏的静脉是通过肝静脉汇入下腔静脉。下腔静脉位于肝脏背面的沟内。在肝脏的头侧，下腔静脉立即穿过膈肌注入右心房；在肝实质尾侧与肾静脉开口之间，下腔静脉有一小段长度。这段下腔静脉可以完全从腹膜后游离出来，在健康情况下，该组织间隙没有大血管。肝短静脉是位于肝实质与下腔静脉右前壁之间的短静脉，其血液直接注入下腔静脉。肝脏的主要静脉引流是通过三支粗的肝静脉在膈肌下方汇入下腔静脉。在肝外，这些静脉被菲薄的纤维层包裹。右肝静脉完全可以在肝外进行显露，然而，中肝静脉和左肝静脉通常是在肝实质内汇合。右肾和右肾上腺紧贴肝后下腔静脉。右肾上腺静脉就在该平面、通常以一个主干注入下腔静脉。

(二) 肝内解剖

掌握肝内解剖对安全实施肝脏外科大有裨益。Couinaud 是一位法国解剖学家，他将肝脏分为 8 段(图 25-1)，每段都可以看作一个功能单位，它有一套独立的肝动脉、门静脉和胆管，并通过一支肝静脉引流。整个肝脏的解剖在功能上可以沿胆囊窝与中肝静脉之间的线(Cantlie 线)分为*右半肝*和*左半肝*。Ⅴ～Ⅷ段位于该线的右侧，由右肝动脉和右门静脉支供血，其胆汁经右肝管引流。Ⅰ～Ⅳ段位于该线的左侧，属于功能上的左半肝，由肝动脉左支和左门静脉支供血，其胆汁经左肝管引流(匣 25-1)。

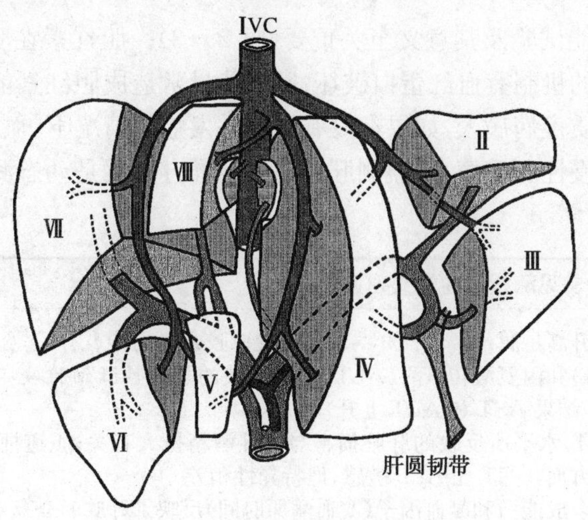

图 25-1　Couinaud 肝脏分段示意图

匣 25-1　肝脏的解剖

- 肝脏在部分切除后具有再生能力
- 在解剖上，肝脏分为两个半肝，各有其独立的血供、胆管和静脉引流
- 肝脏有双重血供（80%的血液来自门静脉，20%来自肝动脉）

1. 肝小叶　肝段内的功能单位是肝小叶。肝小叶由肝细胞板组成，肝细胞板被肝窦状隙隔开，肝窦状隙就是粗大的薄壁静脉通道，它的作用是把来自肝门束（portal tract）（包括来自肝动脉和门静脉分支）的血液引入中央静脉，中央静脉注入肝静脉。在血液通过肝窦状隙的过程中，多种肝功能发生了，包括形成胆汁（与血流的方向相反，胆汁被引流入肝门束的胆管属支）。

2. 胚胎学　肝脏属前肠的结构，在妊娠早期是内胚层的一个小芽。它是一组双潜能细胞群（可以发育成肝细胞，也可以发育成肝内胆管细胞）。肝脏的内皮源自卵黄静脉和脐静脉，这些静脉与该内胚芽融合就形成了肝窦状隙。肝脏的支持结缔组织、造血细胞（在出生前很重要）和 Kupffer 细胞源自原始横隔（septum transversum）的中胚层。

（三）急性和慢性肝病

1. 肝功能和肝功能试验　满意的肝功能是生存的基本保证；不管支持治疗多么全面，人体在无肝状态仅能存活 24～48 小时。对许多重要代谢通路来讲，肝脏的作用处于核心地位（匣 25-2）。

匣 25-2　肝脏的主要功能

- 维持中心体温
- pH 稳定和纠正乳酸酸中毒
- 合成凝血因子
- 葡萄糖代谢、糖酵解和糖异生
- 蛋白分解后尿素的生成
- 血红蛋白降解后胆红素的生成
- 药物和激素的代谢
- 去除来自肠道的内毒素和外来抗原

掌握现有的肝功能试验及其意义至关重要（匣 25-3）。胆红素在肝脏合成，合成后被排入胆汁。胆红素升高的机制有血红蛋白破坏、肝功能异常造成胆红素的转运和排出障碍，以及胆道梗阻。在肝实质疾病病人，如果在没有继发并发症的情况下，血胆红素进行性升高提示肝功能在恶化。在慢性肝病病人，监测肝功能的标准方法就是动态测定胆红素、白蛋白和凝血酶原时间。

匣 25-3　肝功能检查中常见酶指标的意义判读

- 血碱性磷酸酶（ALP）升高是胆汁淤积性肝病或胆道梗阻性疾病的特点
- 天冬氨酸转氨酶（AST）和丙氨酸转氨酶（ALT）水平反映的是急性肝细胞破坏情况（肝炎、中毒、梗阻都会引起肝细胞破坏，结果 AST 和 ALT 上升）
- γ-谷氨酸转肽酶（GGT）水平所反映的肝脏损害与急性酒精摄入有关；胆道梗阻性疾病 GGT 也会升高。在反映胆道梗阻方面，GGT 比 ALP 敏感，但特异性稍差
- 蛋白（白蛋白水平）的合成能力和凝血因子（凝血酶原时间）反映了肝脏的合成功能

2. 肝功能损害的临床体征　这些体征取决于肝功能障碍的严重程度，以及肝功能障碍是急性抑或慢性。

(1) 急性肝衰竭：急性肝衰竭早期可以没有客观体征，但是，在严重肝功能障碍，临床上出现黄疸可以伴有肝衰竭的神经学体征，包括肝病性扑动、昏睡、意识错乱，最终是昏迷(匣 25-4)。即使采用最积极的支持治疗，急性肝衰竭的总死亡率依旧在 50%(匣 25-5)。有些急性肝衰竭可以考虑肝移植(匣 25-6)，但是，与慢性肝病相比，急性肝病肝移植的总体效果依旧欠满意。

匣 25-4　急性肝衰竭的病因

- 病毒性肝炎(甲型、乙型、丙型、丁型和戊型)
- 药物反应(氟烷、异烟肼-利福平、抗抑郁药、非甾体类抗炎药、丙戊酸)
- 对乙酰氨基酚使用过量
- 毒蕈中毒
- 休克和多脏器衰竭
- 急性 Budd-Chiari 综合征
- Wilson 病
- 妊娠脂肪肝

匣 25-5　急性肝衰竭的支持治疗

- 维持体液和电解质平衡
- 维持酸碱平衡和监测血糖
- 营养支持
- 肾功能支持(血滤)
- 呼吸支持(机械通气)
- 脑水肿的监测和治疗
- 治疗细菌和霉菌感染

匣 25-6　King 书院关于急性肝衰竭原位肝移植的标准

对乙酰氨基酚所致的急性肝衰竭

- pH＜7.30(不考虑脑病的分级)或凝血酶原时间＞100 s ＋ 血肌酐＞300 μmol/L(脑病 3～4 级)

非对乙酰氨基酚所致的急性肝衰竭(不考虑是否有脑病)

- 凝血酶原时间＞ 100 s
- 或满足下列 5 项中的任何 3 项：
  - 年龄＜10 岁或＞40 岁
  - 病因非甲、非乙、氟烷或特质药物反应
  - 在脑病前黄疸已经持续 7 天以上
  - 凝血酶原时间＞50 s
  - 血胆红素＞300 μmol/L

(2) 慢性肝病：无论基础病因是什么，慢性肝病的常见特征是嗜睡和乏力，往往在临床出现黄疸之前。出现黄疸提示病肝已无能力代谢胆红素。血胆红素水平反映了肝脏疾病的严重程度。肝功能进行性恶化都伴有高动力循环——高心排出、脉搏强有力、低血压和四肢温暖。发热是一种常见特征，可能与潜在炎症以及病肝释放的细胞因子有关，也可能是细菌感染所致，因为慢性肝病病人对感染的易感性增加。皮肤改变可以很明显，包括蜘蛛痣、皮肤血管异常（加压后变白）、肝掌和白甲（白指甲症）。内分泌异常的表现包括性功能减退和男性乳房发育。慢性肝病伴发精神异常者称为"肝性脑病"。这种异常包括记忆力障碍、意识错乱、性格改变、睡眠模式改变和吐词缓慢、不清。最有用的临床体征是扑翼样震颤（让病人伸展双臂、腕关节过伸位）。因腹水出现腹胀是常见的晚期特征。腹水的临床表现是液波震颤和移动性浊音。蛋白分解造成肌肉量丢失和消耗，皮肤瘀斑提示凝血功能障碍。终末期慢性肝病的典型特征是肌肉消耗加腹水性腹部膨隆(匣 25-7)。

匣 25-7　慢性肝病的典型特征

- 嗜睡
- 发热
- 黄疸
- 蛋白分解（消耗）
- 凝血功能障碍（瘀斑）
- 心脏表现（高动力循环）
- 神经表现（肝性脑病）
- 门静脉高压症
  - 腹水
  - 食管静脉曲张
  - 脾肿大
- 皮肤表现
  - 蜘蛛痣
  - 肝掌

（四）肝脏影像检查

近年来，肝脏外科的主要进展以及安全实施肝脏手术方面的诸多改进都依仗术前影像检查的巨大进展，使人们能仔细地个体化地拟定手术计划。如何选择最佳影像检查手段取决于肝脏病灶的性质、当地的设备条件以及是否有相关的放射科专家。

1. 超声显像　超声检查既安全又普及，是一线检查手段。可以用来了解胆管的扩张程度、是否存在结石以及肝脏肿瘤。Doppler 超声可以用于评估肝动脉、门静脉和肝静脉的血流。有些国家还用超声显像在高危人群中筛查原发性肝癌的发生情况。超声还可用于引导肝脏病灶的经皮穿刺活检。

2. CT　目前肝脏影像检查的"金标准"是多排螺旋 CT 三相扫描。这种检查能提供直径小于 1 cm 的肝脏病灶的影像细节，并提供其性质信息。口服造影剂有助于观察胃和十二指肠及其与肝门的关系。静脉注入造影剂做血管增强，早期动脉相主要用于发现小肝癌，因为小肝癌的血供主要来自动脉；静脉相能显示肝内门静脉分支和肝静脉。肝脏炎性病灶往往在静脉增强 CT 上表现为边缘强化，而肝血管瘤的特点是延迟静脉强化。还可以测量肝脏病灶的密度，用来判断囊性病灶。

3. MRI　对大多数肝脏疾病来讲，磁共振显像（magnetic resonance imaging，MRI）检查的有效性与 CT 相同。不过，MRI 有几大优势：首先，MRI 不需要使用含碘造影剂，因此，有碘过敏史的病人应该选择 MRI，而非增强 CT；其二，磁共振胆胰管显像（magnetic resonance cholangiopancreatography，MRCP）能为胆道系统提供高质量的无创影像，尽管如今 MRCP 的影像品质略逊于内镜逆行胆胰管造影（endoscopic retrograde cholangiopancre-

atography, ERCP)和经皮肝穿刺胆管造影(percutaneous transhepatic cholangiography, PTC),但是,其质量正在迅速提升。对诊断有疑问、ERCP检查失败或因为既往手术史无法实施ERCP的病人,MRCP更具诊断价值。磁共振血管显像(magnetic resonance angiography, MRA)同样能提供高质量的肝动脉和门静脉影像,不必行动脉插管,尤其适用于门静脉及其分支的通畅性存在疑问的慢性肝病和凝血功能障碍的病人。

4. ERCP　ERCP的适应证是阻塞性黄疸且对封闭环境有恐惧症因而无法选择MRCP检查的病人,以及根据先前的影像结果期望实施内镜治疗(内镜下胆总管取石或姑息性置入胆管支架)的病人。术前必须检查病人的凝血功能、预防用抗生素,并告知病人一些主要并发症(如:胰腺炎、胆管炎、与括约肌切开相关的十二指肠出血或穿孔)。

5. 经皮肝穿刺胆管造影　PTC的适应证是ERCP失败或无法实施(如:既往有胰十二指肠切除术史或Pólya胃切除术史)者。肝门部胆管癌病人往往需要利用PTC来指导胆管外引流管的留置,用于缓解黄疸并置入内支架。

6. 血管造影　选择性内脏血管造影可以用于肝脏疾病的诊断,然而,随着水平断面影像(CT和MR血管显像)的进展,血管造影目前一般只用于治疗性介入。在肝切除手术前,可以通过血管造影了解左右半肝的肝动脉解剖,核实门静脉的通畅度以及肿瘤受累情况。血管造影还能为肝脏结节提供额外的信息,因为原发性肝肿瘤通常有上佳的动脉血供。治疗性介入包括动-静脉畸形的封堵、肝出血部位的栓塞以及肝肿瘤的治疗(肝动脉栓塞)。

7. 放射性核素扫描　放射性核素扫描能提供其他影像检查无法提供的信息。Iodoida是一种^{99m}锝(^{99m}Tc)标记的放射性核素,通过静脉注入人体,由肝脏从循环中清除(需要经肝细胞处理后经胆汁排出)。γ摄像机可以实时记录肝脏对该物质的摄取和排出。在疑有胆汁漏或胆道梗阻、需要做无创筛查时,这些数据特别有用。硫胶体肝扫描可以了解肝脏Kupffer细胞功能。人们可以利用它来判断肝脏病灶的性质,肝腺瘤和血管瘤中因为无Kupffer细胞,因此就不会摄取硫胶体。

^{18}F-2-氟-2-脱氧-D-葡萄糖正电子发射断层摄片(^{18}F-2-fluoro-2-deoxy-D-glucose positron emission tomography, FDG-PET)的基本原理是癌症组织对葡萄糖的摄取远远超过良性肿瘤或炎症组织对葡萄糖的摄取。如今,这种方法主要用于其他影像检查所显示的肿块性病灶的性质判断。脱氧葡萄糖被标上了正电子发射^{18}氟(^{18}FDG),将这种标记物注入病人体内,然后做PET显像,获取人体全身的三维影像,辐射强烈的部位就是葡萄糖代谢旺盛的部位。

8. 腹腔镜检查或腹腔镜超声检查　腹腔镜有助于肝胆胰癌症的分期。容易被常规影像检查漏诊的病灶是腹膜转移灶和邻近肝脏表面的肿瘤。约10%～30%的病人在腹腔镜检查时可以发现影像检查未能显示的病灶,取决于CT和MRI的影像品质。腹腔镜超声可以提高这一数值,为大血管和胆管附近的肝脏肿瘤提供额外的信息。

第二节　门静脉高压症

门静脉压增高的病因大多为肝硬化,仅少数为肝外门静脉闭塞、肝内门静脉闭塞性疾病或肝静脉主干闭塞(Budd-Chiari综合征)。由于门静脉高压症不引起症状,因此,门静脉高压症需要等慢性肝病出现失代偿表现(脑病、腹水或曲张静脉出血)时才能获得诊断。总的来讲,门静脉高压症属于内科疾病范畴,外科手段仅能治标(暂时控制其并发症),不能治本。

(一) 曲张静脉出血的处理

1. 一般复苏　静脉曲张的一般表现是急性大出血,最常见的部位在食管下段。如果已知病人有肝硬化,就会考虑到本诊断,但是,需要在对病人进行初步复苏后才能对该诊断进行核实。初步复苏包括建立外周静脉通路,随后插入中心静脉导管,以保证足够的血量(起初是 10 单位)。肝功能检查可以发现潜在的肝脏疾病,凝血功能检查可以发现潜在的凝血功能障碍。静脉用维生素 K 10 mg,但是,如果要纠正凝血功能障碍,就需要使用鲜冻血浆(fresh frozen plasma, FFP)。这些病人血小板减少最常见的原因是继发于肝硬化的脾功能亢进,如果病人的血小板值低于 50×10^9/L,就应该酌情处理。曲张静脉出血的病人往往伴有肝性脑病,在这种情况下,内镜检查就需要使用镇静剂和机械通气。曲张静脉出血发生支气管误吸是一种很常见的并发症(匣 25-8)。

匣 25-8　食管静脉曲张出血的处理

- 输血
- 纠正凝血功能障碍
- 四腔二囊管(Sengstaken-Blakemore 管)压迫止血
- 药物治疗(加压素/奥曲肽)
- 内镜下血管硬化治疗或胶圈套扎(banding)
- 评估门静脉的通畅性(Doppler 超声或 CT 检查)
- 经颈内静脉肝内门-体内支架分流(TIPSS)
- 外科手术
  - 门-体分流术
  - 食管横断术
  - 脾切除术加胃底-贲门周围血管离断术

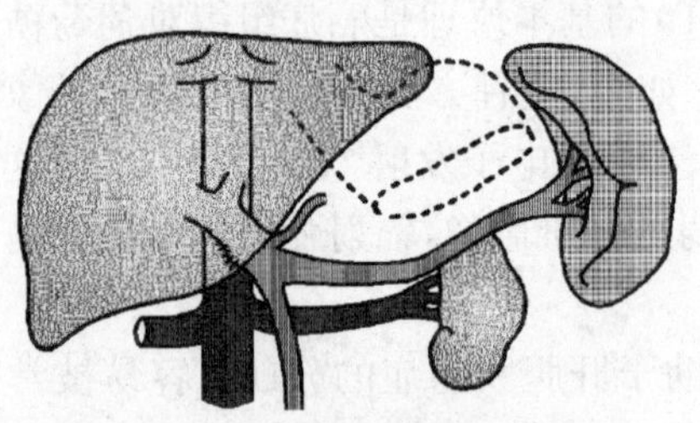

门-腔侧侧分流术

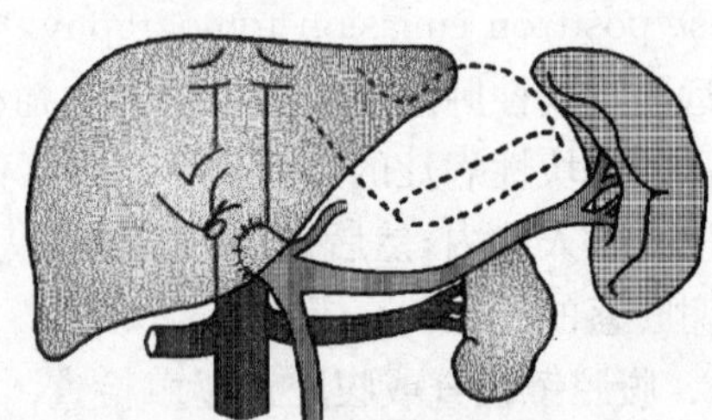

门-腔端侧分流术

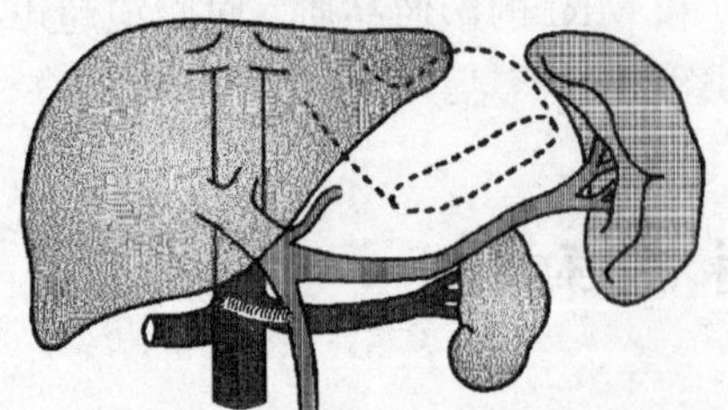

肠-腔桥式分流术

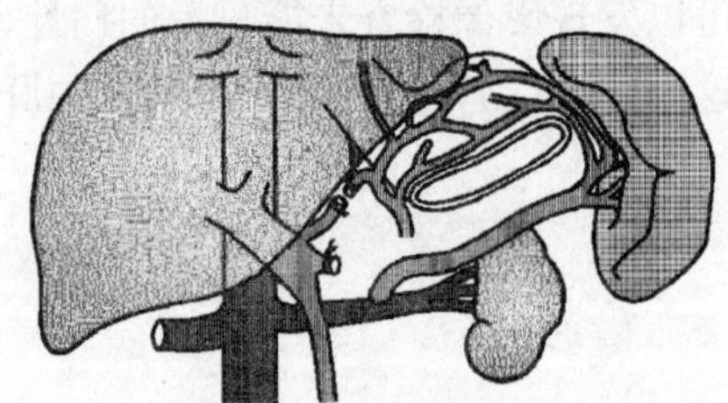

远端脾-肾分流术

图 25-2　常用 4 种外科分流术式示意图

如果出血速度太快，根本无法做内镜检查，可以插一根 Sengstaken-Blakemore 管暂时控制出血。插管成功后，先将胃囊充气 300 mL，牵拉四腔管压迫胃底部的曲张静脉，然后将食管囊充气至 40 mmHg 压迫胃-食管交界区。剩余的两个通道分别用于胃减压和食管减压。摄 X 线片核实四腔管的位置。充气的球囊应该在 12 小时后放开，以免造成食管压迫性坏死。

2. 静脉曲张出血的药物治疗　在静脉曲张出血的初期控制中，药物治疗可能与硬化剂治疗同样有效。在静脉曲张出血的初期控制中，最常用的药物是加压素(20 U 加 5%葡萄糖注射液 10 mL，静脉慢推 10 分钟)。奥曲肽是一种长效生长抑素类似物，或许同样有效。

3. 内镜治疗静脉曲张　在大多数中心，食管静脉曲张出血的初期治疗是采用内镜下硬化剂治疗(用乙醇胺油酸酯或氰基丙烯酸正丁酯)。胶圈套扎与硬化剂注射等效，但食管溃疡的发生率略低。大多数曲张静脉出血一次硬化剂治疗就有效。早期再出血再次用硬化剂注射成功率会打折扣，3 次出血极为罕见。

4. 经颈内静脉肝内门-体支架分流术　自从 1988 年经颈内静脉肝内门-体内支架分流(transjugular intrahepatic portosystemic stent shunts, TIPSS)面世后，曲张静脉出血的处理发生了革命性的变化。在很短的时间内，这种方法就成了曲张静脉出血药物治疗和内镜治疗无效病人的主要治疗手段。这种分流方法是在局部麻醉加镇痛剂和镇静剂的情况下，在透视和超声的导引下，进行插管。导丝从颈内静脉插入经过上腔静脉后进入一支肝静脉，穿过肝实质后进入一支门静脉。然后用球囊导管对肝实质内的这个通道进行扩张直至能放入一枚金属内支架，该金属内支架在位置满意后展开。只要门静脉压能理想回落，一般都会伴有曲张静脉出血的理想控制。TIPSS 的主要早期并发症是肝包膜戳破，会发生致死性腹内大出血。TIPSS 闭塞会导致曲张静脉再次出血，常见于肝功能代偿良好、合成功能良好的病人。分流后脑病(post-shunt encephalopathy)的表现是意识错乱，其原因是门静脉血绕过肝脏的解毒作用。分流后脑病的发生率为 40%，其发生率与外科分流术后脑病的发生率相仿。如果脑病严重，可以再放入一枚小号的内支架来缩小 TIPSS 分流腔。TIPSS 的主要禁忌证是门静脉闭塞。TIPSS 的主要远期并发症是分流狭窄，这种情况很常见(1 年时约为 50%)，病人因此会再次发生曲张静脉出血。

5. 曲张静脉出血的外科治疗　肝移植和 TIPSS 的广泛开展使得外科分流的适应证大幅度缩小。但是，在曲张静脉出血的急诊处理中一般不会考虑外科治疗，因为此时外科治疗的并发症发生率和死亡率太高。如今外科分流术的主要适应证是 Child A 级肝硬化病人，并且其出血已经通过硬化剂注射得到初步控制。外科分流术的主要替代方法是长期服用 β 阻滞剂、长期硬化剂治疗或胶圈套扎。

外科分流术是预防食管-胃底曲张静脉再出血的有效方法，因为它将血液转流入低压的体循环，从而降低了门静脉循环的压力。外科分流术可以分为选择性(如：脾-肾分流术)和非选择性(如：门-体分流术)。选择性分流的目的是既保证肝脏的血液灌注又能降低左侧门静脉循环(与食管-胃底静脉曲张有关)的压力。选择性分流术的门体脑病(portal systemic encephalopathy, PSE)发生率比较低，门体脑病是一种意识错乱状态，常见于慢性肝病病人行 TIPSS 或外科门-体分流术后。图 25-2 是 4 种常用外科分流术式示意图。没有证据表明在未发生过出血的静脉曲张病人采用预防性分流术会获益。

6. 机械缝合器食管横断术　这种治疗食管静脉曲张出血的术式是采用圆形机械缝合

器(这种缝合器最早是用于直肠的吻合)将食管下段进行钉合并切去一圈。就像急诊情况下的外科分流手术一样,这种手术有较高的术后死亡率,因此已经基本被大多数有条件做TIPSS的中心淘汰。

7. 继发于脾静脉或门静脉血栓形成后的曲张静脉再出血的处理　其治疗方法是脾切除术加胃底-食管周围血管离断术,也就是离断胃大弯和小弯以及食管下段的血供。脾静脉血栓形成可以继发于慢性胰腺炎,门静脉血栓形成是肝硬化的一种常见后期并发症。

8. 曲张静脉出血与原位肝移植　只要在能够做肝移植的地方,曲张静脉出血的处理一定要考虑肝移植这一选项。肝移植的禁忌证是年龄大于65岁,或有缺血性心脏病、心衰竭或慢性呼吸性疾病病史的病人。硬化疗法无效的出血最好能选择TIPSS治疗,只要内支架放置满意。既往的外科分流术会大幅度增加原位肝移植相关并发症的发生率,或许还会增加死亡率。

(二) 腹水

游离腹水积聚是所有晚期肝病的常见特征,与肝病的病因无关。腹水积聚一般都伴有腹部不适和行走蹒跚。腹水的发展一般都隐匿。必须澄清腹水的病因(匣25-9)。

CT扫描能证实腹水的存在,并且能显示外形不规则、硬化缩小的肝脏以及脾大。静脉造影剂增强能显示腹内静脉曲张和门静脉增宽,因为门静脉血栓形成是慢性肝病腹水形成的一种常见易患因素。在没有慢性肝病依据的病人,腹水的常见原因是恶性肿瘤,CT检查或许能显示原发瘤的位置。抽取腹水测定其中的蛋白含量有助于判断腹水是渗出液还是漏出液,测定其中的淀粉酶有助于排除胰源性腹水。腹水细胞学检查有助于了解是否存在癌细胞,显微镜检查和细菌培养有助于排除原发性细菌性腹膜炎和结核性腹膜炎。测定尿钠排出可以用于指导肝硬化的利尿治疗。

慢性肝病腹水的初始治疗是限制盐分摄入和启用利尿剂(螺内酯或呋塞米),同时注意避免任何可能损害肝功能的因素,如:酒精性肝硬化病人要戒酒。对使用利尿剂的病人要监测,警惕低钠血症和低钾血症的发生(匣25-10)。

匣25-9　腹水的病因判断

影像检查(超声或CT)
- 硬化肝脏不规则
- 门静脉的通畅性
- 肝硬化性脾肿大

腹腔穿刺抽取腹水
- 培养和显微镜检
- 蛋白含量测定
- 脱落细胞检查
- 测定淀粉酶水平

匣25-10　慢性肝病腹水的治疗

- 限制钠盐摄入
- 利尿剂
- 腹腔穿刺放腹水
- 腹腔-静脉转流术
- TIPSS
- 肝移植

1. 腹腔穿刺放腹水　使用利尿剂无效的病人需要反复做腹腔穿刺放腹水,同时根据血钠水平用少盐溶液或标准人白蛋白溶液进行容量替代。腹腔穿刺放腹水只能短暂缓解病人的症状。

2. 腹腔-静脉转流术　Le Veen转流术的目的是缓解慢性肝病所致的腹水。方法是将硅胶管的一端插入腹腔内的腹水中,另一端经皮下隧道引至颈部,在直视下从颈内静脉插至上腔静脉。由于该管道内有单向阀，在呼吸周期中，上腔静脉的压力比腹腔低，因此腹腔内的腹水就被引入上腔静脉后进入循环。并发症包括转流管闭塞、移位和感染。为了预防转流管的高闭塞率，有人发明将一个“小泵”埋在肋缘处皮下，病人用手按压“小泵”就可以清除腹腔-静脉转流管中的碎屑(此称 Denver 转流术)。

3. TIPSS 治疗腹水　上文讨论了 TIPSS 治疗门静脉高压症静脉曲张急性出血的操作要点及其局限性。用 TIPSS 治疗腹水属于对症治疗，TIPSS 存在许多风险，包括出血死亡、肾衰竭或心衰竭。分流后脑病很常见(约为 40%)，大多数内支架在随访期间会出现狭窄(1 年约为 50%)。虽然 TIPSS 治疗腹水有效，但是并未被广泛采用，原因是腹水本身并不危及生命。TIPSS 在持续性乳糜胸病人中得到的结果更令人鼓舞。

4. 肝移植治疗腹水　利尿剂治疗无效的腹水如果伴有肝功能进行性恶化(胆红素上升、白蛋白下跌、凝血酶原时间延长)是肝移植的适应证。病人的年龄、肝病的起始病因和内科夹杂症是判断是否适合行肝移植的主要因素。在那些不适合行肝移植的病人，治疗的目标就是控制腹水的症状。

第三节　慢性肝脏疾病

慢性肝脏疾病有多种，尽管都不是常见病，但是，了解这些疾病很有必要，因为它们的临床表现与一些常见病很相似，并且需要拟定特定的诊疗计划。

(一) Budd-Chiari 综合征

这种疾病主要见于年轻女性，病人因为肝静脉血栓形成或静脉蹼梗阻造成静脉流出道闭塞。由于静脉流出道梗阻，肝脏就发生急性瘀血和肝功能损害，继之发生门静脉高压症、腹水和食管静脉曲张。在急性血栓形成情况下，病人可以迅速进展至暴发型肝衰竭，大多数病人的主要临床特点是腹部不适和腹水。如果是慢性血栓形成，肝脏就会逐渐发生硬化。需要明确静脉血栓形成的原因，常见病因是潜在的骨髓增生性疾病或高凝状态，如：抗凝血酶 3、蛋白 C 或蛋白 S 缺乏。Budd-Chiari 综合征的诊断往往在病人出现腹水时才被怀疑，此时，CT 扫描示肝脏充血肿大(早期)或缩小的硬化肝脏伴 Ⅰ 段(尾状叶)明显增大。尾状叶未发生硬化反而增生的原因在于其静脉血直接流入下腔静脉，与此同时，肝脏的其余部分因为静脉回流受阻而发生萎缩。由于Ⅰ肝段肥大造成下腔静脉受压或闭塞也是一种常见情况。确诊这种情况的方法是经颈静脉做肝静脉造影，这种造影可以显示肝静脉闭塞，还可以做经颈静脉活检。

Budd-Chiari 综合征的治疗必须根据病人的具体情况个体化，尤其是病人在就诊时的分期。表现为暴发型肝衰竭的病人应该考虑做肝移植，肝硬化诊断明确以及并发门静脉高压症的病人也是如此。对肝硬化诊断不成立的病人可以考虑做 TIPSS 门-体分流术、门-腔分流术或肠系膜上静脉-右心房分流术。在肝后下腔静脉置入一枚可膨胀金属内支架可以解除下腔静脉的受压。如果内支架治疗满意，这种病人的预后主要取决于其病因以及能否依从治疗。这些病人通常需要终生使用华法令抗凝。

(二) 原发性硬化性胆管炎(primary sclerosing cholangitis, PSC)

这种疾病往往见于年轻成人，有轻微的非特异性症状，在肝功能检查出现异常时才怀疑胆道疾病。偶尔,病人的最初表现是黄疸,原因是胆道梗阻。这种疾病的病程是进行性纤维性狭窄,最终造成肝内外胆管闭塞。虽然其病因尚不明了,但很可能与遗传易感性有关,因为本病与慢性溃疡性结肠炎有关。在PSC伴溃疡性结肠炎的病人,即使在病变的结肠切除后,通常情况下,PSC依旧会进展。PSC的主要诊断依据是胆管造影所见(肝内外胆管都表现为不规则狭窄)。如果放射学表现无法得出明确诊断,就需要行肝活检术,PSC的组织学特点是胆管系统呈纤维性闭塞。如今,尚无特异性治疗方法能逆转PSC的胆管改变,这些病人通常进展缓慢,胆汁淤积逐渐加重,最终因肝衰竭死亡。这类病人很容易发生胆管癌,对所有PSC病人只要胆管造影片上显示新的或特别显眼的狭窄,都应该考虑胆管癌的可能性。

在PSC病人,胆道刷片细胞学检查非常有助于胆管癌的诊断,因为即使在晚期胆管癌,影像学检查也罕有显示肿块性病灶。如果病人的肝功能检查良好,影像学检查未见到明显狭窄,并且胆道刷片细胞学检查也阴性,就可以对病人进行观察随访。唯一有效的治疗手段是肝移植,如果能在胆管癌发生前做肝移植,这种病人的肝移植效果甚佳。因胆管严重狭窄造成的阻塞性黄疸者可以通过胆道内支架置入暂时缓解,但是,放置胆道内支架会引入细菌,病人需要冒极大的胆管炎风险。

(三)原发性胆汁性肝硬化(primary biliary cirrhosis, PBC)

像PSC一样,原发性胆汁性肝硬化病人的表现往往比较隐匿,主要是全身不适、嗜睡和皮肤瘙痒,随后出现黄疸或肝功能检查项目异常。这种疾病多见于女性。循环血中发现抗平滑肌抗体应该考虑本病之诊断,必要时,通过肝活检证实。本病进展缓慢,肝功能逐渐恶化会导致嗜睡和全身不适。本病可以伴发门静脉高压症,及其继发性并发症腹水和曲张静脉出血。主要治疗手段是肝移植,当病人全身情况开始恶化、无法从事正常生活时,就应该考虑行肝移植。

(四)Caroli病

Caroli病是先天性肝内胆管扩张,往往伴有肝内胆管结石形成。病人的临床表现可以为腹痛,也可以为脓毒症。影像检查通常具有诊断价值,超声或CT示肝内胆管“湖”形成,“湖”内有结石。胆汁瘀积和胆石形成都是胆道感染的好发因素,胆道感染可以威胁病人的生命。Caroli病的另一种众所周知的并发症是胆管癌。本病尚无特异性治疗。发生急性胆道感染时,其治疗方法是使用抗生素。胆道梗阻伴感染时,其治疗方法是介入放射引流或外科手术引流。胆管系统的恶变就形成胆管癌,手术切除有效。Caroli病局限于肝段者,其治疗方法是切除受累的肝段。不过,通常情况下,胆管扩张是弥漫性的。根治的方法是肝移植,但是,对肝功能良好的病人,仍然可以选择了断性手术(切除病变的肝段)。

(五)单纯性肝脏囊性疾病

在腹部超声检查的病人中,肝囊肿很常见。单纯性囊肿的影像所见是规则的、薄壁单房囊肿,没有周围组织反应,囊腔内没有密度差异。只要符合这些标准,且囊肿无症状,就不需要做进一步的检查和治疗。大囊肿可以伴有腹部不适症状,可能与其表面的肝包膜张力增大有关。在影像导引下,穿刺吸取囊液可以为细菌培养、显微镜检查和细胞学检查提供标本,也有助于评估抽吸后症状改善情况。单纯穿刺抽吸后囊肿和症状往往会复发。大的有症状的囊肿可以选择腹腔镜下的囊肿去顶术,可以获得良好的远期症状改善。

(六) 多囊肝(polycystic liver disease)

多囊肝是一种先天性异常,除了肝脏囊肿外,其他腹内脏器(主要是胰腺和肾脏)往往也有囊肿。那些伴有肾囊肿的病人属于常染色体显性遗传性疾病。多囊肝一般都没有症状,是在超声检查时偶尔发现的。一般情况下,这种肝囊肿不会影响肝功能,也不需要特殊治疗。偶尔,多囊肝会引起不适。一般镇痛剂往往有效。严重疼痛往往提示囊肿内有出血,可以通过超声或CT证实。如果口服镇痛剂的止痛效果不满意,可以采用开放或腹腔镜下肝囊肿开窗术,然而,其效果总不如单纯性肝囊肿满意。

第四节　肝脏感染性疾病

(一)病毒性肝炎

病毒性肝炎是一种严重的世界性健康难题。除了众所周知的由甲型、乙型和丙型肝炎引起的急慢性肝脏疾病外,人们还分离出了其他种类的肝炎病毒,包括丁型肝炎(一般仅能在乙型肝炎病毒感染的病人体内发现)和戊型肝炎(一种自限性肝炎,像甲型肝炎一样,戊型肝炎也是粪-口传播)。

甲型肝炎的临床表现是食欲不振、乏力和全身不适,数周后出现临床黄疸,可触及肿大的有触痛的肝脏。这种疾病的传播方式是粪-口途径,往往会迅速在密切接触的人群中传播。肝功能检查符合急性肝炎改变,表现为血胆红素和转氨酶升高。肝炎抗体滴度测定可以明确诊断。事实上,甲型肝炎都会自愈,仅极少数病人会发生暴发型肝衰竭。一旦临床病情缓解,肝脏就会完全复原,不会有任何功能障碍,也不会遗留远期后遗症。

与甲型肝炎相比,乙型肝炎在许多方面都比较严重。虽然这也可以是一种急性自愈的肝炎,但是,肝炎病毒往往无法清除,从而造成慢性肝损害,最终形成肝硬化和原发性肝癌。因此,病人在急性肝炎期表现为全身不适、食欲不振、腹痛和黄疸。在后期,由于肝硬化的并发症,大多表现有腹水或曲张静脉出血。急性肝炎的治疗是支持治疗。在肝硬化病人,其初始治疗是针对病人就诊时的特异性并发症(参见上文腹水和曲张静脉出血的治疗)。对诊断明确的肝硬化,在用抗病毒制剂(如:拉米夫定)根除或抑制病毒的基础上,可以考虑肝移植。病毒如果未得到抑制,病人往往会因为移植肝再感染而死亡。肝炎病毒的存在大大地增加了病人罹患原发性肝癌的风险,原发性肝癌通常是在肝实质的硬化期发生的。有关乙型肝炎性肝硬化伴肝细胞性肝癌的评估和处理将在下文的"肝脏肿瘤"一节中讨论。

丙型肝炎已经成为世界范围内最常见的慢性肝病之一,许多国家有大量人群与丙型肝炎有接触;全世界的献血者中有1%是丙型肝炎病毒(hepatitis C virus, HCV)阳性。丙型肝炎的传播往往与输血有关,直到晚近常规对血液进行HCV筛查在许多国家才得以实施。像乙型肝炎一样,丙型肝炎可以表现为急性肝炎发作,也可以依旧隐匿直至出现肝硬化和门静脉高压的并发症。急性丙型肝炎有20%会发展为肝硬化。在确诊为HCV肝硬化的病人,如果发生肝功能恶化、脑病、腹水或出血,在有条件的情况下就必须赶紧评估是否适合做肝移植。虽然移植肝再感染也常见,但是,通常都是轻型肝炎,病人能够完全康复,远期结局良好。

（二）上行（逆行）性胆管炎

胆道上行性细菌性感染一般都伴有胆道梗阻，表现为黄疸、寒战、肝脏肿大和触痛。超声检查示胆管扩张，肝功能检查示胆管梗阻加上血培养分离出细菌就能明确诊断。上行性胆管炎属于急诊，未能及时进行恰当处理就会因为脓毒症导致脏器功能衰竭。因此，一旦诊断明确，就应该立即给病人使用一线抗生素（如：三代头孢菌素）并输液，着手安排内镜下胆道引流或经皮肝穿刺胆道引流。胆管结石是上行性胆管炎的常见易患因素，可以在内镜胆管造影时加做内镜下括约肌切开术，取出造成梗阻的胆管结石。

（三）化脓性肝脓肿

对大多数病人来讲，化脓性肝脓肿的病因并不清楚。化脓性肝脓肿的发病率在老年糖尿病病人和免疫抑制病人在上升，这些病人通常表现为食欲不振、发热和周身不适以及右上腹不适。超声或CT扫描示肝脏多发性囊性肿物可以为诊断提供方向，穿刺物细菌培养和药物敏感试验可以明确诊断。最常见的致病菌是米勒链球菌和大肠埃希菌，不过，其他肠源性细菌（如：粪链球菌和普通变形杆菌）也可以见到，混合性感染很常见。条件致病菌包括葡萄球菌。化脓性肝脓肿的治疗是用抗生素和超声导引下穿刺引流。化脓性肝脓肿的一线抗生素是青霉素加氨基糖甙类加甲硝唑，或头孢菌素加甲硝唑。不主张在没有超声导引的情况下进行经皮肝脓肿穿刺引流术，以免引流道经由胸膜腔。要设法寻找肝脓肿的源头，尤其要注意结肠。如果肝脓肿的临床表现或放射学表现不典型，应该考虑是否为肝肿瘤坏死。

（四）阿米巴肝脓肿

在世界上许多地方，溶组织内阿米巴是一种地方病。在体外，它以繁殖体形式（vegetative form）存在，通过粪-口途径传播。最常见的表现是痢疾，但是，也可以表现为阿米巴脓肿，脓肿的常见部位是盲肠旁和肝脏。阿米巴包囊被摄入后在结肠内发育成滋养体形式，然后穿过肠壁经门静脉进入肝脏。本病的确诊方法是从肝脏病灶中或粪便中分离出这种寄生虫，并在显微镜下证实其特征。有阿米巴脓肿临床征象的病人通常可以经验性使用甲硝唑治疗（750 mg 每日 3 次，连用 5～10 天），仅当甲硝唑无效时，才需要做进一步检查。

（五）肝包虫病

肝包虫病在地中海沿岸国家很常见。肝包虫病的致病原因是细粒棘球绦虫，这是一种存在于狗肠道内的寄生虫，其虫卵被人类摄入后通过门静脉血进入肝脏。肝脏的囊肿通常比较大，表现为上腹部不适，也可以在轻微腹部损伤后因为囊肿破裂囊液溢入腹腔而表现为急腹症。超声发现多灶性囊肿可以为诊断提供方向，CT扫描发现囊性肿物内有漂浮的膜状物可以进一步为诊断提供证据。活动性囊肿内含有大量小子囊，包囊肿破裂会导致这些子囊在腹腔内种植和生长。肝囊肿还可以穿破膈肌，造成脓胸；破溃入胆道造成阻塞性黄疸；或破溃入胃内。酶联免疫吸附法测定血清中针对包虫囊抗原的抗体可以为临床和放射学诊断提供进一步证据。治疗的目标是避免囊肿进行性增大和破裂。起初，可以尝试使用一个疗程的阿苯达唑或甲苯咪唑。如果内科治疗无效，通常就需要外科治疗。当然，也有人主张经皮注入高渗盐水和酒精。外科治疗方法有肝切除、囊肿局部切除或囊肿去顶清除其内容物。手术中要连续使用阿苯达唑，目的是避免子囊污染腹腔，围手术期要使用吡喹酮。此外，手术中要用浸透高渗盐水（2 mol/L）的纱垫填入腹腔，在囊肿切开前将高渗盐水（2 mol/L）注入囊肿内。要仔细检查囊肿与胆管是否存在交通，将其缝闭。将带蒂大网膜（一种网膜成形术）填入残腔可以降低囊肿的残腔感染率和胆汁漏发生率。钙化的囊肿提示囊肿已经死亡。如果对囊肿是否有活力心存疑虑，可以用超声进行复查，有活力的囊肿会逐渐增大，逐渐向肝脏表面迁移。子囊向胆道破裂会引起阻塞性黄疸或急性胆管炎。这种情况可以先用内镜清除子囊来治疗，然后才考虑切除肝脏的囊肿。

第五节 肝脏肿瘤

(一) 肝脏肿瘤切除术的要点

1. 手术入路　肝脏的满意显露是实施安全肝脏手术的绝对先决条件。只要有肋缘拉钩适当牵拉肋缘，腹部屋顶样切口或横切口就能提供绝佳的肝脏显露。胸腹联合切口已经被淘汰。虽然并非所有肝脏肿瘤手术都需要做全肝游离，下文还是会对全肝游离做一介绍。肝脏手术的变式甚多。

2. 肝脏的游离　先离断镰状韧带，然后沿肝脏的前面剪开镰状韧带直至肝上下腔静脉。在食管-胃交汇处的前方塞入一块剖腹纱垫会方便左三角韧带的离断。然后通过下拉右肝叶离断右三角韧带。显露肝脏裸区后，就可以窥见下腔静脉在肝脏后方通过，你就可以在肝脏尾侧、肾静脉头侧以及在主肝静脉水平各预置1根阻断带。离断小网膜后，肝脏的游离就宣告结束。将肝脏向前(向腹侧)抬起显露肝实质与下腔静脉之间的多根小静脉，采用缝扎法处理这些小静脉以确保止血牢靠，就可以将肝脏与下腔静脉分开来。从肾静脉平面的头侧开始分离直至膈下主肝静脉水平。

3. 肝门部的解剖　剪开覆盖在肝门三联前面的腹膜。然后显露小网膜游离缘的胆总管(结扎、离断胆囊管和胆囊动脉，然后切除胆囊，会有助于胆总管的游离)。用弹性吊带将胆总管吊起有助于肝总动脉的显露及其左右主干的解剖。再用弹性吊带将肝动脉吊起以便门静脉周围淋巴组织的结扎和离断。此时，要注意是否有行走于胆管后方的迷走右肝动脉以及源自胃左动脉的副左肝动脉(行走于小网膜内)。肝门部胆管的分离需要轻轻将肝脏Ⅳ段牵开，离断走行于Ⅳ段与左右肝管汇合部之间的小血管和胆管分支。

4. 肝实质的离断　肝脏的游离完成、肝门部的血管显露之后，拟切除侧肝叶的入肝主干血管和胆管就可以离断。动脉分支可以采用结扎处理，但是，胆管需要用4/0 PDS线缝扎处理，门静脉分支需要用4/0 Prolene线缝合处理。入肝血流离断后在左右半肝之间形成了一条缺血分界线，这条线位于镰状韧带右侧，与该韧带走向平行。沿该分界平面用电刀切开肝包膜后开始离断肝脏实质。离断肝实质最常用的器械是CUSA®①。CUSA®有助于肝实质的断离，留下的血管和胆管根据其粗细可以采用电凝或结扎处理。在这些分支结扎、离断后继续按该平面解剖直至从肝实质内见到肝静脉分支。

5. 肝段切除术与局部切除术　在不做规则性右肝叶或左肝叶切除的情况下，在肝肿瘤切除后切缘满意(一般认为能达到1 cm)的前提下，可以考虑对病人实施肝段切除术或局部切除术。肝脏的每个段都可以单独切除。每个肝段都有其独自的动脉血供、静脉引流和胆

---

① 译者注：CUSA®是超声吸引刀(Cavitron Ultrasonic Surgical Aspirator®)的英文首字母缩略词，用于肝脏或胰腺的离断。超声切割止血刀(ultracision harmonic scalpel, UHS)，简称超声刀。两者原理和用途不同。

管引流。肝脏需要游离的范围(参见上文)取决于拟行切除的肝段。肝门部的解剖并非必须。肝段切除术尤其适用于肝细胞性肝癌伴潜在肝脏疾病(如:乙型肝炎或丙型肝炎)的病人,目的是把术后肝衰竭的风险降至最低。局部切除术主要适用于转移性肝癌病人,只要切除肿瘤时能至少有 1 cm 的正常肝实质切缘就行。

6. 失血与输血 在肝脏手术中减少失血量是过去二十年中肝脏外科的重大成果之一,切除肝肿瘤不输血已经屡见不鲜。CUSA®曾经是主要成就之一。术前预存血、术中血液稀释、降低中心静脉压和术中自体血回输机(cell savers)都有助于减少输血量。采用 TEG(参见第 4 章)可以更好地控制凝血功能,抗纤溶药物抑肽酶能显著减少肝脏疾病和潜在凝血功能障碍病人的出血。肝脏断面的渗血可以用纤维蛋白胶或纤维蛋白-浸渍的胶原绒(fibrin-impregnated collagen fleece)等局部止血剂处理,也可以用氩气凝血器取而代之。

(二) 良性肝脏肿瘤

1. 肝血管瘤(haemangiomas) 肝血管瘤是肝脏最常见的病灶,随着超声诊断的普及,这种疾病的报道在增高。肝血管瘤由异常血管丛构成,通常用超声检查就能得出诊断。如果诊断依旧不确定,增强 CT 扫描的延迟相能显示其特征性表现(血管瘤内的细小血管被造影剂缓慢充填)。肝血管瘤往往为多发性。对偶然发现的病灶需要核实其特征,不需要做进一步治疗。人们对“巨大”肝血管瘤的处理意见不一。偶尔关于肝血管瘤破裂的报道导致一些学者提议对大血管瘤采取外科手术切除,尤其是那些有症状的大血管瘤。肝血管瘤几乎不会恶变,因此,不能把恶变作为手术切除的适应证。对这种病灶不应该行经皮穿刺活检,因为这是一种血管性病灶,穿刺可能导致腹腔内大出血。

2. 肝腺瘤 肝腺瘤属于良性肝肿瘤。CT 扫描示边界完整的、有血供的实质性肿瘤。肝腺瘤通常发生于正常肝脏上。遗憾的是,尚无特征性放射学表现可以将这些病灶与肝脏恶性肿瘤区分开来。血管造影可以显示肿瘤周边良好的动脉化。明确这些病灶的性质则需要行经皮穿刺活检或切除后做组织学检查。一般认为这类肿瘤具有恶性潜能,因此,其治疗选择是手术切除。由于这种肿瘤血供丰富,穿刺活检容易发生出血。这种肿瘤的发生与性激素(包括口服避孕药)的关系已经被业内公认,有良好的证据表明有症状的肝腺瘤在停用这些激素后会缓解。

3. 局灶性结节性增生(focal nodular hyperplasia, FNH) FNH 是一种非同寻常的良性疾病,病因不明,是有功能的肝组织局灶性过度生长,其间有纤维间质支持。一般来讲,病人是中年女性,没有基础肝病。超声显像可以发现实质性肿块,但没有鉴别诊断价值。增强 CT 示病灶血供好,中央有瘢痕化。然而,这些都不是 FNH 的特异性表现。可以用硫胶体做肝扫描检查。FNH 病灶中既有肝细胞,又有 Kupffer 细胞。Kupffer 细胞能摄取硫胶体,这有助于 FNH 与其他良性肝腺瘤或恶性肝癌的鉴别,因为良性肝腺瘤和恶性肝癌都不含有大量 Kupffer 细胞。

(三) 转移性肝癌的外科治疗

1. 结局 如今,外科治疗在结直肠癌肝转移中的治疗地位已经完全确立,其依据来自前瞻性研究资料。在研究中,人们将相同分期的病例分为肝切除组和未施行肝切除组进行比较研究。其他部位原发癌肝转移灶的外科治疗地位尚不清楚。结直肠癌单发性肝转移灶切除后病人的期望 5 年生存率约为 35%,肿瘤相关性死亡几乎都在 5 年之内。局限于一侧肝叶和两叶的多发性肝转移灶也可以考虑手术切除,治愈率自然会显著下降(匣 25-11)。

匣 25-11 结直肠癌肝转移病人手术切除后的预后因素
· 原发灶的分期 · 距原发瘤切除的时间 · 癌胚抗原(carcinoembryonic antigen, CEA)水平 · 最大转移灶的直径 · 转移灶的数目

2. 分期 分期涉及肝脏转移灶累及的范围,并且需要排除肝外转移灶。标准检查包括对肝脏和腹部做口服加静脉增强 CT 扫描、胸部 CT 扫描和结肠镜检查,目的是了解有无局部复发或结肠同时多发癌。对模棱两可的病灶可以加做 MRI 和 PET 扫描进一步明确诊断。与此同时,还要对病人的全身情况进行评估,才能判断某位病人是否适合手术。通常这种病人的肝实质正常,因此即使切除 60%～70%的肝实质也不会发生肝衰竭(匣 25-12)。

匣 25-12 结直肠癌肝转移的分期和评估
· 全身情况评估 · 腹部/盆腔增强 CT、PET-CT 或 MRI 检查(判断可切除性) · 胸部 CT · 复习原发瘤的组织学(判断局部复发风险) · 结肠镜 · 肝功能和肿瘤标志物检查

3. 外科考量 肝肿瘤手术的基本思路已经在上文述及。在决定行剖腹手术前,一定要查找是否有局部复发、腹膜种植以及区域淋巴结受累。影像平扫往往会忽略腹膜种植灶和肝表面的转移灶。肝转移灶病人如果出现腹腔动脉干周围淋巴结受累,无论肝转移灶和淋巴结病灶是否切除,其总生存率都会大打折扣。

4. 不可切除病灶的治疗 近年来,人们在"无法切除的"(可以是由于转移灶太大,也可以是由于转移灶的分布)结直肠癌肝转移病人的处理方面已经取得了长足进展。5 氟尿嘧啶加亚叶酸化疗的有效率约为 30%,但是,如果增加奥沙利铂,其有效率就会增加至 50%～60%,病灶会显著缩小。化疗与针对血管内皮生长因子受体的单克隆抗体联合使用,病人会受益。对化疗后降期,然后行手术切除的病人进行长期随访,显示 5 年生存率为 30%～40%。

两叶都有转移灶的病人,一个转移灶位于右肝叶的中央区,另一个转移灶位于左肝叶的边缘区,可以分两期切除其转移灶,为两次手术之间的肝实质再生提供机会。据报道,这类病人有良好的长期存活率。

门静脉栓塞术对以往认为无法切除的肝转移灶病人来讲是第三大进展。需要行右半肝切除术或扩大右半肝切除术的病人,以及那些先天性左叶体积比较小(小于功能性肝实质的 30%)的病人,在肝切除术后发生肝衰竭的风险增大。如果能在术前(3～6 周)做一次经皮右门静脉支栓塞术,等待右肝叶萎缩、对侧肝叶增生,就能降低这种风险。

如果病人的肝转移灶无法切除,人们发现全身化疗可以提供生存时间和生存质量获益。如今,我们有多种技术可以做肿瘤局部消融,如:组织内激光热疗(interstitial laser hyperthermia)、射频消融(radio frequency ablation, RFA)、微波热疗、聚焦超声和电解疗法。在姑息情况下,这些技术与化疗合用可能具有生存获益,但是几乎没有客观证据表明这种治疗具有长期生存获益，因此，仅适用于无法行手术切除的病人（匣 25-13）。

匣 25-13 不可切除性结直肠癌肝转移的治疗策略

- 草酸铂/5 氟尿嘧啶新辅助全身化疗
- 抗 VEGF 或抗 EGFR 多克隆抗体治疗
- 两期法肝切除术
- 门静脉栓塞术

（四）肝细胞性肝癌（hepatocellular carcinoma，HCC）

HCC 是世界上最常见的癌症之一，据估计，其发病率在未来的 10 多年中会迅速上升，其原因与慢性肝病有关，尤其是乙型肝炎和丙型肝炎。如今，人们对已知患有慢性肝病的病人用超声对肝脏做动态检查、动态测定血甲胎蛋白（alpha fetoprotein，AFP），发现许多病人发生了 HCC。HCC 病人一般是中年人，病人的临床表现不是慢性肝病症状（全身不适、乏力、腹水、曲张静脉出血、脑病），就是晚期癌症的食欲不振和消瘦表现。外科治疗选项有切除肿瘤和肝移植。就某一病人来讲，哪种选项最恰当取决于基础肝病的分期、肿瘤的大小和位置、器官移植的条件以及免疫抑制病人的处理条件是否具备。

1. HCC 的分期和临床评估　除了需要对病人的全身情况是否适合手术治疗进行评估外，重要的是要根据 Child 分级（参见表 8-10）了解基础肝病的严重程度，以及肿瘤的大小和在肝内的位置。由于慢性肝病容易发生这种肿瘤，而且在确诊时肿瘤往往为多灶性。对晚期肝硬化病人实施广泛肝切除术容易发生肝衰竭和脓毒症，死亡率很高。反之，如果病人没有肝硬化，广泛肝切除后发生肝衰竭的风险就小，就可以选择手术切除，而不是肝移植。HCC 往往会发生肺转移和骨转移，因此，在分期检查中可以采用胸部 CT 扫描和骨扫描。CT 扫描很难对腹内转移灶做出诊断，这需要借助腹腔镜。在肝硬化的肝脏，HCC 的肝内分布同样难以判断，现有的比较有效的检查手段是超声、增强螺旋 CT 的早期动脉相和增强 MRI。

2. HCC 的外科考量　手术要求切除已知的癌灶和 1～2 cm 未受累的肝组织缘。在有慢性肝病基础的病人，需要将这种肝切除量缩减至最低，以减少术后肝衰竭的发生率。相对大块肝切除术来讲，首选术式自然是局部切除或肝段切除术。

3. HCC 的非手术治疗　大多数诊断为 HCC 的病人并不适合做外科切除术，因为其肝癌不是处于晚期就是基础肝病太重。这些病人可以采取局部消融治疗，如经动脉栓塞（transarterial embolisation，TAE）、经动脉化疗栓塞（transarterial chemoembolisation，TACE）、经皮酒精消融（percutaneous ethanol ablation，PEA）和 RFA。

4. 随访与辅助治疗　几乎没有证据表明辅助化疗在 HCC 切除后能改善病人的预后，况且在有慢性肝病基础的病人，化疗会进一步损害肝功能。在临床上，AFP 是随访中一项重要的肿瘤标志物，不过 AFP 的敏感性比较差，还需要结合影像检查一并分析。

（五）胆管癌

胆管癌的典型表现是无痛性阻塞性黄疸。病人多为老年病人，不过，原发性硬化性胆管炎病人可在年龄很轻时就罹患这种疾病。胆管癌的特点是生长缓慢，往往容易发生在左右肝管汇合部（Klatskin 瘤），最终侵入肝实质。一般来讲，该部位的癌症富含纤维组织，会造成严重胆管狭窄。远侧胆管的胆管癌多呈息肉状，造成胆管腔堵塞。至于胆管和胆囊恶性病灶的辅助检查、分期和处理请参见第26章。

复习思考题

一、医学名词和简述题

右半肝，肝右叶，肝性脑病，扑翼样震颤，Budd-Chiari综合征，TIPSS，原发性硬化性胆管炎

二、问答题

1. 试述肝功能检查中常见酶指标的意义判读。
2. 试述急性肝衰竭的病因。
3. 试述慢性肝病的典型特征。
4. 试述食管静脉曲张出血的处理。
5. 试述不可切除性结直肠癌肝转移的治疗策略。

（石　欣）

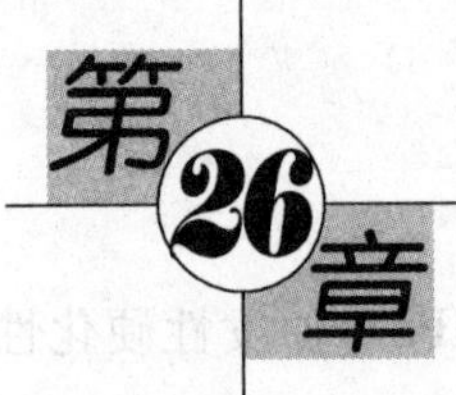

第26章 胆道疾病

学 习 要 求

• 熟悉胆石症和胆囊炎，以及胆囊炎的病因、病理。

• 掌握急性胆囊炎、胆囊结石、胆管结石、急性梗阻性化脓性胆管炎的临床表现、诊断、鉴别诊断和治疗原则。

• 了解胆道蛔虫病的诊断和正确处理。

• 了解慢性胆囊炎的临床表现、诊断和治疗原则。

• 了解胆道肿瘤的临床表现、诊断和治疗原则。

第一节　解剖生理概要

【解剖学】　胆道系统由胆管和胆囊组成。

1. 胆囊　胆囊位于肝脏的脏面，左右半肝的分界(主干裂)在胆囊床通过。胆囊与肝脏的关系不恒定，可以完全埋在肝实质内，也可以靠系膜悬在肝床处。正常胆囊呈梨形，长约 7.5～12 cm，可储存胆汁 35～50 mL；在疾病情况下，胆囊可以胀得很大。在解剖上，胆囊可以分为底、体和颈(胆囊颈终止于狭窄的漏斗部)三部分。胆囊壁的肌纤维交错排列，以胆囊颈部的肌层发育最好。胆囊黏膜层向肌层陷入，称为 Luschka 隐窝。

胆囊管长约 3 cm，但是变异很大。胆囊管的直径大多在 1～3 mm。胆囊管的黏膜皱襞排列呈螺旋状，称为 Heister 瓣。胆囊管壁有 Lütkins 括约肌环绕。80%的胆囊管在胆管的十二指肠上段与肝总管汇合形成胆总管，少数病人的胆囊管一直向下走行至胆管的十二指肠后段(甚至胆管的胰后段)才与肝总管汇合。偶尔，胆囊管也会在高位汇入右肝管，甚至汇入右侧的肝段胆管。

胆囊动脉约 85%来自肝右动脉，少数源自肝左动脉或肝固有动脉。偶尔，还有一支副胆囊动脉(起自胃十二指肠动脉)。胆囊动脉一般从胆总管后方穿出，15%的病人的右肝动脉和/或胆囊动脉在胆总管和胆囊管前方越过。胆囊动脉经由胆囊三角(又称 Calot 三角，系胆囊管、肝总管和肝下缘构成的三角)进入胆囊。最危险的几种变异是肝动脉在胆囊管起始部前方迂曲走行、右肝动脉迂曲走行或胆囊动脉奇短。这种迂曲走行的动脉又称“毛虫扭曲”或“Moynihan 迂曲”。熟悉胆囊的动脉分布至关重要，胆囊切除术中的动脉损伤会引起胆管缺血和术后胆管狭窄。在胆囊管区有炎症、胆囊切除有困难的情况下，这些变异往往会造成手术意外。腹腔镜手术中不经意损伤了右肝动脉，出血往往很难控制。

2. 胆管　胆管分肝内胆管、肝外胆管两部分。肝内胆管始于肝细胞间的毛细胆管，渐汇合成肝段胆管、肝叶间胆管，于第一肝门处出肝，形成左、右肝管。左肝管长 2.5～4 cm，右肝管长 1～3 cm，肝管直径约 0.3 cm。左右肝管汇合成肝总管，其长度大多不足 2.5 cm，直径约 0.5 cm。肝总管与胆囊管会合后形成胆总管。胆总管长 7.5 cm，直径 0.6～0.8 cm，分为 4 段：十二指肠上段（长约 2.5 cm，行走于小网膜游离缘）、十二指肠后段、胰腺段（位于胰腺后方的沟内，也可以完全被胰腺包绕）和十二指肠壁段（斜行穿过十二指肠壁，该段周围有 Oddi 括约肌包绕）。约 85%的人胆总管末端与主胰管汇合，共同开口于十二指肠降部 Vater 壶腹部，形成十二指肠乳头，内有 Oddi 括约肌，可调节胆汁排放，防止十二指肠液的反流。

3. 淋巴回流　胆囊的淋巴管（浆膜下和黏膜下）引流至胆囊管 Lund 淋巴结（哨兵淋巴结）。该淋巴结位于胆囊管与肝总管交汇点的夹角处。该淋巴结的输出淋巴管流向肝门淋巴结和腹腔动脉干周围淋巴结。胆囊的浆膜下淋巴管与肝包膜下的淋巴管也有交通，因此，胆囊癌往往会向肝脏扩散。

【生理学】　肝脏每日分泌 800～1 200 mL 胆汁。胆汁的主要成分为水（占 97%），1%～2%是胆汁酸盐，1%是胆色素、胆固醇和脂肪酸。据估计，肝脏排泌胆汁的速率约为 40 mL/h。胆汁的分泌速率受胆囊收缩素控制，胆囊收缩素由十二指肠黏膜分泌。进食后，胆汁分泌就增加。胆囊具有浓缩、储存和排出胆汁的作用。

胆囊是胆汁的储存场所。禁食时，Oddi 括约肌收缩，胆汁不容易流入肠道，肝脏分泌的胆汁就进入胆囊。进餐后，Oddi 括约肌松弛，胆汁流出的阻力减小，胆囊收缩，胆汁进入十二指肠。胆道的运动反映部分受体液性胆囊收缩素影响。

胆囊的第二大功能是浓缩胆汁，其机制是胆囊黏膜对水、氯化钠和碳酸氢钠的主动吸收。肝胆汁进入胆囊后被浓缩 5～10 倍，胆盐、胆色素、胆固醇和钙的浓度都相应增加。

胆囊的第三大功能是分泌黏液——每日约 20 mL。如果将健康胆囊的胆囊管堵塞，由于胆囊黏膜的分泌功能就会形成黏液囊肿，即所谓“白胆汁”、胆囊“积液”或胆囊“积水”。

第二节　辅助检查

1. 超声成像　见匣 26-1。

匣 26-1　胆道疾病的辅助检查

- 超声：结石和胆管扩张
- X 线平片：钙化影
- 磁共振胆胰管显像：解剖结构和结石
- 多排 CT 扫描：显示肝癌、胆囊癌和胰腺癌的解剖情况
- 放射性核素扫描：功能
- 内镜逆行胆胰管显像：解剖、结石和胆管狭窄
- 经皮经肝胆管显像：解剖和胆管狭窄
- 内镜超声：解剖和结石

（1）经腹超声成像：当前，经腹超声成像是疑诊为胆囊结石病人的首选初筛影像检查手段。这种检查的优点是正确、普及面广、价格低廉、无创和获取结果快捷；缺点是检查结果的

可靠性随检查者而异，成像质量会因为脂肪过多和肠腔内气体而降低。超声成像能显示胆囊结石、胆囊大小、胆囊壁厚度、胆囊周围炎症情况、胆囊息肉、胆囊肿瘤、胆道蛔虫、胆总管直径，对胆囊结石的诊断准确率达95%以上，对细小结石的诊断不理想。偶尔还能显示胆管结石，甚至还可以显示压迫胆总管的胰腺癌。

在阻塞性黄疸病人，超声检查可以发现肝内或肝外胆管扩张，从而判断梗阻的部位。此外，还可以发现梗阻的原因，如：胆囊结石、肝总管结石或胆总管结石、胆管壁病灶（提示胆管癌）、胰头增大（提示胰腺癌）。此外，尚可在超声引导下做经皮肝穿刺胆管造影、引流和取石等。术中可利用特殊超声探头直接检查肝内外胆管的病变。

（2）内镜超声成像：这需要使用一种特制的前端带有超声探头的内镜，从而允许从胃和十二指肠腔内检查肝脏和胆管。这种方法可以提供正确的胆总管影像，特别有助于发现胆管内的结石（胆总管结石）。此外，这种方法在胰腺癌和壶腹周围癌的诊断和分期方面也很正确。

2. X线检查

（1）腹部X线平片（abdominal X-ray，AXR）：高质量的AXR可以显示不透光的结石（占胆囊结石病人的10%～15%）。偶尔，结石的中心可以含有透光的气体呈“三角星”形裂隙或“两角星”形裂隙，在AXR上是特征性的暗影，称为“梅赛德斯-奔驰”征或“海鸥”征。还可以显示极为罕见的胆囊钙化，即所谓“瓷化”胆囊。“瓷化”胆囊的重要性在于高达25%的病人伴有胆囊癌，是胆囊切除术的适应证。在胆囊壁内见到气体提示气肿性胆囊炎。内镜括约肌切开后或胆肠吻合术后可以见到胆管树积气。

（2）口服胆囊造影（Graham-Cole试验）和静脉胆管造影：这两项检查已经被淘汰，原因是这些检查的干扰因素太多、正确性差，已经被更正确的影像检查所取代。

（3）计算机断层摄片（computerised tomography，CT）：CT可以提供肝脏、胆管、胆囊和胰腺的影像，其价值主要体现在肝脏和胰腺病灶的诊断上，是肝癌、胆囊癌、胆管癌和胰腺癌分期的首选检查项目。CT能显示原发瘤的范围，以及与毗邻脏器和血管的关系。此外，还能见到有无增大的淋巴结或转移灶。

对良性胆道疾病来讲，标准CT往往无法显示胆囊结石，对胆囊炎的诊断正确率也不高，因此它并不是一项有用的检查手段。然而，随着CT技术的进步（如多排螺旋CT的面世），胆道的三维重建成为可能，其对胆道良性疾病的诊断正确率也在提高，因此，CT的用武之地必将增加。

（4）经皮肝穿刺胆管造影（percutaneous transhepatic cholangiography，PTC）：这是一种直接向肝胆管插管的有创操作技术。仅当排除了出血倾向、病人的凝血酶原时间正常的情况下，才能考虑该项检查。PTC前要预防用抗生素。通常需要在荧光屏监视下，用一根长15 cm、直径0.7 mm的针（又称千叶针或奥田针）经腋中线第8肋间经皮刺入肝脏实质直至距脊柱右缘约2 cm处。拔出针芯，边通过穿刺针注入造影剂[如60%（w/v）泛影葡铵]，边缓慢退出穿刺针，直至见到造影剂进入胆道。也可以在超声导引下穿刺胆管，通过回抽胆汁来判断是否成功地穿入胆管。利用PTC还可以向胆管内置入导管用于外引流（PTCD）或放置胆道内支架。该项技术的应用范围还可以进一步拓展，将引流管保留于原位数日，然后对瘘道进行扩张直至能将纤细型纤维胆道镜插入肝内胆管，对狭窄进行诊断、取活检和取石。PTC的严重并发症是静脉-胆管瘘形成，会发生致死性胆道大出血。

一般而言，如果病人有黄疸，且怀疑恶性狭窄位于左右肝管汇合部或更高位置时，首选检查是PTC，而非ERCP，因为此时PTC成功的可能性更大。

(5) 内窥镜逆行胆胰管成像（endoscopic retrograde cholangiopancreatography，ERCP）：这项有创检查依旧开展广泛。它需要采用一种侧视内窥镜，找到Vater壶腹后进行插管。然后将水溶性造影剂直接注入胆管，为胆管的解剖提供优质图像，发现胆道梗阻的病因（如：结石或肿瘤）。由于超声和MRCP的广泛开展，诊断性ERCP的使用受到了限制，不过，在黄疸病人的评估中，ERCP依旧有其地位，此时，ERCP的作用是明确梗阻病因和梗阻位置，取胆汁送细胞学检查和微生物检查，对狭窄部位刷片做细胞学检查，还可以做治疗性干预，如：取石、放置内支架缓解梗阻。因此，如今ERCP的主要任务是治疗，而非诊断。

(6) 低张十二指肠造影：用抗胆碱药物抑制十二指肠蠕动，在X线下做气钡双重造影，可观察到十二指肠黏膜和肠曲的改变，以判断壶腹及周围的占位性病变。

(7) 术中胆管造影：在开腹或腹腔镜胆囊切除术中经胆囊管向胆管插入一根导管，直接向胆管内注入造影剂，可以了解胆道的解剖情况，主要用于排除胆管内存在结石。如今，我们可以用X线影像增强器在术中观察其影像。无论采用什么技术，都应该将手术台倾斜至头低足高位20°，让造影剂充盈肝内胆管。此外，在注射造影剂时要注意万勿将气泡注入胆道系统，因为胆道气泡的影像表现酷似结石，会造成假阳性。

3. 磁共振胆胰管成像（magnetic resonance cholangiopancreatography，MRCP） MRCP是检查方法，既可以提供水平位图像，也可以提供投影图像。在许多方面已经取代诊断性ERCP，成为胆道疾病诊断的标准检查手段。MRCP不需要用造影剂，只要采用的技术得当，就能获得优质胆道图像显示胆管的梗阻、狭窄和其他胆管内异常。MRCP的图像质量堪比ERCP或PTC，且没有这两种有创检查的潜在并发症。

4. 胆道镜检查 术中将纤维内窥镜从胆囊管插入胆总管，有助于发现结石并在直视下取出结石。该项检查可以与X线影像增强技术相结合，确保胆管结石彻底清除。胆道探查结束后，还可以在胆囊管残端或胆总管内留一根管子（T管），建立胆道引流。等6周后瘘道成熟，到内镜室在病人清醒状态下用胆道镜经瘘道取残石。该项技术的优势在于处理高难度胆管结石，避免手术中长时间探查胆总管。

5. 放射性核素扫描 用^{99m}锝（^{99m}Tc）标记亚氨二醋酸（HIDA，IODIDA）衍生物，静脉注射该物质后被肝脏后内皮细胞（retroendothelial cells）选择性地摄取，然后泌入胆汁，使胆管系统和胆囊显现。90%的正常人在注药后30分钟胆囊显影，1小时后胆道其余部分显影并可以见到放射性核素进入肠道。胆囊不显影提示急性胆囊炎。在胆囊缩小（往往是慢性胆囊炎）的病人，胆囊的显影可以不清晰或延迟。该项检查还可以用来诊断胆汁漏和医源性胆道梗阻。如果在胆囊切除术后怀疑有胆汁漏，就应该做一次放射学核素胆道显像检查，它可以对胆漏进行定性和定量，有助于外科医生做出决断——是手术处理抑或保守处理。

第三节 胆囊和胆管的先天性异常

一、先天性胆囊异常

【胚胎学】 肝憩室起自前肠的腹侧壁，呈杆状伸展就形成了胆总管。胆总管上发出的一个侧芽最终发育成胆囊和胆囊管。胚胎肝管有许多小分支与肝细胞之间的胆小管相连。像其他胚胎管状结构一样,这种管道系统的腔隙会因为增生而闭塞;通常情况下,这种闭塞又会再通,胆汁就得以流出。在胎儿早期,胆囊完全位于肝内。

1. 胆囊缺如　胆囊缺如罕见,见不到胆囊并不一定是疾病。

2. Phrygian 帽　在胆囊造影中,Phrygian 帽状畸形的发生率约为 2%~6%。这种情况容易被误诊为胆囊病理畸形(图 26-1)。"Phrygian 帽"是指古代小亚细亚国 Phrygia 人(今天的土耳其中西部)戴的无边便帽,其实它更像法国大革命时期的自由之帽。

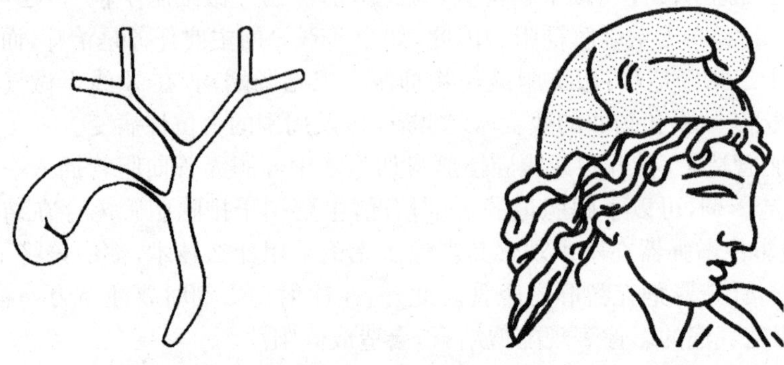

图 26-1　胆囊 Phrygian 帽畸形和 Phrygia 人的无边便帽

3. 悬浮(floating)胆囊　此时的胆囊有较长的系膜,胆囊从系膜上垂下来,容易发生扭转。

4. 双胆囊畸形　这种胆囊重复畸形罕见,其中一个胆囊可以位于肝内。

5. 胆囊管缺如　胆囊管缺如这种解剖变异罕见,大多数胆囊管缺如是一种病理情况,是存在于胆囊管下端的结石造成了胆囊管溃疡并破入胆总管(Mirrizzi 综合征,参见下文)。这种情况在手术中的主要风险是胆管损伤,关键点是在离断任何管道状结构之前一定要注意找到正确的解剖关系。

6. 胆囊管汇入位置过低　这是指胆囊管在近 Vater 壶腹部处汇入胆总管。这类变异有不同的程度,对手术的影响并不大。胆囊切除术中不必将胆囊管游离追踪至低位,以免损伤胆总管的血供,导致胆管狭窄。

7. 迷走胆囊-肝管　肝管确实可以直接汇入胆囊,或许并不少见。因此,在胆囊切除术中遇到粗大的管道状结构应该予以结扎。不过,在结扎前一定要仔细查明其解剖关系。

二、先天性肝外胆管狭窄

【病因和病理】 每 12 000 例存活出生新生儿中就有 1 例胆管狭窄,男女发病率相同。肝外胆管因出生前后出现的炎症病变而被逐步破坏。其病因不详。肝内胆管也会发生改变,最终形成胆汁性肝硬化和门静脉高压症。如果不治疗,患儿都会在 3 岁前死于肝衰竭或出血。

【分类】 胆管的炎性破坏可以分为三大类型:

Ⅰ型:狭窄限于胆总管;

Ⅱ型:肝总管也有狭窄;

Ⅲ型:左右肝管也有狭窄。

先天性肝外胆管狭窄的患儿中约20%还伴有其他变异,如:先天性心脏疾病、多脾畸形、内脏反位、腔静脉缺如和十二指肠前门静脉。

【临床表现】 约1/3的患儿在出生时即有黄疸。不过,大多数患儿是在出生后第一周末开始出现黄疸,且进行性加深。胎粪可以有胆汁淡染,之后,粪便就呈白陶土色,尿色很深。长期的脂肪痢导致骨软化症(胆源性佝偻)。皮肤瘙痒严重。患儿还可以出现杵状指和皮肤黄色瘤,可能与血胆固醇升高有关。

【鉴别诊断】 鉴别诊断包括新生儿期出现胆汁淤积征象的各种黄疸,如:α1-抗胰蛋白酶缺陷、肠外营养相关性胆汁淤积、胆总管囊肿和浓缩胆汁综合征(inspissated bile syndrome)。其中要数新生儿肝炎与肝外胆管狭窄的鉴别最困难,两者都伴有肝细胞的巨细胞变。鉴别诊断的主要手段是肝活检和放射性核素排泄性扫描。

【治疗】 10%的Ⅰ型狭窄可以在肝门部找到未闭锁的近侧胆管。直接做肝管-空肠Roux-en-Y吻合术在75%的患儿可以见到胆汁流出。但是,从长远来看,胆管会因进行性纤维化发生胆汁断流。对大多数近侧肝管很细(Ⅱ型)或闭锁(Ⅲ型)的病例来讲,就不可能做一个单纯的胆-肠吻合,只能采用Kasai手术。该术式要求向头侧彻底切除所有纤维化的胆管组织直达肝包膜。在门静脉分叉头侧将Roux-en-Y空肠襻与显露的肝包膜做吻合。这种肝门-空肠吻合术最好能在患儿8周龄前进行,如此,获得满意胆汁流的机会才会达到最大化。如果手术后患儿的血胆红素能降至正常水平,约90%能存活10年或更长。早期手术是关键。

术后并发症主要是细菌性胆管炎,约占40%的病例。胆管炎反复发作会引起肝纤维化,50%的长期存活患儿会出现门静脉高压症,约1/3会发生食管静脉曲张出血。肝门-空肠吻合失败的病例应该考虑肝移植。肝移植后70%~80%的病例能存活2~5年。

三、先天性胆总管囊肿

胆管囊性疾病是罕见病。胆总管囊肿是一种先天性的肝内外胆管扩张,其发病机制尚不明了。人们发现这类病人往往有胆胰管汇合异常,但是,胆胰管汇合异常在本病的发病机制中是否起作用并不清楚。Todani及其同事把胆管囊性疾病分为四型(图26-2)。Ⅰ型囊肿最常见,约占病人总数的75%。

病人的临床表现可以在任何年龄出现,表现为黄疸、发热、腹痛和右上腹肿块。然而,

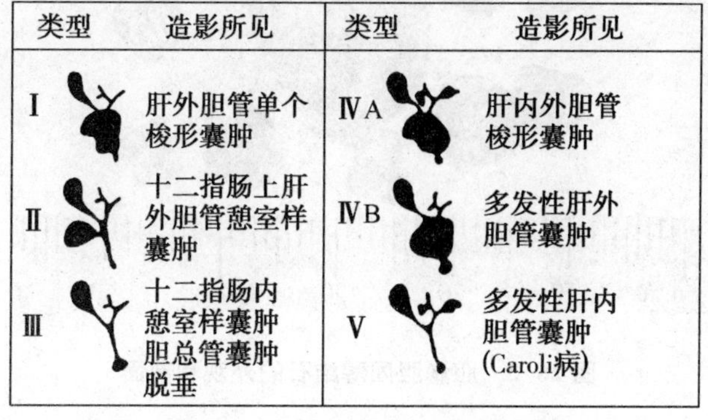

图26-2 先天性胆管囊肿分类

60%的病例是在10岁前得到诊断。成人表现为胰腺炎者也不少见。胆总管囊肿病人容易发生胆管癌，其风险与确诊时病人的年龄直接相关。超声检查可以证实腹部存在异常囊肿，磁共振成像(MRI/MRCP)可以显示胆管和胰管系统的解剖，尤其是胆管下端与胰管的关系。CT也可以显示肝内外胆管的扩张程度。

正确的治疗方式是彻底切除囊状扩张的胆总管，用Roux-en-Y空肠襻重建胆道。完全切除囊肿很重要，因为囊肿会发展成胆管癌。切除加Roux-en-Y空肠襻重建胆道还减少了狭窄发生率和胆管炎的反复发作。

四、先天性肝内胆管扩张症(Caroli病)

本病是一种罕见的先天性疾病，特点是肝内胆管有多个不规则囊状扩张(图26-2)，囊状扩张的胆管之间夹着正常的或狭窄的胆管，肝外胆管正常。本病的病因不详，考虑与遗传有关。Caroli病可以分为单纯型和门管周围纤维化(periportal fibrotic)型。门管周围纤维化型见于儿童，伴有胆汁淤积、结石形成和胆管炎。而单纯型出现腹痛和胆道感染的时间稍晚。病人可以合并其他疾病，如：先天性肝纤维变、多囊肝，偶尔可合并胆管癌。胆管炎的主要治疗手段是抗生素和取石。有些病人的病灶局限于肝脏的一叶，可以行肝叶切除术。

第四节 胆石病

胆石病(cholelithiasis)是指胆道系统内发生结石的疾病，是最常见的胆道疾患。据估计，美国成人人群的胆石病发病率为10%～15%。绝大多数胆石病病人(80%以上)无症状。在英国，尸体解剖的胆石发病率是17%，该数字可能还在上升。每年有1%～2%病人会从无症状变为有症状，需要手术切除胆囊，因此，胆囊切除术是普外科医生最常做的手术之一。

【分类】 胆石按所含的化学成分不同可分三大类：胆固醇结石、色素性结石和混合性结石(图26-3)。在美国和欧洲，80%的胆结石是胆固醇结石或混合性结石；在亚洲，80%的胆结石是色素性结石。

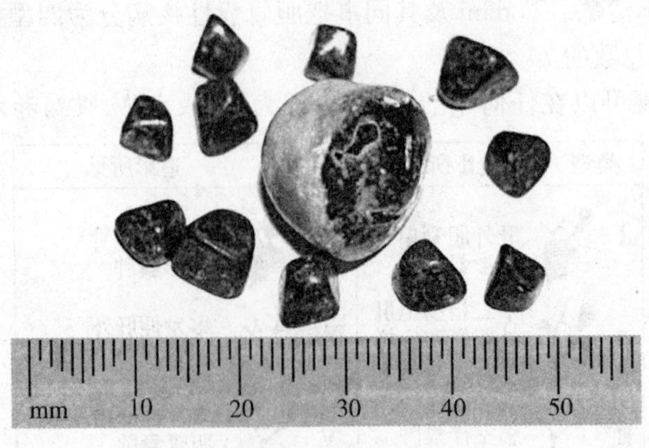

图26-3 胆囊胆固醇结石的外观和剖面

【病因】 胆石病的病因至今尚未完全明确。临床资料表明，胆石病的发生与胆道感染、胆道蛔虫、胆汁淤积、慢性肝病、胆红质代谢失常、肥胖及胆汁中胆固醇过饱和等因素有关。

胆固醇结石和混合性结石含纯胆固醇 51%～99%不等，其余成分是钙盐、胆色素和磷脂。胆固醇结石的形成取决于三大因素——胆固醇过饱和、成核和胆囊收缩功能障碍。胆汁中 85%～95%是水。胆固醇不溶于水，它被包裹在磷脂"泡"内从胆小管膜泌出。泌出的胆固醇是否依旧能处于溶解状态，取决于胆汁中磷脂和胆汁酸的浓度，以及磷脂和胆汁酸的种类。磷脂形成的微胶粒(micelles)能包裹胆固醇，使之处于热动力学稳定状态。当胆汁中的胆固醇处于过饱和状态时，也就是当胆汁中的胆汁酸浓度降低时，就会形成不稳定的单层磷脂泡，胆固醇就会析出成核，形成结石。胆固醇结石的形成过程颇为复杂，肥胖、高热卡膳食和某些药物都会增加胆固醇的分泌，使得胆汁中胆固醇过饱和，也增加了胆汁的成石性。胆结石形成过程中的关键步骤是从多层泡至胆固醇单水结晶成核这一阶段。已知有许多因素参与这一步骤的促成或抑制，但不清楚它们在这一步骤中所扮演的角色。胆结石形成的启动步骤很可能是胆囊排空异常，由于胆囊不能有效排空从而有利于成核胆固醇结晶的聚集。因此，除了妊娠期形成的胆囊结石外，保胆囊的取石术其必然结局是胆囊结石复发。

色素性结石是指胆固醇含量低于 30%的结石，它又分为黑色结石和棕色结石两种。

黑色结石的主要成分是不溶性的胆红素多聚体与磷酸钙和碳酸氢钙的混合物。黑色结石约占胆囊结石的 20%～30%。黑色结石的发生率随年龄而上升。黑色素结石病人多伴有溶血，最常见的是球形细胞增多症、镰状细胞病和循环中的机械性假体(如心瓣膜)。不知何因，肝硬化病人有较高的色素性结石发生率。

棕色色素结石的主要成分是胆红素钙、棕榈酸钙和硬脂酸钙，还有胆固醇。棕色色素结石主要见于胆管内，很少见于胆囊内，它的形成与胆汁淤积和胆汁感染有关，是细菌产生的β-葡萄糖醛酸酶使胆红素双葡萄糖醛酸酯发生解离，解离后形成不溶于水的胆红素盐沉淀。只要胆管内有静止的异物存在，如"内支架"或寄生虫(华支睾吸虫和蛔虫)，就会形成棕色色素结石。

一、胆囊结石

胆囊结石(cholecystolithiasis)是外科临床最常见的疾病。

【发病率】 "肥胖(fat)、生育(fertile)、胃肠胀气(flatulent)、女性(female)、50 岁(fifty)"是有症状胆结石病人的典型特点。这"5F"是为了临床记忆方便，我们的观念应该在此基础上有所调整。其实，无论男女，下至儿童，上至百岁老人，都会罹患胆囊结石。在男性，胆囊结石主要见于老年人；在老年人，男女的胆囊结石发病率基本相仿。

【临床表现】 约 85%～90%的胆囊结石病人是无症状的。长期无症状的胆囊结石又称"静止性"胆囊结石。对大多数胆囊结石病人来讲，只有当结石导致胆道系统梗阻时才会出现临床症状或并发症，此时，其临床表现取决于结石梗阻的位置和感染的存在与否(匣 26-2)。

匣 26-2 胆囊结石的并发症

在胆囊内

- 胆绞痛
- 急性胆囊炎
- 慢性胆囊炎

- ·胆囊积脓
- ·胆囊积液(黏液囊肿)
- ·胆囊穿孔
- ·癌

在胆管内

- ·胆管梗阻
- ·急性胆管炎
- ·急性胰腺炎

在肠腔内

- ·肠梗阻(胆石性肠梗阻)

典型病人主诉右上腹或上腹部持续性钝痛,向背部放射。伴随症状有消化不良、腹部胀气、食物(尤其是脂肪)不耐受和排便频度改变。当结石嵌顿于胆囊颈部可以引起胆绞痛,10%~25%的病人表现为胆绞痛。胆绞痛是突发性右上腹剧痛,伴有恶心和呕吐,之后疼痛逐渐消退。疼痛可以向胸部放射。这种腹部剧痛通常会持续数分钟至数小时,多在深夜发作,病人从沉睡中惊醒。此种症状可以在日间有间歇性小发作。病人可以合并消化不良症状,发作时更甚。随着腹痛的缓解,病人就能恢复进食和饮水,多数病人会再次发作。有趣的是,这种病人往往在数周内有多次发作的经历,而后数月平安无事。

如果病人的腹痛症状不缓解,腹痛继续发展,伴有 SIRS,就应该考虑急性胆囊炎之诊断。

胆囊结石的自然史见图 26-4。如果结石从胆囊移出,病人就可能发生黄疸,造成胆总管梗阻。少数情况下,胆囊结石会造成肠梗阻(胆石性肠梗阻)。

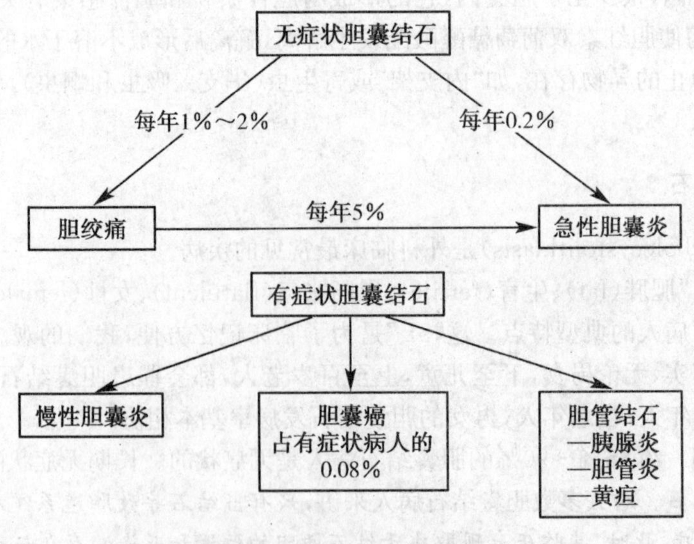

图 26-4 胆囊结石的自然史

【诊断】 许多病人仅有轻微的消化道症状,常被误认为"胃病",往往在 B 超检查时方才发现(图 26-5)。

胆囊结石的诊断依据是病史、体格检查加影像学证据,如:经腹超声和放射性核素扫描(参见上文)。在急性胆囊炎,病人可以有右上腹触痛。在医生做右肋缘下触诊时,病人的吸

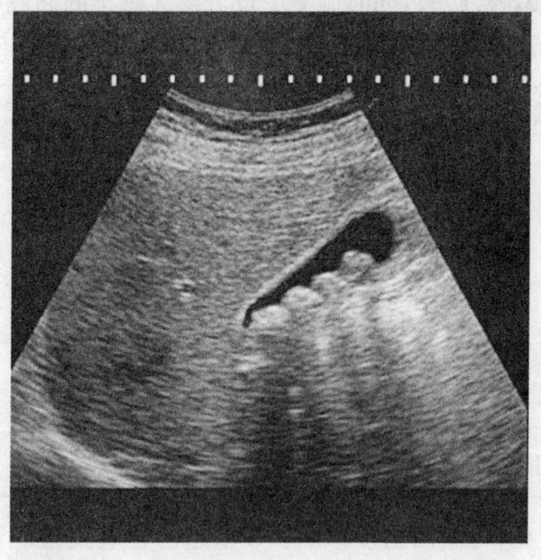

图 26-5 B 型超声检查提示胆囊内有结石影

气动作会加剧这种触痛，此称 Murphy 征。Murphy 征阳性提示急性胆囊炎，病人可以有白细胞增高和肝功能项目中度上升。B 型超声检查可显示胆囊增大、囊壁增厚、囊内结石和囊周渗出包裹等影像(图 26-6)。有时在右上腹可触到肿大的胆囊，这是大网膜将炎症胆囊包裹的缘故。庆幸的是，大多数急性胆囊炎病人会因为胆囊增大使得嵌顿于颈部的结石滑回胆囊体，梗阻得以解除，胆囊内容得以通过胆囊管排出。也就是说胆囊得到了满意的引流，炎症也随之消退。如果情况不是这样，就会发生胆囊积脓，胆囊壁就会坏死、穿孔，出现局限性腹膜炎。继之，这种脓肿可以破入腹腔形成化脓性腹膜炎，不过，这种情况罕见，因为胆囊的穿孔通常已经被大网膜包裹。

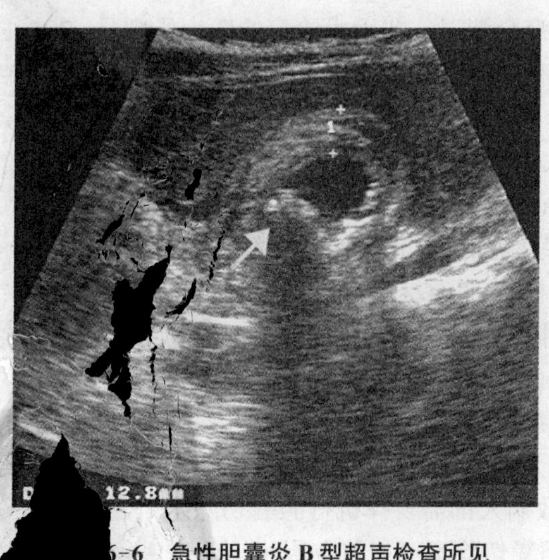

6-6 急性胆囊炎 B 型超声检查所见

如果触到的胆囊 rvoisier 征)，预示情况更为糟糕。很可能是胰头周围恶性肿瘤造成的胆总 ，无触痛的胆囊是因为胆囊管完全梗阻引起的胆囊黏液囊肿(胆囊内的胆汁酸盐被吸收,同时胆囊上皮分泌无感染的黏液所致)。

急性胆囊炎的鉴别诊断参见匣 26-3。

匣 26-3 急性胆囊炎的鉴别诊断

常见病
- 阑尾炎
- 溃疡病穿孔
- 急性胰腺炎

罕见病
- 急性肾盂肾炎
- 心肌梗死
- 肺炎——右下肺

超声检查有助于诊断
诊断不明确——做 CT 扫描

根据病史及体检所见,可做出初步诊断。B 型超声检查发现胆囊内有结石影具有确诊价值。急性胆囊炎时病人可以有 SIRS。少数病人因继发性胆管结石或 Mirrizzi 综合征,血胆红素可增高,肝功能也可能改变。

【治疗】 大多数学者认为静止性胆囊结石还是以观察为上策,胆囊切除术仅适用于有症状的或胆石性并发症的病人。然而,糖尿病病人、先天性溶血性贫血病人以及那些因病态肥胖行减肥手术后发生胆囊结石的病人都应该考虑做预防性胆囊切除术,因为这些病人容易发生胆石性并发症。

对有胆绞痛或胆囊炎的病人来讲,如果没有手术禁忌证,其治疗手段就应该选择胆囊切除术。人们对急性胆囊炎的手术时机依旧存在争议。许多学者主张早期干预,另一些学者则主张延迟手术。

1. 保守治疗一段时间后行胆囊切除术 临床经验告诉我们,90%以上的急性胆囊炎病人的临床症状经保守治疗会消退。非手术治疗的四大原则是:

(1) 禁食加静脉输液。

(2) 镇痛剂。

(3) 抗生素:由于大多数病人有胆囊管堵塞,血中抗生 [illegible] 胆汁中的抗生素浓度重要。需要使用对 Gram 阴性细菌有效的广谱抗生素([illegible] 素)。

(4) 后继处理:如果体温、脉搏和其他体征示胆囊的 [illegible] 口服流质,然后改为普食。做超声检查,确保未发生局部并发症([illegible] 管内没有结石),就可以将胆囊切除术向后推迟,甚至可以让病人 [illegible] 家休养 [illegible] 完全消退后再回来做胆囊切除术。

如果病人的腹部疼痛和触痛加重,就必须放弃保守治疗,根据病人的情况采取手术干预或胆囊切除术。如果病人有严重内科夹杂症,可以在超声引导 [illegible] 做经皮胆囊造瘘术,迅速解除其症状。之后,大多数病人都需要择机行胆囊切除术。

2. 常规实施早期胆囊切除术 如前文所述,有些外科医 [illegible] 对急性胆囊炎病人常规采用紧急手术处理。只要能在急性胆囊炎急性发作 5~7 [illegible] 术、外科医生有丰富的经验和良好的手术室条件,就能获得良好的结果。虽然 [illegible] 炎情况下的腹腔镜胆囊切除术的中转率还是比择期手术高 5 倍。如果不适合 [illegible] 就需要拖延 6 周,等炎症消退后实施。早期胆囊切除术要考虑的重要问题是排除胆总管结石，这需要结合肝功能和超声检查一并分析。

二、肝外胆管结石

肝外胆管结石(calculus of extrahepatic duct)分为原发性和继发性两种。原发性指原发于胆管，多为胆色素结石。继发性指胆囊内结石排至胆管所致，多为胆固醇结石。肝外胆管结石多数位于胆总管下端，易引起胆道梗阻，并发感染，且常累及肝脏和胰腺。

【临床表现】 主要取决于有无梗阻和感染。腹痛、寒战高热、黄疸称为 Charcot 三联症，是胆总管结石合并梗阻和感染的典型表现。

1. 腹痛 多数病人腹痛位于剑突下和右上腹部，呈阵发性刀割样绞痛，常伴有右肩背部牵涉痛。可伴恶心、呕吐，这是结石移动刺激胆管造成平滑肌痉挛所致。如合并感染或继发胰腺炎，疼痛就会呈持续性，并有右上腹或中上腹压痛。

2. 寒战、高热 一部分病人继胆绞痛发作后即出现寒战高热，这是并发胆管感染(胆管内高压)后致病菌和毒素进入体循环引起的全身反应。严重者可出现感染性休克。

3. 黄疸 胆总管下段有结石嵌顿，或伴有炎症性水肿或炎症后瘢痕狭窄等均可出现黄疸，为胆管梗阻的表现。黄疸呈间歇性出现要与壶腹部癌肿鉴别。阻塞性黄疸长期不解除会发展为胆汁性肝硬化。

【实验室检查】 阻塞性黄疸时，病人的血清胆红素升高，1 分钟胆红素升高更显著，尿胆红素亦升高。若合并感染则白细胞计数升高，核左移；还可有转氨酶、γ-谷氨酰转肽酶升高等肝功能改变。B 型超声检查见胆管内有结石影、胆管扩张等改变。

【诊断】 根据病史、临床表现及 B 超检查所见，一般可以确诊。若诊断有困难时，可应用 MRCP、ERCP、PTC、CT 等检查帮助诊断(图 26-7)。

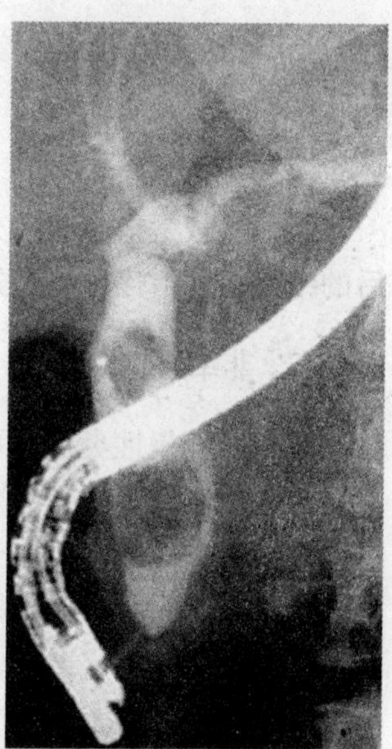

图 26-7 胆总管结石 ERCP 所见

无黄疸的胆绞痛需与肾绞痛和肠绞痛相鉴别。肾绞痛常始于腰背部，向腹股沟、会阴部放射，常伴有血尿及排尿困难。B 超检查可发现输尿管结石影像。肠绞痛多位于脐周，恶心、呕吐较明显。伴有黄疸的胆管结石需与胰头癌和壶腹部癌相鉴别，胰头癌和壶腹部癌发病缓慢，黄疸进行性加深，无腹部绞痛和寒战、发热症状，B 超、CT 检查可发现胰头部肿大及占位性病变。

【治疗】 胆管结石应遵循“取尽结石、去除病灶、通畅引流”的手术治疗原则，切开胆总管探查，取尽结石并置入 T 管引流胆汁，情况允许时可一并切除病变胆囊。有条件可行术中胆管造影和纤维胆道镜检查，以了解胆管内有无结石残留、狭窄、梗阻等情况。胆总管下端狭窄可行胆肠内引流术或 Oddi 括约肌切开成形术；肝门部狭窄可行肝门部胆管成形术。

手术前后应注意水、电解质和酸碱平衡，使用有效抗生素，改善黄疸病人凝血功能和肝功能，加强营养支持治疗。

T 管可在术后 2～3 周拔除，拔管前要常规做 X 线造影检查。胆道残留结石可于术后

6～8 周用纤维胆道镜经 T 管引流瘘道取石或再次手术取石。

三、肝内胆管结石

肝内胆管结石(calculus of intrahepatic duct)在我国发病率较高,多为胆色素结石。可能与支睾吸虫病有关(参见下文)。肝内胆管结石可广泛分布于肝内胆管,也可局限于某一区域的肝叶和肝段胆管内。本病常合并肝外胆管结石,其临床症状常由肝外胆管结石引起。

【临床表现和诊断】 肝内胆管结石的临床特征不像肝外胆管结石典型,主要症状为胸背部或上腹部持续性胀痛。一般无黄疸,双侧肝管被结石阻塞时才会出现黄疸。合并感染时可出现寒战、高热、休克等。长期胆汁淤积可出现胆汁性肝硬化,最终出现门静脉高压症状和体征。体检常发现肝肿大,并有压痛和叩击痛。B 型超声或 CT 检查可发现肝内胆管扩张和结石影像,必要时可行 MRCP、ERCP 和 PTC 检查。

【治疗】 主要治疗方法是手术切开胆管取石,必要时可切开部分肝实质,充分暴露胆管。切口应延至狭窄段上方,解除梗阻因素。行肝内胆管空肠 Roux-en-y 吻合通畅引流。病变集中且严重时,可行病变肝叶(段)切除术,彻底去除病灶。

药物治疗主要是消炎、利胆、溶石、排石及护肝治疗。

第五节 胆囊炎和胆管炎

一、胆囊积脓

胆囊积脓是指胆囊内充满脓液,可以是急性胆囊炎的后遗,也可以是胆囊黏液囊肿感染后的结果。其治疗方法是先引流,伺机行胆囊切除术。

二、非结石性胆囊炎

胆囊的急慢性炎症都可以在没有结石的情况下发生,其临床病象酷似结石性胆囊炎。有些病人是胆囊的非特异性炎症,而另一些病人有胆囊病(cholecystoses)的基础。急性非结石性胆囊炎主要见于大手术后(如:冠状动脉旁路手术)、严重创伤和烧伤的病人。在这些病人,急性非结石性胆囊炎的诊断往往会被遗漏,因此死亡率很高。

三、胆囊病

胆囊病(cholecystoses)是一组并不少见的胆囊疾病,包括胆固醇沉积症、息肉病、腺肌瘤病和腺样增生性胆囊炎,这组疾病的共同特点是慢性炎症伴所有组织成分增生。

1. 胆固醇沉积症("草莓胆囊") 在新鲜胆囊标本,胆囊的内壁看上去像草莓;黄色斑点(胆固醇结晶和胆固醇酯在黏膜下积聚)就像草莓的籽。可以伴有胆固醇结石。

2. 胆囊胆固醇息肉 如果胆囊有功能,胆囊造影可以显示充盈缺损;也可以在超声上显示境界清晰的息肉。影像发现的息肉可以是胆固醇息肉,也可以是腺瘤。随着超声的发展,胆囊息肉越来越多见。外科手术仅适用于息肉进行性增大或长径大于 1 cm 的病人。

3. 腺样增生性胆囊炎(cholecystitis glandularis proliferans) 本病包括息肉、腺肌瘤病

和胆囊壁内憩室病等不同类型。黏膜上有肉芽肿性息肉。胆囊壁的各层都可以有增厚，不过，有时在增生与正常组织之间有不完全的隔形成。胆囊壁内可以“夹”有结石，这种情况可以并发壁内脓肿，之后成为壁外脓肿。如果病人有症状，就应该行胆囊切除术。

4. 胆囊憩室病　胆囊憩室病通常表现为黑色素结石嵌顿于 Luschka 隐窝的外凸部位。胆囊造影片可以显示胆囊憩室病，尤其当脂餐后胆囊处于收缩的情况下。此时，可以见到胆囊壁内外有细点状的造影剂。还可以显示间隔(这是与 Phrygian 帽的不同之处)。其治疗方法是胆囊切除术。

5. 伤寒胆囊　此时，感染胆囊的细菌是伤寒沙门菌①，偶尔，也可以是鼠伤寒沙门菌。可以造成急性胆囊炎，但更常见的是慢性胆囊炎，病人成为伤寒带菌者，胆汁中有伤寒菌排出。这种病人可以发生胆囊结石(只要怀疑伤寒，手术后外科医生就不应该将结石交给病人!)。至于结石的形成是沙门菌胆囊炎所致抑或是先有结石从而使得胆囊容易发生慢性感染，人们还有不同看法。不过，结石中往往能培养出沙门菌。其治疗方法是氨苄西林加胆囊切除术。

四、急性梗阻性化脓性胆管炎

急性梗阻性化脓性胆管炎(acute obstructive suppurative cholangitis)又称急性重症胆管炎，是急性胆管完全梗阻和严重感染所致，在我国有较高的发病率。结石是最常见的梗阻因素，其他尚有蛔虫、肿瘤及胆管狭窄等。造成感染的细菌为大肠杆菌、变形杆菌、绿脓杆菌、产气杆菌和厌氧菌等。混合感染时则病情更严重。

基本病理改变是胆管完全梗阻，并发胆管内化脓性感染。梗阻部位可在肝内，也可在肝外。导致胆管扩张，管壁充血水肿，黏膜形成溃疡，腔内充满脓性胆汁，胆管压力的升高使脓性胆汁逆行入肝脏，可造成肝脏急性化脓性感染、肝细胞坏死、多发性肝脓肿形成等。

大量细菌和毒素进入血内，可引起脓毒症、感染性休克、多器官功能障碍，常危及病人生命。

【临床表现和诊断】　部分病人有胆管疾病史。本病起病急骤，突发上腹部持续性胀痛或绞痛，伴寒战、高热、恶心、呕吐，病情常急剧发展。有时尚未出现黄疸即已有明显的中毒症状：反应淡漠、谵妄、嗜睡、昏迷等。病情继续发展可出现发绀、中毒性休克或急性呼吸衰竭、肾衰竭等表现。

---

①　注：“伤寒玛丽”本名是 Mary Mallon，是一位兼做厨师的女佣，她排出的粪便和尿液中有伤寒沙门菌，对纽约城内及其周边地区的 20 多次伤寒流行负有不可推卸的责任。Mary 在 1869 年 9 月 23 日生于爱尔兰，1883 年移民美国。起初，她给人当女佣。后来，她发现自己很有烹调天赋，于是转行当了月薪高得多的厨师。然而，在她的厨师生涯中，发生了一种非常诡异的事情——她给哪家人做饭，哪家人就会出现伤寒病人。1901 年，她帮曼哈顿一个家庭做饭，这家人开始出现发烧和腹泻，一名洗衣工因此死亡。接下来她为另一家人打工，这家 8 口人中有 7 口人染上了伤寒。1904 年，她在长岛找到一份新工作，2 周内 11 个家庭中有 6 户因伤寒住院，她不得不再次换工作，又造成另外 3 个家庭的感染。在询问中，玛丽说她在做饭时几乎不洗手，因为她觉得根本没必要。对她的尿液和粪便检查后，证明她确实是一位伤寒带菌者。最终被隔离在纽约附近一个名为 north brother 的小岛上的传染病房里。医生对隔离中的玛丽使用了可以治疗伤寒病的所有药物，但伤寒病菌却一直顽固地存在于她的体内。她被释放后又重操旧业。最终玛丽于 1938 年 11 月 11 日死于肺炎。

休克时,体温可在 40℃以上,脉搏在 120～140 次/min,呼吸浅快。病人如合并代谢性酸中毒,呼吸则深而快,血压下降。右上腹有压痛,肌紧张,肝或胆囊肿大并有触痛。

诊断依据是在 Charcot 三联症基础上合并有休克或神经精神症状(又称 Reynolds 五联征)即可诊断。即使不完全具备五联征,也需严密观察,不能轻易排除本病的可能。超声检查可显示胆管扩张、胆囊或肝肿大、胆道有结石或蛔虫等改变。如果病人情况允许,必要时可行 CT、MRCP 检查。血白细胞计数可明显增高或降低,但中性白细胞均增高,胞浆内出现中毒颗粒。血小板计数降低或凝血酶原时间延长提示感染严重和肝脏功能损害。

【治疗】 一经确诊应紧急手术治疗,迅速切开胆总管减压引流,并解除胆管梗阻。手术以抢救生命为主要目的,力求简单有效。如病情不允许,胆囊应留待二期手术处理。胆囊造口术不能使胆管有效减压,不常规采用。危重、高龄病人也可先行 PTCD 或 ERCP 鼻导管减压引流,病人转危为安后再择期手术。

五、原发性硬化性胆管炎

原发性硬化性胆管炎(primary sclerosing cholangitis, PSC)是一种肝内外胆管同时受累的胆管系统特发性纤维性炎性病变。病因不明,不过,这些病人多伴有高丙种球蛋白血症,以及平滑肌抗体和抗核因子等标志物增高,这些都提示本病的发生与免疫有关。大多数病人的发病年龄在 30～60 岁,男性多发,与炎性肠病(尤其是溃疡性结肠炎)有很密切的关系。

常见症状是右上腹不适、黄疸、瘙痒、发热、乏力和消瘦。肝功能检查示胆汁淤积,伴血碱性磷酸酶和 γ-谷氨酰转肽酶升高,以及转氨酶轻度升高。血胆红素值变化不一,可以有波动。MRCP 或 ERCP 等影像检查示胆管狭窄或呈串珠状。肝脏活检有助于确诊,也有助于除外肝硬化指导治疗。主要应该与 PSC 进行鉴别的疾病是继发性硬化性胆管炎和胆管癌。胆管癌的诊断难度很大,需要持有高度的怀疑心态,尤其在病情恶化无法解释的情况下。

内科治疗方法有抗生素、维生素 K、考来烯胺、皮质类固醇和硫唑嘌呤等免疫抑制剂,通常都无效。如果病灶主要位于肝外胆管并且狭窄明显,可以采用内镜下内支架置入或手术切除。如果病人有肝硬化,肝移植应该是最佳选项。肝移植后的 5 年存活率超过 80%。

第六节 胆囊切除术

一、术前准备

恰如其分地采集病史,评估病人的体质情况能否承受该手术。这包括心血管系统和呼吸系统检查、全血细胞计数和血生化检查,排除贫血和肝功能异常。如果病人有黄疸史,就需要核查凝血功能。在术前用药或麻醉诱导时,预防用抗生素,第二代头孢菌素就行。开列肝素皮下注射或抗栓长筒袜医嘱。病人必须签署知情同意书,以示他/她已经完全知晓拟实施的手术、手术的风险以及可能发生的并发症(匣 26-4)。

匣 26-4 胆囊切除的术前准备

- 全血小板计数
- 肾功能和肝功能检查
- 凝血酶原时间
- 胸部X线和心电图(如果年龄大于45岁或有适应证)
- 预防用抗生素
- 预防深静脉血栓形成
- 知情同意书

二、腹腔镜胆囊切除术

无论是腹腔镜抑或开放胆囊切除术,其术前准备和手术适应证均相同。腹腔镜胆囊切除术是大多数胆囊疾病病人的首选术式。像开放手术一样,腹腔镜胆囊切除术的关键也是Calot三角的识别和安全解剖。

病人在手术台上取仰卧位。在全身麻醉的诱导和维持下,按标准要求消毒腹壁皮肤。建立气腹的方法有多种。作者偏爱开放法建立气腹,在脐下切开直至见到腹膜,创建第一孔,用于插入摄像头。许多外科医生喜欢用Verres气腹针"闭合法"建立气腹,然后插入第一枚trocar。

其他操作孔分别位于剑突下和右肋缘下。将病人的体位调节至反Trendelenburg位,稍向左侧倾斜。找到胆囊底,用抓钳将胆囊底向膈肌方向牵。然后,将胆囊颈向右髂窝方向牵,显露Calot三角。剪开Calot三角前面和后面的腹膜,打开该三角。仔细辨认胆囊管和胆囊动脉。继续在胆囊与肝床之间分离约2 cm,以便确认解剖关系。此称关键视像法安全胆囊切除术(critical view of safety, CVS)。不必常规行术中胆管造影,除非有特殊适应证(参见下文)。然而,如果你对局部解剖心存疑虑,就有必要做一次术中胆管造影。一旦明确了局部解剖关系,Calot三角已经充分分开,分别钳夹、离断胆囊管和胆囊动脉。然后用锐性解剖法从胆囊床切除胆囊,立即将切下的胆囊从脐部的戳孔取出。也可以用腹腔镜标本袋取出胆囊,以免污染脐部伤口。腹腔镜胆囊切除术后病人的康复比较快,80%的病人可以在24小时内出院,其余在术后2天出院。任何出乎预料的症状都应该立即引起警惕,做进一步检查澄清(匣26-5)。

匣 26-5 胆囊切除术后不适

- 如果在胆囊切除术后病人恢复不顺利,请排除胆管或肠管损伤
- 胆管损伤的发生率为0.05%

腹腔镜胆囊切除术的严重并发症分为两大类:入路并发症和胆管损伤。入路并发症主要见于两个环节:插入Verres气腹针建立气腹时和插入trocar时。如果所采用的是盲法插入,或发现插入有困难,就应该排除内脏损伤。如果已经怀疑内脏或胆管有损伤,大多数外科医生都建议中转做开放手术。

三、开放胆囊切除术

对那些不适合行腹腔镜胆囊切除或腹腔镜胆囊切除术需要中转的病人来讲,就只能选

择开放胆囊切除术了。

在右上腹做一个短的横切口，切口的中点位于腹直肌外侧缘。满意显露胆囊，将剖腹纱垫铺在结肠肝曲、十二指肠和肝十二指肠韧带上，目的是确保看清肝门部的解剖。助手用左手下压、牵拉纱垫（“所有这些都应该是助手左手的任务”——Moynihan），也可以用环形固定拉钩将剖腹纱垫固定在位。用一把 Duval 钳夹住胆囊漏斗部，使 Calot 三角前面的腹膜伸展紧张。然后，紧靠胆囊壁剪开该腹膜，仔细分开 Calot 三角内的脂肪组织，显露胆囊动脉和胆囊管。分离胆囊管至胆囊管-胆总管交汇处，确认该交汇点无误。切断、结扎胆囊动脉。充分显露 Calot 三角，确保胆管的解剖关系能清晰辨认，然后切断、结扎胆囊管，将胆囊从胆囊床游离下来。

遇到高难度胆囊切除病例时，应该遵循的 5 条金科玉律见匣 26-6。

匣 26-6　高难度胆囊切除应该遵循的 5 条金科玉律

- 当 Calot 三角的解剖不清时，请停止盲目分离。
- 对 Calot 三角部位的出血应该先用压迫法控制，万勿盲目钳夹或上钛夹。
- 如果对解剖关系心存疑虑，最好“从胆囊底开始分离”（即“逆行”胆囊切除术），沿胆囊向下解剖直至胆囊管。
- 如果胆囊管与胆总管之间存在致密粘连，要警惕 Mirizzi 综合征（胆囊结石造成的溃疡穿透了毗邻的肝总管），此时，请从胆囊壶腹部离断胆囊（胆囊次全切除术），取出嵌顿之结石，然后缝合壶腹部，结束手术。
- 胆囊造瘘术罕有适应证，但是，如果有必要，就应该在尽可能取尽结石的情况下，从胆囊底插入一根大口径的 Foley 导尿管（14 F）做外引流，要求所形成的瘘道要直。这样做的目的是一旦有结石残留在胆囊内，就可以用胆道镜取出。

四、胆总管切开探查的适应证

在没有优质术前影像和术中胆管造影的条件下，一定要牢记胆总管切口探查的传统适应证：① 扪到胆总管内的结石；② 现在有黄疸，或既往有黄疸或胆管炎病史；③ 胆管扩张；④ 肝功能指标异常，尤其是碱性磷酸酶升高的病人。

除非有专家在场，否则，我们不建议做腹腔镜下的胆总管探查术；宁愿中转开腹手术或在术后通过内窥镜技术取石。胆囊切除术后症状性胆总管结石的发生率在 5%～8% 不等。这种胆总管结石大多可以通过内窥镜来处理，避免了胆管切开。然而，如今的临床研究表明，即使在经验丰富的医生手中，两种方法的并发症发生率也基本相当。

五、胆囊切除术后的后期症状

15% 的病人在胆囊切除术后其临床症状并未缓解。人们把这种情况称之为“胆囊切除术后”综合征。然而，这些问题大多与术前的症状有关联，也就是这些症状的继续。对这种病人应该做一次全面检查，目的是明确诊断，排除胆总管结石、胆囊管残端结石和胆管的手术损伤。最好的检查方法是 MRCP 或 ERCP。ERCP 的额外优势是一旦发现胆总管结石，就可以顺便取出。

六、胆囊切除术后胆管梗阻的处理

在胆囊切除术后，只要病人有症状（尤其是黄疸），无论这些症状是术后立即发生的抑或是延迟发生的，都应该抓紧时间进行检查。特别当黄疸伴有感染症状时，也就是有胆管炎时。处理的第一步是立即做超声扫描检查，了解肝内外胆管有无扩张。然后，申请 ERCP 或 MRCP 了解胆管解剖情况。ERCP 还可以为治疗(取出造成梗阻的结石或放置一根内支架挡住胆漏口)提供可能。如果肝下间隙有积液，可能就需要留置引流管。你可以选择在影像导引下放置引流管，如果找不到这方面的专家，就只能通过开放手术来放置。细小的胆漏大多会自行停止，尤其当远段不存在梗阻时。如果损伤的是胆总管，就应该将病人转给合格的专家做胆管重建手术。

15%的胆管损伤是在术中发现的，85%是在术后出现下列情况才被察觉的：① 在有引流情况下的持续性大量胆汁漏；② 阻塞性黄疸进行性加深。如果梗阻为不全性，黄疸的出现时间就迟(需要等到纤维化造成胆管引流不畅时)。

血胆红素值的任何变化或任何提示胆管损伤的迹象都要求我们做进一步检查，明确胆管损伤的性质。外科手术修补及其后继的结局与损伤的水平有关，可以根据 Strasberg 分类(图 26-8)来判断。

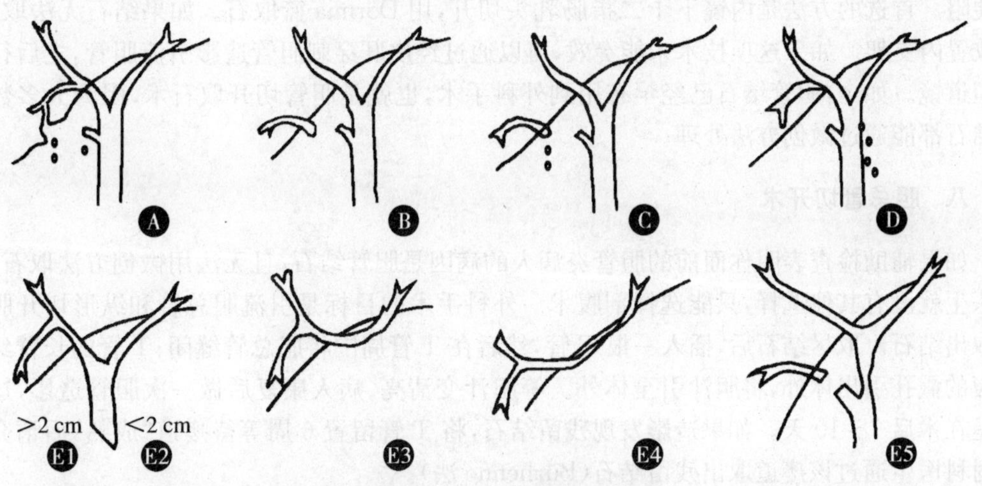

图 26-8 Strasberg 胆管损伤分类

A. 胆汁漏源于胆囊管或 Luschka 副肝管；B. 迷走右肝管夹闭；C. 迷走右肝管横断，但未结扎
D. 主胆管侧壁受伤；E. 主胆管横断或切除，Henri Bismuth 根据损伤的水平不同，将 E 型又分为 1～5 亚型

【治疗】 如果病人的体格比较虚弱，可以经皮插一根引流管至肝内胆管做暂时性胆管外引流。也可以在 ERCP 时将一枚内支架放在狭窄处，将胆汁引流入十二指肠。等病人的全身情况改善后做了断性外科手术。外科手术修补的原则是保持胆管的长度和恢复胆管的引流作用。就胆管良性狭窄或胆管横断来讲，最佳选择是立即请一位经验丰富的外科医生做胆管-空肠 Roux-en-Y 吻合术。对近期发生的、导丝能通过的狭窄来讲，可以采用球囊扩张加内支架置入，前提是能找到一位经验丰富的内窥镜专家。这种外科手术的结局是满意的，90%的病人不会再发生胆管炎或狭窄。

七、胆管结石

胆管结石可以在胆囊切除术后数年发生，可能与新出现的疾病(如：胆管感染、胆道蛔虫症、胆道支睾吸虫病)有关。胆汁流的任何受阻都会引起胆汁淤滞和胆管内结石形成。胆管结石的后果不是胆汁流受阻就是感染。胆管结石伴胆汁感染(80%)的情况比胆囊结石常见。

【临床表现】 胆管结石可以没有症状,但是,大多有腹痛、寒战发热和黄疸三联征(此称"Charcot 三联征")反复发作,这就是"胆管炎"的典型临床特点。这些病人往往呈病态,感觉不适。

病人可以有上腹部和右肋缘下触痛。在黄疸病人,通晓 Courvoisier 定律大有裨益。该定律认为:结石所致的胆总管梗阻罕有胆囊增大,此时的胆囊大多处于萎瘪状态;而其他病因所致的胆管梗阻往往有胆囊增大。

【治疗】 重要的是判断该病人的黄疸是肝脏疾病所致,胆管疾病(如:硬化性胆管炎)所致,抑或胆管梗阻所致。超声检查、肝功能检查、肝脏活检(如果胆管不扩张)、MRI 和 ERCP 可以了解梗阻的性质。

病人可能病倒,胆管内可能有脓,可以出现肝脓肿。需要对病人进行全面支持治疗,包括输液、纠正凝血功能障碍和使用恰当的广谱抗生素。一旦病人的复苏完成,就应该着手解除梗阻。首选的方法是内镜下十二指肠乳头切开,用 Dormia 篮取石。如果结石无法取出,就放置内支架。如果这项技术未能奏效,可以通过经皮肝穿刺胆管造影引流胆管,之后行经皮胆道镜。如今,胆管结石已经罕有用到外科手术,也就是胆管切开取石术,因为大多数胆管结石都能通过微创方法处理。

八、胆总管切开术

如果辅助检查表明你面前的胆管炎病人的病因是胆管结石,且无法用微创方法取石,外科医生就没有其他选择,只能选择剖腹术。外科手术的目标是引流胆总管和纵形切开胆总管取出结石。取尽结石后,插入一根 T 管,然后在 T 管周围将胆总管缝闭;T 管的长臂经右上腹的戳孔引出体外,将胆汁引至体外。等胆汁变清亮、病人康复后做一次胆管造影,这通常是在术后 7~10 天。如果造影发现残留结石,将 T 管留置 6 周等待瘘道"成熟"后请介入放射科医生通过该瘘道取出残留结石(Burhenne 法)。

九、胆管狭窄

良性胆管狭窄的病因参见匣 26-7。

胆管狭窄可以通过影像检查来确诊(匣 26-8)。

匣 26-7 良性胆管狭窄的病因

先天性	**炎症性**
· 胆管闭锁	· 结石
外科手术中胆管损伤	· 胆管炎
· 胆囊切除术	· 寄生虫性
· 胆总管切开探查	· 胰腺炎
· 胃切除术	· 硬化性胆管炎
· 肝切除术	· 放射治疗
· 移植手术	**创伤性**
	特发性

匣 26-8 胆管狭窄的放射学检查

· 超声显像
· 经 T 管胆管造影(如果有 T 管)
· ERCP
· MRCP
· PTC
· 多排 CT

第七节 胆道寄生虫感染

一、胆道蛔虫病

寄生于人体小肠中的蛔虫,当寄生环境发生变化时,如饥饿、高热、胃酸降低、胃肠功能紊乱、驱虫不当、妊娠等,蛔虫可上窜到胃十二指肠内;若 Oddi 括约肌功能失调,蛔虫可钻入胆道内引起疾病。

【临床表现和诊断】

1. 阵发性绞痛　疼痛位于剑突下,呈阵发性,突发突止。发作时病人辗转不安,大汗淋漓;缓解时病人多平静如常。这是蛔虫钻入胆道后引起 Oddi 括约肌痉挛所致。当虫体完全进入胆道后,绞痛可消失或转为持续性胀痛不适,病人常伴恶心呕吐,可吐出蛔虫。检查时剑突下或偏右有深压痛,但无明显肌紧张和反跳痛。

2. 合并胆管感染　蛔虫进入胆管可引起继发性细菌感染,病人出现畏寒、发热、黄疸,甚至有肝脓肿、胰腺炎、胆道出血等表现。根据典型临床表现,即腹痛剧烈而体征轻,病前有驱虫史或呕吐蛔虫史,便可作出诊断。对不典型病例,用 B 型超声、MRCP、ERCP 等检查可协助诊断。另外,白细胞轻度升高、嗜酸性粒细胞计数升高、粪便中检出蛔虫卵也有辅助诊断价值。

【治疗】　原则上采用非手术疗法,仅在出现严重并发症时才需手术治疗。

1. 非手术治疗　可以采用阿托品等解痉治疗以及抗感染治疗。对急性发作期,可以采用利胆排虫的汤药(如乌梅汤)及 33%硫酸镁 20～30 mL,对镇痛、驱虫有效,而驱虫药如左旋咪唑、枸橼酸哌嗪最好在缓解期服用。ERCP 可以发现蛔虫,并可将其取出。

2. 手术治疗　手术切开胆总管,取出蛔虫并引流胆管,胆囊炎症不严重者不必切除胆囊。

二、支睾吸虫病(亚洲人胆管性肝炎)

这是流行于远东地区的疾病。这种吸虫可以长达 25 mm,宽 5 mm,寄生于胆管内(包括肝内胆管),使胆管壁发生纤维化增厚。许多病人无症状。其并发症是胆性疼痛、结石、胆管炎、肝硬化和胆管癌。

需要行胆总管切开加 T 管引流,有些病例还需要做胆总管-十二指肠吻合术。由于这种病会反复形成结石,因此有些医疗中心主张行胆管-空肠 Roux-en-Y 吻合,将 Roux 襻的盲端固定在腹壁皮下，以方便日后做胆管取石。

三、胆道包虫病

巨大的包虫囊可以造成肝管堵塞。有时，包虫囊可以破入胆管，其内容物可以引起阻塞性黄疸和胆管炎，需要恰如其分的外科处理。

第八节　胆道肿瘤

一、胆道良性肿瘤

胆道良性肿瘤不常见，约占全部胆道手术的0.1%，需要与其他良性疾病（如：胆总管结石、硬化性胆管炎、Caroli病和胆总管囊肿）鉴别。

症状的持续时间从数日至数月不等，其临床表现可以酷似一些比较常见的疾病，如：胆囊炎、胆总管结石、胆管癌和胰腺癌。

常见的会引起胆管梗阻的良性肿瘤有：① 乳头状瘤和腺瘤；② 多发性胆管乳头状瘤病；③ 颗粒细胞性肌母细胞瘤（granular cell myoblastoma）；④ 神经性肿瘤；⑤ 平滑肌瘤；⑥ 内分泌肿瘤。

1. 乳头状瘤和腺瘤　这是胆道最常见的良性肿瘤，起源于内衬于胆管内的腺上皮。整个胆管系统都可以发生这种肿瘤，不过，最常见的部位在壶腹周围，此时的乳头状瘤或腺瘤可以通过Vater壶腹向外突出，在内镜下可以窥见。最常见的症状是黄疸，90%以上的病例有黄疸。合并有胆囊结石的情况罕见。

治疗方法取决于病人的年龄、全身情况和病灶位置，不过，总的来讲，首选切除术。有些病例可以考虑做扩大局部切除，尤其对壶腹周围病灶。

2. 乳头状瘤病　本病罕见，其特点是胆管上皮有多个分泌黏液的肿瘤。病人以阻塞性黄疸来就诊，黄疸可以有波动，往往并发胆管炎。这种肿瘤有恶变可能，应该尽可能切除之。如果病灶局限于一侧肝叶，可能需要行肝叶切除术。如果两侧肝叶同时受累，可能就需要行肝移植。

颗粒细胞性肌母细胞瘤、神经性肿瘤、平滑肌瘤和内分泌肿瘤都极为罕见。总的来讲，如果有胆道梗阻，就需要行手术切除、旁路手术或内支架置入来解除梗阻。

二、胆道恶性肿瘤

（一）胆囊癌（carcinoma of gallbladder）

【发病率】　胆囊癌是一种罕见病，不过，地域和种族差异甚大。发病率最高的是智利人、印第安人和印度北方人群，在这些地方，胆囊癌占胆道疾病的9.1%。在西方国家新诊断出的癌症中，胆囊癌不足1%。胆囊癌病人大多是50岁以上的中老年人，女性比男性多见。病因不详，不过，先前大多有胆囊结石。胆囊钙化的病人10%～25%有胆囊癌。感染对癌症的发生可能有促进作用，因为在伤寒带菌者中胆囊癌的发生率明显增高（匣26-9）。

匣 26-9 胆囊癌

- 罕见
- 以良性胆道疾病(胆囊结石)来就诊
- 通过超声和 CT 诊断
- 外科切除率低于 10%——其余为姑息治疗
- 预后差——95%在 1 年内死亡

【病理】 大多数(90%)为腺癌。从肉眼上很难与慢性胆囊炎鉴别;最常见的是结节型或浸润型,胆囊壁增厚,往往累及整个胆囊。胆囊癌的扩散方式:通过直接侵犯扩散至肝脏,腹腔种植,累及肝门周围淋巴结和神经丛。在就诊时,大多数肿瘤已经处于晚期。

【临床表现】 在诊断时,病人可以无症状。在出现症状时,其症状与一些良性胆囊疾病(胆绞痛或胆囊炎)的症状难于鉴别,尤其在老年病人。黄疸和食欲不振是本病的后期症状。腹部触及肿块也是后期体征。

【辅助检查】 实验室检查可以符合胆道梗阻,也可以不具特异性(如:贫血、白细胞增多、转氨酶轻度升高、血沉加快和 C 反应蛋白增高)。80%的病人有血 CA19-9 升高。超声检查有诊断价值,多排 CT 可以明确病变的范围,经皮活检可以获得组织学诊断。对病人做筛选后,腹腔镜有助于疾病的分期,因为腹腔镜能发现腹膜和肝脏的转移灶,减少不必要的剖腹术。

【治疗和预后】 少数病人是因"良性"胆囊结石性疾病行胆囊切除术后在胆囊的组织学检查时才得出胆囊癌之诊断。对于限于胆囊黏膜或肌层的早期胆囊癌来讲,就不需要做进一步治疗。然而,对透壁性胆囊癌来讲,就应该行包括胆囊窝、邻近肝组织以及区域淋巴结在内的整块根治性切除术。胆囊癌的预后极差,中位生存时间不足 6 个月,5 年生存率为 5%。辅助治疗的价值还有待证实。

(二) 肝外胆管癌(carcinoma of extrahepatic biliary duct)

从胆总管到肝内的细小胆管,胆管的任何部位都会发生癌症(匣 26-10)。肝外胆管癌是指发生在左、右肝管至胆总管下端的恶性肿瘤,以胆总管癌较多见。

匣 26-10 胆管癌

- 罕见,但是,发病率在上升
- 以黄疸和体重下降来就诊
- 通过超声和 CT 诊断
- 通过内支架来解决黄疸
- 外科切除率为 5%
- 预后差——90%在 1 年内死亡

【发病率】 胆管癌是一种罕见的恶性肿瘤,在西方国家,约占新诊断出癌症的 1%~2%。年度总发病率约为 1~1.5∶100 000,其中 2/3 是 65 岁以上的老人。在组织学上,这种肿瘤大多是腺癌(胆管癌),少数是未分化癌、鳞癌和乳头状癌,主要见于肝外胆管系统。

【相关风险】 患溃疡性结肠炎、肝内胆管结石、胆总管囊肿或硬化性胆管炎的病人发生胆管癌的风险上升。据估计,与正常人群相比,长期有硬化性胆管炎病史的病人发生胆管癌的风险要高 20 倍。此外,远东地区的肝吸虫感染也与胆管癌的发生有关联。在泰国、老挝和马来西亚西部，泰国肝吸虫感染是一项重要因素。这些寄生虫会产生致癌物和自由基导致DNA变化和突变，这些致癌物和自由基会刺激肝内胆管细胞增生，最终引起浸润性癌。

【临床表现】 胆管癌生长缓慢，伴局部侵犯和局部淋巴结转移，还可以发生腹腔、肝和肺的远处转移。就诊时最常见的表现是进行性加重的阻塞性黄疸。腹痛、早发性厌油腻食物，消瘦也很常见。黄疸有时会暂时减轻，是胆管炎症减轻、癌肿破溃梗阻得以缓解的缘故。

体格检查时，病人都有显著的黄疸，时可见到明显的恶液质；如果肿瘤的位置在胆总管远段，还可以触及胆囊(Courvoisier 征)。晚期病人有腹水及门脉高压症的表现。本病需要与胆石病、胰头癌、壶腹部癌相鉴别。

【辅助检查】 生化检查可以明确阻塞性黄疸(胆红素、碱性磷酸酶和 γ-谷氨酸转肽酶升高)。肿瘤标志物CA19－9也可以升高。超声和CT等无创检查有助于判断梗阻的位置、肿瘤的局部区域范围以及有无转移。对近侧胆管癌来讲，经皮肝穿刺胆管造影是最有用的有创检查方法，它有助于了解肿瘤和肝内胆管的解剖情况。此外，还可以借此做经皮胆管引流，获取胆汁标本做细胞学检查明确诊断。对远侧胆管癌来讲，首选的有创检查是ERCP，因为可以借此在梗阻部位放置胆道内支架。还可以采取标本做细胞学检查或活组织检查明确诊断。

【治疗】 治疗方法取决于病灶的范围。大多数病人在确诊时已经无法切除，不过，还有10%～15%的病人适合行外科切除，这是这类病人长期存活的唯一希望。由于病灶的位置不同，有些病人的手术切除需要涉及部分肝切除加胆道重建。如今的围手术期死亡率低于5%。胆总管远段肿瘤可能需要做胰十二指肠切除术。本病的总体中位生存时间为18个月，切除术后的5年生存率为20%。与上段1/3的胆管癌相比，胆总管远段癌术后的生存时间似乎好些。辅助化疗或辅助放疗的效果有限，不能作为标准治疗。对不宜手术治疗的晚期病人，也可设法引流胆汁，以缓解黄疸，延长生命。化疗和放疗效果不肯定。

复习思考题

一、医学名词和简述题

ERCP，PTC，Kasai手术，白胆汁，静止性胆囊结石，Charcot三联征，Reynolds五联征，急性非结石性胆囊炎，草莓胆囊，伤寒胆囊，Courvoisier定律(征)，原发性肝外胆管结石，继发性肝外胆管结石，原发性硬化性胆管炎，胆囊息肉

二、问答题

1. 试述急性胆囊炎的鉴别诊断。
2. 试述高难度胆囊切除应该遵循的五条金科玉律。
3. 胆总管探查的指征有哪些？
4. 简述胆管结石的严重并发症。
5. 试述肝内胆管结石的治疗原则。
6. 试述急性梗阻性化脓性胆管炎的临床表现特点和治疗原则。
7. 试述胆道蛔虫症的临床表现特点和治疗原则。
8. 哪些临床表现可为胆囊息肉的良恶性提供鉴别参考意见？

（石　欣）

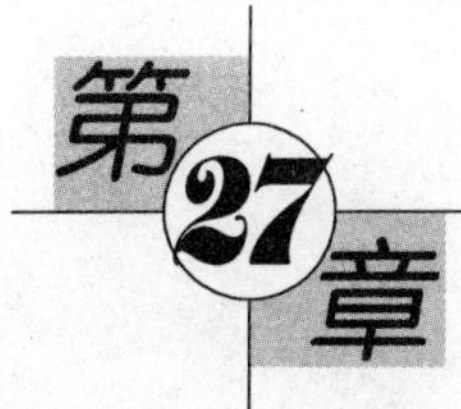

胰腺疾病

学习要求

- 熟悉急性胰腺炎的病理、临床表现、诊断和治疗。
- 了解慢性胰腺炎的病理、临床表现、诊断和治疗。
- 了解胰腺囊肿的病理、临床表现、诊断和治疗。
- 掌握壶腹周围恶性肿瘤的临床表现和诊断。
- 了解胰腺内分泌肿瘤的临床表现和诊断。

第一节 解剖生理概要

【解剖学】 “胰腺”(pancreas)这个词源于希腊语“pan”(意思为“泛”)和“kreas”(意思为“肉”)的合成。在很长一段时间内人们把它看作胃的枕垫,对这个腺体的功能并不知晓。胰腺位于腹膜后,可以分为头、体和尾三部,胰头约占腺体量的30%,体尾部约占70%。胰头被十二指肠包绕,躺在第二腰椎椎体和腔静脉的前方。腹主动脉和肠系膜上血管位于胰颈后方。从胰头向左侧凸向肠系膜上静脉后方的组织称为胰腺钩突。在胰颈后方近胰腺上缘处,肠系膜上静脉与脾静脉汇合形成门静脉。胰尾的尖部伸展至脾门。

胰腺重约80 g,其中80%~90%是外分泌腺泡,腺泡相互排列成小叶。主胰管依次分为叶间胰管、叶内胰管、胰小管,最后是腺泡。主胰管内衬柱状上皮,胰小管内衬立方上皮。腺泡细胞围绕中央腔呈簇状排列,中央腔与胰管系统相交通。呈簇的内分泌细胞称为Langerhans岛,遍布整个胰腺。胰岛由不同种类的细胞组成:75%是B细胞(产生胰岛素);20%是A细胞(产生胰高血糖素);剩余的是D细胞(产生生长抑素)和少量胰多肽细胞。在胰岛内,B细胞构成内核,周围是其他细胞。毛细血管把胰岛细胞的分泌物引流至门静脉,形成了胰性门脉系统。

胰腺的胚胎发生分为九大阶段。胚胎第5周时腹侧胚芽的旋转不良会引起环状胰腺;第7周时胰管的融合会造成千姿百态的管道系统;第12周至第40周,胰腺分化出外分泌和内分泌腺体。原始的胰管及其小管与胰腺腺叶的排列相适应。胰腺的先天性异常千变万化,在胚胎发育的早期就已经形成(匣27-1)。胰管的解剖随原始胚芽的发育而各异。在成人,背侧胰管的形状差异甚大。约10%的病人,其胰液主要通过副乳头流入十二指肠。十二指肠主乳头又称Vater壶腹,也有多种解剖变异。每个胰管的流出道都受到复杂括约肌(Oddi括约肌)的保护。

匣 27-1　胰腺异常

- 不发育
- 发育不全
- 增生
- 肥大
- 发育不良
- 胰管的变异或异常[a]
  - ☞ 胰腺分裂
  - ☞ 旋转异常
- 环状胰腺[a]
- 胰腺胆囊
- 多囊疾病[a]
- 先天性胰腺囊肿、囊性纤维化病[a]
  - ☞ von Hippel－Lindau 综合征
- 异位胰腺组织、副胰腺[a]
- 血管畸形
- 胆总管囊肿[a]
- 马蹄形胰腺

[a]这种异常在外科临床实践中更常见

【生理学】 餐后胰腺开始分泌消化酶和富含碳酸氢钠的碱性(pH 8.4)液。胰腺很少会有自发性分泌;十二指肠黏膜分泌体液性胰泌素,胰泌素促使富含碳酸氢钠的碱性液分泌。十二指肠黏膜在进食后的反应是释放胆囊收缩素(Cholecystokinin, CCK)(又称促胰酶素)。CCK 的作用是促使胰酶释放。刺激迷走神经会增加胰液分泌量。除了泌乳期的乳腺组织外,胰腺的蛋白合成速率(按每克组织计算)或许超过人体其他任何组织。这些蛋白就是各种消化酶,约 90%由腺泡细胞产生。每日有约 6～20 g 消化酶进入十二指肠。新合成的蛋白都是前体蛋白,还需要经历一系列的修饰步骤。这些蛋白从内皮细胞的粗面内质网移送至 Golgi 复合体(Golgi 复合体中储存有溶酶体以及含蛋白酶的成熟酶原贮存颗粒),然后移送至细胞的导管面,通过出胞作用排出。在这一过程中,蛋白水解酶处于无活性状态,保持其处于无活性状态可以避免发生胰腺炎。

第二节　辅助检查

(一) 体液中的胰酶测定

胰腺受到伤害后,胰酶(淀粉酶、脂肪酶、蛋白酶、弹性蛋白酶和糜蛋白酶)就释放入血液。血淀粉酶测定是临床上评估胰腺损伤的最常用方法。胰淀粉酶会在胰腺损伤后数小时内上升,在之后的 4～8 天逐渐下降。血淀粉酶显著上升高度提示胰腺炎,但不是确诊依据。尿淀粉酶和淀粉酶-肌酐清除率对确诊也没有什么帮助。如果需要确诊,胰腺 CT 扫描的确诊价值更大(匣 27-2)。

匣 27-2　除了急性胰腺炎外,血淀粉酶升高的其他原因

- 上消化道穿孔
- 肠系膜梗死
- 腹内脏器扭转
- 腹膜后血肿
- 异位妊娠破裂
- 巨淀粉酶血症(macroamylasaemia)
- 肾衰竭
- 唾液腺炎症

（二）胰腺外分泌功能试验

胰腺外分泌功能可以通过标准化刺激后直接测定胰腺分泌来评估，可以是生理性刺激（如：口服试验餐，就像 Lundh 试验一样），也可以是药物刺激（如：静脉注射胰泌素或 CCK）。此试验必须插一根三腔管，以便抽取胃液和十二指肠液；还要使用不可吸收的标记物（如：聚乙二醇）以便判断是否吸尽。四唑氮蓝-氨苯甲酸（NBT－PABA）试验是一种间接测定胰功能的方法。这些物质口服后在肠道被胰酶分解，其分解产物（PABA）被肠道吸收，又经尿排出；测定尿中该物质的水平。胰十二酯试验遵循的是同样的原理。该试验简单易行，但是为非特异性，尤其在胃切除后的病人、胃肠通道改变后的病人以及肠道吸收能力改变的病人。测定粪便中的弹性蛋白酶既简单，又特异。粪便中缺乏弹性蛋白酶提示外分泌功能障碍。

（三）影像检查

1. 超声显像　超声是黄疸病人初筛检查手段，目的是了解胆管是否存在扩张，是否合并有胆石症或肝内是否有显而易见的病灶（如：转移灶）。超声还可以明确胰腺是否有肿块。然而，在肥胖病人和肠道存在气体的情况下，胰腺超声显像的解读往往不如意。

2. CT　胰腺内的大多数显而易见的病灶都可以通过高分辨率 CT 扫描得到诊断，必要时加做三维重建。CT 扫描要遵循特定的胰腺预案。先做平扫了解胰腺和胆囊是否存在钙化。然后，快速从静脉注入造影剂，做动脉相和静脉相扫描。饮水衬托胃和十二指肠的轮廓，并使十二指肠襻扩张。1～2 cm 大小的胰腺癌一般都能得到显示，无论它是位于胰头部、胰体部抑或胰尾部。CT 对内分泌肿瘤也有良好的诊断作用。在胰腺炎病人，胰头的坏死区由于没有造影剂的强化而得到显示；还可以见到炎性积液和假性囊肿。CT 导引下的引流还有助于胰腺积液、胰腺囊肿和假性囊肿的治疗，有助于实施经皮细针穿刺活检或病核针切活检。

3. MRI　磁共振显像（MRI）能清晰显示胰腺，并为胆管和胰管以及积液提供清晰影像。磁共振胆胰管显像（MRCP）完全能取代内镜逆行胆胰管造影（ERCP）的诊断地位，况且既无创，价格也不太昂贵。MRCP 与胰泌素静脉注射联合使用可以显示胰管排空的影像，用于了解胰管是否存在梗阻。

4. ERCP　内镜逆行胆胰管造影（ERCP）采用的是侧视纤维十二指肠镜，向 Vater 壶腹插管，然后向胆管和胰管注入造影剂显示其解剖影像。胰腺癌的表现是主胰管在肿瘤部位变窄或完全梗阻，或胆管远段狭窄。胆管和胰管同时变窄者称为“双管征”。慢性胰腺炎的 ERCP 改变包括存在胰管狭窄、主胰管扩张伴结石、胰管分支异常、胰管与囊肿交通，以及胆管狭窄。在造影前必须摄一张腹部平片了解钙化情况。除了影像检查外，ERCP 还可以从狭窄处刷取胆汁和胰液做细胞学检查，以明确癌症之诊断。还可以利用 ERCP 放置胆道或胰管内支架。

5. 内镜超声　内镜超声（endoscopic ultrasound，EUS）需要采用一种特制的内镜，其头端带有一个高分辨率的超声探头。将内镜插入胃或十二指肠腔后对胰腺及其周围血管结构和淋巴结进行评估。EUS 的优势是能显示 CT 或 MRI 无法很好显示的小肿瘤，以及显示胰腺肿瘤与毗邻大血管的关系。EUS 能显示神经内分泌瘤与主胰管的关系（对拟行肿瘤挖除术的病人，这一点很重要）。ESU 还能对囊性肿瘤与假性囊肿做出鉴别。在 ESU 引导下经十二指肠或经胃细针穿刺活检或病核针切活检不会有肿瘤细胞溢入腹膜腔。

第三节 胰腺先天性异常

（一）胰腺囊性纤维化病

这是一种常染色体隐性遗传性疾病。多见于白种人，也是白种人最常见的遗传性疾病（在英国，其发病率在活产儿中为1∶2 000）。囊性纤维化病（cystic fibrosis，CF）形成的分子基础是位于7号染色体上的囊性纤维化病跨膜传导调节蛋白（cystic fibrosis transmembrane conductance regulator，CFTR）基因突变。该基因产生一种细胞膜蛋白能控制氯化物的跨细胞膜运动。

CF是一种多系统的外分泌腺疾病，受累的器官包括肺、肠、胰和肝，其特点是汗液中钠离子和氯离子增高。患儿的母亲在吻孩子时会注意到孩子皮肤上汗液的盐分。

大多数器官损害的原因是分泌物稠厚造成通道堵塞所致。由于支气管或细支气管堵塞形成慢性肺病。在发达国家，儿童慢性肺病最常见的病因就是CF。后期发展成肺源性心脏病。出生时，胎粪可以是一团黏稠的块状物，会造成肠梗阻（胎粪性肠梗阻）。分泌物在胰管内沉积就会堵塞胰管，导致胰管扩张，结果外分泌腺泡组织被脂肪组织取代。胰腺外分泌功能障碍造成脂肪吸收不良。一般在出生时就有脂肪痢——粪便量多、油性大、气味难闻。一般来讲，Langerhans岛外观正常，但是，年龄稍长一些的病人会发生糖尿病。肝脏可以逐渐硬化，原因是胆管堵塞，还可以有门静脉高压症表现。往往有不育，原因是男性的输精管消失，女性的宫颈黏液稠厚。

度过新生儿期之后，CF最早的临床表现是生长迟缓、食欲差、粪便油腻且有腐臭味、腹胀、慢性呼吸系统疾病和杵状指。第二性征出现迟。诊断依靠遗传学检查（是产前筛查或新生儿筛查的一部分）和汗液检查。汗液中钠离子和氯离子大于90 mmol/L就能明确诊断。

治疗的目标是控制本病的继发结局。通过积极的理疗和抗生素保护肺功能。通过口服胰酶制剂治疗吸收不良。饮食方面应该是低脂食物，但是，要添加盐分，以补充汗液中盐分的大量丢失。只要能得到早期诊断和满意治疗，在西方国家，这种病人有希望活到30多岁。那些终末期肺部疾病的病人可以考虑做肺移植。形形色色基因突变的杂合子携带者虽然没有症状，但是，DNA分析可以检出。有人认为这种病人可能会在有生之年的后期发生胰腺炎。

（二）环状胰腺

环状胰腺是由于腹侧胰腺胚芽发生迷走迁移所致，结果胰腺组织环抱或几乎环抱十二指肠的第二部。这种异常可以伴有其他先天性缺陷，包括Down综合征、中肠旋转不良、小肠闭锁和心脏畸形。如果病人有十二指肠梗阻症状，可以考虑行十二指肠-空肠旁路手术。

（三）异位胰腺

异位胰腺可以出现于原始前肠的任何部位，不过，最常见的部位是胃、十二指肠和Meckel憩室的黏膜下。在临床上，异位结节可以导致出血、溃疡，或因为肠套叠引起肠梗阻。内镜检查时偶尔会见到黏膜下的黄色硬结节。尽管有极少的个案报道发现异位胰腺组织可以形成腺癌，但是，除非病人有症状，一般不必行切除术。

(四) 胰腺分裂

在正常的器官发生过程中,大多数人的背侧胚芽与腹侧胚芽都会融合成一条共同的管道,该管道与胆总管一起通过 Vater 壶腹进入十二指肠。如果在胚胎发育过程中背侧胚芽与腹侧胚芽未能融合,就称胰腺分裂,此时腹侧胰管就与胆总管一起通过大乳头进入十二指肠,而背侧胰管则通过小乳头,在大乳头的梢头侧进入十二指肠。由于胰腺的主要外分泌液是经背侧胰管排出,因此,胰腺分裂会在小乳头形成不全性梗阻,导致背侧胰管存在持续的反向压力。人们推测这种流出道的相对梗阻与复发性急性或慢性胰腺炎的发生有关。尽管人群中胰腺分裂的发生率约为 10%,但是,胰腺炎极为罕见。

(五) 胰腺先天性囊性疾病

这种疾病在伴有肾脏和肝脏先天性疾病时称为 von Hippel-Lindau 综合征。

第四节　急性胰腺炎

【流行病学】 每百万人群中急性胰腺炎的发病率在英国是 150～420,在美国是 330～430。过去 20 年中因急性胰腺炎住院的病人增长在美国是 100%,在荷兰是 75%。病人的平均年龄是 53 岁,男女发病率基本持平,发病率增加最多的人群是 35 岁以下的女性。社会经济地位低下人群的发病率增加了 2 倍。总平均住院时间是 7 天,这提示大多数病人是轻症病例,能自行康复。然而,1/5 的病人会发生器官衰竭(伴或不伴局部并发症)——这就是重症胰腺炎的定义。在入院后第 1 周内,因器官衰竭需要持续支持治疗 2 天以上者预示预后不良。在急性胰腺炎相关的死亡中半数发生在入院后 7 天内,其中大多在 3 天内。在病程的第一阶段活下来的重症急性胰腺炎病人还存在胰腺坏死灶继发感染的风险。坏死灶感染伴器官衰竭的病人的死亡率为 30%～40%,并且死亡率随年龄而增加。

【病因】 急性胰腺炎的两大病因分别是胆石性(约占病例的 50%～70%)和酒精性(约占 25%)。

胆囊结石引起急性胰腺炎的机制还不十分明了,但是,人们认为胆石性胰腺炎是由于胆石通过胆总管触发的。如果胆管和胰管汇合成共同通道后终止于壶腹部,那么当这种结石"路过"时就会造成梗阻,导致胆汁和激活的胰酶反流入胰管。如果病人的胆囊结石比较细小而胆囊管比较宽,结石就更容易通过。在识别胆道细小结石方面,内镜超声比经腹部超声敏感,因此,在为病人下特发性复发性急性胰腺炎这一诊断之前,应该做一次内镜超声检查。

酒精引起急性胰腺炎的确切机制也不清楚。像胆石性胰腺炎一样,尽管酗酒的情况极为普遍,只有 10%的长期酗酒者最终会发生急性胰腺炎,主要是那些每日饮酒在 80 g 以上的年轻男性。无论是一时暴饮还是慢性酗酒都会导致高度亢奋状态的单核细胞对炎症信号发生反应,加重胰腺炎的炎症。酒精性胰腺炎的可能机制有饮食效应、营养不良、酒精的直接毒性作用、吸烟的协同作用、高分泌、管道梗阻或反流,以及高脂血症。

急性胰腺炎的其余罕见病因参见匣 27-3。

匣 27-3　急性胰腺炎的可能病因

- 胆囊结石
- 酗酒
- ERCP 后
- 腹部创伤
- 胆道、上消化道或心胸外科手术后
- 壶腹部肿瘤
- 药物（皮质类固醇激素、硫唑嘌呤、门冬酰胺酶、丙戊酸、噻嗪类、雌激素）
- 甲状旁腺功能亢进
- 高钙血症
- 胰腺分裂
- 自身免疫性胰腺炎
- 遗传性胰腺炎
- 病毒感染（流行性腮腺炎，柯萨奇病毒 B）
- 营养不良
- 蝎子咬伤
- 特发性

内镜逆行胰管造影（ERCP）是医源性急性胰腺炎最常见的原因。ERCP 后的高淀粉酶血症并不少见，不能看成等同于胰腺炎。ERCP 后胰腺炎是指病人在血淀粉酶增高的同时伴有腹痛，并且需要住院。在美国，每 15 例 ERCP 后的死亡病例就有 6 例因胰腺炎上诉至法院，因此，在行 ERCP 前*一定要履行充分告知义务*。此外，临床医生对 ERCP 后的腹痛和高淀粉酶血症者要对十二指肠穿孔的可能性保持警惕，尤其对做了括约肌切开的病人。在这种情况下，我们会放低急诊 CT 检查的门槛。ERCP 后急性胰腺炎的发生率为 0%～10%。危险因素包括正常胰腺、治疗性操作（包括球囊括约肌成形术）、操作者经验不足、女性病人、年轻病人、Oddi 括约肌功能障碍（这类病人 30%会发生急性胰腺炎）、胰管注射（尤其是高压注射）以及既往有 ERCP 后急性胰腺炎史。就像腹部钝器损伤一样，上腹部手术或心胸手术后的病人也会发生急性胰腺炎。

*遗传性胰腺炎*是一种罕见的家族性疾病，与阳离子胰蛋白酶原基因突变有关。病人往往在 10 多岁就罹患急性胰腺炎，在之后的 20 年中逐渐发展成慢性胰腺炎，至 70 岁时发生胰腺癌的风险高达 40%。

偶尔，Vater 壶腹部肿瘤也会引起急性胰腺炎。重要的是对所谓*特发性急性胰腺炎*病人要检查血清钙浓度、禁食状态的血脂情况、自身免疫标志物和病毒滴度。同样重要的是，要详细询问病人的用药史，切记，皮质类固醇激素、硫唑嘌呤、门冬酰胺酶和丙戊酸会导致急性胰腺炎。对所有病人都必须仔细查找其病因，特发性胰腺炎的病例数不应该大于 20%（匣 27-4）。

匣 27-4　急性胰腺炎病因学考量原则

- 明确急性胰腺炎的病因是治疗的基础
- 在确立"特发性胰腺炎"这一诊断之前，一定要做彻底检查
- 在急性发作缓解后，切记要针对其潜在病因进行处理
- 如果病人是胆石性胰腺炎，最好在同一次住院期间完成胆囊切除术

【临床表现】　疼痛是急性胰腺炎的主要症状。其特点是发展迅速（数分钟内即可以达

到最强程度，而非数小时），持续数小时，甚至数日。疼痛往往很重，呈持续性，通常剂量的镇痛药无效。起初的疼痛通常位于中上腹部，不过，也可以位于左上腹或右上腹，甚至可以是弥漫性全腹痛。50%的病人有向背部放射的疼痛，有些病人在取坐位或前倚时疼痛可以缓解。这种腹痛突然发作可以酷似溃疡病穿孔；如果疼痛最剧烈的位置在右上腹，就需要与胆绞痛或急性胆囊炎鉴别；如果疼痛向胸部放射，就需要与心肌梗死、肺炎或胸膜炎的疼痛相鉴别。其实，急性胰腺炎与大多数急腹症的病因都有相似性，在急腹症的鉴别诊断中基本无法省略。

急性胰腺炎的伴随症状通常有严重恶心、反复呕吐和干呕。干呕可以呈持续性，即使留置鼻-胃管保持胃腔空虚也无济于事。呃逆令病人痛苦不堪，其原因可以是胃腔扩张，也可以是膈肌受刺激。

在体格检查时，轻的病人可以外观良好，重症病人则看上去“病入膏肓”，有严重休克、中毒症状和意识错乱。病人一般有呼吸急促和心率快，可以有低血压。体温一般正常或略低，随着炎症的发展，体温往往会升高。在胆石性胰腺炎，胆道的梗阻可以引起轻度黄疸，骤然发热提示胆管炎。出血进入筋膜间隙会造成腰部瘀斑(Grey-Turner 征)或脐部瘀斑(Cullen征)，它们都不是急性胰腺炎的特异性体征，Cullen 征最初是用于描述异位妊娠破裂的体征。皮下脂肪坏死会造成小腿皮肤红色痛性小结节。腹部检查可以发现腹胀，其原因是肠麻痹，比较罕见的情况还有腹水(有移动性浊音)。由于炎症，上腹部可扪及肿块。上腹部一般有肌卫，但罕有显著肌紧张。10%～20%的病人有胸膜腔渗出。也有人发现有肺水肿和肺部炎症，这就需要与肺炎或心肌梗死做鉴别诊断。胰腺炎病人可以有意识错乱，是代谢紊乱和低氧血症的表现。

【辅助检查】 一般情况下，根据临床表现加血淀粉酶升高就能诊断为急性胰腺炎。血淀粉酶超过正常值 3～4 倍就提示本病。但是，血淀粉酶正常并不能排除急性胰腺炎，尤其当病人是在出现临床表现数天后来就诊者。如果有条件检测血脂肪酶，其敏感性和特异性略高于血淀粉酶。如果存在疑问，就应该排除急腹症的其他病因，增强 CT 可能是最佳的单一影像检查手段(参见下文)(匣 27-5)。

匣 27-5 急性胰腺炎辅助检查的目标是回答三大问题

- 急性胰腺炎的诊断是否正确？
- 严重程度如何？
- 病因是什么？

1. 严重程度评估 根据结局的不同，急性胰腺炎可以分为轻症和重症，因此，一定要把那些可能会形成重症急性胰腺炎病人识别出来。人们创建了许多不同的评分系统，诸如：Ranson 评分系统(表 27-1)和 Glasgow 评分系统。起初用于重症医疗病房的 APACHEⅡ评分系统也可以用于重症急性胰腺炎的识别。如果一开始的临床印象就感觉到病人的病情严重或 APACHEⅡ评分大于 8 分，就预示这是重症发作。在发病后 48 小时，Glasgow 评分等于或大于 3 分，C 反应蛋白大于 150 mg/L，和临床情况逐渐恶化伴脓毒症或持续性器官衰竭都提示重症发作。所有病人都应该在诊断 48 小时后进行严重程度分层。体质指数(body mass index)大于 30 的病人发生并发症的风险就比较大。

表 27-1 Ranson 指标

	非胆石性胰腺炎	胆石性胰腺炎
入院时指标		
病人年龄(岁)	>55	>70
白细胞计数	>16×10⁹/L	>18×10⁹/L
空腹血糖[mmol/L(mg/dL)]	>11.1(200)	>12.21(220)
乳酸脱氢酶(LDH)(单位/L)	>350	>400
谷草转氨酶(AST)(单位/L)	>250	>250
入院后 48 小时的指标		
红细胞比容(Hct)下降	>10%	>10%
血尿素氮增加[mmol/L(mg/dL)]	>1.9(5)	>0.76(2)
血钙[mmol/L(mg/dL)]	<2(8)	<2(8)
动脉血氧分压(PaO_2)[kPa(mmHg)]	<8.00(60)	—
碱(HCO_3^-)丢失	>4 mmol/L	>5 mmol/L
第三间隙液体潴留(入-出)	>6 L	>4 L

预后判断:上述指标>3 项者为重症。死亡率在≤2 项者为 0%,3～4 项者为 15 %,5～6 项者为 50%,≥6 项者为 70%～90%

2. 影像检查　直立位胸腹部 X 线平片对急性胰腺炎来讲不具诊断价值,但可供鉴别诊断之用。胰腺炎的非特异性表现是弥漫性肠麻痹或局限性肠麻痹(哨兵襻)、结肠截断征和肾晕轮征。偶尔,可以见到钙化的胆囊结石或胰腺钙化灶。胸部 X 线平片可以见到胸膜腔渗出,在重症病例,弥漫性肺泡间质阴影提示可能存在急性呼吸窘迫综合征。

超声检查不能明确急性胰腺炎之诊断,或许能见到胰腺肿胀,不过,所有病人都应该在 24 小时内做一次超声检查了解有无胆囊结石(因为胆囊结石是急性胰腺炎的潜在病因),并在鉴别诊断中排除急性胆囊炎,判断胆总管是否有扩张。

并非所有病人都必须做 CT 检查不可,尤其对那些轻症发作的病人(根据预后标准)。但是,下列情况就应该做增强 CT 检查:

(1) 如果诊断尚不明确。

(2) 在重症急性胰腺炎病人,需要鉴别是间质性抑或坏死性胰腺炎。在最初 72 小时,增强 CT 可能会低估坏死范围。CT 所示胰腺炎的严重程度可以依据 Balthazar 标准进行分期。

(3) 对有器官衰竭、脓毒症征象或临床病情进行性恶化的病人。

(4) 在怀疑有局部并发症时,如:积液、假性囊肿或假性动脉瘤。

MRI 水平断面像与 CT 提供的信息相仿。EUS 和 MRCP 有助于发现胆总管结石,并对胰腺实质进行直接评估,遗憾的是这两种检查手段不普及。在胆石性胰腺炎,ERCP 不但可以发现结石,还可以取出胆总管结石。在重症急性胆石性胰腺炎伴进行性胆道梗阻和胆管炎征象的病人,应该考虑做紧急 ERCP(参见下文)。

急性胰腺炎的临床表现纷繁,即使是经验丰富的临床医生有时也会出错。偶尔,只有在剖腹术中才能确诊,尽管这不是我们所希望见到的情况。在剖腹术中,急性胰腺炎的表现具有特征性(血性腹液,淀粉酶很高,皂化斑)。

【治疗】　初期评估后,如果考虑病人的胰腺炎为轻症发作,就可以采用静脉输液保守治疗,同时加强无创观察。对有恶心和疼痛症状的病人,短期禁食是一项明智之选,但是,长期禁食并不符合生理。一般不必使用抗生素。除了止痛剂和止吐剂外，无需使用其他药物和干预性治疗，也没有必要做CT扫描，除非有证据表明病情在恶化。然而，如果一位病情稳定的病人其预后标准符合胰腺炎重症发作，就需要采取积极的措施，这种病人需要入住过渡病房①或ICU，并采用有创监测。重症发作的病人应该入住ICU或HDU。适当使用止痛剂。积极实施体液复苏，不时通过生命体征、尿量和中心静脉压的监测来指导输液。保证供氧，动态做动脉血气分析。密切监测血细胞比容、凝血指标、血糖、血钙和血镁水平。鼻-胃管的插入并非必需，不过，呕吐病人可能有其必要性。许多临床研究表明，一些特异性治疗(包括抑肽酶、生长抑素类似物、血小板活化因子抑制剂和选择性肠道去污)都未能改善病人的结局，因此，不推荐使用。迄今尚无资料支持胰腺"休息"，也没有资料支持严格采用肠外营养或鼻-空肠管营养策略。如果感觉病人需要营养支持，就应该启用肠内营养(如：经鼻-胃管喂饲)。有一些研究支持在重症急性胰腺炎病人预防用抗生素(静脉用头孢呋辛，或亚胺培南，或环丙沙星加甲硝唑)，预防局部和其他感染性并发症。预防用抗生素的持续时间不宜超过14天。继续使用抗生素需要有细菌学培养依据。如果重症胰腺炎的病因估计或证实是胆囊结石所致，或病人有黄疸、胆管炎或胆总管扩张，就应该在发病的72小时内紧急做ERCP。有证据表明括约肌切开加胆管结石取出术能降低这类病人感染性并发症的风险。在胆管炎病人，应该做括约肌切开术或胆管内支架置入术来引流胆管。ERCP是一种有创操作，具有胰腺炎恶化的微小风险。

【并发症】

1. 全身性并发症　胰腺炎会累及全身所有器官系统，对外科医生的要求已超出他们技术能力。有全身并发症的病人需要多学科团队协同治疗，包括ICU医生的参与。如果存在器官衰竭，恰当的支持治疗包括对血流动力学不稳的病人使用正性肌力药物，对肾衰竭病人使用血滤，对呼吸衰竭病人使用通气支持，以及纠正凝血功能障碍(包括DIC)。在初期体液复苏和稳定病情方面，外科手术无用武之地；只有在病情稳定后病人因为局部并发症出现病情恶化时才能考虑实施外科干预。

2. 局部并发症及其处理　一旦病人闯过了急性期(通常是在第一周末)，并且主要器官衰竭已经得到控制时，局部并发症就成为这些病人治疗中的主要问题。要仔细观察病人处于病程的哪一阶段，如果临床上病情没有缓解或者病人出现了脓毒症，就应该申请CT检查。要明确一些名词的定义，因为有些术语含糊不清，例如：胰腺蜂窝织炎(是指胰腺的脓肿或炎性肿块)。胰腺疾病的局部并发症可以很严重，会造成显著的死亡率。总的来讲，急性胰腺炎的处理思路是保守治疗，外科手术仅适用于保守治疗不起作用的情况。

(1) 急性液体积聚：这种情况见于急性胰腺炎病程的早期，液体积聚在胰腺内或胰腺附近。包裹性积液没有境界清晰的壁。这种积液是无菌的，大多能自行吸收。除非积液量很大引起了临床症状或压迫效应，一般不需做干预治疗，干预治疗的方法是在超声或CT导引下做经皮穿刺抽吸。另一种方法是在EUS导引下经胃做穿刺引流。急性液体积聚未能吸

① 注：过渡病房(high-dependency unit, HDU)是指为那些需要做加强监测、治疗和护理的病人开设的病房，条件和要求高于普通病房，但略逊于重症医疗病房(intensive care unit, ICU)。在有些医院，ICU和HDU是合在一起的，也就是说在ICU中有一些床给HDU病人使用。这些病人还不能迁至普通病房，但是其医疗护理等级已经下降，病情也不那么命悬一线，就可以在HDU住上一段时间。

收就会形成假性囊肿，一旦有感染就成为脓肿。

(2) 无菌性与感染性胰腺坏死："胰腺坏死"这一术语是指无活力的胰腺实质呈弥漫性或局灶性分布，通常都伴有胰周脂肪坏死。坏死区域在增强 CT 下的表现是没有造影剂强化。这种坏死起初是无菌性的，不过，随后可以发生感染，可能的原因是肠道细菌易位。感染性坏死的相关死亡率高达 50%。无菌性坏死物不必引流或干预。但是，如果病人慢慢出现脓毒症征象，医生就应该判断坏死的胰腺或胰周积液是否发生了感染。先做 CT 扫描，然后选择一条能避开空腔脏器的路径，在 CT 导引下将一枚针穿入该区域。也可以在超声导引下做这种穿刺。如果穿刺抽出物为脓性，就应该对感染液做经皮引流。尽可能插入大口径的引流管。将抽出物送微生物检查，根据药敏报告启用合适的抗生素。引流液可能极为稠厚伴颗粒状物排出，要在严格无菌要求下按时冲洗引流管。复发做影像检查和反复穿刺在这种疾病是常事。

穿刺引流后如果脓毒症依旧恶化，就应该考虑行胰腺坏死灶清除术。这是一种极富挑战性的手术，有很高的并发症发生率和死亡率，最好到胰腺外科中心去处理。绝大多数胰周脓毒症病人可以通过保守的手段成功治愈，只有很少一部分病人才需要用到坏死灶清除术。外科手术入路可以选择正中切口，尤其当坏死灶位于胰头部周围时。切开十二指肠-结肠和胃-结肠韧带，进入小网膜囊。要求彻底清除胰腺周围的坏死组织。如果主要受累部位在胰体尾，最好采用左腰部切口进入腹膜后。坏死组织极为脆嫩，手术医生必须仔细，以免引起大出血，或下意识搞破肠管壁。最好采用钝性手法进行解剖而非锐性解剖。做一个营养性空肠造瘘对本手术可能有辅助作用。如果病人的急性胰腺炎是胆囊结石所致，就应该做胆囊切除术。有些外科医生偏爱微创手术，不太愿意做正规的剖腹术，就可以将一根硬质腹腔镜从腹膜后插入胰周，通过积极冲洗加负压吸引一点一点地去除坏死碎屑。

坏死组织的清除完成后，新的坏死组织又会形成。处理这种情况的办法有多种(匣 27-6)，这些方法的效果都在伯仲之间，没有证据表明哪种方法特别优越。后两种方法有更高的运筹学要求，因为外科医生需要每 48～72 小时做一次再探查。

匣 27-6 急性胰腺炎坏死灶清除术后的处理方法

- 闭式持续灌洗：在腹腔内留置引流管冲洗创面(Beger)
- 闭式引流：切口缝闭，但是，创腔内塞入烟卷引流和闭式引流管。烟卷引流从腰部引出体外，逐日拔出一段，7 天后拔除
- 开放式填塞：切口敞开，创腔用纱垫填塞，准备定期再次返回手术室重新做填塞，直至清洁肉芽创腔形成
- 闭合切口加再剖腹术：留置引流管，闭合切口，准备每 48～72 小时做一次计划性再剖腹术，直至新鲜肉芽长出(Bradley)

有一部分病人初次经皮穿刺引流有效，不过，随后脓毒症表现再次出现，再次置入引流管且无效。此时，就应该考虑行坏死灶清除术，但是，这项抉择很艰难。

胰周脓毒症病人都有一段时间的病魔缠身，可能需要 ICU 处理。营养支持是基础。人们比较青睐肠外营养和鼻-空肠管营养(他们认为这种营养方式能让胰腺休息)，然而，尚无证据表明鼻-胃管营养(如果病人能耐受)有任何害处。

(3) 胰腺脓肿：这是指腹腔内局限性(通常在胰腺附近)积脓。这可以是急性积液或假性囊肿感染后所致。胰腺脓肿的诊断和治疗原则在上文的感染性胰腺坏死已经述及。其治

疗方法是用最粗的引流管在影像导引下行经皮引流，加适当的抗生素和支持治疗。根据病人的进展情况，可能需要复查 CT，引流管可能需要冲洗、调整位置或重新插入。在极少数情况下，可能需要做脓肿开放引流。

(4) 胰源性腹水：这是指富含胰酶的渗液充满了整个腹腔、持续存在，通常的原因是胰管破裂。穿刺液外观浑浊，淀粉酶含量高。其基本治疗措施是在影像导引下置入大口径引流管充分引流。可以采用的抑制胰腺分泌的措施包括肠外营养或鼻-空肠管营养，以及使用奥曲肽。ERCP 可以了解胰管是否有破裂，还可以放置胰管内支架管。

(5) 胰性渗出液：这是一种由急性胰腺炎引起的胸膜腔的包裹性积液。病人可以同时伴有胰源性腹水，也可以与腹内积液存在交通。必须在影像导引下做经皮引流。

(6) 出血：出血可以进入肠道，可以进入腹膜后，也可以进入腹腔。可能的原因包括出血进入假性囊肿腔、肉芽创面的弥漫性出血、假性动脉瘤出血。假性动脉瘤是指一根粗的胰周血管被周围组织包裹缠绕成一团血凝块，一般都伴有感染。常有反复出血，最终往往是致死性出血。CT、血管造影或 MR 血管造影都有助于诊断。治疗的方法有栓塞和外科手术。

(7) 门静脉血栓形成或脾静脉血栓形成：这种情况可以悄然无声地形成，在 CT 扫描时才显示出来。血小板显著升高就应该引起警觉。鉴于存在急性胰腺炎，治疗方法一般选择保守疗法。要对病人进行筛查，排除促凝状态(pro-coagulant tendencies)。如果病人有食管静脉曲张或门静脉高压症的其他表现，就需要治疗，如：内镜下硬化剂注射或胶圈套扎、β-阻滞剂等。血小板增多症就需要用一段时间的阿司匹林或其他抗血小板药物。全身抗凝，如果能在血栓形成的早期就启用，可以使静脉再通，但是，在急性胰腺炎病程进行中，使用全身抗凝具有很大风险，并非常规。

(8) 假性囊肿：假性囊肿是富含淀粉酶的胰液积聚周围有一层纤维肉芽组织构成的壁包裹。典型假性囊肿见于急性胰腺炎发作之后，但是，也可以见于慢性胰腺炎或胰腺外伤后。从急性胰腺炎发病算起，假性囊肿的形成需要 4 周或 4 周以上的时间。大多数假性囊肿为单发性，偶尔，也会有多发性假性囊肿。如果能仔细检查，你会发现半数以上假性囊肿与主胰管都存在交通。

假性囊肿通常可以在超声或 CT 上显示。重要的是要将假性囊肿与急性液体积聚或脓肿区别开来；临床情况和放射学表现有助于这种鉴别。偶尔，囊性新生物与慢性假性囊肿会造成混淆。此时，EUS 和囊肿穿刺抽取囊液就有助于鉴别。将抽取囊液送去测定其中的癌胚抗原(carcinoembryonic antigen，CEA)、淀粉酶和细胞学检查。典型假性囊肿的囊液中 CEA 的含量很低，如果 CEA 值大于 400 ng/mL 就提示为黏液性肿瘤。假性囊肿的囊液通常淀粉酶含量高，但是，这不具有诊断价值，因为与胰管系统相交通的囊性肿瘤也会有相同表现。假性囊肿囊液的典型细胞学表现是炎细胞。如果没有 EUS 检查条件，可以考虑做经皮细针穿刺(只做抽吸，不做经皮引流管插入)。ERCP 和 MRCP 或许能显示囊肿与胰管系统之间的交通，显示导管的变异或诊断为慢性胰腺炎，这些都有助于治疗计划的拟定。

在大多数情况下，假性囊肿会自行消退，但是，时而可以发生并发症。有些假性囊肿不太容易自行消退，如：厚壁囊肿或大囊肿(直径大于 6 cm)、持续时间比较长的囊肿(大于 12 周)或起源于慢性胰腺炎的囊肿，但是，这些都不是实施干预性治疗的特定适应证。仅当假性囊肿出现症状时，出现并发症时，或需要对假性囊肿与肿瘤进行鉴别时，才需要做干预性治疗。

假性囊肿的引流有三种途径：经皮、经内镜和外科手术。一般不主张在影像学导引下做经皮外引流，因为这种引流的复发率很高，此外，除非当时医生能绝对肯定这不是肿瘤性囊肿，与胰管也不存在交通(否则就会形成胰-皮瘘)。在影像导引下经皮经胃行囊肿-胃造瘘术，将双猪尾巴引流管的一端插入囊肿腔内，另一端留在胃腔内。这需要专门从事该项工作的专家来做，在经验丰富的专家手中，其复发率不超过15%。内镜引流术通常需要在EUS导引下经胃或经十二指肠壁做囊肿穿刺，将一根引流管的一端插入囊肿腔内，另一端留在胃腔内。其成功率取决于操作者的熟练程度。偶尔，如果囊肿与主胰管有交通，在ERCP下经壶腹部置入胰管内支架管有利于囊肿的引流。外科手术引流是做内引流术，将囊肿与胃或空肠做吻合。其复发率低于5%，因此，外科手术引流依旧是假性囊肿治疗的标准，新兴的放射学和内镜治疗都需要与之比较。出现并发症的假性囊肿最好是采用外科手术处理(匣27-7)。

匣27-7 胰腺假性囊肿与囊性肿瘤的区别

- 病史
- CT和超声的表现
- 细针穿刺抽取液体(最好在EUS导引下进行)测定：
  - CEA(水平高提示黏液性肿瘤)
  - 淀粉酶(水平高通常提示假性囊肿，但是，偶尔肿瘤也会增高)
  - 细胞学检查(假性囊肿为尖细胞)

【结局与随访】 在过去的20年中，急性胰腺炎的总死亡率依旧徘徊在10%～15%。在病人出院之前，当事医生有责任确定该病人胰腺炎发作的原因，必须对匣27-3所列举的病因一一排除。未能去除急性胰腺炎的易患因素，病人就可能再次发生急性胰腺炎，甚至可能致病人于死地。在特发性胰腺炎反复发作的病人中，有一部分可能是胆管微小结石，这种结石只有在ERCP获取胆汁标本时被发现或通过内镜超声发现。在胆石性胰腺炎病人，应该在病人的全身情况能耐受手术时，尽早去除胆囊结石，最好能在病人出院前完成胆囊切除术。

第五节 慢性胰腺炎

慢性胰腺炎是一种慢性炎症性疾病，期间胰腺组织发生了进行性不可逆性破坏。慢性胰腺炎的临床特征是严重疼痛，至后期，胰腺出现外分泌和内分泌功能障碍。在病程的早期，往往会并发急性胰腺炎发作，病人的相应表现就是腹痛反复发作，这可能是这些病人的唯一临床症状。几项欧洲、北美和日本的研究表明，每年每10万人口中新增的慢性胰腺炎病例数在2～10例不等，每10万人口的总病例数约为13例，然而，人们估计真实的病例数要高于该数值。本病以男性多见(男：女 ＝ 4：1)，发病时的平均年龄约为40岁。

【病因与病理】 慢性胰腺炎最常见的病因是酗酒，约占总病例数的60%～70%，但是，在酗酒的人群中仅5%～10%会发生慢性胰腺炎。酒精引起胰腺慢性炎症的确切机制尚不明了；可能起作用的是遗传和代谢因素。

慢性胰腺炎的其他病因还有胰管梗阻(创伤后的狭窄形成、急性胰腺炎后，甚至胰腺癌压迫胰管造成闭塞)。与乳头部狭窄有关的一些先天性异常(如：胰腺分裂和环状胰腺)也是慢性胰腺炎的罕见原因。其余病因还有：遗传性胰腺炎、CF、婴幼儿营养不良以及许多难以解释的特发性胰腺炎。遗传性胰腺炎是一种常染色体显性遗传性疾病，外显率为80%，与第7号染色体上的阳离子胰蛋白酶原基因突变有关。特发性慢性胰腺炎约占病例数的30%，该组病人又可以进一步分为早发型和晚发型。在特发性慢性胰腺炎中，生活在温带地区(如：印度南方 Kerala 地区)的人似乎有比较高的胰腺炎发病率。这种病人的胰腺炎都在年轻时就起病，伴有比较高的糖尿病和结石发生率。遗传性胰腺炎和年轻起病的胰腺炎其重要性在于这些病人发展成胰腺癌的风险很高，尤其当病人还有吸烟嗜好时。高脂血症和高钙血症也会导致慢性胰腺炎。近年来，有人提出了自身免疫性胰腺炎。其特点是胰腺弥漫性肿大，主胰管弥漫性不规则性狭窄，可能伴有其他自身免疫性疾病。这些改变可能与胰腺肿瘤混淆不清。病人体内可以有自身抗体，血中免疫球蛋白(Ig)G4 浓度增高。在疾病初期病人刚出现症状时，胰腺外观可以正常。之后，由于纤维化，胰腺开始增大变硬。胰管开始迂曲变形、扩张——既有狭窄，又有扩张。胰管内可以形成含钙结石，重量在数毫克至200 mg 不等。胰管被胶冻样蛋白性液体和碎屑堵塞，形成炎性囊肿。在组织学上，病变累及胰腺小叶，造成腺泡小管化生(ductular metaplasia)和腺泡萎缩、导管上皮增生和小叶间纤维化。

【临床表现】 大多数病人的特征性症状是腹痛。腹痛的部位取决于主病灶的位置。如果病灶主要位于胰头部，病人往往表现为上腹部和右肋缘下疼痛，如果病灶位于左侧胰腺，则表现为左肋缘下和背部疼痛。有些病人的疼痛比较弥散。疼痛可以向肩部放射，通常是左肩。在疼痛发作时，病人往往有恶心，也可以有呕吐。一般为极其痛苦的钝痛。在慢性不适的基础下，有剧痛骤然发作。急性胰腺炎的所有并发症在慢性胰腺炎都可以见到。由于病人不愿意进食，体重下降很常见。疼痛往往会影响睡眠和休息。病人因急性发作多次入院就是本病严重程度的风向标。止痛剂的使用和滥用屡见不鲜。这也是疾病严重程度和丧失工作能力程度的一项指标。病人的生活方式被疼痛、止痛剂依赖、消瘦和无法工作逐渐摧毁。30%以上的慢性胰腺炎病人会因为外分泌功能的丧失出现脂肪痢，因内分泌功能丧失出现糖尿病的也不少见，随着疾病的进展，这些情况的发生率也随之增加。这些病人向外科医生求助的原因一般是并发症。感染也不少见，可能与糖尿病有关。

【辅助检查】 仅在本病的初期才会有血淀粉酶升高。胰功能检查只能明确是否存在胰功能障碍，也就是说，胰腺的破坏是否已经超过了70%。

腹部X线可以见到胰腺钙化。CT 或 MRI 能显示胰腺的轮廓、损害的主要部位以及外科处理的可能性。CT 能很好地显示钙化，但是，MRI 不能。MRCP 能查出胆道梗阻和胰管的状态。若在行 MRCP 检查时，静脉注射胰泌素就能显示标准 MRCP 无法显示的胰管狭窄，但是，在 CT 或 MRI 上胰腺外观正常并不能排除慢性胰腺炎。ERCP 是显示胰管解剖最正确的方法，对有手术适应证的病例，与整个胰腺的外形相结合分析，有助于对拟采用的手术方式做出抉择。然而，经组织学证实的慢性胰腺炎可以在胰腺影像检查上表现为正常所见。EUS 也是极有帮助的一项检查。慢性胰腺炎的超声特征是存在结石、见到胰管侧支、囊肿、分叶状、主胰管不规则、强回声灶和索条征、主胰管扩张和主胰管强回声缘。这些特征如果存在4项或以上就高度提示为慢性胰腺炎。

【治疗】 大多数慢性胰腺炎可以采用药物治疗。没有哪种单一药物能缓解慢性胰腺炎的所有症状(匣 27-8)。

匣 27-8　慢性胰腺炎的药物治疗

治疗成瘾
- 帮助病人戒酒、戒烟
- 邀请成瘾咨询员(dependency counsellor)或心理医生一同参与

解除腹痛
- 解除梗阻因素(十二指肠、胆管、胰管)
- 按照阶梯法升级使用镇痛剂
- 请疼痛科医生会诊
- 对顽固性疼痛,考虑做 CT/EUS 导引下的腹腔神经丛阻滞

营养措施和助消化措施
- 饮食:低脂肪、高蛋白、高碳水化合物
- 就餐时添加胰酶
- 用脂溶性维生素(A、D、E、K)和维生素 B12 纠正吸收不良
- 对严重脂肪吸收不良的病人使用中链甘油三酸酯(它不需要消化就能被小肠直接吸收)
- 减少胃分泌或许有益

治疗糖尿病

内镜、放射或外科干预的适应证主要是解决胰管、胆管或十二指肠梗阻,以及处理慢性胰腺炎的并发症(如:假性囊肿、脓肿、瘘、腹水或曲张静脉出血)。

在有些病人,对梗阻的胰管进行减压后就能缓解疼痛症状(假如疼痛是由胰管内高压所致)。

内镜下括约肌切开在乳头狭窄、括约肌压力增高和胰管压力增高的病人可能有效。在胰管明显狭窄伴上游胰管扩张的病人或许在狭窄处置入内支架管能奏效。这种内支架管的留置时间不能大于 4～6 周,时间过长会发生堵塞,并且并发症发生率颇高,疼痛的缓解率不足 2/3,不过,内支架置入后症状改善者外科转流术往往有效。胰管结石可以通过 ERCP 取出,有时需要联合体外振波碎石一并使用。假性囊肿也可以在 EUS 导引下做内引流,还可以在超声或 CT 引导下做经皮或经胃引流。外科手术的作用是处理梗阻和切除肿块性病灶。对胰头部有肿块性病灶的病人可以采用胰十二指肠切除术,也可以采用 Beger 手术(保留十二指肠的胰头切除术)。如果胰管扩张明显,可以采用纵形胰管-空肠吻合术,也可以采用 Frey 手术。这些外科治疗方法均无法根本改变慢性胰腺炎的自然发展史,不过,约半数病人能得到长期的疼痛缓解。有极少数慢性胰腺炎局限于胰尾部,可以采用远侧胰腺切除术来治愈。对胰腺弥漫性病变伴顽固性疼痛的病人有人会采取全胰切除术,期望切除这一万恶之源来缓解病人的腹痛。然而,你必须牢记,这种手术会显著损害病人的胰功能和生活质量,手术死亡率约为 10%。此外,还不能确保疼痛缓解(约 1/3 病人的疼痛会缓解,1/3 有点效果,1/3 毫无效果)。也有人报道在一些严格选择的病人采用全胰切除术加胰岛自体移植术。

【预后】 慢性胰腺炎是一种处理上极为棘手的疾病。病人的专业、社交和个人生活质量往往是逐渐下降。外科或经皮干预可以减轻疼痛,但是,一段时间后,疼痛又卷土重来。有一定比例的病人其炎症会在数年时间后逐渐消退,疼痛随之消失,仅留下外分泌和内分泌功能障碍。对有慢性胰腺炎病史 20 年以上的病人来讲,存在胰腺癌的风险。对新出现症状或症状的表现形式发生改变者,都应该进行检查,排除胰腺癌之可能。

【Oddi 括约肌功能障碍】 这个问题有必要单独提一下,因为在慢性胆性或胰性疼痛的

鉴别诊断中应该考虑到本病。Oddi 括约肌长 6～10 mm,位于十二指肠壁内。该括约肌的一部分环绕共同通道,然后,分别环绕胆管和胰管。结石排出、胰腺炎或以往的内镜括约肌切开术会导致该括约肌的瘢痕或狭窄。Oddi 括约肌功能障碍又称 Oddi 括约肌运动功能障碍,这是一种临床综合征,病人表现为疼痛、生化异常以及胆管扩张和/或胰管扩张,其原因被归咎于 Oddi 括约肌功能异常。Oddi 括约肌功能障碍的真实发生率不清楚。女性比男性常见。人们把 Oddi 括约肌功能障碍分为两型:胆型和胰型。胆型的特点是胆性疼痛,伴有肝酶的异常升高和/或胆管扩张。它可能是胆囊切除术后症状持续的根源。胰型 Oddi 括约肌功能障碍占大多数,主要表现为急性胰腺炎反复发作。在 ERCP 时进行胆管或胰管测压可以对胆管括约肌和胰管括约肌进行评估,显示括约肌压力有无增高。如果你认为有必要,还可以对受累管道做括约肌切开术和/或内支架置入术。然而,Oddi 括约肌功能障碍病人的 ERCP 后胰腺炎发生率特别高,因此,这种治疗最好能在三级医疗机构由经验丰富的消化科专家来操作。有一小部分病人在括约肌切开或内支架置入后症状显著改善,但缓解时间短暂,对这种病人可以考虑行外科手术,做十二指肠切开括约肌成形术。虽然 Oddi 括约肌功能障碍可以引起严重症状(因此,这些病人就会被送去做有创治疗),不过,Oddi 括约肌功能障碍毕竟不是致死性疾病。而 ERCP 后胰腺炎和外科手术两者都具有明确的、小概率的死亡风险。

第六节 胰 腺 癌

在美国,胰腺癌位居癌症死因的第 4 位;在英国,居第 6 位。胰腺癌的发病率是每年每 10 万人口 10 例。从世界范围来看,胰腺癌约占全部癌症的 2%～3%。在过去 25 年中,胰腺癌的发生率稍有下降。胰腺癌没有简单易行的筛查手段,然而,应该将胰腺癌高遗传风险的人推荐给胰腺外科中心进行筛查或咨询。

【病理】 85%以上的胰腺癌是导管腺癌。其余的肿瘤五花八门,各有其特征。胰腺内分泌肿瘤罕见。导管腺癌最常见于胰头部。这是一种实性、硬癌性肿瘤,其特征是管状腺新生物,有大量纤维组织基质。纤维化也是慢性胰腺炎的特征之一,因此,胰腺癌与胰腺炎之间的组织学鉴别有时会有难度。导管腺癌会在局部形成浸润,特点是沿神经鞘浸润、沿淋巴管浸润,并长入血管内。往往有肝脏或腹膜转移。在浸润性导管腺癌之前可以先有胰腺导管增生性病灶。此称胰腺上皮内肿瘤(pancreatic intraepithelial neoplasia, PanIN),可以表现为不同程度的结构复杂性(structural complexity)和细胞异型性(cellular atypia)。

胰腺囊性肿瘤可以是浆液性的,也可以是黏液性的。典型浆液性囊腺瘤见于老年妇女,由多个小囊肿聚集成一个大囊肿。这种囊肿是良性的。然而,黏液性肿瘤则有恶变之虞。黏液性肿瘤包括黏液性囊性新生物(mucinous cystic neoplasms, MCNs)和导管内乳头状黏液性新生物(intraductal papillary mucinous neoplasms, IPMNs)两种。MCNs 见于更年期妇女,表现为胰体尾部多腔的厚壁囊肿,在组织学上有卵巢样基质(ovarian-type stroma)。IPMNs 比较常见于胰头部和年长的男性,不过,起源于胰管分支的 IPMN 很难与 MCN 鉴别。起源于主胰管的 IPMNs 一般为多灶性,恶性的可能性比较大。在 ERCP 检查时见到稠厚的黏液从壶腹部挤出就可以诊断为主胰管 IPMN。黏液性肿瘤容易与假性囊肿混淆。偶尔，淋巴上皮囊肿、淋巴管瘤、皮样囊肿和肠道重复性囊肿也可以在胰腺内见到。实性假乳头状肿瘤是一种罕见肿瘤，见于育龄期妇女，生长缓慢，但是，它是一种恶性肿瘤，表现为部分囊性部分实性的大肿瘤。

起源于壶腹部或起源于胆总管远端的肿瘤可以表现为胰头部肿块，约占该部位全部肿瘤数的1/3。Vater壶腹部的腺瘤在内镜下表现为黏膜下息肉状肿物，表面覆盖一层光滑的上皮，可以通过内镜检查得到诊断。其内可以有浸润性癌灶；腺瘤越大，这种可能性就越大。在内镜检查时取活检不一定能取到癌灶。对这种病人应该考虑内镜随访、内镜切除，甚至外科手术做经十二指肠的壶腹切除术。家族性腺瘤性息肉病病人可以有多个十二指肠息肉。十二指肠息肉恶变是这些病人死亡的重要原因，对息肉高级别发育异常的病人必须强制做内镜随访和胰十二指肠切除术。

壶腹部腺癌往往在早期就表现为胆道梗阻。与胰腺导管腺癌相比，壶腹部癌的自然史大相径庭，对病人比较有利。壶腹部癌在确诊时都比较小，因此预后也比较好。偶尔，壶腹部也可以发生其他恶性肿瘤，如：类癌和高级别神经内分泌癌。

【临床表现】 最常见的症状是由于肿瘤造成远端胆管梗阻而出现黄疸，才引起重视，考虑壶腹部或胰头部肿瘤。其特点是无痛性黄疸，但是，可以伴有恶心和上腹部不适。这种黄疸病人往往还伴有瘙痒、尿色深、陶土色大便和脂肪痢。如果病人没有黄疸，其他症状往往都缺乏特异性，如：莫名其妙的不适、食欲不振和消瘦，往往不会引起病人和医生的重视。对晚近诊断为糖尿病且有上腹部症状者，尤其是50岁以上、没有糖尿病家族史或肥胖的病人，应该警惕本病。偶尔，病人表现为无法解释的胰腺炎发作；所有这些病人都应该对胰腺进行影像检查随访。胰腺体尾部肿瘤往往是“悄然”生长，就诊时已经处于晚期无法切除。背部疼痛是令这类病人烦恼的症状，其原因可能是肿瘤侵犯腹膜后。在体格检查时，病人可能有黄疸、体重减轻、触及肝脏和胆囊。1890年，Courvoisier最早描述了胆囊增大与胰腺肿瘤之间的关系，他发现：如果胆总管梗阻是由结石所致，胆囊(此时的胆囊大多有慢性炎症)罕有增大；而当胆总管梗阻是由其他原因(如：新生物)所致时，这种正常胆囊往往会增大。还需要仔细检查病人是否还有腹腔内恶性病灶的其他征象，如：触及肿块、腹水、锁骨上淋巴结以及肿瘤在盆腔种植；这些征象都提示预后恶劣。

【辅助检查】 黄疸病人一般都需要先做肝功能和超声检查。超声检查可以了解胆总管有无扩张。如果胆总管有扩张，并且你高度怀疑胰头部肿瘤，最好选择增强CT检查。在大多数情况下，增强CT能明确胰腺内是否存在肿瘤，是否能够切除。有肝脏或腹膜转移，远离胰头的淋巴结有转移，以及肿瘤包绕肠系膜上动脉、肝动脉或腹腔动脉干都显然是手术切除的禁忌证。肿瘤大小，肿瘤直接侵犯十二指肠、胃或结肠，手术野的淋巴结转移，都不是外科切除的禁忌证。肿瘤抵近或轻微侵犯门静脉或肠系膜上静脉也不是外科切除的禁忌证(因为在必要时，可以切除部分静脉)，不过，该静脉完全被包绕闭塞是禁忌证。MRI和MR血管造影所提供的信息与CT相仿。

如果病人有胆管炎迹象，如果诊断模棱两可(壶腹部的小病灶在CT上可能无法显示，发现这种病灶的最佳手段是ERCP)，如果在诊断后手术有可能耽搁，以及对深度黄疸伴全身瘙痒的病人，都应该做ERCP加胆道内支架。这种方法一方面可以解除黄疸，另一方面还可以做刷片细胞学检查或取活组织检查来明确诊断。除此之外，在病灶可切除的病人，术前ERCP和胆道内支架置入并非必须；有证据表明，做过这种操作的病人在外科手术后感染性并发症的发生率稍高。要检查病人的凝血酶原时间，凝血功能异常者应该在ERCP前使用维生素K或鲜冻血浆。如果准备对可切除的病灶放置内支架，最好能放置塑料内支架，不要留置金属的自膨胀式内支架。

如果CT未能显示肿瘤，如果在手术前需要获取组织学诊断（如：在慢性胰腺炎基础上出现的肿块，就需要鉴别该肿块是炎症抑或新生物），如果需要明确是否存在血管侵犯以及对囊性肿瘤与假性囊肿进行鉴别，都可以借助于EUS。在EUS引导下进行经十二指肠或经胃FNA或病核针切活检可以避免肿瘤细胞溢入游离腹腔。对可切除性胰腺肿瘤，要尽可能避免做经皮经腹腔的活组织检查。在组织学上确诊恶性肿瘤是理想，并非必须，尤其当影像检查明确显示肿瘤可切除时。不能因为缺少组织学诊断而耽误外科手术。对判断为不可切除的病灶，应该在启用姑息治疗前获取组织学诊断。在做外科切除手术前做一次诊断性腹腔镜检查可以发现一部分病人腹膜和肝脏已经有细小转移灶，免除这些病人不必要的剖腹术。在诊断性腹腔镜中可以加用腹腔镜超声检查。肿瘤标志物CA19－9的特异性和敏感性并不高，但是，手术前一定要测一次，了解其基线水平；如果术前检查CA19－9有升高，它以后就可以作为一个良好的指标判断复发。

【治疗】 在病人就诊时，85％以上的导管腺癌病人已经不适合行手术切除，原因是病期太晚。如果影像学提示肿瘤有可能切除，就应该考虑对病人实施外科手术切除，因为外科手术切除是这类病人唯一可能治愈的机会（尽管这种机会很小）。仔细考虑该病人是否合并有夹杂症。应该考虑病人的生物学年龄而非真实年龄。如果病人患的是囊性肿瘤，无论肿瘤有多大，都应该考虑行手术切除，因为这种疾病在手术切除后治愈率满意。壶腹部肿瘤也有良好的预后，应该尽一切可能行手术切除。一些罕见肿瘤和神经内分泌肿瘤也应该尽一切可能考虑手术切除。对无法切除的胰腺肿瘤来说，应该提供姑息治疗。

1. 外科切除术 胰头部肿瘤和壶腹部肿瘤的标准术式是保留幽门的胰十二指肠切除术（pylorus-preserving pancreatoduodenectomy，PPPD）。这种手术要求切除十二指肠和胰头，包括胆管的远侧部。而Whipple提出的经典胰十二指肠切除术还要求切除胃窦。人们认为保留胃窦和幽门更符合生理，对生存时间和复发率也无影响。如今，Whipple手术仅适用于整个十二指肠都必须切除的情况（如：FAP）或者肿瘤已经侵犯十二指肠球部或胃窦部、PPPD无法保证阴性切缘的情况。全胰切除术仅适用于多灶性胰腺癌（如：主胰管IPMN），或胰腺的体尾部炎症太重或组织太娇嫩无法安全地与肠襻做吻合者。PPPD手术要求做局部淋巴结清扫，但是，没有证据表明扩大淋巴结清扫术能改善病人的生存，反而会增加并发症发生率。如果肿瘤与门静脉或肠系膜上静脉有粘连，但是，若在切除一片静脉壁或一小段静脉后依旧能够切除肿瘤，并能做适当的重建，就应该做这种手术。这种术式不会增加并发症发生率和死亡率，结局也相仿。对胰腺体尾部肿瘤来讲，标准术式是远侧胰腺切除加脾切除术。肿瘤侵犯脾动脉或脾静脉并非是肿瘤切除的禁忌证。在良性病灶行胰尾切除时，我们可以尽可能保留脾脏。如果决定切除脾脏，应该先接种肺炎球菌、脑膜炎球菌和流感嗜血杆菌B疫苗，然后预防用抗体。

对无法切除的病灶采用化疗或放化疗进行降期，使其变为可切除的情况凤毛麟角。对可切除病灶来讲，新辅助化疗或放化疗仅适用于临床试验，因为，这需要冒疾病进展之风险（在新辅助治疗的情况下肿瘤进展至无法切除）。

（1）胰十二指肠切除术：术前要检查凝血功能，保证血容量满意。需要向病人告知其诊断、手术的严肃程度及其风险。该手术分三个不同的阶段：① 探查和评估；② 切除；③ 重建。

先切除胆囊，显露胆管和肝动脉，清扫该区域的淋巴组织。显露肝动脉有助于胃十二指肠动脉的离断和门静脉的显露。游离胃窦的远侧。将十二指肠和结肠肝曲从腹膜后游离出来。在胰颈的尾侧显露肠系膜上静脉。通过仔细的分离进入肠系膜上静脉与胰腺之间的间隙，了解肿瘤与该静脉是否有粘连。离断 Treitz 韧带游离十二指肠第四部，使空肠能提至结肠上区。此刻你必须做一个决断：是否继续做下一步切除术。如果准备做切除术，就应该在十二指肠-空肠曲下游 20～30 cm 处横断空肠及近侧空肠系膜。横断十二指肠第一部。横断胰颈部，然后将钩突与肠系膜上动脉静脉之间的联系自尾侧向头侧分开，直至胆管上段，横断胆管，移去标本。将手术野的腹膜后淋巴结与标本一并完全清除。做重建术。胰腺远断端、胆管断端和十二指肠残端依次与空肠进行吻合。有些外科医生倾向于将胰腺残端与胃后壁做吻合；另一些学者主张先创建 Roux 空肠襻，然后将该空肠襻与胰腺残端吻合。该手术一般需要耗时 3～6 小时。术中失血量应该不多，一般不需要输血。病人在术后最初 24～48 小时通常需要在 HDU 治疗。不要长期留置鼻-胃管引流，可以早期开始肠内营养。

胰腺癌切除术应该在专科中心施行。很显然，医院的病例数越大，其院内并发症发生率和死亡率就越低。PPPD 的死亡率不应该超过 3%～5%。并发症发生率依旧比较高，约 30%～40%的病人会发生术后并发症，最常见的是感染性并发症，但是，至少有 10%的病人会发生胰-肠吻合口漏，胰-肠吻合口漏可以变成重大并发症。在围手术期使用奥曲肽抑制胰液分泌或许能减少漏的发生率，但是其效果尚缺乏足够的证据支持。在手术切除后，要记录标本的 TNM 病理分期。

（2）辅助治疗：据报道，胰腺腺癌切除术后 5 年生存率为 7%～25%，中位生存时间为 11～20 个月。由于在就诊时至多只有 15%胰腺癌病灶是可切除的，这意味着每 100 例胰腺癌病人中仅 2～3 人能存活。此外，即使在 5 年后，依旧会有反复。不过，应该强调这些令人沮丧的统计数字只适用于胰腺导管腺癌。壶腹部癌切除后的病人 5 年生存率为 40%，囊性肿瘤和神经内分泌在外科切除后往往能治愈。

由于胰腺癌切除术后几乎必然会复发，人们考虑采用辅助治疗来改善其结局。一项大宗的欧洲多中心研究（ESPAC－1）项目发现辅助放疗或化放疗并未显示出任何优势，但是，5 氟尿嘧啶（5－FU）化疗能提供总生存获益（化疗组中位生存时间为 20 个月，而无化疗组为 16 个月）。用吉西他滨加 5－FU 联合化疗，以及其他制剂化疗的研究尚在进行中。如今，大多数胰腺导管腺癌切除后的病人都会得到辅助化疗。一些胰腺外科中心还提供化放疗，尤其对那些切缘阳性（R1）的病人，关于化放疗对这类病人的作用，进一步临床研究也在进行中。

2. 姑息治疗　无法切除的无转移的局部晚期胰腺癌病人的中位生存时间是 6～10 个月，有转移的病人为 2～6 个月。如果本来拟行手术切除的病人是在剖腹手术中发现病灶无法切除，就应该做胆管-肠吻合术和胃-肠吻合术来解除（或提前预防）黄疸和十二指肠梗阻。胆管可以与十二指肠吻合，也可以与空肠吻合。最好用胆管做吻合，不要用胆囊做吻合。尽管胆囊-空肠吻合术操作简单，但是，胆汁需要经过胆囊管才能进入肠道，如果胆囊管的开口位置比较低，就很容易因为肿瘤增大而受压迫。疼痛病人可以采用腹腔神经丛封闭。还应该对肿瘤做一次经十二指肠的病核针切活检明确诊断。

如果从影像上来看，病人的胰腺病灶无法切除，就可以考虑采用在ERCP下置入内支架来解除病人的黄疸。内支架可以是塑料材质的，也可以是自膨胀性金属网内支架。塑料内支架的优点是价廉，缺点是很快就会被堵塞，如果病人的期望寿命比较长，就应该选择金属内支架。如果病人不是内镜下放置胆道内支架的适合人选，可以考虑采用经皮经肝途径放置内支架。约15%的胰腺癌病人会发生十二指肠梗阻。如果这种情况发生在胰腺癌病程的早期，首选对策是做胃-空肠旁路手术，但是，如果这种情况发生在胰腺癌病程的后期，最好选择内镜下自膨胀式金属网内支架置入，因为这类病人在外科手术后许多人会发生长时间的胃排空障碍。如果准备在内镜下放置胆道和十二指肠两枚内支架，应该先放置胆道内支架。

如果不准备对病人采取手术治疗，就应该先考虑做EUS引导下的肿瘤活检或经皮肿瘤活检，然后才考虑化疗或化放疗。在胰腺癌的治疗中，化疗的地位依旧不明朗。如果胰腺肿瘤是淋巴瘤，毫无疑问，化疗能使这些病人获益。胰腺淋巴瘤是罕见病，仅占全部胰腺癌的3%。在胰腺导管腺癌病人，5-FU或吉西他滨对15%～25%的肿瘤病人有效，其余病人则无法从中获益。没有证据表明化疗或化放疗能使胰腺导管腺癌获得长期治愈。

如果出现了脂肪痢，可以添加酶制剂治疗；如果出现了糖尿病，可以通过口服降糖药来处理，必要时加用胰岛素；疼痛可以用镇痛药，也可以考虑使用相应的神经阻滞(匣27-9)。

匣27-9 胰腺癌的姑息治疗

解除黄疸和治疗胆道感染
- 外科手术做胆道旁路
- 在ERCP下留置内支架，或经皮肝穿刺胆管造影放置引流管

改善胃排空
- 外科手术行胃肠吻合
- 十二指肠内支架置入

解除疼痛
- 逐步升级镇痛剂
- 腹腔神经丛阻滞
- 经胸内脏神经切断术

对症治疗和改善生活质量
- 鼓励正常活动
- 用酶制剂治疗脂肪痢
- 治疗糖尿病

考虑化疗

复习思考题

一、医学名词和简述题

Langerhans岛，脂肪痢，von Hippel-Lindau综合征，Grey-Turner征，Cullen征

二、问答题

1. 试述急性胰腺炎病因学考量原则。
2. 急性胰腺炎应与哪些疾病做鉴别诊断？鉴别要点是什么？

3. 急性胰腺炎的非手术治疗包括哪些内容?
4. 试述胰腺假性囊肿与囊性肿瘤的区别。
5. 简述慢性胰腺炎的常见发病原因。
6. 简述慢性胰腺炎的主要临床表现。
7. 简述胰腺癌的主要临床表现。
8. 对胰腺癌的诊断有价值的辅助检查有哪些?
9. 试述胰腺癌的姑息治疗。

(石 欣)

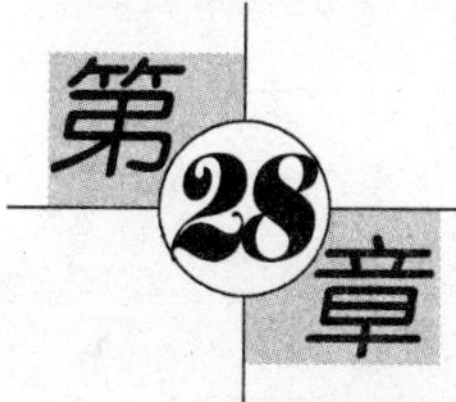

第28章 软组织肉瘤

学习要求

- 了解软组织肉瘤的组织学分级。
- 了解四肢软组织肉瘤与腹膜后软组织肉瘤的外科治疗。

软组织肉瘤是一类比较少见的恶性肿瘤，在美国的年发病数为10 000～10 500例，约占成人恶性肿瘤的1%，儿童恶性肿瘤的15%。与软组织肉瘤的发生率大相径庭的是，这种肿瘤一直是生物学家和临床医生的兴趣点，原因是这类肿瘤的分子遗传学基础大多已经很清楚，以及这类肿瘤在诊断和治疗上带来的挑战。软组织肿瘤可以发生于身体的任何部位，约43%见于四肢，2/3的四肢软组织肉瘤发生于下肢，其余部位的软组织肉瘤按发生率排序为内脏(19%)、腹膜后(15%)、躯干/胸部(10%)以及其他部位(13%)。

软组织肉瘤主要治疗手段是手术切除，切缘应该有适量的正常组织。对高危病人来说，术后辅助放疗可以改善局部控制率。局部复发率差异甚大，主要取决于解剖部位。四肢软组织肉瘤的局部复发率约为1/3，中位无病生存为18个月。四肢肉瘤手术后局部复发者，治疗效果与原发瘤相差无几。孤立的肺转移灶可以选择手术切除，切除后的3年存活率约为20%～30%。对腹膜后和内脏肉瘤来讲，能否完整切除是影响结果的主要因素。这些部位的肉瘤与四肢的肉瘤不同，复发是死亡的常见原因。肉瘤的肺转移灶或肺外转移灶若未能切除，预后不良当在情理之中，最好辅以全身化疗，此时的手术适应证仅限于有意义的姑息手术。

本章重点叙述成人(>16岁)软组织肉瘤的生物学和治疗。

第一节　易患因素和分子遗传学

大多数病人找不到特殊病因。人们发现软组织肉瘤的发生与多种易感因素有关(匣28-1)，有些遗传症候群(如：神经纤维瘤、家族性腺瘤性息肉病以及Li-Fraumeni综合征①)容易发生软组织肉瘤。众所周知，电离辐射和淋巴水肿都容易引起肉瘤，但是，这些因素不是软组织肉瘤的常见原因。创伤与肉瘤之间的因果关系尚不明了。人们普遍认为化学致癌剂与肉

① 注：Joseph F. Fraumeni 1933年出生于美国马萨诸塞州。Li-Fraumeni综合征是一种罕见的常染色体隐性遗传疾病。原因是抑癌基因p53缺失，导致家族性各种不同癌症的发生增高，大多在年轻(小于45岁)时发病，包括乳癌、脑肿瘤、软组织肉瘤、白血病、骨癌等。

瘤的形成可能存在一定关联，但是，有关这一点还缺乏确凿证据。

匣 28-1 肉瘤的易患因素

遗传易感性
- 神经纤维瘤(von Recklinghausen 病)
- Li-Fraumeni 综合征
- 视网膜母细胞瘤
- Gardner 综合征(家族性腺瘤性息肉病)

辐射暴露
- 中电压与兆电压之间的辐射治疗

淋巴水肿
- 术后
- 辐射后状态
- 寄生虫感染(丝虫病)

创伤
- 产后状态
- 四肢

化学
- 2,3,7,8-四氯二苯二氧芑(TCDD)
- 聚氯乙烯
- 血色素沉着病
- 砷

在软组织肉瘤形成中起作用的基因改变可以大致分为两大类。第一类是特异性基因改变，导致单一核型的产生，包括相互易位所致的融合基因和特异性点突变，如：胃肠间质瘤(GIST)的 KIT 突变和韧带样纤维瘤(硬纤维瘤)的 APC/b-连环蛋白突变。第二类是非特异性基因改变以及典型复杂性不平衡核型，系多种基因的丢失和获得。许多软组织肉瘤以及大多数类型的脂肪细胞瘤的特点是特定的染色体畸变，最常见的是相互易位，这不仅有助于诊断，偶尔，还可以为预后提供信息(表 28-1)。

表 28-1 肉瘤的细胞遗传和分子异常

组织学类型	细胞遗传变化	基因重排/分子异常
滑膜肉瘤	t(X;18)(p11.2;q11.2)	*SYT-SSX1* 融合
		SYT-SSX2 融合
黏液样/圆细胞脂肪肉瘤	t(12;16)(q13;q11)	*CHOP-TLS* 融合
	t(12;22)(q13;q11-12)	*CHOP-EWS* 融合
Ewing 肉瘤	t(11;22)(q24;q12)	*FLI1-EWS* 融合
	t(21;22)(q22;q12)	*ERG-EWS* 融合
	t(7;22)(p22;q12)	*ETV1-EWS* 融合
	t(17;22)(q12;q12)	*EIAF-EWS* 融合
	t(2;22)(q33;q12)	*FEV-EWS* 融合
小泡型横纹肌肉瘤	t(2;13)(q35;q14)	*PAX3-FKHR* 融合
	t(1;13)(p36;q14)	*PAX7-FKHR* 融合
骨骼外黏液样软骨肉瘤	t(9;22)(q22;q12)	*TEC-EWS* 融合
隆突性皮肤纤维肉瘤	t(17;22)(q22;q13)	*PDGFB-COL1A1* 融合
促结缔组织增生性小圆细胞瘤	t(11;22)(p13;q12)	*WT1-EWS* 融合
明细胞肉瘤	t(12;22)(q13;q12)	*ATF1-EWS* 融合
婴儿性纤维肉瘤	t(12;15)(p13;q25)	*ETV6-NTRK3* 融合
泡状软组织肉瘤	17q25 重排	未知
非典型性脂肪瘤/分化好的脂肪瘤	12q 环状和巨型标记	*HMGI-C*、*CDK4* 以及 *MDM2* 扩增
平滑肌肉瘤	复杂	*RB1* 点突变或缺失
恶性纤维组织细胞瘤	复杂	*p53* 点突变或缺失
恶性外周神经鞘肿瘤	复杂	*NF1*

融合基因易位总共有 11 种:EWS 基因或 EWS 家族成员(TLS, TAF2N)见于 5 种不同肉瘤中,剩余的 10 种其他类型的融合基因则存在于其他 7 种肉瘤中。如果没有条件做常规细胞遗传学检查,可以选择分子遗传学检查(如:逆转录聚合酶链反应和荧光原位杂交)作为诊断的辅助手段。此外,对染色体改变部位检查其基因的分子改变有助于发现新基因,明确遗传异常的机制。在肉瘤研究中,人们了解最透彻的肿瘤抑制基因是 p53 和 RB1。这两种基因的失活与多种肉瘤的发生有关。人们发现在 Li-Fraumeni 综合征,p53 基因与软组织肉瘤发生率之间的关系被低估了,这类病人所有的家族成员都有 p53 种系突变。

就肉瘤来讲,p53 通路失活的主要机制是 p53 点突变、CDKN2A(既编码 p14ARF,也编码 p16)杂合缺失和 MDM2 扩增。在特异性相互易位的肉瘤,p53 通路改变很少见,但是,一旦存在,对滑膜肉瘤、黏液样脂肪肉瘤和 Ewing 肉瘤/外周性神经外胚层瘤(PNET)病人来讲,就强烈预示病人的存活期不长。在 Ewing 肉瘤/PNET,存活时间短与 CDKN2A 缺失相关,原因是 CDKN2A 缺失使得下游产物 p14ARF 缺失,最终出现 p53 通路改变。恰恰相反,在非特异性基因改变肉瘤和复杂核型肉瘤,p53 通路的改变就比较常见,但是,其预测价值却更弱,原因是为了获得统计学意义,我们需要融入大量病例数,正如有些研究那样,人们会将不同的成人软组织肉瘤合并统计。为什么非特异性基因改变肉瘤和复杂核型肉瘤的发病率高,而我们对这些肉瘤的亚型的预测能力有限,由此可见一斑。

融合基因源自易位编码嵌合蛋白,不但是高度特异性的、有力诊断标志物,还作为异常转录因子改变了多种下游基因和通路的转录,因此,它也是肿瘤生物学的重要决定因素。这些嵌合蛋白的结构在肉瘤的发生过程中起着重要作用,有证据表明这种比较细微的细胞遗传易变性对肿瘤的表型和临床行为有重要影响,会导致各种类型的分子断裂点。晚近,人们在滑膜肉瘤的研究中已经确定了一种特征性的 SYT - SSX 基因融合,这种基因融合系染色体易位 t(x;18)(p11;q11)所致,这在几乎所有滑膜肉瘤病人都可以检测到。易位使得 18 号染色体上的 SYT 基因与位于 Xp11 上的两种同源基因(SSX1 或 SSX2)之一发生融合,形成 SYT - SSX1 或 SYT - SSX2。SYT - SSX1 和 SYT - SSX2 被认为有异常转录调节功能。晚近的研究提示这些融合产物对结果有影响。初步看来,所有双相分化型(biphasic)滑膜肉瘤都有 SYT - SSX1 融合转录,而 SYT - SSX2 阳性的都是单相分化型(monophasic)滑膜肉瘤。不过,单相分化型滑膜肉瘤可以有 SYT - SSX1 融合转录,也可以有 SYT - SSX2 融合转录。

第二节　病理学评估

已经确认的软组织肉瘤有 50 多种,许多都有其与众不同的临床、治疗或预后特征。软组织肉瘤的组织病理学分类以及病理报告指南已经出版发行。总之,最常见的是脂肪肉瘤、恶性纤维组织细胞瘤(MFH)和平滑肌肉瘤。组织病理学取决于解剖部位:四肢常见的软组织肉瘤是脂肪肉瘤和 MFH;腹膜后-腹腔内常见的软组织肉瘤是脂肪肉瘤和平滑肌肉瘤;在内脏,最常见的是 GIST 和平滑肌肉瘤。脂肪肉瘤在组织学上可以严格按照其形态学特征以及细胞遗传学畸变进一步分为 5 个亚型:分化好、去分化、黏液样、圆细胞和多形性。分化好和去分化这两种亚型分别占脂肪肉瘤的43%和16%，在腹膜后脂肪肉瘤，这两种类型的比例更高。黏液样/圆细胞和多形性分别占脂肪肉瘤总数的29%和12%，并且一般都见于四肢。

年龄也是组织病理学分类的因素之一。胚胎横纹肌肉瘤最常见于儿童，滑膜肉瘤多见于青年人(<35岁)，老年人则以脂肪肉瘤和MFH为主。晚近，人们对MFH进行了重新评定，认为其中许多肿瘤属于肌纤维肉瘤、多形性肉瘤或去分化脂肪肉瘤。一般来讲，肉瘤的组织学类型和脂肪肉瘤的亚型是判断软组织肉瘤生物学行为及其预后的重要依据，因为，至今还没有那种分级系统能适用于各种肉瘤。目前，生物学行为的最佳预测因子就是组织学类型、组织学分级、肿瘤大小和位置深浅。

许多已发表的研究报告都将各种组织类型的肉瘤做了合并处理，以脂肪肉瘤的亚型为例，脂肪肉瘤有5种亚型(分化好、去分化、黏液样、圆细胞和多形性)，这些亚型的生物学行为各异。肌原性分化的多形性脂肪肉瘤就很容易发生转移。根据纪念Sloan-Kettering癌症中心(MSKCC)2 136例成人肉瘤的数据库绘出的术后标图可以看出组织类型是肉瘤特异性死亡最重要的预测指标之一，恶性外周神经鞘瘤死亡率最高。晚近基于脂肪肉瘤的标图进一步昭示了组织学亚型的重要性。

第三节　临床评估和诊断

四肢肉瘤病人一般都表现为无痛性肿块，但是，在初次就诊时，有高达33%的病人认为有痛感。诊断被耽误是常事，在四肢和躯干最需要与之做鉴别诊断的病灶是血肿或肌肉拉伤。体格检查应该对肿块的大小以及肿块与其周围神经血管或骨骼的关系进行评估。一般来讲，成人的任何软组织肿块只要有症状或逐渐增大、任何大于5 cm的肿块、任何新出现的肿块持续时间大于4周，都应该进行组织学检查。活组织检查的技巧很重要，对大多数软组织肿块来讲，通常可以选择切取活检或病核针切活检(core biopsy)。活检最好在病人最终拟定就医的医院内进行，这有助于妥善设计活检位置(或切口)，避免并发症和诊断困难，在对此类活检经验不多的医生手上，出现并发症和诊断困难并奇怪。

四肢肿块活检一般都选择纵切口，以便在了断性切除术中可以将活检切口整块切除。切口应该以肿块为中心，在肿块最表浅的部位。不要将组织瓣掀起来，仔细止血避免血肿造成细胞播散。切除活检仅适用于体积不大(一般小于3 cm)的皮肤或皮下肿块，在这种情况下，大范围的再切除术(必要时)一般也不困难。细针穿刺细胞学检查在四肢软组织肿瘤的诊断中作用有限，但是，可以用于复发的诊断。有一篇164例软组织肿块Tru-cut病核针切活检的研究报道提示初次活检时获取的标本能用于诊断的百分比为83%；在这些能用于诊断的活检标本中，95%与最终切除的恶性肿瘤标本的诊断一致，88%的组织学分级一致，75%的组织学亚型一致。人们主张将Tru-cut病核针切活检作为首选诊断手段，因为这种活检操作简便、价廉、并发症少。如果获取的组织量不能满足诊断的需求或诊断模棱两可，你就可以做开放手术(做一个线性切口)行切取活检。仅当治疗方案受最终诊断制约时，才需要做开放活检。对大多数病人来讲，肿瘤的类型和分级都可以从Tru-cut病核针切活检得到正确判断。

腹腔内或腹膜后肉瘤病人往往有非特异性腹部不适和胃肠道症状，然后才就医确诊。一般情况下都是在腹部CT或磁共振影像(MRI)上发现一枚软组织肿块才得以诊断。对这类病人，我们不太主张常规做细针穿刺细胞学检查或CT-导引下的病核针切活检。如果在鉴别诊断中强烈提示腹腔淋巴瘤，则可以考虑行细针穿刺细胞学检查或病核针切活检。这类病人大多数是选择剖腹探查术，在术中明确诊断，除非病人的肿瘤显然无法切除或拟对该病人进行术前研究性治疗。一篇500例腹膜后软组织肉瘤的研究发现原发瘤病人的中位生存时间是72个月，局部复发病人的中位生存时间是28个月，转移病人的中位生存时间是10个月。无论对原发瘤还是局部复发瘤，完全切除都是最佳选择。

第四节　病灶范围的评估

所有病人都应该做全面的病史采集和体格检查。四肢软组织肿瘤首推的影像检查一般是MRI。MRI可以增加肿瘤与其周围结构的对比度，提供优质的筋膜间隙三维境界。MRI与CT相比，孰优孰劣，这曾经是美国的一项全国性研究课题，结果表明在肿瘤的肌肉侵犯、骨侵犯、关节侵犯和神经血管侵犯的判断上，CT与MRI在统计学上无显著差异。CT加MRI联合检查也不能显著提高诊断的正确性。在肿块的诊断和分级明确后，就应该着手检查转移灶的好发部位。成人软组织肉瘤的淋巴结转移发生率小于3%。对四肢肉瘤来讲，高级别病灶的主要转移部位是肺；对内脏肉瘤来讲，主要转移部位是肝脏。因此，低级别四肢肉瘤病人应该摄胸部X线平片，高级别四肢肉瘤病人则最好能做胸部CT。内脏肉瘤病人一般在初次腹部CT或MRI检查时都已经做了肝脏的影像。我们一般不做血管造影，因为它基本不会改变你的处理决策。

第五节　分　　期

最新的分期系统着眼于肿瘤的组织学分级、原发瘤的大小和转移灶的存在与否。2002版分期系统还考虑了比较罕见的高级别的、大的、浅表肉瘤，并且对Ⅲ期肿瘤的分类进行了简化，也就是说Ⅲ期肿瘤仅代表大的、位置深在的、高级别肉瘤。组织学分级是一项重要的预后指标，它的分级依据是有丝分裂程度、细胞量(cellularity)、坏死、分化情况以及基质含量。尽管现行的组织学分级系统有多种版本，但都无一例外的在组织学诊断中考虑了分类问题。对拟定治疗计划而言，大致分类[低(Ⅰ或Ⅱ)级别和高(Ⅲ或Ⅳ)级别]已经足够。显然，这种分类的把握有一定难度，但是，它对病人的处理很实用。低级别肉瘤很少(＜15%)会发生后继转移，高级别肉瘤就很容易(＞50%)发生后继转移。

从组织学上看，肿瘤的大小与肿瘤生物学行为之间的关系不太大，但是，大的肿瘤往往容易复发。明确描述大肿瘤的分级有时很困难，尤其当肿瘤达到2～3 kg时。反之，很小的、长径小于5 cm的高级别肿瘤，只要在初次治疗时处理恰当就不太会发生转移。最新的软组织肉瘤分期系统是在1992版和1997版的基础上的进一步更新(表28-2)。这个新分期系统把深度和大小都看成是独立的变量。不过，这个分期系统今后还会面临更新。1982年

7月1日至2002年6月30日MSKCC的原发性四肢软组织肉瘤研究结果提示美国癌症联合会(AJCC)的2002版分期系统对基于分期的转移的判别能力更强(表28-3)。1997版的AJCC分期系统2A期的大的、低级别的、深部的肿瘤在2002版AJCC分期系统中则划归为1期。2002版AJCC分期系统对基于分期的远处无复发生存具有满意的判别能力。必须强调分期系统① 适用于远处转移、疾病特异性生存或总生存预测，以及② 基本上仅适用于四肢软组织肉瘤。迄今尚无针对腹膜后以及内脏软组织肉瘤的满意分期系统。

表28-2 最新软组织肉瘤的分期系统

G,组织学分级				
GX	分级无法确定			
G1	分化好			
G2	分化中			
G3	分化差			
T,原发瘤大小				
TX	原发瘤的大小无法确定			
T0	没有原发瘤依据			
T1	肿瘤小于5 cm			
T1a	肿瘤浅表			
T1b	肿瘤深			
T2	肿瘤等于/大于5 cm			
T2a	肿瘤浅表			
T2b	肿瘤深			
N,区域淋巴结				
NX	区域淋巴结无法确定			
N0	区域淋巴结无转移			
N1	区域淋巴结有转移			
M,远处转移				
MX	远处转移无法确定			
M0	无远处转移			
M1	有远处转移			
分期	组合			
Ⅰ	G1-2	T1a, 1b, 2a, 2b	N0	M0
Ⅱ	G3-4	T1a, 1b, 2a	N0	M0
Ⅲ	G3-4	T2b	N0	M0
Ⅳ	任何G	任何T	N1	M0
	任何G	任何T	N0	M1

引自:Greene F, Page D, Fleming I, et al (eds): AJCC Cancer Staging Manual, 6th ed. Heidelberg, Springer-Verlag, 2002

表 28-3 原发性四肢软组织肉瘤:基于分期的远处转移(N = 1410)[*]

	总数(N)	远处转移(%)
旧版 AJCC 分期系统(1992)		
1A	136	2 (1%)
1B	252	31 (12%)
3A	362	72 (20%)
3B	660	274 (42%)
AJCC 分期系统(1997)		
1A	136	2 (1%)
1B	28	3 (11%)
2A	224	28 (13%)
2B	362	72 (20%)
2C	33	13 (40%)
3A	302	105 (35%)
3B	325	156 (48%)
AJCC 分期系统(2002)		
1	388	33 (9%)
2	395	85 (22%)
3	627	261 (42%)

AJCC =美国癌症联合会

*资料来源于 1982 年 7 月 1 日至 2005 年 6 月 30 日纪念 Sloan-Kettering 癌症中心,剔除了韧带样纤维瘤和隆突性皮肤纤维肉瘤

第六节 处 理

(一) 四肢肉瘤和躯干浅表肉瘤

手术仍然是软组织肉瘤的主要治疗手段,但是,随着与放疗和化疗的优化组合,关于手术的范围仍然存在争议。临床和病理预后指标对外科医生来讲极为重要,外科医生需要根据特定肉瘤的组织学类型预估其扩散方式,从而设计出最有效的个体化治疗计划,目标是最少的局部复发、最大的功能保留和总生存时间改善。手术切除仍然是治愈性治疗的主要手段。只要有可能,应该选择保留功能和保留肢体的手术。只要能将肿瘤完整切除,根治范围稍小的手术并未显示局部复发率高或结果差。

手术的目标是完全切除肿瘤、切缘阴性、最大限度地保留功能。如果有可能,应连同肿瘤周围 1～2 cm 的正常组织一并切除,减少令人烦恼的局部复发。但是,应该避免重要神经血管结构的无谓牺牲,这就要求外科医生集中精力、细致操作。软组织肉瘤很少直接侵犯骨骼,因此,一般不必行截骨术。对于紧邻骨骼的肉瘤,切除骨膜(如果能完整切除)往往能提供满意的筋膜切缘。最广泛的切除肯定是截肢术。但是,在今天,软组织肉瘤罕有需要截肢,四肢软组织肉瘤病人保肢的可能性为 95%。MSKCC 过去 25 年的经验表明,在 1960 年代末截肢率为 50%,如今则小于 5%。截肢的适应证主要限于其他手段无法切除的肿瘤,同

时病人无远处转移依据，且有良好的远期功能康复前景。一般来讲，适合做截肢手术的病人是大的、有严重外形畸形或功能妨碍的、低级别的肿瘤，并且大范围的截肢术可以解除病人的症状。

辅助放疗可以改善局部控制率，这一点不仅得到了回顾性研究的证实，还得到了3篇前瞻随机临床研究的证实，这3篇研究比较了单纯手术与手术加放疗(包括对高级别病灶做近距离放射治疗，对大的(>5 cm)高级别或低级别病灶做外照射放疗)。对皮下或肌肉内小于5 cm的高级别肉瘤或各种大小的低级别肉瘤，可采取单纯的手术切除，只要能达到满意的广泛切除(包括周围1～2 cm的正常的脂肪或肌肉)即可。如果切缘距肿瘤很近(特别当肌外有侵犯时)，或者一旦局部复发可能导致重要神经血管束切除或需要截肢时，就应该辅以切除术后放疗，目的是降低局部复发的可能性。特殊组织类型肉瘤，如黏液纤维肉瘤(正规名称是MFH)，往往是多灶性的，也应该多加考虑放疗的必要性。但是，如果不考虑肿瘤的组织学分级，我们认为术后放疗可能根本不必要。事实上，有些研究已经表明皮下肉瘤和肌肉内肉瘤中的许多亚型在单纯的广泛切除后，局部复发率为5%～10%。

化疗的价值取决于肉瘤的组织学类型。Ewing肉瘤(PNET)和横纹肌肉瘤通常是新辅助化疗的适应证，因为这些肉瘤在确诊时就有很高的微转移发生率，况且对化疗的反应率高。治愈的可能性与肉瘤的体积和范围呈反比。对其他种类的软组织肉瘤来讲，化疗的地位仍然存在争议。辅助化疗并不能改善总生存率，对无病生存仅有10%～15%的提高，所以，软组织肉瘤的辅助化疗仅作为临床研究尝试，适应证极少。成人软组织肉瘤术前联合新辅助化疗(通常用阿霉素加异环磷酰胺)的潜在优势是：① 方便后续的手术操作；② 有助于在肿瘤获得化疗耐药前处理微转移灶；③ 完整的血供有利于药物进入肿瘤；④ 有助于评估治疗反应或肿瘤耐药情况。

对MSKCC和Dana Farber肿瘤医院高级别四肢肉瘤病人前瞻性获取的数据库做回顾性分析来判断新辅助化疗与结果之间的关系。对74例新辅助化疗加手术病人与282例单纯手术的病人做对比研究，采用分层Cox比例风险模型研究疾病特异性生存，了解已知预后因子(大小、组织学、年龄)与新辅助化疗的关系。研究表明，新辅助化疗对整个队列病人的疾病特异性生存有总的改善，然而，新辅助化疗的主要受益人群是大于10 cm的四肢肉瘤病人，这组高风险人群的3年疾病特异性生存率提高了21%。

相反，在5～10 cm的四肢肉瘤病人，新辅助化疗就未发现能提高疾病特异性生存率。还有一个现象是大于10 cm的四肢肉瘤病人采用新辅助化疗可以提高无复发生存。晚近，用阿霉素-异环磷酰胺为基础的化疗可以提高高级别四肢大脂肪肉瘤病人以及滑膜肉瘤病人的疾病特异性生存。总之，这些结果提示如果病人的肿瘤大、级别高，对这种高危病人经过精心筛选后新辅助化疗不失为一项合理选择。

(二) 腹膜后和内脏肉瘤

大多数病人在初诊时的主诉是无症状的腹部肿块，少数病人有腹痛。其他症状则更少，如：胃肠道出血、不全性肠梗阻和神经症状(腹膜后侵犯或肿瘤压迫神经血管)。消瘦罕见，无意中得到诊断的病人一般体重正常。需要与之做鉴别诊断的疾病(特别在年轻病人)是生殖细胞肿瘤、淋巴瘤以及来源于肾上腺的原发性腹膜后肿瘤。不过，大多数肿瘤都起源于间叶组织，可以是良性的，也可以是恶性的。CT仍然是评估腹膜后肉瘤和内脏肉瘤的主要手段。腹膜后和内脏肉瘤占全身肉瘤的34%左右。腹膜后肉瘤最常见的组织学类型是脂肪肉瘤(40%)、平滑肌肉瘤(25%)、恶性外周神经鞘瘤和纤维肉瘤。内脏肉瘤最常见的组织学类型是 GIST、平滑肌肉瘤和韧带样纤维瘤。在初诊时，约 55%的腹膜后肉瘤是分化好的和低级别的，约 40%是反分化的、高级别的。

腹膜后和内脏肉瘤治疗的主要手段依然是手术，切除的完整性和组织学级别是生存的两大预测因子。为了达到完整切除，往往需要切除肠襻，因此，术前应该做肠道准备。邻近器官切除也很常见，但是，临床研究表明广泛的邻近器官切除与远期生存无补。很显然，完整手术切除是影响结果的主要因素。在完整切除的前提下，影响结果的主要因素就是肿瘤的级别。不管你的手术做得多么积极，局部复发始终是主要问题，许多病人的肿瘤是多灶性的，尤其是脂肪肉瘤，未切除的肿瘤就会复发。放疗在腹膜后肉瘤治疗中的地位还不明了，还有待进一步研究。从理论上讲，应该在术前和术后对病灶区域进行放疗。但是，事实上对高危区域进行足量放疗(60-66 Gy)谈何容易，因为这种肿瘤要求的治疗体积往往较大，加上邻近正常组织(如：肠管、肾、肝和脊髓)对放射线敏感，从而限制了这种剂量的使用。近距离放射治疗，即术中放疗，就是在手术中对高危区域(有镜下或肉眼残留病灶，且不可能做进一步切除的部位)做局部放疗。不过，千万注意，过度的近距离放射治疗会大幅度增加并发症发生率和死亡率，特别是当与外照射放疗联合使用时。因此，理想的照射方法应该是剂量追加的术前放疗。

在常规放疗条件下，剂量追加的术前放疗若超过 5 040 cGy，就必然会发生难治性剧毒反应。但是，如果有剂量调饰(dose painting)术前调强适形放疗(IMRT)的条件，就可以对高危区域采用靶向剂量追加术前放疗，使整个肿瘤体接受 5 040 cGy 的照射(要兼顾组织对放射性的耐受情况)。与此同时，位于肿瘤后方的结构(肿瘤后方没有肠管)接受的照射量为 6 000 cGy。晚近，一篇来自阿拉巴马大学的研究显示区域内追加照射方案的可行性。在这篇研究报告中，14 个病人对整个靶体积做了 4 500 cGy 的术前放疗。他们对切除术中可能发生切缘阳性的高危区域追加 IMRT，使得总照射剂量达到 5 750 cGy。只有 1 例病人出现 3 级恶心呕吐。11 例做了完整切除，切缘阴性。中位随访 12 个月，未发现与放疗有关的后期毒性反应。进一步的剂量学研究显示用这种技术可以将剂量追加至 7 520～8 280 cGy。术前放疗(无论是否合并使用术中放疗)目前尚处于临床研究阶段，人们还不清楚术前 IMRT 加手术切除与单纯手术切除相比是否能提高原发性腹膜后肉瘤病人的局部控制率和后继的生存率。

(三) 复发病灶的处理

尽管我们对四肢软组织肉瘤采取了优化的多学科保肢治疗，但是，许多病人仍然会发生远处转移。一篇 994 例原发性四肢软组织肉瘤、中位随访时间 33 个月的研究报道发现 230 例(23%)发生了远处转移。发生远处转移的病人的中位生存时间是 11.6 个月，远处转移的病人中 73%第一转移部位是肺脏。多因素分析提示转移病灶的范围、无病生存期的长短、先前是否有局部复发以及病人是否为老年都是复发后生存的主要预测因子。四肢肉瘤局部复发的主要表现是结节性肿块或沿切口瘢痕的多个结节。腹膜后肉瘤复发的症状一般都为非特异性，往往需要等到肿瘤长至一定大小才出现。对孤立的局部复发灶来说，应该先做一些检查，了解病灶的范围，然后行再切除术。难度最大的决策是腹膜后脂肪肉瘤复发的再手术时机，一般来讲，我们会选择观察一段时间。再切除术后的病人有 2/3 可以获得长期生存。参考前次放疗的手段和范围，有条件时，对四肢肉瘤再切除术后应辅以放疗。

四肢肉瘤最常见的转移部位是肺脏。在全部复发病人中约半数病人的复发灶仅限于肺脏。肺外转移很少见,并且一般都是广泛转移后的晚期临床表现。只要病人的原发灶已经控制或能够控制、没有胸外转移灶、全身情况允许行剖胸术并且肺部的病灶可以完整切除,就应该做剖胸术,力争切除所有病灶。如果病人有多个转移灶、肺部转移灶或肺外转移灶无法切除,预后差当在情理之中,此时的最佳治疗手段就是全身化疗。人们对化疗在晚期肉瘤中的治疗地位仍然存在争议,目前,转移性肉瘤的治疗是姑息性治疗,不是治愈性治疗。目前反应率比较高的药物是阿霉素、异环磷酰胺和达卡巴嗪,但是,都不能明显提高远期生存率。美司钠、阿霉素、异环磷酰胺与达卡巴嗪联合应用(MAID)的反应率为47%,完全反应率是10%。随机前瞻临床研究表明MAID以及其他的异环磷酰胺-阿霉素加细胞因子支持的联合化疗方案在统计学上可以明显提高抗肿瘤反应率。请注意,反应率的提高并不意味着生存延长,其代价是毒性的增加和生活质量的下降。

鉴于细胞毒化疗的有限疗效和毒性反应,人们已经将研究重点转向针对合理的药物靶点进行新药开发,如:大多数GIST都有KIT受体型酪氨酸激酶的活化。GIST是间叶组织肿瘤,具有向Cajal间质细胞分化的倾向,其典型特征是表达受体酪氨酸激酶KIT(CD117)。晚近的研究表明,在GIST中KIT的活化突变高达92%,KIT的活化突变很可能在这种肿瘤的发生发展中起关键作用。有丝分裂数、组织学亚型、肿瘤大小与KIT突变的类型和位置都是GIST病人生存的预后因子。伊马替尼是BCR-ABL、KIT和PDGFR酪氨酸激酶的竞争性抑制剂。在临床前研究中,伊马替尼对GIST中常见的KIT突变子异构体有活性。晚近完整的Ⅱ期临床研究提示晚期GIST和转移性GIST应用伊马替尼后有实质性的反应率和临床获益,这类病人的特点是对以阿霉素/异环磷酰胺为基础的常规化疗高度耐药。总共有147例病人被随机分为伊马替尼每日400 mg组和600 mg组。总共有79例(53.7%)出现部分反应,41例(27.9%)为疾病稳定,7例(4.8%)因技术原因无法对反应情况进行评判。治疗中没有病人出现完全反应。在出现反应的病人中位随访24周后,未能得出中位反应时间段。20例(13.6%)对伊马替尼出现早期耐药。病人对治疗有良好的耐受性。然而,轻中度的水肿、腹泻和乏力还是比较常见。约5%的病人出现胃肠或腹腔内出血。毒性效应和反应率在2种剂量组之间差异无显著性。因此,KIT信号转导通路抑制治疗在GIST治疗中具有良好的应用前景。伊马替尼辅助治疗大于2.5 cm的原发性GIST的临床试验正在进行中。

第七节 预后因素和结果

一篇囊括1 000多例病人的前瞻性研究明确了四肢软组织肉瘤病人的复发危险因素和结局。该队列病人中位随访时间是4年,5年存活率为76%。有显著性意义的独立不良预后因子列于表28-4中。与局部复发相关的主要预测因子是年龄大于50岁、复发病灶的症状和体征、镜下切缘阳性以及组织学诊断为纤维肉瘤和恶性外周神经瘤。

表 28-4 单中心 1041 例四肢软组织肉瘤结果的预测因子的多因素分析

	局部复发	远处复发	疾病特异性生存
年龄＞50 岁	0.001		
复发表现	0.000 1	0.015	0.003
大小＞10 cm		0.03	0.000 1
大小＞5 cm		0.000 1	
位置深		0.000 7	0.000 2
高级别		0.000 1	0.000 1
组织学			
纤维肉瘤	0.006		
非脂肪肉瘤		0.003	
平滑肌肉瘤		0.024	0.012
恶性外周神经瘤	0.001		0.008
切缘阳性	0.000 1		0.011

Modified from Pisters P, Leung D, Woodruff J, et al: Analysis of prognostic factors in 1041 patients with localized soft tissue sarcomas of the extremity. *J Clin Oncol* 14:1679, 1996

远处复发的主要危险因子是肿瘤体积大、位置深、组织学高级别、有复发病灶的症状和特征以及组织学诊断为平滑肌肉瘤和非脂肪肉瘤，这些危险因子都是四肢软组织肉瘤的独立不良预后因子。疾病特异性生存的主要危险因子是肿瘤体积大、组织学高级别、位置深、有复发病灶的症状和特征以及组织学诊断为平滑肌肉瘤和恶性外周神经瘤，以及镜下切缘阳性，这些都是不良预后因子。该研究强调与远处复发以及疾病特异性生存相关的独立不良预后因子很多，这些不良预后因子与局部复发的不良预后因子存在明显差别。

一篇单中心的 500 例腹膜后软组织肉瘤的治疗和随访报告中，278 例为原发性肿瘤，222(44%)例复发肿瘤的中位随访时间是 28 个月(1～72 个月，所有存活者都随访了 40 个月)；该研究的结果表明原发肿瘤病人的中位生存时间是 72 个月，局部复发病人的中位生存时间是 28 个月，转移病人的中位生存时间为 10 个月。局部复发病人、未切除或切除不全病人以及高级别肿瘤病人的生存时间都缩短。无论是原发肿瘤还是局部复发肿瘤，影响预后的主要指标是肿瘤能否完整切除。在肿瘤能完全切除的前提下，低级别肿瘤往往预后良好。对肉瘤复发的病人，再切除的价值是肯定的，但是，随着复发的次数递增，完全切除的可能性随之下降，第 3 次或 3 次以后的再切除术已基本不可能达到完全切除。

一篇文章报告了 200 例形态学上诊断为 GIST、免疫组织化学未发现 KIT 表达的病例，结果表明这种肉瘤完全切除是唯一能提供满意预后、有益于病人的因子。预测生存的因子是肿瘤大小，并不是镜下切缘情况。晚近有一篇 49 例 GIST 病人的研究，所有病人在免疫组织化学上都有显著的 KIT 表达，结果提示有丝分裂数和 GIST 突变类型都有预后意义，可以用来预测没有伊马替尼应用条件的 GIST 病人的肉瘤特异性生存率。与腹膜后肉瘤不同，GIST 的局部复发(整个腹腔都可以发生)与全身复发(主要在肝脏)的概率相同。不幸的是，约半数病人会发现有远处转移，一般都在肝脏。如果原发肉瘤能达到肉眼完全切除，这些病人的 5 年总生存率约为 54%。

必须强调对所有软组织肉瘤病人进行长期随访的重要性。晚近的一项研究发现原发性四肢软组织肉瘤病人在 5 年末随访时为无病生存的病人中有 9%的病人在 5 年以上的继续随访中出现了肿瘤复发。

复习思考题

一、医学名词和简述题

Li-Fraumeni 综合征

二、问答题

试述四肢软组织肉瘤与腹膜后软组织肉瘤手术切除后的结局有何不同。

（石　欣）

索　引

（按汉字拼音字母为序，页码后的“n”表明是脚注）

D

T

W

Z